Horst Schebitz · Wilhelm Brass (Hrsg.)

Operationen an Hund und Katze

Horst Schebitz · Wilhelm Brass (Hrsg.)

Operationen an Hund und Katze

2., neubearbeitete Auflage

Mit über 600 Abbildungen

Unter Mitarbeit von:
Michaele Alef, Henri van Bree, Leo Brunnberg, Erich Eisenmenger, Michael Fehr, Rudolf Fritsch, Vera Grevel, Christian F. B. Hofmeyr, Roberto Köstlin, Ulrike Matis, Gerhard Oechtering, Bernadette Van Ryssen, Bernd Vollmerhaus, Helmut Waibl, Ingo Walde, Helmut Wilkens

Parey Buchverlag Berlin 1999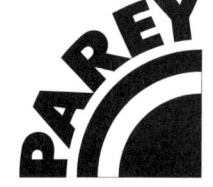

Parey Buchverlag im
Blackwell Wissenschafts-Verlag GmbH
Kurfürstendamm 57, D-10707 Berlin
Zehetnergasse 6, A-1140 Wien

e-mail: parey@blackwis.de
Internet: http://www.blackwis.com

Anschrift des Herausgebers:

Prof. Dr. Dr. h. c. mult. Wilhelm Brass
Tierärztliche Hochschule Hannover
Klinik für Kleintiere
Bischofsholer Damm 15
30173 Hannover

Weitere Verlagsniederlassungen:

Blackwell Science Ltd
Osney Mead, GB-Oxford, OX2 0EL
25 John Street, GB-London WC1N 2BL
23 Ainslie Place, GB-Edinburgh EH3 6AJ

Blackwell Science Ltd
10 rue Casimir Delavigne
F-75006 Paris

Blackwell Science, Inc.
Commerce Place, 350 Main Street
USA-Malden, Massachusetts 02148 5018

Blackwell Science Pty Ltd
54 University Street
AUS-Carlton, Victoria 3053

Blackwell Science KK
MG Kodemmacho Building, 3F
7–10, Kodemmacho Nihonbashi
Chuo-ku, J-Tokio 104

Gewährleistungsvermerk

Die Medizin ist eine Wissenschaft mit ständigem Wissenszuwachs. Forschung und Weiterentwicklung klinischer Verfahren erschließen auch gerade in der Pharmakotherapie veränderte Anwendungen. Die Verfasser dieses Werkes haben sich intensiv bemüht, für die verschiedenen Medikamente in den jeweiligen Anwendungen exakte Dosierungshinweise entsprechend dem aktuellen Wissensstand zu geben. Diese Dosierungshinweise entsprechen den Standardvorschriften der Hersteller. Verfasser und Verlag können eine Gewährleistung für die Richtigkeit von Dosierungsangaben dennoch nicht übernehmen. Dem Praktiker wird dringend empfohlen, in jedem Anwendungsfall die Produktinformation der Hersteller hinsichtlich Dosierungen und Kontraindikationen entsprechend dem jeweiligen Zeitpunkt der Produktanwendung zu beachten.

Die Deutsche Bibliothek – CIP-Einheitsaufnahme

Operationen an Hund und Katze / Horst Schebitz ;
Wilhelm Brass (Hrsg.). – 2., neubearb. Aufl. –
Berlin : Parey, 1999
ISBN 3-8263-3032-3

© 1999 Blackwell Wissenschafts-Verlag,
Berlin · Wien

ISBN 3–8263-3032–3 ·Printed in Germany

Einbandgestaltung: Rudolf Hübler, Berlin, unter Verwendung der Abbildungen von H. Tschörner und Marianne Peters
Herstellung: Goldener Schnitt, Sinzheim
Satz und Repro: Mitterweger Werksatz GmbH, Plankstadt
Druck: Bosch-Druck, Landshut
Bindung: Fikentscher, Darmstadt

Gedruckt auf chlorfrei gebleichtem Papier

Vorwort zur 2. Auflage

Seit Erscheinen der 1. Auflage ist der Tod des Mitherausgebers Horst Schebitz und der Mitautoren R. Bruce Hohn und Meinhard Rüsse zu beklagen. Diese Auflage ist ihrem Gedenken gewidmet.

Der Kreis der Autoren konnte erweitert werden. In die Neuauflage haben dankenswerterweise einige jüngere Kolleginnen und Kollegen ihre wissenschaftlichen und anwendungsorientierten klinischen Erfahrungen eingebracht. So konnte die 2. Auflage eine umfassende Bearbeitung und Erweiterung erfahren.

Neben der eingehenden Aktualisierung und Ergänzung vorhandener Abschnitte haben die Endoskopie und die minimalinvasive Chirurgie Aufnahme gefunden.

Die Narkose bei Hund und Katze wird nunmehr in einem umfangreichen Kapitel von der präanästhetischen Untersuchung über Sedierung, Injektions- und Inhalationsverfahren mit ihren spezifischen physiologischen, pharmakodynamischen und physikalischen Grundlage bis hin zur Reanimation dargestellt. Die Vielfalt der heute zur Verfügung stehenden Substanzen und ihre Anwendung, vor allem auch n kombiniertem Einsatz, sprengt in gewisser Weise die bisherige Konzeption. Ein jeder sollte seine Auswahl im Hinblick auf die seinen Anforderungen gerecht werdenden Anästhesieverfahren treffen können und wird mit einigen, durch persönliche Erfahrung vertraut gewordenen Methoden Sicherheit erlangen. Tabellarische Übersichten erleichtern die rasche Orientierung für den Einsatz in der Praxis.

Für die operativen Eingriffe wurde im wesentlichen die Beschränkung auf eine Arbeitsanleitung pro Indikation beibehalten, gelegentlich allerdings auch unter Angabe einer Alternative, entsprechend der Präferenzen der Autoren. Die Angaben zur weiterführenden Literatur erfolgen nunmehr kapitelweise.

Ein Großteil der Abbildungen ist aus der 1. Auflage, zum Teil umgezeichnet, übernommen worden. Darüber hinaus hat es sich als notwendig erwiesen, zur ergänzenden Illustration neuer Operationsmethoden zahlreiche zusätzliche Zeichnungen einzufügen. Über das Grundinstrumentarium hinaus werden nun auch im Text erwähnte Spezialinstrumente auf Tafeln dargestellt. Der Firma Aesculap, namentlich Herrn Dr. H. Jaissle, danke ich für die Bereitstellung der Abbildungen und die Finanzierung der Instrumententafeln.

Den Autoren sage ich Dank dafür, daß sie es trotz ihrer zeitaufwendigen Tätigkeit in Forschung, Lehre und Klinik ermöglicht haben, daß diese lange erwartete Neuauflage erscheinen kann. Mein Dank gilt ferner dem Parey Buchverlag für die Gestaltung und insbesondere Herrn Dr. Andreas Müller für die durch Verständnis, Geduld und Anregungen geprägte Zusammenarbeit.

Hannover, im Herbst 1998

WILHELM BRASS

Vorwort zur 1. Auflage

Die für chirurgische Eingriffe an Hund und Katze konzipierte Operationslehre basiert auf der persönlichen Erfahrung der Autoren. Der erste Teil ist allgemeinen Themen, wie Vorbereitung zur Operation, Instrumentarium, Naht- und Knüpftechnik, Anästhesieverfahren, Grundsätzen der Osteosynthese u. a. gewidmet. In einem zweiten Teil werden die Operationen – nach Körperregionen geordnet – beschrieben und durch zeichnerische Darstellungen illustriert.

Es werden Eingriffe beschrieben, die sich in der Klinik bewährt haben. In der Regel wird für jede Indikation ein Verfahren in Form einer praxisnahen Arbeitsanleitung dargestellt. Auf die Beschreibung möglicher Modifikationen sowie auf Operationen experimentellen Charakters wird verzichtet. Vollständigkeit ist daher weder im Hinblick auf die Vielfalt publizierter chirurgischer Maßnahmen noch auf seltene Indikationen zu erwarten.

Der Fortschritt in der Chirurgie beruht neben der Operationstechnik auf einem breiten Spektrum wissenschaftlicher Grundlagen. Die Kenntnis dieses theoretisch-wissenschaftlichen Fundamentalwissens, der »Allgemeinen Chirurgie«, ist Voraussetzung für den Erfolg der in diesem Buch aufgeführten Verfahren.

Bei den einzelnen Operationen werden spezielle Narkose- bzw. Anästhesieverfahren nur dann aufgeführt, wenn besondere Erfordernisse dafür vorliegen. Dies gilt auch für die Erwähnung von Instrumenten, die über das Grundinstrumentarium hinaus notwendig sind. Bei den Hinweisen auf die Vorbereitung des Patienten wird die übliche Präparation des Operationsfeldes zum Eingriff vorausgesetzt.

Wiederholungen in der Beschreibung bei teilweise gleichartigem Vorgehen werden in Kauf genommen, um Hinweise auf Eingriffe an anderer Stelle des Buches und damit ein Nachschlagen zu vermeiden.

Unser Dank gilt allen, die uns durch Anregungen, Kritik und engagierte Zusammenarbeit geholfen, die Manuskripte geschrieben und uns beim Korrekturlesen unterstützt haben. Dankenswerte Erwähnung verdienen die Zeichner der zahlreichen Abbildungenm, die Herren R. MEYER-OHLENHOF, E. THEEL und H. TSCHÖRNER. Dem Verlag Paul Parey, insbesondere Herrn Dres. h. c. FRIEDRICH GEORGI und seinen Mitarbeitern, den Herren P. A. EMMRICH und U. KRASSOWSKY, danken wir für die hervorragende verlegerische Gestaltung und für das unseren Wünschen stets entgegen gebrachte Verständnis.

München und Hannover, im Herbst 1984

HORST SCHEBITZ · WILHELM BRASS

Autorenverzeichnis

Autoren der 2. Auflage

Dr. Michaele Alef
Universität Leipzig
Veterinärmedizinische Fakultät
Klinik und Poliklinik für kleine Haus-
und Heimtiere
Zwickauer Str. 57
D – 04103 Leipzig

Prof. Dr. Dr. h. c. mult. Wilhelm Brass
Tierärztliche Hochschule Hannover
Klinik für kleine Haustiere
Bischofsholer Damm 15
D – 30173 Hannover

Prof. Dr. Henri van Bree
University Ghent
Department of Medical Imaging
and Small Animal Orthopedics
Faculty of Veterinary Medicine
Salisburylaan 133
B – 9820 Merelbeke

Prof. Dr. Leo Brunnberg
Freie Universität Berlin
Klinik und Poliklinik für kleine Haustiere
Oertzenweg 19B
D – 14163 Berlin

Prof. Dr. Erich Eisenmenger
Veterinärmedizinische Universität Wien
Chirurgische Klinik und Augenklinik
Veterinärplatz 1
A – 1210 Wien

Prof. Dr. Michael Fehr
Tierärztliche Hochschule Hannover
Klinik für kleine Haustiere
Bischofsholer Damm 15
D – 30173 Hannover

Prof. Dr. Rudolf Fritsch
Pappelstr. 42
D – 85579 Neubiberg

Prof. Dr. Vera Grevel
Universität Leipzig
Veterinärmedizinische Fakultät
Klinik und Poliklinik für kleine Haus-
und Heimtiere
Zwickauer Str. 57
D – 04103 Leipzig

Prof. em. Dr. Dr. h. c. Christian F. B. Hofmeyr
Post OPS
Renaissance 118
Brummeria
Pretoria, Südafrika

Prof. Dr. Roberto Köstlin
Ludwig-Maximilians-Universität
Chirurgische Tierklinik
Veterinärstr. 13
D – 80539 München

Prof. Dr. Ulrike Matis
Ludwig-Maximilians-Universität
Chirurgische Tierklinik
Veterinärstr. 13
D – 80539 München

Prof. Dr. Gerhard Oechtering
Universität Leipzig
Veterinärmedizinische Fakultät
Klinik und Poliklinik für kleine Haus-
und Heimtiere
Zwickauer Str. 57
D – 04103 Leipzig

Prof. Dr. Bernadette Van Ryssen
University Ghent
Department of Medical Imaging
and Small Animal Orthopedics
Faculty of Veterinary Medicine
Salisburylaan 133
B – 9820 Merelbeke

Prof. Dr. Bernd Vollmerhaus
Ludwig-Maximilians-Universität
Institut für Tieranatomie
Veterinärstr. 13
D – 80539 München

Prof. Dr. Helmut Waibl
Tierärztliche Hochschule Hannover
Anatomisches Institut
Bischofsholer Damm 15
D – 30173 Hannover

Univ. Doz. Dr. Ingo Walde
Assistenzprofessor
Veterinärmedizinische Universität Wien
Chirurgische Klinik und Augenklinik
Veterinärplatz 1
A – 1210 Wien

Prof. Dr. Helmut Wilkens
Tierärztliche Hochschule Hannover
Anatomisches Institut
Bischofsholer Damm 15
D – 30173 Hannover

Autoren der 1. Auflage

Prof. Dr. Dr. h. c. mult. Wilhelm Brass
Klinik für Kleintiere der
Tierärztliche Hochschule Hannover

Dr. Leo Brunnberg
ehem. Chirurgische Tierklinik der
Ludwig-Maximilians-Universität München

Prof. Dr. Erich Eisenmenger
Chirurgische Klinik und Augenklinik der
Veterinärmedizinische Universität Wien

Prof. Dr. Rudolf Fritsch
ehem. Chirurgische Veterinärklinik der
Justus-Liebig-Universität Gießen

Prof. em. Dr. Dr. h. c. Christian F. B. Hofmeyr
Pretoria, Südafrika

Prof. Dr. R. Bruce Hohn †
College of Veterinary Medicine
The Ohio State University Columbus, U.S.A

Dr. Roberto Köstlin
Chirurgische Tierklinik der
Ludwig-Maximilians-Universität München

Prof. Dr. Ulrike Matis
Chirurgische Tierklinik der
Ludwig-Maximilians-Universität München

Doz. Dr. Günther Punzet
Wien

Prof. Dr. Meinhard Rüsse †
Gynäkologische und Ambulatorische
Tierklinik der
Ludwig-Maximilians-Universität München

Prof. Dr. Dr. h. c. Horst Schebitz †
Chirurgische Tierklinik
Ludwig-Maximilians-Universität München

Prof. Dr. Bernd Vollmerhaus
Institut für Tieranatomie
Ludwig-Maximilians-Universität München

Priv.-Doz. Dr. Helmut Waibl
ehem. Institut für Tieranatomie
Ludwig-Maximilians-Universtität München

Univ. Doz. Dr. Ingo Walde
Chirurgische Klinik und Augenklinik
Veterinärmedizinische Universität Wien

Prof. Dr. Helmut Wilkens
Anatomisches Institut der
Tierärztliche Hochschule Hannover

Inhaltsverzeichnis

Spezieller Teil

Allgemeiner Teil

Chirurgische Ausrüstung

Instrumente

Das Angebot an chirurgischen Instrumenten ist äußerst vielfältig. Für die meisten Operationen genügt jedoch eine relativ beschränkte Grundausrüstung. Diese wird in besonderen Fällen durch Spezialinstrumente ergänzt. Bei den einzelnen in diesem Buch aufgeführten Operationen finden daher lediglich die erforderlichen Spezialinstrumente ausdrückliche Erwähnung.

Grundausrüstung (Allgemeines Instrumentarium)

Skalpelle: Das für Inzisionen heute weithin gebräuchliche chirurgische Messer besteht aus einem Griff (Abb. 1.1, 1.2 a) mit auswechselbarer Klinge unterschiedlicher Größe und Form (Abb. 1.1 b, 1.2 b). Der Griff ist gerieft und erlaubt eine sichere Schnittführung, die zusätzlich durch Aufsetzen des Zeigefingers auf den Rücken des Messers unterstützt wird.

Nach Inzision der äußeren Haut ist wegen der möglichen Kontamination ein Wechsel der Klinge oder des gesamten Skalpells angezeigt. Noch wichtiger ist aber der Skalpellwechsel nach Exzision eines malignen Tumors, damit keine Tumorzellen in das Tumorbett verschleppt werden.

Scheren: Scheren dienen sowohl zur scharfen als auch zur stumpfen Durchtrennung von Gewebe. Ihre Stärke, Form und Länge sollten jeweils der Festigkeit und Zugänglichkeit des Gewebes angepaßt sein. Für lockeres Gewebe und sorgfältige Präparation hat sich die Schere nach METZENBAUM bewährt, die kurze Schneiden bei relativ langen Schenkeln aufweist und insgesamt schmal ist. Diese Schenkel können gerade oder gebogen sein (Abb. 1.3 a, b). Für die Präparation feinerer Strukturen gibt es auch entsprechende kleinere Scheren, z. B. die sog. „Baby-Metzenbaum".

Bewährt haben sich die Scheren, die auf einer Schnittfläche mit einem Wellenschliff versehen sind, da dieser beim Schließen der Schenkel das Herausgleiten des Gewebes bzw. des Nahtmaterials verhindert (Abb. 1.4).

Zum Schneiden der Fäden wird üblicherweise eine Fadenschere mit kurzen, starken Schneiden verwendet. Meistens wird hierzu die Schere nach SIMS verwendet, deren Enden verschiedene Kombinationen aufweisen können (stumpf-stumpf, spitz-stumpf, spitz-spitz) und gerade oder gekrümmt sein können (Abb. 1.5).

Eine häufig verwendete Präparierschere ist die Mayo-Schere, die in einer geraden und gekrümmten Version vorliegt (Abb. 1.6).

Spezielle Scheren, die zur Entfernung von Ligaturen und Hautfäden dienen, sind die gerade Schere nach SPENCER (Abb. 1.7) und die gekrümmte nach NORTHBENT (Abb. 1.8). Diese Scheren haben an einem Schenkel einen kleinen Haken, mit dem eine Öse der Ligatur oder Naht erfaßt werden kann.

Pinzetten: Pinzetten dienen zum Halten und Manipulieren von Weichteilgewebe. Im Regelfall werden chirurgische Pinzetten benutzt, die sich durch einen oder mehrere scharfe ineinandergreifende Zähne an den Spitzen der Schenkel auszeichnen. Bewährt haben sich hier die Pinzette nach ADSON und ADSON-BRAUN (Abb. 1.9) sowie andere chirurgische Pinzetten unterschiedlicher Größe je nach Stärke des zu fassenden Gewebes. Sie unterscheiden sich in der Anordnung und Zahl der Zähne (Abb. 1.10).

Leicht verletzbare Gewebe werden vorzugsweise mit einer anatomischen Pinzette gefaßt, die an den Schenkelspitzen mit Querriefen versehen ist (Abb. 1.11). Besonders schonend für das Gewebe sind die DURO GRIP®[1] Pinzetten. Sie haben ein besonders gearbeitetes Haftprofil an den

---

[1] Aesculap AG; Tuttlingen

Schenkeln. Sie sind im Instrumentarium leicht erkennbar, da die Feder mit einer Goldfarbe versehen ist (Abb. 1.12).

Die Pinzette wird gewöhnlich mit Daumen und Zeigefinger gehalten und liegt dabei dem Mittelfinger schräg auf. Ihre Länge richtet sich nach der Erreichbarkeit des zu erfassenden Gewebes.

Tuchklemmen: Zur Befestigung von Abdecktüchern untereinander, an der Haut und am Wundrand werden Klemmen benutzt, die durch ihre scharfen Spitzen einen festen Sitz garantieren. Sie sind entweder mit einer arretierenden Sperre versehen oder werden durch einen federnden Effekt des Stahls in ihrer Position gehalten. Die weit verbreiteten Tuchklemmen nach BACKHAUS können darüber hinaus zur vorübergehenden Adaptation von Wundrändern und zur Fixierung von Gewebeteilen, wie Tumoren oder Knochenfragmenten, benutzt werden. Die Klemmenspitzen weisen eine Krümmung von 45° auf (Abb. 1.13). Andere Chirurgen bevorzugen die geraden Tuchklemmen nach SCHAEDEL, deren Spitzen gerade oder gebogen sein können (Abb. 1.14).

Gefäßklemmen: Gefäßklemmen dienen zum vorübergehenden Verschluß von Arterien und Venen durch Kompression. Ihre Verwendung zum Fassen größerer derber Gewebeteile oder harter Substanzen kann sie bereits durch geringgradige Verbiegung für die Blutstillung unbrauchbar machen. In der Kleintierchirurgie werden in der Regel Klemmen mit Querriefung, nur ausnahmsweise solche mit scharfen Zähnen an den Branchen eingesetzt. Neben der geraden Arterienklemme nach PÉAN (Abb. 1.15) mittlerer Länge ohne Zähne wird häufig die Mosquitoklemme nach HALSTEAD (Abb. 1.16) benutzt. Sie ist relativ klein und ermöglicht mit ihren schmalen Branchen das Fassen kleinster Gefäße und Gewebsabschnitte. Die Spitze dieser Klemme kann mit oder ohne Zähne versehen sein. Die Branchen können bei beiden Klemmen gerade oder gebogen sein.

Ist eine Gefäßanastomose vorgesehen, wird bis zur Beendigung der Anastomose die Zirkulation vorübergehend gefäßwandschonend durch Bulldog-Klemmen nach DIEFFENBACH unterbrochen (Abb. 1.17).

Gewebefaßzange nach ALLIS-THOMS: Mit der ALLIS-THOMS-Zange (Abb. 1.18) kann selbst empfindliches Gewebe schonend gefaßt und gehalten werden. Dies wird durch die langen elastisch fe-

dernden Branchen und die mit relativ stumpfen Zähnen versehenen querstehenden schmalen Backen ermöglicht.

Gewebefaßzangen mit scharfen Zähnen oder auch perforierend fassenden Spitzen werden zur Fixierung zu exzidierender Gewebeteile benutzt. Sie sind gewöhnlich mit einer Sperre versehen, die eine Arretierung ermöglicht. Ihre Verwendung gestattet eine bessere Übersicht und vermeidet direkten Handkontakt mit dem Operationsgebiet (Abb. 1.19, 1.20).

Handelt es sich um Gewebe, das sehr leicht bluten könnte (meistens gut durchblutete Organe), ist es besser, eine atraumatische Zange zu verwenden (Abb. 1.21).

Zum Greifen von Hohlorganen, deren Wände nicht beschädigt werden dürfen, eignet sich besser die Zange nach BABCOCK (Abb. 1.22). Die Schenkel dieser Zange haben an den Kontaktstellen zwei verschiedene Muster.

Bei Anwendung von Tupfern in tiefen Höhlen werden diese meist in eine Tupferzange genommen, damit sie wieder leicht entfernt werden können. Hierzu eignet sich die Korn- oder Tupferzange nach MAIER. Sie ist mit einer Sperre versehen und die Schenkelenden haben ein gerieftes Maul, so daß der Tupfer festen Halt findet. Sie liegt in einer geraden und einer gebogenen Version vor (Abb. 1.23).

Nadelhalter: Zur präzisen Führung der verschiedenen Nadelarten durch das Gewebe wird gewöhnlich ein Nadelhalter benutzt. Sein Einsatz gestattet eine bessere Übersicht und eine optimale Kraftübertragung von der Hand auf die Nadel. Die Nadel wird etwa in ihrer Mitte erfaßt, bei sehr derbem Gewebe jedoch etwas mehr zu ihrer Spitze hin.

Zur Verwendung beim Kleintier werden meistens Nadelhalter mit Sperrvorrichtung bevorzugt, deren Haltebacken eine sehr feine Quer- oder Schrägriefung aufweisen, um den Nadeln einen guten Halt zu bieten. Der Nadelhalter mittlerer Größe nach MATHIEU (Abb. 1.24) entspricht den Anforderungen in Bezug auf Gewebequalität sowie übliche Nadelgrößen und -formen beim Kleintier. Wegen der guten Haltbarkeit und Präzision haben sich auch hier die DURO GRIP®[1] Nadelhalter bewährt. Das fein strukturierte, in den Schenkel eingearbeitete Riefenmuster ermöglicht einen sicheren Sitz der Nadel. Diese Nadelhalter

---

[1] Aesculap AG; Tuttlingen

sind gekennzeichnet durch goldfarbene Branchenenden und Sperren. Die Branchenenden können sich durch den Kontakt mit der Nadel abnützen, sie sind aber auswechselbar.

Für die Naht in tiefen Wunden können der Nadelhalter nach HEGAR-MAYO (Abb. 1.25), in besonderen Fällen auch ein langer schlanker mit leicht gebogenen Branchenenden nach FINOCHIETTO (Abb. 1.26) Vorteile bieten. Beim Operieren ohne Assistenz ist ein Nadelhalter mit inkorporierter Schneidvorrichtung für den Faden nützlich. Die am häufigsten verwendeten Modelle sind die nach HEGAR-OLSEN (mod. LANGE, Abb. 1.27 a) und nach GILLIES (Abb. 1.27 b).

Nadeln: Die zur Umstechung von Blutgefäßen oder zur Vereinigung von Gewebe benutzten Nadeln haben unterschiedliche Form, Größe und Querschnitt.

Neben geraden Nadeln, die z. B. zur Naht von Sehnen, und kufenförmigen, die z. B. zur Vereinigung der Darmwand verwendet werden, gibt es gleichmäßig gebogene von unterschiedlicher Länge und Radius in großer Vielfalt. Die Dicke der Nadel sollte dem Durchmesser des Fadens adäquat sein. Ihr Querschnitt wird nach der Qualität des Gewebes ausgewählt. Runde Nadeln drängen das Gewebe eher schonend auseinander, während dreikantig angeschliffene das Gewebe mehr verletzend durchschneiden, derbes Gewebe dafür leichter durchdringen. Das Gewebe um den runden Stichkanal bleibt deshalb belastungsfähiger.

Nadeln mit federndem gespaltenem Öhr gestatten ein leichtes Einlegen des Fadens. Sie werden gegenüber Nadeln mit geschlossenem Öhr, die allerdings den Faden mehr schonen, bevorzugt.

Der durch das Nadelöhr geführte und zurückgeschlagene Faden übt einen gewissen reißenden Effekt auf das Gewebe aus. Für empfindliches Gewebe wird sogenanntes atraumatisches Material benutzt. Dabei ist das Fadenende im Nadelschaft fixiert, so daß bei fehlendem rückläufigem Faden der Durchmesser der Nadel keinesfalls den des Fadens unterschreitet. Atraumatisches Nahtmaterial kann einfach und doppelt armiert sein, d. h., die Nadel ist nur an einem oder an beiden Enden des Fadens angebracht. Das doppelt armierte Nahtmaterial wird vorwiegend für die Sehnennaht benötigt.

Unterbindungsinstrumente: Um Ligaturen in der Tiefe führen zu können, insbesondere wenn die Gefäße in der Nähe von anderen wichtigen Strukturen verlaufen, wie z. B. Nerven, werden Unterbindungsinstrumente eingesetzt. Sie haben eine Öse, in die der Faden eingefädelt wird. Diese Öse liegt unmittelbar unter der vorzugsweise stumpfen Spitze, die bei Einführung des Instruments mit einer leichten Drehbewegung die einzelnen Strukturen auseinanderdrängt. Danach wird ein Ende des Fadens gefaßt und das Instrument in umgekehrter Weise wieder zurückgedreht. Damit sind die Fadenenden frei zum Knüpfen der Ligatur. Die Nadel nach DESCHAMPS (Abb. 1.28) steht mit einer halbkreisförmigen Biegung nach rechts oder links zur Verfügung.

Klammerinstrumente: Nachdem der Hautschnitt erfolgt ist, werden bei orthopädischen Operationen die Wundränder meistens mit einem Gazestreifen geschützt. Dieser Gazestreifen kann an die Haut mit einer Naht fixiert werden. Wesentlich schneller geht es aber, wenn der Gazestreifen an die Haut geklammert wird. Hierzu verwendet man die Wundklammern nach STICHS. Die Wundklammern sind zwanzigfach auf einem Drahtbügel aufgezogen (Abb. 1.29 a), mit dem sie in das Klammerinstrument eingelegt werden. Mit dem Klammerinstument nach STICHS (Abb. 29 b), das wie ein Bleistift zwischen dem Zeigefinder und Daumen in der Hand liegt, können die Klammern gezielt plaziert und durch Zusammendrücken mit den genannten Fingern geschlossen werden. Um diese vor der Naht der Unterhaut wieder schonend öffnen zu können, wird die Klammerentfernungszange nach MICHEL (Abb. 1.30 a) angewandt. Hierzu wird ein Schenkel in der Mitte unter die Klammer plaziert und durch Schließen der Zange, wobei der oben liegende Zangenschenkel in eine Rille des unter der Klammer liegenden Schenkels gepreßt wird, die Klammer geöffnet (Abb. 1.30 b).

Wundhaken und **Wundspreizer:** Die vielfältigen Formen von Wundhaken und Wundspreizern dienen zum Auseinanderhalten von durchtrennten Geweben und gestatten auf diese Weise den Zugang zu tiefer gelegenen Abschnitten. Während die Wundhaken vom Operateur oder seiner Assistenz unter kontinuierlichem Zug mit der Hand gehalten werden (Abb. 1.31–1.34), bedürfen die Wundspreizer durch ihre unterschiedlich wirkenden Sperrvorrichtungen keiner manuellen Halterung (Abb. 1.35–1.38). Sowohl Wundhaken als auch Wundspreizer können ein- oder mehrzinkig, scharf oder stumpf sein. Der am häufigsten verwendete Wundspreizer ist der nach Weitlaner (Abb. 1.35). Um eine Spreizung von Gewebe in der Tiefe vorzunehmen, wird der Wundspreizer nach Wulstein (Abb. 1.36) eingesetzt, dessen Schenkel leicht gebogen sind, oder der Wundspreizer nach Harvey Jackson (Abb. 1.37), dessen Schenkel bedarfsweise einzeln abgebogen werden können. Als punktuelle Wundspreizer in der Tiefe, insbesondere da, wo viel Spannung zwischen den Schichten vorkommt, wird der Wundspreizer nach Gelpi (Abb. 1.38) eingesetzt.

Die Größe der einzusetzenden Instrumente richtet sich nach den Erfordernissen. So wird z. B. bei der Thorakotomie das zum Spreizen der der Inzision benachbarten Rippen erforderliche Instrument bei großen Hunden recht kräftig sein und die Wundränder breitflächig fassen müssen.

Einfacher Instrumentensatz: Das für die Mehrzahl chirurgischer Eingriffe ausreichende Grundinstrumentarium kann sich aus den vorstehend erwähnten Instrumenten zusammensetzen. Dabei wird jeder Operateur nach Erfahrung und Gewohnheit die durchschnittlich erforderliche Anzahl sowie Größe und Form bestimmen. Die folgende Aufstellung mag einen Anhalt bieten:
2 Skalpellgriffe und entsprechende Klingen
2 Scheren, davon eine nach Metzenbaum
1 Fadenschere
2 chirurgische Pinzetten
1 anatomische Pinzette
8 Gefäßklemmen, davon 4 Mosquitoklemmen nach Halstead
2 Faßzangen nach Allis-Thoms
2 Nadelhalter
1 Wundspreizer
1 Tumorfaßzange
8 Tuchklemmen
Nadeln unterschiedlicher Größe, Form und Stärke

Dabei ist berücksichtigt, daß das eine oder andere der Instrumente durch Kontamination für den Eingriff unbrauchbar wird.

Abdecken des Operationsfeldes: Für die Abdeckung können Tücher und/oder Plastikfolien verwendet werden. Der Patient und die Umgebung sollten weitgehend bedeckt sein.

Dazu werden vier Tücher eng um das Operationsfeld drapiert oder es wird ein ausreichend großes und mit Schlitz versehenes Tuch benutzt. Bei Verwendung einer geschlossenen Folie wird diese bei der Inzision der Haut mit eingeschnitten. Da feucht gewordene Tücher den Schutz vor der Passage von Bakterien aus der Haut verringern, sollte beim Einsatz von Textilien der engere Operationsbereich zusätzlich mit Plastikfolie abgedeckt werden.

Die Ränder der Hautwunde werden in die des Abdeckmaterials eingeschlagen und durch Klammern, Naht oder Tuchklemmen fixiert.

Schere nach Lister: Um einen Verband sachgerecht zu entfernen, sind die Scheren nach Lister (Abb. 1.40) sehr nützlich. Ein Ende ist so gestaltet, daß es gefahrlos zwischen Verband und Haut vorgeschoben werden kann. Die Winkelung der Schere erleichtert die Manipulation.

Spezialinstrumente

Die Elektrochirurgie bedient sich des durch Transistoren oder Funkenstreckengeneratoren erzeugten Hochfrequenzstroms. Dieser Strom kann mit unterschiedlichen Elektroden zur Elektrotomie und Elektrokoagulation von Weichteilgewebe eingesetzt werden. Bei der monopolaren Anwendung entsteht an der Berührungsstelle zwischen Elektrode und Gewebe bei verhältnismäßig kleinem Querschnitt eine hohe Stromdichte. Bei der bipolaren Applikation ist dies der Fall zwischen den beiden Polen, z. B. den Schenkelspitzen der Koagulationspinzette. Der hochfrequente Strom führt durch Erhitzung des Gewebes zum Bersten der Zellen und zum Verdampfen von Zell- und Gewebsflüssigkeit. Das Ausmaß der Gewebsschädigung ist vor allem bei Verwendung der bipolaren Koagulationspinzette sehr gering. Sie wird daher zur Koagulation eng begrenzter Bezirke in der Nachbarschaft lebenswichtiger und empfindlicher Gewebe, wie z. B. des Rückenmarks, bevorzugt. Stärkere Gewebsreaktionen werden vor allem nach längerer oder wiederholter Einwirkung monopolarer Elektroden an ein und derselben Stelle beobachtet.

Für eine Reihe von Eingriffen oder Handlungen sind besondere Instrumente erforderlich. Sie sollen hier lediglich bildlich dargestellt werden.

Grundinstrumentarium

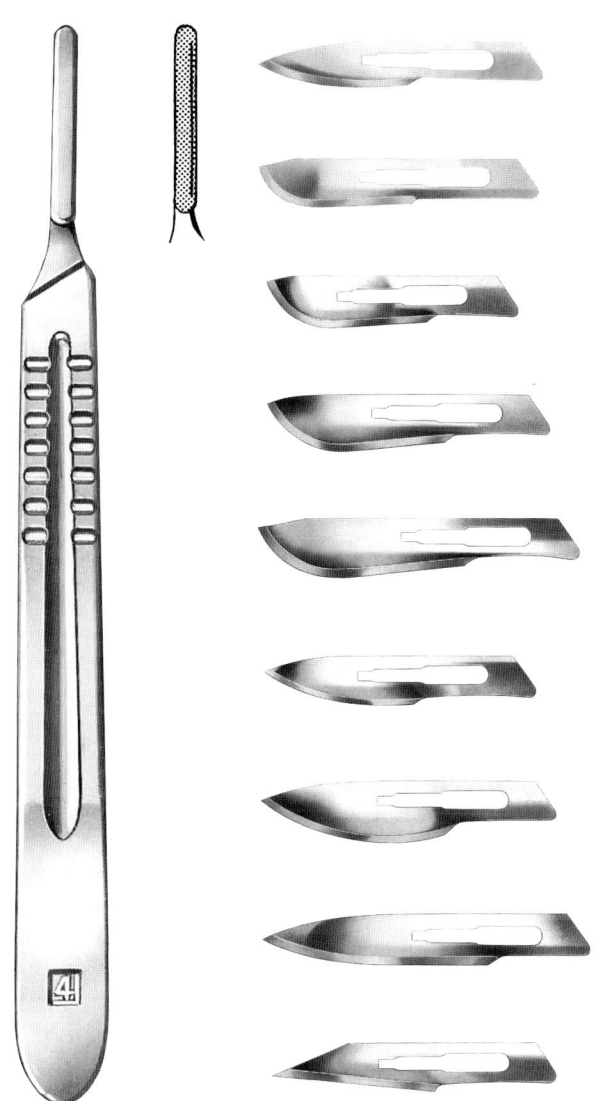

Abbildung 1.1 Skalpellgriff, der für den Hautschnitt verwandt wird und die dazu passenden Skalpellklingen

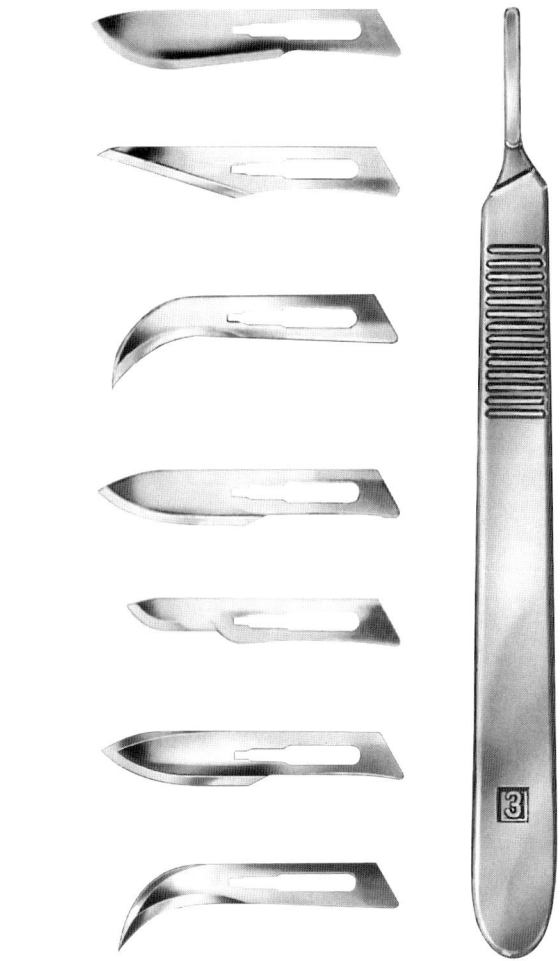

Abbildung 1.2 Skalpellgriff, der für die Präparation in den tieferen Schichten verwandt wird und die dazu passenden Skalpellklingen

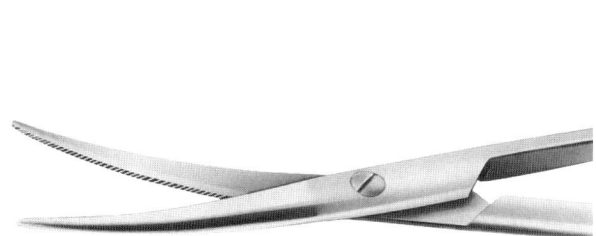

Abbildung 1.3 METZENBAUM-Schere, gebogen mit Wellenschliff

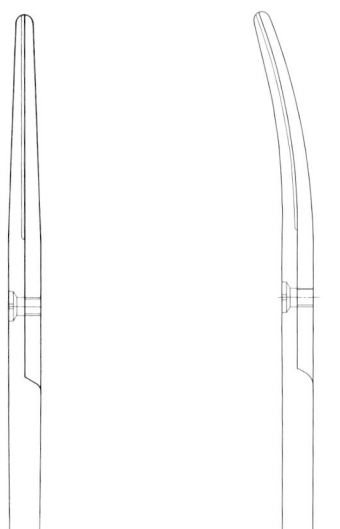

Abbildung 1.4 METZENBAUM-Schere mit geraden und gebogenen Schenkeln, Detaildarstellung

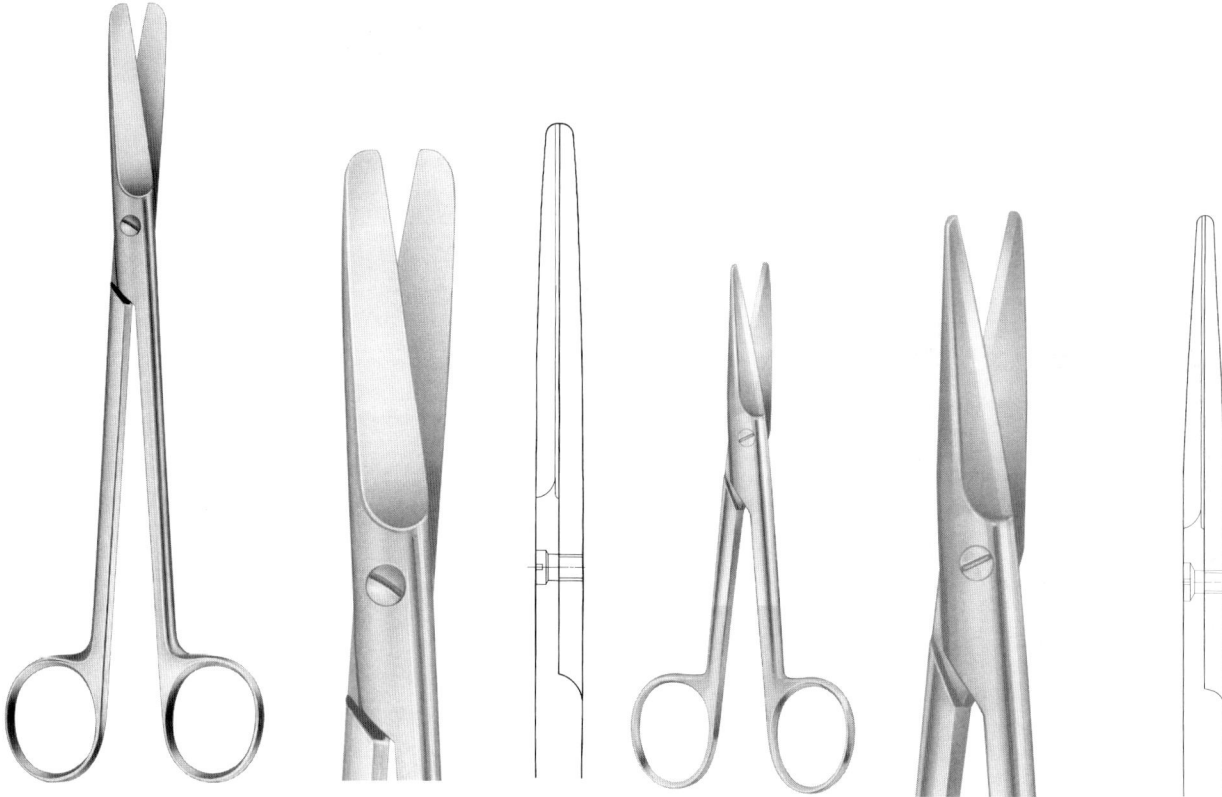

Abbildung 1.5 Chirurgische Schere nach Sims, stumpf-stumpf

Abbildung 1.6 Mayo-Schere

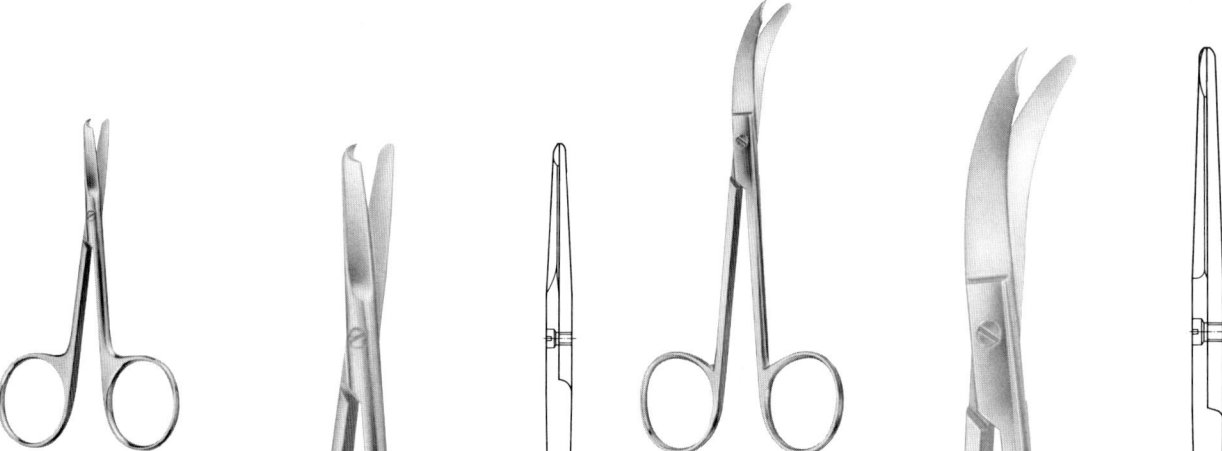

Abbildung 1.7 Ligatur- bzw. Hautnahtentfernungs-schere nach Spencer. Detaildarstellung der Schenkel

Abbildung 1.8 Ligatur- bzw. Hautnahtentfernungs-schere nach Northbent. Detaildarstellung der Schenkel

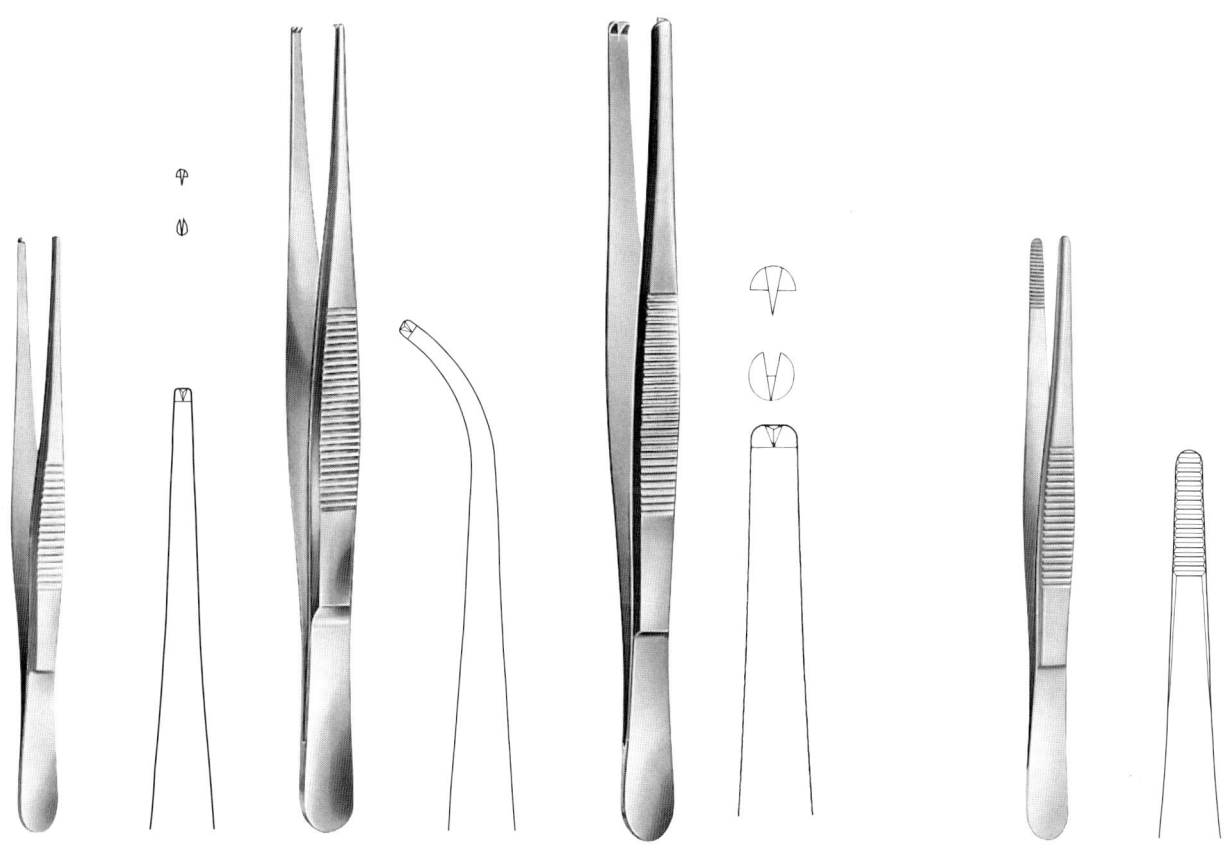

Abbildung 1.9 Chirurgische Pinzetten

Abbildung 1.10
Anatomische Pinzette
(Modell Standard)

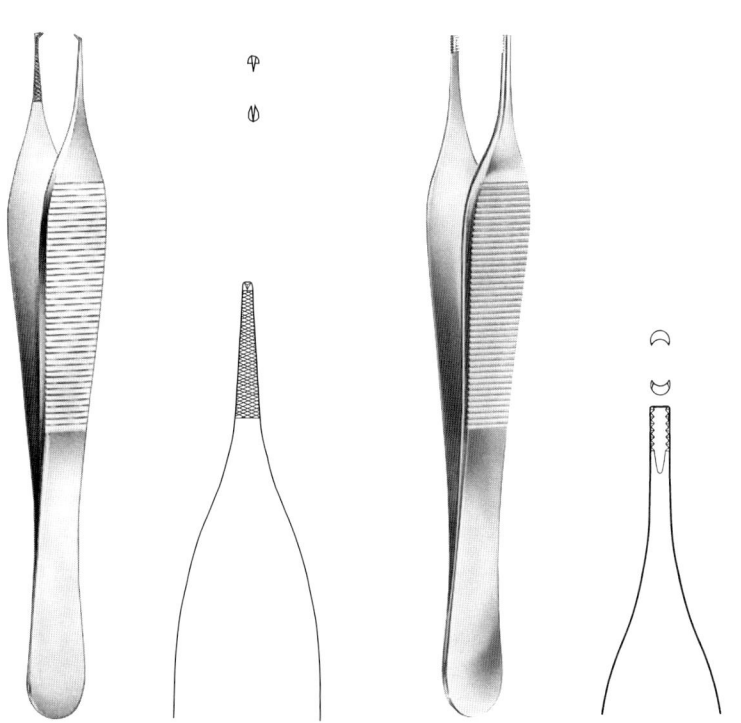

Abbildung 1.11 (**links**) Chirurgische Pinzette nach ADSON;
(**rechts**) nach ADSON-BROWN

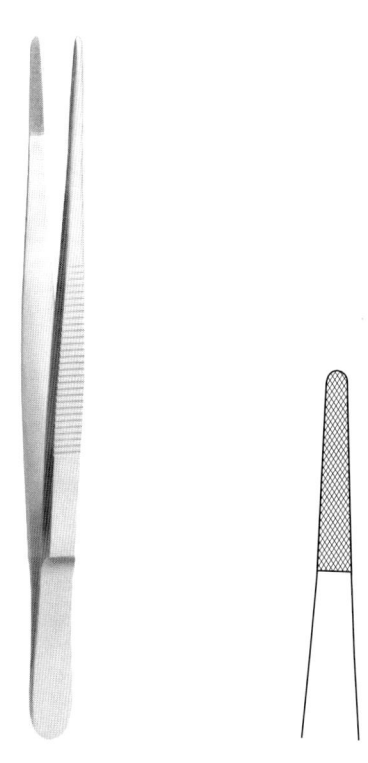

Abbildung 1.12
DURO GRIP® Pinzette (Standard);
Detail des Profils

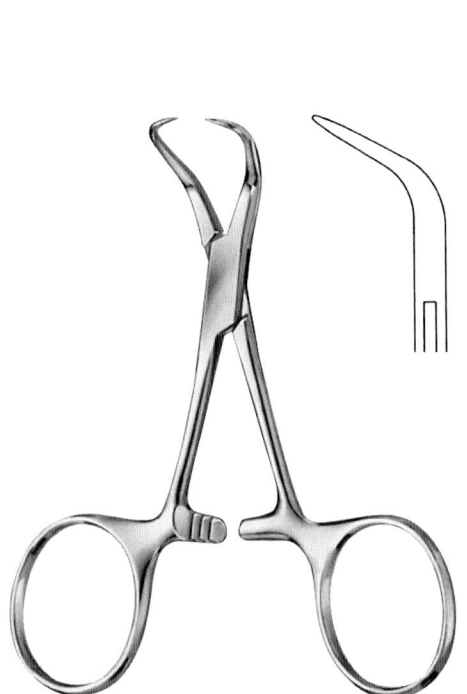

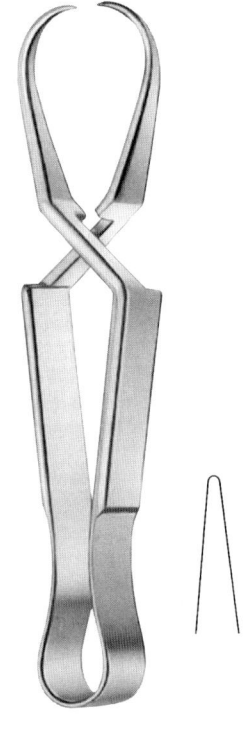

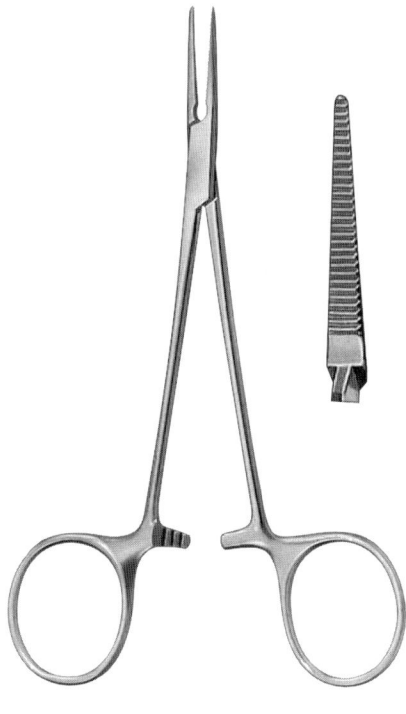

Abbildung 1.13
Tuchklemme nach
BACKHAUS

Abbildung 1.14
Tuchklemme nach
SCHAEDEL, gerade

Abbildung 1.15 Arterienklemme
nach PEAN

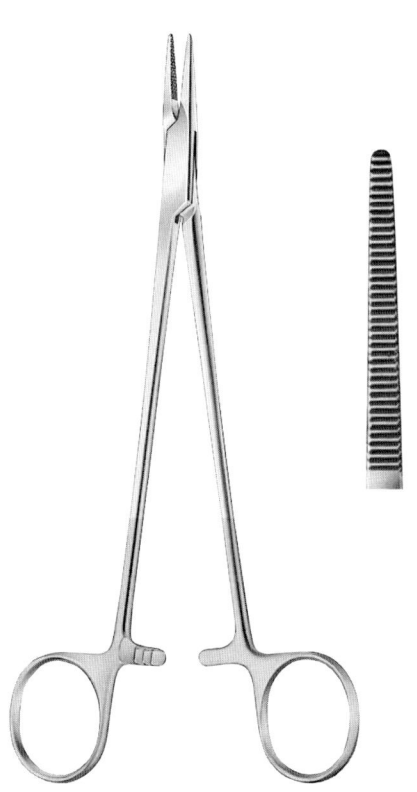

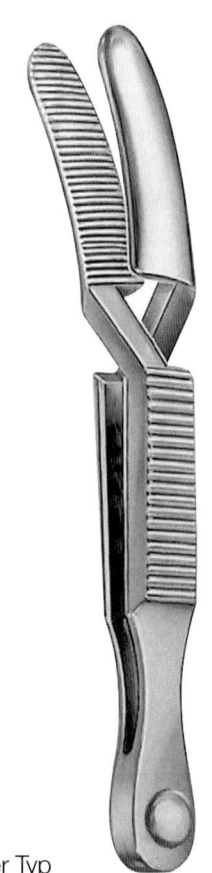

Abbildung 1.16 Arterienklemme nach
HALSTEAD-MOSQUITO, ohne Zähne

Abbildung 1.17
Bulldog-Klemme nach
DIEFENBACH, gekrümmter Typ

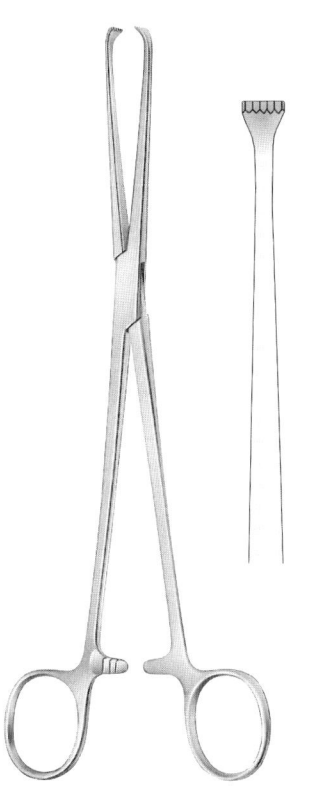

Abbildung 1.18 Gewebefaßzange nach Allis-Thoms

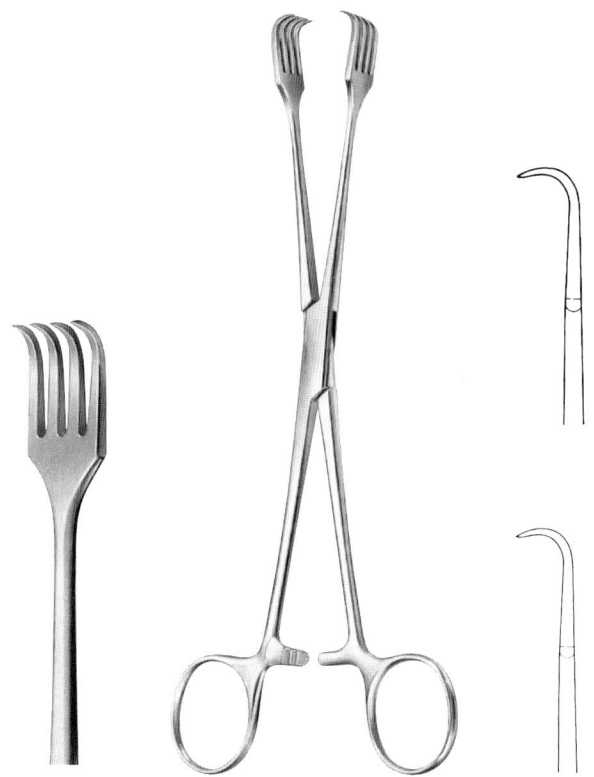

Abbildung 1.19 Gewebefaßzange nach Czerny

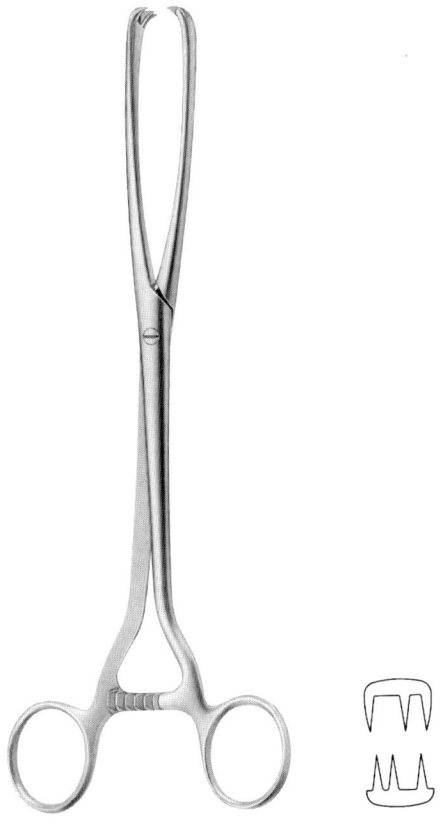

Abbildung 1.20 Gewebefaßzange nach Museux

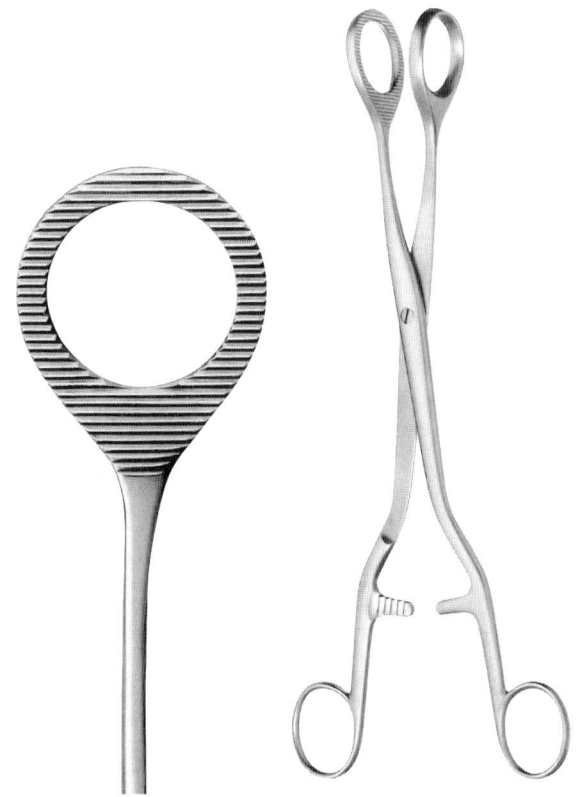

Abbildung 1.21 Atraumatische Gewebefaßzange nach Bumm

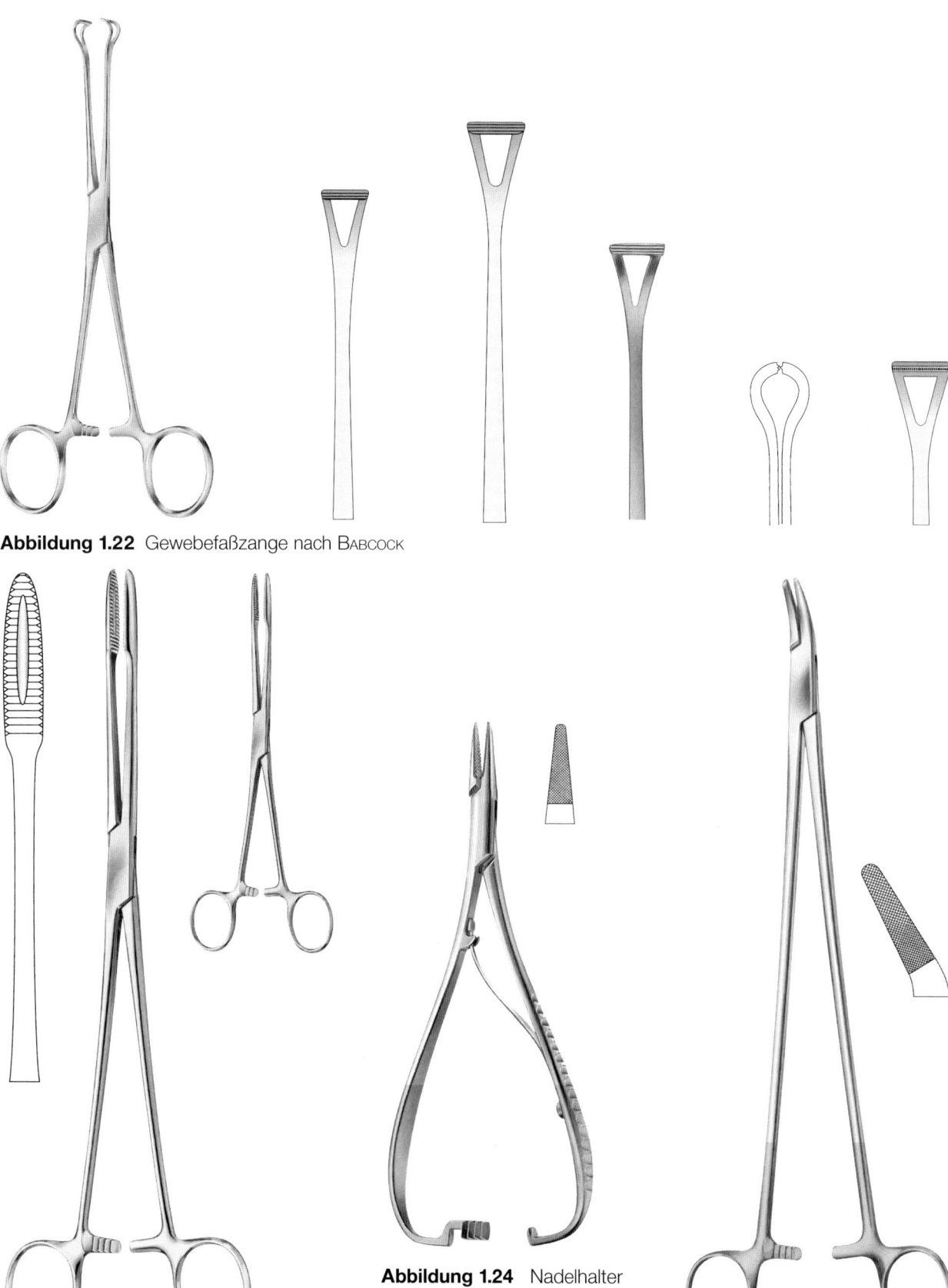

Abbildung 1.22 Gewebefaßzange nach Babcock

Abbildung 1.23 Korn- und Tupferzange nach Maier

Abbildung 1.24 Nadelhalter nach Matthieu mit Detailaufnahme eines fein strukturierten auswechselbaren Branchenendes bei einem DURO GRIP® Nadelhalter

Abbildung 1.25 Nadelhalter nach Finochietto

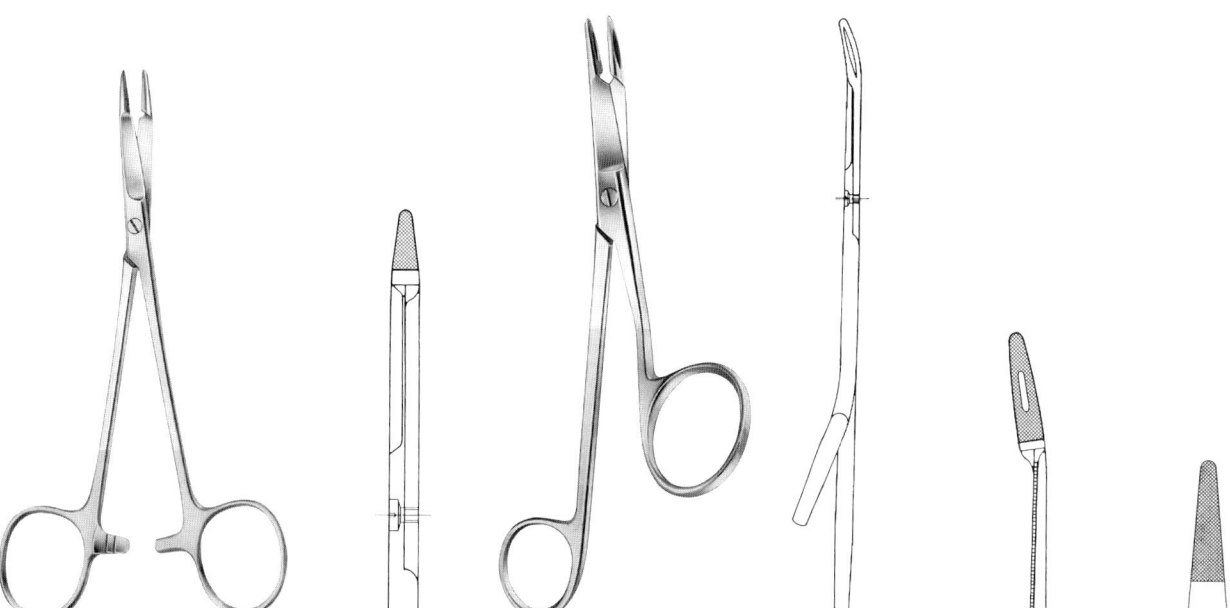

Abbildung 1.26 Nadelhalter mit inkorporierter Schneidvorrichtung; (**links**) nach Hegarolson (mod. Lange); (**rechts**) nach Gillies

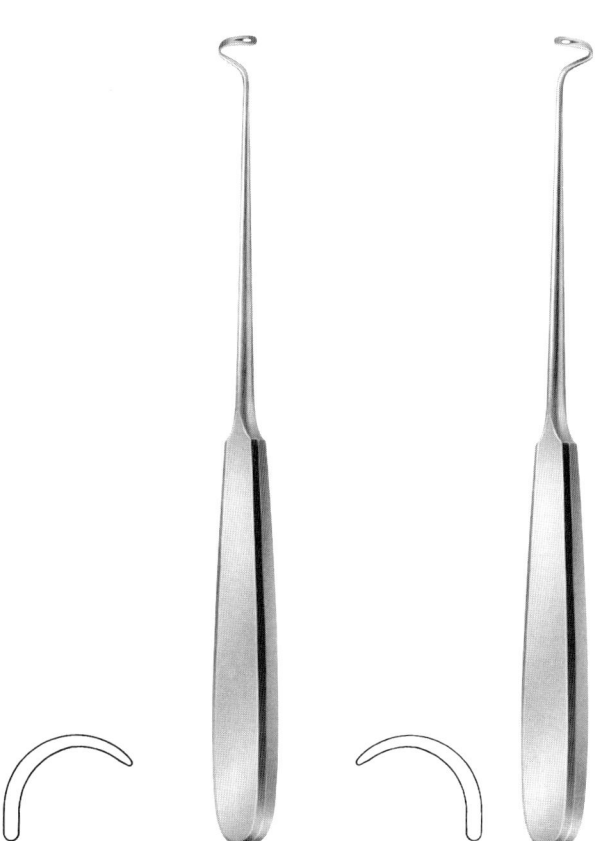

Abbildung 1.27 Unterbindungsnadel nach Deschamps mit stumpfem Ende für die rechte und die linke Hand

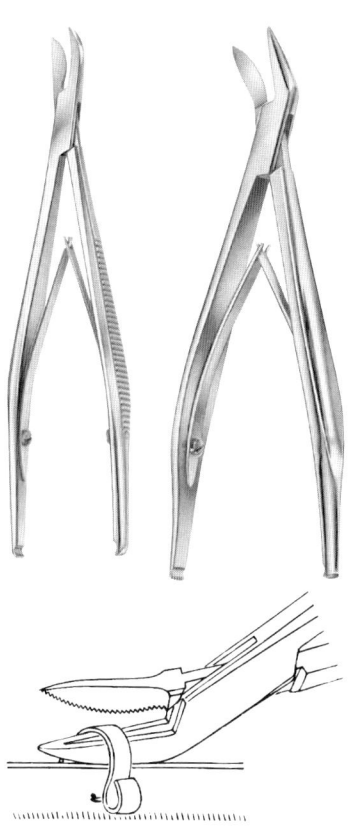

Abbildung 1.28 Korrekte Positionierung der Klammerentfernungszange nach Michel zum Öffnen der Klammer

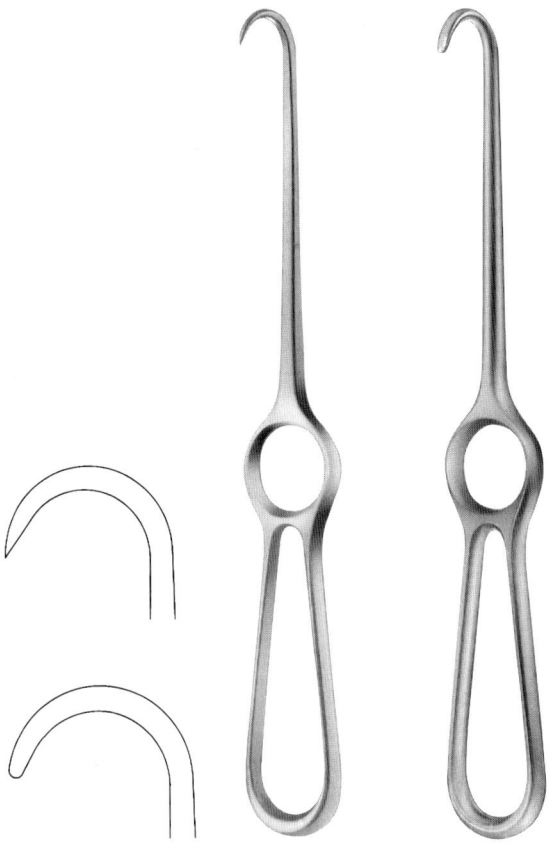

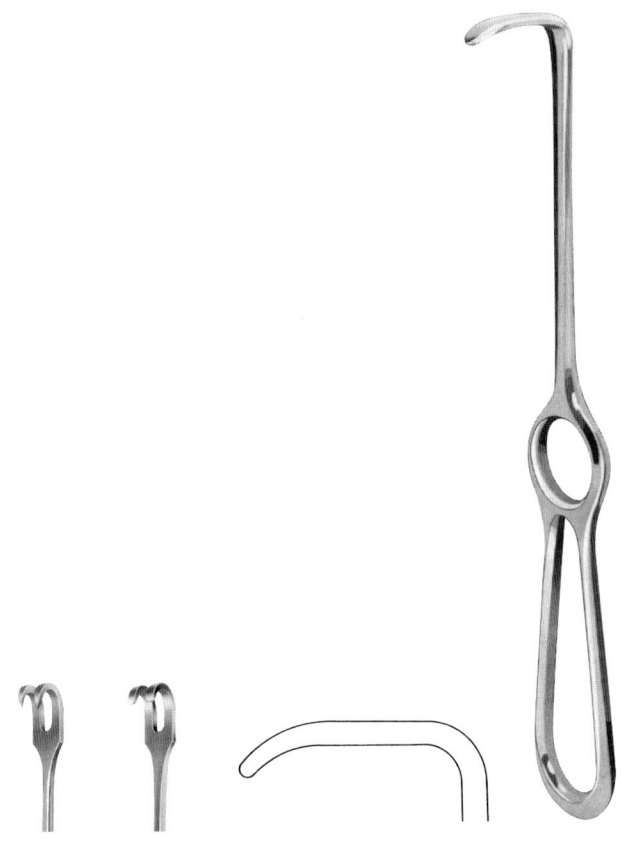

Abbildung 1.29 Einzinkinger Wundhaken nach Volkmann; scharf, stumpf

Abbildung 1.30 Mehrzinkiger Wundhaken nach Volkmann; scharf, stumpf

Abbildung 1.31 Wundhaken nach Langenbeck

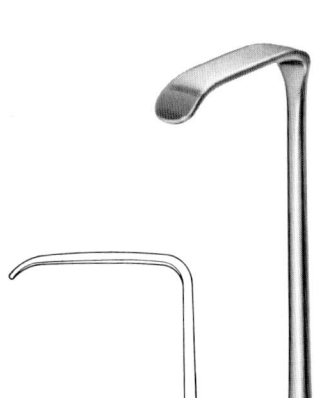

Abbildung 1.32 Wundhaken nach Langenbeck-Green

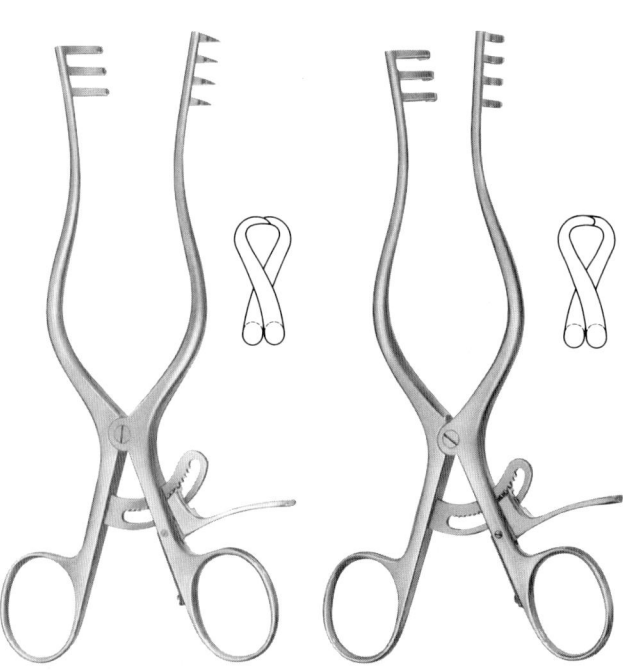

Abbildung 1.33 Wundspreizer nach Weitlaner; (**links**) scharf, (**rechts**) stumpf

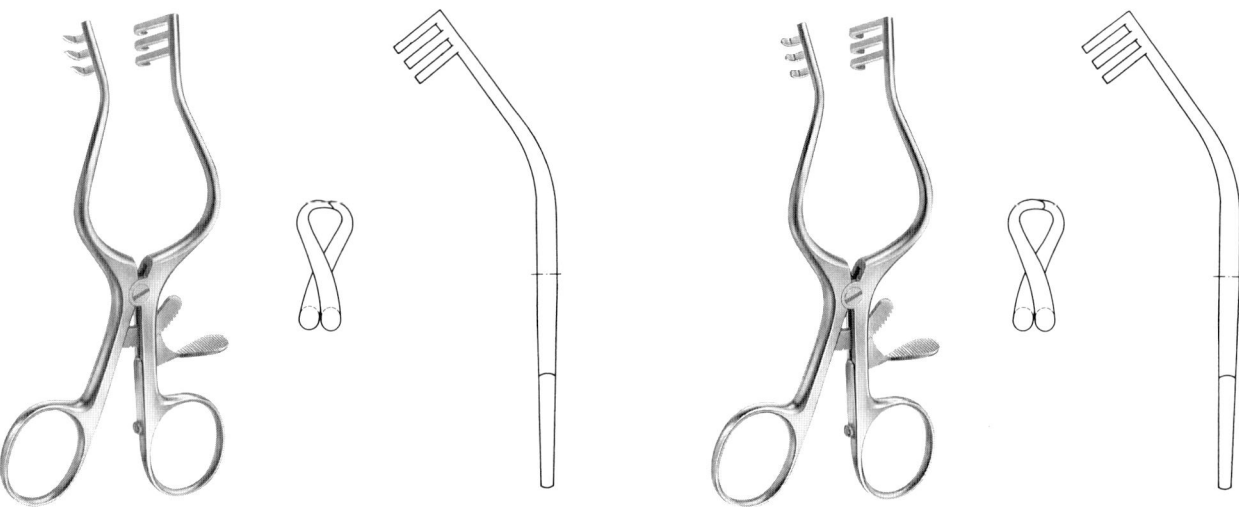

Abbildung 1.34 Wundspreizer nach Wullstein; (**links**) scharf; (**rechts**) stumpf

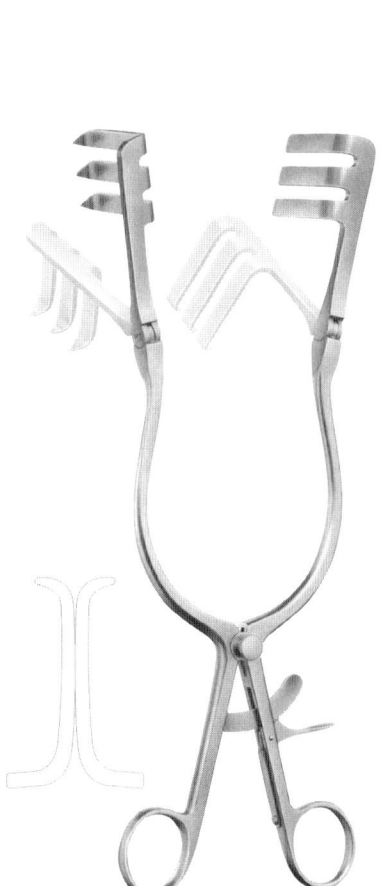

Abbildung 1.35 Wundspreizer nach Harvey Jackson

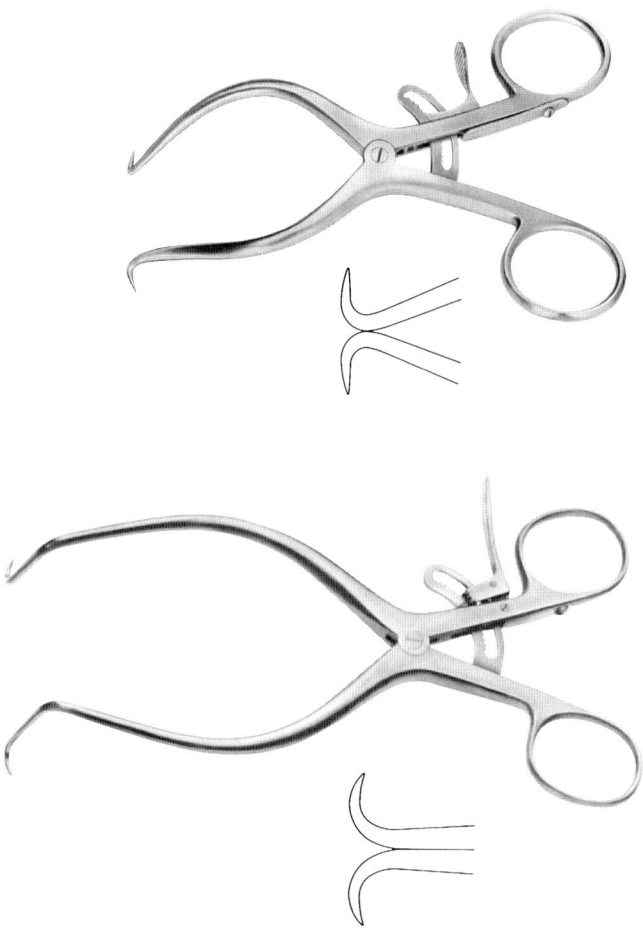

Abbildung 1.36 Wundspreizer nach Gelpi; (**oben**) Schenkel sind kontinuierlich nach unten gebogen; (**unten**) Schenkel sind in einem Winkel von 90° abgebogen

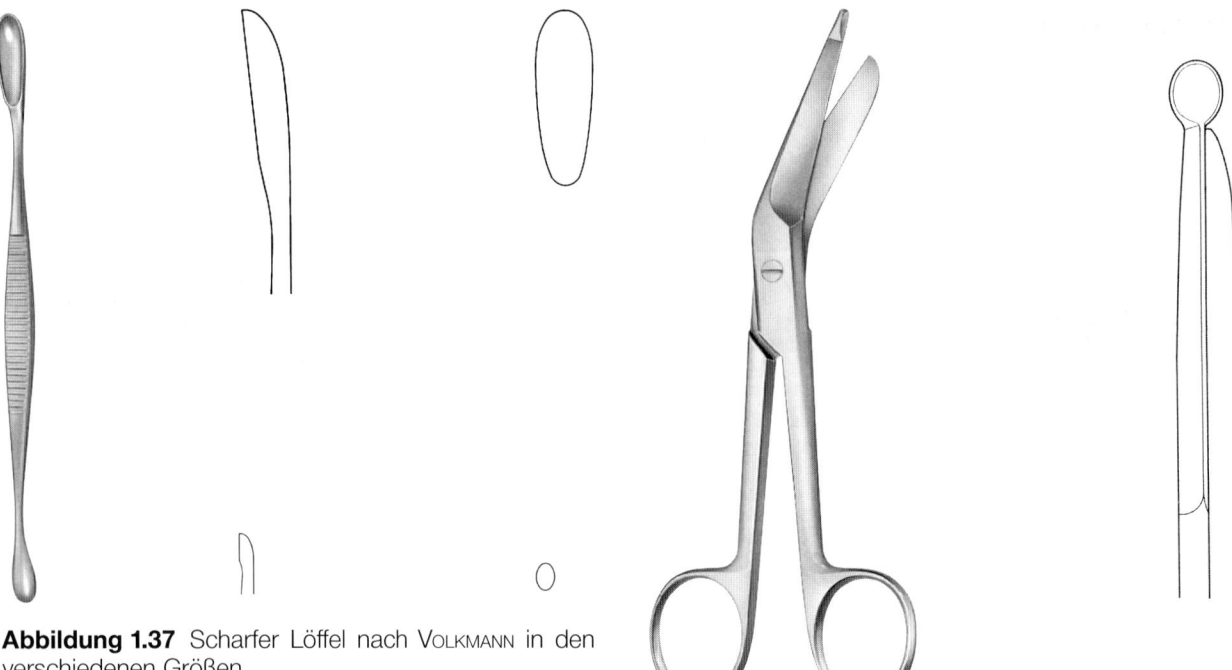

Abbildung 1.37 Scharfer Löffel nach VOLKMANN in den verschiedenen Größen

Abbildung 1.38 Universal Verbandscheren nach LISTER aus Edelstahl

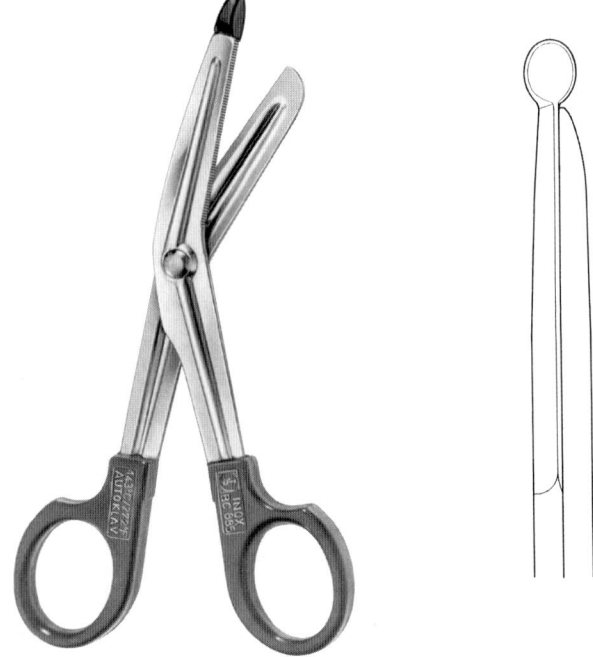

Abbildung 1.39 Universal Verbandscheren aus Duraluminium

Grundinstrumente ohne Abbildung

- Nadelhalter nach HEGAR-MAYO
- Klammerautomat mit Wundklammern nach STICHS

Spezialinstrumente

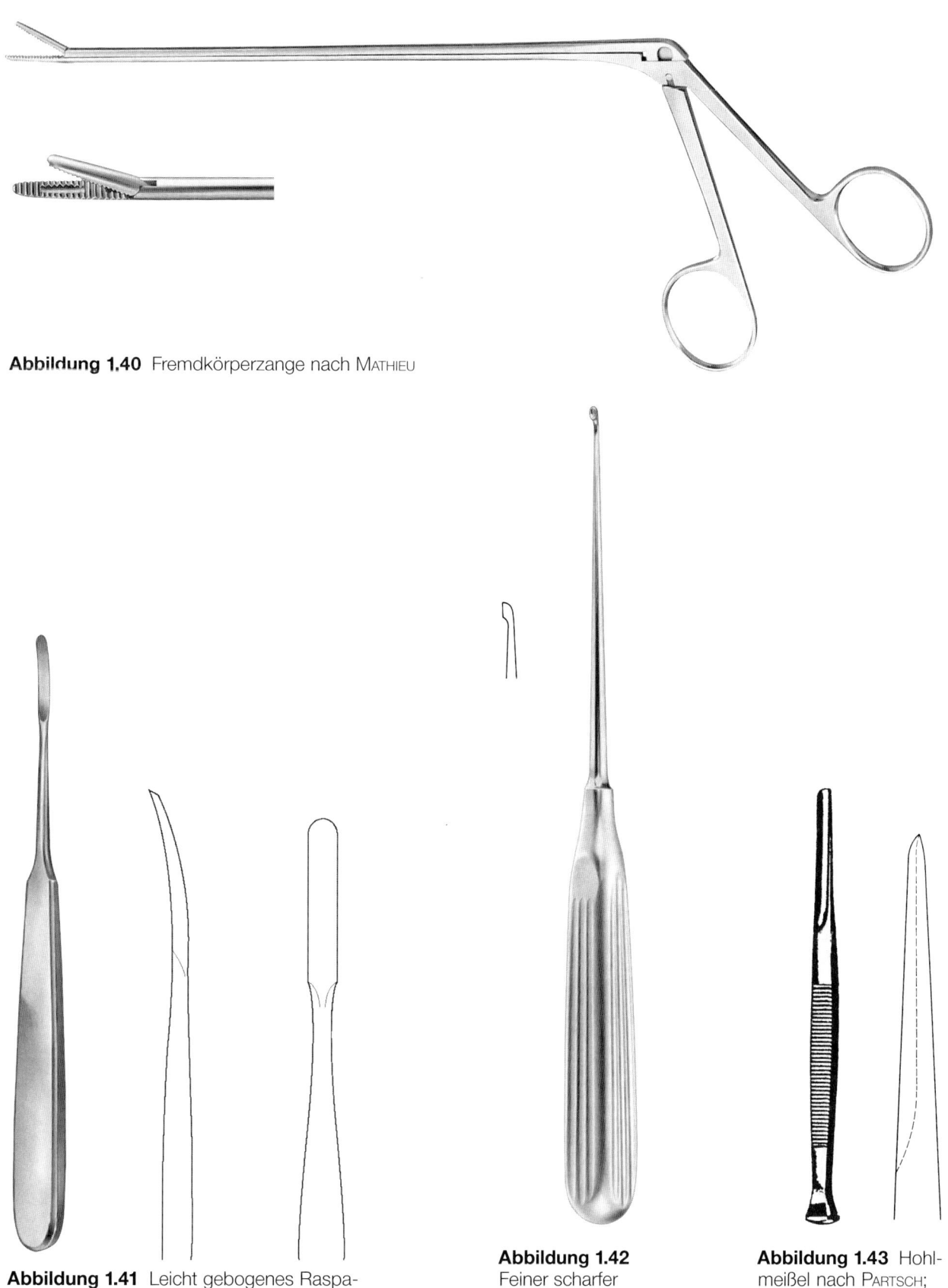

Abbildung 1.40 Fremdkörperzange nach MATHIEU

Abbildung 1.41 Leicht gebogenes Raspatorium nach JOSEPH

Abbildung 1.42 Feiner scharfer Löffel nach LEMPERT

Abbildung 1.43 Hohlmeißel nach PARTSCH; Detail des Profils

Auge

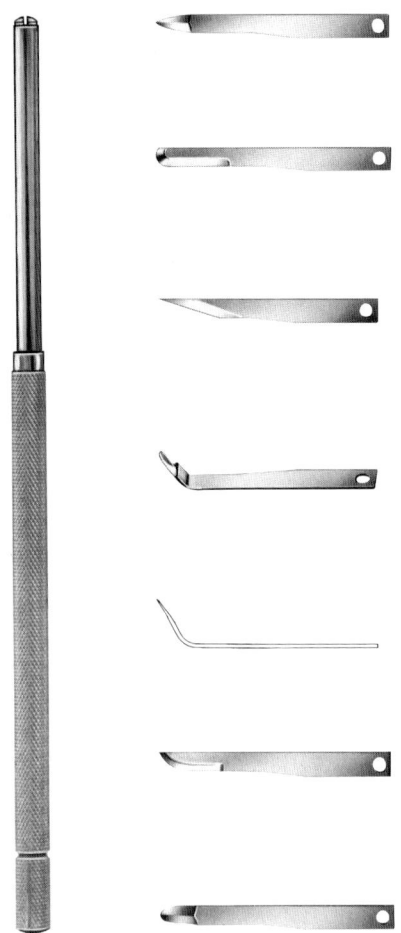

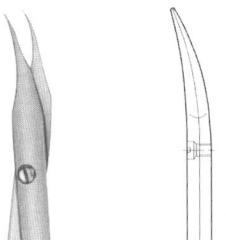

Abbildung 1.45 Sehnenschere nach Sᴛᴇᴠᴇɴꜱ, gebogen

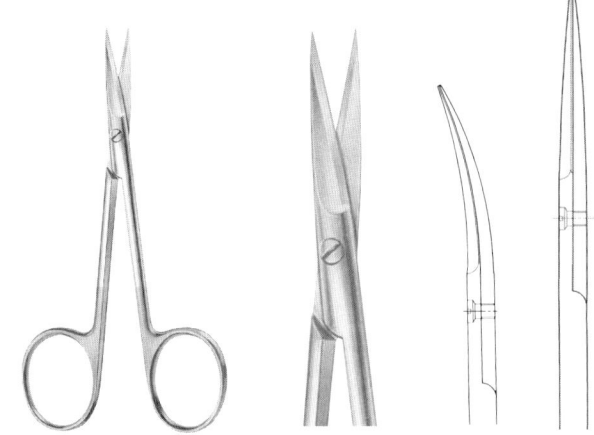

Abbildung 1.44 Skalpellgriff für mikrochirurgische Klingen

Abbildung 1.46 Fadenschere, sehr fein

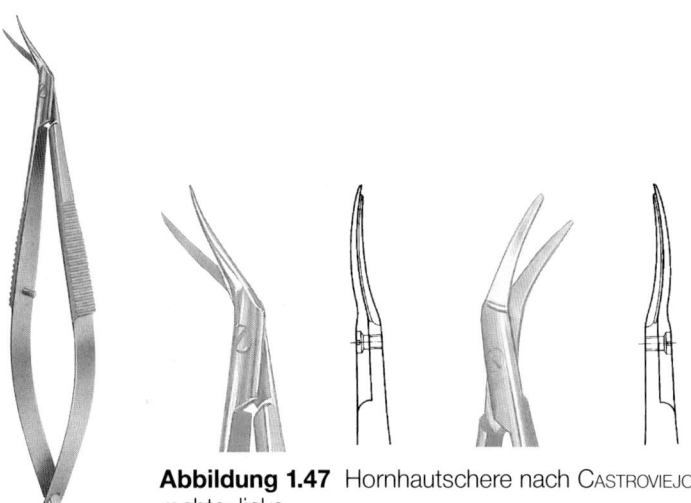

Abbildung 1.47 Hornhautschere nach Cᴀꜱᴛʀᴏᴠɪᴇᴊᴏ; rechts; links

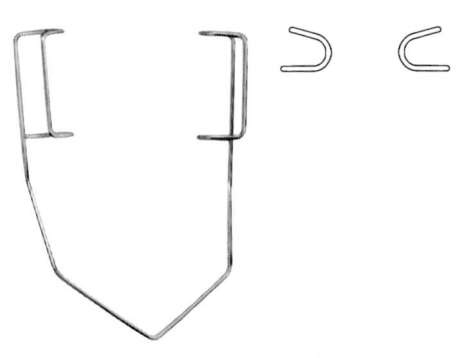

Abbildung 1.48 Lidsperre nach Bᴀʀʀᴀǫᴜᴇʀ

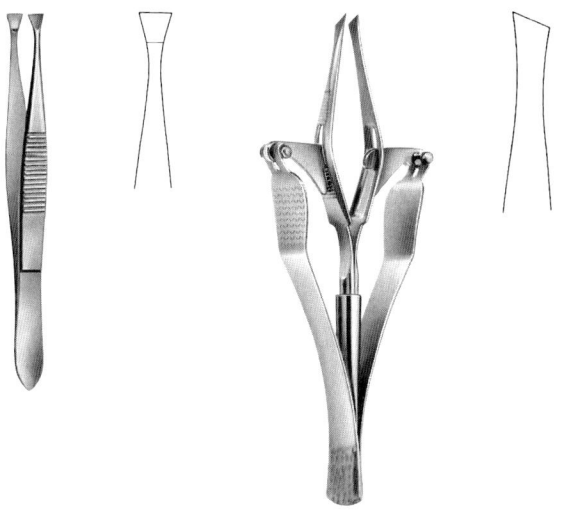

Abbildung 1.49 Zilienpinzette nach Henry

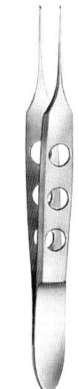

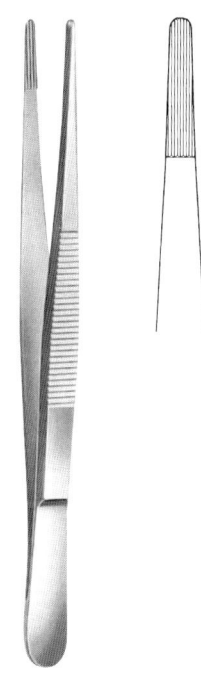

Abbildung 1.50
Chirurgische Pinzette
nach Bishop-Harmon

Abbildung 1.51
Fadenpinzette

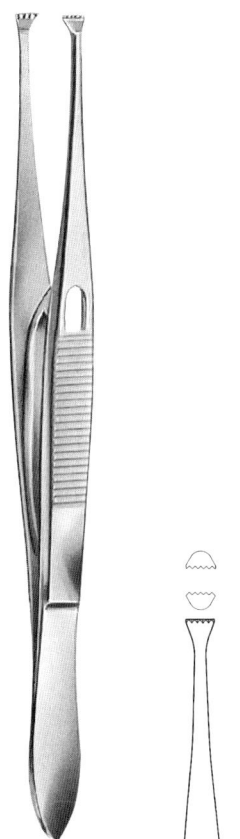

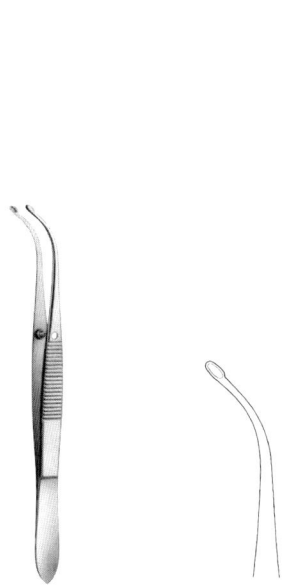

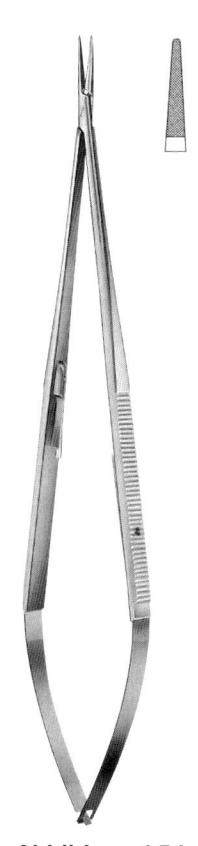

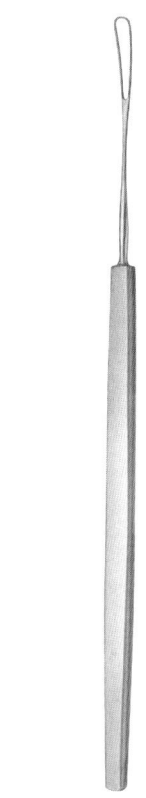

Abbildung 1.52
Konjunktiv-
pinzette nach Graefe

Abbildung 1.53
Kapselpinzette nach Arruga

Abbildung 1.54
Nadelhalter
nach Castroviejo

Abbildung 1.55
Starschlinge nach
Snellen

Nase und Nasennebenhöhlen

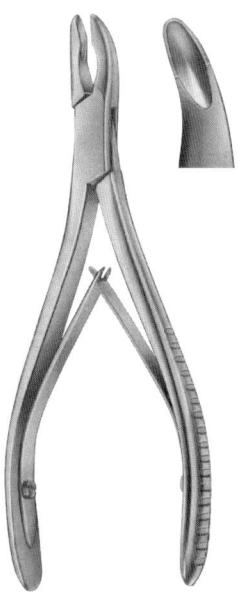

Abbildung 1.56 Hohlmeißelzange nach Lüer

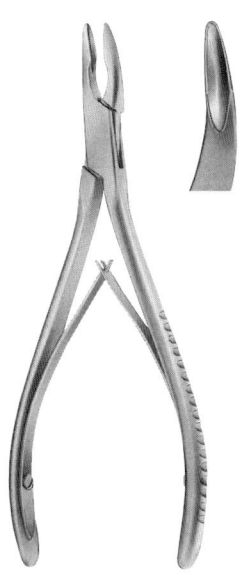

Abbildung 1.57 Hohlmeißelzange nach Lüer-Friedmann

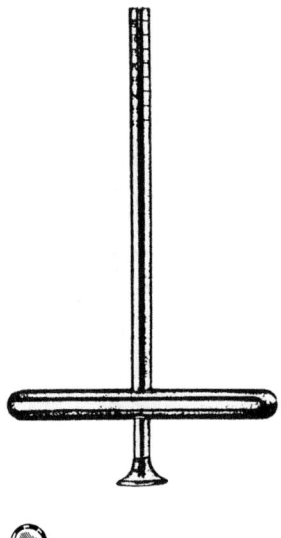

Abbildung 1.58 Knochenbiopsieinstrument mit eingesetztem Mandrin

Thorax

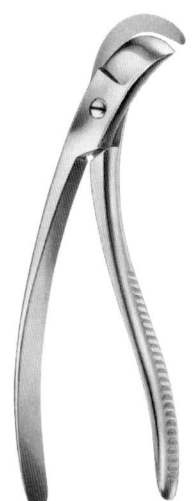

Abbildung 1.59 Rippenschere nach Collin

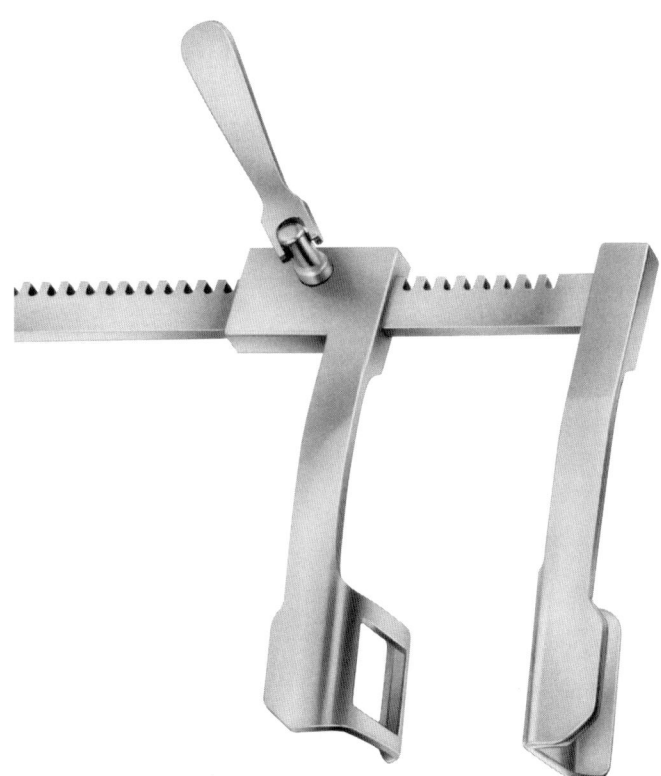

Abbildung 1.60 Rippensperrer nach Finochietto

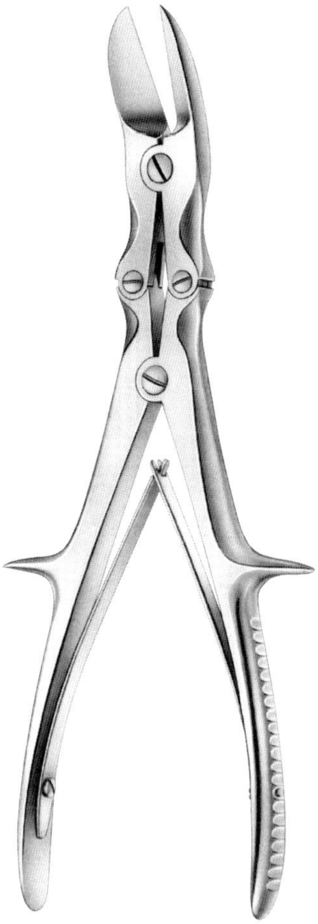

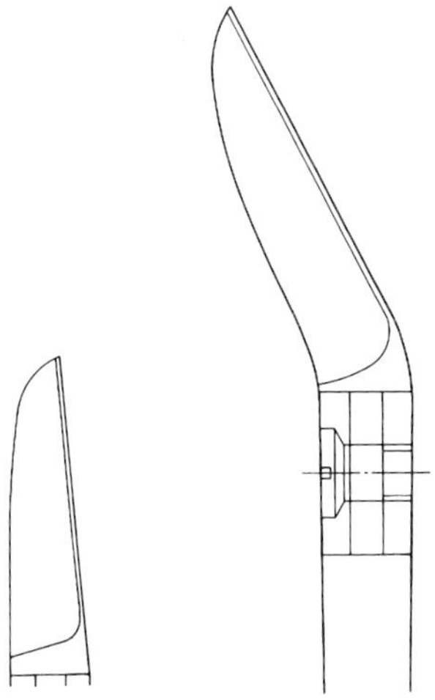

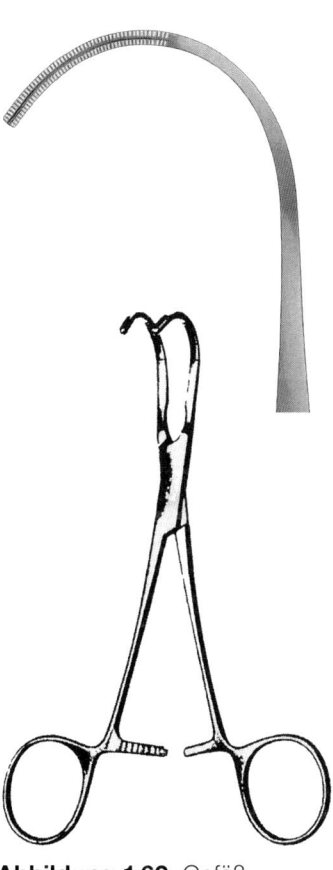

Abbildung 1.61 Knochensplitterzange nach LISTON mit Übersetzung

Abbildung 1.62 Gefäß-klemme nach COOLEY

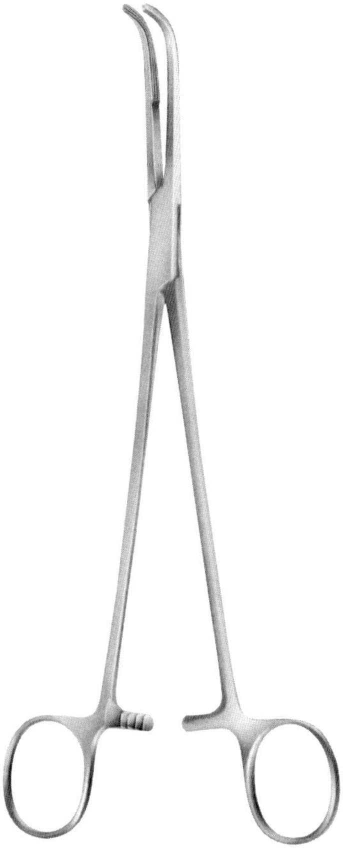

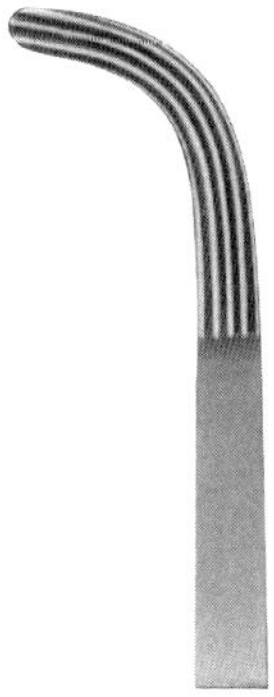

Abbildung 1.63 Rechtwinkelige Mixter-Klemme

Abdomen

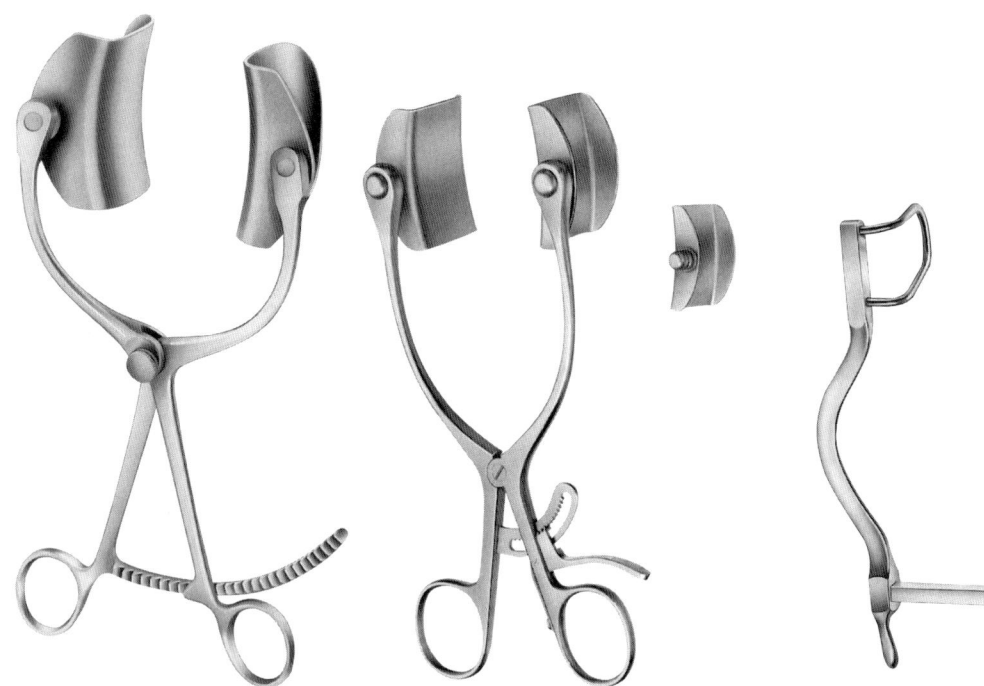

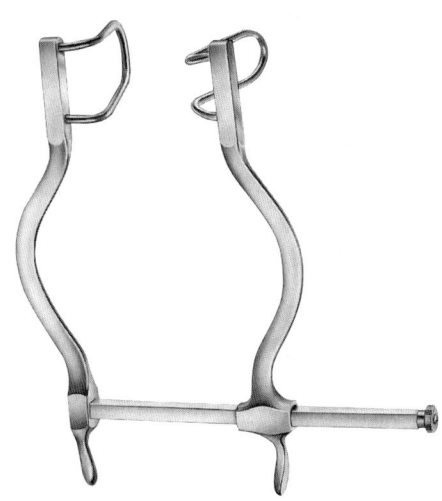

Abbildung 1.64 Bauchspreizer nach Collin; (**links**) für großwüchsige Tiere; (**rechts**) für kleinwüchsige Tiere bzw. Katzen

Abbildung 1.65 Bauchspreizer nach Gosset

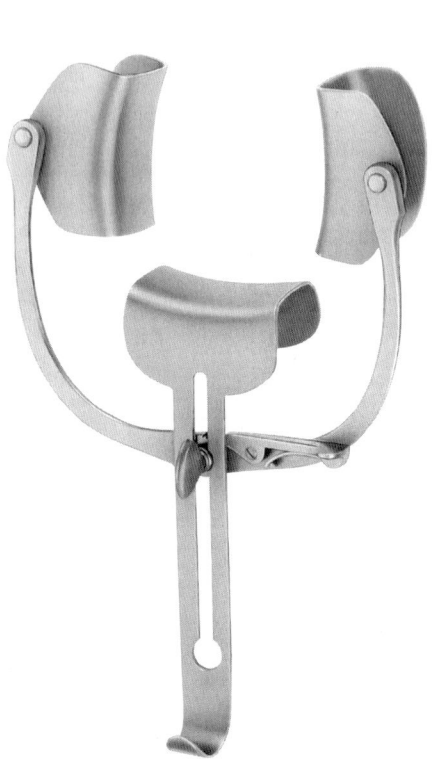

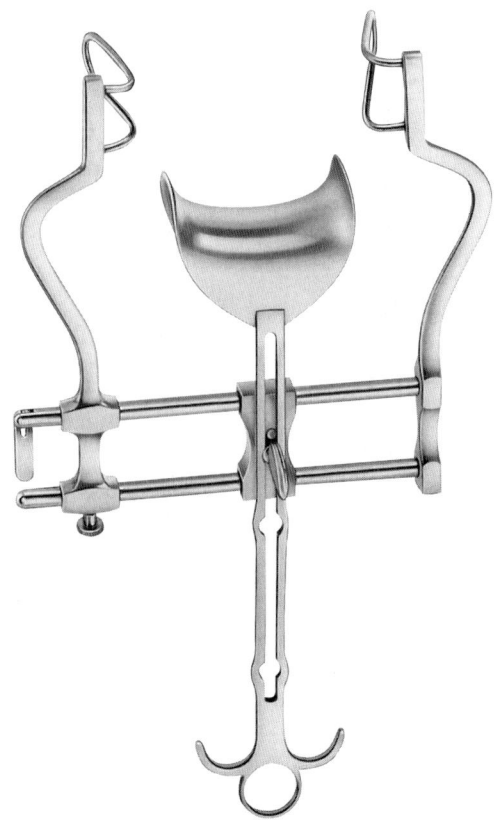

Abbildung 1.66 Bauchspreizer nach Robin-Masse

Abbildung 1.67 Bauchspreizer nach Balfour

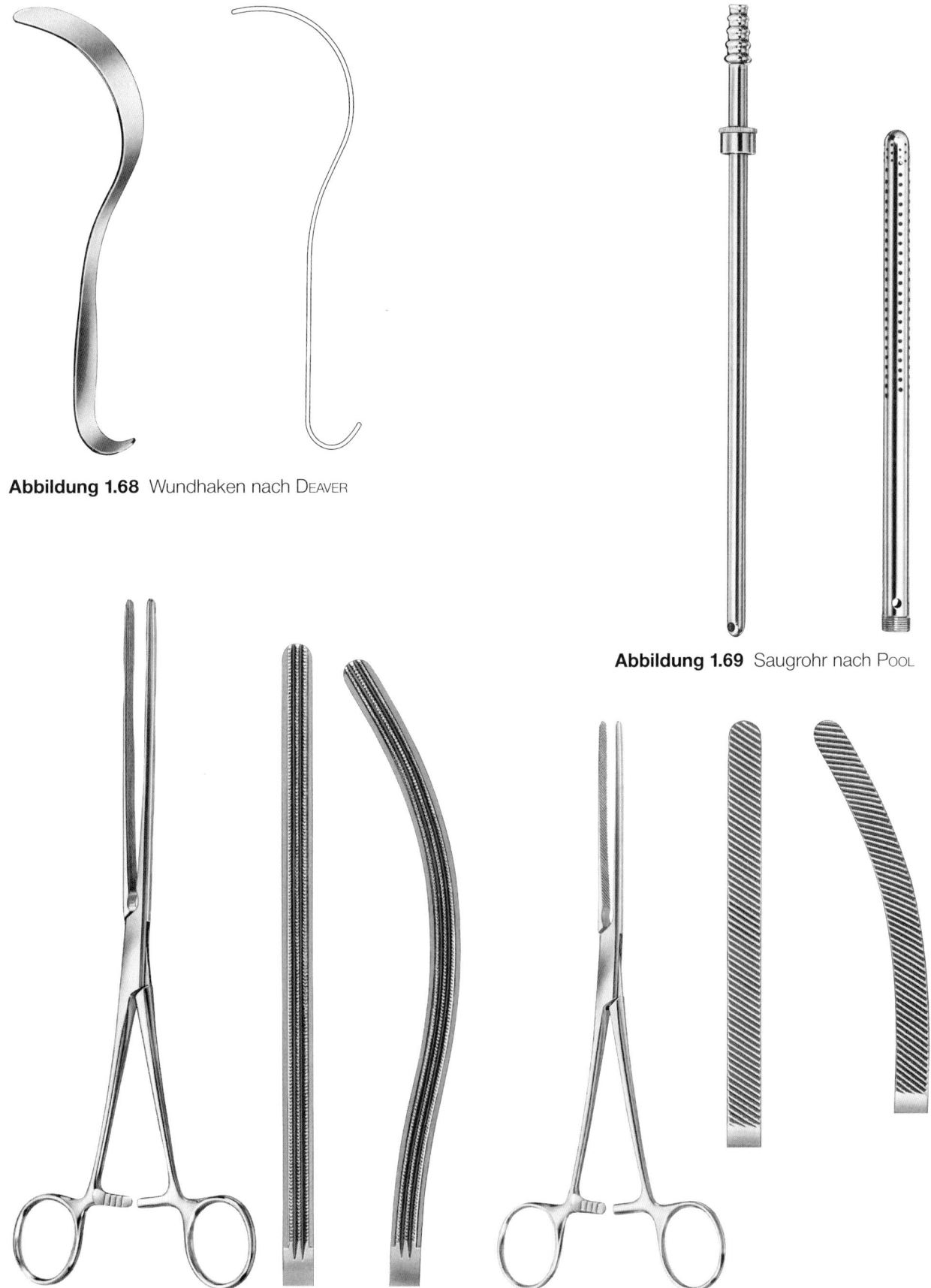

Abbildung 1.68 Wundhaken nach DEAVER

Abbildung 1.69 Saugrohr nach POOL

Abbildung 1.70 Magenklemme nach
KOCHER-Atrauma zur partiellen Magenresektion

Abbildung 1.71 Darmklemme nach HARTMANN, gerade
und gebogen

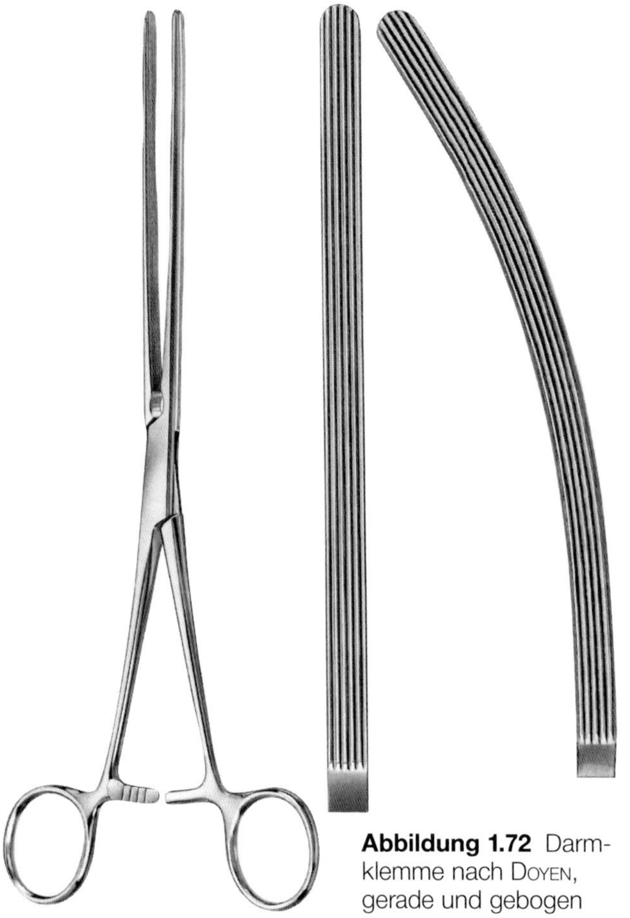

Abbildung 1.72 Darm-
klemme nach DOYEN,
gerade und gebogen

Abbildung 1.73 Sonde und Fänger mit federndem
Schaft zur Prüfung des Gallenganges nach DESJARDINS

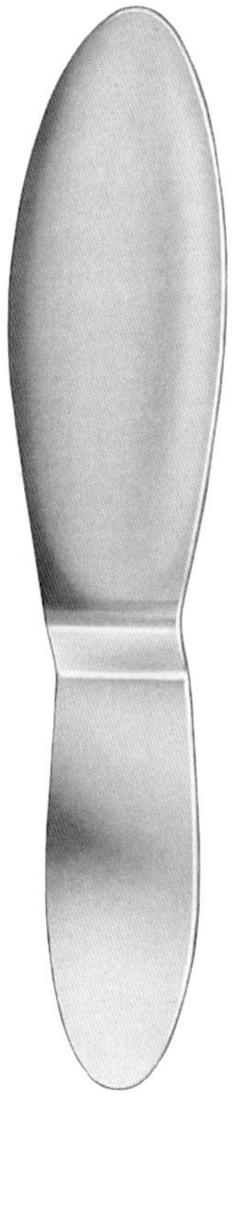

Abbildung 1.74 Spatel
nach REVERDIN

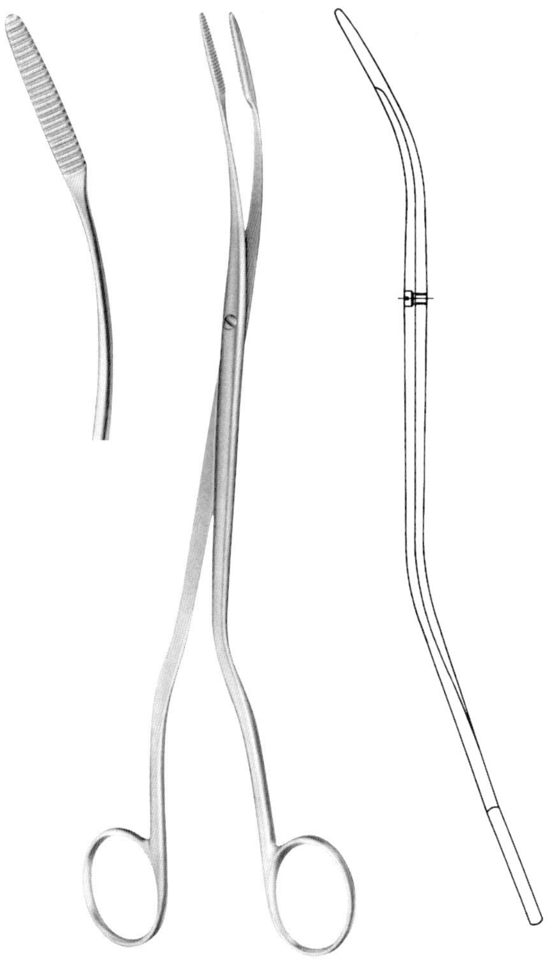

Abbildung 1.75 Gallensteinzange nach CZERNY

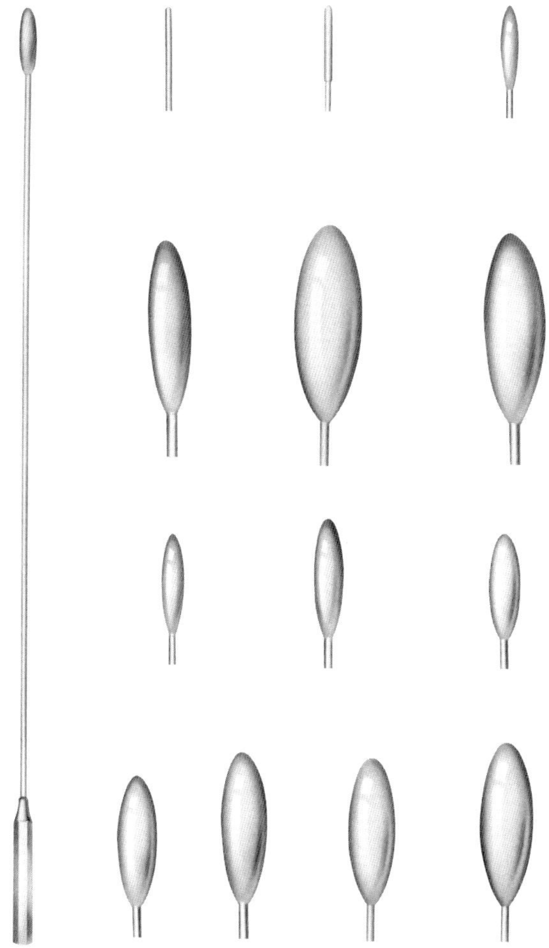

Abbildung 1.76 Gallengangsdilatationsoliven nach BAKES

Wirbelsäule und Gliedmaßen

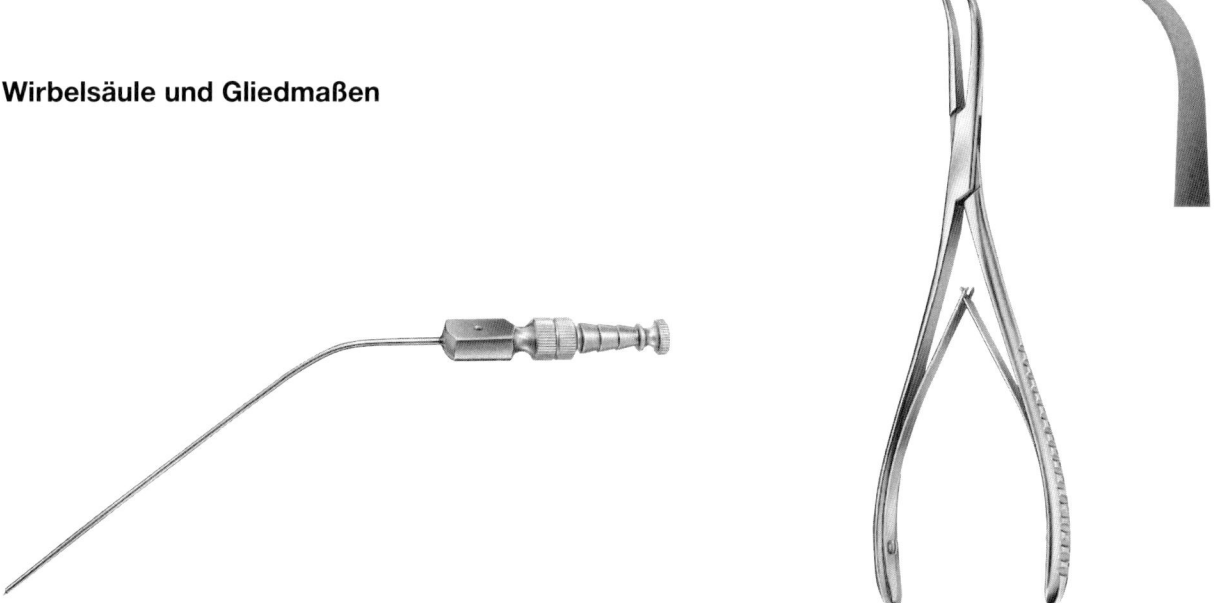

Abbildung 1.77 Saugvorrichtung nach FERGUSSON mit Saugunterbrecher

Abbildung 1.78 Synovektomie-Zange nach STEUBRINK zur Darstellung des Rückenmarks bei Hemilaminektomie

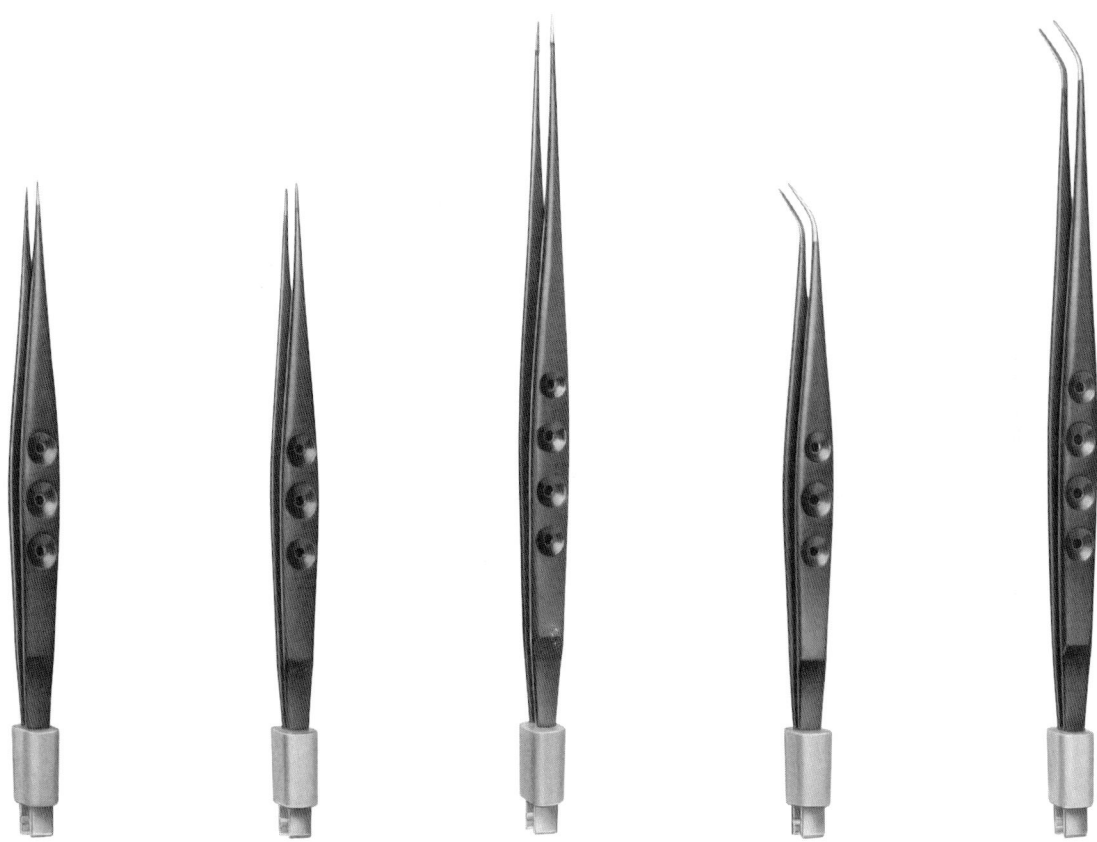

Abbildung 1.79 Bipolare Koagulationspinzetten

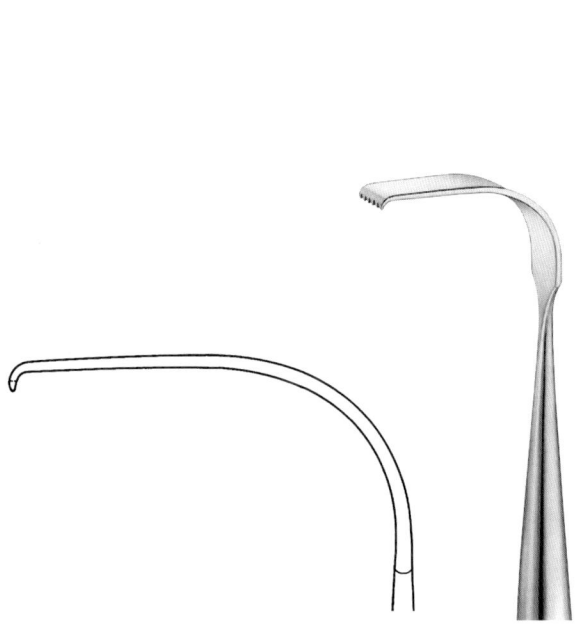

Abbildung 1.80 Wundhaken nach MEYERDING

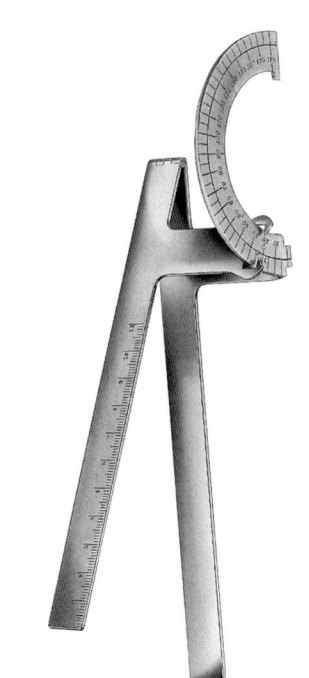

Abbildung 1.81 Goniometer nach MÖLTGEN

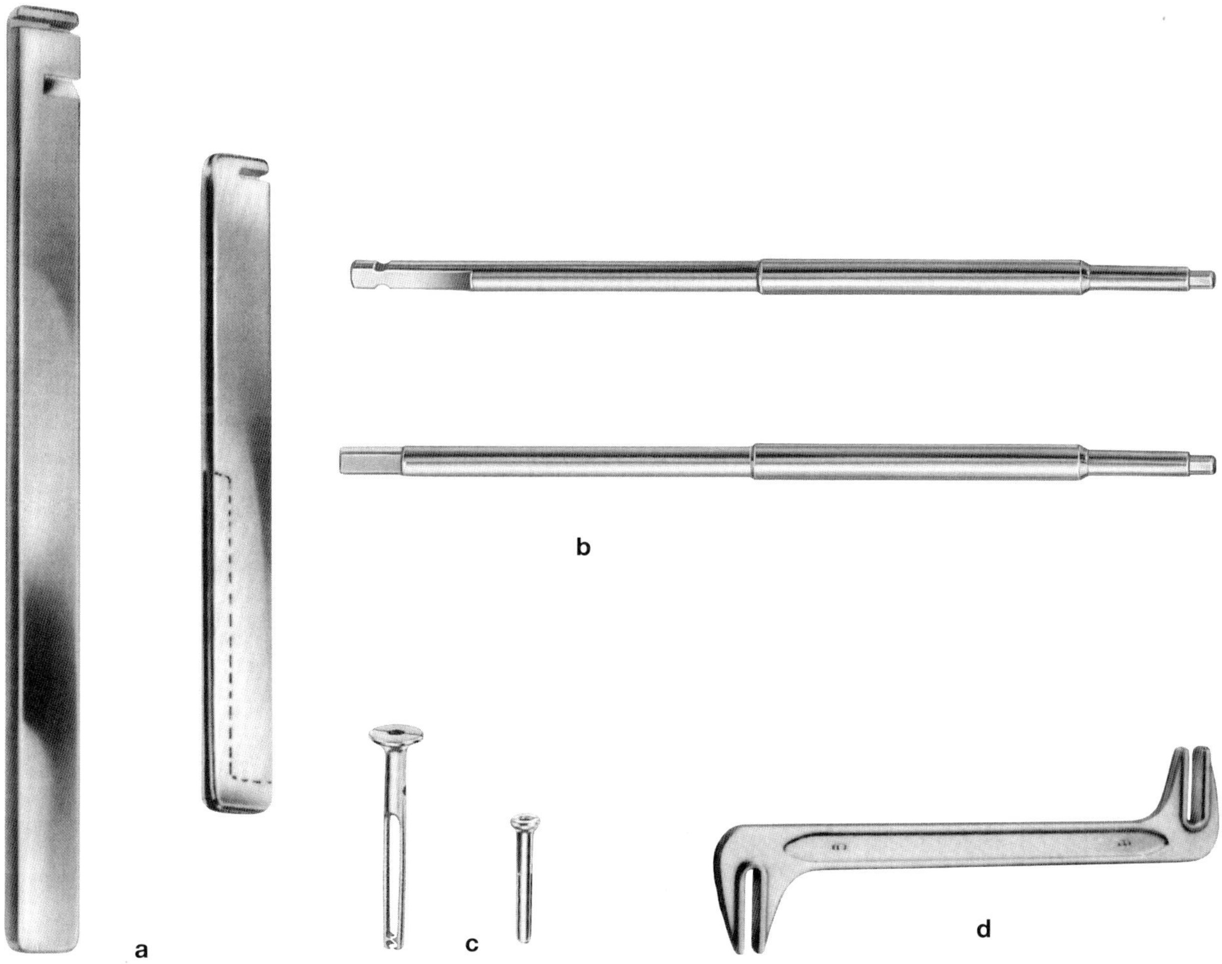

Abbildung 1.82 Osteosynthesegrundinstrumentarium:
a Schränkeisen für 2.7 und 3.5 Rekonstruktionsplatten
b Kleine Sechskantschraubenzieher mit Schraubenhaltehülse für Innensechskanntschrauben von einem
   Ø 2,7, 3,5 und 4,0 mm
c Bohrbüchsen
d Schränkeisen für 3.5 und 4.5 Platten

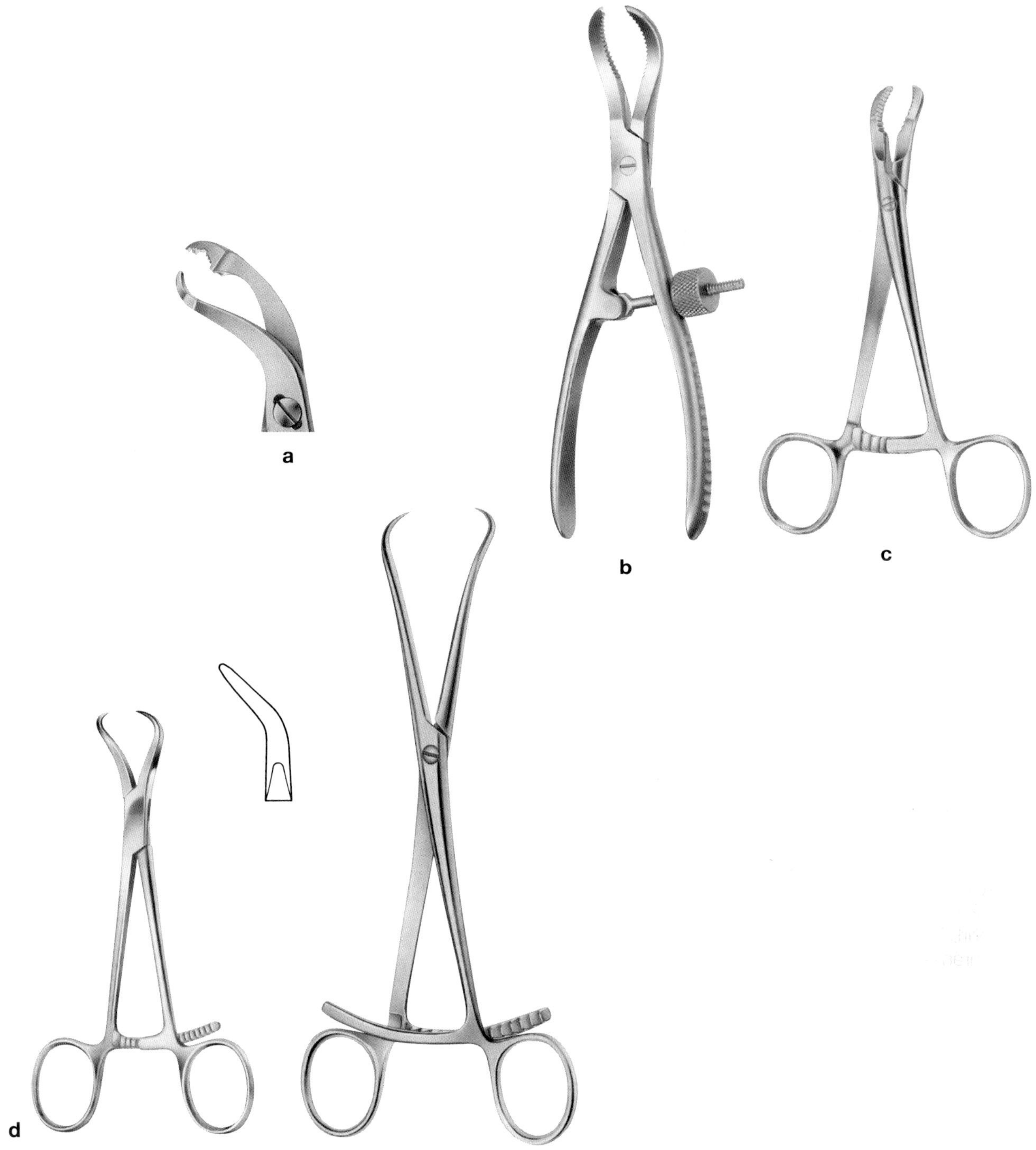

Abbildung 1.83 Osteosynthesegrundinstrumentarium (Repositionsinstrumente):
a Selbstzentrierende Knochenhaltezange
b Repositionszange mit Gewindesperre
c Repositionszange, gezähnt, mit Zahnsperre
d Repositionszangen mit Spitzen mit Zahnsperre

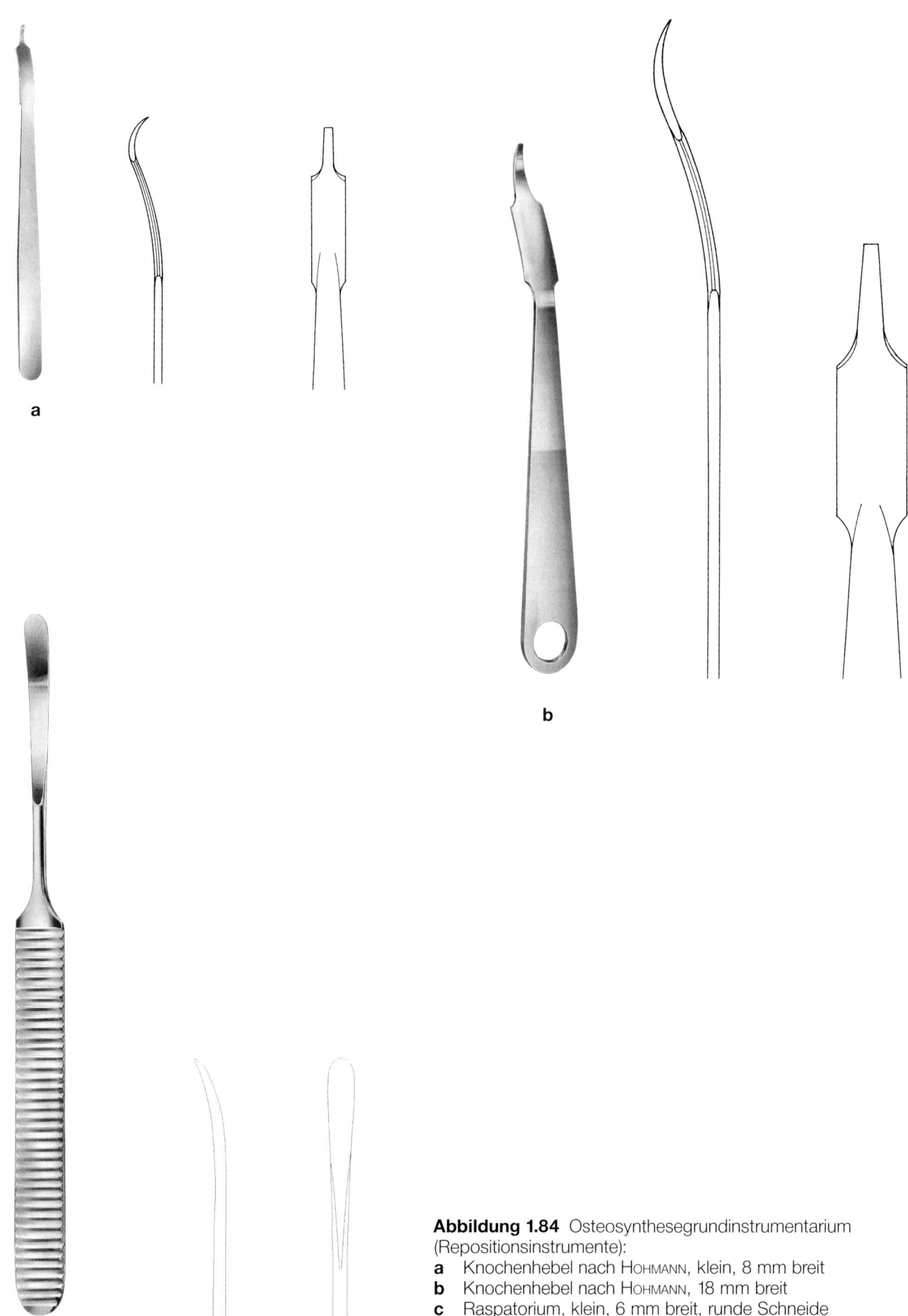

Abbildung 1.84 Osteosynthesegrundinstrumentarium
(Repositionsinstrumente):
a Knochenhebel nach Hohmann, klein, 8 mm breit
b Knochenhebel nach Hohmann, 18 mm breit
c Raspatorium, klein, 6 mm breit, runde Schneide

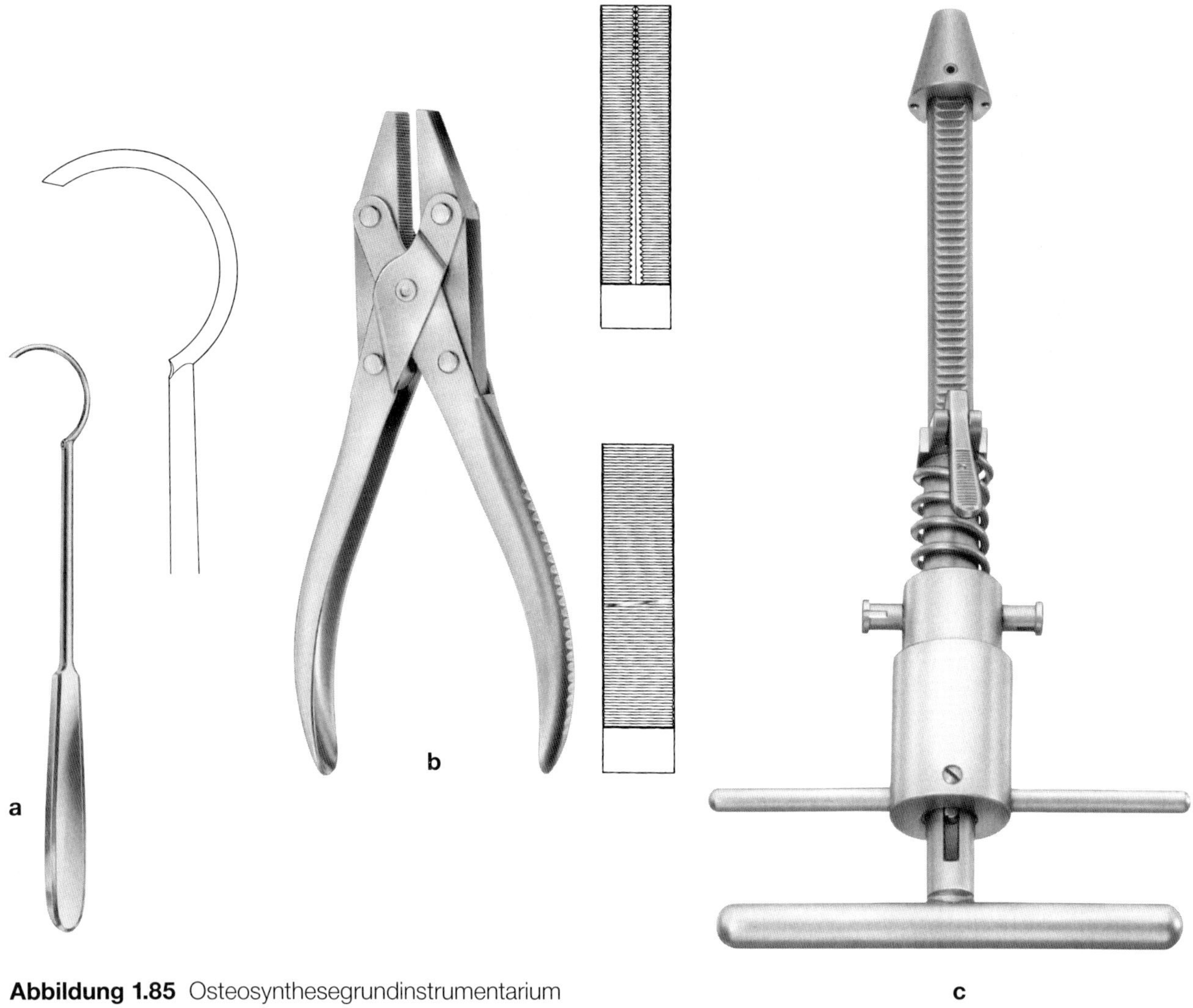

Abbildung 1.85 Osteosynthesegrundinstrumentarium
(Cerclageninstrumente)
a Drahtführungsinstrument
b Parallel-Flachzange
c Drahtspanner

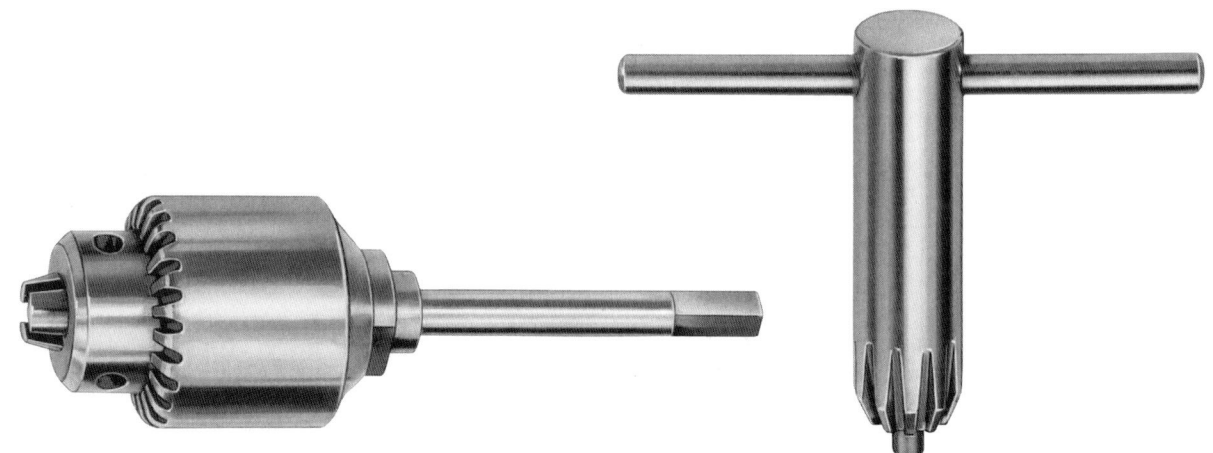

Abbildung 1.86 Osteosynthesegrundinstrumentarium
Schlüssel-Bohrfutter nach JACOBS (Spannbereich ⌀ 1,5–4,5 mm) mit Schnellkupplungsanschluß zu kleiner Bohrmaschine und dazugehöriger Schlüssel

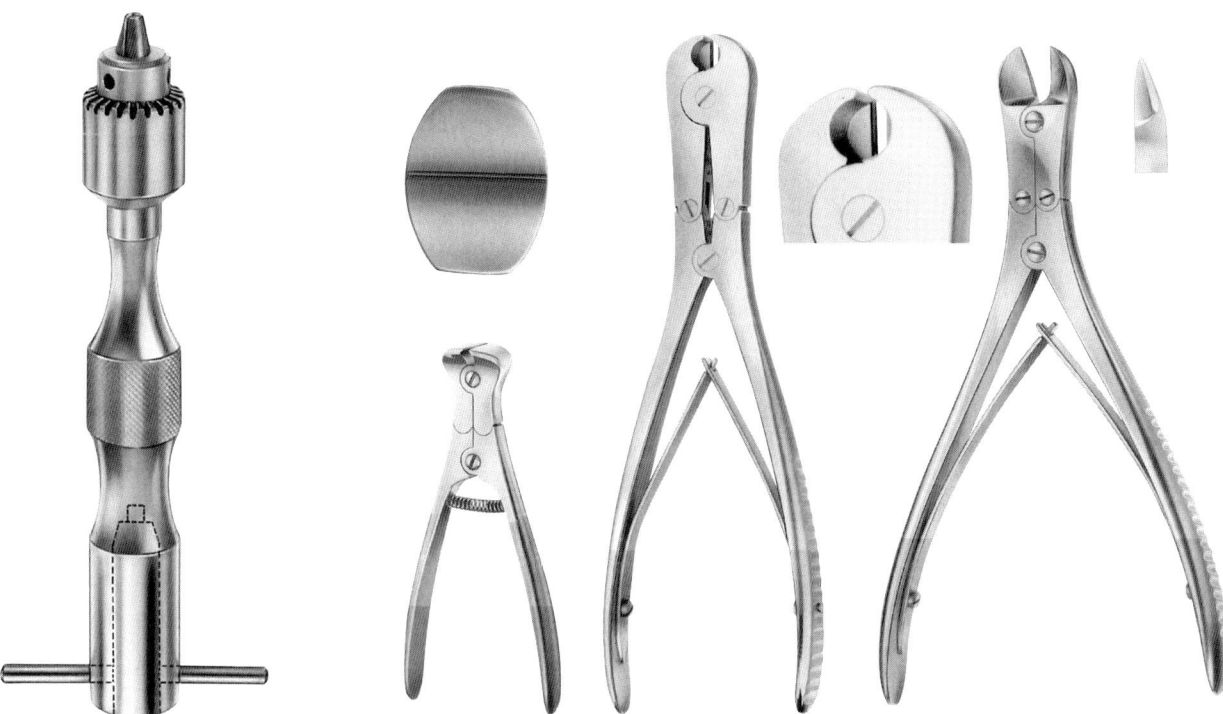

Abbildung 1.87 Handbohr-
futter, kann Bohrdrähte
bis ⌀ 4,5 mm aufnehmen.

Abbildung 1.89 Drahtschneidzangen (**links**) für dickere Bohrdrähte, (**Mitte**) für dünnere Bohrdrähte; (**rechts**) um weichen Cerclagendraht direkt am Knochen abzuzwicken

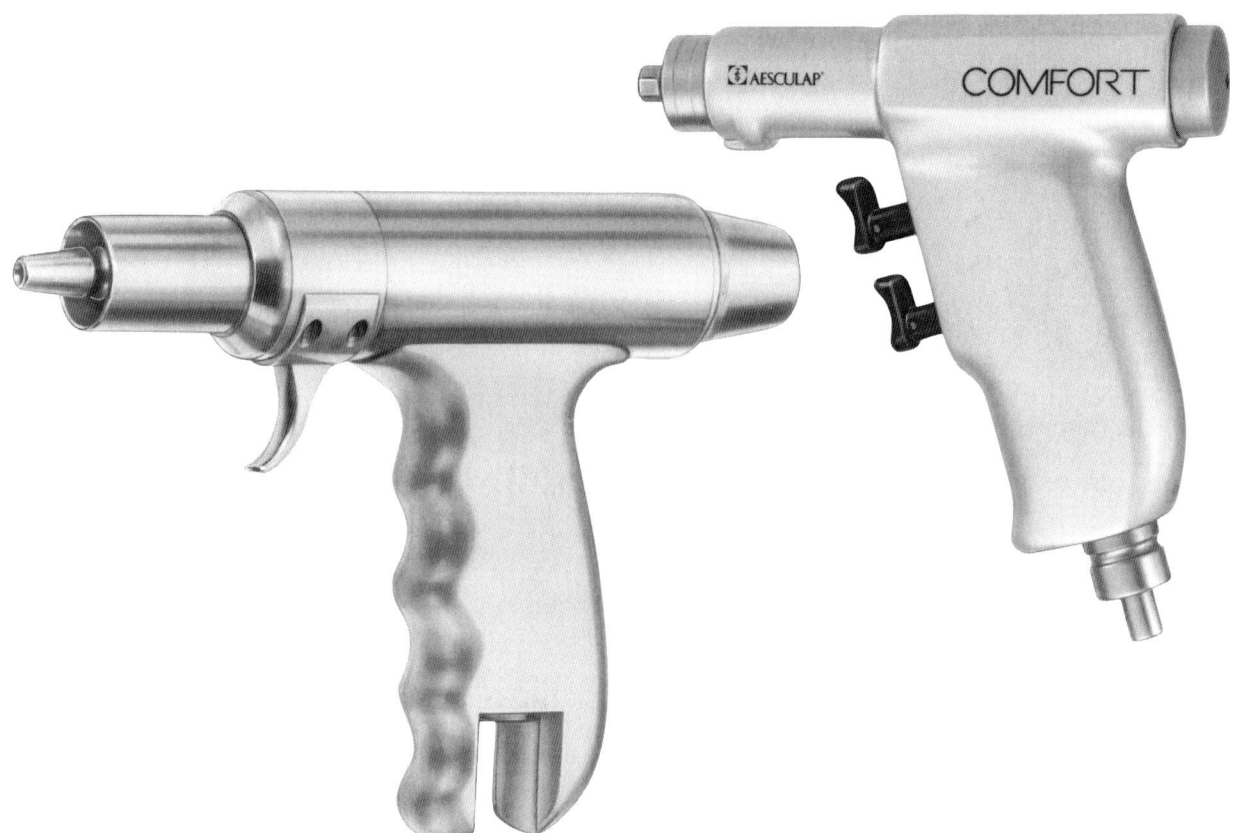

Abbildung 1.88 (**links**) Elektrische Bohrpistole, (**rechts**) Preßluft-getriebene COMFORT Bohrpistole: Beide Maschinen mit Umschaltung Rechts/Linksgang. Durch Auswechseln des Vorsatzes sind beide Maschinen zur Plazierung von Bohrdrähten geeignet.

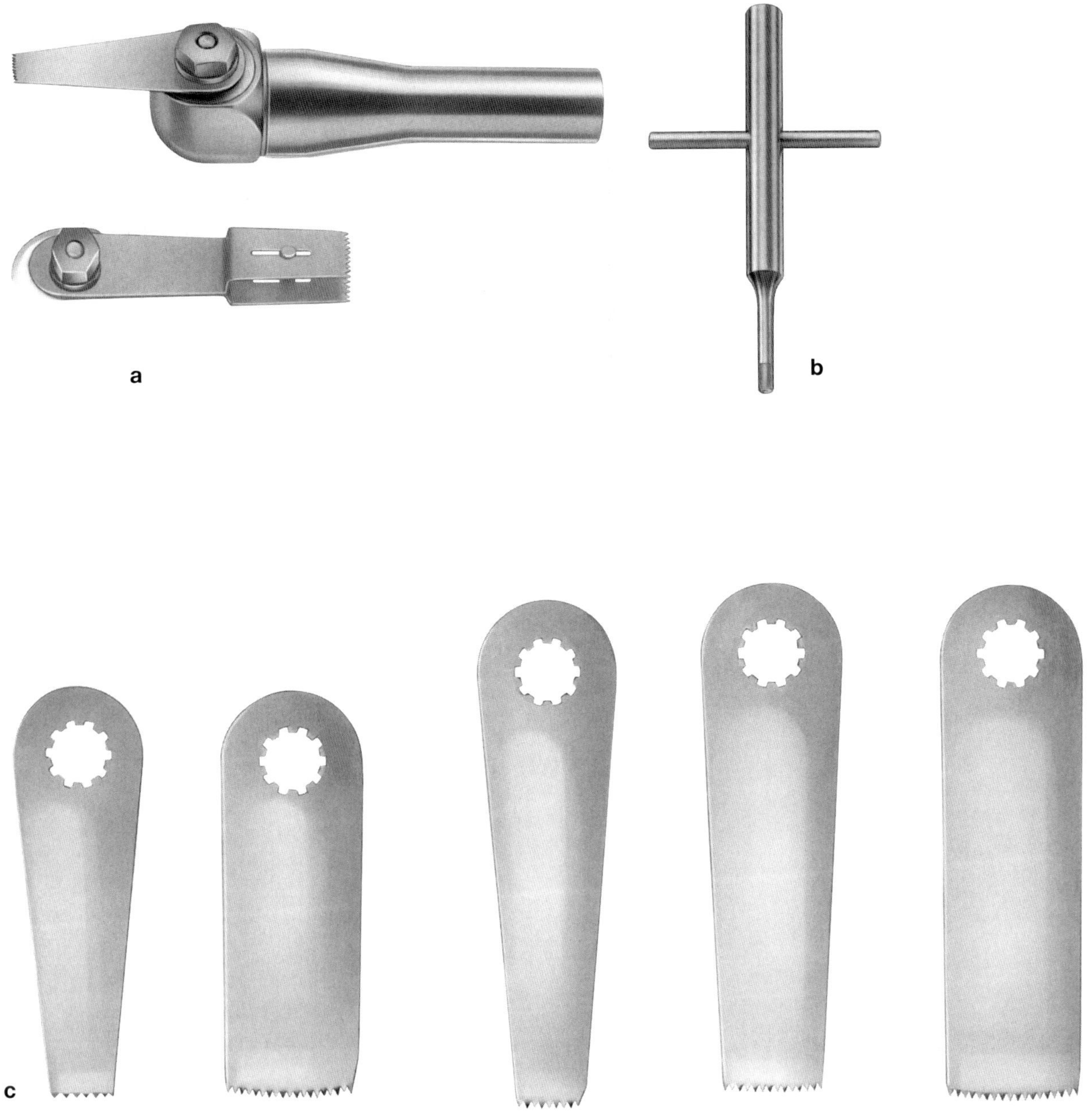

Abbildung 1.90 **a** Oszillierende Säge; **b** Schlüssel, um Sägeblätter zu fixieren; **c** verschiedene zur Verfügung stehende Sägeblätter

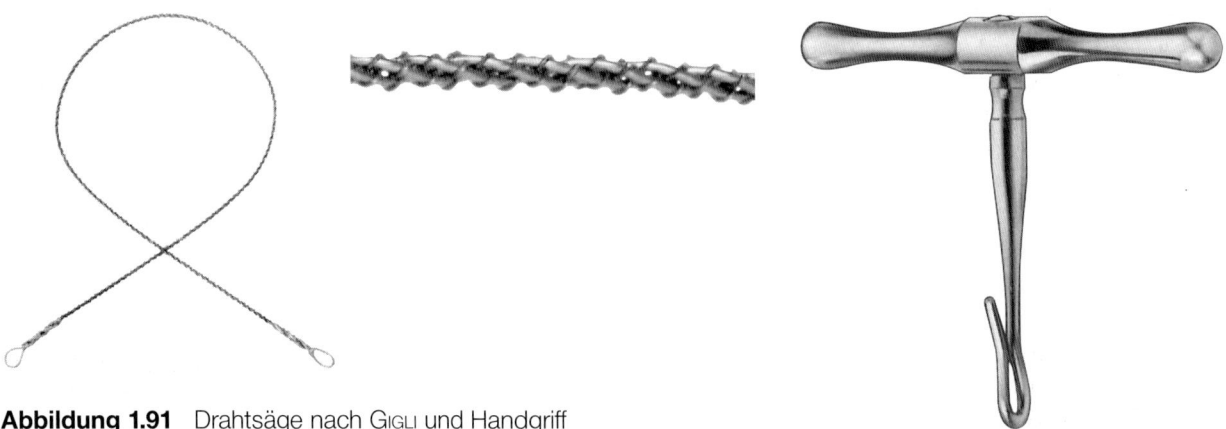

Abbildung 1.91 Drahtsäge nach GIGLI und Handgriff

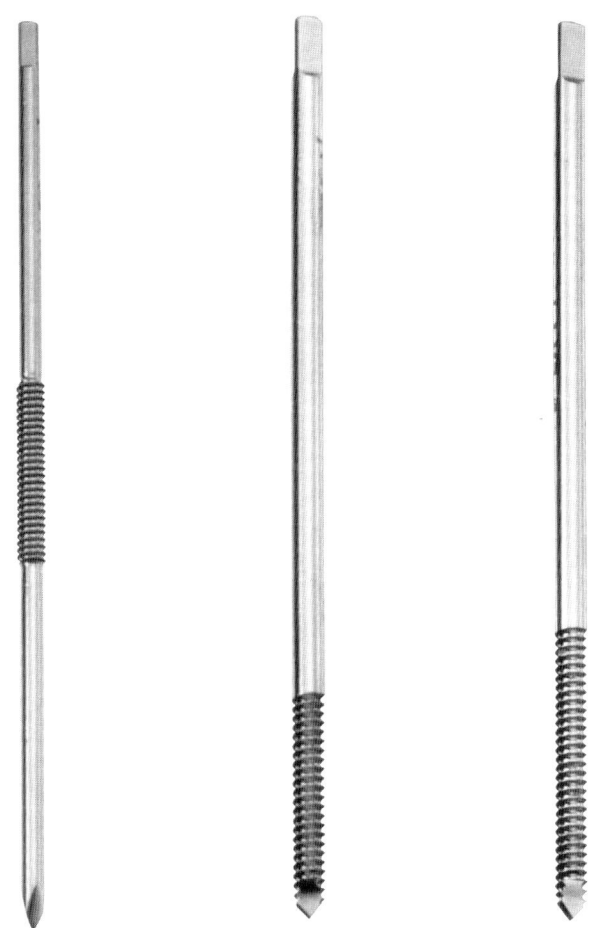

Abbildung 1.92 STEINMANN-Nägel mit aufgesetztem Gewinde und Trokarspitze. Centerface: Gewinde im mittleren Bereich; Interface: Gewinde am Nagelende.

Spezialinstrumente ohne Abbildung

- Tracheotubus aus Rüschlit® mit Niederdruck-Manschette; Universal Spritzenansatz, blauer Kontrollballon, beigelegter Konnektor, röntgensichtbar, steril, oral Magill, Innendurchmesser von 5.0–11.0 mm
- Trachealtubus aus Silkolatex® mit Spirale, aufgeschobener Konnektor; ohne Manschette; mit Manschette und Kontrollballon; Einführungsmandrin aus Rüschlit für Trachealtuben mit Spirale

Augeninstrumente

- Tränenwegkanüle nach ANEL
- Sonde nach OGGEL
- Kanüle nach BINKHORST, links; rechts

- Schlingenkanüle nach SHEETS
- Vorderkammerpunktionskanüle nach SCHRECK
- Enukleationsschere
- Mikrosehnenschere nach WESTCOTT; stumpf/stumpf
- Iridektomieschere nach McPHERSON-VANNAS
- Iridektomieschere nach WECKER
- Chalazionpinzette nach DESMARRES
- Kolibripinzette nach TROUTMAN-BARRAQUER
- Irispinzette, Modell BONN-CONRADS
- Linsenimplantationspinzette nach BLAYDES
- Starschlinge nach WEBER

Zahnextraktion

- Zahnextraktionszangen

Thorax

- Kugelzange nach STADLER, zur Fremdkörperextraktion aus Ösophagus und Magen
- Stumpfer Löffel nach GOURDET zur Entfernung der Harnblasensteine
- Kastrationsklemme für Kater nach BOLBECHER
- Kastrationshaken für weibliche Katzen
- Geburtszange für Hunde nach NIEMAND

Wirbelsäule und Osteosyntheseinstrumente

- Hochtourige Fräse (Aesculap Hilan) mit einer variablen Geschwindigkeit von 0–90 000 U/min
- Osteosynthesegrundinstrumentarium:
  - DCP-Bohrbüchse 3,5, für ∅ 3,5 mm Schrauben, neutral und exzentrisch, Bohrer ∅ 2,5 mm
  - Doppelbohrbüchse 3,5–2,5 mm
  - Dreifach-Zielbohrbüchse ∅ 2,0 mm, für Bohrer und Spickdraht
  - Spiralbohrer ∅ 2,0 mm für Schnellkupplung
  - Spiralbohrer ∅ 2,5 mm für Schnellkupplung
  - Spiralbohrer ∅ 3,5 mm für Schnellkupplung
  - Gewindeschneider für ∅ 4.0 mm Spongiosaschrauben
  - Gewindeschneider für ∅ 3.5 mm Kortikalisschrauben
  - kleines Schraubmeßgerät für Schrauben ∅ 2,7, 3,5 und 4 mm
  - T-Griffstück mit Schnellkupplung, für Gewindeschneider und andere Instrumente mit Schnellkupplungsansatz

- Osteosyntheseinstrumentarium (Biegeinstrumente)
  o Biegezange für verstärkte 3.5 DCP Platten und 4.5 Platten
  o Repositionszange mit Spitzen mit Gewindesperre
  o Drahtschneidezange
  o Biegebolzen für Bohrdrähte ⌀ 1,6–2,5 mm
  o Biegebolzen, klein, für Bohrdrähte ⌀ 0,8–1,25 mm

- Handbohrmaschine nach BUNNELL. Geeignet für Bohrdrähte bis ⌀ 4,0 mm
- Kleine Preßluft-Bohrmaschine mit Doppelschlauch-Anschluß. Vor- und rückwärtslaufend, mit einer Hand zu bedienen
- Fixateur externe nach KIRSCHNER
- Fixateur externe „Französisches Modell"

Alle Abbildungen wurden von der Firma AESCULAP zur Verfügung gestellt.
Kontaktadresse:

AESCULAP AG & CO. KG
Postfach 40
78501 Tuttlingen/Germany
Tel. (074 61) 95-21 91
Fax (07 61) 1 611 54

Vorbereitung zur Operation

Vorbereitung der Instrumente

Das für den Eingriff erforderliche Material wird nach sorgfältiger mechanischer Säuberung sterilisiert. Die Sterilisation geschieht im Autoklaven oder Heißluftsterilisator. Im Autoklaven können auch Abdecktücher, Kompressen und Operationskleidung sterilisiert werden.

Bei höherer Operationsfrequenz hat sich das Autoklavieren von Instrumentensätzen und häufiger gebrauchter Spezialinstrumente bewährt. Die Instrumentensätze werden in Tücher, Folien oder Kassetten verpackt und mit einem Indikatorstreifen verschlossen, der sich unter der Sterilisation verfärbt. Für einzelne Instrumente werden durchsichtige Plastikfolien bevorzugt, die eine leichte Identifizierung zulassen.

Die Sterilisation von Instrumenten in kochendem, möglichst destilliertem Wasser wird immer seltener vorgenommen. Bei Verwendung einer 2%igen Sodalösung können die Korrosionswirkung vermindert und die Kochzeit auf 20 min herabgesetzt werden. Durch dieses Verfahren werden allerdings Sporen nicht sicher abgetötet.

Ethylenoxid wird zur schonenden Sterilisation thermolabiler Gerätschaften aus Gummi, Kunststoffen u. ä. sowie empfindlicher Geräte, wie Endoskope, verwendet. Anschließende Entlüftungszeit von bis zu 7 Tagen ist erforderlich. Da Ethylenoxid die Umwelt stark belastet, ist seine Anwendung rückläufig.

Die Instrumente werden zur Operation auf einem besonderen Tisch oder in einer ausreichend großen Schale ausgelegt. Zuvor wird der Tisch mit einem an allen Seiten überhängenden sterilen Tuch abgedeckt. Die Instrumente des Standardsatzes sollten zusammen mit den Tupfern in stets gleicher Anordnung plaziert werden, damit sie leicht aufgefunden werden können. Zusätzlich werden ggf. erforderliche Spezialinstrumente ausgelegt. Falls kein besonderer Nahttisch benutzt wird, empfiehlt es sich, das voraussichtlich benötigte Nahtmaterial bereitzulegen.

Die derartig zur Chirurgie vorbereiteten Instrumente werden mit einem sterilen Tuch bis zum Beginn des operativen Eingriffs abgedeckt, wenn sich dieser nicht sofort an die Plazierung anschließt.

Nach Gebrauch werden die Instrumente in detergentienhaltige Lösung eingelegt und mechanisch gesäubert, evtl. unter Einsatz einer Instrumentenwaschmaschine. Blut und Gewebereste sind sorgfältig zu entfernen. Die gereinigten Instrumente werden nach Trocknung sofort wieder sterilisiert oder in staubdichten Schränken aufbewahrt. Die zulässige Lagerdauer hängt von der Verpackungsart und der Unterbringung ab. Sie beträgt bei der Sterilgut-Einfachverpackung (Papierbeutel) in einem offenen Regal 24 Stunden, im Schrank 6 Wochen; bei Zweifachverpackung (Klarsichtsterilisierverpackung) 6 Wochen bzw. 6 Monate und im Sterilisierbehälter 5 Jahre. Eine längere Aufbewahrung in desinfizierenden Lösungen ist selbst bei rostträgem Material nicht empfehlenswert. Schneidende Instrumente sollten während der Sterilisation vor dem Anstoß an Metallteile, evtl. durch Umwickeln mit Watte oder Gaze, geschützt werden.

Vorbereitung des Patienten

Die überwiegende Zahl aller chirurgischen Eingriffe wird unter Narkose vorgenommen. Jeder Narkose sollte eine Allgemeinuntersuchung unter besonderer Berücksichtigung der Kreislauf- und Respirationsorgane vorausgehen. Zur Verminderung des Risikos quoad vitam kann es je nach Befund erforderlich sein, eine präoperative Behandlung vorzunehmen und ein besonderes Anästhesieverfahren zu wählen (s. Kap. 8).

Für evtl. während der Narkose auftretende Notfallsituationen hat sich die Einlage einer Verweilkanüle in eine periphere Vene bewährt. Eine konstante Elektrolytzufuhr in Form eines intravenösen Dauertropfs kann zusätzlich den

Weg für eine rasche Injektion im Notfall freihalten.

Bei Operationen, die einen stärkeren Blutverlust erwarten lassen, ist die Bereitstellung einer Blutkonserve angezeigt.

Es gibt heute Hinweise dafür, daß durch eine kurz- und frühzeitige Antibiotikagabe schon sehr frühe Stadien einer Infektion, z. B. die Adhäsion an Zellen und Gewebe, verhindert werden können, so daß neben der klassischen bakteriostatischen bzw. bakteriziden Wirkung noch andere Antibiotikaeffekte postuliert werden müssen.

Nach dem National Research Council (USA, 1964) werden in der Humanmedizin die operativen Eingriffe in vier verschiedene Kontaminationsgrade eingeteilt, eine Einteilung, die durchaus auch auf die Tiermedizin übertragen werden kann. So können die operativen Eingriffe als
– „sauber": aseptische Eingriffe ohne Eröffnung des Gastrointestinal- oder Respirationstraktes;
– „sauber kontaminiert": saubere Eingriffe mit Eröffnung des Gastrointestinal- oder Respirationstraktes ohne Austritt von Inhalt;
– „kontaminiert": Eingriffe bei akuter Entzündung und/oder Entleerung von Hohlorganinhalt; Durchbruch der Asepsis bei Eingriffen zur Versorgung frischer Verletzungen; und als
– „verschmutzt": Eingriffe bei Eiteransammlung oder perforierten Hohlorganen und alten Verletzungen
bezeichnet werden. Die Inzidenz postoperativer Wundinfektionen variiert je nach Kontaminationsgrad von 1,5 bis 40%.

Für die Durchführung der **perioperativen Antibiotikaprophylaxe** gelten folgende Kriterien:
a) Applikation der Wahl ist die parenterale intravenöse Gabe;
b) die Antibiotikagabe hat, wie schon aus der Bezeichnung hervorgeht, perioperativ zu erfolgen, d. h. vor oder spätestens bei Beginn des chirurgischen Eingriffs.

Eine einmalige Gabe in der Normaldosierung ist ausreichend. Lediglich bei längerer Operationsdauer (> 2½–3 Stunden) oder bestehender Kontamination sollte eine zweite Applikation erfolgen. Eine Antibiotikagabe darüber hinaus ist keine perioperative Prophylaxe, sondern eine Antibiotikatherapie.

Die **perioperative Infektionsprophylaxe** stellt dagegen ein Zusammenspiel aus technischem Equipment, schonendem Operieren und hygienegerechtem Verhalten dar.

Zur Infektionsprophylaxe muß der Vorbereitung des Operationsfeldes besondere Beachtung geschenkt werden. Es ist vorteilhaft, einen wesentlichen Teil der Maßnahmen, wie Schur und Reinigung, außerhalb des Operationssaales vorzunehmen. Vielfach wird bereits dazu eine Sedierung oder Narkose angebracht sein. Die Schur der Haare erfolgt mit sehr kurzschneidender Schermaschine in ausreichender Breite um die beabsichtigte Inzisionsstelle, so daß auch für evtl. notwendige Verlängerungen des Schnittes genügend Freiraum bleibt. Während der Schur werden die abgeschnittenen Haare vorteilhafterweise mit einem Staubsauger entfernt. Im Anschluß an die Schur wird die Haut im Operationsbereich intensiv, aber schonend, mit Seife gewaschen und evtl. noch, unter Vermeidung von Verletzungen, rasiert. Vor der Lagerung auf dem Operationstisch wird die Haut einschließlich der Haare in der Umgebung des Operationsfeldes getrocknet.

Auf dem Operationstisch wird der Patient in der gewünschten Lage, evtl. unter Abstützung mit Polstern oder einem Vakuumkissen, ausgebunden. Die geschorene und gewaschene Haut wird von der vorgesehenen Inzisionsstelle aus zur Peripherie des Operationsfeldes hin so lange mit alkoholgetränkten Kompressen oder Tupfern abgerieben, bis diese sauber bleiben. Dabei ist darauf zu achten, daß niemals dieselbe Stelle mit demselben Tupfer zweimal behandelt wird. Als Alkohol kommt 70%iger Ethanol- oder Isopropylalkohol in Betracht.

Der auf diese Weise gesäuberte und entfettete Bereich wird mit einer Desinfektionslösung besprüht oder, wie beschrieben, bestrichen.

Das keimarm gemachte Hautgebiet wird mit Abdecktüchern bis auf die vorgesehene Schnittlinie abgedeckt. Dabei sollten die einmal mit der Haut in Kontakt gekommenen Tücher nicht mehr verschoben werden. Werden Textiltücher verwendet, sollte zum Schutz vor Feuchtigkeit zusätzlich mit klebenden Plastikfolien abgedeckt werden. Es ist unvermeidlich, daß bei der erforderlichen Feuchthaltung des Gewebes während der Operation auch die Umgebung und damit die Abdecktücher feucht werden. Einmal naß gewordene Textilien bieten jedoch einen verminderten Passageschutz für Bakterien. Wasserdichte Einwegtücher machen Plastikfolien u. U. entbehrlich. Bei Eingriffen an den Gliedmaßen kann es vorteilhaft sein, die Pfoten in eine sterile Schlauchbinde zu wickeln.

Wichtige Körperstellen für i. v.-Infusionen und Injektionen bzw. das Monitoring müssen auch nach dem Abdecken zugänglich bleiben. Bei Verwendung von Elektrokoagulationsgeräten ist die Elektrode am Patienten sachgemäß (breite Auflage, kurzer Stromweg) zu befestigen. Zu lockerer Sitz der Elektrode oder Kontakt des Patienten mit dem Metall am Operationstisch sowie stromleitende Desinfektionsmittel im Bereich der Elektroden können zu schweren Verbrennungen führen.

Die Berührung der Haut mit den Operationshandschuhen ist zu vermeiden. Die bei der Inzision mit der Hautoberfläche in Berührung gekommenen Instrumente werden für das weitere Vorgehen nicht mehr benutzt.

Unmittelbar vor bzw. bei Beginn und erforderlichenfalls am Ende des Eingriffs erfolgt die intravenöse Verabreichung eines Antibiotikums. Diese zeitlich begrenzte, streng perioperative Antibiotikaprophylaxe hat die früher geübte, sich über einen längeren Zeitraum erstreckende Antibiotikaapplikation, da weniger Resistenz fördernd, verdrängt.

Die lokale Anwendung von chemischen Desinfektionsmitteln (Antiseptika, Chemotherapeutika) zur Prophylaxe und Therapie infizierter Wunden ist ein sehr altes Verfahren. Neben überzeugenden Erfolgen standen die hierdurch bedingten Gewebeschäden. Trotzdem sind die lokalen Chemotherapeutika nicht ganz verschwunden. Es sei hier an die Azofarbstoffe (Rivanol®) erinnert. Später wurden diese von den Antibiotika völlig verdrängt, haben aber mit zunehmender Resistenzbildung wieder an Bedeutung gewonnen. Ein Antiseptikum zur lokalen Anwendung ist das Biguanid-Polyhexanid-haltige Lavasept®. Es darf nur in verdünnter Lösung (0,1–0,2 %ig) und nur lokal angewendet werden. Die gebrauchsfertige Lösung wird hergestellt durch Zugabe von 1 bzw. 2 ml des Konzentrats in 1000 ml Ringerlösung (ohne Laktat!). Die Lösung muß binnen 2–3 Tagen aufgebraucht werden. Dieses Antiseptikum wirkt bakterizid und hat ein breites Wirkungsspektrum gegen Bakterien und Pilze, einschließlich der Problemkeime bei infizierten Wunden, wie Staphylokokken, Enterokokken, Pseudomonas aeruginosa und Darmbakterien (E. coli).

Hauptanwendungsgebiete sind:
– infizierte Weichteilwunden
– Spülung von eröffneten Abszessen und Phlegmonen

– antiseptische Abdeckung von postoperativ gänzlich oder teilweise offen belassenen Wunden (z. B. bei Abschliff- (Schürf-)verletzungen)
– antiseptische Spülung von Osteitisherden
– infektionsgefährdete offene oder partiell offen belassene Weichteilwunden nach Versorgung offener Frakturen

Lavasept® darf nicht angewendet werden:
– bei aseptischen Gelenkoperationen (Gefahr der Knorpelschädigung
– im gesamten Bereich des ZNS und der Meningen
– im Mittel- und Innenohr sowie im Auge
– bei Retentionsgefahr (abdominale oder thorakale Spülungen)

Vorbereitung des Chirurgen

Straßenkleidung, einschließlich der Schuhe, sollte vor einer Operation gegen saubere Operationskleidung ausgetauscht werden. Nach Anlegen des kappen- oder kopftuchartigen Haarschutzes wird die Maske vor Mund und Nase gebunden. Durch Kopf- und Mundschutz soll einmal die Gefahr einer Infektion der Wunde durch den Chirurgen verhindert, andererseits aber auch dieser vor Blut, Sekret und Gewebespritzern geschützt werden. Vorzugsweise werden heute Kappen und Masken zum Einmalgebrauch benutzt.

Anschließend erfolgt das Waschen der Hände und ihre Desinfektion. An die Stelle der klassischen Verfahren sind heute Schnellmethoden (ca. 3–5 Minuten für Reinigung und Desinfektion) getreten, wahlweise
– Waschen mit Wasser und Seife, Abtrocknen mit sterilem Handtuch, Aufbringen eines alkoholischen Desinfektionsmittels und Verreiben auf Händen und Unterarmen, bis durch Verdunstung des Alkohols die Haut wieder trocken ist, oder
– gleichzeitige Reinigung und Desinfektion mit Kombinationspräparaten (= Desinfektionsmittel, die zusätzlich waschaktive und ggf. rückfettende Substanzen enthalten).

Zur Waschprozedur: Durch die Seifenwäsche werden 60–80 % der Keime und deren Nährstoffe abgeschwemmt. In einer ersten Waschphase werden (in ansteigender Reihenfolge) Finger und Hände, Unterarme und Ellbogengelenk bis 3 Querfinger am Oberarm gewaschen. Unter- und Oberarme

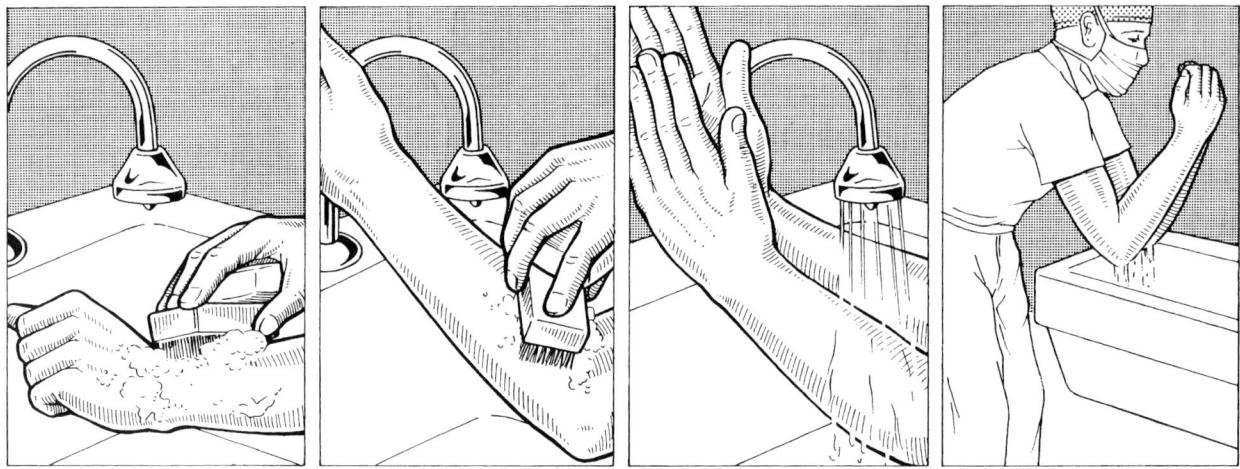

Abbildung 2.1 Chirurgische Händedesinfektion; Waschprozedur

sind im spitzen Winkel zu halten, so daß die auf Hände und Unterarme gebrachte Waschflüssigkeit nur am Ellbogen abtropft (Abb. 2.1). Die Hände dürfen nicht mehr unter die Gürtellinie abfallen. In der zweiten Waschphase werden Hände und Unterarme bis etwa 3 Querfinger distal von der Ellenbeuge, ohne den Ellbogenbereich zu berühren, gewaschen. In der dritten Waschphase beschränkt man sich auf die Finger, Hände und die distale Unterarmregion. Dabei werden die Nagelfalze und zurückgeschnittenen Fingernägel gebürstet.

Seife und Bürste dürfen zur Vermeidung einer Kontamination während des Waschens nicht abgelegt und wieder aufgenommen werden. Sofern die Hände abgetrocknet werden, geschieht dies durch Abtupfen mit einem sterilen Handtuch (Abb. 2.2).

Nach dem Abtrocknen wird der sterilisierte langärmelige Operationskittel angelegt. Dies muß mit Geschick auf eine Weise geschehen, die garantiert, daß die Außenfläche des Kittels weder mit der Kleidung noch mit Gegenständen in der Umgebung in Berührung kommt. Gleichfalls muß jede Kontamination der Hände vermieden werden.

Falls keine Sterilisationsmöglichkeit für die Operationswäsche (Kittel, Handtuch, Abdecktücher) zur Verfügung steht, muß diese zumindest heiß gebügelt werden. In solchen Fällen ist die Benutzung eines kurzärmeligen Kittels vorzuziehen, der dann vor dem Waschen und der Desinfektion von Händen und Unterarmen angelegt wird.

Die Benutzung sterilisierter Operationshandschuhe vermindert das Infektionsrisiko um ein Weiteres. Beim Aufnehmen der Handschuhe dürfen nur deren Innenseiten berührt werden (Abb. 2.3). Die Handschuhmanschette wird über die Manschette des Operationskittels gezogen. Die Handschuhe sollen faltenfrei, aber nicht zu stramm sitzen. An ihrer Oberfläche haftender Puder wird vor der Operation mit feuchter, steriler Gaze oder auch Abspülen mit steriler physiologischer Kochsalzlösung entfernt.

Unter dem Handschuh bildet sich Kondensationsflüssigkeit, sog. Handschuhsaft, in dem sich Bakterien aus den tiefen Hautschichten finden. Jeder Handschuhwechsel bietet damit Infektionsgefahren. Er sollte während der Operation nur in dringenden Fällen vorgenommen werden, z. B.

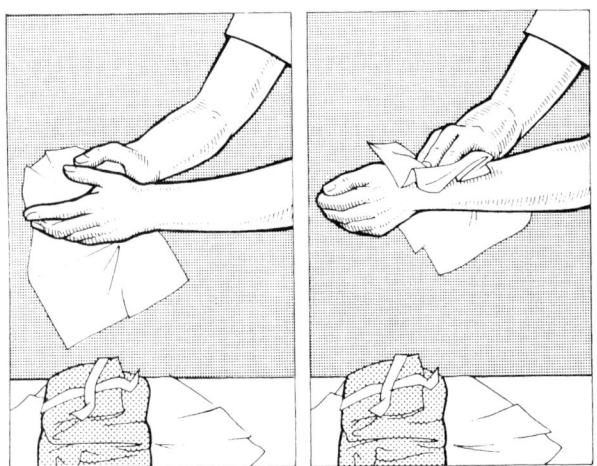

Abbildung 2.2 Chirurgische Händedesinfektion; Abtrocknen der Haut

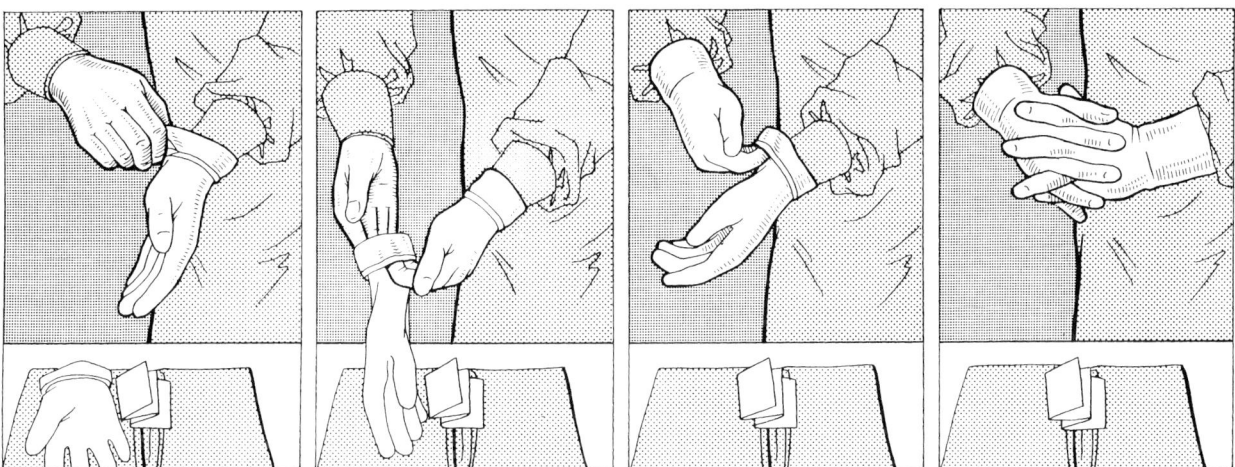

Abbildung 2.3 Anlegen der Gummihandschuhe ohne Assistenz

bei Beschädigung der Handschuhe. Bei besonders risikoreichen Operationen, etwa Implantation einer Kunsthüfte, ist das Tragen von zwei Handschuhen zu empfehlen, so daß der äußere Handschuh im Bedarfsfall gewechselt werden kann, ohne daß Handschuhsaft nach außen dringt. Gewissenhafte Händedesinfektion ist eine zusätzliche Sicherung für den Fall, daß der Gummihandschuh undicht wird.

Angesichts der Keimabgabe während der Operation ist es folgerichtig, zwischen nachfolgenden Operationen durch eine 2 Minuten lange Alkoholwaschung die Hände erneut zu desinfizieren.

Die Organisation des Operationsprogramms in „aufsteigender" Reihenfolge nach aseptischen, bedingt aseptischen und septischen Eingriffen, möglichst bei räumlicher Trennung von septischen und aseptischen Operationen, unterstützt die Wirksamkeit aller vorbereitenden Maßnahmen.

Literatur

Cruse PJE, Foord R (1980): The epidemiology of wound infection: a 10 year prospective study of 62.939 wounds. Surg Clin North Am 60:27.

Daschner F (1991): Hygieneriten in der Chirurgie. Ein Gastkommentar. Chirurg 62:875.

Fowler JD, Schuh JCL (1992): Preoperative chemical preparation of the eye: A comparison of chlorhexidine diacetate, chlorhexidine gluconate, and povidone-iodine. Jour Am Anim Hosp Assoc 28:451.

Hansis M (1988): Antibiotikabehandlung in der Unfallchirurgie. Act Traumatol 18:81.

Herrle J. Nosokomiale Infektionen auf einer chirurgischen Kleintierintensivstation. Eine prospektive Studie. Vet Med Diss München, 1995.

Hierholzer S, Hierholzer S (1990): Die Antibiotikaprophylaxe in der Unfallchirugie. Chirurg 62:861.

Kallenberger A, Kallenberger C, Willenegger H (1991): Experimentelle Untersuchungen zur Gewebeverträglichkeit von Antiseptika. Hyg Med 16:383.

Kaufmann J (1984): Nosocomial infections: Klebsiella. Comp Cont Educ 6:303.

Knapp U (1988): Die postoperative Wundinfektion in der Unfallchirurgie. Act Traumatol; 18:76.

Lee AH, Swaim SF, McGuire JA, Hughes KS (1988): Effects of chlorhexidine diacetate, povidone iodine, and polyhydroxydine on wound healing in dogs. Jour Am Anim Hosp Assoc 24:77.

Lutz F, Weiß R (1990): Sinnvolle Kombinationen von Chemotherapeutika. Tierärztl Prax 18:209.

Nast-Kolb D, Betz A, Schweiberer L (1991): Der Wandel der Unfallchirurgie der letzten 10 Jahre – ein Beitrag zur Infektionsprophylaxe. Chirurg 62:846.

Osuna DJ, De Young DJ, Walter RL (1990): Comparison of three skin preparation techniques in the dog. Part 1: Experimental trial. Vet Surg 19:14.

Osuna DJ, De Young DJ, Walter RL (1990): Comparison of three skin preparation techniques in the dog. Part 2: Clinical trial in 100 dogs. Vet Surg; 19:20.

Romatowski J (1989): Prevention and control of surgical wound infection. Jour Am Vet Med Assoc 194:107.

Smeak DD, Olmstead ML (1984): Infections in clean wounds: The roles of the surgeon, environment, and host. Comp Cont Educ 6:629.

Stubbs WP, Bellah JR, Vermaas-Hekman D, Purich B, Kubilis PS (1996): Chlorhexidine gluconate versus Chloroxylenol for preoperative skin preparation in dogs. Vet Surg; 25:487.

Vasseur PB, Levy J, Dowd E, Eliot J (1988): Surgical wound infection rates in dogs and cats. Data from a teaching hospital. Vet Surg 17:64.

Werner HP (1992): Die mikrobizide Wirksamkeit ausgewälter Antiseptika. Hyg Med 17: 51.

Willenegger H (1994): Lokale Antiseptika in der Chirurgie – Wiedergeburt und Weiterentwicklung. Unfallchirurgie; 20:94.

Punktion

Venenpunktion

Venenpunktion beim Hund

V. cephalica: Die Punktion kann am sitzenden, am stehenden sowie am in Seiten- oder Brustlage befindlichen Hund ausgeführt werden. Die Vene kann von dem die Gliedmaße haltenden Helfer mit dem Daumen (Abb. 3.1) oder mit einem proximal des Ellbogengelenks straff angelegten Gummischlauch gestaut werden. Der Operateur faßt die Gliedmaße von kaudal her so, daß die Vene in Höhe der Punktionsstelle zwischen Daumen und Zeigefinger zu liegen kommt und die Haut über der Punktionsstelle etwas gespannt ist. Nach dem Einstich ist die Kanüle 1–3 cm in das Venenlumen vorzuschieben.

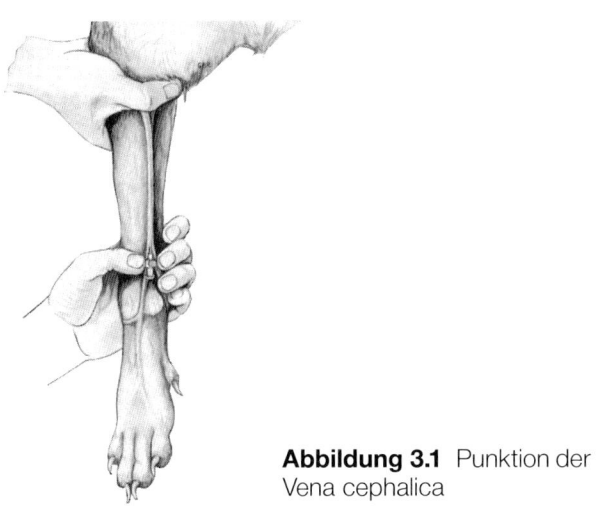

Abbildung 3.1 Punktion der Vena cephalica

V. saphena lateralis: Zur Punktion liegt der Hund in Seitenlage. Die Vene kann mit einem proximal des Kniegelenks straff angelegten Gummischlauch oder von dem am Rücken des Tieres stehenden Helfer gestaut werden. Dazu faßt der Helfer die Gliedmaße mit beiden Händen in

Höhe des Kniegelenks, streckt das Gelenk maximal und drückt die Weichteile in der Kniekehle zusammen (Abb. 3.2). Bei einem kleinen Tier kann die Hand, die der Gliedmaße kaudal anliegt, allein das Gelenk strecken und dabei den für den Venenstau notwendigen Druck auf die Weichteile in der Kniekehle ausüben. Der Operateur faßt die Gliedmaße von medial her so, daß die Vene in Höhe der Punktionsstelle im distalen Drittel des Unterschenkels zwischen Daumen und Zeigefinger zu liegen kommt und die Haut über der Punktionsstelle etwas gespannt ist. Nach dem Einstich ist die Kanüle 1–3 cm in das Venenlumen vorzuschieben.

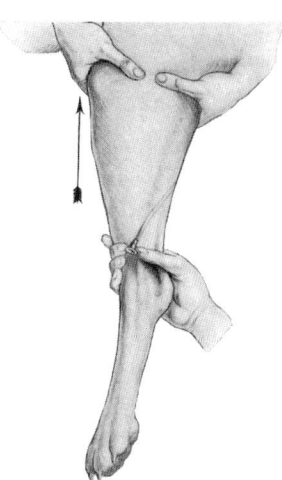

Abbildung 3.2 Punktion der Vena saphena lateralis

Kann die Vene für die Punktion nicht ausreichend dargestellt werden, kann die Haut an der Injektionsstelle mit einem Scherenschlag in etwa 1 cm Länge durchtrennt und die Vene durch Spreizen des lockeren subkutanen Gewebes freigelegt werden. Die Hautwunde ist zu versorgen (Naht, Verband).

V. sublingualis: Am narkotisierten Tier kann die V. sublingualis zur Injektion punktiert werden. Die an der seitlichen Unterfläche der Zunge ver-

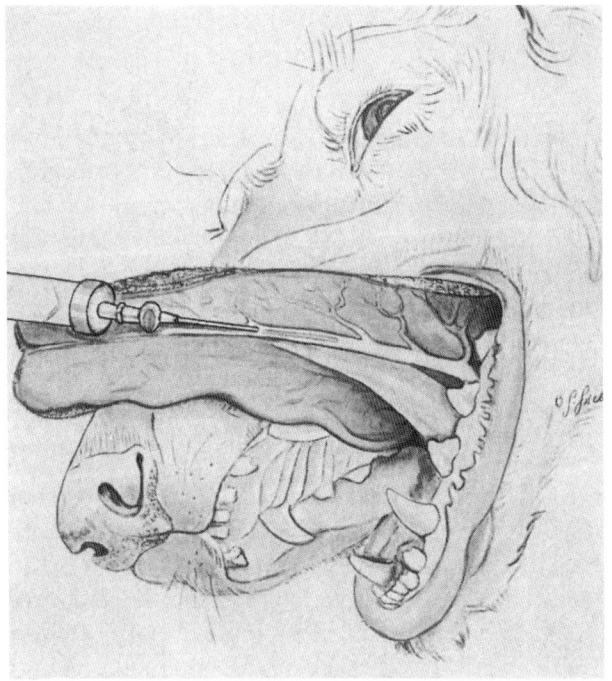

Abbildung 3.3 Punktion der Vena sublingualis

laufende Vene wird sichtbar, wenn man schonend die Zunge seitlich aus der Mundhöhle vorzieht. Die Vene ist mit einer feinen, der Spritze aufgesetzten Kanüle zu punktieren (Abb. 3.3).

V. jugularis: Die Punktion kann sowohl am sitzenden als auch am in Seiten- oder in Rückenlage befindlichen Hund ausgeführt werden. Ein Helfer streckt Kopf und Hals nach dorsal. Die Vene kann mit einer um den Hals gelegten Binde oder einem Gummischlauch bzw. mit dem Daumen gestaut werden. Die Kanüle sollte dicht über der Staubinde bzw. dem Daumen senkrecht durch die

Haut und dann nach kranial gerichtet in die Vene eingestochen werden. Die Kanüle ist in der Vene wenigstens um zwei Drittel ihrer Länge vorzuschieben (Abb. 3.4).

Venenpunktion bei der Katze

V. cephalica: Die Katze ist von einem Gehilfen am Kopf und einer Schultergliedmaße in Brustlage zu fixieren. Die Vene kann von dem Helfer mit dem Daumen oder mit einem proximal des Ellbogengelenks straff angelegten Gummischlauch gestaut werden. Der Operateur faßt die Gliedmaße von kaudal her und spannt dabei die Haut über der Punktionsstelle am Unterarm. Die Vene ist am besten mit einer feinen, der Spritze aufgesetzten Kanüle zu punktieren. Nach dem Einstich ist die Kanüle 1–3 cm in das Venenlumen vorzuschieben.

V. saphena medialis: Die Punktion erfolgt in Seitenlage an der unten liegenden Beckengliedmaße. Ein Helfer fixiert und komprimiert gleichzeitig mit der Hand die Vena femoralis in der Mitte des Oberschenkels unter leichter Streckung des Kniegelenkes. Mit der anderen Hand beugt der Helfer die oben liegende Gliedmaße nach kranial. Kopf

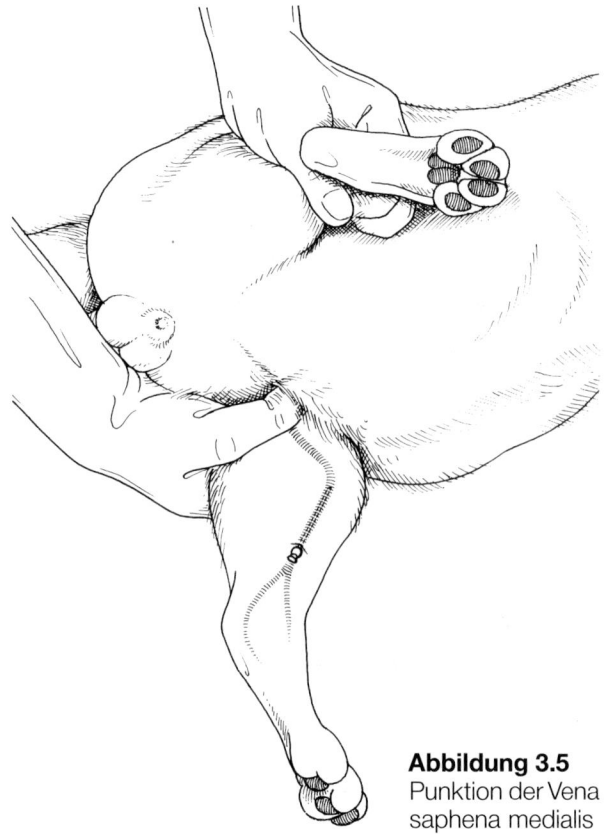

Abbildung 3.5
Punktion der Vena
saphena medialis

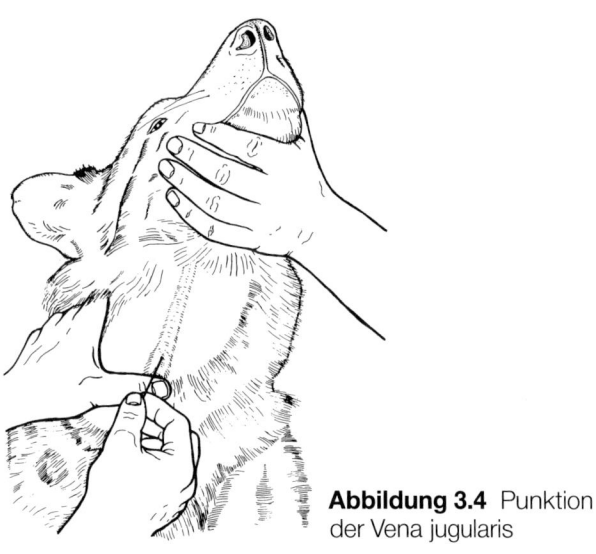

Abbildung 3.4 Punktion
der Vena jugularis

und Schultergliedmaße werden von einem weiteren Helfer fixiert. Bei widerspenstigen Tieren kann das Einrollen in eine Decke hilfreich sein. Da die V. saphena medialis in die V. femoralis abfließt, wird erstere im mittleren Bereich des Unterschenkels sichtbar. Jetzt kann der Operateur die unten liegende Gliedmaße distal des Sprunggelenkes mit einer Hand fixieren und mit der anderen die V. saphena medialis proximal des kranialen bzw. kaudalen Ramus punktieren (Abb. 3.5).

V. jugularis: Die Punktion kann an der in Brust-, Seiten- oder Rückenlage befindlichen Katze ausgeführt werden. Ein Helfer streckt Kopf und Hals nach dorsal. Die Vene wird mit dem Daumen gestaut. Die Kanüle sollte dicht über dem Daumen senkrecht durch die Haut und dann nach kranial gerichtet in die Vene eingestochen werden. Nach dem Einstich ist die Kanüle wenigstens um zwei Drittel ihrer Länge in das Venenlumen vorzuschieben (Abb. 3.6).

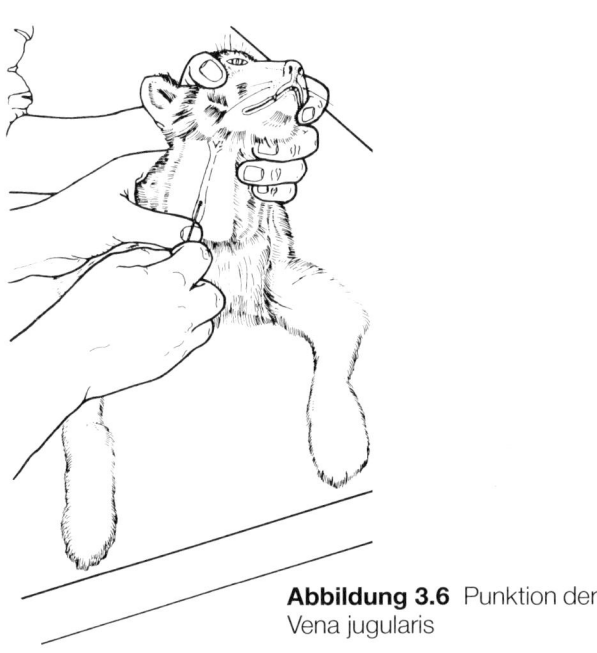

Abbildung 3.6 Punktion der Vena jugularis

Punktion der Pleurahöhle (Thorakozentese)

Indikation ❑ Absaugen von Luft oder Flüssigkeit.

Instrumente ❑ Thorax-Trokar-Katheter und Sauggerät oder kurz angeschliffene Kanüle mit aufge-

setzter Spritze, geschlossenem Dreiwegehahn oder abgeklemmtem Schlauch.

Anästhesie ❑ Lokalanästhesie. Vielfach entbehrlich.

Vorbereitung ❑ Der Eingriff wird vorzugsweise am stehenden Hund vorgenommen, der vorn und hinten durch je eine Person fixiert wird.

Vorgehen ❑ Die Punktion erfolgt auf der rechten bzw. der linken Seite im 6. oder 7. Interkostalraum, zum Absaugen von Flüssigkeit dicht unterhalb der Rippen-Rippenknorpelgrenze, zum Absaugen von Luft möglichst weit dorsal. Vor dem Einstich wird die Haut etwas zur Seite verschoben, damit sie nach Entfernen der Kanüle die Punktionsöffnung in der Muskulatur verschließt (Abb. 3.7).

Nach Perforation der Brustwand muß darauf geachtet werden, daß keine Außenluft in die Pleurahöhle eindringen kann. Die Abdeckung der Punktionsstelle durch einen Gazetupfer mit antibiotikahaltiger Salbe, der durch Klebestreifen fixiert wird, ist vorteilhaft. Nach Verwendung eines weitlumigen Trokars kann eine Hautnaht erforderlich sein.

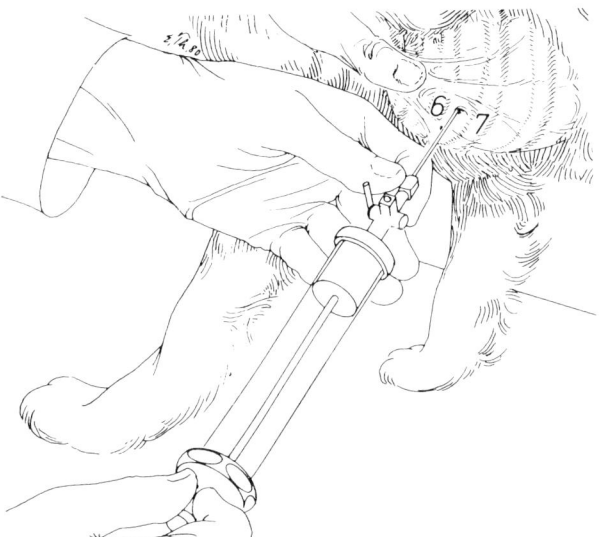

Abbildung 3.7 Thorakozentese im 6. Interkostalraum

Nachbehandlung ❑ Chemotherapie bei keimhaltigem Punktat.

Punktion des Herzbeutels (Perikardiozentese)

Indikation ❏ Herzbeutelerguß, zum Absaugen der Flüssigkeit.

Instrumente ❏ Weitlumige, kurz angeschliffene Kanüle mit aufgesetzter Spritze, geschlossenem Dreiwegehahn oder abgeklemmtem Schlauch.

Anästhesie ❏ Infiltration eines Lokalanästhetikums. Vielfach entbehrlich.

Vorbereitung ❏ Der Eingriff wird am stehenden Hund vorgenommen, der vorn und hinten durch je eine Person fixiert wird.

Vorgehen ❏ Die Punktion erfolgt auf der rechten oder linken Thoraxseite im 4. Interkostalraum unterhalb der Rippen-Rippenknorpelgrenze in Höhe des palpierbaren Herzstoßes. Vor der Perforation wird die Haut etwas zur Seite verschoben, damit sie nach Entfernen der Kanüle die Punktionsöffnung in der Muskulatur verschließt. Der Einstich erfolgt mit aufgesetzter Spritze unter gleichzeitigem leichten Anziehen des Spritzenkolbens. Aspiration von Flüssigkeit zeigt an, daß die Kanülenspitze ausreichend tief eingeführt wurde. Bei Kontakt der Kanüle mit dem Herzen wird die Pulsation fühlbar.

Nachbehandlung ❏ Chemotherapie bei keimhaltigem Punktat.

Punktion der Peritonealhöhle

Indikation ❏ Gewinnung von Flüssigkeit; Peritonealdialyse.

Instrumente ❏ Trokar oder kurz angeschliffene Kanüle.

Anästhesie ❏ Infiltration eines Lokalanästhetikums. Vielfach entbehrlich.

Vorbereitung ❏ Die Entleerung der Harnblase ist empfehlenswert. Der Eingriff kann am stehenden, sitzenden oder in Seitenlage befindlichen Tier vorgenommen werden.

Vorgehen ❏ Die Punktion erfolgt in der Medianlinie je nach Größe des Tieres 1 bis 3 cm kaudal des Nabels. Vor dem Einstich wird die Haut etwas zur Seite verschoben, damit sie nach Entfernen des Instruments die Punktionsöffnung in der Linea alba verschließt (Abb. 3.8).

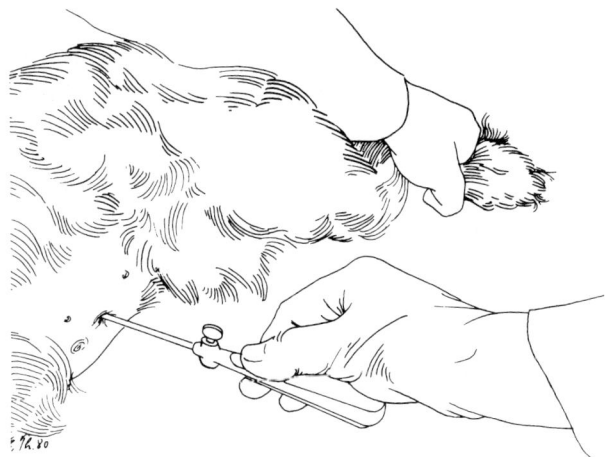

Abbildung 3.8 Punktion der Peritonealhöhle

Beim Einstich liegt der gestreckte Zeigefinger dem Schaft des Trokars bzw. dem der Kanüle so an, daß der Abstand zur Spitze etwa der Dicke der Bauchwand entspricht. Dadurch wird ein unbeabsichtigtes zu tiefes Einführen verhindert. Nach Perforation der Bauchdecke wird der Trokar aus der Hülse herausgezogen. Die ablaufende Flüssigkeit sollte zur Volumenbestimmung aufgefangen werden.

Bei Verlegung der Öffnung durch Netz, Darm oder Fibrin kann durch Insufflation von wenig Luft die Abflußbehinderung beseitigt werden. Nach Entfernen der Trokarhülse bzw. der Kanüle wird die Punktionsstelle vorübergehend mit zwei Fingern seitlich komprimiert. Bei stärkerem Nachsickern von Flüssigkeit kann sie mit einem Knopfheft verschlossen werden.

Nachbehandlung ❏ Chemotherapie bei keimhaltigem Punktat.

Punktion des Magens (Gastrozentese)

Indikation ❏ Akute Magendilatation; Magendrehung, wenn Dekompression durch Magensonde nicht möglich.

Instrumente ❏ Weitlumige (1–5 mm) und lange (10–20 cm), kurz angeschliffene Kanüle bzw. Trokar.

Anästhesie ❏ In der Regel wegen starker Beeinträchtigung des Allgemeinzustandes entbehrlich, sonst Infiltration eines Lokalanästhetikums.

Vorbereitung ❏ Wegen der Dringlichkeit des raschen Vorgehens schnelle Schur und Desinfektion der Punktionsstelle.

Vorgehen ❏ An der Stelle der stärksten abdominalen Auftreibung, die sich rechts- oder linksseitig befinden kann, wird die Nadel bzw. der Trokar perkutan durch die Bauchwand tief in den Magen gestochen. Vorteilhaft ist die Absaugung des Gases, das vielfach zusammen mit Flüssigkeit und kleinen Futterpartikeln austritt, mit einer Saugpumpe. Bei Verstopfung der Kanüle oder des Trokars ist gegebenenfalls mehrfache Punktion erforderlich.

Beim Vorliegen einer Magendrehung ist im Anschluß an diese Notfallmaßnahme die Laparotomie zur Behebung der Magentorsion und die Gastropexie zur Vermeidung von Rezidiven erforderlich.

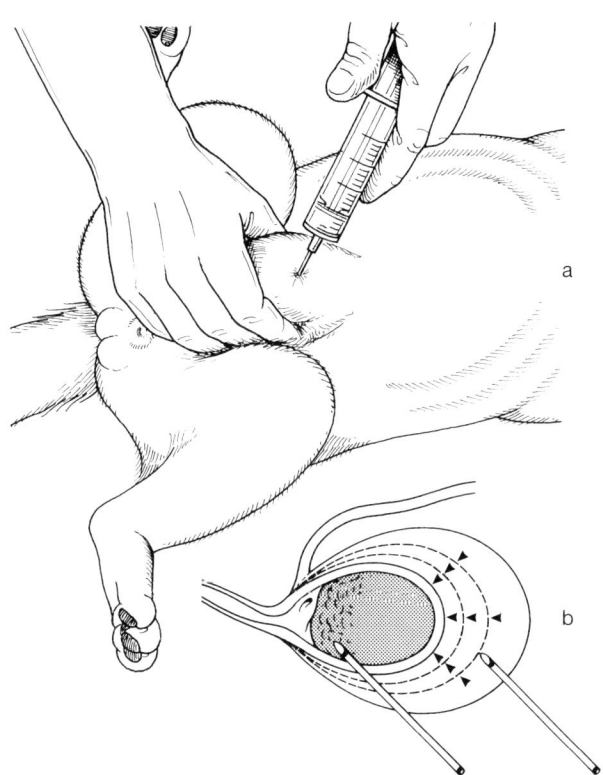

Abbildung 3.9 a,b Punktion der Harnblase bei der Katze

Punktion der Harnblase (Zystozentese)

Indikation ❏ Aus diagnostischen (Gewinnung einer Harnprobe ohne Kontamination durch Bakterien und Zellen aus dem unteren Genitaltrakt) und therapeutischen Gründen (Dekompression bzw. Entleerung der Harnblase bei Verlegung der Harnröhre).

Anästhesie ❏ Meist entbehrlich. Bei sehr agressiven Tieren Sedation i.d.R. ausreichend, wobei das Allgemeinbefinden (Urämie bei Harnröhrenverlegung) berücksichtigt werden muß.

Vorbereitung ❏ Reinigung und Desinfektion der Haut der ventralen Bauchwand im Bereich der Punktionsstelle.

Vorgehen ❏ Katzen und kleinwüchsige Hunde werden in eine schräge Rückenlage gebracht. Die Harnblase wird palpatorisch identifiziert und mit einer Hand an die Bauchdecke gedrückt, so daß

sich zwischen Bauchdecke und Harnblase keine weiteren Organe befinden (Abb. 3.9 a). Bei großen Hunden erfolgt die Punktion in Rückenlage unter sonographischer Kontrolle. Eine Fixation der Harnblase ist dabei nicht erforderlich.

Die Kanüle wird bei aufgesetzter Spritze durch die ventrale Bauchwand in Richtung des Blasenhalses geschoben. Dadurch wird vermieden, daß die Kanüle bei allmählicher Entleerung herausrutscht (Abb. 3.9 b) und zur vollständigen Entleerung eine zweite Punktion erforderlich wird. Die Größe der Spritze wird je nach Indikation gewählt. Soll die Harnblase vollständig entleert werden, kann zwischen Spritze und Kanüle ein Dreiwegehahn eingesetzt werden. Der Stichkanal durch die Harnblasenwand sollte schräg verlaufen. Solange die Kanüle im Harnblasenlumen liegt, darf mit der fixierenden Hand kein Druck ausgeübt werden, um zu vermeiden, daß Urin entlang des Stichkanals in die Bauchhöhle gepreßt wird.

Komplikationen ❏ Selten, unbedeutende Hämaturie möglich.

Nachbehandlung ❏ Nicht erforderlich, allerdings immer Grundkrankheit behandeln.

Subokzipitalpunktion

Indikation ❑ Entnahme von Liquor cerebrospinalis; Liquordruckmessung; Myelographie; Pneumenzephalographie.

Instrumente ❑ Spinale Punktionskanüle mit Mandrin, evtl. kurz angeschliffene Kanüle, Spritze.

Anästhesie ❑ Für Myelographie und Pneumenzephalographie Narkose unter Beteiligung von Diazepam zur Unterdrückung von evtl. Krampfreaktionen.

Vorbereitung ❑ Sternallage oder Seitenlage. Der Kopf wird rechtwinklig zur Achse der Halswirbelsäule abgebogen.

Vorgehen ❑ In der Eindellung, die in der Mitte zwischen dem palpierbaren Hinterhauptshöcker (Protuberantia occipitalis externa) und den gleichfalls tastbaren Atlasflügeln bzw. dem kranialen Axiskamm liegt, wird exakt in der dorsalen Medianen die Punktionskanüle eingestochen. Die Kanüle sollte dabei etwa rechtwinklig zur Haut gestellt und so geführt werden, daß sie in der Medianen bleibt. Ein etwas stärkerer Widerstand wird beim Erreichen der Membrana atlantooccipitalis, die über der Dura mater liegt, verspürt.

Bei Perforation der Dura mater kommt es gewöhnlich zu einem Zucken der Haut oder auch des Kopfes, der aus diesem Grunde bei der Punktion gut fixiert werden sollte (Abb. 3.10).

Gelegentlich trifft die Kanülenspitze beim Einführen durch stärkere Neigung der Nadel auf den Knochen der Hinterhauptsschuppe. Nach geringem Zurückziehen der Kanüle wird sie etwas steiler gestellt und erneut vorgeführt. Auf diese Weise kann unter vorsichtigem Herabtasten die Membrana atlantooccipitalis erreicht werden.

Der nach Herausziehen des Mandrins abfließende Liquor cerebrospinalis kann zur Untersuchung aufgefangen werden. Es ist auch möglich, ihn mit einer Spritze langsam abzusaugen. Zur Myelographie wird etwa so viel Liquor entnommen, wie an körperwarmem Röntgenkontrastmittel injiziert werden soll (Iopamidol oder Iohexol: kleiner Hund 0,3 ml/kg KM, mittelgroßer Hund 0,2 ml/kg KM, großer Hund 0,1 ml/kg KM).

Nachbehandlung ❑ Nicht erforderlich.

Lumbalpunktion zur Myelographie

Indikation ❑ Kontrastmittelinjektion in den Subarachnoidalraum (Myelographie), wenn nach zweimaligen Versuch eine Subokzipitalpunktion nicht gelingt oder Ausdehnung einer Rücken-

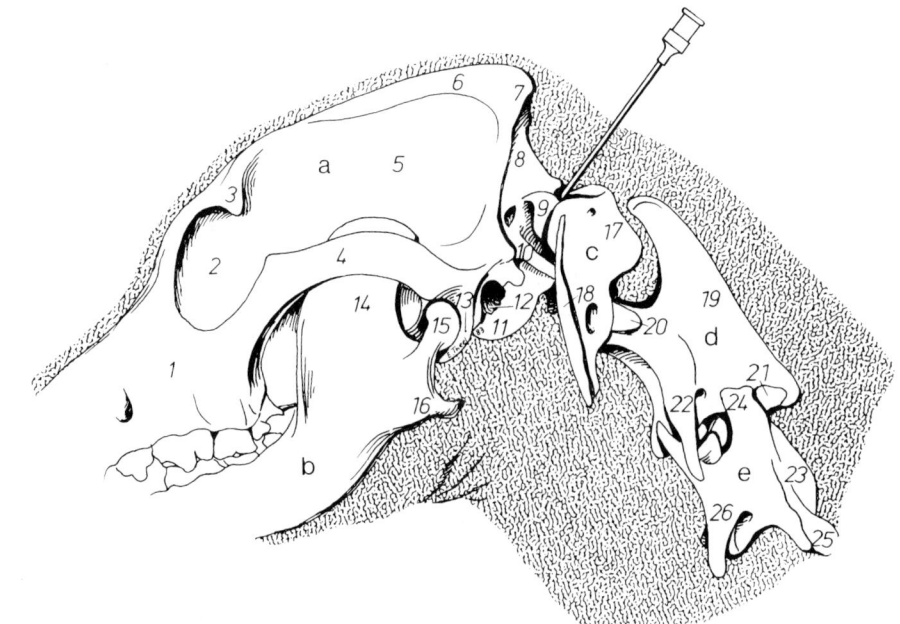

Abbildung 3.10 Subokzipitalpunktion
a Cranium; **b** Mandibula; **c** Atlas; **d** Axis; **e** Vertebra cervicalis III
1 Maxilla; **2** Orbita; **3** Proc. zygomaticus; **4** Arcus zygomaticus; **5** Fossa temporalis; **6** Crista sagittalis externa; **7** Crista nuchae; **8** Squama occipitalis; **9** Condylus occipitalis; **10** Proc. paracondylaris; **11** Bulla tympanica; **12** Porus acusticus externus; **13** Proc. retroarticularis, **14** Proc. coronoideus; **15** Proc. condylaris; **16** Proc. angularis; **17, 18** am Atlas: **17** Arcus dorsalis, **18** Ala atlantis; **19–22** am Axis: 19 Proc. spinosus, **20** Proc. articularis cranialis, **21** Proc. articularis caudalis, **22** Proc. transversus; **23–26** an der Vertebra cervicalis III: **23** Proc. spinosus, **24** Proc. articularis cranialis, **25** Proc. articularis caudalis, **26** Proc. transversus.
Die Kanüle durchsticht die Membrana atlantooccipitalis dorsalis, die das Spatium interarcualis atlantooccipitale überbrückt.

markkompression bzw. -läsion festgestellt werden soll.

Anästhesie ❏ Narkose unter Anwendung von Narkotika, die Krampfreaktionen unterdrücken (Ketamin und Promazinderivate sind kontraindiziert!).

Vorbereitung ❏ Scheren, Reinigung und Desinfektion der Haut im Bereich der Punktionsstelle.

Vorgehen ❏ Fixation des Patienten in Brust- oder Seitenlage mit nach kranial gezogenen Beckenextremitäten, um die Wirbelsäule in eine Kyphose zu bringen. Dadurch wird der dorsale Zwischenwirbelspalt erweitert. Eine Kanüle mit kurz geschliffener Spitze, die mit einem Mandrin versehen ist, wird von dorsal zwischen dem 4. und 5. Lendenwirbel, entlang des kranialen Randes des Dornfortsatzes des 5.Lendenwirbels, über den Zwischenwirbelspalt durch das Rückenmark in den Subarachnoidalraum vorgeschoben. Der Rückenmarkstich wird durch die Hilfsperson, die den Patienten fixiert, auch bei tiefer Narkose durch ein leichtes Zucken wahrgenommen. Dies ist ein Hinweis für die korrekte Lage der Kanüle (Abb. 3.11). Liquor fließt hier selten ab. Somit ist

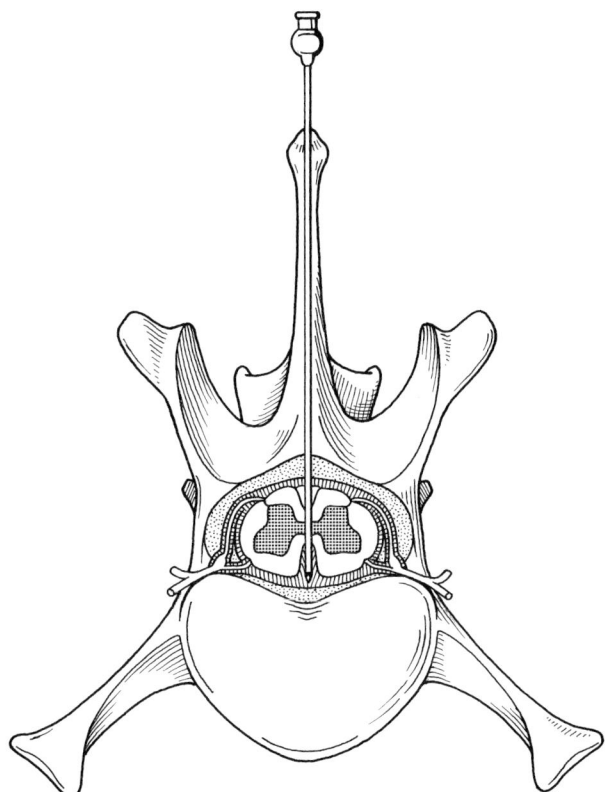

Abbildung 3.11 Lumbalpunktion zur Myelographie

die Lumbalpunktion zur Liquorgewinnung für diagnostische Zwecke beim Kleintier nicht geeignet; hierzu empfiehlt sich die Subokzipitalpunktion.

In Seitenlage wird bei hochgelagerten Kopf das körperwarme Kontrastmittel langsam injiziert. Zuvor ist die „Testinjektion" einer kleinen Menge von Kontrastmittel unter Röntgenkontrolle empfehlenswert. Die Injektion des Kontrastmittels sollte ohne stärkeren Druck auf den Spritzenstempel möglich sein. Anderenfalls muß die Lage der Kanüle überprüft werden (Spitze steckt im Rückenmark oder in der Bandscheibe!). Nach Injektion der berechneten Kontrastmittelmenge (0,3 ml/kg KM) werden Röntgenaufnahmen in zwei Ebenen angefertigt. Beim gesunden Tier verteilt sich das Kontrastmittel im subarachnoidalen Raum gleichmäßig nach kranial und kaudal.

Komplikationen ❏ Schädigung des Rückenmarks durch zu schnelle Injektion, bei inkorrektem Sitz der Kanüle während der Kontrasmittelinjektion oder durch „Hakenbildung" an der Kanülenspitze bei wiederholtem Knochenkontakt. Hinweis für eine Rückenmarkschädigung ist der Verlust des Patellarsehnenreflexes nach der Kontrastmittelinjektion.

Nachbehandlung ❏ Dämpfen der Krampfbereitschaft mit Diazepam (1 mg/kg KM). Bei Bedarf kann diese Maßnahme wiederholt werden. Gelegentlich werden auch Langzeitbariturate (Phenobarbital) eingesezt.

Gelenkpunktion (Arthrozentese)

Indikation ❏ Gewinnung von Synovia; Applikation eines Anästhetikums (diagnostische Injektion), eines Kontrastmittels (Arthrographie) oder eines Medikaments.

Allgemeines ❏ Die Punktionsstelle ist wie zu einem operativen Eingriff vorzubereiten, der Hund entsprechend zu lagern und ausreichend zu fixieren.

Es ist zweckmäßig, die laterale Kante der die Kanüle führenden Hand der Gliedmaße fest anzulegen.

Vor der Injektion sollte Synovia abtropfen, ggf. mit der Spritze aspiriert werden. Durch die anschließende Injektion sollte das Gelenk nicht prall gefüllt werden. Bei zu praller Füllung gelangt ein

Teil der Injektionslösung nach Entfernen der Kanüle durch die Punktionsstelle in das benachbarte Gewebe. Dadurch wird zumindest der Wert einer diagnostischen Injektion reduziert.

Kanüle ist in mediokaudaler Richtung langsam vorzuschieben, bis Synovia abtropft bzw. die Kanülenspitze den Gelenkknorpel des Caput humeri berührt.

Punktion des Schultergelenks

(Articulatio humeri, Abb. 3.12)

Der Hund ist auf der Seite, das zu punktierende Gelenk oben liegend, zu lagern. Das Schultergelenk ist etwas abzubeugen und die Gliedmaße nach distal zu ziehen. Die Haut an der Einstichstelle kann mit dem Zeigefinger der linken Hand fixiert werden. Der Einstich erfolgt einige Millimeter kranial und distal des Akromions direkt kaudal und proximal des Tuberculum majus humeri. Die senkrecht durch die Haut gestochene

Punktion des Ellbogengelenks

(Articulatio cubiti, Abb. 3.13)

Der Hund ist auf der Seite, das zu punktierende Gelenk oben liegend, zu lagern. Das Gelenk kann von kraniolateral oder von kaudolateral her punktiert werden.

● Punktion von kraniolateral: Die Gliedmaße ist im Ellbogengelenk abgebeugt so zu halten, daß Humerus und Radius einen Winkel von etwa 135° bilden. Die Haut an der Einstichstelle kann mit der Kuppe des linken Daumens fixiert werden. Der Einstich erfolgt wenige Millimeter distal des Capitulum humeri am lateralen Rand des M. extensor carpi radialis. Die senkrecht

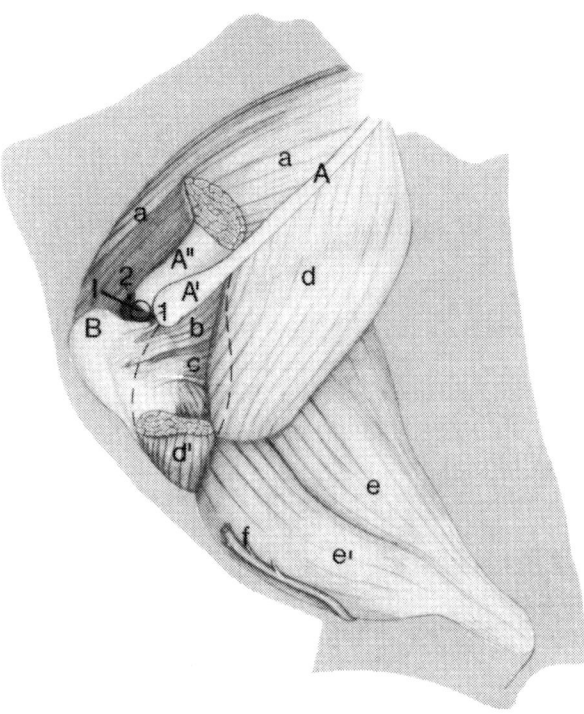

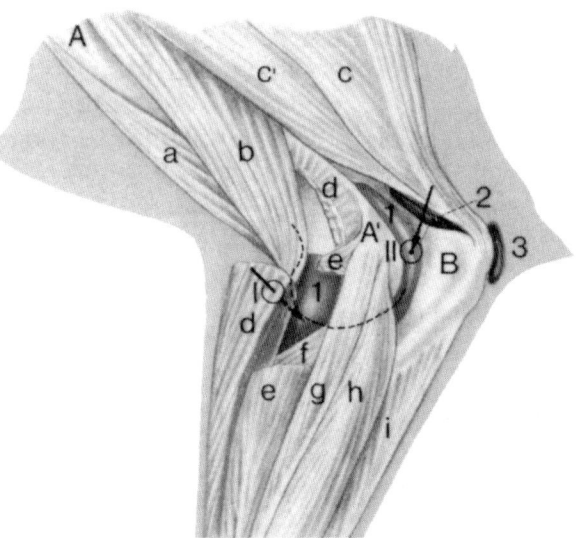

Abbildung 3.12 Linkes Schultergelenk vom Hund, laterale Ansicht; Haut und Faszien sowie Schultergürtelmuskulatur entfernt
I Injektionsstelle für das Schultergelenk
A Spina scapulae, **A′** Acromion, **A″** Tuberculum supraglenoidale; **B** Tuberculum majus humeri
a M. supraspinatus, sein lateraler Ansatz am Tuberculum majus entfernt; **b** M. infraspinatus; **c** M. teres minor; **d, d′** M. deltoideus, **d** seine Pars scapularis, **d′** seine Pars acromialis, sein einstrichlierter Ursprung und Muskelbauch entfernt; **e, e′** M. triceps brachii, **e** Caput longum, **e′** Caput laterale; **f** V. cephalica
1 Gelenkkapsel des Schultergelenks; **2** Kapselsehnenscheide (Aussackung der Gelenkkapsel) für die Ursprungssehne des M. biceps brachii

Abbildung 3.13 Linkes Ellbogengelenk vom Hund, laterale Ansicht, Haut und Faszien abpräpariert, Caput laterale des M. triceps brachii und M. anconaeus entfernt
I Punktion von kraniolateral; II Punktion von kaudolateral
A Humerus, seine Tuberositas deltoidea, **A′** Epicondylus lateralis humeri (Capitulum humeri einstrichliert); **B** Ulna, ihr Processus olecrani
a M. biceps brachii; **b** M. brachialis; **c, c′** M. triceps brachii, **c** Caput longum, **c′** nach Entfernung des Caput laterale sichtbares Caput mediale; **d** M. extensor carpi radialis, ein Teilstück entfernt; **e** M. extensor digitalis communis, zum Teil entfernt; **f** M. supinator; **g** M. extensor digitalis lateralis; **h** M. extensor carpi ulnaris, **i** M. flexor carpi ulnaris, Caput ulnare
1 Gelenkkapsel des Ellbogengelenks; **2** Schleimbeutel unter der Endsehne des M. triceps brachii; **3** Bursa subcutanea olecrani

durch die Haut gestochene Kanüle ist in medio-kaudaler Richtung langsam vorzuschieben, bis Synovia abtropft bzw. die Kanülenspitze den Gelenkknorpel der Trochlea humeri berührt.

- Punktion von kaudolateral: Die Gliedmaße ist abgebeugt so zu halten, daß Humerus und Radius etwa einen rechten Winkel bilden. Die Haut an der Einstichstelle kann mit der Kuppe des linken Daumens fixiert werden. Der Einstich erfolgt in Höhe des kaudalen Randes des Capitulum humeri. Die senkrecht durch die Haut gestochene Kanüle ist in kraniomedialer Richtung über den kaudalen Rand des Capitulum humeri hinweg langsam vorzuschieben, bis Synovia abtropft bzw. die Kanülenspitze den Gelenkknorpel in der Fossa olecrani berührt.

Punktion des Vorderfußwurzelgelenks

(Articulatio carpi, Abb. 3.14)

Der Hund ist in Seitenlage, das zu punktierende Gelenk oben liegend, oder in Brust-Bauchlage zu fixieren. Das Gelenk ist abgebeugt so zu halten, daß Radius und Metakarpalia etwa einen rechten Winkel bilden. In der Beugehaltung klaffen die proximale und die mittlere Gelenkspalte dorsal ausreichend weit. Der Gelenksack der mittleren Gelenkspalte kommuniziert mit dem der distalen Gelenkspalte.

Die Haut im Bereich der Einstichstelle kann mit der Kuppe des linken Daumens fixiert werden.

- Articulatio antebrachiocarpea: Der Einstich in den Gelenksack der proximalen Gelenkspalte erfolgt 3 bis 5 mm distal des Gelenkrandes des Radius an der lateralen Kante der Sehne des M. extensor carpi radialis und medial der V. cephalica accessoria. Die senkrecht durch die Haut gestochene Kanüle ist schräg in mediopalmarer Richtung langsam vorzuschieben, bis Synovia abtropft bzw. die Kanülen-spitze den Gelenkknorpel berührt.

- Articulatio mediocarpea: Der Einstich in den Gelenksack der mittleren Gelenkspalte erfolgt 2 bis 4 mm distal der Gelenkkante des Os carpi intermedioradiale, an der lateralen Kante der Sehne des M. extensor carpi radialis und medial der V. cephalica accessoria. Die senkrecht durch die Haut gestochene Kanüle ist schräg in mediopalmarer Richtung langsam vorzuschieben, bis Synovia abtropft bzw. die Kanülen-spitze den Gelenkknorpel berührt.

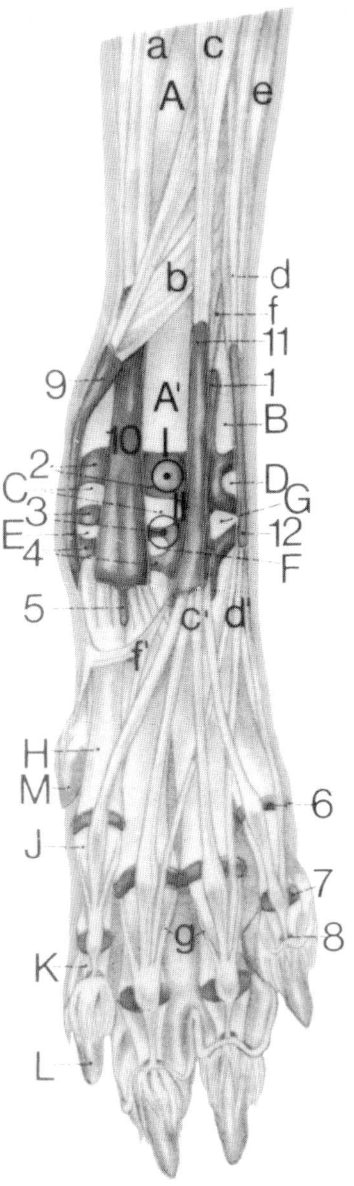

Abbildung 3.14
Linker Vorderfuß vom Hund, dorsale Ansicht, Haut und Faszien bis zum Krallengelenk abpräpariert Injektionsstelle für das Karpalgelenk: I in die proximale Gelenkspalte, II in die mittlere Gelenkspalte **A** Radius, Körper, **A′** Radius, distales Ende; **B** Ulna, distales Ende; **C** Os carpi intermedioradiale; **D** Os carpi ulnare; **E** Os carpale secundum; **F** Os carpale tertium; **G** Os carpale quartum; **H** Os meta-carpale secundum; **J** Phalanx proximalis; **K** Phalanx media; **L** Phalanx distalis der 2. Zehe; **M** Kralle der 1. Zehe
a M. extensor carpi radialis; **b** M. abduc-tor pollicis longus; **c** M. extensor digitalis communis, **c′** seine Endsehnen für die 2. bis 5. Zehe; **d** M. extensor digitalis latera-lis, **d′** seine Endseh-nen für die 3. bis 5. Zehe; **e** M. extensor carpi ulnaris; **f** M. extensor pollicis longus et indicis proprius, **f′** seine Endsehnen zur 1. und 2. Zehe;
g Unterstützungsäste der Mm. interossei zu den ent-sprechenden Schenkeln der gemeinsamen Strecksehne

1 Gelenksack des distalen Radioulnargelenks, mit 2 in Verbindung stehend; **2** Gelenksack der proximalen, **3** der mittleren, **4** der distalen Gelenkspalte des Karpalgelenks; **5** Gelenksack eines Metakarpalgelenks, mit 4 in Verbindung stehend; **6** Gelenkkapsel des Zehengrundgelenks; **7** Gelenkkapsel des Zehenmittelgelenks; **8** Gelenkkapsel des Zehenendgelenks (Krallengelenk) der 5. Zehe; **9** Sehnenscheide des M. abductor pollicis longus; **10** Sehnenscheide des M. extensor carpi radialis; **11** ge-meinsame Sehnenscheide der Sehnenäste des M. extensor digitalis communis und des M. extensor pollicis longus et indicis proprius; **12** Sehnenscheide des M. extensor digitalis lateralis

Punktion des Hüftgelenks

(Articulatio coxae, Abb. 3.15)

Der Hund ist auf der Seite, das zu punktierende Gelenk oben liegend, zu lagern.

Die oben liegende Beckengliedmaße ist parallel zur Tischplatte so zu halten, daß die Wirbelsäule und das Os femoris etwa einen rechten Winkel bilden. Die Haut im Bereich der Einstichstelle kann mit der Kuppe des linken Zeigefingers fixiert werden. Der Einstich erfolgt am kraniodorsalen Rand des Trochanter major. Die senkrecht durch die Haut gestochene Kanüle ist etwas nach kaudal gerichtet und parallel zum Femurhals (oder mit der Kanülenspitze auf dem Femurhals „tastend") langsam vorzuschieben, bis Synovia abtropft bzw. die Kanülenspitze den Gelenkknorpel berührt.

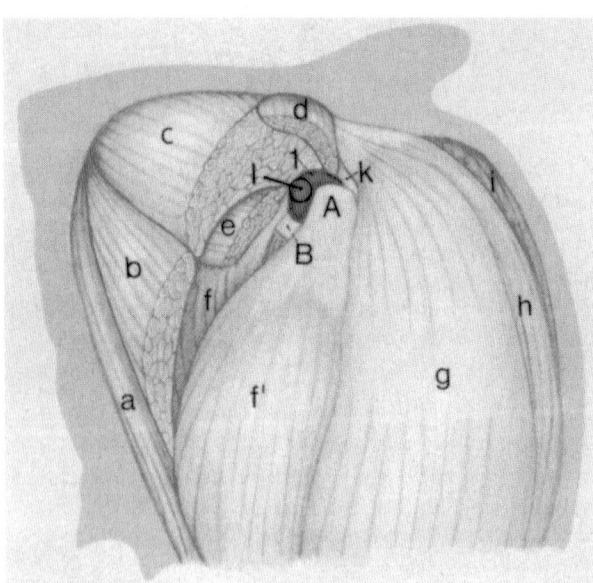

Abbildung 3.15 Linkes Hüftgelenk vom Hund, laterale Ansicht; Haut und Faszien entfernt
I Injektionsstelle für das Hüftgelenk
A Trochanter major ossis femoris; **B** Corpus ossis ilii
1 Gelenkkapsel des Hüftgelenks
a M. sartorius, kranialer Bauch; **b** M. tensor fasciae latae; **c** M. glutaeus medius; **d** M. glutaeus superficialis; **e** M. glutaeus profundus (b–e jeweils quergeschnitten und Ansatz entfernt); **f, f'** M. quadriceps femoris, **f** M. rectus femoris, **f'** M. vastus lateralis; **g** M. biceps femoris; **h** M. semitendinosus; **i** M. semimembranosus; **k** N. ischiadicus

Punktion des Kniegelenks

(Articulatio genus, Abb. 3.16)

Der Hund ist auf der Seite, das zu punktierende Gelenk unten liegend, zu lagern.

Das halb abgebeugte Gelenk wird von kraniomedial her punktiert. Die Haut im Bereich der Einstichstelle kann mit dem Zeigefinger der linken Hand fixiert werden. Der Einstich erfolgt an der medialen Kante des Lig. patellae, etwa in halber Höhe zwischen Kniescheibe und Insertion an der Tuberositas tibiae. Die senkrecht durch die

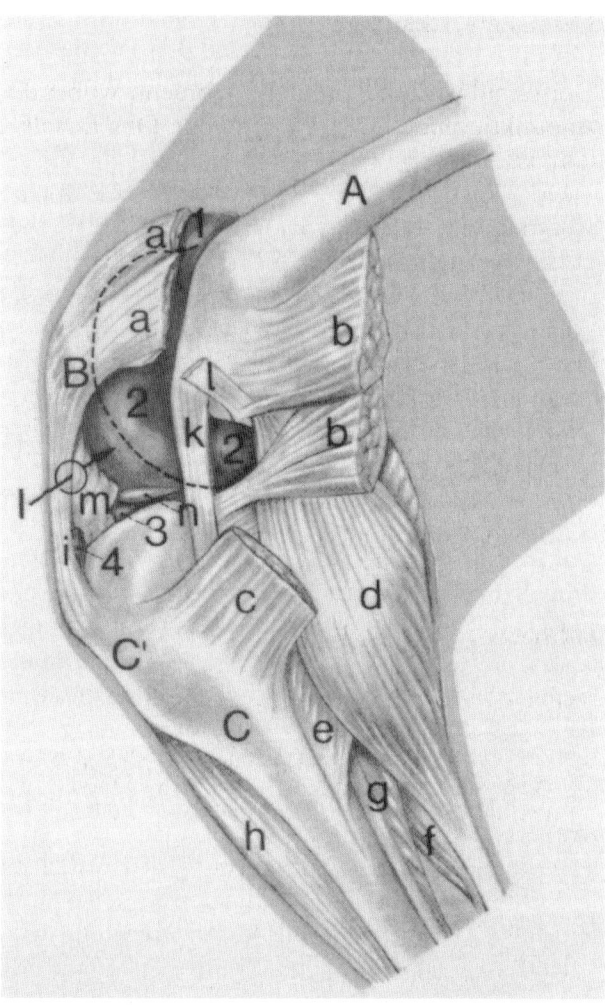

Abbildung 3.16 Linkes Kniegelenk vom Hund, mediale Ansicht, äußere Haut und Faszien abpräpariert
I Injektionsstelle für das Kniegelenk (in die proximale Bucht des medialen Kniekehlgelenksacks)
A Os femoris (Umrisse des medialen Condylus einstrichliert); **B** Patella; **C** Tibia mit **C'** Margo cranialis und Tuberositas tibiae
a Endsehne des M. quadriceps femoris; **b** proximaler und distaler Endast des M. semimembranosus; **c** M. semitendinosus; **d** M. gastrocnemius; **e** M. popliteus; **f** M. flexor digitalis superficialis; **g** M. flexor digitalis profundus; **h** M. tibialis cranialis; **i** Lig. patellae; **k** Lig. collaterale mediale des Kniekehlgelenks; **l** Lig. femoropatellare mediale (durchtrennt); **m** Fettkörper; **n** medialer Meniskus des Kniegelenks
1 Gelenkkapsel des Kniescheibengelenks; **2** proximale Bucht, **3** distale Bucht des medialen Kniekehlgelenksacks; **4** Bursa infrapatellaris

Haut gestochene Kanüle ist in proximokaudaler Richtung langsam vorzuschieben, bis Synovia abtropft bzw. bis die Kanülenspitze den Gelenkknorpel des Kondylus oder des Rollkamms der Trochlea ossis femoris berührt.

Punktion des Sprunggelenks

(Articulatio tarsi, Abb. 3.17)

Der Hund wird in Seitenlage gebracht, wobei das zu punktierende Gelenk oben liegt. Das Tarsalgelenk ist zu strecken.

Der Einstich erfolgt distal des Malleolus fibulae (A) und dorsal der tastbaren Sehne (5) des M. fibularis longus (c), bei einer Stichrichtung, die von proximodorsal nach distoplantar auf die laterale Fläche des lateralen Rollkamms des Talus führt. Durch diese Injektion in das Tarsokruralgelenk werden gleichzeitig die mit ihr kommunizierende Sehnenscheide des M. flexor hallucis longus, der Gelenksack des distalen Tibiofibulargelenks und eine der drei Gelenkfacetten zwischen Talus und Calcaneus erfaßt.

Literatur

Baxter JS, Evans JM (1973): Intramuscular injection in the cat. Jour Small Anim Pract 14:297

Grevel V (1991): Erfahrungen mit einem Sedimentierverfahren zur Anreicherung von Liquorzellen bei Hund und Katze. Teil 1. Tierärztl Prax 19:553

Grevel V, Machus B (1992): Zellen im Liquor cerebrospinalis von Hund und Katze. Teil 2. Tierärztl Prax 20:79

Grevel V, Machus B (1992): Zytologie des Liquor cerebrospinalis bei Symptomen einer Meningitis/Meningoenzephalomyelitis. Teil 3. Tierärztl Prax 20:199

Grevel V, Machus B, Steeb C (1992): Zytologie des Liquor cerebrospinalis bei Hirntumoren und Rückenmarkkompressionen des Hundes. Teil 4. Tierärztl Prax 20:419

Hirschberger J (1995): Zytologie von Körperhöhlenergüssen. Tierärztl Prax 23:192

Kirchberger RM (1994): Recent developments in canine lumbar myelography. Comp Cont Educ 16:847

Wackes J (1996): Laparoskopische und thorakoskopische Biospsieentnahmen bei Hund und Katze. Kleintierpraxis 41:411

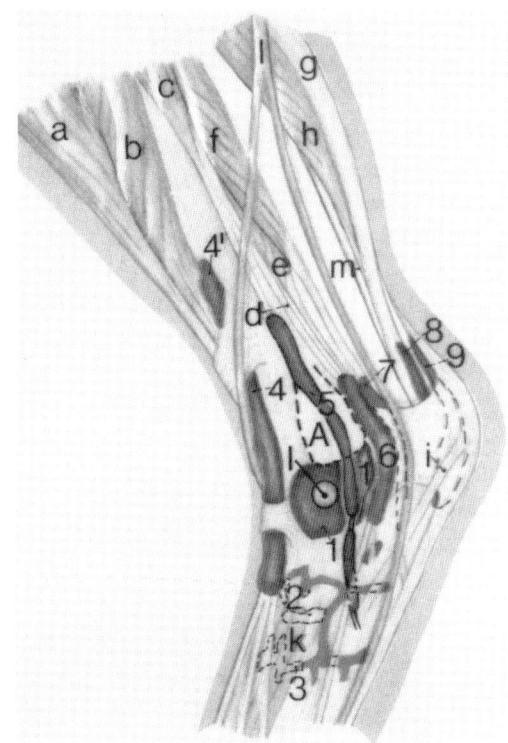

Abbildung 3.17 Linkes Sprunggelenk vom Hund, laterale Ansicht; Haut und Faszien abpräpariert

I Injektionsstelle in das Tarsokruralgelenk

A Malleolus fibulae, Umrisse strichliert

a M. tibialis cranialis; b M. extensor digitalis longus; **c** M. fibularis longus; **d** M. extensor digitalis lateralis; **e** M. fibularis brevis; **f** M. flexor hallucis longus; **g** M. gastrocnemius, **h** M. flexor digitalis superficialis; **i** M. abductor digiti V; **k** M. extensor digitalis brevis; **l** V. saphena; **m** N. tibialis

1 Gelenkkapsel des Unterschenkel-Hinterfußwurzelgelenks; **2** Gelenkkapseln des oberen und des unteren Hinterfußwurzel-Mittelgelenks; 3 Gelenkkapseln der Hinterfußwurzel-Mittelfußgelenke; **4** Sehnenscheide und **4′** Schleimbeutel des M. extensor digitalis longus; **5** Sehnenscheide des M. fibularis longus; **6** gemeinsame Sehnenscheide des M. extensor digitalis lateralis und des M. fibularis brevis; **7** Sehnenscheide des M. flexor hallucis longus, **8** Schleimbeutel unter der Sehne des M. gastrocnemius; **9** Schleimbeutel bzw. Sehnenscheide der oberflächlichen Beugesehne und seiner Fersenbeinkappe (Bursa calcanea subtendinea)

Endoskopie und minimalinvasive Chirurgie

Arthroskopie

Die Arthroskopie bietet gegenüber der bisher bei ähnlicher Indikation überwiegend durchgeführten Arthrotomie die Vorteile eines geringeren Weichteiltraumas, einer schnelleren Wiedererlangung der Funktion und eines besseren kosmetischen Resultats bei guter Betrachtungsmöglichkeit der verschiedenen Gelenkanteile und – nach entsprechender Erfahrung – einer kürzeren Operationszeit. Nachteilig sind die hohen Gerätekosten, das intensive Training zur Beherrschung der Technik und die Notwendigkeit eines entsprechend geschulten Assistenten zur Unterstützung des Chirurgen.

Grundinstrumentarium ❏ Die Mehrzahl der Untersuchungen kann mit einem 2,7-mm-Arthroskop, das eine im Winkel von 25° schräg nach vorn gerichtete Sicht erlaubt[1], unter Verwendung einer Trokarhülse mit 4 mm Außendurchmesser vorgenommen werden. Bei Tieren unter 10 kg KM sowie bei arthrotischen Gelenken ist ein 1,9 oder 2,4-mm-Arthroskop vorteilhaft. Der Sichtwinkel von 25° vergrößert das Gesichtsfeld durch einfache Rotation des Gerätes. Größere Winkel können die Orientierung und die Manipulation von Instrumenten erschweren, da der Beobachter nicht das Operationsfeld in Richtung der Längsachse des Arthroskops erblickt.

Für die direkte visuelle Untersuchung ist eine Fiberoptik-Kaltlichtquelle von 150 W ausreichend. Für ein Videosystem ist besonders bei größeren Gelenken ein 400-W-Generator[2] erforderlich. Aufwendigere Lichtquellen verfügen über eine automatische Kontrolle der Lichtintensität, die über ein Videosignal gesteuert wird. Für die fotografische Dokumentation verwenden wir eine Lichtquelle von 150 W mit elektronischem Blitzlichtgenerator[3], eine einlinsige Spiegelreflexkamera[4] mit einer 105-mm-Linse[5], einen 200-ASA-Film und eine Expositionszeit von 1/60 oder 1/30 s. Das aufwendige Videosystem erleichtert die Durchführung der Triangulationstechnik und den operativen Eingriff. Unter Triangulation wird das Einbringen eines Instrumentes in das Gelenk unter einem Winkel bezeichnet, der sich von dem unterscheidet, den der Chirurg zur Betrachtung durch das Arthroskop nutzt. Vorteile sind ferner die Reduzierung des Infektionsrisikos und die Möglichkeit, die Befunde aufzuzeichnen.

Während der Arthroskopie werden die Gelenke unter Druck gespült. Die Flüssigkeit kann mit Hilfe eines Infusionsgerätes für rasche intravenöse Injektion[6] oder eines komprimierbaren Infusionsbeutels eingebracht werden. Beim Eingriff verwenden wir 3 l fassende Infusionsbeutel (NaCl 0,9 %, Baxter). Die Flüssigkeit wird mittels der Infusionspumpe oder des manuell unter Druck gesetzten Beutels über ein steriles Infusionsschlauchsystem, das an die Trokarhülse gekoppelt wird, infundiert. Wir beobachten keine Nachteile bei Verwendung von Kochsalzlösung im Vergleich zu Laktat- oder Ringerlösung. Alternativ kann Gas (Luft, Kohlendioxid, Lachgas) zur Dehnung der Gelenkkapsel verwendet werden. Gas schafft ein größeres Beobachtungsfeld, ein Vorteil bei kleinen Gelenken. Ferner können geringe Veränderungen am Gelenkknorpel leichter erkannt werden.

Motorbetriebene Fräsen und Schneidinstrumente können bei der Entfernung loser Knorpel-

---

[1] PANOVIEW Plus®; Richard Wolf GmbH, Knittlingen
[2] AUTO LP 5130®; Richard Wolf GmbH, Knittlingen

[3] Endo Flash Generator 5006; Richard Wolf GmbH, Knittlingen
[4] OM-I; Olympus Optical Co. GmbH, Hamburg
[5] Standard-RIWO-Linse; f = 105 mm; Richard Wolf GmbH, Knittlingen
[6] Tork Master TS = 200®; Vital Signs Inc., Towoka, USA

fragmente und der Synovektomie zur Verbesserung der Sichtverhältnisse in chronisch entzündeten Gelenken hilfreich sein. Zu beachten sind allerdings die hohen Gerätekosten und die starken Blutungen, die eine intensive Spülung erfordern. Bei den beengten Raumverhältnissen in Gelenken der Kleintiere ist das Risiko einer Schädigung des benachbarten Knorpels im Zusammenhang mit der Behandlung nicht zu unterschätzen. Die meisten chirurgischen Eingriffe können mit manuell geführten kleinen Instrumenten, wie schmalen und körbchenförmigen Zangen, Küretten und schneidenden Instrumenten durchgeführt werden. Sie können in das Gelenk durch 2,4 bis 4,4 mm starke Drainagekanülen eingeführt werden.

Die Sterilisation des Instrumentariums kann im Autoklaven, Gassterilisator oder durch Einlegen in eine antiseptische Lösung[7] erfolgen. Autoklavierung reduziert die Lebensdauer der optischen Instrumente erheblich. Derzeit führen wir die Kaltsterilisation mit antiseptischer Lösung durch und haben bei mehr als 800 Arthroskopien keine Infektion registriert.

Allgemeine Prinzipien ❑ Alle Eingriffe werden unter Narkose vorgenommen. Der für die Einführung des Arthroskops und von Instrumenten vorgesehene Bereich wird geschoren oder rasiert, wie zur Operation vorbereitet und mit einer selbsthaftenden Folie abgedeckt. Die Lagerung der Gliedmaße soll die Beugung, Streckung und Rotation des Gelenkes ohne Schwierigkeiten erlauben.

Das Gelenk wird mit einer 4 cm langen, 19 gauge Injektionsnadel punktiert, die später als Austrittskanüle für die Spülflüssigkeit dienen kann. Synovia wird, falls vorhanden, abgesaugt, um den intraartikulären Sitz der Injektionsnadel zu kontrollieren. Die Gelenkkapsel wird durch Auffüllen mit Spülflüssigkeit gedehnt. Eine Stichinzision der Haut wird entsprechend einer mit einer zweiten intraartikulär plazierten Injektionsnadel ermittelten Richtung vorgenommen. Die Gelenkkapsel wird mit dem Trokar mit kurzer Spitze, der in den Arthroskopschaft gesteckt wird, perforiert. Flüssigkeitsaustritt nach dem Herausziehen des Trokars bestätigt den intraartikulären Sitz des Schaftes. Der Trokar wird nun durch einen stumpfen Obturator ersetzt, der Manipulationen im Gelenkspalt erlaubt. Der Obtu-

rator wird gegen die Optik ausgetauscht und das Lichtkabel angeschlossen. Das Infusionsgerät zur Spülung wird an die Trokarhülse und der Abflußschlauch an die Injektionskanüle angeschlossen. Damit sind alle Vorbereitungen zur Gelenkinspektion getroffen.

Für das Einbringen von Instrumenten wird das Gelenk zunächst wiederum mit einer Injektionsnadel punktiert. Dann wird die günstigste Lokalisierung und Richtung über die Optik kontrolliert. Eine Stichinzision erfolgt an der Stelle, an der die Punktionsnadel die Haut perforiert hatte. Eine Trokarhülse (2,4 bis 4,4 mm) wird mit scharfem Trokar in der durch die Punktion vorgegebenen Richtung in das Gelenk eingeführt und ihr Sitz arthroskopisch überprüft. Dem Innendurchmesser der Trokarhülse angepaßte Instrumente können dann in das Gelenk eingeschoben werden. In das Kniegelenk können Instrumente auch ohne Trokarhülse eingebracht werden. Dies ist für das Schulter- und Ellbogengelenk wegen der Gefahr erheblicher periartikulärer Flüssigkeitsansammlung und wiederholter Passage von Instrumenten durch die Muskelschichten nicht zu empfehlen.

Nach Arthroskopie und operativem Eingriff werden die Hautinzisionen durch Klammern oder Knopfhefte verschlossen.

Indikationen ❑ Die Indikation zur Arthroskopie ist dann gegeben, wenn röntgenologisch nicht darstellbare Strukturen, wie Gelenkknorpel, Synovialmembran und intraartikuläre Bänder, untersucht werden sollen. Auf jeden Fall muß zunächst eine gründliche klinische und röntgenologische Untersuchung vorausgehen, um ggf. die Arthroskopie entbehrlich zu machen. Während der arthroskopischen Untersuchung können gezielt Bioptate der verschiedenen Gelenkstrukturen entnommen werden. Die visuelle Beurteilung entzündlicher Prozesse der Synovialiszotten korreliert gut mit den histopathologischen Befunden. Knorpelläsionen können im Frühstadium entdeckt werden, was besonders für das Ellbogengelenk von Bedeutung ist. Die Früherkennung osteochondrotischer Veränderungen dieses Gelenks, wie Osteochondrosis dissecans des medialen Kondylus und fragmentierter Proc. coronoideus, ist für den Therapieerfolg entscheidend. Chirurgische Eingriffe unter arthroskopischer Kontrolle sind zur Behandlung osteochondrosebedingter Läsionen in Schulter-, Ellbogen-, Knie und Tarsalgelenk indiziert.

---

[7] Cidex®; Johnson & Johnson; Aldetex®, ICI.

Komplikationen ❏ Bei der Durchführung der Arthroskopie können folgende Probleme auftreten: Schwierigkeiten bei der Einführung des Arthroskops oder der Instrumente, ungünstige Position des Arthroskops mit begrenzter Mobilität und verringertem Gesichtsfeld, Schwierigkeiten im Zusammenhang mit der triangulären Technik bei der Manipulation der Instrumente zur Lokalisation von Läsionen, Gelenkkapselkollaps durch periartikuläre Flüssigkeitsansammlung, Herausgleiten des Arthroskops aus dem Gelenk, Bruch von Instrumenten, Sichtverlust durch Synovialiszotten oder Kniefettpolster und falsche Interpretation von Läsionen.

Aus der Humanmedizin wird über Komplikationen, wie Infektion, neurovaskuläre Schädigung, iatrogene Läsion an Gelenkstrukturen und Schwellung, im Anschluß an die Arthroskopie berichtet.

Literatur

Lewis DD, Goring RL, Parker RB, et al. (1986): A comparison of diagnostic methods used in the evaluation of early degenerative joint disease in the dog. Vet Surg 8, 537

Reagan BF, McInery VK (1983): Irrigation solutions for arthroscopy. J Bone Joint Surg 65A, 629–631.

Sherman OH, Fox JM, Snyder SJ, et al. (1986): Arthroscopy – „No problem surgery". J Bone Joint Surg 68A, 256–265.

Siemering GB (1978): Arthroscopy of dogs. J Am Vet Med Assoc 172, 575–577.

Van Ryssen B, van Bree H (1989): The use of the arthroscope in small animal practice: a review of the literature. Vlaams Diergeneesk Tijdschr 58, 184–189.

Laparoskopie

Indikationen ❏ Bei Hund und Katze gewinnen die Endoskopie des Bauchraumes und seiner Organe sowie minimalinvasiv-chirurgische Eingriffe unter videoskopischer Kontrolle zunehmend an Bedeutung. Nachdem LETTOW (1972) erstmals über laparoskopische Untersuchungen und Biopsie bei Hunden mit Lebererkrankungen berichtete, erschienen Hinweise zur laparoskopischen Biopsie von Milz, Niere, Pankreas, Prostata und Darm. Übereinstimmend wird als größter Vorteil das im Vergleich zur Laparotomie geringere Operationstrauma herausgestellt. Die Methode wird zudem als Alternative zur ultraschallkontrollierten Feinnadelbiopsie betrachtet, insbesondere wenn aufgrund der Lokalisation exzessive Blutungen erwartet werden. Die Laparoskopie soll gegenüber der Laparotomie Vorteile bieten, wenn aufgrund einer Hypalbuminämie eine verzögerte Wundheilung zu erwarten ist.

Die Entwicklung digitaler Kamera-Videosysteme und die Adaptation sowie Modifikation des zur Verfügung stehenden Instrumentariums ermöglichen seit wenigen Jahren auch beim Hund laparoskopisch therapeutische Interventionen. So wird über Ovariektomien und Ovariohysterektomien beim Hund berichtet. Daneben ist die endoskopische Kastration beim abdominalen kryptorchiden Hund möglich.

Den Vorteilen steht jedoch eine höhere intra- und perioperative Belastung gegenüber. Die Laparoskopie erfolgt üblicherweise nach Anlegen eines Pneumoperitoneums. Dabei wird durch CO_2-Insufflation mittels einer VERRESS-Nadel ein Arbeitsdruck von 8–12 mm Hg erreicht (vgl. Kap. 16, Laparoskopische Ovariektomie). Während etwa 50 % des eingeleiteten Kohlendioxids nach Ende der Laparoskopie abgelassen werden, verbleibt der Rest in der Bauchhöhle und wird partiell resorbiert. Der Organismus versucht, die resultierende Hyperkapnie durch Steigerung des Atemzeitvolumens zu kompensieren. Beim spontan atmenden Patienten beeinträchtigt jedoch der hohe intraabdominale Druck diesen Mechanismus. Folgende Konsequenzen sollten deshalb beachtet werden:

- Tiere sollten bei längeren laparoskopischen Eingriffen beatmet werden.
- Die Kapnographie erlaubt durch Überwachung der CO_2-Werte eine korrekte Anpassung der Beatmung, die Pulsoximetrie die ausreichende Oxygenierung.
- Opioide bzw. Analgetika mit langandauernd atemdepressiver Wirkung (z. B. l-Methadon, Fentanyl) sollten vermieden werden.

Absolute Kontraindikationen, die gegen eine Laparoskopie und Biopsie sprechen, stellen Koagulopathien sowie erhöhte Blutharnstoffwerte dar. Hinzu kommen extensive intraabdominale Verwachsungen durch vorausgegangene operative Eingriffe, aber auch Adhäsionen nach Peritonitis. Bei diesen Patienten besteht beim Einführen des Trokars die Gefahr der Organpunktion bzw. der Organperforation. Außerdem sollte eine Laparoskopie bei Tieren mit einer Abdominal-, (Inguinal-) oder Zwerchfellhernie bzw. Zwerchfellruptur unterbleiben.

Komplikationen ❏ Bei vorsichtigem Vorgehen und durch Beachten der entsprechenden Technik sind Komplikationen selten. Neben der Punktion von Hohlorganen (Magen, Darm, Harnblase) beim Anlegen des Pneumoperitoneums kann auch eine Gasembolie entstehen, wenn die VERRESS-Nadel in ein größeres Gefäß, die Milz oder einen gefäßreichen Tumor plaziert wird. Liegt die VERRESS-Nadel nicht korrekt intraabdominal, entsteht ein subkutanes oder ein Bauchwandemphysem. Probleme sind jedoch nicht zu erwarten, da das Gas schnell durch das Gewebe diffundiert. Bei der laparoskopischen Biopsieentnahme können versehentlich Strukturen, die das Zielorgan unterlagern, punktiert werden. Zudem wird gelegentlich bei Hunden mit Aszites das Austreten von Flüssigkeit über die Punktionsstellen in das subkutane Gewebe beobachtet. Komplikationen können vermieden werden, wenn vor der Laparoskopie:

- eine gründliche Palpation des Abdomens durchgeführt wird, um Verwachsungen und/oder unklare Umfangsvermehrungen zu erkennen und zu lokalisieren;
- eine exakte Beurteilung und Bewertung röntgenologischer und sonografischer Befunde erfolgt.

Literatur

Alef M, Oechtering G. Anaesthesie zur videoskopischen Chirurgie und Endoskopie. 3. Internationaler Workshop für Videoskopische Chirurgie und Endoskopie für Tierärzte, Norderstedt 1996

Frank K. Die Möglichkeit der endoskopischen Kastration kryptorchider Rüden. 2. Internationaler Workshop für Videoskopische Chirurgie und Endoskopie für Tierärzte, Norderstedt 1995

Jones BD (1990): Laparoscopy. Vet Clin North Am Small Anim Pract 5:1243–1263

Kelling G. Ueber Oesophagioskopie, Gastroskopie und Kolioskopie. Münch Med Wschr 1902 49: 21–24

Kraft W. Laparoskopie bei Hund und Katze. In: Kraft, W. Tierärztliche Endoskopie, Schattauer Verlag, Stuttgart 1993 151–166

Lettow E (1972): Laparoscopic Examinations in Liver Diseases in Dogs. Vet Med Rev 2:159–167

Mange ML. Lapraroscopy: Instrumentation and Technique. In: Tams TR: Small Animal Endoscopy, The C.V. Mosby Company, St.Louis, 1990 367–397

Siegl H, Böhm R, Ferguson J, Friedrich M, Losert UM (1994): Laparoskopische Ovariohysterektomie bei einem Hund. Wien Tierärztl Mschr 81:149–152

Thiele A, Kelch G, Gerlach K (1993): Kastration der Hündin durch laparoskopische Ovarektomie. Kleintierpraxis 38:463–466

Wackes J (1996): Laparoskopische und thorakoskopische Biopsieentnahmen bei Hund und Katze. Kleintierpraxis 41:411–418

Wildt DE, Levinson CF, Saeger, SWJ (1977): Laparoscopic exposure and sequential observation of the ovary of the cycling bitch. Anat Rec 189:443–450

Verband

Indikation ❑ Blutstillung; Wundschutz; Ruhigstellung; Medikamententräger; Förderung der arteriellen Zirkulation durch Ödembekämpfung oder -verhütung; Schutz vor Kratz- und Scheuerschäden.

Verbandmaterial

Wundabdeckung: Verbandmull, Gaze, Vliesstoffe sind sekretdurchlässige, atmungsaktive, nichtfasernde Gewebe. Als Kompresse und Tupfer sind sie mehrschichtig gelegt und oft mit stark saugenden Zwischenlagen aus Watte, Zellstoff und Vliesstoff versehen.

Präparierte Wundauflagen sind wundfreundlich. Sie verkleben nicht mit der Wunde durch Beschichtung mit Aluminium oder durch Bewegungseffekte bei Sekretaufnahme aufgrund besonderer Webart. Auch sekretdurchlässige, wasserabweisende Kunststoffschleier bzw. perforierte Kunststoffolien verkleben nicht mit der Wunde. Das Wundsekret wird vom dahinter liegenden Verbandmaterial aufgesaugt.

Gefettete Gaze und Tüll werden durch verschiedene Fette mit Zusatz von Vitaminen, Sulfonamiden, Antibiotika und Perubalsam präpariert. Sie sind nicht geeignet für stark sezernierende Wunden.

Wundspray ist geeignet für trockene, genähte Wunden und hält im Gegensatz zu Pflastern auch auf behaarter Haut. Er bildet einen wasserfesten, jedoch atmungsaktiven elastischen Film, der sich nach einigen Tagen ablöst. Der Wundspray enthält als Klebstoff Methacrylat, bisweilen als Zusatz ein Breitbandantiseptikum. Der Spray verstärkt die Haftung von Klebepflastern und kann mit Azeton oder Nagellackentferner gelöst werden.

Gelees sind kolloidale Zelluloseester, die nach dem Antrocknen Sekrete gut aufnehmen und daher auch für nässende (Schürf-)Wunden geeignet

sind. Sie können mit warmem Wasser abgewaschen werden.

Polsterstoffe: Sie sollen dauerelastisch, atmungsaktiv und saugfähig sein. Ihre Aufgabe besteht im Schutz von Weichteilen über Knochenprominenzen sowie einer gleichmäßigen Druckverteilung einzelner Bindentouren auf eine größere Oberfläche.

Verbandwatte aus Zellstoff und/oder Baumwolle besitzt eine gute Saugfähigkeit, klumpt in nassem Zustand jedoch stark und wird dann luftundurchlässig. Ihre Zugfestigkeit ist gering. Polsterwatte ist nicht entfettet, daher weniger saugfähig, jedoch elastischer. Sie beinhaltet oft Zellstoffzusätze. Tafelwatte ist ein oder beidseitig geleimt und läßt sich daher wie eine Binde anlegen. Zellstoffwatte ist billig, besitzt sehr gute Saugeigenschaften und ist luftdurchlässig. Sie sollte gekreppt, daher etwas dehnbar sein. Sie gilt als gutes Polstermaterial, welches sich durch seine quersteife Konsistenz gut wickeln läßt und weniger zusammenrutscht als Watte.

Vliese sind ungewebte Stoffe aus Baumwoll-, Zellwoll- oder Kunstfasern, die filzähnlich mechanisch oder chemisch gefestigt werden. Sie sind sehr saugfähig, fasern nicht und besitzen große Naßfestigkeit. Sie finden Verwendung als Verbandstoff, vor allem aber als Einmaltextilien, wie Operationstuch, Operationswäsche, Handtuch, Tupfer.

Verbandfixierung: Krepp-Papierbinden haben geringe Zugfestigkeit, sind jedoch elastisch und versteifend.

Mullbinden mit Webkante fasern nicht an den Rändern. Sie sind relativ unelastisch und besitzen geringe Zugfestigkeit.

Kaliko-, Cambric-Binden sind dicht gewebt, unelastisch und sehr zugfest. Sie sind geeignet für Kompressionsverbände.

Elastische Binden sind dauerelastisch aufgrund stark gedrehter Zwirne, besonderer Webart oder eingewebter Gummifäden. Durch ihre rauhe Oberfläche erweisen sie sich als besonders rutschfest und sind für Stütz und leichte Kompressionsverbände, vor allem über Gelenken, geeignet.

Schlauchmullverbände bestehen aus weitmaschig gestricktem Baumwollschlauch. Sie sind dehnbar in der Breite, luftdurchlässig, saugfähig, nicht rutschend und schmiegen sich jeder Kontur an. Sie werden mit röhrenförmigen Drahtapplikatoren angelegt. Durch Zug, Drehung oder Verknüpfung der aufgeschlitzten Endzipfel erzielt man sehr gute Haftung.

Trikotschlauchbinden sind dicht gewebt und nur querelastisch. In der Kleintierchirurgie finden sie als steriler Überzug der distalen Extremität Verwendung.

Klebepflaster kleben schlecht auf behaarter Haut. Die Haftung ist erheblich verbessert, wenn die Haut vorher mit einem Wundspray benetzt wurde. Medizinische Pflaster bestehen herkömmlich aus Zinkoxyd-Kautschuk. Als Lösungsmittel dient Wundbenzin. Durch direkten Hautkontakt entstehen besonders bei Katzen oft Hautreizungen. Neuerdings werden Klebstoffe auf Acrylharzbasis verwendet, die mit Azeton oder Alkohol abzulösen sind.

Leinen als Trägerstoff ist unelastisch, Spezialgewebe sind in allen Richtungen dehnbar. Zirkuläre Touren ohne Polsterung können zu Abschnürungen führen (Abb. 5.1).

Plastikfolien als Klebstoffträger sind glatt und abwaschbar, sollen aber zur Belüftung der Haut perforiert sein. Sie sind in der Körperwärme dehnbar und anschmiegsam. Vliesstoffe als Klebstoffträger sind wenig zugfest, jedoch atmungsaktiv.

Gewerbliche Pflaster sind wesentlich billiger. Sie dienen der Verbandfixierung, dem Verbandschutz und besitzen eine Stützfunktion (Tesa-

band®, Isolierband, Tesakrepp®). Direkter Hautkontakt kann zu Dermatitis führen.

Mit Verbandstoffklebern wird die Wundauflage direkt an die Haut geklebt. Sie enthalten das Naturharz Mastix oder unterschiedliche Syntheseprodukte.

Versteifungs- und Stützmaterial: Zur Immobilisierung von Gelenken und Frakturen, auch zur Verhinderung des Zusammenrutschens von Verbänden, sind neben Holz- und Metalleinlagen Gips- und Kunstharzverbände gebräuchlich.

An Gipsmaterial sind heute fast nur noch gestrichene Schnellgipsbinden in Gebrauch. Durch Zusatz von Kunstharz wird der ausgehärtete Gips wasserfest, haltbarer und zugleich leichter.

Kunstharzverbände sind leicht und außerordentlich hart, häufig auch luftdurchlässig. Beim Abbinden entwickeln sie zum Teil in erheblichem Maße Wärme.

Verband – Allgemeines

Zur Vermeidung von Einschnürungen soll die Polsterung 1–2 cm unter den Bindentouren hervorragen (Abb. 5.2).

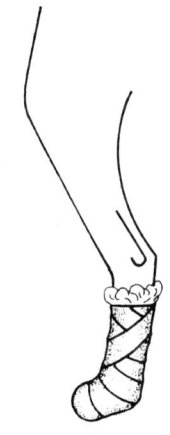

Abbildung 5.2
Gepolsterter Verband mit Einschluß der Zehen

An Extremitäten sollen die Zehen, wenn möglich, in den Verband eingeschlossen werden, andernfalls sind venöse Stauung und Nekrose zu befürchten. Versteifte Verbände und Kompressionsverbände sollen, besonders an Knochenvorsprüngen, gepolstert werden. Gebrochene Versteifungen oder einzelne, strangförmige Bindentouren sind zur Verhütung von Weichteilschäden sofort zu entfernen. Naßgewordene Bindenverbände werden nach dem Trocknen enger und können zu Abschnürungen führen.

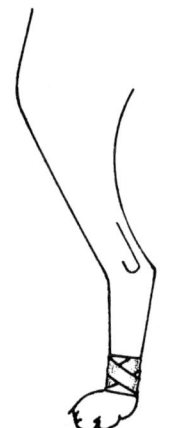

Abbildung 5.1
Ungepolsterter, zirkulärer Klebepflasterverband, in lockeren Falten angelegt. Vorsicht: Gefahr von Abschnürung und Zehennekrose!

Temperaturanstieg, Inappetenz, Mattigkeit, verstärkte Lahmheit, gewaltsame Verbandbeschädigung und übler Geruch geben Hinweise auf unerwünschte Prozesse unter dem Verband. Tierbesitzer sind dahingehend aufzuklären. Eine Revision des Verbandes ist vorzunehmen.

Verband am Kopf

Nach Polsterung mit Zellstoffwatte werden zirkuläre Bindentouren knapp kaudal der Ohrbasis abwechselnd mit kreuzweise diagonal zwischen den Ohren über die Wange nach unten und auf der Gegenseite gleichermaßen nach oben geführten Touren gelegt.

Zwischen den Ohren und seitlich in Augenhöhe wird je ein Pflasterlängsstreifen angebracht, der am vorderen Rand des Verbandes ca. 1 cm nach innen geschlagen wird, um ein Abrutschen der Bindentouren nach vorn zu verhindern. Zusätzlich erfolgt die Sicherung mit zwei zirkulären Pflasterstreifen kranial und kaudal der Ohrbasis. Im Kehlkopfbereich muß zwischen Haut und Verband ein 2–3 Finger breiter Raum bleiben, da sonst Atemstörungen möglich sind. In den Kopfverband können die stets nach dorsal zu legenden Ohrmuscheln eingeschlossen werden. Zur Abnahme ist der Verband daher immer ventral in der Medianlinie aufzuschneiden (Abb. 5.3).

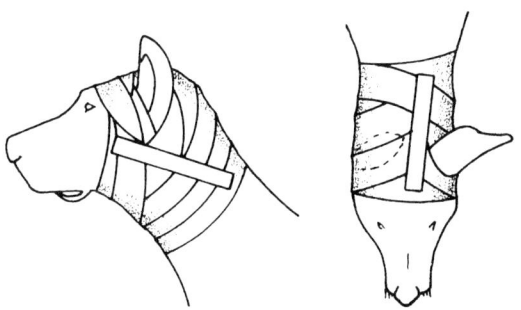

Abbildung 5.3 Gepolsterter Kopfverband mit Klebepflasterlängsstreifen zur Fixierung der Bindentouren

Ohrenverband: Die Fixierung am Kopf kann mit luftdurchlässigem, elastischem Schlauchverband oder röhrenförmigen Stücken von Strümpfen erfolgen.

Beim Verband mit Klebepflaster wird Wundspray auf Innen- und Außenseite des Ohres gesprüht. Nach dem Trocknen wird ein über der Ohrspitze gefalteter, kurzer Pflasterstreifen aufgeklebt. Zirkuläre, im Kehlkopfbereich in locke-

ren Falten gelegte Pflastertouren, die rostral und kaudal an der Ohrbasis vorbeiführen, fixieren die vorbereitete, nach oben umgeschlagene Ohrmuschel am Kopf. Die Öffnung des Gehörgangs muß frei bleiben. Polsterung zwischen Ohrmuschel und Kopf mit Tupfer oder Zellstoffwatte ist zweckmäßig.

Zum Hochkleben beider aufrecht stehender Ohren wird nach dem Antrocknen des Wundsprays ein kurzer Pflasterstreifen an beiden Ohrmuscheln, wie beschrieben, angeklebt. Sie werden durch Klebestreifen oder durch Naht der überstehenden Pflasterecken vereinigt. In die Ohrmuschel können Röllchen aus Zellstoff, Mullbinde, Lockenwickler etc. zum Versteifen eingeklebt werden. Der Gehörgang muß stets offen gehalten werden.

Augenverband: Monokulus: Die diagonalen Bindentouren des Kopfverbands werden auf einer Seite weiter gegen die Nase und über das vorher zu polsternde Auge geführt. Klebepflaster sichern den Verband von der Augenabdeckung schräg nach vorn und zwischen anderem Auge und Nase nach unten in Richtung Kehlgang. Trotzdem verrutscht ein Monokulus leicht nach oben und kaudal.

Binokulus: Beide mit Watte gepolsterten Augen werden mit kreuzweise diagonalen Bindentouren überdeckt. Die Ohren bleiben frei und geben dem Verband Halt.

Verband am Hals

Er wird häufig als Basis eines Kopfverbands benötigt, um dessen Zurückrutschen zu verhindern. Polsterung und zirkuläre Touren müssen sich am Schultergürtel abstützen.

Verband am Rumpf

Verbände im Thorax- und Abdominalbereich müssen durch diagonal über die Schultern, vor den Schultergelenken und zwischen den Vorderbeinen durchgezogene Touren vor dem Abgleiten nach kaudal gesichert werden. Zusätzlich können die Bindentouren durch einen horizontal wie ein Brustgeschirr um die Vorderbrust laufenden Pflasterstreifen fixiert werden.

Sehr geeignet sind auch Schlauchgazeröhren, in welche für die Vorder- bzw. Hinterbeine genügend große Löcher geschnitten werden. Der Verband wird gestrafft durch Abnähen einer dorsalen Gazefalte. Diese kann auch mit Pflasterstreifen festgeklebt werden. Bei Rüden ist im fertigen Verband in der Präputialgegend eine weitere Öffnung auszuschneiden. Ähnlich kann ein Körperverband auch aus einem rechteckigen Stück Molino-Stoff, Handtuch, Leinentuch etc. durch Ausschneiden der Extremitätenöffnungen und Naht der über dem Rücken zusammengelegten Ränder angefertigt werden.

Verband an der Gliedmaße

Zwischen den Zehen und unter der Daumenkralle wird ein flaches, dünnes Wattepolster eingelegt. An den Vorderbeinen ist eine innige Verbindung zwischen Haut (Haaren) und Polsterstoff nötig, um ein Abstreifen der Verbandhülle zu verhindern (Katzen). (An den Hinterbeinen geschieht dies durch die Winkelung im Sprunggelenkbereich.) Hierzu wird ein breiter Pflasterstreifen mit der Klebeseite nach außen in der Längsrichtung gefaltet und eine Hälfte vom Metakarpus bis zum Ellbogengelenk an die Haare geklebt (Abb. 5.4).

Es können auch zwei solcher Längsstreifen angebracht werden. Die anschließend aufgebrachte Polsterwatte haftet an der außen liegenden Klebeseite des Pflasterstreifens und fixiert solcherart die übrigen Verbandschichten.

Die Polsterung wird mit dachziegelartig überlappenden, zirkulären Verbandtouren fest umwickelt und abschließend an der Sohlenfläche und

knapp unterhalb des Verbandrandes mit Pflasterstreifen gesichert.

„ROBERT JONES"-Verband: Die extrem dicke Polsterung bewirkt besonders gute Durchblutungsverhältnisse, Sekretaufsaugung und Heilungstendenz von Weichteilläsionen.

Nach Abdecken evtl. vorhandener Wunden mit sterilen Mullkompressen und Polsterung der Zwischenzehenräume mit Watte werden lateral und medial über die gesamte Länge der Gliedmaße hinweg Pflasterstreifen aufgeklebt. Sie stehen über die Zehen hervor und dienen zum Strecken der Gliedmaße beim Anlegen und zum besseren Haften des Verbands. Anschließend wird die Gliedmaße mit einer Polsterbinde umwickelt. Es folgen mehrere zirkuläre, dicke Lagen saugfähiger Verbandwatte. Diese werden abschließend durch Umwicklung mit Gazebinden komprimiert.

Eine Versteifung kann auf die mit einigen Zirkulärtouren bereits verfestigte Polsterung aufgelegt und mit weiteren Touren fixiert werden. Noch besser hält die Versteifung, wenn sie mit einigen Pflasterstreifen auf der Polsterung festgeklebt und erst dann mit Mullbinden umwickelt wird. Schließlich wird der gesamte Verband mit einer elastischen Klebebinde versehen.

Versteifter Verband: Nur im Ausnahmefall, verläßliche Kontrolle hinsichtlich Abschnürung und Durchblutungsstörung vorausgesetzt, wird ein „ungepolsterter" Gips- oder Kunstharzverband angelegt. Ein Trikot- oder Schlauchverband verhindert das Verkleben mit den Haaren und besitzt eine gewisse Polsterfunktion.

Im allgemeinen wird eine relativ dünne, an Knochenvorsprüngen etwas dickere Polster-

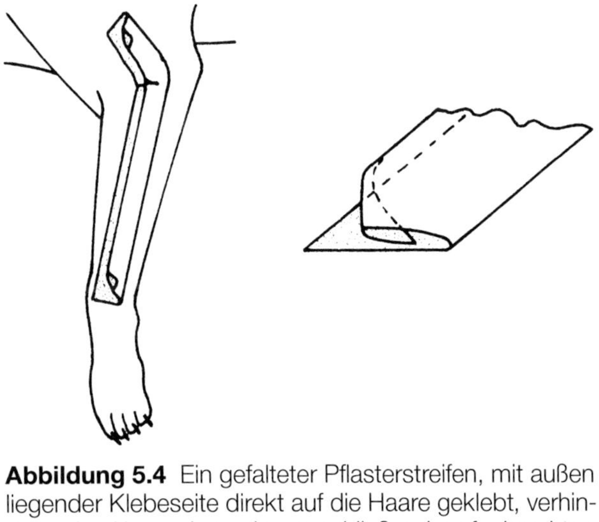

Abbildung 5.4 Ein gefalteter Pflasterstreifen, mit außen liegender Klebeseite direkt auf die Haare geklebt, verhindert ein Abrutschen der anschließend aufgebrachten Polsterung

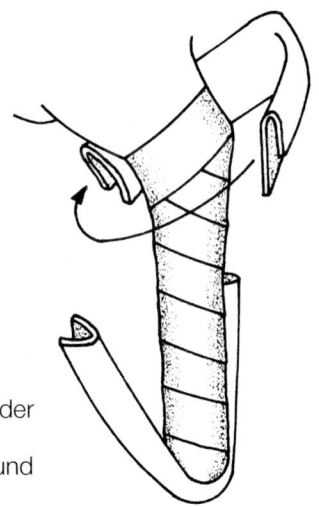

Abbildung 5.5 Abschluß der Polsterung durch sagittale Schleife im Zehenbereich und proximale Manschette

schicht gut anmodelliert und mit Binden fest umwickelt (Abb. 5.5). Auf der Polsterung werden die
passenden Holz- oder Metallschienen mit Klebepflaster befestigt (Abb. 5.6).

Bei Holzspänen wird die Gelenkwinkelung
durch schräges Abschneiden und Verkleben mit
Pflaster hergestellt (Abb. 5.7), Metallschienen
können direkt angebogen werden. Dünne Holz-
schienen werden durch Einlegen in heißes Wasser
anschmiegsam und plastisch. Zur Gelenkfixie-
rung müssen je eine Schiene medial und lateral
gelegt werden. Zur Frakturfixierung dienen drei,
besser jedoch vier Versteifungen an allen vier Seiten der Extremität. Hierdurch sind das der Fraktur nächstliegende proximale und distale Gelenk
ruhigzustellen. Die Versteifungen werden mit
Mullbinden fixiert oder in eine noch weiche Lage
von Gipsbinden eingeschlossen.

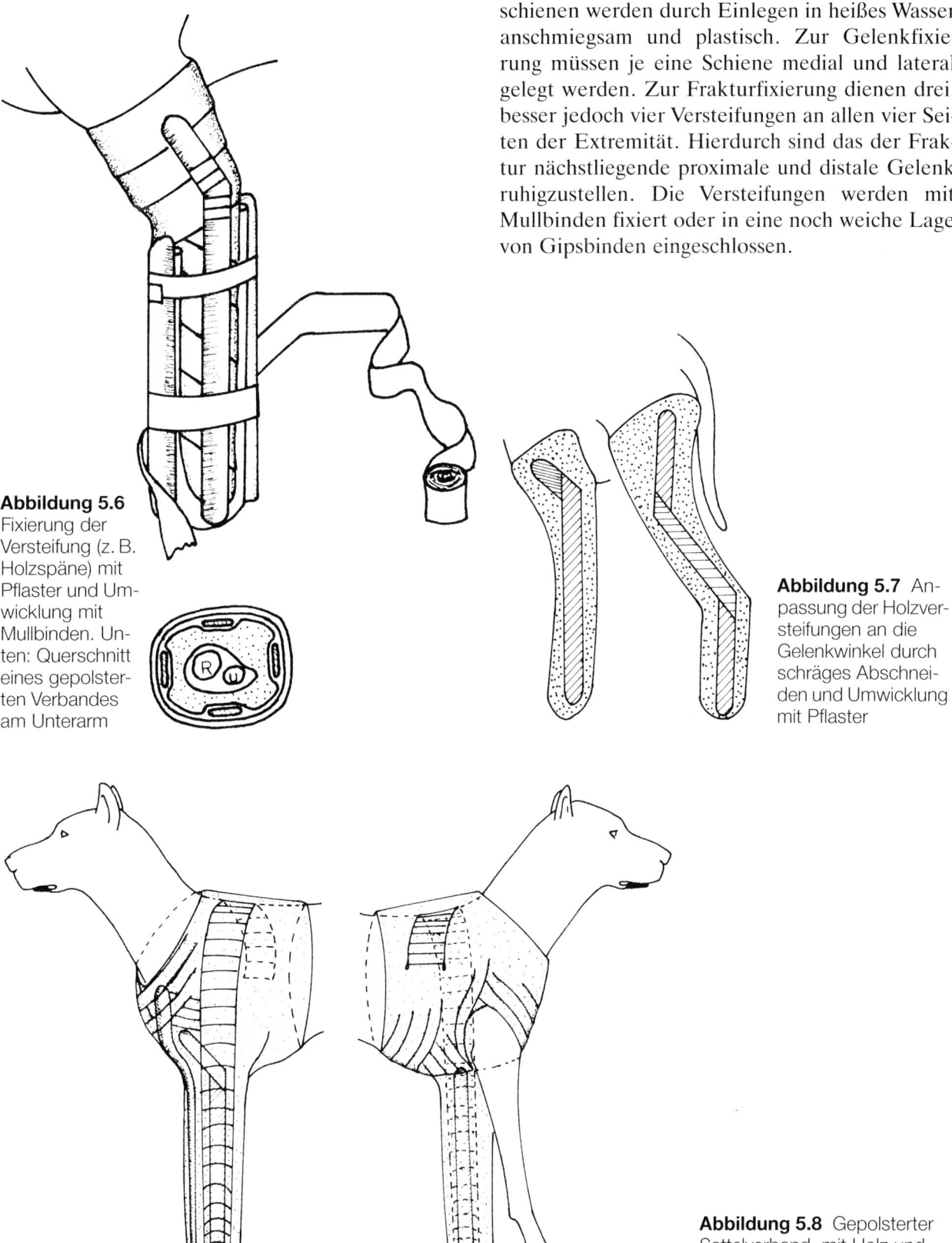

Abbildung 5.6
Fixierung der
Versteifung (z. B.
Holzspäne) mit
Pflaster und Um-
wicklung mit
Mullbinden. Un-
ten: Querschnitt
eines gepolster-
ten Verbandes
am Unterarm

Abbildung 5.7 An-
passung der Holzver-
steifungen an die
Gelenkwinkel durch
schräges Abschnei-
den und Umwicklung
mit Pflaster

Abbildung 5.8 Gepolsterter
Sattelverband, mit Holz und
Kramerschiene versteift

Gipslonguette: An Stelle von Schienen können auch aus Gipsbinden längsverlaufende Wülste gebildet werden. Die Binde wird trocken abgerollt und in der entsprechenden Länge in mehreren Schichten gelegt. Erst die fertige Longuette wird in Wasser getaucht und auf eine Lage noch feuchten Gipsverbands gelegt. Darüber werden zirkulär weitere Gipsbinden gewickelt.

Bewährt hat sich auch die Verwendung anmodellierter (etwa halbrohrförmiger) Gipsschienen, die kranial und kaudal oder beiderseitig der Gliedmaße ohne Polsterung angepaßt werden. Nach Trocknung werden sie abgenommen, Knochenvorsprünge und Zwischenzehenspalten werden gepolstert und nach erneutem Auflegen durch Binden oder Klebepflaster fixiert.

Sie haben den Vorteil, daß sie leicht abgenommen, nach Kontrolle der Haut wieder angelegt und auch nach Abschwellen der Gliedmaße angespannt werden können.

Bei Kunstharzverbänden erübrigt sich wegen der extremen Härte zumeist eine gesonderte Versteifung. Auch sie können in Form halbrohrförmiger Doppelschienen anmodelliert werden.

Gips- und Kunstharzmaterial wird niemals direkt auf die Haare gelegt. Um Verklebungen zu vermeiden, muß die Extremität zumindest mit Papierbinden oder Schlauchmullverband eingehüllt werden, noch besser ist eine schützende Polsterschicht, z. B. aus Zellstoffwatte.

Sattelverband: Zur Fixierung des Humerus-Skapula-Bereichs wird der oben beschriebene Extremitätenverband über die Schulter verlängert und wie ein Thoraxverband um den Brustkorb und zwischen den Vorderbeinen um die Vorderbrust gewickelt. Die Versteifung erfolgt mit KRAMER-Schiene, Aluminiumstäben oder in heißem Wasser biegsam gemachten dünnen Holzplatten (Furnierholz). Die Versteifungen werden mit Pflasterstreifen und Mullbinden an der Polsterung befestigt (Abb. 5.8). Kunstharzmaterial ergibt besonders dauerhafte und leichte Versteifungen, auch Gipslonguetten sind geeignet.

Eine weitgehende Immobilisierung der gesamten Schultergliedmaße und ein Schutz vor stützender Belastung werden durch eine lange Sperrholzschiene erreicht. Die Schiene wird entsprechend den Größen- und Gewichtsverhältnissen aus einer ausreichend starken Sperrholzplatte ausgesägt. Sie reicht von der dorsalen Schulterblattkante bis zu den Zehenballen und entspricht in ihrer Winkelung der des Schulter- und Ellbo-

gengelenks in Standposition. An ihrer oberen Kante wird ein Bügel aus starkem Draht oder einer KRAMER-Schiene befestigt, der über den Widerrist gebogen bis etwa zur Hälfte der gegenseitigen Skapula reicht. Die Schiene wird mit Watte gepolstert, die durch Gaze oder Klebebinden befestigt wird. Nach Polsterung der Gliedmaße, der Widerrist- und gegenseitigen Schultergegend wird die Schiene mit Mull- oder Pflasterbinden von peripher her zunächst bis zum Ellbogen an der Schultergliedmaße fixiert. Die weitere Befestigung erfolgt in Form des Sattelverbands.

THOMAS-Schiene

Eine gute Ruhigstellung der Schultergliedmaße vom Ellbogengelenk und der Beckengliedmaße vom Kniegelenk ab nach distal kann mit der modifizierten THOMAS-Schiene erzielt werden. Die Schiene, die aus einem Aluminiumstab oder einem starken Draht gefertigt wird, besteht aus dem ringförmigen Tragbügel und dem nach der Gliedmaße zu formenden Stützbügel (Abb. 5.9). Der Durchmesser des Tragbügels entspricht für die Beckengliedmaße etwa der Länge Tuber coxae – Tuber ischiadium, für die Schultergliedmaße der

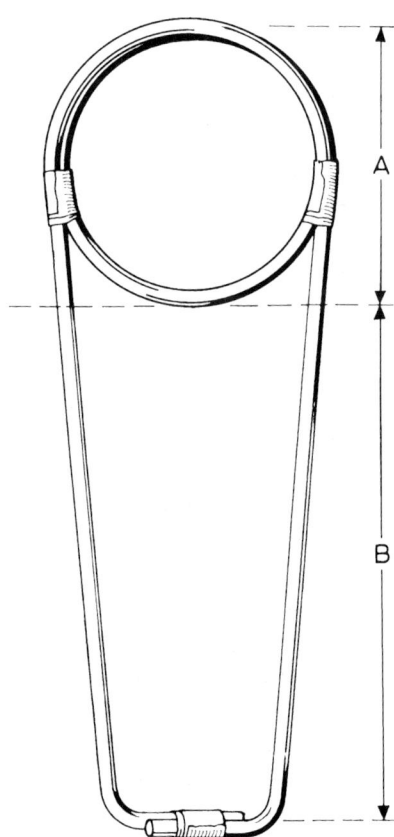

Abbildung 5.9
THOMAS-Schiene:
A Trag-, **B** Stützbügel; Schema

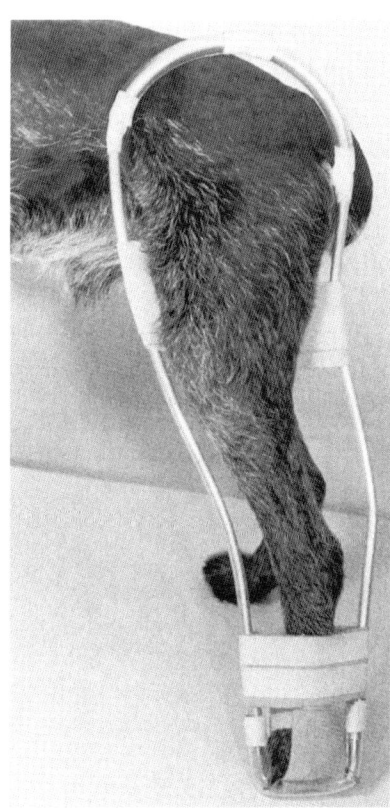

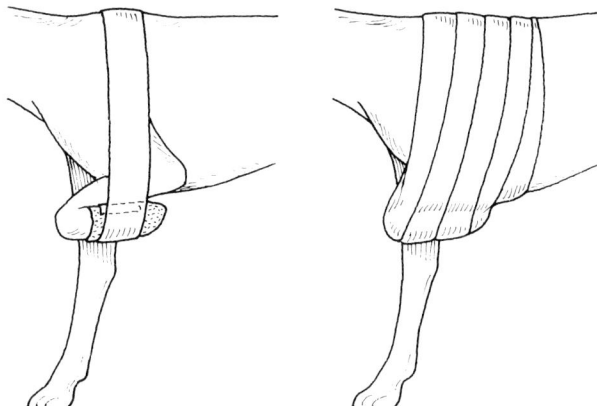

Abbildung 5.11 V<small>ALPEAU</small>-Schlinge

Abbildung 5.10
T<small>HOMAS</small>-Schiene,
Beckengliedmaße

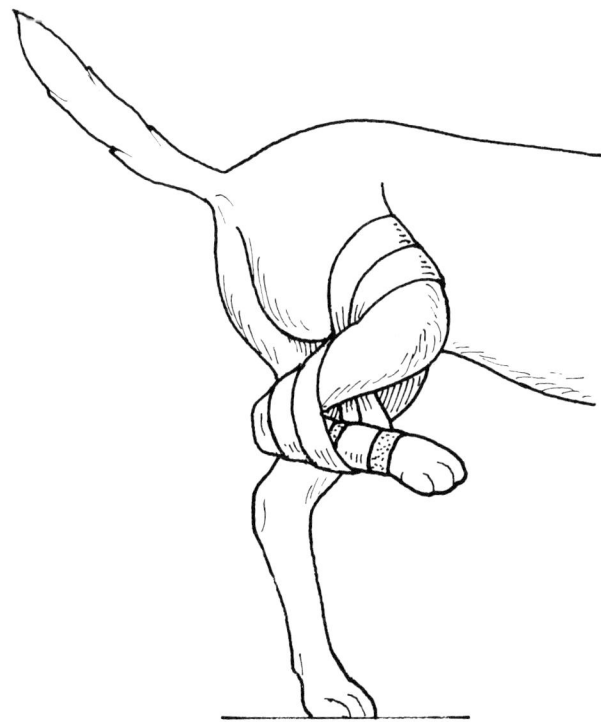

Länge Caput humeri – Tuber olecrani. Die untere Hälfte des Tragbügels wird mit einer Polsterung versehen. Der Stützbügel hat die Länge des Abstands vom Hüft- bzw. Schultergelenk bis zu den Zehen in Standposition. Die Befestigung erfolgt oberhalb der Pfoten durch Pflasterbinden. Die Zehen sollten zur Kontrolle auf ein Stauungsödem zugänglich bleiben (Abb. 5.10). Die T<small>HO-MAS</small>-Schiene eignet sich nicht zur Extension.

Die **V<small>ELPEAU</small>-Schlinge** dient zur Ruhigstellung der Oberarm-, Buggelenk- und Schulterblattregion. Die Zehen der Vorderextremität werden in einen leicht gepolsterten Verband eingehüllt und das Bein in Beugehaltung mittels Bindetouren um den Thorax fixiert. Das Karpalgelenk wird in den Verband einbezogen, um ein Herausgleiten der Pfote zu verhüten. Im Gegensatz zum Sattelverband laufen die zirkulären Bindentouren nur um den Thorax und nicht diagonal um das „gesunde" Schultergelenk (Abb. 5.11).

Die **E<small>HMER</small>-Schlinge** vermeidet die Belastung der Beckengliedmaße, stellt sie ruhig und trägt zur Verhütung der Reluxation des Femurkopfes bei (Abb. 5.12). Nach Anlegen einer leicht gepolsterten Manschette um den Metatarsus erfolgt die Fixierung der gebeugten Hinterextremität mittels Bindetouren in Achterform vom Metatarsus me-

Abbildung 5.12 E<small>HMER</small>-Schlinge

dial den Unterschenkel kreuzend durch die Kniekehle nach lateral um den Oberschenkel nach medial. Von dort aus wird die Binde nach distal und lateral um das Sprunggelenk geführt.

Literatur

Hohn RB (1975): Principles and application of plaster casts. Vet Clin North Am 5:291
Matis U, Böhm D, Kuhnt B (1974): Der Lightcast-Verband. Berl Münch Tierärztl Wschr 87:175

Wundverschluß

Nahtmaterial

Die zur Wundnaht und Gefäßunterbindung verwendeten Fäden bestehen aus körpergewebsfremdem Material. Sie verursachen graduell unterschiedliche entzündliche Reaktionen, von denen Einheilung, Resorption oder Demarkation abhängen. Wesentliche Voraussetzung für einen reaktionsarmen Heilungsverlauf ist die Keimfreiheit des Materials. Darüber hinaus spielt die Gewebsverträglichkeit eine bedeutsame Rolle. Sie ist abhängig von vielerlei physikalischen und chemischen Eigenschaften und variiert sogar in bezug auf die verschiedenen Gewebe desselben Organismus. Es sollte beachtet werden, nur die unbedingt notwendige Fadenstärke zu verwenden, unter der Haut liegende Knoten klein zu gestalten, die Fadenenden kurz abzuschneiden und somit ein Minimum an Fremdmaterial zu implantieren.

Die Normen der Europäischen Pharmakopöe für chirurgisches Nahtmaterial basieren auf dem sogenannten „metric"-System. Dieses erlaubt mit seiner Dezimalsortierung, den Durchmesser des Fadens direkt zu deklarieren. Die Numerierung der Fadenstärke beträgt jeweils das Zehnfache des Durchmessers in Millimetern. Die Fadenstärke 1 bezeichnet einen Faden von 0,1 mm Querschnitt, der nach der US Pharmakopöe der Stärke 6–0 für Catgut und synthetische Fäden und 5–0 für anderes Nahtmaterial entspricht. Nach dem metrischen System hat z. B. die Fadenstärke 0,1 einen Durchmesser von 0,01 mm, die Stärke 2 einen solchen von 0,2 mm.

Resorbierbares Nahtmaterial hat die Eigenschaft, daß es unter günstigen Voraussetzungen vom Gewebe in Abhängigkeit seiner Zusammensetzung in mehr oder weniger langer Zeit abgebaut wird.

Catgut wird aus der Submukosa des Dünndarms von Schaf und Ziege bzw. der Darmserosa des Rindes gewonnen. Die Submukosa- bzw. Serosabänder werden mechanisch behandelt, bis alle nicht kollagenen Anteile entfernt sind. Das primär stark infizierte Material wird durch γ-Strahlung, thermische oder chemische Verfahren keimfrei gemacht. Daraus resultiert Catgut unterschiedlicher Gewebsirritations- und Resorptionsdauer. Das einfache Plain-Catgut provoziert eine stärkere Gewebsreaktion und damit einen raschen proteolytischen Abbau, der die Reißfestigkeit innerhalb weniger Tage um die Hälfte reduziert. Bei Jod-Catgut ist die Reizwirkung geringer, die Haltbarkeit beträgt etwa 8–10 Tage. Das mit Chromsalzen gegerbte sogenannte Chrom-Catgut hält bei schwächerer Gewebsreaktion rund 15 Tage. Die Zeit bis zur vollständigen Resorption währt jedoch je nach Fadenstärke und Gewebe für alle Catgutsorten erheblich länger.

Die Catgutfäden quellen im Gewebe. Es ist daher ratsam, diese Fäden nicht zu dicht am Knoten abzuschneiden.

In neuerer Zeit wird überwiegend langsam resorbierbares synthetisches Material auf Polyglykol-, Polylaktat- oder Polydioxanonbasis verwendet. Derartige Fäden werden durch Hydrolyse zu CO_2 und H_2O abgebaut. Die Festigkeit des Fadens ist beträchtlich, so daß geringere Fadenstärken als bei Catgut, Seide oder Zwirn Verwendung finden. Die Festigkeit des Fadens im Gewebe nimmt je nach Material erst zwischen 14 Tagen und 5 Wochen um die Hälfte ab. Die vollständige Auflösung des Fadens erfolgt in Abhängigkeit von der Fadenstärke in etwa 50–90 Tagen.

Manche dieser Fäden haben die Eigenschaft, wegen ihrer rauhen Oberfläche beim Anziehen eine Schneide- bzw. Sägewirkung zu entwickeln. Bei anderen Produkten mit relativ glatter Oberfläche kann der Knoten durch eine auf den chirurgischen Knoten gesetzte weitere Schlinge gesichert werden.

Nicht resorbierbares Material wird durch Bindegewebe eingekapselt. Es kann gelegentlich noch nach Monaten und Jahren über Serom- und Fistelbildung zur Abstoßung führen.

Chirurgische Nähseide wird aus dem Kokonfaden der Seidenraupe hergestellt. Der Seidenfaden hat eine geringere Zugfestigkeit als der aus Hanf- oder Flachsfasern bestehende Zwirn, ist aber schmiegsamer und in gleicher Weise gut und sicher knüpfbar. Beim Gebrauch begünstigt die stärker saugfähige, rauhe Oberfläche des Seidenfadens allerdings das Haften von Keimen. Durch besondere Behandlung kann die Kapillarität reduziert werden. Die Behandlung mit Silikon vermindert den Reiz zur Bindegewebsproliferation. Dies macht man sich bei der Nervennaht zunutze.

Synthetische Fasern aus Polyamiden, Polyestern und Polypropylen finden in Form monofiler, gezwirnter, geflochtener oder geklöppelter Fäden Verwendung. Ihre Zugfähigkeit ist der von Seide und Zwirn überlegen. Die Fäden sind relativ gewebsfreundlich und finden besonders bei der Hautnaht Verwendung. Teflonbeschichteter Kunststoffaden wird zur Gefäßchirurgie benutzt. Er soll die Koagulationsgefahr des Blutes verringern.

Die Knotenfestigkeit ist abhängig von dem Material und der Art des Fadens. Bei monofilen synthetischen Fäden ist zur Sicherheit der zweifach doppelt geschlungene Knoten angezeigt. Nur in Ausnahmefällen ist eine dritte Schlinge erforderlich.

Nahtmaterial aus korrosionsträgem Stahl ist in mono- und polyfiler Form verfügbar. Die Fäden müssen sorgfältig verdrillt oder geknotet werden, da sie leicht brechen. Sie besitzen keine Dehnfähigkeit, sind aber sehr gewebsfreundlich.

Vorschläge für die Wahl des Nahtmaterials sind in Tabelle 6.1 aufgeführt.

Metallklammern werden gelegentlich zur Adaptation von Hautwundrändern, die nicht unter Spannung stehen, benutzt. Spezialinstrumente bzw. -geräte dienen zum Anbringen und Entfernen der Klammern.

Knoten

Ein Knoten besteht aus zwei übereinandergesetzten Schlingen. Die erste Schlinge soll das Gewebe in dem gewünschten Ausmaß adaptieren. Die zweite, ggf. auch dritte Schlinge hat bzw. haben die erste in der gewünschten Lage und Spannung zu fixieren. Drei Schlingen sind erforderlich,

Tabelle 6.1 Stärke des Nahtmaterials*

	Fadenstärke „metric"	USP	Eigenschaft
Haut	2/3	3–0/2–0	monofil, nicht resorbierbar
Haut intrakutan	1/2	5–0/3–0	resorbierbar oder Draht
Unterhaut	2/3,5	3–0/0	resorbierbar
Muskulatur	2/4	3–0/1	langsam resorbierbar
Faszie	2/3,5	3–0/0	langsam resorbierbar
Magen-Darm-Trakt	1,5/3	4–0/2–0	resorbierbar, langsam resorbierbar
Harnblase	1,5/3	4–0/2–0	resorbierbar
Sehne, Band	1,5/3,5	3–0/0	langsam oder nicht resorbierbar
Blutgefäßligatur	1/2	5–0/3–0	resorbierbar
Blutgefäßnaht	0,4/1	8–0/5–0	monofil, langsam oder nicht resorbierbar
Nervennaht	0,2/1	10–0/5–0	monofil, nicht resorbierbar
Kornea	0,2/0,4	10–0/8–0	monofil, nicht resorbierbar

* Dabei ist die Größe des Tieres zu berücksichtigen.

wenn beim Knüpfen Gewebe zwischen die erste und zweite Schlinge gerät oder starres bzw. glattes Nahtmaterial verwendet wird.

Wird die erste Schlinge doppelt gelegt (Abb. 6.1 c), so hat man die Grundlage für den chirurgischen Knoten. Die doppelt gesetzte erste Schlinge hat den Vorteil, daß sie wegen der größeren Reibung fester sitzt. Der chirurgische Knoten wird da zu bevorzugen sein, wo die Naht beim Knüpfen unter Spannung steht. Sonst genügen zwei einfache, aufeinandergeschürzte Schlingen.

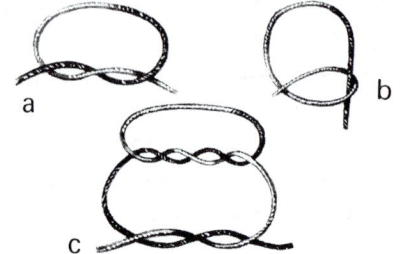

Abbildung 6.1 Chirurgischer Knoten

Damit beim Anspannen der ersten Schlinge der Faden gleichmäßig belastet wird, ist die Schlinge einfach überschlagen (Abb. 6.1 a) und nicht überschlungen (Abb. 6.1 b) zu schürzen.

Abhängig davon, wie die zweite Schlinge auf die erste geschürzt wird, erhält man entweder einen Weiber- oder einen Schifferknoten.

Beim Weiberknoten (Abb. 6.2) wird ein Fadenende zweimal zur Schlingenbildung gebraucht. Beim fertigen Knoten liegt zwischen den beiden Fadenabschnitten der einen Seite die Schlinge der anderen Seite. Der Knoten sitzt nicht fest. Beim Anziehen der zweiten Schlinge kann die erste nachgezogen werden, bzw. die unter Spannung stehende erste Schlinge kann die zweite und damit den ganzen Knoten lockern. Deswegen dürfen die Fadenenden beim Weiberknoten nicht zu kurz abgeschnitten werden. Er eignet sich nur da, wo die Naht nicht oder nur wenig beansprucht wird oder wo ein geringes Nachgeben des Knotens erwünscht ist.

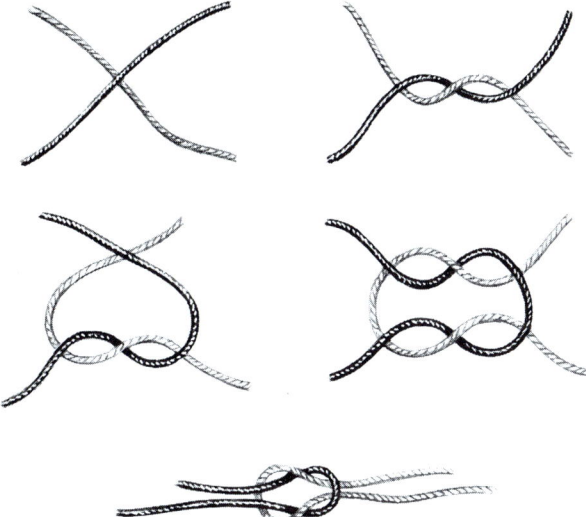

Abbildung 6.3 Schiffer- oder Fischerknoten

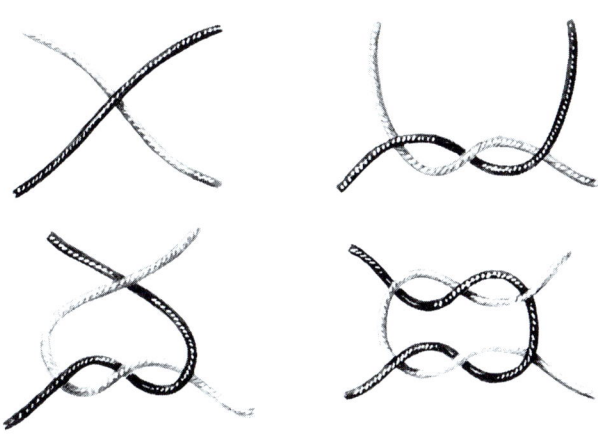

Abbildung 6.2 Weiberknoten

Unverrückbar fest sitzt der Schiffer- oder Fischerknoten, da beide Fadenenden gleichmäßig an der Knotenbildung beteiligt sind (Abb. 6.3). Beim fertigen Knoten liegen die Fadenabschnitte jeder Seite nebeneinander in der Schlinge der gegenüberliegenden Seite. Einfach, schnell und zuverlässig ist folgende Knüpftechnik: Die Fadenenden werden überkreuzt gefaßt. Die linke Hand hält das rechte, die rechte Hand das linke Fadenende, und zwar so, daß der Faden der linken Hand vor dem anderen liegt. Der Faden der linken Hand liegt dabei über dem linken Zeigefinger und wird vom Mittel-, Ring- und kleinen Finger gehalten (Abb. 6.4 a).

Nun führt die rechte Hand ihren Faden von unten her über den Zeigefinger (Abb. 6.4 b). Ohne das Fadenkreuz zu berühren, werden die Kuppen des linken Daumens und Zeigefingers aneinandergelegt (Abb. 6.4 c) und die Hand so weit nach innen gedreht, daß die rechte Hand ihren Faden zwischen die Kuppe von Daumen und Zeigefinger

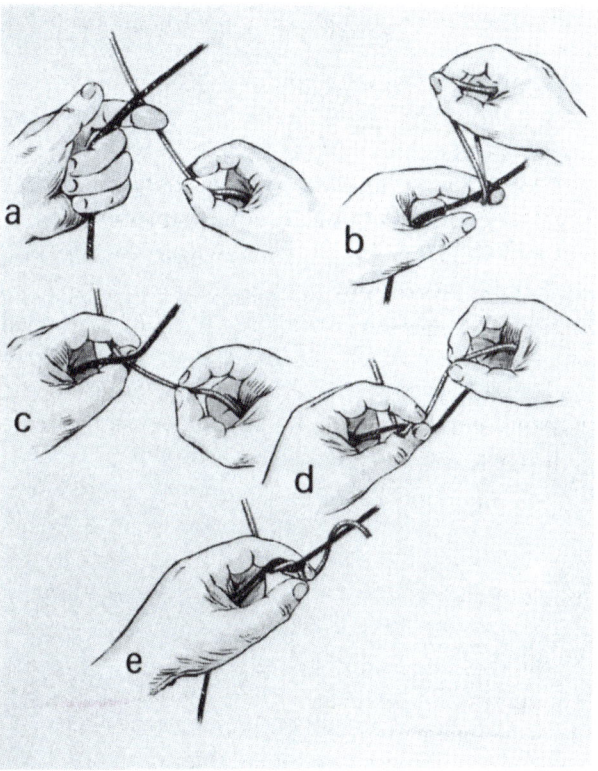

Abbildung 6.4 Chirurgischer Knoten, Knüpftechnik zur ersten Schlinge

einklemmen kann (Abb. 6.4 d). Sobald die rechte Hand den Faden losgelassen hat, dreht die linke Hand wieder in ihre Ausgangsstellung zurück. Dabei bringt sie den Faden der rechten Hand unter der Schlinge hindurch (Abb. 6.4 e), den nun die rechte Hand wieder faßt. Ziehen jetzt beide Hände ihre Fäden an, ist die erste Schlinge des Knotens geschürzt. Greifen die Hände wieder um, d.h., erfaßt die linke Hand wieder das jetzt rechts liegende, die rechte Hand wieder das linke Fadenende und wiederholt man die beschriebene Knüpftechnik, erhält man einen Weiberknoten. Greift man zur zweiten Schlinge nicht um und wiederholt die zweite Schlinge mit linkem Faden in linker Hand und dem rechten Faden in rechter Hand, entsteht ebenfalls ein Weiberknoten. Damit die zweite Schlinge nicht überschlungen geschürzt wird, müssen die Hände beim Zuziehen der Schlinge gekreuzt werden (rechte vor linke Hand).

Um einen Schifferknoten zu erhalten, bleiben die Hände nach dem Schürzen der ersten Schlinge in ihrer Haltung. Die zweite Schlinge wird über dem Daumen geschürzt. Mit einer leichten Drehbewegung der linken Hand wird der Daumen unter dem Faden vorgeführt, so daß der Faden auf den Daumenrücken zu liegen kommt (Abb. 6.5 a). Nachdem die rechte Hand ihren Faden zwischen Daumen und Zeigefinger – also über den Daumen – gebracht hat, werden die Kuppen von Daumen und Zeigefinger aneinandergelegt (Abb. 6.5 b). Nun wird der Daumen unter Nachrücken des Zeigefingers so weit aus der Schlinge gezogen, bis der Fadenabschnitt der rechten Hand zwischen Daumen und Zeigefinger eingeklemmt (Abb. 6.5 c) und, nach Vorschieben des Daumens in die Ausgangslage (Abb. 6.5 d), wieder von der rechten Hand gefaßt werden kann. Damit die zweite Schlinge nicht überschlungen geschürzt wird (Abb. 6.5 e), müssen die Hände beim Zuziehen der Schlinge gekreuzt werden (linke über rechter Hand – Abb. 6.5 f).

Können die Fadenenden zur ersten Phase nicht über Kreuz gefaßt werden, entsteht ein Schifferknoten, wenn die beschriebenen Phasen in umgekehrter Reihenfolge ausgeführt werden (beim Zuziehen der ersten Schlinge linke vor rechte Hand kreuzen!).

Folgender Knoten ist als Anfangsknoten einer fortlaufenden Naht geeignet, weil die Schlingen fast nur von der linken Hand gelegt werden, also der Nadelhalter in der rechten Hand nicht hinderlich ist (Abb. 6.6): Die Fadenenden werden über

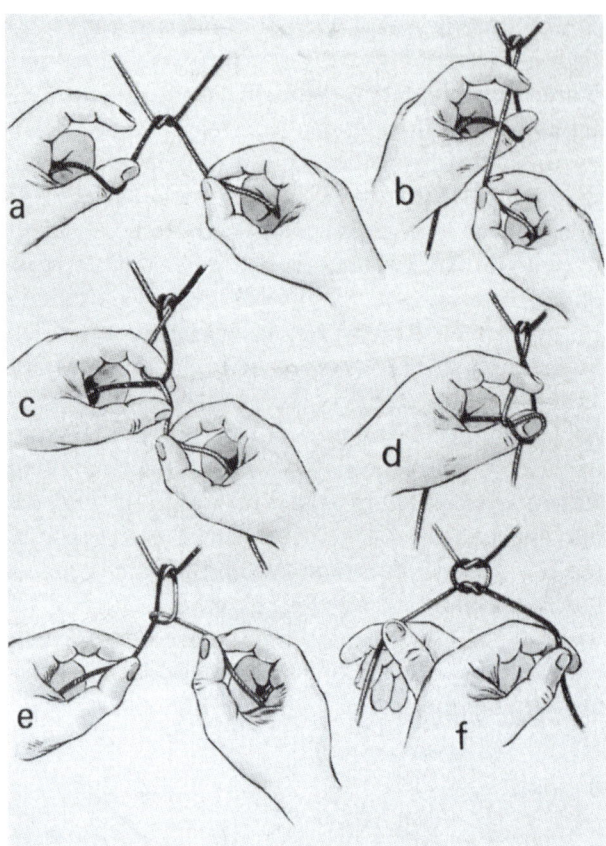

Abbildung 6.5 Chirurgischer Knoten, Knüpftechnik zur zweiten Schlinge

Kreuz (der linke Faden vor dem rechten!) ergriffen. Das rechte Fadenende wird in der aufgestellten linken Hand (Hohlhand zum Gesicht) von Daumen und Zeigefinger so fixiert, daß das Ende in der Hohlhand herabhängt.

Die rechte Hand legt nun das linke Fadenende über den kleinen Finger (Abb. 6.6 a) durch die Hohlhand zwischen Zeige- und Mittelfinger (Abb. 6.6 b). Jetzt werden Mittel- und Ringfinger so weit gebeugt, daß sie das in der Hohlhand liegende freie Ende des rechten Fadenendes bei einer geringen Dreh-Kippbewegung der Hand erreichen und einklemmen können (Abb. 6.6 c). Lassen jetzt Daumen und Zeigefinger der linken Hand den Faden los, kann die linke Hand den zwischen Mittel- und Ringfinger gefaßten Faden zur ersten (einfachen) Schlinge anziehen (Abb. 6.6 d). Beim Anziehen der Schlinge bringt die linke Hand mit einer leichten Drehbewegung den Zeigefinger unter und den Daumen auf den Faden, die dabei die Fixation des Fadens übernehmen.

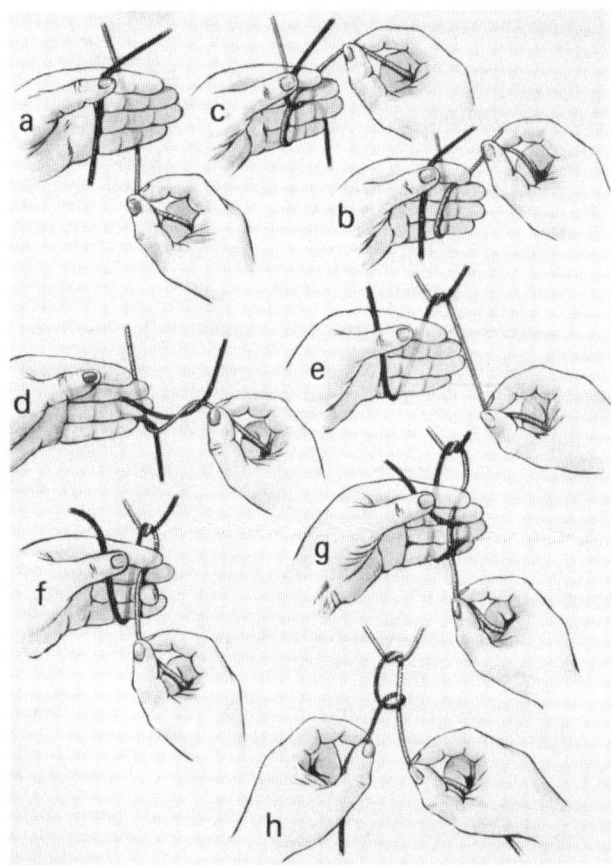

Abbildung 6.6 Einhandknoten, Knüpftechnik

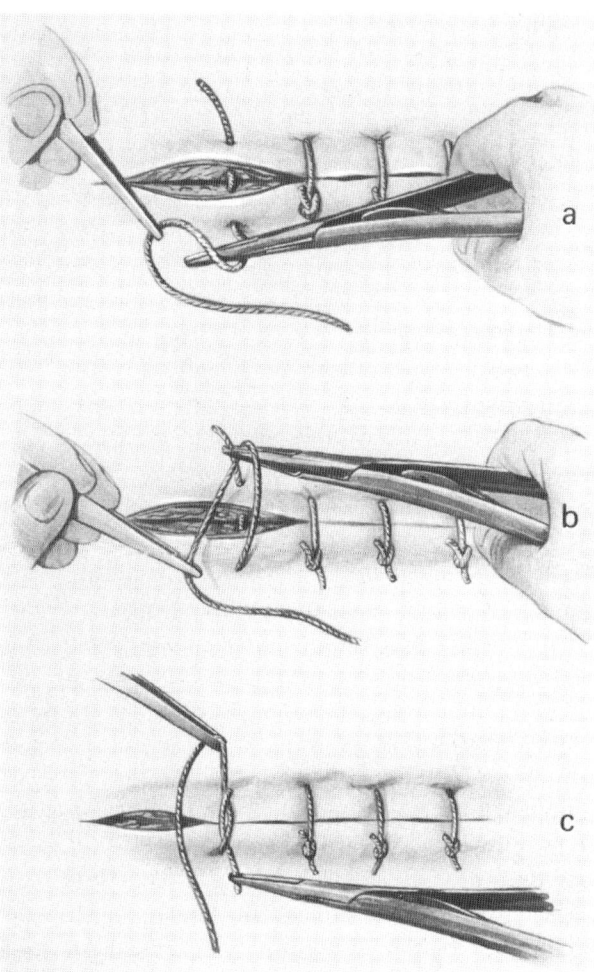

Abbildung 6.7 Instrumentenknoten, Knüpftechnik zur ersten Schlinge (**a–c**)

Wird die linke Hand wieder aufgerichtet, liegt der Faden zur zweiten Schlinge über dem kleinen Finger in der Hohlhand (Abb. 6.6 e). Die rechte Hand legt ihren Fadenanteil zwischen Zeige- und Mittelfinger in die Hohlhand (Abb. 6.6 f). Nun wird der Ringfinger so weit gebeugt, daß er den von Daumen und Zeigefinger der linken Hand gehaltenen Faden fassen kann (Abb. 6.6 g). Geben Daumen und Zeigefinger jetzt den Faden frei, kann die linke Hand den mit dem Mittel- und Ringfinger gefaßten Faden durch die sich bildende zweite Schlinge ziehen. Werden die Fäden in dieser Position gezogen, wird die zweite Schlinge überschlungen (Abb. 6.6 h) gesetzt; werden die Hände beim Zuziehen gekreuzt (linke Hand vor rechter), wird die zweite Schlinge einfach (korrekt) gesetzt.

Instrumenten-Schifferknoten. Zur ersten Schlinge wird das Instrument von der Wunde her an das linke Fadenende (Abb. 6.7 a) gebracht, der Faden um das Instrument gelegt und dann das rechte Fadenende gefaßt (Abb. 6.7 b). Beim An-

ziehen der Schlinge sind die Hände zu kreuzen (linke über rechter Hand) (Abb. 6.7 c). Zur zweiten Schlinge wird das Instrument von der Wunde her an das jetzt rechts der Wunde befindliche Fadenende angelegt (Abb. 6.8 a), der Faden um das Instrument gelegt, dann das links der Wunde liegende Fadenende gefaßt (Abb. 6.8 b) und die Schlinge festgezogen (Abb. 6.8 c).

Der Knoten am Ende einer fortlaufenden Naht wird mit dem Fadenabschnitt vor dem letzten Einstich und dem Fadenende geschürzt. Mit dem Fadenabschnitt vor dem letzten Einstich wird eine Schleife gebildet. Beide Fadenabschnitte, die die Schleife bilden, sind gleichmäßig anzuspannen (Abb. 6.9). Beim Zurückbleiben eines Fadens kann sich der Knoten lockern, evtl. auch aufziehen.

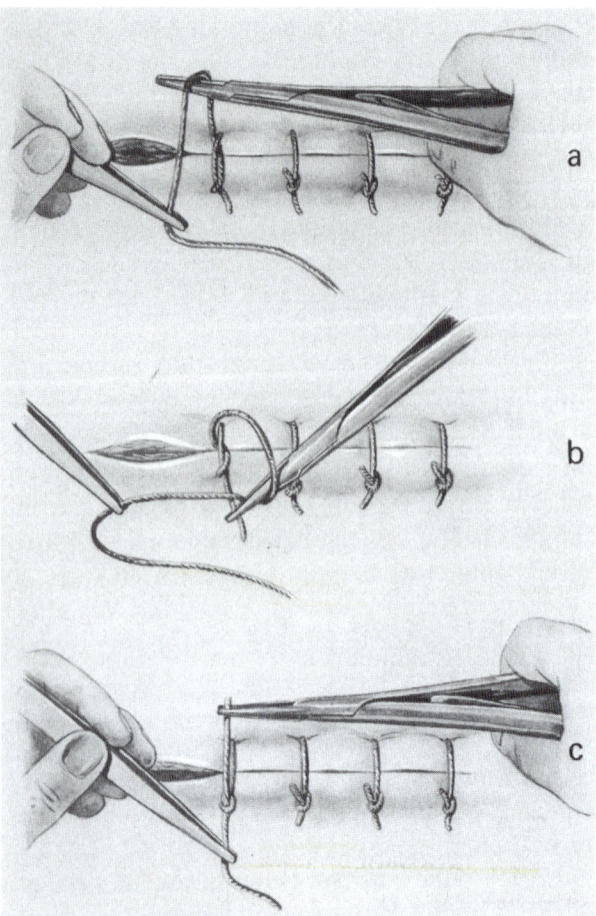

Abbildung 6.8 Instrumentenknoten, Knüpftechnik zur zweiten Schlinge (**a–c**)

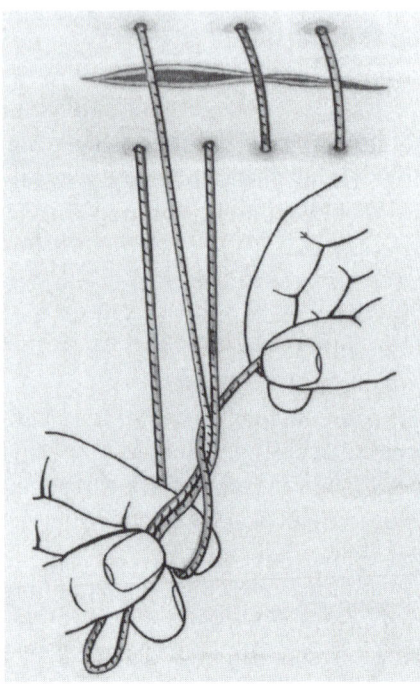

Abbildung 6.9 Knoten am Ende einer fortlaufenden Naht

Nahttechnik

Allgemeines

Wegen des geringen Widerstands wird die Nadel auf dem kürzesten Wege, also senkrecht, durch das Gewebe gestochen, auf der Wundseite gefaßt, ihrer Form entsprechend durchgezogen und auf der anderen Seite von innen nach außen geführt. Die Fixierung des Wundrands mit einer Pinzette erleichtert die Führung und Kontrolle ihres Weges durch das Gewebe. Bei kleinen Wunden und geringem Widerstand kann die Nadel, ohne den Nadelhalter umzusetzen, durch beide Wundseiten geführt werden. Die Wundränder werden dazu entweder gesondert oder zusammen mit der Pinzette fixiert.

Um eine gleichmäßige Belastung und gute Adaptation beider Wundseiten zu gewährleisten, sollen Ein- und Ausstich im gleichen Abstand vom Wundrand liegen. Der Abstand vom Wundrand richtet sich nach dem Gewebe und beträgt etwa 3–10 mm, bei Entlastungsnähten je nach Situation 20 mm und mehr. Wichtig ist, daß die Nadel auf beiden Seiten den gleichen Lauf nimmt und so viel Gewebe gefaßt wird, daß die Wundflächen auch in der Tiefe gut aneinanderliegen (Abb. 6.10 a). Wird die Nadel auf beiden Seiten zu flach geführt, kann ein Hohlraum zurückbleiben (Abb. 6.10 b), in dem sich Blut oder Exsudat ansammelt, wodurch zumindest die Heilung verzögert wird. Faßt die Nadel auf beiden Seiten zu flach und zu weit, rollen sich die Wundränder nach innen oder außen um. Wird die Nadel bei einer gleichmäßigen Wunde auf einer Seite flach, auf der anderen tief gefaßt, hebt sich der tiefüber den flachgefaßten Wundrand, der sich außerdem meist noch etwas einrollt (Abb. 6.10 c). Der Abstand zwischen den einzelnen Nähten sollte etwa 10 mm betragen. Man setzt sie in einem größeren Abstand, wenn die Wundflächen gut aneinanderliegen. Wo es auf eine besonders sorgfältige Adaptation ankommt (Lid, Lippe, Vulva), wird man ggf. einen kleineren Abstand wählen.

Beim Knüpfen ist zu beachten, daß immer eine, wenn auch oft nur unbedeutende Wundschwellung einige Stunden post operationem eintritt. Die Fäden dürfen daher nur so weit angezogen werden, daß die Wundflächen gut aneinanderliegen. Werden sie zu straff geknüpft, schnüren sie und verursachen Zirkulationsstörungen, die für eine Infektion entlang des Fadens günstige Bedin-

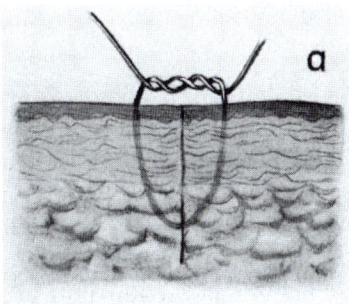 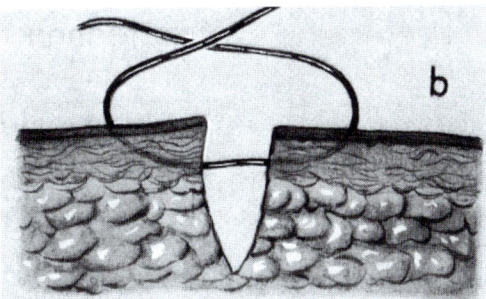 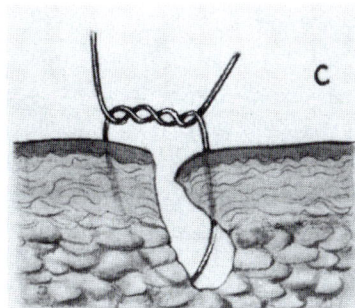

Abbildung 6.10 Nadelführung, **a** richtig; **b** zu flach; **c** ungleichmäßig

gungen schaffen sowie häufig eine Wundrandnekrose und damit eine Dehiszenz zur Folge haben. Der erste Knoten soll stets ein überschlagener sein (s. Abb. 6.1 a), weil er den Wundrand weniger als ein überschlungener (s. Abb. 6.1 b) drückt und der Faden am Knoten nicht so stark beansprucht wird.

Erleichtert wird das Nähen, vor allem bei größeren Wunden, wenn man die Wunde leicht anspannt, weil sich die Wundränder oft schon dadurch richtig aneinanderlegen. Bei einer geraden Wunde setzt man an den beiden Wundwinkeln entweder je einen einzinkigen Wundhaken, eine Hakenzange oder einen Haltefaden ein. Bei einem gebogenen oder gewinkelten Wundverlauf wird man einzelne Abschnitte durch Hakenzangen oder Haltefäden entsprechend fixieren.

Knopfnaht: Die Fäden werden senkrecht zum Wundspalt gelegt und einzeln geknüpft (Abb. 6.11). Je nach Situation können einzelne Nähte zur Entspannung mit größerem Abstand

zwischen Ein- und Ausstich und dem Wundrand gesetzt werden.

Rückläufige, Vierstich- oder U-Naht: Sie ermöglicht eine flächenmäßig gute und sichere Adaptation der Wundränder. Die Nadel wird senkrecht zum Wundspalt von der einen zur anderen Seite und wieder zurückgeführt (Abb. 6.12). Beim Knüpfen rollen sich die Wundränder nach außen auf und bilden einen Kamm.

Vertikale rückläufige Naht: Sie ermöglicht eine gute Adaptation der Wundränder. Die Nadel wird senkrecht zum Wundspalt von der einen zur anderen Seite und wieder zurückgeführt (Abb. 6.13) Ein- und Ausstich liegen beiderseits auf gleicher

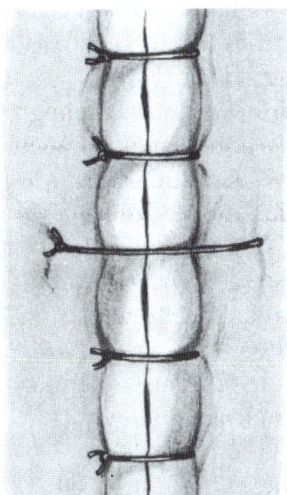

Abbildung 6.11
Knopfnaht

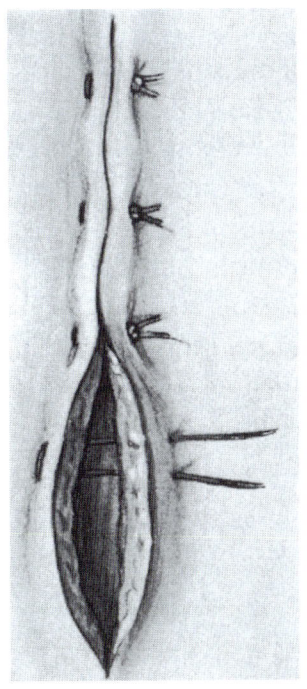

Abbildung 6.12
Rückläufige Naht

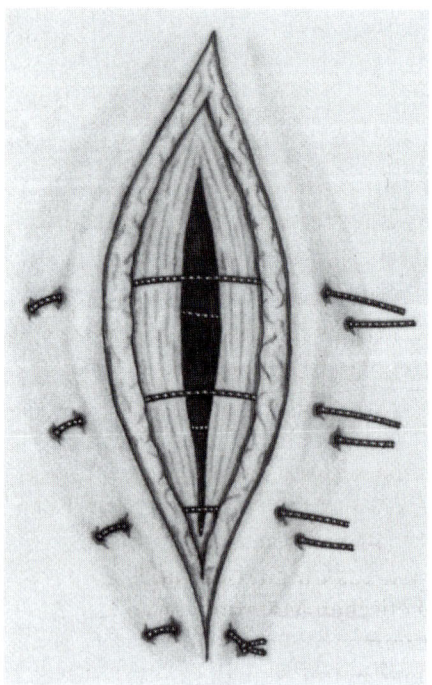

Abbildung 6.13 Vertikale rückläufige Naht

Fortlaufende Naht oder Kürschnernaht: Sie eignet sich zum schnellen Verschluß nicht unter Spannung stehender Wundränder (Abb. 6.15). Der Faden wird wie zu einer Serie von Knopfnähten geführt, aber nur am Anfang und Ende geknüpft. Die sichtbaren Fadenabschnitte liegen schräg über dem Wundspalt, die im Gewebe liegenden senkrecht zu ihm. Wird ohne Assistenz genäht, beginnt man im nächstgelegenen Wundwinkel und näht von sich fort. Die linke Hand hält die Pinzette und den aus der Naht kommenden Faden. Mit der rechten Hand wird die Nadel geführt und der Faden so weit durchgezogen, daß die linke nur umzugreifen braucht. Bei der fortlaufenden Naht mit Assistenz näht man vom Assistenten fort, also auf sich zu.

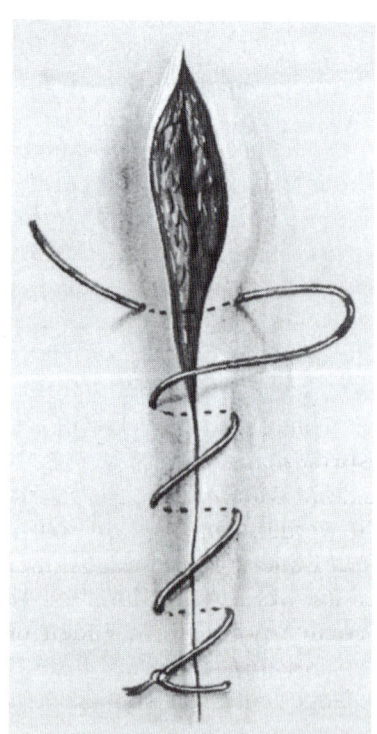

Abbildung 6.15
Fortlaufende oder
Kürschnernaht

Höhe, aber in unterschiedlichem Abstand zum Wundrand. Beim ersten Stich sollten Ein- und Ausstich weit (10–20 mm), beim rückläufigen Stich nahe (5–10 mm) am Wundrand liegen.

Diagonalnaht: Sie ermöglicht eine breitflächige Adaptation der Wundränder und eine geringe Verkürzung der Wunde. Die Nadel wird senkrecht zum Wundspalt von der einen zur anderen Seite und daneben nochmals in der gleichen Weise geführt (Abb. 6.14).

Matratzennaht: Sie ist eine Folge von rückläufigen Fäden (Abb. 6.16). Gegenüber der Kürschnernaht ist die Vereinigung der Wundränder durch die Kammbildung besser und auch sicherer. Das erste Heft wird wie zur Knopfnaht gesetzt und geknüpft. Die Nadel wird nun in einem Abstand von einigen Millimetern neben dem Ausstich senkrecht zum Wundrand wieder eingestochen und zur anderen Wundseite geführt. Ein- und Ausstich liegen also auf beiden Wundseiten im gleichen Abstand zum Wundspalt und die sichtbaren Fadenabschnitte parallel zu ihm.

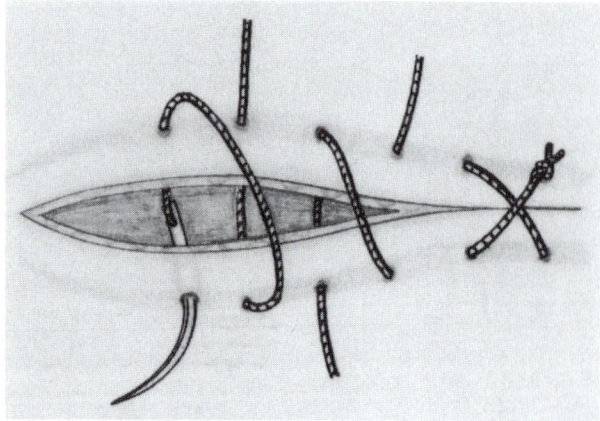

Abbildung 6.14 Diagonalnaht

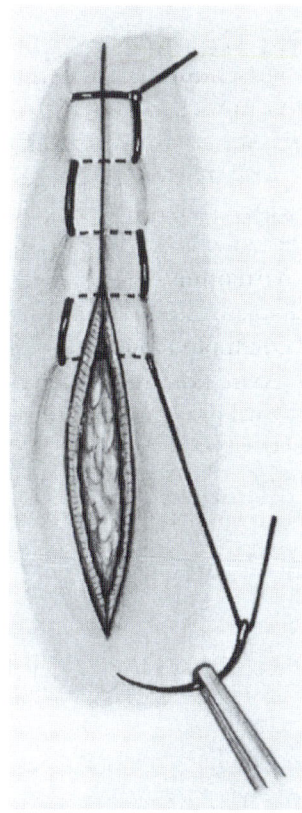

Abbildung 6.16
Matratzennaht

Hautnaht

Zur Hautnaht verwendet man in der Regel nicht resorbierbares Nahtmaterial. Nur dann, wenn die genähte Wunde unter einem Dauerverband gehalten werden soll oder die Entfernung der Fäden nicht ohne größere Maßnahmen (Narkose) möglich ist, werden resorbierbare Fäden verwendet.

Nicht resorbierbare Fäden der Hautnaht werden zwischen dem 8. und 12. Tag entfernt. Werden sie länger belassen, können vor allem stärkere Fäden entzündliche Reaktionen verursachen. Beim Fadenziehen ist zu beachten, daß der über der Haut liegende Fadenabschnitt nicht durch den Stichkanal gezogen wird. Man hebt deshalb das Heft mit der Pinzette an und durchtrennt den Faden dicht über dem Ein- oder Ausstich mit einem Scherenschlag.

Intrakutannaht: Sie ermöglicht eine fast narbenlose Wundheilung. Zu Beginn wird die Nadel ohne Perforation der Haut auf der einen Wundseite von innen nach außen und auf der anderen Seite von außen nach innen durch das Gewebe geführt und geknotet, so daß der Knoten subkutan liegt. Die Lage der Wundränder hängt von der

weiteren Nadelführung ab. Wird die Nadel auf beiden Wundseiten parallel (Abb. 6.17) zum Wundrand geführt, legen sich die Wundränder flach aneinander; wird sie dagegen senkrecht zum Wundrand eingestochen, bildet sich ein kleiner Kamm. Als Abschlußknoten setzt man den der fortlaufenden Naht. Um ihn, wie den Anfangsknoten, subkutan lagern zu können, wird die Nadel zum Schluß auf einer Wundseite von innen nach außen und auf derselben Seite von außen nach innen durch das Gewebe geführt. Der vor dem Einstich von innen nach außen liegende Fadenteil und das Fadenende, also beide subkutan liegenden Fadenabschnitte, werden zum Schürzen des Knotens genommen. Da bei dieser Naht der Faden nicht entfernt werden kann, wird man einen dünnen Faden aus Catgut oder langsam resorbierbarem synthetischen Material verwenden, der allerdings nicht immer reaktionslos einheilt.

Diese Nachteile haften der knotenlosen Naht mit feinstem Draht nicht an (Abb. 6.17). Am Fadenende befestigt man eine Glasperle oder ein Stückchen Gummischlauch, führt den Draht wechselseitig durch die Wundränder, zieht die Naht an, bis die Wundränder aneinanderliegen, und befestigt nun am anderen Fadenende ebenfalls eine Glasperle oder ein Stückchen Gummischlauch. Die in beiden Wundwinkeln auf der Haut liegenden Glasperlen ersetzen die Knoten.

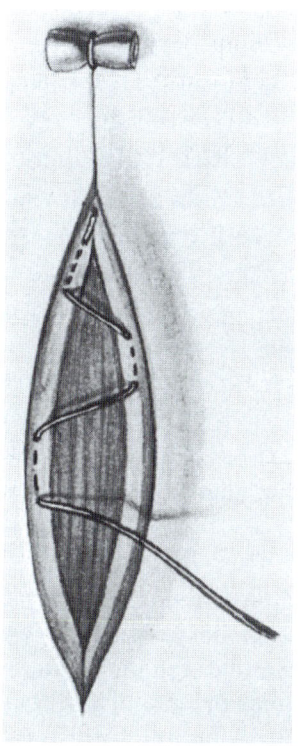

Abbildung 6.17
Intrakutannaht

Nach 8–10 Tagen wird der Draht nach Abschneiden einer Perle durch Zug an der anderen entfernt.

Wundverschluß mit Klammern: Er eignet sich zur Adaptation von Wundrändern, die nicht unter Spannung stehen. Die Klammern nach MICHEL werden instrumentell gesetzt und entfernt (Abb. 6.18). Um einen guten Sitz der Klammern zu erreichen, faßt zunächst eine Hand mit einer Pinzette beide Wundränder und bildet einen Kamm. Die andere Hand setzt dann die Klammer mit dem Spezialgerät bzw. einer -pinzette an und hält sie so lange, bis die erste Hand mit der Pinzette im Abstand von 10–20 mm wieder beide Wundränder gefaßt hat. Moderne Clips werden mit einem Stapler angebracht, der aus einem wiederverwendbaren Clip-Griff und einem auswechselbaren Magazin besteht. Der schräg zur Hautoberfläche angesetzte Stapler erlaubt eine sichere Plazierung der Clips. Zur Entfernung dient ein scherenähnliches Spezialinstrument. Der Wundverschluß mit Klammern ist sehr einfach und schnell ausführbar, die Adaptation der Wundränder aber nicht so zuverlässig wie bei einer Naht.

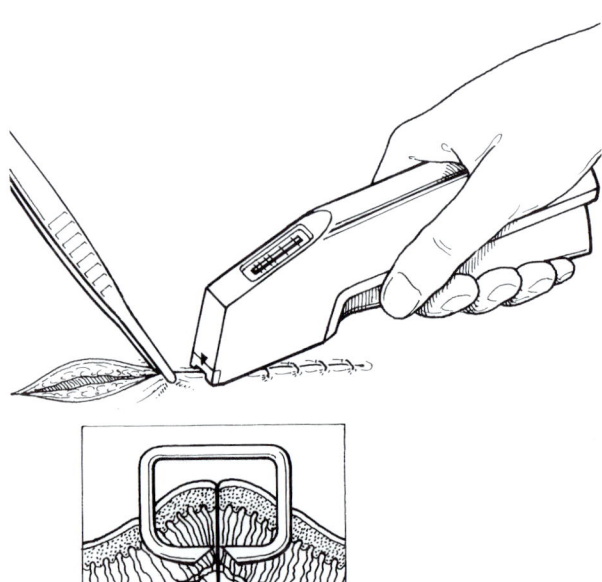

Abbildung 6.18 Wundverschluß mit Klammern

Hautfaltendecknaht: Die Fäden werden etwa 3 cm beiderseits der Hautnaht in größerem Abstand durch die Haut ein- und ausgestochen und über einem auf die Hautnaht gelegten Gazestreifen geknüpft (Abb. 6.19).

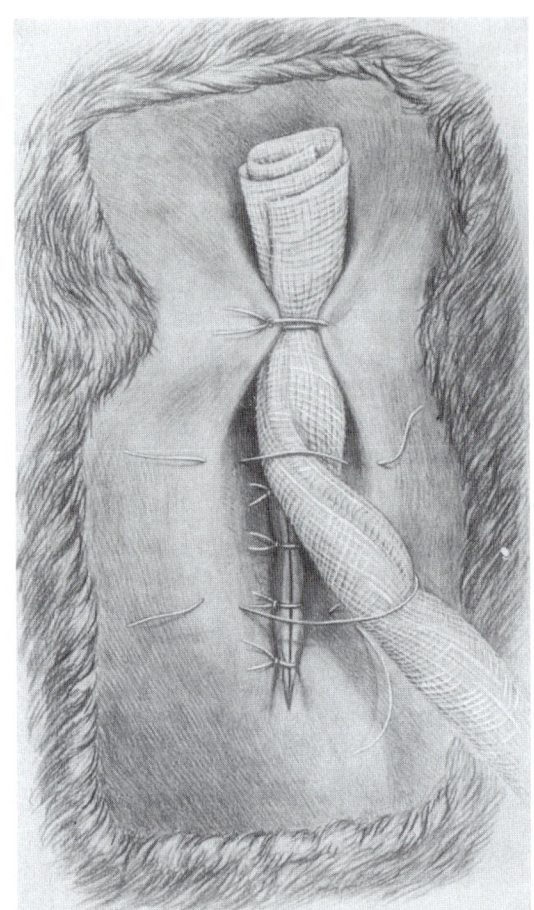

Abbildung 6.19 Hautfaltendecknaht

Achternaht: Es werden die tieferen Wundabschnitte – Faszie, Muskulatur – zusammen mit der Haut vereinigt (Abb. 6.20). Die Nadel wird auf einer Wundseite durch die Haut, dann von der anderen Wundseite aus in umgekehrter Richtung durch Faszie und Muskulatur, eventuell auch Peritoneum, beider Wundseiten und schließlich durch die Haut des gegenüberliegenden Wundrands geführt.

Wird die Nadel neben dem Ausstich wieder durch die Haut und auf der anderen Wundseite neben dem Einstich wieder herausgeführt, hat man eine rückläufige Achternaht. Es liegt kein Faden auf der Wunde. Beim Knüpfen bildet die Haut einen Kamm.

Man erspart sich bei dieser Naht eine versenkte Nahtreihe. Außerdem wird die Hautnaht durch die gleichzeitige Adaptation der tiefen Wundabschnitte etwas entlastet. Sie bedarf allerdings einer längeren Zeit zur Vernarbung (etwa 12–14 Tage) und hat den Nachteil, daß bei einer Infektion entlang des Fadens die tieferen Wundabschnitte gefährdet sind.

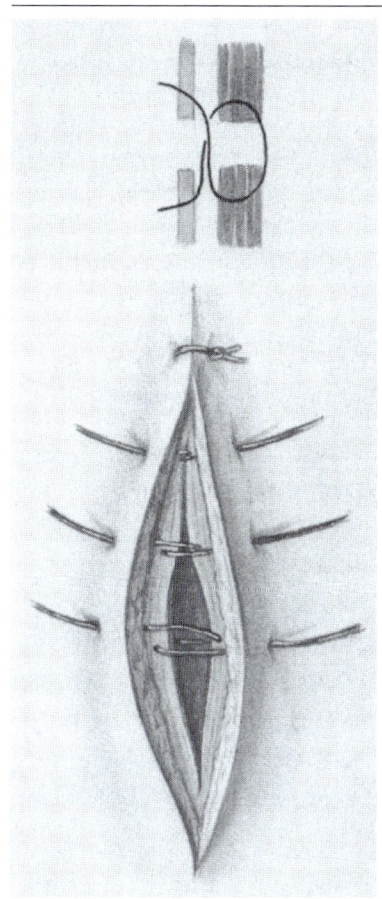

Abbildung 6.20
Achternaht

Von Fall zu Fall ist zu entscheiden, ob die Wundränder mit Einzelnähten oder einer fortlaufenden Naht zu adaptieren sind.

Nach ALBERT bezeichnet man die Naht, bei der alle Schichten gefaßt werden (Abb. 6.21 a).

Nach LEMBERT werden die Nahtverfahren benannt, bei denen auf beiden Wundseiten nur Tunica serosa und Tunica muscularis gefaßt werden (Abb. 6.21 b).

Das Prinzip der zweireihigen Nahtvereinigung führte CZERNY (Abb. 6.21 c) ein. Eine Darmnaht nach CZERNY kann demnach aus einer ALBERT- und einer LEMBERT-Naht oder aus zwei LEMBERT-Nahtreihen bestehen.

Die erste Nahtreihe der CZERNY-Naht wird im allgemeinen als dreischichtige Knopf- oder fortlaufende Naht gesetzt. Die Nadel wird etwa 3 mm vom Wundrand entfernt ein- und ausgestochen. Der Abstand zwischen den einzelnen Heften beträgt etwa 5–7 mm. Bei der fortlaufenden Naht ist darauf zu achten, daß nach jedem Nadelgang durch beide Wundseiten der Faden entsprechend angespannt wird.

Kürschnernaht (Abb. 6.22): Vor dem Anspannen des Fadens der dreischichtigen fortlaufenden

Schleimhautnaht

Die Fäden werden flach gesetzt und nur locker angezogen. Eine kosmetisch sorgfältige und eine der Beanspruchung in den einzelnen Wundabschnitten entsprechende Adaptation der Wundflächen wird man am besten mit Knopf- oder rückläufiger Naht erreichen.

Darmnaht

Um einen gleichmäßigen Wundverschluß zu erreichen, sollte man zunächst an beiden Wundwinkeln je ein Knopfheft setzen und sich die Wunde durch Zug an den langgelassenen Fadenenden (Haltefäden) entsprechend spannen lassen. Bei einer alle Schichten greifenden Naht ist ein resorbierbarer und möglichst dünner Faden zu verwenden. Zur einstülpenden Naht kann resorbierbares oder nicht resorbierbares Nahtmaterial verwendet werden.

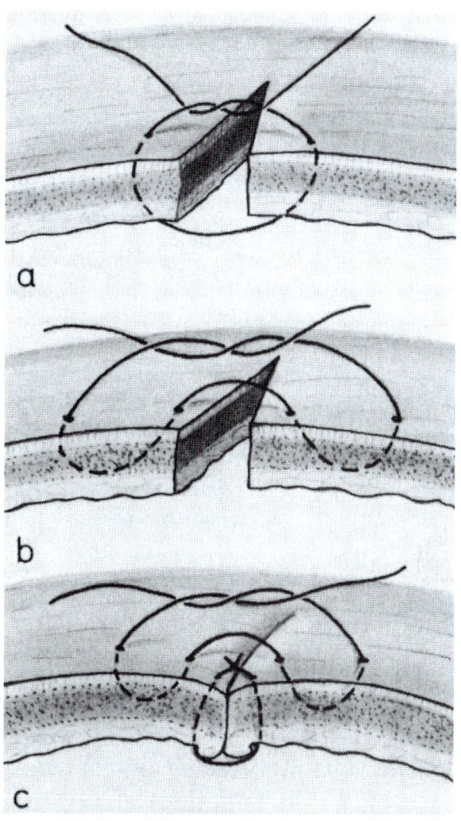

Abbildung 6.21 Prinzip der Darmnähte
a Dreischichtnaht (nach ALBERT); **b** Zweischichtnaht (nach LEMBERT); **c** einstülpende zweireihige Naht (nach CZERNY)

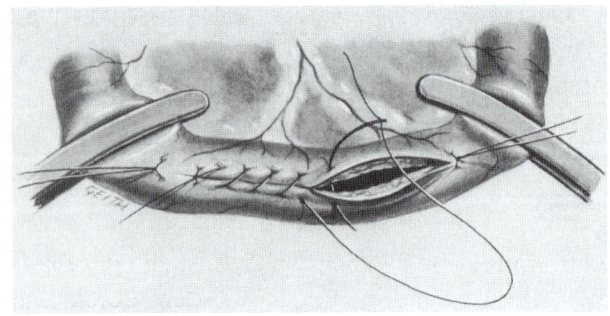

Abbildung 6.22 Dreischichtige fortlaufende Kürschner-Darmnaht

Fall aber mit einem nicht zu starken resorbierbaren Faden vereinigt. Bei quer durchtrennter Muskulatur sind die Bedingungen nur dann günstig, wenn die Naht nicht durch besondere Spannung beansprucht und durch eine korrekte Faszien- und Hautnaht entlastet wird. Gelingt die Naht der quer durchtrennten Muskulatur nicht, weil die Fäden das lockere Gewebe wegen zu großer Spannung durchschneiden, kann man an beiden Stümpfen einige Knopfnähte senkrecht zur Faserrichtung und in diese die Nähte zur Adaptation der Wundflächen legen (Abb. 6.24).

Naht ist die Schleimhaut ggf. mit der Pinzette zurückzuschieben.

Naht nach SCHMIEDEN (Abb. 6.23): Der Anfangsknoten wird nach dem Prinzip der LEMBERT-Naht gesetzt. Die weitere Nadelführung mit einem ausreichend lang belassenen Fadenende ist dann Schleimhaut → Serosa der einen, Schleimhaut → Serosa der anderen Wundseite. Die Wundränder rollen sich gut ein, obwohl im Bereich des Fadens jeweils Schleimhaut an Serosa liegt. Trotz dieses zumindest theoretisch vorhandenen Mangels dichtet diese Naht die Wunde ausgezeichnet ab.

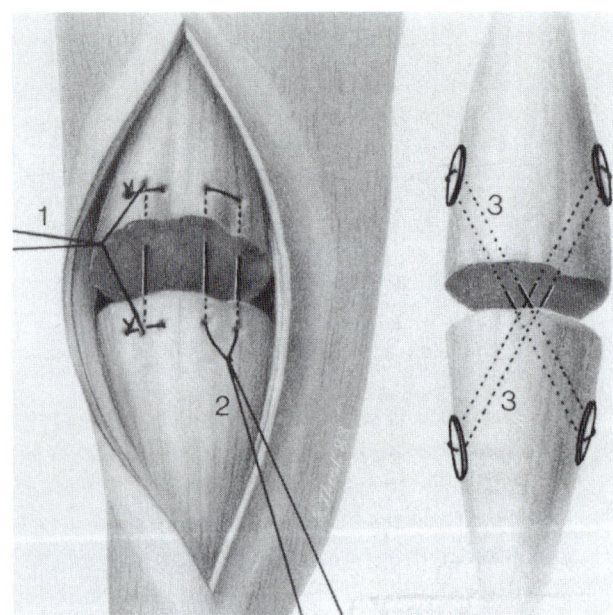

Abbildung 6.24 Muskelnähte
1 Knopfheft mit horizontaler Fixierung; **2** Rückläufiges Heft; **3** Knopfspannungsnaht

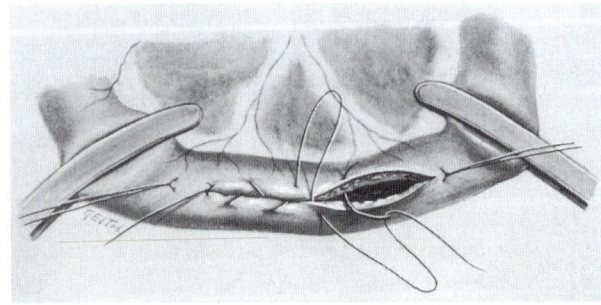

Abbildung 6.23 Dreischichtige fortlaufende Darmnaht (nach SCHMIEDEN)

Muskelnaht

Der Erfolg einer Muskelnaht wird davon abhängen, ob die Wundflächen ohne nennenswerte Druck- und Zugbeanspruchung adaptiert werden können. Günstig dafür sind die Bedingungen, wenn die Zusammenhangstrennung parallel zum Faserverlauf besteht, weil die Wundflächen ohnehin aneinanderliegen. Von der Situation wird es abhängen, ob man die Wundflächen mit Einzelnähten oder einer fortlaufenden Naht, auf jeden

Zu beachten ist, daß die Stützhefte nur locker geknüpft werden, damit die doppelt beanspruchten Abschnitte nicht nekrotisch werden.

Beim Vorhandensein einer stärkeren Faszienscheide wird diese zusammen mit oberflächlichen Muskelanteilen zirkulär durch rückläufige Nähte aus dünnem, langsam resorbierbarem Material adaptiert. Die Funktion einer Faszienscheide kann zur Vermeidung des Ausreißens der Fäden auch durch aufgenähte Streifen einer noch stärkeren Faszienplatte, wie der Fascia lata, übernommen werden.

Guter Schutz vor dem Ausreißen der Fäden wird durch Knöpfe geboten, durch deren Löcher ein rückläufiger Faden geführt wird (Abb. 6.24).

Fasziennaht

Faszien werden mit runder Nadel und möglichst feinem Faden genäht. Durch die Fasziendoppelung (Abb. 6.25) kann eine größere Festigkeit des Wundbereichs in besonders beanspruchten Abschnitten (Bauchdecke) erzielt werden. Als Nahtmaterial kommt gewöhnlich langsam resorbierbares in Frage.

Besonders beanspruchte Abschnitte können bei ausreichender Festigkeit des Gewebes auch mit nicht resorbierbarem Material (Supramid, Draht) genäht werden.

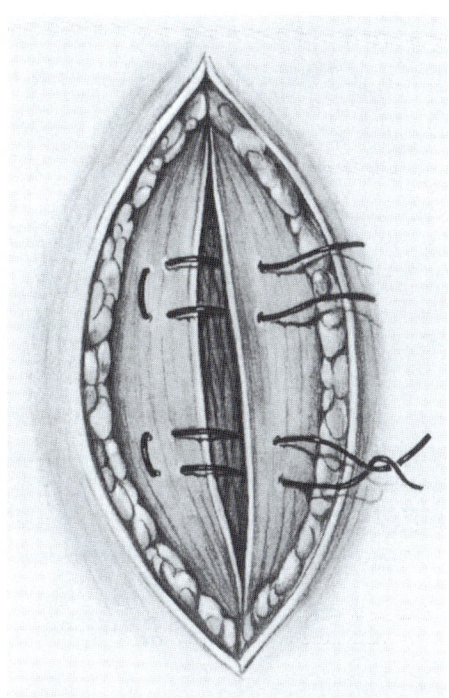

Abbildung 6.25 Fasziendoppelung nach HANS

Sehnennaht

Nahtmaterial: Langsam resorbierbarer monofiler Kunststoffaden mit zwei endständigen Nadeln. Durch die glatte Oberfläche ist eine schonende reibungslose Plazierung im Sehnengewebe möglich. Die Fadenstärke richtet sich nach dem zu nähenden Sehnenquerschnitt (meistens 1,5 oder 2 metric).

Naht nach KIRCHMAYR (Abb. 6.26): Der Sehnenstumpf wird ca. 1 cm von der Durchtrennungsstelle entfernt quer durchstochen. Danach wird etwa ein Viertel des Sehnenquerschnittes aufgefä-

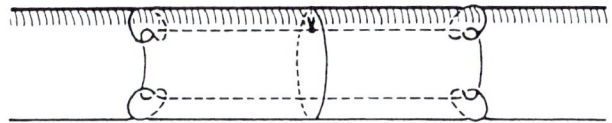

Abbildung 6.26 Sehnennaht nach KIRCHMAYR

delt, indem man etwas seitlich versetzt erneut einsticht und nunmehr den Faden durch die Längsachse beider Stümpfe führt. Nach dem distalen Ausstich wird ein Teil der Sehne wieder aufgefädelt und die Nadel über die Durchtrennungsstelle hinweg zurückgeführt. Beide Fadenenden werden vorsichtig angezogen, bis die Stümpfe adaptiert sind, und dann miteinander verknotet.

KLEINERT modifizierte die Nahttechnik von KIRCHMAYR. Der Faden wird zwischen den Sehnenstümpfen verknotet, so daß er versenkt liegt (Abb. 6.27a). Die Sehnenstümpfe werden zusätzlich durch eine fortlaufende, zirkuläre Naht mit einem langsam resorbierbaren Faden (0,7 metric) adaptiert (Abb. 6.27b).

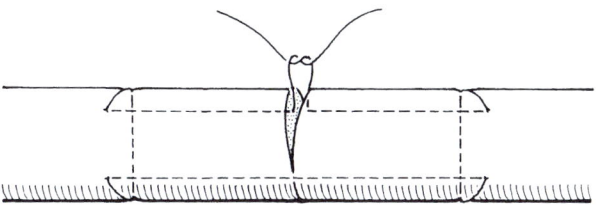

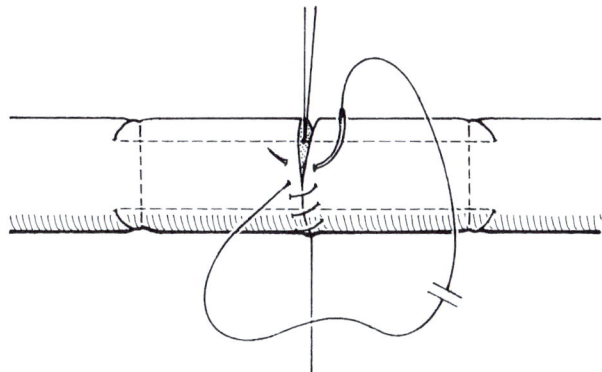

Abbildung 6.27 a, b Sehnennaht nach KLEINERT

KESSLER modifizierte diese Naht, indem er zwei Fäden benutzte (für jeden Sehnenstumpf einen) die er an den Ecken knüpfte. Zuvor wird ein Viertel der Sehne nochmals fest verschlungen (Abb. 6.28). Dabei soll ein besserer Halt in den Sehnenbündeln erreicht werden. Es sollte mit

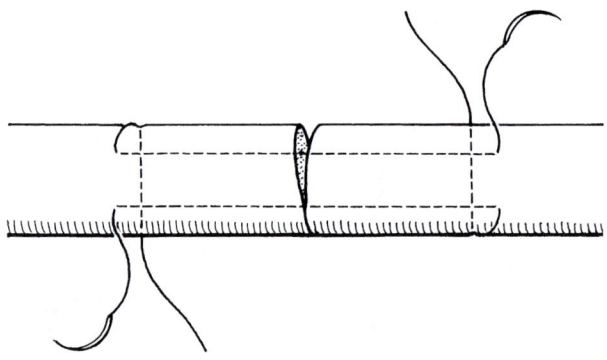

Abbildung 6.28 Sehnennaht nach KESSLER

möglichst dünner atraumatischer Nadel und sehr langsam oder nicht resorbierbarem Faden genäht werden.

Naht nach BUNNELL (Abb. 6.29): Ein an beiden Enden mit einer Nadel armierter Faden wird zunächst quer und dann mit beiden Fadenenden zwei- oder dreimal diagonal durch den proximalen Sehnenstumpf geführt. Bei der folgenden Diagonalen kreuzen die Fäden auf dem Sehnenquerschnitt aus dem proximalen in den distalen Sehnenstumpf. Die weiteren zwei bis drei Diagonalführungen liegen im distalen Sehnenstumpf. Der abschließende Querstich mit einem Fadenende bringt die Fäden in eine für das Knüpfen ge-

eignete Position. Die Fäden sind vor dem Einstich in den distalen Stumpf und vor dem Knüpfen anzuspannen.

Sehnendoppelung (Abb. 6.30): Wenn eine sorgfältige End-zu-End-Vereinigung unmöglich oder nicht nötig ist, können dünne und schmale Sehnenstümpfe übereinandergelegt und durch rückläufigen Faden fixiert werden.

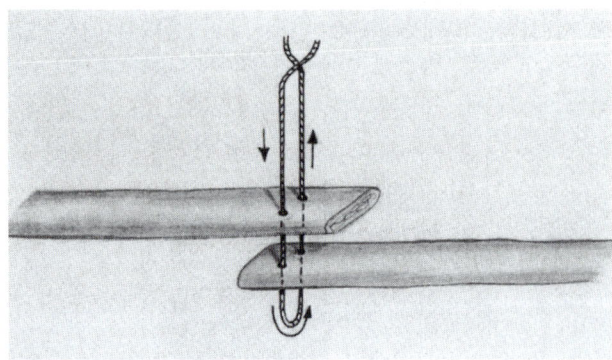

Abbildung 6.30 Vereinigung zweier Sehnenstümpfe durch Doppelung

Nachbehandlung ❏ Jede Sehnennaht, unabhängig von der Nahtmethode, erfordert eine Ruhigstellung von 4–5 Wochen, bis die Naht funktionell belastbar ist. Je größer der Sehnenquerschnitt, desto länger muß ruhiggestellt werden. Die anschließende Belastung sollte langsam aufbauend erfolgen.

Gefäßnaht

Die gute kollaterale Blutversorgung macht in der Regel eine Gefäßnaht überflüssig. Bei Verletzung oder Durchtrennung eines größeren Gefäßes kann sie jedoch angezeigt sein.

Je eine weichfassende Gefäßklemme wird beiderseits der Verletzung auf das Gefäß gesetzt. Um ein Verziehen der Wundränder und Schädigungen der Intima durch Fassen mit der Pinzette zu vermeiden, werden Haltefäden (atraumatisches Nahtmaterial) gelegt und mit Klemmen gesichert. Die Haltefäden liegen bei einem Einriß etwas peripher der Wundwinkel, bei Durchtrennung nach Fassen der Ränder beider Gefäßstümpfe einander

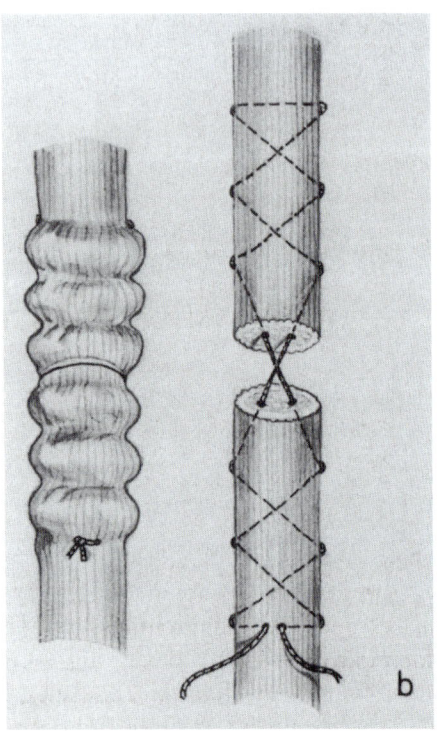

Abbildung 6.29 Sehnennaht nach BUNNELL

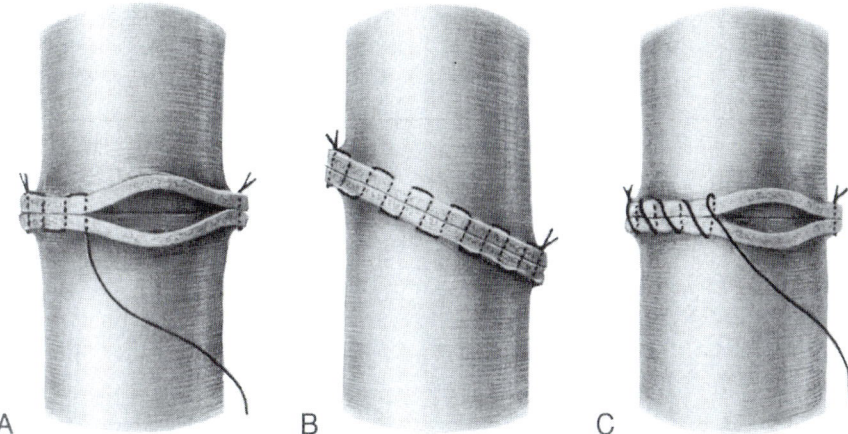

Abbildung 6.31 Gefäßnähte
A Matratzennaht bei horizontaler Adaptation; **B** Matratzennaht bei schräger Adaptation; **C** Kürschnernaht bei horizontaler Adaptation

gegenüber. Koagula werden entfernt und das zwischen den Klemmen befindliche Gefäßlumen mit heparinisierter Elektrolytlösung gespült.

Die Wundränder werden mit rückläufigen, alle Schichten der Gefäßwand fassenden Fäden (0,4–1 metric, langsam oder nicht resorbierbares, vorzugsweise monofiles, atraumatisches Nahtmaterial) adaptiert (Abb. 6.31).

Anschließend wird zunächst die der Stromrichtung des Blutes abgewandte, dann die proximal gelegene Gefäßklemme gelöst. Eine geringe Sikkerblutung wird durch Fingerkompression gestillt. Falls dies nicht ausreicht, werden nach erneutem Aufsetzen der Klemmen ergänzende Nähte gelegt.

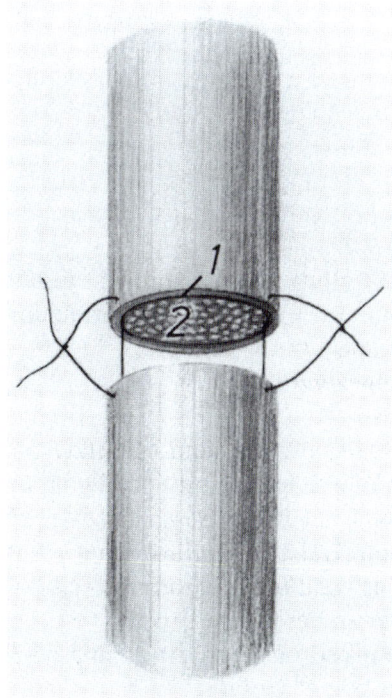

Abbildung 6.32
Nervennaht
1 Epineurium;
2 Nervenfaserbündel

Nervennaht

Die Stümpfe werden glatt geschnitten und mit nur das Epineurium fassenden Knopfheften (feinstes, nicht resorbierbares, atraumatisches Nahtmaterial) adaptiert. Zu beachten ist, daß die Stümpfe nicht gedreht, nicht gequetscht und spannungslos fixiert werden (Abb. 6.32).

Drainagen

Definition: Drains sind Implantate, die vorübergehend in Wund- oder Körperhöhlen eingelegt werden, um Flüssigkeiten oder Gase abzuleiten, zu drainieren.

Je nach Wirkungsmechanismus gibt es zwei Drainagetypen:
a) passive Drainagen
b) aktive Drainagen

Passive Drainagen funktionieren nach dem Schwerkraftprinzip, durch Kapillarwirkung oder Druck der Flüssigkeitsansammlung in der Wunde. Dieser Druck wird durch die Bewegung des Gewebes oder durch äußere Verbände erzeugt. Das Sekret fließt entlang der Drainoberfläche. Die Effektivität einer passiven Drainage hängt von ihrer Oberflächenbeschaffenheit des Drains ab. Verbreitete passive Drainagetypen sind die Penrose-, die Wellblech- und die Gazedrainage.

Penrosedrain: Er besteht aus einem Weichgummischlauch unterschiedlichen Durchmessers. In diesen kann auch ein Gazestreifen eingelegt werden, um das Lumen offen zu halten. Das Sekret fließt innen, meistens aber entlang der Außenfläche ab.

Wellblechdrain: Er wird in unterschiedlicher Form und Größe aus Gummi oder Kunststoff hergestellt und dient vor allem der Ableitung von Eiter aus infizierten Wunden und Abszeßhöhlen.

Gazedrain: Wird meistens dort angewandt, wo ein Tamponadeeffekt erwartet wird, so z. B. bei großen Abszeßhöhlen, nach einer Rhinotomie usw.

Ringdrainage: Diese wird ringförmig angelegt, so daß sich der mittlere Teil des Drains in der Wund- oder Abszeßhöhle befindet und die beiden Enden außerhalb verknotet werden können. Bei Entfernung einer Ringdrainage muß darauf geachtet werden, daß nicht Drainteile, die sich außen befanden und somit kontaminiert sind, durch die Wundhöhle gezogen werden. Aus diesem Grund wird der Drain vor dem Entfernen unmittelbar an der Ein- oder Austrittspforte mit einer sauberen Schere durchtrennt.

Am besten eignet sich als Ringdrainage der Gaze- oder Penrosedrain, da ein Verknoten möglich ist. Wird ein Schlauch zur Ringdrainage angewandt, so muß durch diesen zunächst ein Faden eingeführt werden, dessen Enden unmittelbar an den Austrittstellen verknotet werden.

Aktive Drainagen sind solche, bei denen das Wundsekret oder Gas durch Unterdruck von außen abgesaugt wird. Der Drain besteht aus einem Schlauch, dessen Ende sich in der Wunde oder einem Hohlraum befindet und mehrere kleine Löcher in der Wand aufweist. Der Unterdruck wird außen maschinell (Sauggerät), durch einen komprimierten Ballon (Redondrain) oder durch eine blockierte Einmalspritze erzeugt. Durch Interposition einer Wassersäule kann bei Anwendung eines Sauggerätes die Vakuumwirkung kontrolliert werden (s. Abb. 11.4, S. 209). Diese soll 80, im Thorax 30 cm Wassersäule nicht übersteigen, um ein Ansaugen von Gewebe mit Blockade des Systems zu vermeiden.

Vorteil dieser Drainagen ist, daß sie nicht so leicht verstopfen und darüber hinaus ein geschlossenes System darstellen, welches das Risiko einer Wundkontamination minimiert.

Redondrainage: Angewandt wird diese Drainage vor allem in der Orthopädie, um Blutungen und Sekret aus tieferen Schichten abzuleiten. Hierzu wird ein dünner mehrfach perforierter Schlauch mit Hilfe eines Führungsspießes neben der Wunde durch Unterhaut und Haut nach außen geführt. Dies soll eine aufsteigende Kontamination der Wunde vermeiden. Außen wird der komprimierte Ballon angeschlossen. Dieser stellt mit dem Drain eine Einheit dar. Durch Kompression des Ballons wird ein Dauersog erzeugt, der Wundsekret und Blut absaugt. Diese Redondrainage wird üblicherweise schon nach 24 Stunden entfernt.

BÜLAU-Drainage: Sie wird zur Thoraxdrainage verwendet. Sie hat die Aufgabe, neben dem Absaugen von Blut und Sekret, einen negativen Druck im Pleuralraum aufrechtzuerhalten. Dazu muß das äußere Schlauchende mit einem geschlossenen System verbunden sein, das eine Flasche zum Auffangen von Sekret und eine Wassersäule zum Druckausgleich enthält.

Das Einlegen der Thoraxdrainage wird durch einen im Lumen liegenden spitzen Führungsspieß erleichtert. Zuvor wird die Haut mit einer Stichinzision perforiert. Um den Unterdruck zu sichern, wird ein Einwegventil (z. B. HEIMLICH-Ventil) zwischengeschaltet. Dieses Ventil erlaubt lediglich einen Luftstrom von innen nach außen. Bei Inspiration kann keine Luft in den Pleuraraum eindringen. Bei der Exspiration dagegen wird freie Luft aus dem Pleuraraum gepreßt.

Nach Entfernen der Drainage kann das eingelegte Ende einer bakteriologischen Untersuchung mit Resistenzprüfung unterzogen werden. Anhand dieser können Wundinfektionen frühzeitig ausgemacht und rechtzeitig einer gezielten Antibiotikabehandlung unterzogen werden.

Komplikationen:
1. Wundnahtdehiszenz, insbesondere dann, wenn die Drainage im Wundwinkel austritt. Es ist besser, die Drainage etwas entfernt von der primären Wundnaht austreten und bis zur Austrittstelle subkutan verlaufen zu lassen.
2. Aufsteigende Infektion, vor allem bei retrograden Spülungen. Diese sollten tunlichst unterlassen werden
3. Verlegung der Drainage. In diesem Fall keine retrograde Spülung vornehmen, sondern Drain entfernen.
4. Äußeres Ende wird vom Patienten abgebissen, so daß die Entfernung des Drains eine erneute Operation erfordert. Aus diesem Grund sollte die Drainage mittels Verband geschützt oder der Patient durch Anbringen eines Halskragens am Beißen gehindert werden.

Spezielle Verfahren zum Wundverschluß

Entlastungsschnitt

Wie die zur Naht hergerichteten Hautränder am besten genäht werden, hängt von der Gewebsspannung, von der Nachgiebigkeit der Haut und von der Größe der Wunde ab. Bei ausreichender Beweglichkeit der Wundränder ist die Naht einer ovalen, rechteckigen oder dreieckigen Wunde nicht schwierig (Abb. 6.33–6.35). Ggf. kann die Haut durch Ablösen von der Unterlage, evtl. noch zusätzlich durch Entlastungsschnitte, beweglicher gemacht und dadurch die Spannung im Bereich der Naht verringert werden. Wichtig ist, daß das Mobilisieren der Hautränder stumpf zu erfolgen hat, da beim Präparieren mit dem Mes-

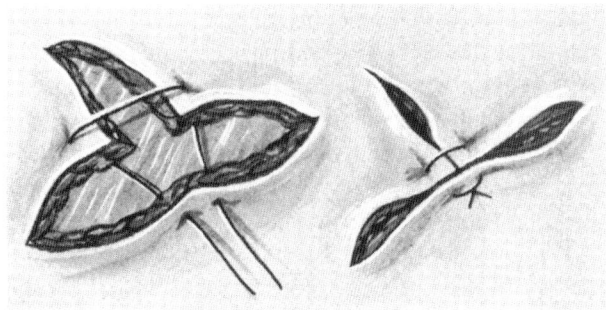

Abbildung 6.35 Naht einer dreieckigen Wunde

ser die die Haut versorgenden Gefäße und Nerven durchtrennt würden. Am schonendsten erreicht man das, indem man eine COOPER-Schere mit geschlossenen Branchen unter die Haut schiebt und sie dann öffnet. Die größeren Gefäße und Nerven der Haut werden dabei zwar gedehnt, sie bleiben aber erhalten.

Durch Entlastungsschnitte wird die Beweglichkeit der Wundränder vergrößert, so daß auch größere Substanzverluste abgedeckt werden können (Abb. 6.36–6.39). Der Erfolg einer Plastik hängt davon ab, daß der mobilisierte Hautabschnitt ausreichend durchblutet bleibt und der Unterlage aufliegt. Deshalb ist zu beachten, daß

- die mobilisierten Wundränder spannungslos durch die Naht adaptiert werden,
- bei Entlastungsschnitten parallel zur Wunde die Breite der Hautbrücke mindestens die Hälfte

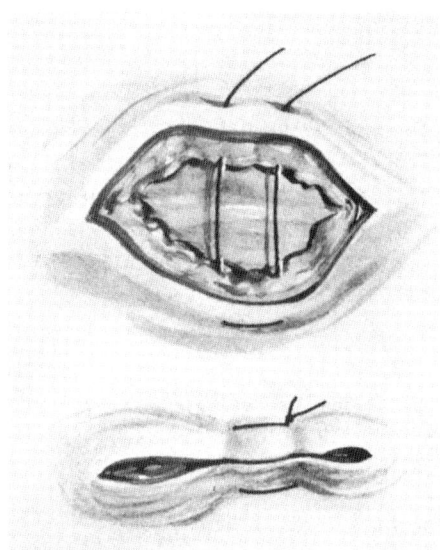

Abbildung 6.33 Naht einer ovalen Wunde

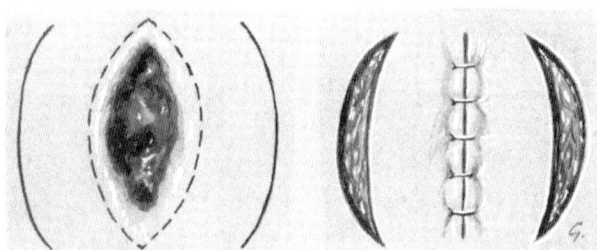

Abbildung 6.36 Schnittführung zur Mobilisation der Wundränder bei ovaler Wunde

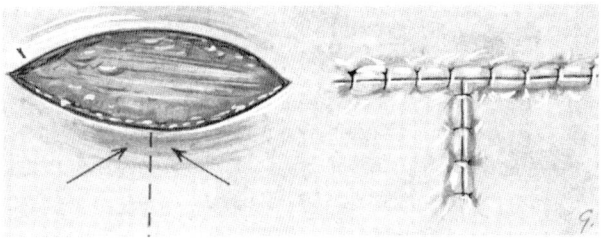

Abbildung 6.37 Schnittführung zur Mobilisation der Wundränder bei ovaler Wunde

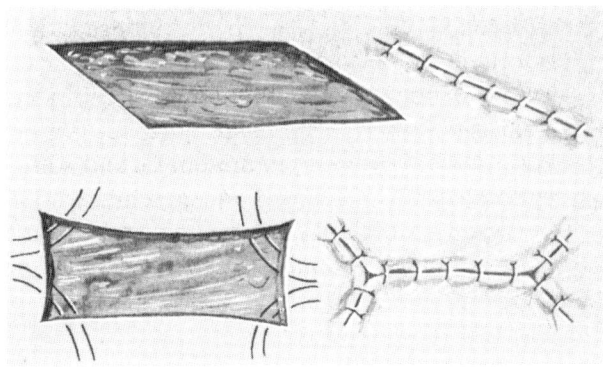

Abbildung 6.34 Naht einer rechteckigen Wunde

der Schnittlänge und bei Bogenschnitten die Hälfte der Sehnenlänge beträgt und

- das Wundgebiet durch einen Verband oder anderweitig geschützt wird. Der Verband soll das Wundgebiet ruhig stellen, die Naht entlasten und die verlagerten Hautbezirke gelinde gegen die Unterlage drücken.

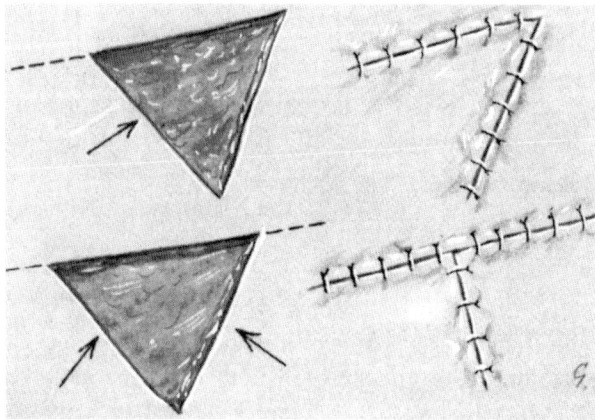

Abbildung 6.38 Schnittführung zur Mobilisation der Wundränder bei dreieckiger Wunde

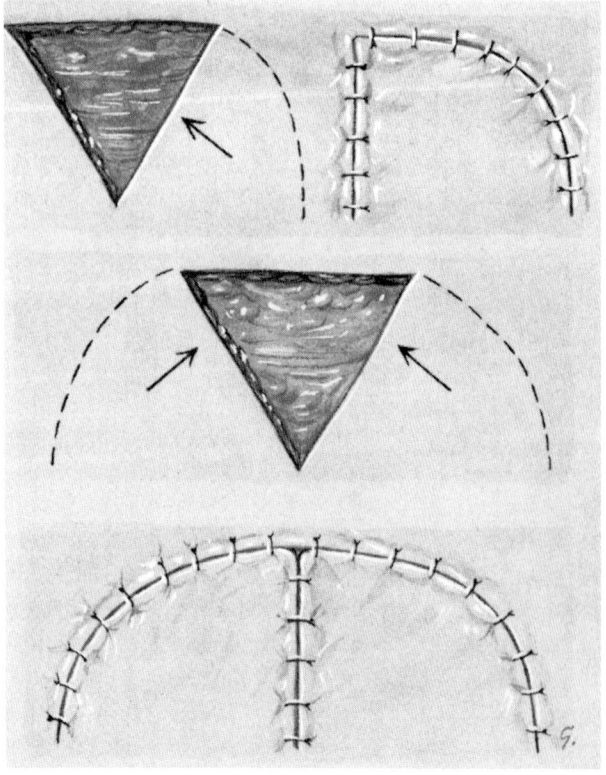

Abbildung 6.39 Schnittführung zur Mobilisation der Wundränder bei dreieckiger Wunde

Freie Hautverpflanzung

Für die freie Transplantation der Haut kommt nur autogenes Gewebe in Frage.

Vor der Entnahme des Transplantats wird die zu versorgende Wunde für die Aufnahme vorbereitet. Überschüssiges und weiches ungesundes Granulationsgewebe wird abgetragen. Dabei auftretende Blutungen werden sorgfältig gestillt, vorzugsweise durch Aufdrücken von Kompressen, die mit heißer physiologischer Kochsalzlösung oder 3 %igem Wasserstoffsuperoxid getränkt sind. Stärker blutende Gefäße werden schonend koaguliert.

Eine gesunde, weitgehend ebene und niveaugleiche Granulationsfläche wird mit warmer physiologischer Kochsalzlösung und mit Tupfern oder weicher Bürste gereinigt.

Zur Gewinnung des Transplantats wird die Entnahmestelle nach Rasur mit Wasser und Seife gereinigt und mit Alkohol-Äther abgetupft.

Bewährt hat sich die **Pfropfung nach Braun:** Zur Entnahme des Transplantats wird mit einer feinen anatomischen Pinzette eine kleine Hautfalte gebildet. Direkt unter der Pinzette wird die erfaßte Hautkuppe so ausgeschnitten, daß ein etwa 3–5 mm langes reiskornähnliches Hautstück aus Epidermis und Corium papillare entsteht. An der Entnahmestelle ist bei flacher Schnittführung das feinfaserige Korium, bei zu tiefer das grobfaserige lockere Unterhautbindegewebe sichtbar. Die für die Versorgung der granulierenden Wundfläche notwendigen Hautstückchen werden in einer Petrischale mit physiologischer Kochsalzlösung gesammelt. Zur Pfropfung wird mit einem schmalen Skalpell oder einem Gräfe-Messer ein etwa 5–8 mm tiefer Stichkanal schräg in das Granulationsgewebe gesetzt. Das Skalpell wird etwas zurückgezogen und der Einschnitt durch leichtes Abwinkeln gespreizt. Das mit einer feinen anatomischen Pinzette gefaßte Transplantat wird an der Klinge entlang vorgeschoben und schließlich mit der Skalpellspitze in die Tiefe gedrückt. Die Transplantate werden im Abstand von etwa 1 cm in die Wunde gepfropft und ggf. durch Druck auf die Granulationsfläche mittels Kompressen in ihrer Lage gehalten, bis die Blutungen sistieren.

Der versorgte Bezirk wird anschließend mit einer weitmaschigen und salbenhaltigen Gaze oder einer Metallfolie abgedeckt und durch einen Polsterverband geschützt.

Nachbehandlung ❏ Der erste Verbandwechsel erfolgt nach 3–4 Tagen, die weiteren je nach Situation im Abstand von 1–5 Tagen.

Literatur

Albers W, Geldmacher J, Giedl H, Beyer W (1982): Sehnennähte mit einem neuen monofilen synthetischen resorbierbaren Fadenmaterial (PDS-Faden der Stärke 6–0). Tierexperimentelle Erfahrungen. Chirurg 53:168

Amman, K (1952): Hautplastik und Transplantation beim Pferd. Schweiz Arch Tierheilk 94:2

Aron DN (1981): A „new" tendon stitch. J Am Anim Hosp Assoc. 17:587

Bonath KH, Vanini R, Koch H, Schnettler R (1996): Schußverletzungen – Ballistik, Pathophysiologie, chirurgisches Behandlungsprinzip. Tierärztl Prax 24:304

Ehrlich HP (1995): Regulation der Wundheilung aus der Sicht des Bindegewebes. Chirurg 66:165

Greulich M, Gubisch W, Reichert H (1987): Zur Physiologie der Sehnenheilung. medwelt 38:1524

Hampel NL, Johnson RG (1985): Principles of surgical drains and drainage. J Am Anim Hosp Ass 21:21

Harder F, Rothenbühler J-M, Oertli D (1993): Drainagen in der septischen Chirurgie. Chirurg 64:103

Hofstädter F (1995): Pathologie der Wundheilung. Chirurg 66:174

Hunt GB (1995): Skin fold advancement flaps for closing large sternal and inguinal wounds in cats and dogs. Vet Surg 24:172

Jansen B (1992): Kunststoffe in der Medizin – Anwendungen und Probleme. medwelt 43:896–901

Kessler I (1973): The „Grasping" technique for tendon repair. The Hand 5:253

Kuderna H (1987): Behandlung der schweren Weichteilinfektionen. Chirurg 58:718

Kunze K (1987): Historische Entwicklung der Beugesehnennaht. medwelt 38:1519

Laky R, Kocsis B (1974): Frühe Beurteilung der operativen Wundinfektion durch bakteriologische Untersuchung des entfernten Redon-Drains. Chirurg 45:123

Lee AH, Swaim SF, Henderson RA (1986): Surgical Drainage. Comp Cont Educ 8:94

Madison JB, Donawick WJ, Johnston DE, Orsini RA (1989): The use of skin expansion to repair cosmetic defects in animals. Vet Surg 18:15

Pope ER (1988): Skin grafting in small animal surgery. Part I. The normal healing process. Comp Cont Educ 10:915

Schebitz H (1961): Zur Hauttransplantation nach Braun beim Pferd. Berl Münch Tierärztl Wschr 68:443

Schumpelick V, Klever P, Töns Ch, Zeller H (1993): Drainagen – Materialien und physikalische Grundlagen. Chirurg 64:77–84

Schwemmle K, Linder R (1995): Prinzipien der primären und sekundären Wundversorgung. Chirurg 66:182

Smeak DD, Wendelburg KL (1989): Choosing suture materials for use in contaminated of infected wounds. Comp Cont Educ 11:467

Swaim SF, Bradley DM, Steiss JE, Powers RD, Buxton DF (1993): Free segmental paw pad grafts in dogs. Am J Vet Res 54:2161

Swaim SF, Poe ER, Lee AH, McGuire JA (1984): Evaluation of a practical skin grafting technique. Jour Am Anim Hosp Assoc 20:637

Swaim SF, Riddell KP, Geiger DL, Hathcock TL, McGuire JA (1991): Evaluation of surgical scrub and antiseptic solutions for surgical preparation of canine paws. Jour Am Vet Med Assoc 198:1941

Thiede A, Engemann R, Imhof M (1993): Drainagetechniken und Drainageprinzipien in der visceralen Chirurgie. Chirurg 64:90

Williams J, McHugh D, White R (1992): Use of drains in small animal surgery. In Practice; 73

Wolter D, Jürgens Ch, Neikes M (1993): Drainagen in der Unfall- und Wiederherstellungschirurgie. Chirurg 64:96

Osteosynthese

Osteosynthese mit Schraube

Schrauben werden zur Adaptation der Fragmente mit interfragmentärer Kompression und zur Befestigung einer Platte am rekonstruierten Knochen verwendet. Folgende Schrauben stehen zur Verfügung:

Kortikalisschraube (Abb. 7.1): Sie hat ein niedriges Gewinde vom Schraubenkopf bis zur Spitze. Sie wirkt als Zugschraube, wenn die schraubenkopfnahe Kortikalis (1. Kortikalis) als Gleitloch und die schraubenkopfferne Kortikalis (2. Kortikalis) als Gewindeloch angelegt werden (Abb. 7.3).

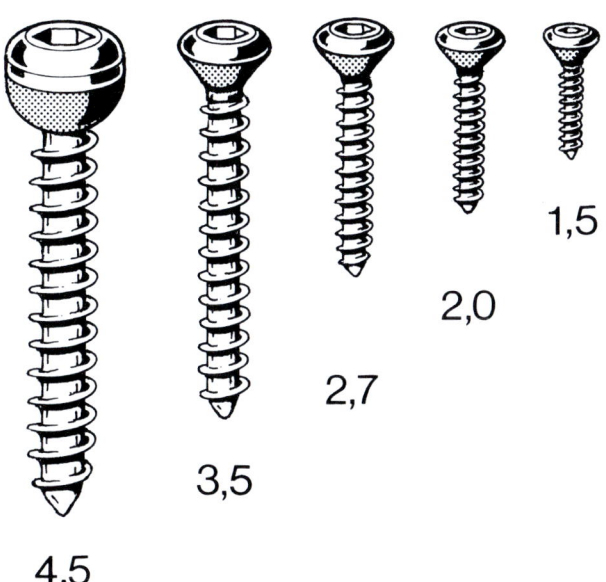

Abbildung 7.1 Kortikalisschrauben unterschiedlichen Durchmessers
a ⌀ 4,5 mm, **b** ⌀ 3,5 mm, **c** ⌀ 2,7 mm, **d** ⌀ 2,0 mm, **e** ⌀ 1,5 mm

Spongiosaschraube (Abb. 7.2): Sie hat ein hohes Gewinde. Dadurch erreicht sie in der weniger festen Spongiosa der Epi- und Metaphyse festen Halt. Sie wirkt als Zugschraube, wenn ihr gewindetragender Teil vollständig jenseits der Frakturlinie liegt.

Malleolarschraube (Abb. 7.2 b): Sie hat ein niedriges Gewinde in der schraubenkopffernen Hälfte und eine dreikantige Spitze. In spongiösem Knochen schneidet sie sich das Gewinde selbst. Sie wirkt als Zugschraube, wenn das Gewinde vollständig jenseits der Frakturlinie liegt.

Für die Kompression der Bruchflächen aufeinander und für die Belastbarkeit der Fragmente ist die Zugrichtung der Schrauben wichtig:

Liegt die Schraube senkrecht zur Knochenachse, ist die Kompression gut und die axiale Belastbarkeit optimal.

Liegt die Schraube senkrecht zur Fraktur, ist die Kompression optimal, aber die axiale Belastbarkeit nicht gut.

Liegt die Schraube in Richtung der Winkelhalbierenden zwischen der Senkrechten zur Knochenachse und der Senkrechten zum Frakturspalt, sind Kompression und axiale Belastbarkeit gut, aber nicht optimal (Abb. 7.3).

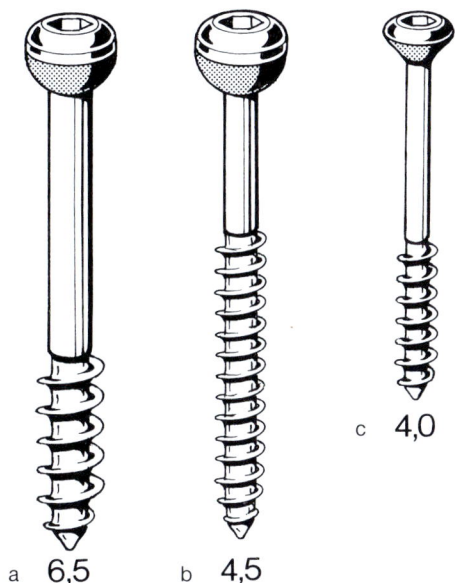

Abbildung 7.2 Spongiosaschrauben
a Spongiosaschraube mit Gewinde ⌀ 6,5 mm, **b** Malleolarschraube mit Gewinde ⌀ 4,5 mm, **c** Spongiosaschraube mit Gewinde ⌀ 4,0 mm

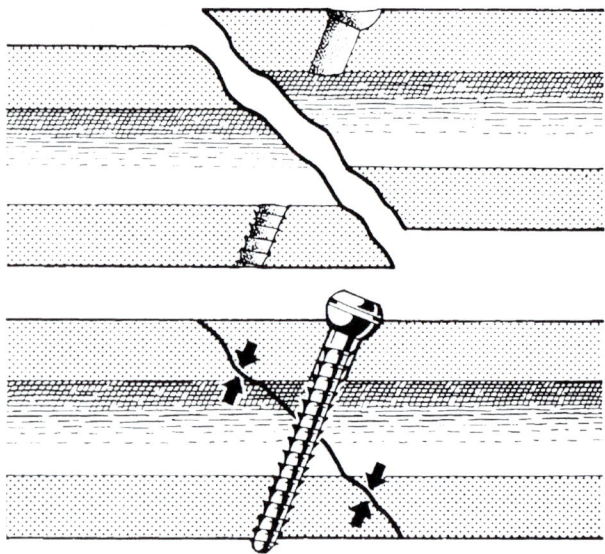

Abbildung 7.3 Interfragmentäre Kompression mit Kortikalisschraube; Schema

Jede Schraube muß das Fragment in der Mitte fassen, damit die interfragmentäre Kompression gleichmäßig erfolgt.

Deshalb sollten
- bei einem Schräg- oder Spiralbruch die Zugschrauben ggf. versetzt, jedoch möglichst senkrecht zur Knochenachse und stets in der Mitte des Gegenfragments plaziert werden;
- bei einem Drehkeil die Verbindung der beiden Hauptfragmente, falls möglich, durch eine senkrecht zur Knochenachse liegende Schraube hergestellt und der Drehkeil mit je einer Schraube, die in Richtung der Winkelhalbierenden zwischen der Senkrechten zur Knochenachse und der Senkrechten zum Frakturspalt liegen, an die beiden Hauptfragmente fixiert werden (Abb. 7.4).

Vorgehen ❑ *Kortikalis-Zugschraube* (Gewinde nur in 2. Kortikalis fassend): Mit einem in der Gewebeschutzhülse gesicherten Spiralbohrer (⌀4,5 bzw. 3,5 bzw. 2,7 bzw. 2,0 bzw. 1,5 mm) wird das Gleitloch bis zur Fraktur gebohrt (Abb. 7.5a), dann die Bohrbüchse eingesetzt (b) und das Gewindeloch im Fragment jenseits der Fraktur (c) gebohrt. Nun wird die Auflage für den Schraubenkopf mit der Kopfraumfräse (d) hergerichtet und die Schraubenlänge mit dem Schraubenmeßgerät bestimmt (e). Danach wird mit dem in der

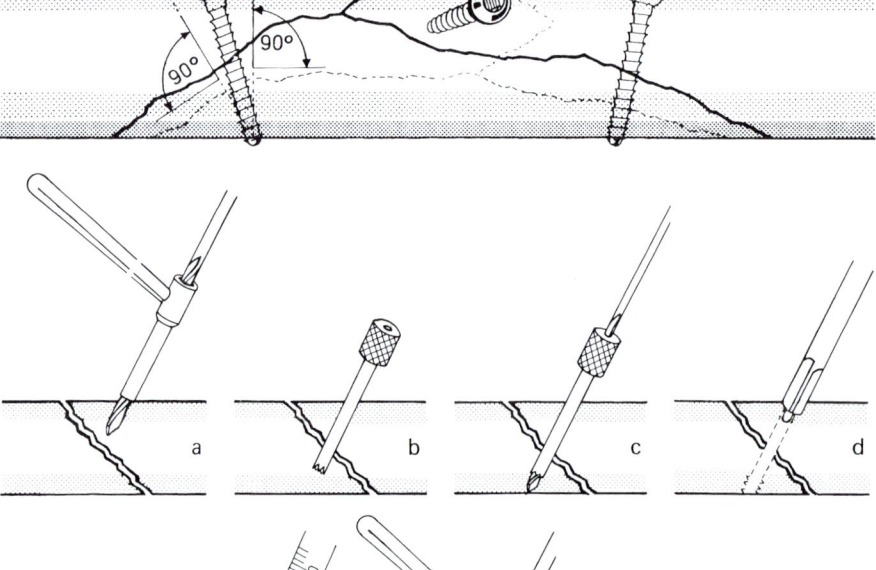

Abbildung 7.4 Interfragmentäre Kompression bei einer Spiralfraktur mit Drehkeil; Schema

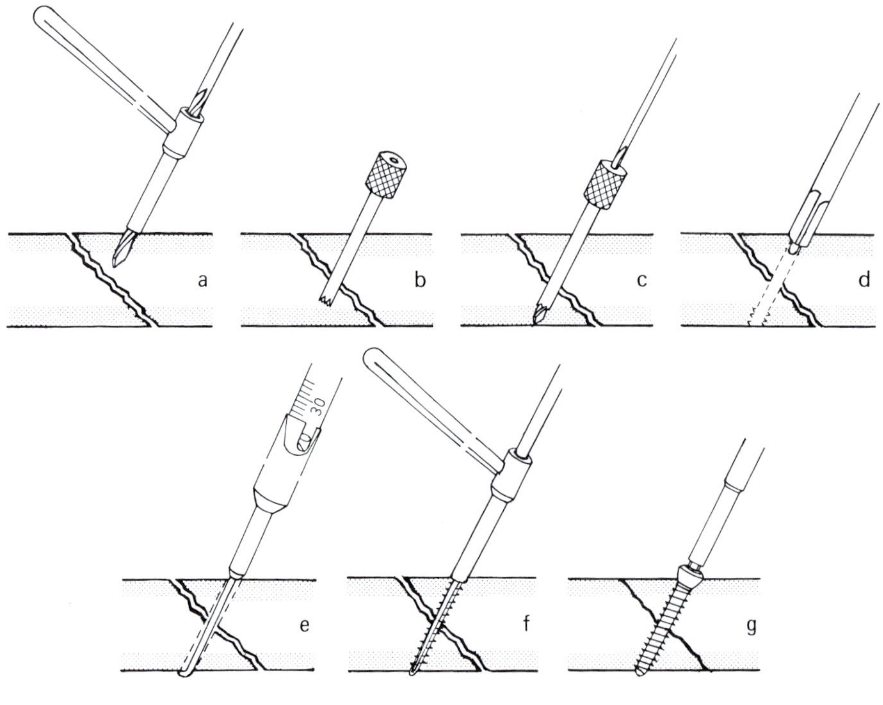

Abbildung 7.5 Schrägfraktur
a Bohrung des Gleitlochs;
b Bohrbüchse eingesetzt;
c Bohrung des Gewindelochs;
d Ausfräsen mit der Kopfraumfräse; **e** Schraubenmeßgerät eingeführt; **f** Schneiden des Gewindes mit dem Gewindeschneider; **g** Eindrehen der Schraube

Gewebeschutzhülse gesicherten Gewindeschneider das Gewindeloch (∅3,2 bzw. 2,5 bzw. 2,0 bzw. 1,5 bzw. 1,1 mm) präpariert (f) und die entsprechende Kortikalisschraube eingedreht (g).

Spongiosa-Zugschraube (Gewindeteil nur jenseits des Frakturspalts liegend): Mit einem in der Gewebeschutzhülse gesicherten Spiralbohrer (∅3,2 bzw. 2,0 mm) wird der Bohrkanal gelegt. Danach wird die Auflage für den Schraubenkopf ausgefräst, die Schraubenlänge gemessen, mit dem Gewindeschneider (∅6,5 bzw. 3,5 mm) das Gewinde geschnitten und die Schraube eingedreht.

Malleolar-Zugschraube (Gewindeteil liegt jenseits des Frakturspalts): Mit einem in der Gewebeschutzhulse gesicherten Spiralbohrer (∅3,2 mm) wird der Bohrkanal gelegt und die Auflage für den Schraubenkopf ausgefräst. Anschließend wird mit dem Schraubenmeßgerät die Schraubenlänge bestimmt und die Schraube eingedreht.

Osteosynthese mit Platte

Die am Knochen anmodellierte Platte hat Kompression, Neutralisation und/oder Abstützung zu gewährleisten. Sie wird an beiden Hauptfragmenten mit je 3 Schrauben fixiert, die in der Kompakta fünf-, besser sechsmal Halt finden.

Kompression: Die Platte komprimiert die Fragmente axial. Sie wird auf der Zugseite des Kno-

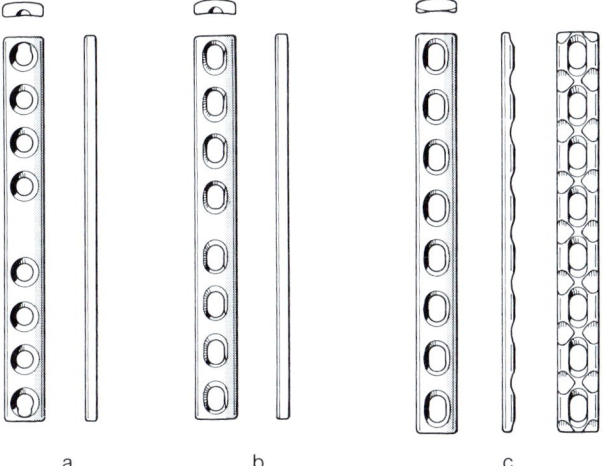

a   b   c

Abbildung 7.6 Verschiedene Platten nach ihrer Form **a** Rundlochplatte; **b** DCP (Dynamic Compression Plate, Spann-Gleitloch-Platte mit glatter Unterfläche; **c** LC-DCP (Limited Contact Dynamic Compression Plate) mit reduziertem Knochenkontakt durch Unterschneiden der Auflagefläche zur Schonung der Osteovaskularisation

chens als Zuggurtungsplatte (dynamische Kompression) angelegt. Durch Überbiegen der Platte in der Mitte wird eine bessere Auflage und stärkere Kompression der Kompakta der Gegenseite (statische Kompression) erreicht. Das Überbiegen wird bei Quer- und kurzer Schrägfraktur angewendet. Bei langer Schrägfraktur kann die Stabilität der axialen Kompression durch eine den Frakturspalt überbrückende Kortikalisschraube verbessert werden.

Die axiale Kompression wird mit Hilfe einer DCP (**D**ynamic **C**ompression **P**late, Spann-Gleitloch-Platte) oder einer LC-DCP (**L**imited **C**ontact-**D**ynamic **C**ompression **P**late) (Abb. 7.6a–c) erreicht.

Kompression mit der Platte (DCP; Abb. 7.6b): Das Schraubenloch der Spann-Gleitloch-Platte ermöglicht, abhängig von der Art der Bohrung, ein Gleiten des Schraubenkopfes.

Bohrt man das Loch mit der exzentrischen Bohrbüchse, so wird die Schraube extrem außen an der Lochkante gesetzt. Beim Eindrehen der Schraube wird die Platte bzw. der Knochen um 1 mm verschoben (Abb. 7.7). Es ist üblich, nur eine Schraube frakturfern mit der exzentrischen Bohrbüchse zu setzen. Wenn eine zweite Schraube mit der exzentrischen Bohrbüchse im selben Fragment plaziert werden soll, muß die zuerst eingesetzte Schraube während des Spannens gelockert werden.

Wird das Bohrloch mit der neutralen Bohrbüchse gelegt, wird die Schraube nahe der Schlußposition gesetzt. Beim Eindrehen der Schraube entsteht dadurch eine geringe Kompressionswirkung (0,1 mm) .

Vorgehen ❑ Nach Reposition und provisorischer Fixation der Fragmente wird die Lage der Platte bestimmt und das erste Bohrloch etwa 5–10 mm von der Fraktur entfernt gebohrt. Nach Schneiden des Gewindes wird die Platte mit der ersten Schraube locker fixiert (Abb. 7.7a) und nach einwandfreier Reposition der Fragmente mit einem Haken zur Fraktur hin gezogen, so daß sich die Schraube extrem am Rand des Plattenlochs befindet. Das zweite Bohrloch wird im anderen Fragment mit Hilfe der exzentrischen Spannbohrbüchse frakturfern gebohrt und hergerichtet. Beim Eindrehen beider Schrauben werden die Fragmente unter Kompression adaptiert (Abb. 7.7b–d). Die Bohrungen für die anderen Schrauben werden mit der neutralen Bohrbüchse

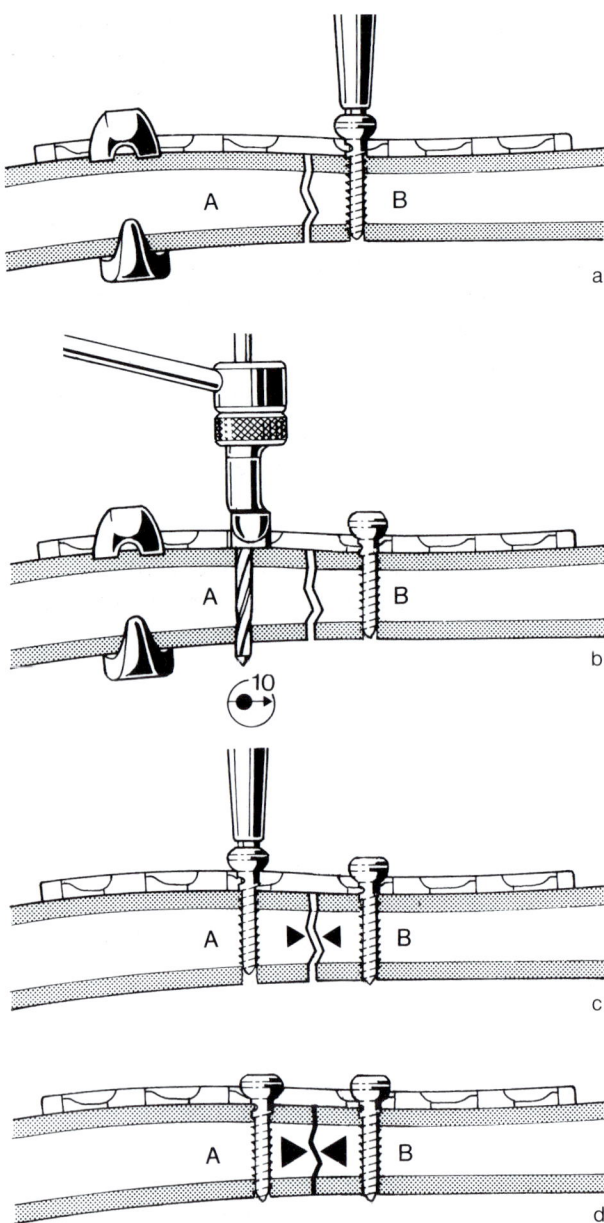

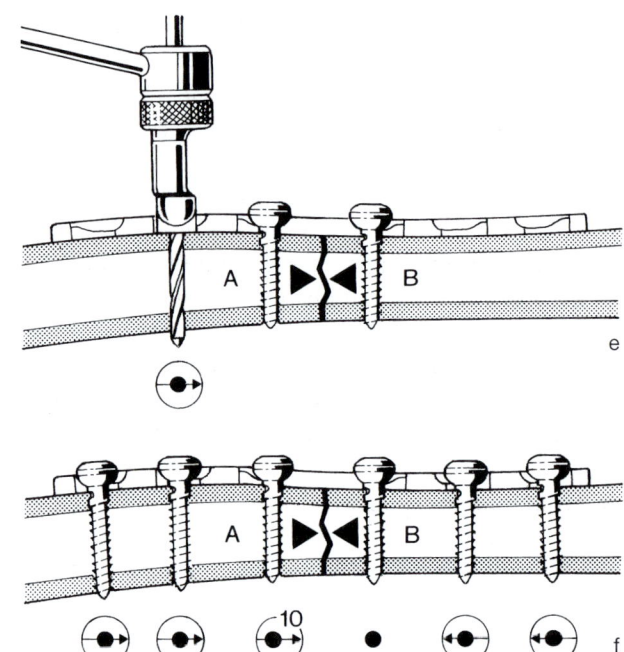

Abbildung 7.7 Interfragmentäre Kompression in axialer Richtung mit DCP (Spann-Gleitloch-Platte); Schema
a Platte mit erster Schraube locker an einem Fragment (B) fixiert; **b** erste Schraube am Rand des Plattenlochs, exzentrische Bohrung für die zweite Schraube im anderen Fragment (A); **c** Eindrehen der zweiten Schraube; **d** erste und zweite Schraube in Endposition; **e** neutrale Bohrung für die dritte Schraube; **f** dritte bis sechste Schraube in Endposition eingedreht

gesetzt (Abb. 7.7 e). Schließlich wird in jedem Bohrloch nach Bestimmen der Schraubenlänge das Gewinde geschnitten und die Schraube eingedreht (Abb. 7.7 f).

Die DCP (Spann-Gleitloch-Platte) kann auch als Neutralisationsplatte angebracht werden (Abb. 7.8). Als Abstützplatte wirkt sie, wenn die Bohrlöcher mit Hilfe der geraden Steckbohrbüchse gelegt werden. Die in der Endposition (frakturnah) gesetzten Schrauben bewirken keine Kompression im Frakturbereich.

Neutralisation: Die Platte hat zur Entlastung der mit interfragmentären Zugschrauben fixierten Bruchstücke Torsions-, Scher- und Biegekräfte abzufangen. Sie wird möglichst auf der Zugseite

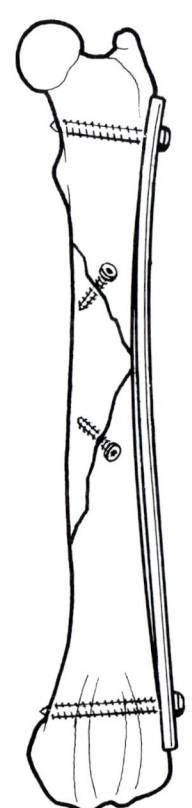

Abbildung 7.8 Schaftfraktur mit Drehkeil; interfragmentäre Kompression mit zwei Zugschrauben; im Frakturbereich schwebende Neutralisationsplatte, zunächst peripher fixiert; Schema

des wieder aufgebauten Knochens befestigt. Die Zugschraube(n) kann (können) neben der Platte oder im Plattenloch gesetzt werden.

Die Stabilität der Osteosynthese wird erhöht, wenn neben der interfragmentären Kompression mit Zugschraube(n) eine geringe axiale Kompression erreicht wird. Deshalb wird die Platte am Knochen so angepaßt, daß sie über der Fraktur 1–2 mm vom Knochen absteht (Abb. 7.8).

Vorgehen ❑ Die Platte wird zunächst an beiden Enden und dann von peripher nach zentral angeschraubt. Zu beachten ist, daß das nächste Loch erst dann gebohrt wird, wenn die vorangegangene Schraube angezogen worden ist.

Abstützung: Die zur Sicherung einer achsengerechten Rekonstruktion ohne Kompression zwischen den Hauptfragmenten angebrachte Platte wird als Abstützplatte bezeichnet. Sie ist möglichst auf der Zugseite des Knochens anzubringen. Bei Knochendefekten und Trümmerfrakturen, die zugunsten der Osteovaskularisation nicht anatomisch perfekt rekonstruiert werden, erhält sie die Knochenlänge (Abb. 7.9).

Vorgehen ❑ Die Hauptfragmente werden bis zur normalen Knochenlänge distrahiert. Auf ein genaues Einpassen von Splittern mit Ablösen der Muskulatur wird verzichtet. Statt dessen werden die zahlreichen Fragmente indirekt, durch den Muskelzug reponiert. Die Frakturzone wird mit einer langen, nur peripher an den Hauptfragmenten befestigten Platte überbrückt („biologische" Osteosynthese). Es werden rigide Platten verwendet, damit das Metall nicht ermüdet. Das Bohrloch der zweiten Plattenschraube wird mit einer Steckbohrbüchse exzentrisch in frakturnaher Position präpariert.

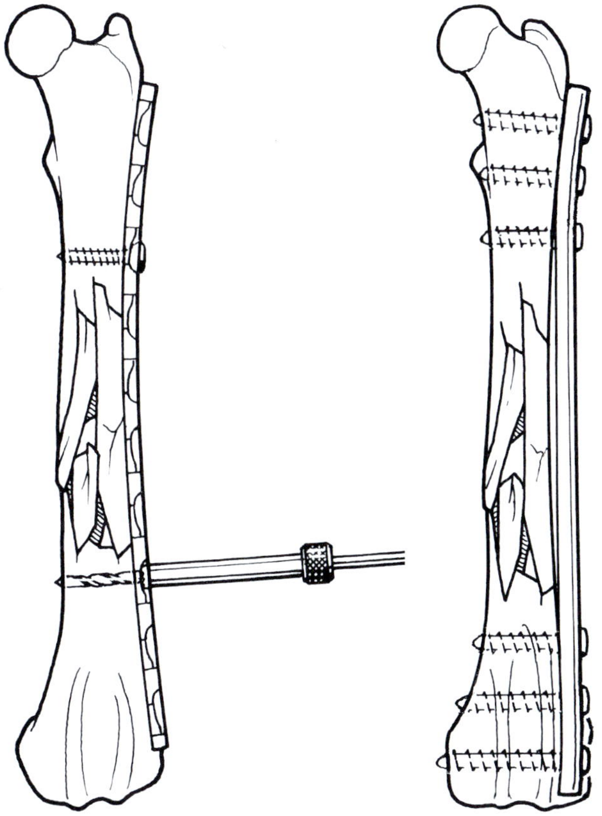

Zuggurtung mit Draht

Eine dynamische Kompression wird erreicht, wenn der Draht die Zugbeanspruchung aufnimmt und in Druck, der vom Knochen abgestützt wird, umwandelt. Durch die Spannung des Drahtes und die Muskelkontraktion wird axiale interfragmentäre Kompression erzeugt (Abb. 7.10 und 7.11).

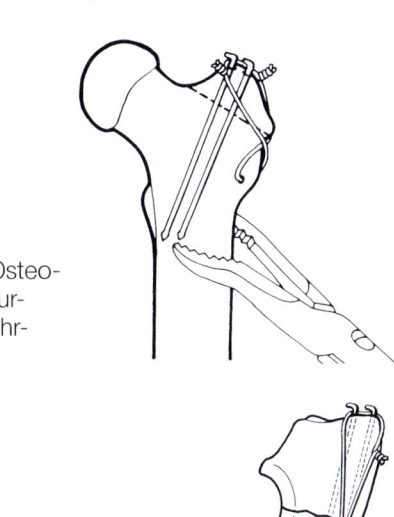

Abbildung 7.10
Olekranonfraktur; Osteosynthese mit Zuggurtungsdraht und Bohrdrähten; Schema

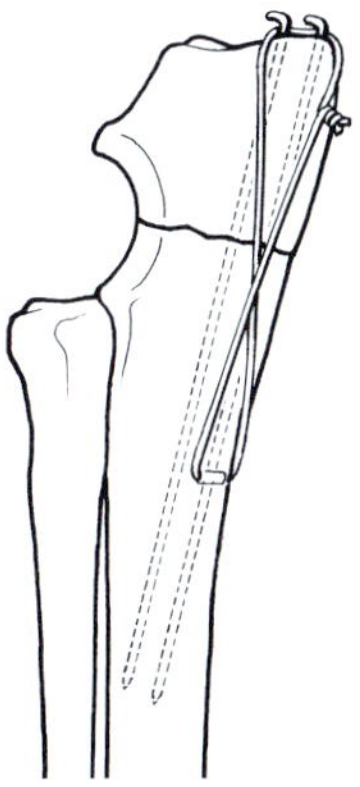

Abbildung 7.11
Adaptation des Trochanter major nach Osteotomie mit Zuggurtungsdraht und Bohrdrähten; Schema

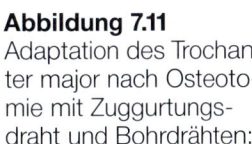

Abbildung 7.9 (links und rechts): Schafttrümmerfraktur; Überbrückung der Frakturzone mit einer Abstützplatte, ohne Splitter aus den Weichteilen zu lösen (biologische Osteosynthese).
(links): exzentrische Bohrung für die zweite Schraube mit Steckbohrbüchse in frakturnaher Position.
(rechts): durch die mittleren Plattenlöcher werden keine Schrauben gesetzt; Schema

Mit Spickdrähten werden die Adaptation des Fragments erhalten, die Rotationsstabilität erreicht und Biegungs- sowie Scherkräfte ausgeschaltet. Der bzw. die Bohrdrähte sollten im Hauptbruchstück wenigstens doppelt so lang sein wie im Abrißfragment.

Mit bilateraler Verdrillung zweier Drähte kann eine der Situation besser angepaßte Spannung erreicht werden (Abb. 7.11).

Vorgehen ❏ Das Fortsatzfragment wird reponiert und mit zwei Bohrdrähten adaptiert. Zur Verankerung des Zuggurtungsdrahtes wird ein Bohrkanal horizontal durch die Kompakta gelegt. Der Zuggurtungsdraht wird durch den Bohrkanal geführt und auf der Zugseite der Fraktur gekreuzt. Danach wird ein Drahtende um die aus dem Knochen ragenden Bohrdrähte gelegt und mit dem anderen Drahtende verdrillt. Die überstehenden Bohrdrahtenden werden etwas aufgebogen, mit dem Seitenschneider gekürzt und dem Knochen durch Drehen angelegt.

Die Indikation zur Drahtzuggurtung ist bei Fraktur oder Osteotomie eines Knochenfortsatzes, wie Acromion, Olecranon, Trochanter major, Malleolus und bei Fraktur des Calcaneus sowie der Patella gegeben.

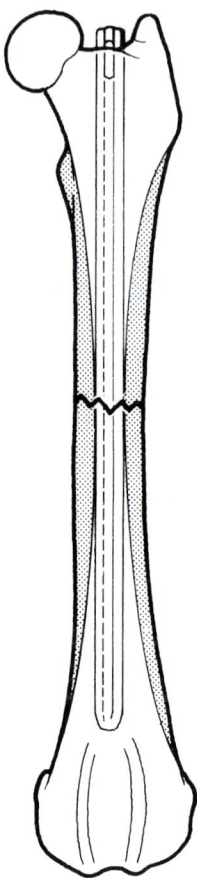

Abbildung 7.12 Schaftquerfraktur; Osteosynthese mit Marknagel nach KÜNTSCHER; Schema

Osteosynthese mit intramedullärem Kraftträger

Nagelung nach KÜNTSCHER: Das Prinzip der Marknagelung ist eine Schienung der Fraktur von der Markhöhle her. Die Schienung wird durch eine elastische Verklemmung des im Profil kleeblatt-, V- oder U-förmigen Nagels in der Markhöhle beider Fragmente erreicht. Durch Muskelkontraktion und Belastung der Gliedmaße entsteht sekundär eine (stabilisierende) axiale interfragmentäre Kompression.

Bei der gedeckten Marknagelung wird die Fraktur nicht dargestellt. Der Nagel wird entfernt von der Fraktur in das proximale Fragment eingeführt und, nach Reposition der Fragmente, unter Röntgenkontrolle am Führungsspieß entlang in das distale Fragment vorgetrieben.

Die Aufweitung der Markhöhle ist nicht erforderlich, wenn der Durchmesser des Nagels dem der Markhöhle im Bereich der Fraktur entspricht und der Nagel im distalen und proximalen Fragment festen Halt findet.

Die Fixation der reponierten Fragmente zur Nagelung ist gedeckt oft schwierig und die Strahlenbelastung für Operateur und Helfer wegen der häufig notwendigen Durchleuchtungskontrollen nicht selten erheblich.

Bei der offenen Marknagelung wird die Fraktur dargestellt. Die Reposition der Fragmente und das Einführen des Nagels in das distale Fragment erfolgen unter Sicht.

Die Indikation zur Marknagelung ist bei einer Quer- oder kurzen Schrägfraktur der Femurdiaphyse (Abb. 7.12), im Bereich der sanduhrförmigen Verengung der Tibiamarkhöhle und am Übergang vom mittleren zum distalen Drittel des Humerus gegeben, sofern keine Fissur vorliegt.

Nagelung nach STEINMANN: Der starre, runde Nagel (STEINMANN-PIN) ist in zwei Ausführungen – mit langer mehrkantig angeschliffener Spitze sowie mit kurzem Anschliff und kurzem, niedrigen Schraubengewinde – in Gebrauch.

Der Nagel muß am Bohrloch und mit der Nagelspitze festen Halt haben. Im Bereich der Fraktur sollte der Durchmesser des Nagels dem der Markhöhle entsprechen. Durch die Muskelkontraktion und die Belastung entsteht sekundär eine stabilisierende axiale interfragmentäre Kompression. Gewöhnlich wird nach minimaler Darstellung der Fraktur, d. h. offen genagelt. Bei der offenen Nagelung kann der Nagel retrograd, d. h. von der Bruchstelle her, in bzw. durch das eine Fragment und nach Reposition zurück in das andere gedrillt werden.

Die geschlossene Nagelung ist möglich, wenn die Fraktur gut palpierbar ist, die reponierten Fragmente mit den Fingern sicher fixiert werden können und zusätzliche Maßnahmen nicht die Darstellung des Frakturbereichs erfordern. Der Nagel wird vom Knochenende her in die Markhöhle des einen und, nach Reposition, weiter in die des anderen Fragments eingedrillt.

Die Indikation zur Marknagelung mit dem Nagel nach STEINMANN ist bei einer Quer- oder kurzen Schrägfraktur der Femurdiaphyse, im Bereich der sanduhrförmigen Verengung der Tibiamarkhöhle und am Übergang vom mittleren zum distalen Drittel des Humerus gegeben. Eine Erweiterung der Indikation ergibt sich, wenn der STEINMANN-Nagel mit einer externen Fixation kombiniert wird. Dabei wird ein dünnerer Nagel gewählt und peripher in jedem Hauptfragment ein Gewindedraht gesetzt. Die Drähte werden konvergierend im Winkel von 40–60° zur Knochenlängsachse eingedreht und mit Haltebacken an einer Verbindungsstange befestigt, wodurch die Fixation rotationsstabil wird (Abb. 7.13).

Verriegelungsnagelung: Der mit Querbolzen bzw. Schrauben im proximalen und distalen Fragment verankerte Verriegelungsnagel ermöglicht bei vielen Bruchformen eine achsen- und längengerechte Stabilisation (Abb. 7.14). Bei der statischen Verriegelung erfolgt eine Verschraubung des Nagels mit dem proximalen und distalen Bruchstück, während bei der dynamischen Verriegelung nur das kürzere Hauptfragment mit dem Nagel verbunden wird. Die statische Verriegelung ist vor allem bei Splitter- und Trümmerfrakturen notwendig, um eine Knochenverkürzung zu vermeiden. Sie kann im Laufe der Heilung durch einseitige Schrauben- bzw. Bolzenentfernung dynamisiert werden. Distal wird im allgemeinen mit zwei Querschrauben verriegelt, proximal kann eine quer oder schräg gesetzte Schraube genügen.

Das Einbringen des Verriegelungsnagels erfolgt analog der KÜNTSCHNER-Nagelung. Mit Hilfe einer Führungsschablone, erforderlichenfalls auch unter Bildwandlerkontrolle werden dann die

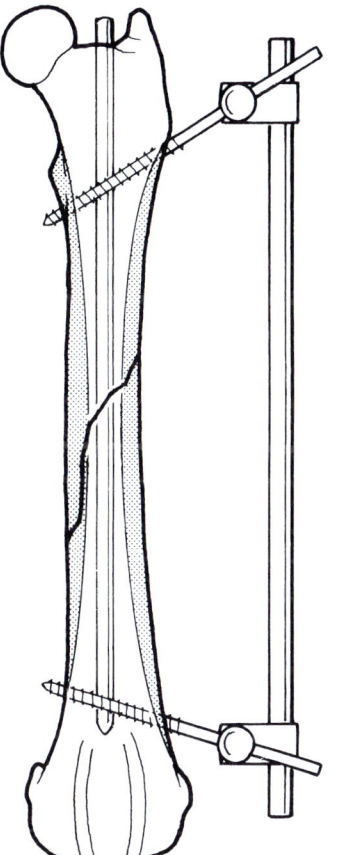
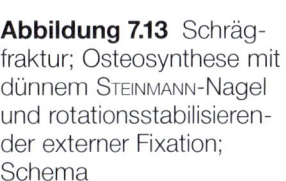
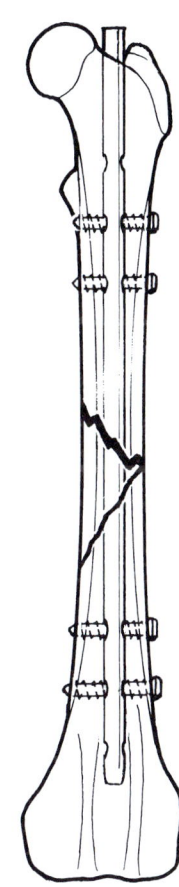

Abbildung 7.13 Schrägfraktur; Osteosynthese mit dünnem STEINMANN-Nagel und rotationsstabilisierender externer Fixation; Schema

Abbildung 7.14 Osteosynthese mit Verriegelungsnagel; Schema

Querschrauben/-bolzen durch die hierfür vorgesehenen Nagellöcher gesetzt.

Die Indikation zur Verriegelungsnagelung beschränkt sich nicht auf Quer- oder kurze Schrägfrakturen an der Engstelle der Markhöhle, sondern ist auch bei Splitter- und Trümmer- sowie metaphysennahen Frakturen des Femur- und Tibiaschaftes gegeben.

Nagelung nach RUSH: Der Nagel nach RUSH (Rush-Pin) ist ein runder, elastisch-federnder Nagel, der vor dem Einschlagen der Situation entsprechend gebogen werden muß.

Er hat eine einseitig angeschrägte Spitze und ein hakenförmig aufgebogenes Ende. Der gebogene Nagel wird im Bereich der Epi- bzw. Metaphyse im Winkel von etwa 30° zur Längsachse des Knochens eingeführt. Die schräge Nagelspitze gleitet zunächst an der Gegenkortikalis entlang

und kommt wegen der Nagelkrümmung wieder
an die diesseitige Kortikalis zu liegen. Durch die
Auflage des gebogenen Nagels an drei Stellen entsteht eine elastisch dynamische Verspannung, die
sekundär in axialer Richtung durch den Muskeltonus und die Belastung ergänzt wird. Mit einem
RUSH-Pin ist eine ausreichend korrekte und sichere Fixation nur zu erzielen, wenn die Nagelkrümmung den Fragmenten exakt im Frakturbereich und unter Spannung anliegt. Gewöhnlich
werden zwei RUSH-Pins appliziert, wobei der 2.
Nagel von der gegenüberliegenden Seite aus eingeführt wird. Durch die zusätzliche und sich entgegengesetzt auswirkende Verspannung kann eine
feste und rotationsstabile Adaptation eines kleineren Fragments an ein großes Bruchstück erreicht werden (Abb. 7.15).

Die Fraktur wird, von seltenen Ausnahmen abgesehen, dargestellt. Nach Bohren der Einschlag-
löcher werden beide Nägel zunächst bis zur Fraktur und in das andere (große) Fragment eingeführt und dann im Wechsel vorgetrieben. Beim
Einschlagen der gebogenen Nägel, die sich jenseits der Fraktur im großen Fragment kreuzen
müssen, ist die Reposition sorgfältig zu erhalten.

Die Fraktur eines sehr kleinen Knochens kann mit
KIRSCHNER-Bohrdrähten nach dem gleichen Prinzip
versorgt werden. Die Indikation zur Nagelung nach
RUSH ist bei gelenknaher Fraktur gegeben.

Bündelnagelung: Durch Ausfüllen der Markhöhle
mit dünnen, von einem seitlichen Bohrloch in der
Metaphyse aus eingeschlagenen Nägeln wird eine
intramedulläre Schienung der Fraktur erreicht
(Abb. 7.16). Durch Belastung und Muskeltonus
entsteht axiale interfragmentäre Kompression.
Die Schnürung im Einschlag, die Schienung der
Markraumtaille und die Spreizung der Nägel in
der Metaphyse des anderen Fragments bewirken
Fixation und Rotationsstabilität. Im Vergleich
zum die Markhöhle ausfüllenden Nagel ist beim
Nagelbündel wegen der Elastizität der Nägel ein
geringes Federn bei der Belastung möglich. Bei
Belastung nicht ausreichend stabil fixierter Fragmente wird durch die Instabilität das Gewebe im
Bereich der Schnürung an der Einschlagstelle abgebaut. Die Folge in Form einer Kettenreaktion
ist die Lockerung der Nägel.

Die Fraktur wird, von Ausnahmen abgesehen,
dargestellt. Die Nägel werden von einem seitlichen Bohrloch in der Metaphyse bis zur Fraktur
eingeführt und, nach Reposition, unter Sicht in
das andere Fragment vorgetrieben.

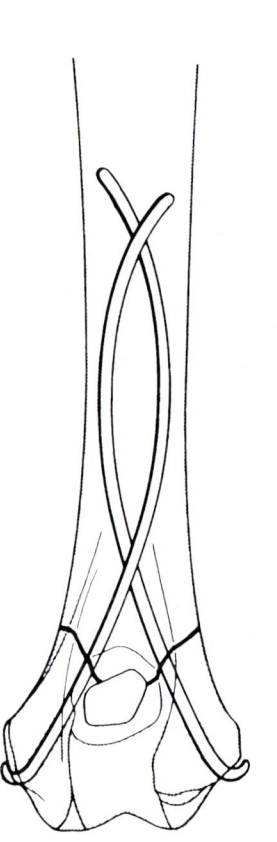
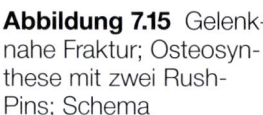
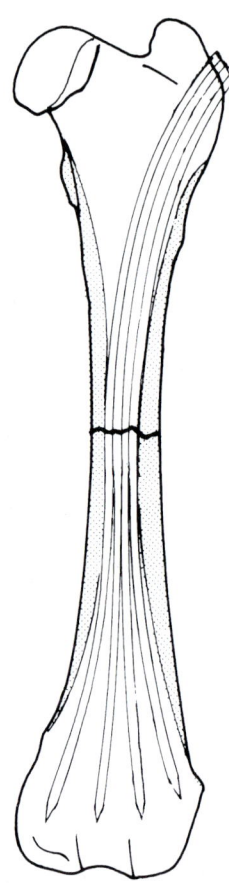

Abbildung 7.15 Gelenk-
nahe Fraktur; Osteosyn-
these mit zwei Rush-
Pins; Schema

Abbildung 7.16
Schaftquerfraktur;
Osteosynthese durch
Bündelnagelung;
Schema

Die Indikation zur Bündelnagelung kann bei
einer Quer- oder kurzen Schrägfraktur in der
Femur- und Tibiadiaphyse sowie am Übergang
vom mittleren zum distalen Drittel des Humerus
gegeben sein.

Osteosynthese mit externer Fixation

Zur äußeren Schienung werden in das proximale
und in das distale Hauptfragment je zwei oder
mehr Bohrdrähte bzw. STEINMANN-Nägel (vorzugsweise mit Gewinde) gesetzt und nach Reposition der Fragmente die Enden der Implantate
außerhalb der Haut durch Stahlschiene(n) oder
Kunststoff fest miteinander verbunden.

Bilaterale Transfixation: Nach minimaler Hautinzision werden mindestens zwei, bei instabilen
Brüchen besser drei Bohrdrähte in das proximale

und das distale Hauptfragment so weit gebohrt, bis sie nach Perforation der Haut auf der Gegenseite 3 bis 4 cm hervorragen. Die der Größe und dem Gewicht des Patienten entsprechend starken Bohrdrähte werden in den Hauptfragmenten divergierend gesetzt. Die Bohrrichtung ist so zu wählen, daß die Implantate bei ovalem Knochen etwa von Scheitel zu Scheitel des Querschnitts liegen. Um einer hitzebedingten Gewebeschädigung vorzubeugen, sind die Bohrdrähte mit niedriger Tourenzahl einzudrillen und dabei sorgfältig zu kühlen. Der Abstand der frakturnah gelegten Bohrdrähte vom Frakturspalt sollte mindestens der Knochenbreite entsprechen.

Die beiderseits über die Haut hervorstehenden Enden der Bohrdrähte werden etwa 2 bis 3 cm über der Haut umgebogen, abgesetzt und, nach gedeckter oder offener Reposition der Fragmente, zunächst auf der einen und dann auf der anderen Seite durch eine Brücke aus polymerisierendem Kunststoff (Technovit®) fixiert. Eine geringe axiale Kompression kann dadurch erreicht werden, daß bei der Härtung die der Fraktur benachbarten Implantate gegeneinander gedrückt werden. Da bei der Polymerisation Wärme entsteht, ist der Kunststoff zu kühlen. Die Kunststoffschiene sollte von der Haut einen Abstand von etwa 1 bis 2 cm haben, damit Haut und Wunde zu übersehen und zugänglich sind. Die Hautwunden an den Bohrdrähten sind ggf. mit Knopfheften zu verkleinern und durch Auflage von Gaze zu schützen.

Zum Entfernen der Implantate werden die Bohrdrähte mit dem Seitenschneider unter der Kunststoffbrücke durchgeschnitten.

Die Indikation zur bilateralen Transfixation kann bei Fraktur, Pseudarthrose oder Korrekturosteotomie an Radius, Ulna und Tibia sowie zur vorübergehenden Immobilisation des Vorderfußwurzel- oder Sprunggelenks gegeben sein.

Bilateraler Fixateur externe: Durch beide Hauptfragmente werden mindestens zwei KIRSCHNER-Drähte oder STEINMANN-Nägel mit Mittelgewinde gesetzt und die überstehenden Enden medial und lateral durch Haltebacken mit einer Stange bzw. einem Rohr verbunden (Abb. 7.17 und 7.18).

Mit je einem auf beide Schienen (Gewindestangen) geschraubten Druckspanner können die Backen mit dem Implantat verschoben werden. Dadurch können die Fragmente komprimiert, also eine axiale interfragmentäre Kompression, oder mit entgegengesetzt aufgeschraubtem Druck-

spanner auseinander gezogen, eine Distraktion ausgeübt werden (Abb. 7.18).

In jedem Hauptfragment wird zunächst peripher (gelenknah) ein STEINMANN-Nagel gesetzt. Dazu wird eine Bohrbüchse mit Bolzen senkrecht

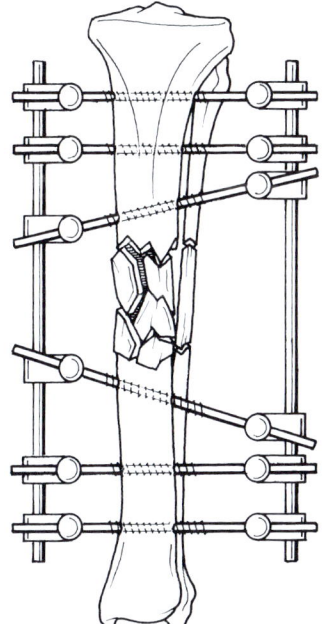

Abbildung 7.17
Schafttrümmerfraktur;
Schienung mit bilateralem Fixateur externe;
Schema

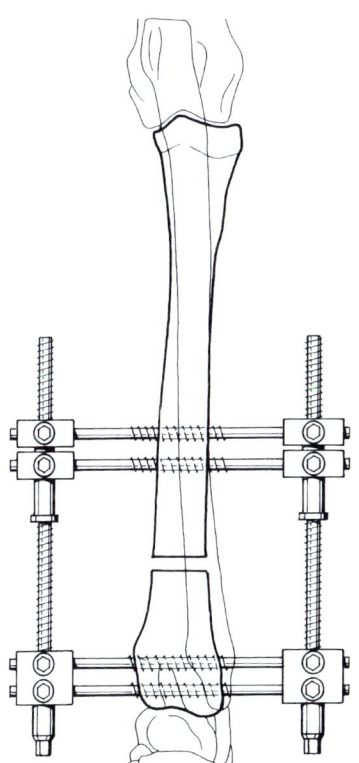

Abbildung 7.18
Verlängerungsosteotomie; Distraktion mit bilateralem Fixateur externe; Schema

zum Knochen eingeführt. Nach Entfernen des
Bolzens wird der Knochen durchbohrt und der
Nagel eingedreht. Nach offener oder gedeckter
Reposition wird auf beiden Seiten mit Standard-
backen bzw. schwenkbaren Doppelbacken das
Verbindungselement angebracht. Sodann wird in
jedem Fragment zentral der ersten die zweite
Bohrung mit der Bohrbüchse durch die Haltebacke gelegt, der STEINMANN-Nagel eingeführt
und an der Stange bzw. dem Verbindungsrohr
festgeschraubt.

Die Indikation für den bilateralen Fixateur externe kann bei Mehrfragmentbruch, offener Fraktur 2. oder 3. Grades und bei der Korrekturosteotomie von Radius, Ulna und Tibia sowie zur Distraktion der distalen Ulnafuge (ohne Osteotomie)
und temporären Immobilisation von Karpus und
Tarsus gegeben sein.

Unilaterale Transfixation: In beide Hauptfragmente werden zwei oder mehr Bohrdrähte so eingedrillt, daß die Bohrdrahtspitze in der Gegenkortikalis festen Halt hat. Die Bohrdrähte werden
am jeweiligen Fragment konvergierend im Winkel
von ca. 70° zur Knochenlängsachse, am Kiefer
zur Knochenoberfläche gesetzt. Ihre Enden werden, abhängig vom Durchmesser der geplanten
Kunststoffschiene, 2 bis 5 cm über der Haut umgebogen, abgesetzt und nach offener oder gedeckter Reposition der Fragmente mit der Kunststoffschiene fest verbunden.

Die Bohrdrähte sind zur Vermeidung von Gewebeschäden durch Hitze mit geringer Tourenzahl einzudrillen und dabei zu kühlen.

Erforderlichenfalls kann die Adaptation der
Fragmente mit Zugschraube(n) und (Hemi)cer-
clagen verbessert werden. Das Gewebe ist gegen
die bei der Polymerisation entstehende Wärme
durch Kühlen des Kunststoffs zu schützen. Die
Schiene sollte von der Haut so weit abstehen, daß
Haut und Wunde zu übersehen und einfach zu
versorgen sind. Zum Entfernen werden die Bohrdrähte mit dem Seitenschneider unter der Kunststoffschiene durchgeschnitten und herausgedreht.

Die Indikation zur unilateralen Transfixation
kann bei Mehrfragmentfraktur von Unterkiefer,
Humerus oder Femur, bei offener Fraktur 2. und
3. Grades sowie bei Korrekturosteotomie gegeben sein.

Unilateraler Fixateur externe: In beide Hauptfragmente werden zwei Gewindedrähte bzw. STEIN-
MANN-Nägel so eingedrillt, daß die Implantat-

spitze in der zweiten Kortikalis festen Halt hat.
Die Enden der gekürzten Gewindedrähte bzw.
Nägel werden mit schwenkbaren Haltebacken am
Verbindungsrohr bzw. der (Gewinde)stange fixiert (Klammerfixateur; Abb. 7.19). Mit einem
auf das Rohr geschraubten Druckspanner kann
die Haltebacke mit dem Implantat verschoben
und Druck oder Zug ausgeübt werden.

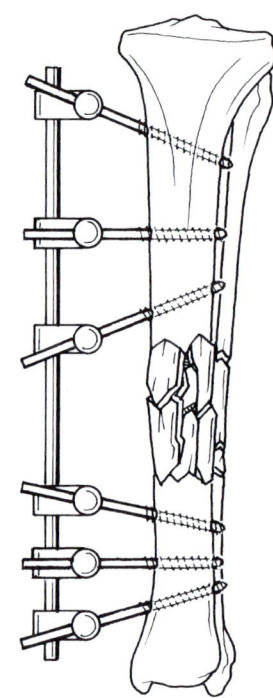

Abbildung 7.19 Offene
Schaftfraktur 3. Grades;
Schienung mit unilateralem
Fixateur externe; Schema

Nach offener oder gedeckter Reposition der
Fragmente werden in beiden Hauptfragmenten
zunächst die peripheren Drähte bzw. STEINMANN-
Nägel (mit Gewinde) im Winkel von 70° zur Knochenlängsachse konvergierend gesetzt. Nach
Stichinzision der Haut wird bei Verwendung von
STEINMANN-Nägeln mit der Bohrbüchse ein Bohrkanal gelegt, anschließend der Nagel eingedreht.
Die peripheren Implantate werden sodann mit
schwenkbaren Haltebacken an der Schiene angeschraubt und mit dem Spanner in die erforderliche Position gebracht. Danach werden die zentralen Drähte konvergierend zu den peripheren
durch die aufgeschobenen Haltebacken eingedrillt bzw. die Bohrkanäle entsprechend gelegt
und die STEINMANN-Nägel eingedreht. Ihre Enden
werden gleichfalls mit den Haltebacken am Rohr
bzw. an der Verbindungsstange befestigt. Bei instabilen Brüchen wird auf beiden Seiten frakturnah ein dritter Draht bzw. Nagel senkrecht zur
Knochenoberfläche gesetzt. Schließlich kann die

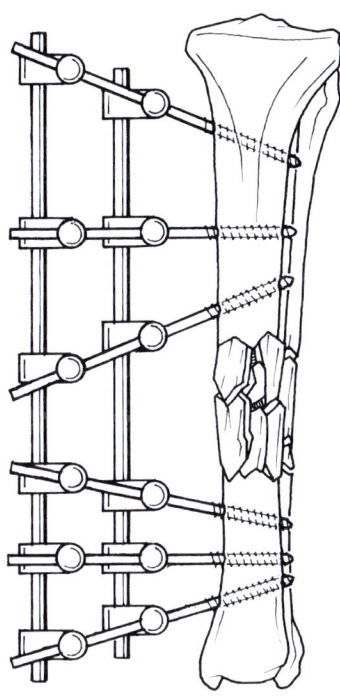

Abbildung 7.20 Offene Schaftfraktur 3. Grades beim großen Hund; Klammerfixateur mit zwei Verbindungsstangen; Schema

Stabilität noch mit einer zweiten Verbindungsstange verbessert werden (Abb. 7.20). Zu beachten ist, daß sich die Spitzen der Bohrdrähte und STEINMANN-Nägel in einem kurzen Fragment nicht berühren dürfen.

Die Indikation für den unilateralen Fixateur externe kann bei Mehrfragmentbruch, bei offener Fraktur 2. und 3. Grades sowie bei Korrekturosteotomie gegeben sein.

Korrekturosteotomie

Quer- und Schrägosteotomie: Zur Korrektur von Rotationsfehlern und/oder Achsenknicken wird der Knochen quer zu seiner Längsachse mit einem Flachmeißel oder der oszillierenden Säge durchtrennt. Der Verdrehungsgrad wird mit zwei

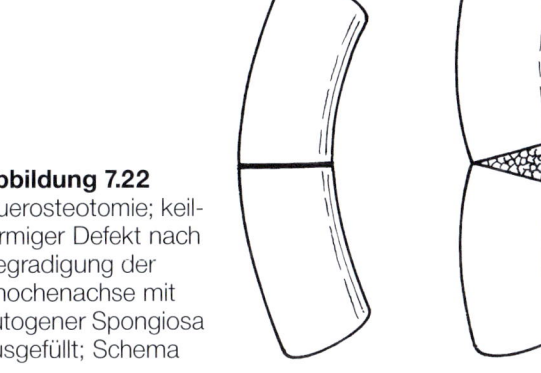

Abbildung 7.22 Querosteotomie; keilförmiger Defekt nach Begradigung der Knochenachse mit autogener Spongiosa ausgefüllt; Schema

KIRSCHNER-Bohrdrähten festgelegt, die noch vor der Osteotomie in entsprechendem Winkel ober- und unterhalb der Schnittlinie eingedrillt werden (Abb. 7.21). Muß der Knochen zudem begradigt werden, verbleibt ein keilförmiger Defekt, der bei erwachsenen Tieren mit autogener Spongiosa ausgefüllt wird (Abb. 7.22).

Zur Korrektur einer Valgus- oder Varusstellung kann metaphysär auch eine parallel zur schrägstehenden Gelenkfläche verlaufende Schrägosteotomie durchgeführt werden. Nach Achsenkorrektur verbleibt wiederum eine Defekt, der bei erwachsenen Tieren mit autogener Spongiosa ausgefüllt wird (Abb. 7.23).

Defektosteotomien belasteter Knochen erfordern eine distanzhaltende Fixation. Im Allgemeinen dient hierzu eine Platte (in Gelenknähe Winkel- oder T-Platte) oder ein Fixateur externe.

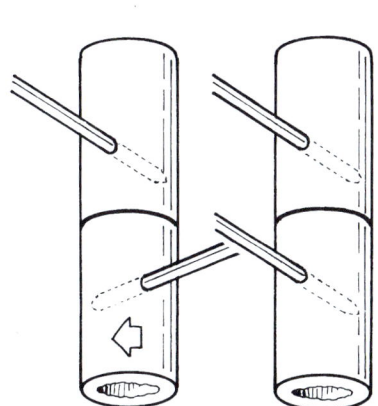

Abbildung 7.21 Querosteotomie; Rotationskorrektur mit Hilfe von Orientierungsdrähten; Schema

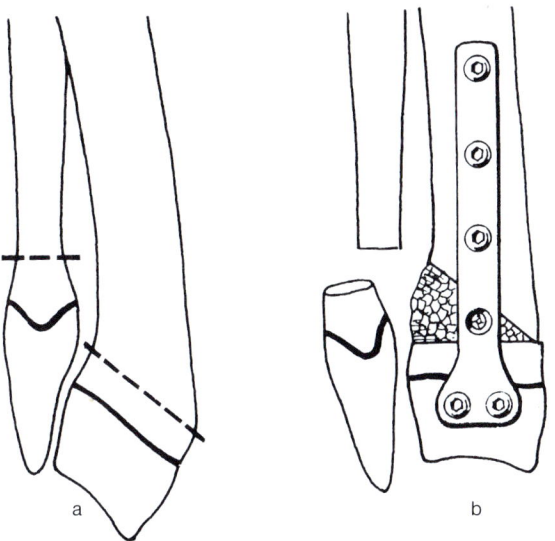

a   b

Abbildung 7.23 Schrägosteotomie des Radius mit Schnittführung parallel zur schrägstehenden Gelenkfläche und Querosteotomie der Ulna
a vor und **b** nach Achsenkorrektur; Schema

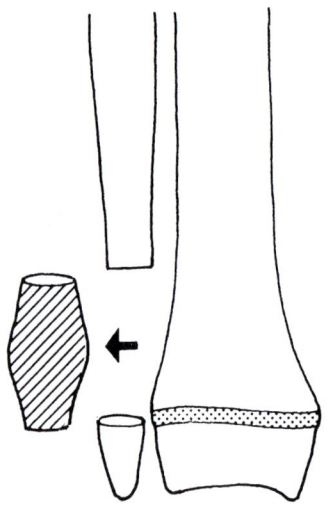

Abbildung 7.24 Distale Segmentresektions- osteotomie der Ulna zur dynamischen Längenan- passung an den Radius; Schema

Zwei Querosteotomien der Ulna im Abstand von 0,5–2 cm und Entnahme des dazwischen lie- genden Knochensegmentes erlauben bei noch wachsenden Tieren eine dynamische, dem Wachs- tum des Radius sich anpassende Längenkorrektur der Ulna (Abb. 7.24).

Damit es nicht zu einer vorzeitigen Konsolidie- rung des Defekts kommt, sollte das Periost des re- sezierten Segmentes mit entfernt werden.

Die Segmentresektionsosteotomie der Ulna wird distal in Höhe ihrer Epiphysenfuge bzw. -narbe durchgeführt, damit das proximale Seg- ment durch die Membrana interossea in seiner korrekten Lage gehalten wird und nicht durch den Zug des M. triceps brachii abkippen kann.

Bei proximaler Ulnaosteotomie (unterhalb der Incisura trochlearis) wird zur Vorbeuge einer Ab- kippung des proximalen Segments ein STEINMANN- Nagel oder dicker Bohrdraht (ohne Gewinde) in die Markhöhle der Ulna eingeführt. Auch bei die- sem Vorgehen ist eine dynamische Längenanpas- sung der Ulna möglich. Der Nagel muß ausrei- chend dick sein, damit er nicht infolge der hier vor allem bei kurzbeinigen Hunderassen starken Biegebeanspruchung ermüdet und bricht. Aus diesem Grund wird die Ulna im proximalen Be- reich auch vorzugsweise schräg in kraniodistaler Richtung durchtrennt (Abb. 7.25).

Die Segmentresektionsosteotomie wird einer- seits zur Verlängerung einer wachstumsretardier- ten Ulna (Abb. 7.24 und 7.25) und andererseits zur Ulnaverkürzung bei wachstumsretardiertem Radius durchgeführt (Abb. 7.26).

Keilosteotomie: Hier wird der Knochen am Krüm- mungsscheitel durch zwei aufeinander zulaufende

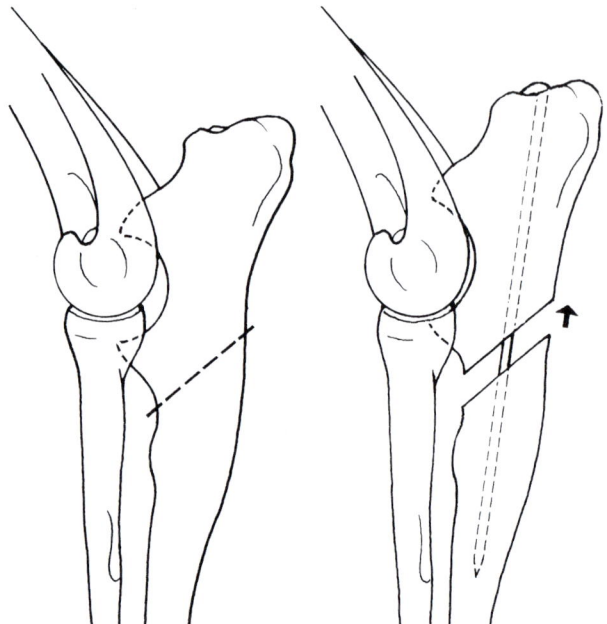

Abbildung 7.25 Proximale Schrägosteotomie der Ulna zur dynamischen Verlängerung; Fixation mit STEINMANN- Nagel (ohne Gewinde); Schema

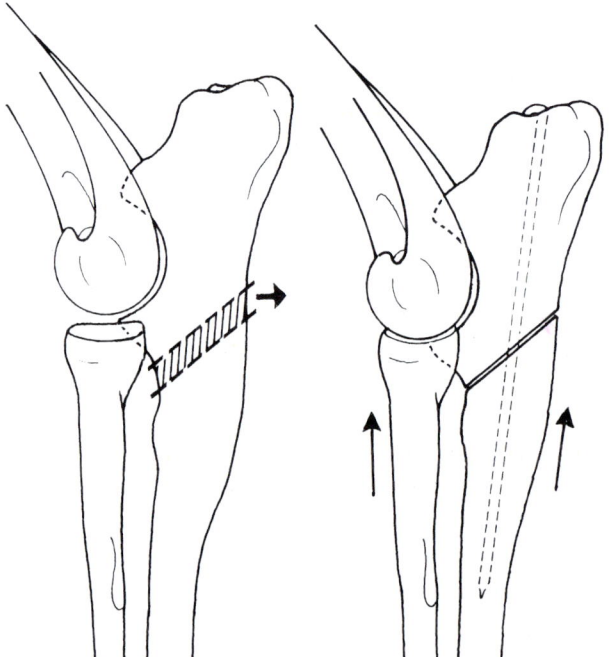

Abbildung 7.26 Proximale Segmentresektionsosteoto- mie der Ulna mit zwei parallelen Schrägschnitten zur (dy- namischen) Verkürzung; Fixation mit STEINMANN-Nagel (ohne Gewinde); Schema

Schrägosteotomien und Entnahme des so entstan- denen Knochenkeiles gerade gerichtet (Abb. 7.27) oder durch Umkehr eines halb so großen Keiles begradigt, der unter bestmöglicher Weichteilscho-

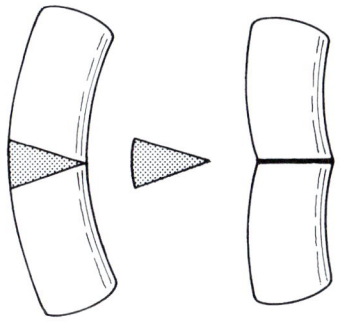

Abbildung 7.27
Keilosteotomie;
Begradigung der
Knochenachse
durch Entnahme
eines Keils;
Schema

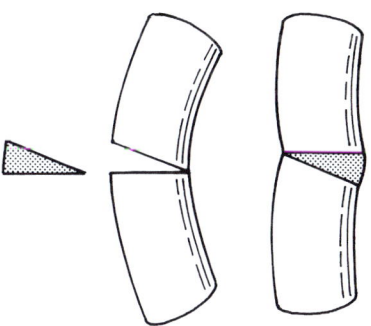

Abbildung 7.28
Keilosteotomie;
geringe Knochen-
verkürzung durch
Umkehr eines
halb so großen
Keil; Schema

nung mit einem Quer- und einem Schrägschnitt gewonnen wird (Abb. 7.28).

Vorteil der Umkehrtechnik ist, daß der meist schon verkürzte Knochen nicht, wie bei der Keilresektionstechnik, weiter verkürzt wird. Zur Fixation können dabei in Gelenknähe auch weniger stabile Osteosyntheseverfahren, wie die Kreuzspickung mit Bohrdrähten (ohne oder mit Kompression der konvexen Knochenseite durch Anbringen einer Achterdrahtschlinge um die Bohrdrahtenden), ausreichend sein.

Kortikotomie und Kallusdistraktion: Verlängerungsosteotomien gewichttragender Knochen müssen nach den Prinzipien der stabilen Osteosynthese fixiert werden. Bei ausgewachsenen Tieren kann eine einmalige Distraktion mit anschließender Plattenosteosynthese der auf Distanz gehaltenen Segmente und Ausfüllung des Defektes mit autogener Spongiosa ausreichend sein. Bei größeren Längendifferenzen und noch vorhandener Wachstumspotenz sollte eine kontinuierliche Knochenverlängerung erfolgen. Hierzu bietet sich die Kallusdistraktion an. Dieses Verfahren beruht auf der Kenntnis, daß eine dosierte Zugspannung auf die meisten Gewebe (Knochen, Gefäße, Muskeln, Haut und auch Nerven) einen proliferativen Reiz ausübt.

Um eine rasche Kallusbildung zu erreichen, sollte der Knochen vorzugsweise kortikotomiert werden. Dabei wird die Kortikalis unter Schonung der A. nutritia partiell mit einem Meißel durchtrennt, sodann der Knochen durch Biegung und Rotation vollständig gebrochen. Die Stabilisierung erfolgt mit einem bilateralen (s. Abb. 7.18) oder ringförmigen Fixateur externe. Die Fixation schützt das Regenerat aus Fibroblasten, das schon in den ersten Tagen nach der Kortikotomie zwischen den Knochenenden entsteht und unter dosierter Zugspannung mit Osteoblastenbildung reagiert. Die Distraktion beginnt nach 2 Tagen. Maßgeblich ist die Distraktionsgeschwindigkeit, die einen Millimeter/Tag nicht überschreiten und kontinuierlich oder auch gleichmäßig durch 4 Dehnungen um je 0,25 mm erfolgen sollte. Zu langsame Distraktion kann eine vorzeitige Konsolidierung, zu rasche die Bildung einer Pseudarthrose hervorrufen. Die volle Belastung der Gliedmaße ist als Ossifikationsreiz erwünscht. Bei Schmerzen, Innervationsstörungen und Muskelkontrakturen muß die Distraktion verlangsamt und/oder temporär unterbrochen werden. Nach Beendigung der Knochenverlängerung wird der Stabilisator so lange belassen, bis sich ein solides, tragfähiges Regenerat gebildet hat. Die hierfür erforderliche Zeit beträgt etwa das dreifache der Distraktionsdauer.

Die Kallusdistraktion kann auch zur Deckung großer segmentärer Defekte eingesetzt werden. Hierbei wird der Knochen fern vom Defekt durchtrennt und distrahiert, bis die Enden wieder Kontakt finden und durch Kompression zur Konsolidierung gebracht werden können (Distraktions-Kompressions-Methode). Das Verfahren hat gegenüber konventionellen, zum Teil multiple Knochentransplantationen erfordernden Techniken den entscheidenden Vorteil, daß auch bei großen Substanzverlusten nur eine Operation notwendig ist.

Literatur

Aron DN, Toombs JP (1984): Updated principles of external skeletal fixation. Comp Cont Educ 6:845.

Baumer K. Wachstumsstörungen und Fehlstellungen der Ossa antebrachii beim Hund. Formen, Therapie und Ergebnisse. Vet Med Diss München 1992.

Becker E (1959): Über die Osteosynthese bei kleinen Haustieren und kleinen landwirtschaftlichen Nutztieren mit Hilfe eines hierfür zusammengestellten Instrumentariums. Dtsch Tierärztl Wschr 66:345.

Bouvy BM, Markel MD, Chelikani S, Egger EL, Piermattei DL, Vanderby R (1993): Ex vivo biomechanics of Kirschner-Ehmer external skeletal fixation applied to canine tibiae. Vet Surg 22:194.

Brass W, Rahlfs I (1981): Korrektur von Valgus- und Rotationsfehlstellung im distalen Bereich von Radius und Ulna durch Osteotomie und perkutane Transfixation. Kleintierpraxis 26, 173.

Brug E, Giebel G, Klein W, Baranowski D (1993): Kallusdistraktion. Extremitätenverlängerung und Achsenkorrektur ohne Knochentransplantation. chir prax; 46:459.

Brunnberg L, Timmermann C, Waibl H, Kassianoff (1993): Zur Behandlung fehlgewachsener Gliedmaßenabschnitte beim Hund. Kleintierpraxis 38, 229.

Claudi BF, Oedekoven G (1991): „Biologische" Ostesynthesen. Chirurg 62:367.

Durall I, Diaz MC, Morales I (1993): An experimental study of compression of femoral fractures by an interlocking intramedullary pin. Vet Comp Orthop Traum; 6:93.

Egger EL (1983): Static strength evaluation of six external skeletal fixation configurations. Vet Surg; 12:130.

Elkins AD, Morandi M, Zembo M (1993): Distraction osteogenesis in the dog using the Ilizarov external ring fixator. Jour Am Anim Hosp Assoc; 29:419.

Eulenburg K. Der Einsatz des Fixateur externe bei Sprunggelenksverletzungen von Hund und Katze. Vet Med Diss München, 1997.

Forrel EB, Schwarz PD (1993): Use of external skeletal fixation for treatment of angular deformity secondary to premature distal ulnar physeal closure. Jour Am Anim Hosp Assoc; 29:460.

Forterre FDS. „L'ostéosynthèse biologique". Étude rétrospective de 126 fractures traitées par une „Ostéosynthèse biologique". Vet Med Diss Toulouse, 1993.

Fricker R, Thomann Y, Troeger H (1996): AO-Mini-Fixateur externe für das Handskelett. Chirurg; 67:760.

Giebel G (1987): Extremitäten-Verlängerung und die Behandlung von Segment-Defekten durch Callus-Distraktion. Chirurg; 58:601.

Heitemeyer U, Hierholzer G (1985): Die überbrükkende Osteosynthese bei geschlossenen Stückfrakturen des Femurschaftes. Akt Traumatol; 15:205.

Heitemeyer U, Hierholzer G, Terhorst J (1986): Der Stellenwert der überbrückenden Plattenosteosynthese bei Mehrfragmentbrüchschädigung des Femur im klinischen Vergleich. Unfallchirurg; 89:533.

Henschel E (1977): Asynchrones Längenwachstum der Ossa antebrachii und seine Wirkung auf die Art. cubiti beim Hund. Tierärztl Prax 5:227.

Hitz D (1974): Ulnadysplasie beim Bassethound. Schweiz Arch Tierheilk 116:285.

Knobloch S. Komplikationen nach Osteosynthese von Schaftfrakturen langer Röhrenknochen bei Hund und Katze. Vet Med Diss München, 1990.

Latte Y (1994): Application de la méthode d'Ilizarov en chirurgie orthopédique vétérinaire. Prat Méd Chir Anim Comp 29:545.

Latte Y (1995): Bilan de 75 applications de la méthode d'Ilizarov: deuxième partie. Prat Méd Chir Anim Comp 30:141.

Marti JM, Miller A (1994): Delimitation of safe corridors for the insertion of external fixator pins in the dog. 2: Forelimb. Jour Small Anim Pract 35:78.

Matis U, Köstlin RG, Brunnberg L (1985): Fehler in der Frakturbehandlung beim Kleintier und deren Folgen. Berl Münch Tierärztl Wschr 98:173.

Matis U. Biologische Osteosynthese. In: Kleintierkrankheiten. Band 3:Orthopädische Chirurgie und Traumatologie. Hrsg. Bonath KH und Prieur DW. Verlag Eugen Ulmer, Stuttgart, 1997.

Matis U: Einige Beispiele von Erkrankungen des Bewegungsapparates: Wachstumsstörungen von Radius und Ulna und multiple Enchondromatose. In: Der kranke Junghund. Zusammenfassung der schweizerischen Vereinigung für Kleintiermedizin; 2.–4. Juni, 1988, Basel.

Matis U (1993): Der klinische Fall. Tierärztl Prax 21:501 u. 582.

Mayer G (1980): Tierexperimentelle Untersuchungen über das Verhalten des interfragmentären Druckes bei Osteosynthesen mit äußerer Knochenfixation und Kompression. Z Orthop; 118:311.

McPherron MA, Schwarz OD, Histand MB (1992): Mechanical evaluation of half-pin (Type I) external skeletal fixation in combination with a single intramedullary pin. Vet Surg 21:178.

Muir P, Johnson KA (1996): Interlocking intramedullary nail stabilisation of a femoral fracture in a dog with osteomyelitis. Am Vet Med Assoc 209:1262.

Olson NC, Brinker WO, Carrig CB, Tvedten HW (1981): Asynchronous growth of the canine radius and ulna: Surgical correction following experimental premature closure of the distal radial physis. Vet Surg 10, 125.

Perren SM, Allgöwer M, Brunner H et al. Das Konzept der biologischen Osteosynthese unter Anwendung der dynamischen Kompressionsplatte mit limitiertem Kontakt (LC-DCP). Injury Heft 22, Beilage 1.

Pesch H-J, Günther C-Ch, Strauß HJ (1980): Die diaphysäre Verlängerungsosteotomie an Katzenfemora. Z Orthop 118:768.

Peterhofen S: Knochenbau unter Plattenosteosynthese. Vet Med Diss München 1990.

Rahlfs I, Brass W (1983): Perkutane Transfixation zur Behandlung von Radius-Ulna- und Tibia-Fibula-Frakturen bei Hund und Katze. Kleintierpraxis; 28:153.

Weber U, Montavon PM (1994): Anwendung des „kleinen Fixateur externe für Hand und Vorderarm" der Arbeitsgemeinschaft für Osteosynthesefragen (AO/ASIF) bei der Katze. Schweiz Arch Tierheilk Teil 1: 1993; 135: 291; Teil 2: 136:68.

Willer RL, Egger EL, Histand MB (1991): Comparison of stainless steel versus acrylic of the connecting bar of external skeletal fixators. Jour Am Anim Hosp Assoc; 27:541.

Yanoff SR, Hulse DA, Palmer RH, Herron MR (1992): Distraction osteogenesis using modified external fixation devices in five dogs. Vet Surg 21:480.

Anästhesie

Narkose

Vorbereitung der Narkose

Präanästhetische Untersuchung

Die präanästhetische Untersuchung (Tab. 8.1) hat zum Ziel, Erkrankungen zu erkennen, die von Bedeutung für die bevorstehende Anästhesie sind. Sie beinhaltet neben der Anamnese eine sorgfältige Allgemeinuntersuchung unter beson-

Tabelle 8.1 Präanästhetische Untersuchung

Anamnese

Frühere Erkrankungen und Anästhesien
Zeitpunkt der letzten Futteraufnahme
Kot- und Harnabsatz
Spontanaktivität, Leistungsschwäche
Medikation
Sonstige Auffälligkeiten

Allgemeinuntersuchung
mit besonderer Berücksichtigung von:

Ernährungszustand
Verhalten
Körperinnentemperatur
Schleimhautfarbe
Kapillarfüllungszeit
Pulsfrequenz, -qualität, -defizit
Auskultation des Herzens
Atemfrequenz, -typ
Auskultation der Lunge

Weiterführende Untersuchungen,
bei Bedarf:

Labor (Hämatokrit, Gesamteiweiß, Blutbild,
        Serumharnstoff-, -kreatiningehalt,
        Enzymdiagnostik, Gerinnungsstatus,
        Harnuntersuchung)
Röntgen (Thorax, Abdomen)
Ultraschall
Elektrokardiogramm

derer Berücksichtigung der kardiovaskulären und pulmonalen Funktionen. Weiterführende Untersuchungen werden im Verdachtsfall durchgeführt.

Das Ausmaß der präanästhetischen Untersuchung muß dem Patienten, der geplanten Operation und der jeweiligen Situation angepaßt werden. So sollte ein älteres Tier vor einem länger geplanten Eingriff gründlich untersucht werden, um vorliegende Grunderkrankungen zu erkennen und ihr Ausmaß abzuschätzen. Vor einem Notfalleingriff dagegen muß die präanästhetische Untersuchung oft kurz sein, um das Leben nicht zu gefährden. Die Beurteilung der Schleimhautfarbe, die Bestimmung der kapillären Rückfüllungszeit und die Palpation des Pulses sollten auch in diesen Fällen obligat sein und ermöglichen in kurzer Zeit eine Einschätzung der Situation.

Die präanästhetische Untersuchung erlaubt eine Einschätzung des Narkoserisikos und bestimmt die Dringlichkeit des Eingriffs (Tab. 8.2). Ergeben die Voruntersuchungen, daß der Zustand des Tieres durch eine Therapie verbessert und damit das Risiko der Anästhesie und Operation gesenkt werden kann, sollte der geplante Eingriff verschoben und die entsprechende Behandlung eingeleitet werden. Das Ergebnis der präanästhetischen Untersuchung beeinflußt auch die Wahl des Narkoseverfahrens und das Ausmaß der perioperativen Überwachung.

Aufklärung des Patientenbesitzers

Nach der präanästhetischen Untersuchung sollte eine Aufklärung des Tierbesitzers über die **spezifischen Operations- und Narkoserisiken** erfolgen. Die Aufklärung über die Risiken von Anästhesie und Operation muß um so umfassender sein, je weniger dringlich der Eingriff ist. Bei sofort indizierten **Notoperationen** ist hingegen eine umfangreiche Aufklärung nicht erforderlich. Stets sollte jedoch kurz auf das allgemeine Narkoseri-

Tabelle 8.2 Ergebnis der präanästhetischen Untersuchung

Narkoserisiko

Risikostufe 1	Normaler, sonst gesunder Patient
Risikostufe 2	Leichte Allgemeinerkrankung ohne Leistungseinschränkung
Risikostufe 3	Schwere Allgemeinerkrankung mit Leistungseinschränkung
Risikostufe 4	Schwere Allgemeinerkrankung, die das Leben des Patienten bedroht
Risikostufe 5	Moribunder Patient

Dringlichkeit der Operation

Soforteingriff
Vorbereitunggszeit: Minuten
Beispiel: Torsio ventriculi
Dringlicher, nichtelektiver Eingriff
Vorbereitungszeit: Stunden
Beispiel: Pyometra
Bedingt dringlicher, elektiver Eingriff
Vorbereitungszeit: Tage bis Wochen
Beispiel: Tumoren
Nicht dringlicher, elektiver Eingriff
Vorbereitungszeit: Wochen bis Monate
Beispiel: Kastration

Therapeutische Maßnahmen
bei Bedarf:

Schockbehandlung
Therapie eines Blutverlustes oder einer Anämie
Ausgleich eines Flüssigkeitsdefizits
Ausgleich einer Azidose oder Alkalose
Ausgleich einer Elektrolytverschiebung
Therapie einer Niereninsuffizienz
Therapie einer dekompensierten Herzinsuffizienz

Narkoseverfahren

Inhalationsnarkose (mit oder ohne Beatmung)
Injektionsanästhesie
Lokalanästhesie

Ausmaß der Überwachung

Standardüberwachung
Spezielle Überwachung
Umfassende Überwachung

siko und bei Risikopatienten auf das erhöhte Narkoserisiko hingewiesen werden. Eine allzu ausführliche Schilderung aller möglichen Narkosezwischenfälle und -komplikationen kann jedoch auch zu einer Verunsicherung des Patientenbesitzers führen. Dies sollte vermieden werden. Im Zweifelsfall ist es ratsam, sich die Aufklärung und das Einverständnis zu Anästhesie und Operation schriftlich (Vordruck) bestätigen zu lassen.

Auswahl des Narkoseverfahrens und der perioperativen Überwachung

Wegen der Vielzahl der Medikamente und möglicher Kombinationen gibt es heute eine Fülle von Narkoseverfahren. Allerdings entspricht keines allen Anforderungen an eine ideale Narkose (Schmerzfreiheit, Hypnose, Muskelrelaxation, vegetative Dämpfung, keine Nebenwirkungen, keine Metabolisierung, gut steuerbar, keine Kumulation, einfach anwendbar etc.), so daß keine allgemeingültige Empfehlung für ein bestimmtes Narkoseregime gegeben werden kann.

Die Auswahl des Narkoseverfahrens und der verwendeten Medikamente sollte sich vor allem nach dem **Zustand des Patienten** sowie **Art** und **Dauer der geplanten Operation** richten. Grundsätzlich sollte die Narkose angewandt werden, die für das Tier das höchste Maß an Sicherheit bietet. Dabei spielt auch die Erfahrung des Tierarztes eine wichtige Rolle, denn die Methode, mit der man am besten vertraut ist, ist oft auch die sicherste. Trotzdem sollte jeder Tierarzt für Neuerungen, die die Sicherheit und Zuverlässigkeit der Narkosen verbessern, aufgeschlossen sein.

Einige allgemeine Grundsätze sind bei der Auswahl des Narkoseverfahrens zu berücksichtigen:

Notfallpatienten, Patienten mit Erkrankungen der Speiseröhre (Ösophagusdilatation, Fremdkörper) und **Patienten mit Ileus** sind nie nüchtern und sollten intubiert werden, um eine *Aspiration* zu vermeiden.

Katzen reagieren auf eine Fixation zur intravenösen Injektion oft mit **Streß** und Abwehrbewegungen. Aus diesem Grund ist eine intramuskuläre oder subkutane Prämedikation auch bei Risikopatienten trotz der schlechteren Steuerbarkeit häufig die schonendere Methode.

Bei **sehr aufgeregten oder widersetzlichen Tieren** sollte das Verschieben der Operation und Anästhesie auf einen späteren Termin erwogen werden. Hohe endogene Katecholaminspiegel können schwerwiegende Narkosezwischenfälle verursachen. Zu einem späteren Zeitpunkt kann das geplante Anästhesieregime und Vorgehen der dann bekannten Reaktion des Tieres angepaßt werden. Folgende Maßnahmen können helfen, Streß und Aggression zu vermeiden: keine Wartezeiten, gezieltes, zügiges Vorgehen, Fixation durch den Besitzer oder unter Umständen auch bewußt ohne Besitzer, ruhiges aber bestimmt vorgehendes Personal, artgerechte Fixation, geeignete Zwangsmaßnahmen, subkutane oder intramuskuläre Prämedikation, Prämedikation mittels Blasrohr.

Eine „reine" Injektionsanästhesie ohne zusätzliche Lokalanästhesie sollte, wenn möglich, nur bei *Operationen unter einer Stunde* als Narkoseverfahren gewählt werden, da sonst die verabreichte Gesamtdosis und damit die Nebenwirkungen hoch sind.

Wegen der guten Steuerbarkeit und der fehlenden Kumulationsgefahr sollte bei sehr **langen Eingriffen** besser *eine Inhalationsnarkose* gewählt werden. Da alle Anästhetika atemdepressiv wirken, ist bei langen Narkosen eine Beatmung des Patienten zu empfehlen.

Eine Schmerzausschaltung durch eine **Regionalanästhesie** reduziert die notwendige Dosis der Allgemeinanästhetika und damit auch deren Nebenwirkungen.

Bestimmte **Lagerungen** beeinträchtigen die Atmung des Patienten so stark, daß das Tier in der Regel beatmet werden muß. Beispiel ist die Sternallagerung mit nach oben gebogenem und fixiertem Kopf bei dem kranialen Zugang zum Radius (s. S. 339). Bei allen **Thoraxeingriffen** ist eine *Beatmung obligat*.

Bei **kurzköpfigen Rassen,** wie der französischen Bulldogge, dem Pekinesen oder Boxer, ist wegen der häufig sehr engen Verhältnisse im Bereich der oberen Luftwege die Gefahr einer Verlegung der Atemwege sehr hoch. Diese Patienten müssen nach der Narkoseeinleitung besonders sorgfältig auf Anzeichen einer Atemwegsverlegung oder -verengung untersucht werden. Nach Möglichkeit sollten solche Patienten prophylaktisch intubiert werden. Sie müssen in der Aufwachphase besonders sorgfältig überwacht werden.

Auch das **Ausmaß der perioperativen Patientenüberwachung** richtet sich nach dem Ergebnis der präanästhetischen Untersuchung, der Art und Dauer des geplanten Eingriffs. Die Überwachung sollte um so umfassender sein, je höher das Narkoserisiko eingestuft wird und je länger und risikoreicher die Operation ist. Diese Forderung bezieht sich nicht nur auf den Einsatz von Überwachungsgeräten, sondern auch auf den Umfang, die zeitlichen Intervalle und die Dauer einer Überwachung mit klinischen Methoden. So reicht bei kurzen Operationen eines gesunden Patienten (Kastration Kater, Kätzin, Zahnsanierung) eine optische Kontrolle der Atemtätigkeit, die Palpation von Puls oder Herzstoß und eine Begutachtung der Schleimhäute im Normalfall zur Überwa-

chung der Narkose aus. Bei längeren Operationen sollten in regelmäßigen Abständen Atemfrequenz, Pulsfrequenz und -qualität, Schleimhautfarbe und kapilläre Rückfüllungszeit kontrolliert werden. Bei längeren Narkosen ist der Einsatz von Überwachungsgeräten von Vorteil.

Bei einigen Erkrankungen sollte auf bestimmte Überwachungstechniken oder Parameter nicht verzichtet werden. Bei **Patienten mit einer Erkrankung des Herz-Kreislauf-Systems** ist die Ableitung eines Elektrokardiogramms zur Diagnose von Rhythmusstörungen während der Anästhesie wichtig. Gleiches gilt für Patienten mit einer **Torsio ventriculi**. Bei dieser Erkrankung treten häufig ventrikuläre Extrasystolen auf, deren Zahl und Häufigkeit mit Hilfe des Elektrokardiogramms beurteilt und ihre Therapiewürdigkeit eingeschätzt werden kann. Bei Hunden oder Katzen, die unter einem **Diabetes mellitus** leiden, sollte während einer längeren Narkose regelmäßig die Blutzuckerkonzentration kontrolliert werden. Bei **kleinen Patienten, Bauch- und/oder Brusthöhlenoperationen sowie langen Eingriffen** sollte die innere Körpertemperatur überwacht werden.

Weitere Informationen zur Überwachung finden sich im Abschnitt „Perioperative Patientenüberwachung".

Technische Vorbereitung zur Narkose

Jede Narkose ist ein Eingriff in die Homöostase des Organismus, der mit Gefahren für das Leben des Patienten verbunden sein kann. Um die Sicherheit zu erhöhen und Narkosezwischenfälle zu vermeiden, ist eine sorgfältige Vorbereitung des Anästhesiezubehörs, der Überwachungsgeräte und der Medikamente erforderlich. Um Fehler weitgehend zu vermeiden, muß das Narkosezubehör vor jeder Narkoseeinleitung auf Vollständigkeit und Funktionsfähigkeit geprüft werden.

Für jede Narkose ist ein bestimmtes **Standardzubehör** erforderlich (Tab. 8.3). Dies sollte vor Beginn der Anästhesie vorbereitet sowie auf Vollständigkeit und Funktionsfähigkeit geprüft werden. Treten bei der geplanten Anästhesieform Komplikationen oder Zwischenfälle auf, muß die Möglichkeit bestehen, das Anästhesieregime zu modifizieren.

Zusätzlich sollten stets **Notfallinstrumentarium** und **Notfallmedikamente** vorbereitet und sofort greifbar sein (Tab. 8.4).

Tabelle 8.3 Standardzubehör für die Allgemeinnarkose

Instrumentarium

für den venösen Zugang:
    Venenkatheter verschiedener Größe
    Alkohol, Tupfer
    Schermaschine oder Schere
    Klebeband
für eine Intubation:
    Endotrachealtuben verschiedener Größen (Dichtigkeit
    der Manschette überprüfen!)
    Intubationsbesteck (Miller oder MacIntosh)
    Maulspreizer, Maulholz
    Lidocainspray (bei Katzen)
    Spritze zum Blocken der Manschette
    (Klemme zum Abklemmen der Manschettenzuleitung)
    Klebeband oder Mullbinde zur Fixation
Infusionsbesteck, -ständer
Phonendoskop
Thermometer
Absaugkatheter, (Sauger)
Beatmungsbeutel
(Zubehör für eine Lokalanästhesie)
(Inhalationsnarkosegerät)

Medikamente:

Sedativ wirkende Medikamente, z. B.
    Acepromazin, Diazepam, Xylazin, Medetomidin
Hypnotisch wirkende Medikamente, z. B.
    Thiobarbiturat, Propofol, Pentobarbital
Analgetisch wirkende Medikamente, z. B.
    Opioide (l-Methadon, Fentanyl), Ketamin
Atropin
Lokalanästhetika
Lidocain-Spray
Kristalloide Infusionslösung
(Antagonisten: Naloxon, Atipamezol)
(Muskelrelaxantien)
Notfallmedikamente (s. Tab. 8.4)

Tabelle 8.4 Notfallinstrumentarium und -medikamente

Instrumentarium

für den venösen Zugang:
    Venenkatheter verschiedener Größe
    Alkohol, Tupfer, Klebeband
für die Intubation:
    Endotrachealtuben verschiedener Größen
    Intubationsbesteck (Miller oder MacIntosh)
    Spritze zum Blocken der Manschette
    (Klemme zum Abklemmen der Manschettenzuleitung)
Beamtungsbeutel
Infusionsbesteck, -ständer
Elektrokardiograph
Phonendoskop
Absaugkatheter, (Sauger)
(Sauerstoffquelle)
(Inhalationsnarkosegerät, Respirator)
(kleines chirurg. Besteck für eine Venae sectio oder eine
interne Herzmassage)
(Defibrillator)

Medikamente:

Adrenalin
Lidocain
Atropin
kristalloide Infusionslösung
Natrium-Bikarbonat
(Dopamin)
(Dobutamin)
(Noradrenalin)
(Plasmaexpander)

Steht ein Inhalationsnarkosegerät zur Verfügung, muß sich dieses stets in einem funktionsfähigen Zustand befinden, um im Notfall den Patienten ohne längere Verzögerung anschließen zu können. Die Vorbereitung und Überprüfung des Inhalationsnarkosegerätes wird im Abschnitt „Inhalationsnarkose" besprochen.

Vorbereitung des Patienten

Zur exakten Dosierung von Anästhetika, Infusionen und Notfallmedikamenten sollten die Tiere gewogen werden.

Hund und Katze sollten möglichst 12 Stunden vor einer Allgemeinanästhesie kein Futter auf-

nehmen, um eine Aspiration während der Narkose zu vermeiden. Wasser kann bis etwa 3 Stunden vorher angeboten werden. Welpen dürfen bis kurz vor der Operation Muttermilch und Wasser trinken.

Ein **venöser Zugang** ist bei allen Operation obligat, eine Ausnahme stellen nur kurze Eingriffe bei gesunden Patienten (z. B. Kastration Kater, Kastration Kätzin) dar. An den Vordergliedmaßen wird bei Hund und Katze die *Vena cephalica antebrachii* punktiert. An den Hintergliedmaßen nutzt man beim Hund die *Vena saphena lateralis*. Bei der Katze ist die *Vena saphena medialis* besser geeignet. Sie liegt auf einer relativ langen Strecke plan dem Unter- bzw. Oberschenkel an. Auch beim Hund kann diese Vene punktiert werden. Sie ist dort jedoch deutlich kleiner als die laterale Vene, stellt aber eine nutzbare Alternative zu den üblichen Punktionsstellen dar.

Vorgehen bei Begleiterkrankungen

Viele Begleiterkrankungen beeinflussen das präoperative Vorgehen und das Anästhesieregime. Einige möchten wir kurz ansprechen, um Problematik, präoperative Therapie und Konsequenzen für die Narkoseführung kurz zu diskutieren.

Herz-Kreislauf-Erkrankungen

Zwei Kernsätze zeigen die Problematik:
1. Die Funktion des Herz-Kreislauf-Systems ist eine der vitalen Funktionen des Körpers.
2. Fast alle Anästhetika bewirken eine Herz-Kreislauf-Depression.

Das Narkoserisiko hängt von der kardialen Grunderkrankung, vom Schweregrad der Funktionseinschränkung und von eventuellen Begleiterkrankungen ab. Präoperativ sollte man sich durch eine gezielte Anamneseerhebung, Auskultation, Pulspalpation, Bestimmung der kapillären Rückfüllungszeit und die Kontrolle der Schleimhäute einen Überblick über den Zustand des Patienten verschaffen. Abhängig von der Dringlichkeit der Operation sollte ein Röntgenbild des Thorax angefertigt werden. Als weiterführende Untersuchungen ergänzen die Elektro- und Echokardiographie die Befunde.

Bei Anzeichen einer **kardialen Dekompensation** sollte eine Anästhesie vermieden werden. Vor elektiven Eingriffen ist eine Verbesserung des Zustands des Patienten durch eine entsprechende Medikation anzustreben. Eine prophylaktische Digitalisierung herzgesunder Patienten ist nicht sinnvoll.

Eine **Hypovolämie** muß präoperativ korrigiert werden, falls die Dringlichkeit des Eingriffs dies zuläßt. Bei einer schweren Anämie sollte eine Bluttransfusion erwogen werden.

Opioide haben eine geringe Kreislaufwirkung und sind deshalb gut geeignet für Patienten mit eingeschränkter Herz-Kreislauf-Funktion. Sinnvoll ist eine Kombination mit *Benzodiazepinen*, die ebenfalls nur eine geringe kreislaufdepressive Wirkung haben. **Phenothiazine sollten wegen der langanhaltenden Blockade der α-Rezeptoren mit Ausschaltung der Blutdruckregulation nicht verwendet werden**. Atropin kann zu einer Tachykardie mit erhöhtem myokardialem Sauerstoffbedarf führen. Es sollte deswegen nicht routinemäßig zur Prämedikation, sondern nur beim Auftreten einer Bradykardie eingesetzt werden.

Gerade bei längeren Anästhesien ist die *Inhalationsnarkose* wegen ihrer guten Steuerbarkeit und der Möglichkeit, eine hohe inspiratorische Sauerstoffkonzentration anbieten zu können, bei Herz-Kreislauf-geschädigten Patienten zu bevorzugen. Beachtet werden muß jedoch, daß alle Inhalationsanästhetika kreislaufdepressiv wirken, Halothan durch direkte Wirkung auf das Myokard, Isofluran durch seine potente vasodilatatorische Wirkung. Da diese Nebenwirkungen sehr stark dosisabhängig sind, sollten möglichst niedrige Konzentrationen verabreicht werden.

Erkrankungen des Respirationssystems

Wie für Erkrankungen des Herz-Kreislauf-Systems gilt auch für das Respirationssystem:
1. Die Funktion des Respirationssystems ist eine der vitalen Funktionen des Körpers.
2. Fast alle Anästhetika verursachen eine Atemdepression.

Im Unterschied zur Kreislaufdepression kann die Atemdepression jedoch sehr viel einfacher und effektiver behandelt werden. Beim Kleintier kann durch **Beatmung** in der Regel eine ausreichende Sauerstoffaufnahme und Kohlendioxidabgabe erreicht werden.

Die Ursachen für eine Störung der Respiration sind vielfältig. Häufig ist sie Folge eines Traumas (Pneumothorax, Hernia diaphragmatica, Lungenkontusion, Verletzung der Trachea) oder einer Herzinsuffizienz (Lungenödem). Daneben kommen Infektionskrankheiten ebenso in Frage wie Neubildungen, Fremdkörper oder eine Einschränkung der Thoraxexkursion wegen Schmerzen oder der Zwerchfellbewegung wegen eines aufgegasten Magens.

Die **präoperative Einschätzung** des Patienten ist nicht immer einfach. Oft wird die Schwere der Erkrankung unterschätzt. Bei vielen Prozessen kann eine Röntgenaufnahme bei der Beurteilung helfen (Umfang eines Pneumothorax).

Präoperativ muß **jeder Streß vermieden** werden. Aus diesem Grund ist oft nur eine kurze Untersuchung möglich. Wenn eine kausale und/oder symptomatische Therapie möglich ist (Absaugen eines Pneumothorax, Ausschwemmen eines Lungenödems, Behandlung einer Bronchitis oder Pneumonie), muß versucht werden, den Zustand des Patienten präanästhetisch zu bessern. Die Sauerstoffversorgung des Patienten kann perioperativ durch Applikation von Sauerstoff optimiert werden.

Während oder kurz nach der Narkoseeinleitung kommt es häufig zu einer rapiden Verschlechterung des Zustandes von respiratorisch eingeschränkten Patienten. Aus diesem Grund ist es günstig, eine **rasche Intubation** anzustreben, um die Möglichkeit zur **Beatmung** zu haben und so den Gasaustausch zu sichern. Besteht diese nicht, sollte die Verwendung stark atemdepressiver Medikamente (Opioide) vermieden werden. Beim **Pneumothorax** darf **kein Lachgas** verwendet werden.

Renale Funktionsstörungen

Die Niere ist das wichtigste Organ zur Regulation des Flüssigkeits- und Elektrolytgleichgewichtes des Körpers. Gerade in Zusammenhang mit der Anästhesie ist ihre Funktion bei der Ausscheidung von Pharmaka und deren Metaboliten von Bedeutung. Gesteuert wird die Funktion der Niere durch das antidiuretische Hormon und durch Aldosteron.

Da das Nierengewebe eine hohe Stoffwechselrate hat, ist es sehr empfindlich gegen Sauerstoffmangel. Ein ausreichend hoher Blutdruck ist aus zwei Gründen wichtig für die Nierenfunktion. Zum einen muß ein gewisser arterieller Mitteldruck vorhanden sein, um eine ausreichende glomeruläre Filtrationsrate zu erreichen, zum anderen bedingt ein zu niedriger Blutdruck eine schlechte Gewebeperfusion und damit unter Umständen eine mangelhafte Sauerstoffversorgung des Nierengewebes. Eine Allgemeinanästhesie kann zur einer **Reduktion des renalen Blutflusses** um 40 % führen, in ähnlichem Ausmaß wird die glomeruläre Filtrationsrate vermindert.

Bei einer Vorschädigung der Nieren kann durch eine Anästhesie eine Verschlechterung der Nierenfunktion bis hin zum Nierenversagen verursacht werden. Patienten mit einer renalen Dysfunktion gehören aus diesem Grund zu den Patienten mit einem *hohen Narkoserisiko*. Sie sind oft in einem schlechten Allgemeinzustand. Häufig liegen Verschiebungen des Flüssigkeits-, Säure-Basen- und Elektrolythaushaltes sowie Blutbildveränderungen vor (Dehydratation, Hypovolämie, Hyperkaliämie, metabolische Azidose, Anämie). Eine **Urämie** steigert die Empfindlichkeit der Tiere gegen Anästhetika und kann außerdem die Entgiftungsfunktion der Leber beeinflussen.

Präanästhetisch sollte man versuchen, das **Ausmaß der Funktionsstörung** der Niere durch eine klinisch-chemische Laboruntersuchung zu erfassen. Verschiebungen des Flüssigkeits-, Säure-Basen- und Elektrolythaushaltes sollten vor der Anästhesie korrigiert (Tab. 8.5 bis Tab. 8.9) und die Ausscheidung harnpflichtiger Substanzen durch Zufuhr ausreichender Flüssigkeitsmengen und medikamentöser Unterstützung der Diurese gefördert werden.

Während der Anästhesie muß versucht werden, einen ausreichenden renalen Blutfluß aufrecht zu halten. Hypovolämie oder Hypotension müssen deswegen vermieden werden. Wegen des hohen Sauerstoffbedarfs des Nierengewebes gilt dies auch für eine Hypoxie. Zur Unterstützung der Nierenfunktion ist die **Zufuhr einer ausreichenden Flüssigkeitsmenge** die wichtigste perioperative Maßnahme. Zusätzlich kann versucht werden, medikamentös die Diurese (Furosemid, Spironolacton) und/oder die renale Durchblutung (Aminophyllin, Dopamin) zu fördern. Postoperativ sollte die Flüssigkeitszufuhr fortgeführt und die Nierenfunktion weiterhin kontrolliert werden.

Störungen der Leberfunktion

Viele Funktionen der Leber stehen in engem Zusammenhang mit der Anästhesie. Sie ist das wichtigste Organ für die **Biotransformation** von Pharmaka, so daß bei Funktionsstörungen mit einer verzögerten Metabolisierung und Eliminierung und so mit einer **verlängerten Wirkungsdauer von Anästhetika** gerechnet werden muß.

Auch die Rolle der Leber bei der Eiweißsynthese kann Einfluß auf die Anästhesie nehmen. Bei Leberfunktionsstörungen kann eine niedrige Plasmaprotein-Konzentration zu einer verminderten Bindung der Anästhetika an Plasmaproteine führen. Da nur der nicht-gebundene Anteil pharmakologisch aktiv ist, kann eine **höhere Wirksamkeit** des Medikamentes die Folge sein. Liegt eine Hypalbuminämie vor, neigt der Patient wegen des reduzierten kolloidosmotischen Drucks zur Flüssigkeitsüberladung und Ödembildung. Dies sollte bei einer Infusionstherapie bedacht werden.

Neben den Auswirkungen einer gestörten Leberfunktion auf die Anästhesie müssen auch die Effekte einer Anästhesie auf die Leber selbst beachtet werden. Viele der verwendeten Pharmaka beeinflussen die Leberfunktion durch **Reduktion der Leberdurchblutung**. Die Folge kann eine Verschlimmerung des vorliegenden Krankheitsbildes sein.

Lebererkrankungen bedeuten ein erhöhtes Risiko in der intra- und postoperativen Phase. Die

Wechselwirkungen von Anästhesie und Leberfunktion sind um so schwerwiegender, je akuter und ausgeprägter eine Leberfunktionsstörung ist. Bei Planung der Anästhesie muß eine eventuell verlängerte und verstärkte Wirkung der verabreichten Anästhetika berücksichtigt werden. *Dosisreduktion, Einsatz kurzwirkender oder antagonisierbarer Anästhetika, Applikation von nicht oder nur gering in der Leber verstoffwechselter Präparate* sind allgemeine Grundsätze für die Anästhesie leberkranker Patienten. Phenothiazine sollten wegen ihrer langandauernden Wirkung nicht eingesetzt werden.

Endokrine Dysfunktion

Abhängig von der vorliegenden endokrinen Funktionsstörung muß mit Verschiebungen im Elektrolyt-, Flüssigkeits- oder Säure-Basen-Haushalt gerechnet werden. Zusätzlich können der Kohlenhydrat- oder Eiweißstoffwechsel gestört sein. Generell gilt, daß die Tiere, wenn möglich, nur in einem stabilisierten Zustand anästhesiert werden sollen.

Diabetes mellitus: Ein nicht oder schlecht „eingestellter" Diabetes kann zu schweren metabolischen Entgleisungen im Sinne einer **Ketoazidose** führen. Metabolische Azidose, Dehydratation, Kreislauf- und Nierenversagen, diabetisches Koma und Tod des Patienten können die Folge sein. Nach Möglichkeit sollte nur ein gut „eingestellter" Diabetiker operiert werden. Eine Ausnahme stellt die Kastration der diabetischen Hündin dar, hier gelingt die Einstellung vor der Operation nur selten. Eine *Kontrolle von Blutzuckergehalt*, Hydratationszustand, Harnzucker, Osmolarität im Harn und (wenn möglich) pH-Wert des Blutes ist sinnvoll. Präoperativ sollte auf jeden Fall der aktuelle Blutzuckerwert bestimmt und diese Untersuchung intra- und postoperativ regelmäßig wiederholt werden.

Die Tiere sollten am Tag vor der Operation auch abends entsprechend ihres Diätplanes gefüttert werden. Morgens vor der Operation kann die *Insulindosis* auf ein Drittel bis die Hälfte der üblichen reduziert werden. Während der Operation erfolgt eine Infusion von 5 %iger Glukoselösung. Die gewählte Anästhesieform sollte eine *frühzeitige Nahrungsaufnahme* und eine schnelle Rückkehr zur normalen Diät ermöglichen. Eine postoperative Kontrolle der Blutzuckerwerte erfolgt regelmäßig bis zu diesem Zeitpunkt.

Hypothyreose: Folge einer Hypothyreose ist die Verlangsamung aller Stoffwechselvorgänge. Klinisch sind oft sehr ruhiges Verhalten, Bradykardie, Untertemperatur, Fettleibigkeit und Anämie feststellbar. Bei sehr schweren Fällen ist eine kardiale Dekompensation möglich.

Aufgrund der niedrigen Metabolisierungsrate muß mit einer **verlängerten und verstärkten Wirkung** von Sedativa und Anästhetika gerechnet werden. Bei planbaren Operationen ist es günstig, durch die Substitution von Schilddrüsenhormonen einen *euthyreoten Zustand* herzustellen.

Hyperthyreose: Durch die hohe Stoffwechselrate haben diese Patienten einen erhöhten Energie- und Sauerstoffbedarf und sind vor allem gegen Sauerstoffmangel sehr empfindlich. Wegen der Tachykardie besteht ein erhöhter **myokardialer Sauerstoffbedarf**, oft können **Herzarrhythmien** beobachtet werden. Eine *Optimierung des Sauerstoffangebotes* während der Narkose beugt Zwischenfällen vor.

Anästhetika, die den *Katecholaminspiegel senken und die Reizschwelle des Myokards gegen Katecholamine herabsetzen*, erscheinen sinnvoll. Diese Wirkungen besitzen Phenothiazine. Kombiniert werden können sie mit Opioiden. Auf eine Atropinprämedikation sollte wegen der ohnehin schon bestehenden Tachykardie und des hohen myokardialen Sauerstoffbedarfs verzichtet werden. Auch bei hyperthyreoten Patienten ist es unter Umständen sinnvoll, präoperativ einen euthyreoten Zustand durch die Gabe von Thyreostatika anzustreben.

Störungen des Verdauungstraktes

Die Konsequenzen für die Vorbereitung des Patienten und die Narkoseführung variieren je nach Art, Ausmaß und Dauer der Erkrankung sehr stark. Abhängig von diesen Faktoren können schwerste Entgleisungen des **Flüssigkeits-, Säure-Basen-** oder **Elektrolythaushaltes** vorliegen. Gerade bei Patienten mit einem duodenalen Ileus können in kurzer Zeit hochgradige Verschiebungen auftreten. Hinzu kommen mögliche Beeinflussungen anderer Organsysteme, wie sie extrem bei der Torsio ventriculi des Hundes auftreten. Durch den stark erhöhten intraabdominellen Druck werden Kreislauf und Atmung ebenfalls hochgradig gestört. Bei einigen Erkrankungen muß zusätzlich noch mit einer Endotoxinbelastung (Magendrehung, Ileus mit inkarzerierten hypoxischen Darmschlingen) gerechnet werden.

Präoperativ sollte man sich Klarheit über den *Hydratationszustand* des Patienten verschaffen. Verschiebungen des Flüssigkeits-, Säure-Basen- oder Elektrolythaushaltes müssen nach Möglichkeit, abhängig von der Dringlichkeit der Operation, korrigiert werden.

Bei der **Torsio ventriculi** muß rasch gehandelt werden. Wichtig ist eine schnelle Druckentlastung über eine Magensonde und/oder durch eine Magenpunktion. Wir bevorzugen es, die Magensonde in Narkose einzuführen, um Streß zu vermeiden. Ausreichende Flüssigkeitszufuhr sowie Arrhythmiekontrolle und -therapie sind von überragender Bedeutung für die Anästhesie beim Magendilatations-Magentorsions-Komplex. Bei der Torsio ventriculi ist die **Verwendung von Lachgas kontraindiziert**.

Bei vielen Erkrankungen des Ösophagus (Dilatation, Fremdkörper) und Magen-Darm-Traktes (Ileus) muß davon ausgegangen werden, daß der Patient **nicht nüchtern** ist, auch wenn er mehrere Tage nicht gefressen hat. In diesen Fällen ist die endotracheale Intubation obligat, um eine Aspiration von erbrochenem oder regurgitiertem Material zu verhindern.

Trauma

Vorgehen und Narkoserisiko hängen bei verletzten Patienten von Schweregrad und Art des Traumas ab. Als allgemeiner Grundsatz gilt: *Beim Patienten im Schock darf eine Narkose erst eingeleitet werden, wenn durch die Initialbehandlung die Herz-Kreislauf-Funktion stabilisiert worden ist.* Die Narkose beim traumatisierten Patienten stellt ein besonderes Risiko dar, wenn **ein** oder **mehrere Vitalfunktionen** des Körpers gestört sind. Massive **Blutverluste** sind ein schwerwiegendes Problem für die Narkose.

Ein Pneumothorax, eine Lungenkontusion, ein Pleuraerguß, eine Zwerchfellruptur oder Rippenfrakturen können den **Gaswechsel** des Patienten massiv stören. Hinzu kommen erhöhte endogene Katecholaminspiegel, eventuell ein voller Magen und eine ungenügende Abklärung von Begleiterkrankungen oder -verletzungen.

Zunächst gewinnt man durch eine **kurze Untersuchung** einen Eindruck vom Zustand des Patienten. Dann sollte man sich **Zugang zu den lebenswichtigen Organsystemen** schaffen. Dies betrifft in erster Linie das Legen eines Venenkatheters. Durch intravenöse Zufuhr von Flüssigkeit wird der Kreislauf stabilisiert. Die Sauerstoffversor-gung kann durch Sauerstoffapplikation gebessert werden. Anzumerken ist jedoch, daß nur wenige Systeme suffizient sind.

Es ist wichtig, die Tiere in eine ruhige Umgebung zu bringen. Die Verabreichung von Sedativa sollte jedoch vermieden werden, da diese alle kreislaufdepressiv wirken. **Phenothiazine** (Acepromazin) **sind kontraindiziert**, da sie die körpereigene Blutdruckregulation für mehrere Stunden beeinträchtigen. Wenn notwendig, können Benzodiazepine verabreicht werden. Sie haben nur geringe Wirkungen auf Atmung und Kreislauf, wirken allerdings auch nur kurz.

Erst nachdem sich der Patient stabilisiert hat, sollte die Diagnostik fortgeführt werden. Wichtig ist das **Röntgen des Thorax**, da viele Traumapatienten zusätzliche Verletzungen im Bereich des Thorax haben. Liegt ein Thoraxtrauma vor, sollte eine Narkose nach Möglichkeit verschoben werden. Bei mittelgradigem bis schwerem Pneumo- oder Hämothorax kann ein Absaugen notwendig sein.

Manchmal ist jedoch eine Narkose in der akuten Phase zur Versorgung lebensbedrohlicher Verletzungen notwendig, so zum Beispiel bei einer nicht stillbaren Blutung, einer Milzruptur oder einer Zwerchfellruptur mit vorgefallenem aufgegasten Magen. Das gewählte Narkoseregime sollte möglichst kreislaufschonend und wenig atemdepressiv sein. Eine Möglichkeit zur kreislaufschonenden Narkoseeinleitung beim Hund ist die Kombination von Opioiden und Benzodiazepinen. Vorteil ist die gute Schmerzausschaltung, von Nachteil ist jedoch die atemdepressive Wirkung der Opioide. Bei der Katze steht mit dem Saffan® ein Medikament mit relativ geringen kreislauf- und atemdepressiven Wirkungen zur Verfügung. Nachteilig ist die obligate intravenöse Verabreichung. Sie kann gerade bei der traumatisierten Katze wegen des damit verbundenen Stresses problematisch sein.

Trotz der guten Steuerbarkeit sollten hohe Dosen von Inhalationsanästhetika vermieden werden, da diese stark atem- und kreislaufdepressiv wirken. Beim **Pneumothorax ist Lachgas kontraindiziert**. Auf eine Beatmung sollte möglichst verzichtet werden, da unter Beatmung schon verklebte Verletzungen der Lungen wieder aufreißen können.

Präoperative Therapie

Gerade bei Risikopatienten liegen häufig **Störungen des Wasser-, Elektrolyt-** oder **Säure-Basen-Haushaltes** vor. Die Korrektur einer solchen Störung vor Beginn der Anästhesie kann **lebensrettend** für den Patienten sein. Oft reicht eine Infusionstherapie von wenigen Stunden aus, um das Narkoserisiko dieser Patienten um mehrere Stufen zu verringern. Ausmaß und Dauer der Therapie müssen natürlich von der Dringlichkeit der Operation abhängig gemacht werden.

Die Tabellen 8.5 bis 8.9 geben Hinweise auf eine mögliche präoperative Therapie von Störungen des Wasser- und Elektrolyt- sowie des Säure-Basen-Haushaltes. Eine zu rasche Korrektur sollte jedoch vermieden werden. Bei pH-Wert- und Elektrolytverschiebungen kann eine zu schnelle Korrektur das Leben des Patienten gefährden.

Hinweise auf eine mögliche **Dehydratation** des Patienten können sich schon aus dem Vorbericht ergeben. Mit Hilfe der klinischen Untersuchung (Tab. 8.5) kann die Schwere der Dehydratation eingeschätzt werden. Die Bestimmung von Hä-

Tabelle 8.5 Flüssigkeitsdefizit

Einschätzung des Defizites

Dehydratationsgrad
< 4 %	klinisch nicht faßbar
4–5 %	geringe Abnahme der Hautelastizität, Allgemeinbefinden nahezu ungestört
6–8 %	deutliche Abnahme der Hautelastizität, Allgemeinbefinden gestört, trockene Schleimhäute, verlängerte kapilläre Rückfüllungszeit, Augen evtl. eingesunken
10–12 %	deutliche Abnahme der Hautelastizität, Hautfalte bleibt bestehen, Allgemeinbefinden deutlich gestört, trockene Schleimhäute, verlängerte kapilläre Rückfüllungszeit, Augen eingesunken, Schocksymptome
12–15 %	Schock, Tod

Berechnung des Flüssigkeitsbedarfs

KM × Defizit in % = fehlendes Volumen in Litern
(Bsp. 70 kg × 10 % = 7 l)
hinzu kommt der Erhaltungsbedarf
(40–100 ml/kg/d)

Richtwerte zur Therapie

leichte Dehydratation (KM ca. 5 % reduziert)
60–80 ml/kg KM/d
mittlere Dehydratation (KM 8–10 % reduziert)
80–100 ml/kg KM/d
schwere Dehydratation (KM ca. 12 % reduziert)
100–120 ml/kg KM/d
bei Orientierung am Hämatokrit:
10 ml/kg KM für die Reduktion des Hämatokrits um einen Prozentpunkt

Tabelle 8.6 Blutverlust und Anämie

Indikation zur Transfusion

Blutverlust > 20 % des Blutvolumens
Hämatokrit < 20 % (chronische Anämie: 15 %)

Berechnung des Transfusionsvolumens

$KM \times 70 \times (Hkt_{soll} - Hkt_{ist}) / Hkt_{Spender}$ = Blutvolumen in ml

Richtwerte zur Transfusionstherapie

10–20 ml/kg KM Blut mit
60–80 Tropfen/min oder
5–10 ml/kg/h,
bei akuter Blutung 20–25 ml/kg/h

matokrit und Gesamteiweiß ermöglichen eine genauere Quantifizierung des Flüssigkeitsdefizits. Sie geben ebenso wie die Bestimmung des spezifischen Gewichts des Harns sowie der Serumelektrolyte (v. a. Natrium) und Osmolalität auch einen Hinweis auf die mögliche Ursache.

Ziel der Infusionstherapie ist neben dem Ausgleich des Flüssigkeitsdefizits auch die Deckung des **Erhaltungsbedarfs**. Dieser ist stark abhängig von der Körpermasse. Beim Hund liegt der Flüssigkeitsbedarf zwischen 130 ml/kg/d bei einem 1 kg schweren Hund und 40 ml/kg/d bei einer Körpermasse von 100 kg. Bei der Katze sind niedrigere Werte zu kalkulieren, Richtwerte sind 80 ml/kg/d bei 1 kg und 50 ml/kg/d bei 5 kg Körpermasse.

Blutverlust oder Anämie können eine **Bluttransfusion** (Tab. 8.6) nötig machen. Bei Verlust kleiner Blutmengen (bis 30 ml/kg KM) kann der Volumenverlust jedoch durch eine Infusion kristalloider Lösungen ausgeglichen werden. Verluste von 30–40 ml/kg KM sollten mit Plasma oder -expandern behandelt werden. Ab 50 ml/kg KM ist eine Transfusion von Vollblut unbedingt erforderlich.

Die zu übertragenden Blutmengen sind tierartlich etwas unterschiedlich. Beim Hund werden 10–40 ml/kg KM transfundiert, bei der Katze 5–20 ml/kg KM. Beachtet werden muß die tierartlich unterschiedliche *Bedeutung der Blutgruppensysteme*. So ist beim Hund bei einer ersten Transfusion wegen der fehlenden natürlichen Antikörper nur selten mit einem Transfusionszwischenfall zu rechnen. Nach Wiederholungstransfusionen kann es, wenn nicht getestet wurde, durch eine Sensibilisierung gegen das A-Antigen bei bis zu

25 % der Hunde zu einer hämolytischen Transfusionsreaktion kommen. Katzen können ähnlich wie der Mensch natürliche Antikörper gegen Blutgruppenantigene besitzen. So haben etwa 93 % der Katzen der Blutgruppe B (6,7 % der Katzen in Deutschland) starke Anti-A-Isoantikörper. Bei Katzen muß aus diesem Grund auch bei Ersttransfusion mit Zwischenfällen gerechnet werden, wenn die Blutgruppen von Spender und Empfänger nicht getestet wurden.

Der **pH-Wert** hat einen entscheidenden Einfluß auf viele Funktionen des Körpers, da die zellulären Enzymsysteme nur in einem bestimmten pH-Bereich optimal funktionieren. Der pH-Wert und damit die Wasserstoffionenkonzentration hängen eng mit dem Kohlendioxidpartialdruck und der Bikarbonatkonzentration im Blut zusammen (Abb. 8.1).

Tabelle 8.7 Metabolische Azidose

Definition

pH < 7,35
Therapie obligat bei pH < 7,2 oder
BE < −10 mmol/l oder
HCO_3^- < 14 mmol/l

Berechnung des Bikarbonatbedarfs

BE × KM × 0,3 = mmol HCO_3^-
¼ − ½ der berechneten Menge als langsamen intravenösen Bolus, den Rest als Dauertropfinfusion über etwa 12 h

Richtwert zur Pufferung

Initial 1 mmol HCO_3^-/kg KM i. v.
Danach je nach Schwere 1−5 mmol HCO_3^-/kg KM über etwa 12 h

$$pCO_2 \rightarrow CO_2 + H_2O \longleftrightarrow H_2CO_3 \longleftrightarrow H^+ + HCO_3^-$$

Abbildung 8.1 Zusammenhang von Kohlendioxidpartialdruck, Bikarbonatkonzentration und Wasserstoffionenkonzentration (Henderson-Hasselbalch-Gleichung)

Diese Zusammenhänge bedingen, daß Respiration und Metabolismus Ursache einer Störung des Säure-Basen-Haushaltes sein können. Sie sind darüber hinaus aber auch die Grundlage einer möglichen Kompensation des Körpers. Um einen veränderten pH-Wert sinnvoll behandeln zu können, muß unterschieden werden, ob es sich um eine respiratorische oder metabolische Störung handelt. Gibt man beim Vorliegen einer **respiratorischen Azidose** zur Pufferung Bikarbonat, so verschlechtert sich die Situation des Patienten. Das Bikarbonat zerfällt zu Kohlendioxid und Wasser, der Kohlendioxidpartialdruck im Blut steigt. Ursache dieses Azidosetyps ist jedoch ein zu hoher Kohlendioxidpartialdruck, den der Patient aufgrund einer Respirationsstörung nicht abatmen kann. Die durch Bikarbonatgabe entstehende Kohlendioxidmenge muß zusätzlich abgeatmet werden. Dies ist angesichts der bestehenden Respirationsstörung für den Patienten nicht möglich. Eine sinnvolle Therapie einer respiratorischen Azidose kann nur eine Verbesserung der pulmonalen Kohlendioxidelimination, in der Regel durch Beatmung, sein.

Eine genaue Differenzierung zwischen metabolischen und respiratorischen Störungen ist jedoch nur durch die Bestimmung von pH, Basenabweichung (BE) oder Bikarbonatkonzentration und Kohlendioxidpartialdruck möglich. Diese Möglichkeit besteht leider häufig nicht. In diesem Fall sollte man abhängig von der Grunderkrankung und Ventilation des Tieres eine Therapie abwägen.

Eine **metabolische Azidose** (Tab. 8.7) kann durch vermehrten Anfall von Wasserstoffionen z. B. beim Coma diabeticum (Ketoazidose) oder Schock (Laktatazidose) entstehen. Auch ein Verlust von Bikarbonat z. B. durch Vomitus oder Diarrhoe kann zu einer Azidose führen. Ist die renale Ausscheidung von nichtflüchtigen Säuren gestört, führt der Mehrverbrauch von Bikarbonat zur Pufferung dieser Säuren ebenfalls zur metabolischen Azidose. Beispiel sind die urämische Azidose und die Azidose bei Nebenniereninsuffizienz.

Therapieziel ist die Beseitigung der Ursache. Bei schweren Azidosen (arterieller pH < 7,2) sollte dies jedoch stets von einer puffernden Therapie begleitet sein. Bei mäßiger Azidose (arterieller pH 7,2–7,39) kann eine Behandlung von der klinischen Symptomatik abhängig gemacht werden. Mittel der Wahl ist Natriumbikarbonat (4,2 oder 8,4 %). Alternativ kann Trometamol (TRIS-Puffer) eingesetzt werden. Eine zu schnelle oder umfangreiche Zufuhr alkalisierender Substanzen sollte vermieden werden. Folgen können eine Hyperosmolalität, Hypernatriämie, Hypokaliämie, Tetanie, intrazelluläre Azidose oder eine Azidose des Liquors sein.

Seltener kommt eine **metabolische Alkalose** vor (Tab. 8.8). Ursache kann eine exogene Zu-

Tabelle 8.8 Metabolische Alkalose

Definition

pH >7,45
    Therapie obligat bei pH >7,6

Richtwert zur Therapie

Pro 1 mmol HCO$_3^-$ über der Norm 0,2–0,3 mmol
Natriumchlorid/kg KM i. v.

fuhr basischer Substanzen sein (Natriumbikarbonat, Zitrat, Laktat, Acetat) oder ein Verlust von sauren Valenzen (Verlust von saurem Magensaft, Chlorid- und Kaliumionenverluste durch Schleifendiuretika, Wasserstoff- und Kaliumionenverluste durch Hyperaldosteronismus). Die primäre Therapie ist auch hier die Behandlung der Ursache. Natriumchlorid stellt resorbierbare Anionen in Form von Cl$^-$ bereit und fördert so die renale Clearance von überschüssigem HCO$_3^-$. Häufig muß zusätzlich die bestehende Hypokaliämie behandelt werden. Je nach Kaliumkonzentration im Blut kann Kaliumchlorid verwendet werden.

Von den Störungen des Elektrolytgleichgewichtes hat die **Hyperkaliämie** (Tab. 8.9) besondere Bedeutung, da sie relativ häufig vorkommt und **das Leben des Patienten akut bedroht**. Schwerste Rhythmusstörungen, Kammerflimmern und Asystolie können die Folge eine Hyperkaliämie sein. Kennzeichen der Hyperkaliämie ist eine Bradykardie, sie kann jedoch auch fehlen. Im Elektrokardiogramm sind typische Veränderungen zu beobachten.

Die Ursachen für eine Hyperkaliämie sind vielfältig. Auf einige häufig vorkommende soll kurz hingewiesen werden. Bei Patienten mit Verlegung der harnableitenden Wege (FUS, Urolithiasis), Blasenruptur, Ureter- oder Urethraabriß muß stets mit einer Hyperkaliämie gerechnet werden.

Tabelle 8.9 Hyperkaliämie

Definition

K$^+$ >6,0 mmol/l

Therapie

Kaliumfreie Infusionslösungen (5 % Glukose, NaCl-Lsg.)
(1–4 mmol NaHCO$_3$/kg KM i. v.)
(0,1–0,25 Einheit Altinsulin/kg KM i. v. zusammen mit
0,5–1,5 g Glukose/kg KM innerhalb von 2 h)
(2–10 ml 10 %ige Kalziumglukonat-Lsg. i. v. unter EKG-
Kontrolle)

Zu einer Verschiebung von Kalium aus dem intra- in den extrazellulären Raum kommt es bei einer respiratorischen oder metabolischen Azidose. Oft reicht hier die Korrektur der Störung des Säure-Basen-Haushaltes aus, um eine deutliche Besserung der Hyperkaliämie zu erreichen. Eine Gewebszerstörung größeren Ausmaßes (Trauma, Infektion, Tumornekrose) kann zu einer Freisetzung großer Mengen intrazellulären Kaliums führen. Bei einem mit Glykosiden behandelten Hund muß bei Hyperkaliämie an eine Digitalisvergiftung gedacht werden. Auch eine Hypothermie kann Ursache einer erhöhten Plasmakaliumkonzentration sein, dies sollte vor allem beim anästhesierten Patienten beachtet werden.

Die Blutglukose- und Blutkaliumkonzentrationen hängen eng zusammen, da die Aufnahme von Glukose in die Zellen als Symport von Glukose und Kalium erfolgt. Dieser Mechanismus kann Ursache von Störungen des Kaliumhaushaltes sein, aber auch zur Therapie genutzt werden. So kommt es beim Fehlen von Insulin zu einer mit Hyperkaliämie vergesellschafteten Hyperglykämie. Andererseits kann bei der Therapie der Hyperkaliämie durch Applikation von Insulin und Glukose auch die Aufnahme von Kalium in die Zelle gefördert werden. Kalzium zeigt einen direkten Antagonismus zu den toxischen Wirkungen des Kaliums am Herzen.

Injektionsanästhesie

Die Injektionsnarkose hat gegenüber der Inhalationsnarkose den Vorteil, daß sie mit wenig apparativem und personellem Aufwand verbunden ist. Aus diesem Grund wird sie von vielen Tierärzten für sehr viele, gerade auch kurze Eingriffe bevorzugt. Lange Zeit haftete ihr jedoch der Makel an, schlecht steuerbar zu sein und den Patienten zu belasten, da die verabreichten Medikamente von ihm verstoffwechselt und ausgeschieden werden müssen. Durch die Einführung von Präparaten mit kurzer Wirkungsdauer erlangte die Injektionsanästhesie eine relativ gute Steuerbarkeit. Auch die Entwicklung spezifischer Antagonisten für einige Medikamentengruppen trug zur Entstehung neuer Konzepte für die Injektionsanästhesie bei.

Bei zahlreichen für die Injektionsanästhesie zur Verfügung stehenden Wirkstoffen und Kombinationen sind die Grenzen zwischen Prämedikation, Narkoseeinleitung und -erhaltung fließend.

Durch Variation der Dosis können alle Stadien zwischen einer leichten Sedation und einer tiefen Allgemeinanästhesie erzeugt werden. Die Folge sind Unmengen von Kombinations- und Dosisempfehlungen, deren Wirkungen, Indikationen, Vor- und Nachteile oft nicht einfach zu erfassen sind. Im folgenden werden einige bewährte Kombinationen vorgestellt.

Sedation

Ziel einer Sedation ist ein kooperativer, ruhiger, streßfreier Patient. Um dieses Ziel zu erreichen, müssen Medikament und Dosis dem Temperament und Zustand des Tieres ebenso angepaßt werden, wie der geplanten Manipulation. So reicht für Röntgen- oder Ultraschalluntersuchungen oft eine oberflächliche Sedation, während für einen Eingriff unter Lokalanästhesie in der Regel eine tiefere Sedation notwendig ist. Für eine „klassische" Prämedikation vor der Narkoseeinleitung sind schon geringe Dosen ausreichend (z. B. 0,01 mg/kg KM Acepromazin oder 10 µg/kg KM Medetomidin), um den potenzierenden Effekt der Prämedikation ausnutzen zu können. Hat der Patient Schmerzen, sollte eine analgetisch wirkende Substanz bzw. Kombination zur Sedation/Prämedikation verwendet werden.

Zur Erzielung eines optimalen Effekts ist eine **ruhige Umgebung** und eine adäquate „Einschlafzeit" unabdingbare Voraussetzung. So wird nach Acepromazinapplikation die vollständige Wirkung erst nach etwa 20 Minuten erreicht. Alle sedativ wirkenden Medikamente verursachen mehr oder weniger starke Kreislaufnebenwirkungen. Bei der Verwendung von Sedativa bei Risikopatienten sollte dies bedacht werden.

Ähnlich wie bei der Injektionsnarkose benötigen auch bei der Sedation *kleine Tiere wegen ihrer höheren Stoffwechselaktivität in der Regel eine relativ höhere Dosis als große Tiere.* So können beim jungen, gesunden Yorkshire Terrier 0,2 mg/ kg KM Acepromazin notwendig sein, um eine adäquate Sedation zu erreichen, während eine Dogge für einen ähnlichen Sedationsgrad nur 0,03 mg/kg KM benötigt.

Wird mit dem gewählten Medikament und der errechneten Dosis keine ausreichende Sedation erreicht, hat eine Nachdosierung in der Regel keine Wirkung. Statt dessen kann die Vertiefung der Sedation mit einem anderen Präparat versucht werden. Häufig reicht die intravenöse Ap-

Tabelle 8.10 Sedation mit Acepromazin bei Hund und Katze

Dosis

Hund und Katze
  0,01–0,2 mg/kg KM s. c., i. m., i. v.
  1,0–3,0 mg/kg KM peroral

Vorteile

relativ verläßliche Sedation
keine Atemdepression
antiemetische Wirkung
antiarrhythmische Wirkung
Potenzierung anderer Medikamente
⇨ Reduktion der benötigten Dosis

Nachteile

Kreislaufdepression
Blockade der blutdruckregulierenden α-Adrenozeptoren (Adrenalinumkehr möglich)
Dämpfung des Thermoregulationszentrums

Wirkungsdauer

bis 6 (–12) Stunden

Anwendung

Sedation, sedative Prämedikation
CAVE! nicht beim Risikopatienten verwenden

Tabelle 8.11 Sedation mit Diazepam bei Hund und Katze

Dosis

Hund und Katze
  bis 0,5 mg/kg KM i. v.
  bis 1,0 mg/kg KM i. m.

Vorteile

geringe Nebenwirkungen auf Atmung und Herz-Kreislauf
gute Muskelrelaxation
antikonvulsive Wirkung
Potenzierung anderer Medikamente
Antagonisierung möglich (sehr teuer, Indikation fraglich)

Nachteile

wenig verläßliche Wirkung beim gesunden Patienten
schmerzhaft bei intramuskulärer Injektion
⇨ Verwendung des wasserlöslichen Midazolams in ähnlicher Dosierung

Wirkungsdauer

1–3 Stunden

Anwendung

Sedation, sedative Prämedikation beim Risikopatienten

plikation von Diazepam (0,2–0,5 mg/kg KM), um den gewünschten Effekt doch noch zu erzielen.

Die Tabellen 8.10 bis 8.13 geben Dosierungsvorschläge für eine Sedation bzw. sedative Prämedikation. Stärker wirkende sedativ-analgetische Kombinationen, die auch in Verbindung mit einer Lokalanästhesie und als Grundlage einer Injektionsanästhesie Verwendung finden, werden im Rahmen der Abschnitte „Injektionsanästhesie für kurze Eingriffe" und „Injektionsanästhesie für längere Eingriffe" in den Tabellen 8.17 bis 8.27 besprochen.

Tabelle 8.12 Sedation mit Xylazin oder Medetomidin bei Hund und Katze

Dosis

Xylazin
Hund und Katze
    0,5–1,0–(2,0) mg/kg KM s.c., i.m.
Medetomidin
Hund
    10–40–(80) µg/kg KM s.c., i.m.
Katze
    10–80–(100) µg/kg KM s.c., i.m.

Vorteile

Xylazin, Medetomidin
    schneller Wirkungseintritt
    analgetischer Effekt
    sehr gute Muskelrelaxation
    antagonisierbar (Atipamezol)
Medetomidin
    kleines Injektionsvolumen
    sehr ausgeprägte Potenzierung anderer
    Medikamente (schon bei 10 µg/kg KM)
    ⇨ starke Reduktion der benötigten Dosis

Nachteile

Kreislaufdepression
Atemdepression
emetische Wirkung
Dämpfung der Thermoregulation
Patienten sind bei Manipulation weckbar

Wirkungsdauer

0,5–2 Stunden,
beim Medetomidin dosisabhängig

Anwendung

Sedation, sedative Prämedikation
CAVE! beim Risikopatienten

Tabelle 8.13 Sedation mit Droperidol beim Hund

Dosis

Hund
    0,5–1,5 mg/kg KM i.v.
    1,0–3,0 mg/kg KM i.m.

Vorteile

relativ große therapeutische Breite
Potenzierung anderer Medikamente
⇨ Reduktion der benötigten Dosis

Nachteile

Kreislaufdepression
Atemdepression möglich
Muskelrigidität, Tremor und Katalepsie möglich
Exzitationen und Aggressivität möglich

Wirkungsdauer

2–(12) Stunden

Anwendung

Sedation, sedative Prämedikation
CAVE! nicht bei Patienten mit Krampfanfällen oder bei Gefahr der Entstehung von Krampfanfällen (Myelographie)

Injektionsanästhesie für kurze Eingriffe

Eine Anästhesie für kürzere Eingriffe bzw. Untersuchungen wird in der tierärztlichen Praxis häufig benötigt. Für viele dieser Maßnahmen ist eigentlich keine Schmerzausschaltung notwendig. Oft müssen Hund und Katze jedoch „ruhiggestellt" werden, weil wegen ihrer Unruhe und Abwehr die geplante Maßnahme nicht durchführbar ist. Beispiele sind das Röntgen, die Entfernung von Zahnstein mittels Ultraschall, das Ziehen von Fäden an Ohr oder Auge, das Entfernen von Grannen aus dem Ohr, die Gastroskopie.

Die Eingriffe oder Untersuchungen, bei denen nur eine kurze Anästhesiedauer notwendig ist, stellen zum Teil sehr unterschiedliche Forderungen an die Anästhesie. Die zentrale Frage ist, ob eine Schmerzausschaltung notwendig ist. Während die Entfernung von Zahnstein mittels Ultraschall mehr unangenehm als schmerzhaft erscheint, ist die Exstirpation eines festsitzenden Zahnes sicher sehr schmerzhaft. Ähnlich verhält es sich bei der Endoskopie. Die Gastroskopie erfordert nur einen ruhigen, schlafenden Patienten, die oft sehr schmerzhafte Rhinoskopie eine gute

Tabelle 8.14   Kurznarkose mit einem Thiobarbiturat bei Hund und Katze

Dosis

5–10 mg/kg KM i.v.
Wiederholung:
einmalig 1/3 der Einleitungsdosis

Vorteile

gute Hypnose
gute Muskelrelaxation
sehr kurze Wirkung
ruhiges, angenehmes Einschlafen

Nachteile

keine Analgesie
dosisabhängige Atemdepression
dosisabhängige Kreislaufdepression
kann Herzrhythmusstörungen auslösen
kumuliert bei wiederholter Gabe
bei paravenöser Injektion gewebereizend

Anwendung

kurze, nicht oder wenig schmerzhafte Eingriffe
Einleitung einer Inhalationsnarkose

Tabelle 8.15   Kurznarkose mit Propofol bei Hund und Katze

Dosis

Hund
    4–7 mg/kg KM i.v. ohne Prämedikation
    2–4 mg/kg KM i.v. mit Prämedikation
    Wiederholung: 2–4 mg/kg KM i.v.
Katze
    6–8 mg/kg KM i.v. ohne Prämedikation
    1–3 mg/kg KM i.v. mit Prämedikation
    Wiederholung: 1–3 mg/kg KM i.v.

Vorteile

gute Hypnose
gute Muskelrelaxation
ruhiges, angenehmes Einschlafen
vollständiges Erwachen
keine Kumulation
nicht gewebereizend

Nachteile

keine Analgesie
dosisabhängige Atemdepression
dosisabhängige Kreislaufdepression
sehr beschränkte Haltbarkeit

Anwendung

kurze, nicht oder wenig schmerzhafte Eingriffe
Einleitung einer Inhalationsnarkose

Analgesie. Bei der Wahl der „Kurznarkose" sollte man diesen Forderungen Rechnung tragen. Ist keine Schmerzausschaltung notwendig, kann eine Barbiturat- oder Propofolmononarkose gewählt werden (Tab. 8.14, 8.15). Bei schmerzhaften Eingriffen oder Untersuchungen sollte die durchgeführte Anästhesie eine analgetisch wirkende Komponente beinhalten.

Eine gewisse Alternative zur „Kurznarkose" stellen die Konzepte der antagonisierbaren Injektionsanästhesie (siehe Abschnitt „Antagonisierung von Anästhetika") dar.

Thiobarbiturate und **Propofol** entsprechen sich in ihren Wirkungen und Nebenwirkungen nahezu (Tab. 8.14, 8.15). Vorteil des Propofols ist vor allem die fehlende Kumulation. Es kann ohne Bedenken nachdosiert werden, während bei der Nachdosierung von Thiobarbituraten die Nachschlafzeit praktisch mit jeder Injektion steigt. Propofol ist außerdem nicht arrhythmogen und auch bei paravenöser Injektion nicht gewebereizend. Seine sehr beschränkte Haltbarkeit (Propofol enthält kein Konservierungsmittel) ist sein größter Nachteil. Das Problem ist dabei nicht der Wirkungsverlust, sondern die mögliche Kontamination mit Keimen. So wurde bei Mensch und Tier über (sehr seltene) Septikämien durch Gabe von kontaminiertem Propofol berichtet.

Bei schmerzhaften, kurzen Eingriffen haben sich bei Hund und Katze **Kombinationen auf der Basis des gut analgetisch wirkenden Ketamins** bewährt (Tab. 8.16, 8.17, 8.18). Da Ketamin zu einem **erhöhten Muskeltonus**, beim Hund bis hin zu tonischklonischen Krämpfen, führt, muß es mit muskelrelaxierend wirkenden Stoffen kombiniert werden. Häufig sind dies α_2-Agonisten oder Benzodiazepine. Beide Stoffklassen wirken ausgezeichnet muskelrelaxierend und verstärken den nur mäßig sedativen Effekt des Ketamins. Die α_2-Agonisten ergänzen darüber hinaus mit ihrer analgetischen Wirkung im viszeralen Bereich die vor allem somatisch ausgeprägte Analgesie des Ketamins. Leider ergänzen sich auch die Nebenwirkungen. Zur atemdepressiven Wirkung des Ketamins kommen die atem- und kreislaufdepressiven Effekte des Xylazins hinzu. Um diese dosisabhängigen Nebenwirkungen zu minimieren, ist beim Hund die Ergänzung der Ketamin/Xylazin-Kombination durch ein Benzodiazepin sinnvoll. Das muskelrelaxierend, sedativ und potenzierend wirkende Benzodiazepin ermöglicht eine Reduktion der Xylazindosis um 50 %, hat aber selbst wenig Nebenwirkungen.

Tabelle 8.16 Kurznarkose mit einer Ketamin-Xylazin-Kombination beim Hund

Dosis

Prämedikation
 0,5–1,0 mg/kg KM Diazepam i.v.
 (maximal 20 mg/Tier)
 0,02–0,05 mg/kg KM Atropin i.v.
Einleitung und Erhaltung
 3,0 mg/kg KM Ketamin i.v. zusammen mit
 0,3 mg/kg KM Xylazin i.v. aus einer „Mischspritze"
 sofort nach der Prämedikation injizieren und nach
 Wirkung alle 10–20 Minuten wiederholen (siehe Text)

Vorteile

gute Analgesie	(Ketamin, Xylazin)
gute Hypnose	(Xylazin, Diazepam)
gute Muskelrelaxation	(Xylazin, Diazepam)
rasche, weiche Narkoseeinleitung	
kurze, ruhige Aufwachphase	

Nachteile

Atemdepression	(Ketamin, Xylazin)
Kreislaufdepression	(Xylazin)

Anwendung

kurze, auch schmerzhafte Eingriffe bis 30 min (60 min)
Dauer
auch für Risikopatienten geeignet

Tabelle 8.17 Kurznarkose mit Ketamin und Xylazin bei der Katze

Dosis

5,0–10,0 mg/kg KM Ketamin i.m., s.c.
0,5–1,0 mg/kg KM Xylazin i.m., s.c.
(0,02–0,05 mg/kg KM Atropin i.m., s.c.)

Vorteile

gute Analgesie	(Ketamin, Xylazin)
gute Muskelrelaxation	(Xylazin)

Nachteile

Atemdepression	(Ketamin, Xylazin)
Kreislaufdepression	(Xylazin)
emetischer Effekt	(Xylazin)

Anwendung

kurze bis mittellange, auch schmerzhafte Eingriffe
für Risikopatienten geeignet (evtl. Dosisreduktion)

Tabelle 8.18 Kurznarkose Ketamin und Diazepam bei der Katze

Dosis

10,0–15,0 mg/kg KM Ketamin i.m., s.c.
0,3–0,5 mg/kg KM Diazepam i.m., s.c.
(0,02–0,05 mg/kg KM Atropin i.m., s.c.)

Vorteile

gute Analgesie	(Ketamin)
gute Muskelrelaxation	(Diazepam)
wenig Nebenwirkungen	

Nachteile

Atemdepression	(Ketamin)
wenig verläßlich	
zwei Injektionen nötig (nicht bei Midazolam)	
schmerzhafte intramuskuläre Injektion	(Diazepam)

Anwendung

kurze bis mittellange auch schmerzhafte Eingriffe
für Risikopatienten geeignet

Die in Tabelle 8.16 aufgeführte Kombination von Ketamin, Xylazin und Diazepam ist bei Patienten jeden Alters für das gesamte Spektrum der kurzen Eingriffe/Untersuchungen einsetzbar. Auch Risikopatienten (Hunde mit kardiovaskulären Problemen, traumatisierte Patienten, Epileptiker) können mit dieser Kombination anästhesiert werden.

In der Praxis hat es sich bewährt, 10 mg/kg KM Ketamin und 1 mg/kg KM Xylazin in eine Mischspritze aufzuziehen und von dieser Mischung zur Einleitung und bei vorzeitigem Erwachen des Hundes jeweils etwa 1/3 zu applizieren.

Bei der **Katze** ist Ketamin seit nunmehr Jahrzehnten Injektionsanästhetikum der Wahl. Auch bei der Katze sollte es mit muskelrelaxierend wirkenden Stoffen kombiniert werden, um die typische Muskelstarre zu verhindern. Die Kombination mit **Xylazin** (Tab. 8.17) bewirkt eine kurz- bis mittellang wirkende Anästhesie. Obwohl beide Komponenten kreislauf- und atemdepressiv wirken, ist diese Kombination in niedriger Dosierung auch als Injektionsanästhesie bzw. Prämedikation für Risikopatienten geeignet. Der emetische Ef-

fekt des Xylazins in der Einschlafphase ist dosisabhängig und kann durch eine ausreichend lange Nahrungskarenz nahezu vollständig verhindert werden.

Für den Risikopatienten ist die in Tabelle 8.18 beschriebene Kombination von Diazepam und Ketamin eine Alternative. Bei Verwendung von Diazepam sind zwei Injektionen nötig, da das

Tabelle 8.19 Kurznarkose mit Tiletamin/Zolazepam bei der Katze

Dosis

5–10 mg/kg KM Gesamtsubstanz i. m., s. c.

Vorteile

gute Analgesie	(Tiletamin)
gute Muskelrelaxation	(Zolazepam)
schnelle Einschlafphase	
dosisabhängige Tiefe und Dauer der Anästhesie	

Nachteile

Atemdepression	(Tiletamin, Zolazepam)
Kreislaufdepression	(Zolazepam)
Tachykardie möglich	(Tiletamin)
Spontanbewegungen, Unruhe, Muskelzittern möglich	

Anwendung

kurze, auch schmerzhafte Eingriffe

Tabelle 8.20 Kurznarkose mit Saffan® bei der Katze

Dosis

Narkoseeinleitung
    3–9 mg/kg KM Gesamtsubstanz i. v.
Wiederholungsdosis
    2–6 mg/kg KM Gesamtsubstanz i. v.

Vorteile

gute Hypnose
gute Analgesie
gute Muskelrelaxation
relativ wenig Nebenwirkungen
ruhiges, angenehmes Einschlafen
schnelles Erwachen
keine Kumulation
nicht gewebereizend

Nachteile

geräuschempfindliche Aufwachphase
nur über internationale Apotheke oder Importeur
erhältlich

Anwendung

kurze, auch schmerzhafte Eingriffe
Einleitung einer Inhalationsnarkose
auch für Risikopatienten geeignet

wasserunlösliche Diazepam nicht mit anderen Medikamenten mischbar ist. Um dies zu vermeiden, kann das wasserlösliche Midazolam in ähnlicher Dosierung eingesetzt werden.

Die Kombination **Tiletamin/Zolazepam** kann im Dosisbereich zwischen 5 und 10 mg/kg KM ebenfalls für Kurznarkosen eingesetzt werden.

Das kurzwirkende Allgemeinanästhetikum **Saffan**® ist aufgrund seiner guten hypnotischen, analgetischen und muskelrelaxierenden Eigenschaften hervorragend zur Kurznarkose bei der Katze geeignet. Es kumuliert nicht und kann deswegen ohne Bedenken nachdosiert werden. Seine sehr große therapeutische Breite und seine geringen kardiorespiratorischen Nebenwirkungen erlauben auch die Anwendung beim Risikopatienten. Saffan® ist nicht gewebereizend und kann intravenös sowie intramuskulär verabreicht werden. Die intramuskuläre Injektion ist jedoch wegen der benötigten großen Menge nahezu unpraktikabel. Bei der Katze treten selten klinisch unbedeutende Hyperämien und Schwellungen an Zehen und Ohren auf.

Beim Hund ist Saffan® kontraindiziert, da er auf den Lösungsvermittler Cremophor mit generalisierten Ödemen bis hin zum Glottisödem reagieren kann. Bei der Katze kann Saffan® zur Monoanästhesie für kurze, auch schmerzhafte Eingriffe (Tab. 8.20), zur Einleitung einer Inhalationsnarkose (Tab. 8.51) und zur Erhaltung einer Injektionsnarkose (Tab. 8.27) eingesetzt werden.

Injektionsanästhesie für längere Eingriffe

Eine Injektionsanästhesie ist für längere Eingriffe nicht unumstritten. Werden Analgesie und Hypnose bei längeren Operationen allein durch die Verabreichung von Injektionsanästhetika erzeugt, sind oft **hohe Gesamtdosen** notwendig. Die Folge kann eine **massive Atem-** und **Kreislaufdepression** sein, die abhängig von der Wirkungsdauer der verabreichten Pharmaka noch Stunden nach Operationsende andauern kann. Wegen der höheren Belastung der Patienten ist eine Injektionsanästhesie für lange Eingriffe nicht optimal. Um so erstaunlicher erscheint zunächst, daß die Neuroleptanalgesie beim Menschen als Mittel der Wahl bei Risikopatienten genannt wird und die totale intravenöse Anästhesie in den letzten Jahren einen Aufschwung erfahren hat. In der Humananästhesie besteht jedoch ein entscheidender Unterschied: *alle Patienten werden bei längeren Eingriffen beatmet*, um Hypoxie und Hyperkapnie als Folge der medikamentös bedingten Atemdepression zu vermeiden.

Beim Tier ist eine solche routinemäßige Beatmung nicht üblich. Die Folge ist eine akute

Gefährdung des Patienten durch eine anästhetika-bedingte Atemdepression. **Nichterkannte Atemdepression ist** *Hauptursache für Narkosezwischenfälle* **in der Veterinäranästhesie.** Trotz dieser Problematik besitzt die Injektionsanästhesie in der Tiermedizin einen hohen Stellenwert, da sie an personellem und apparativem Aufwand kaum zu unterbieten ist.

Eine Alternative zur „reinen Injektionsanästhesie" stellt die Kombination mit einer **Regionalanästhesie** dar. Wegen der lokalen Schmerzausschaltung ist bei diesem Verfahren die Dosis der zentral wirkenden, atem- und kreislaufdepressiven Anästhetika reduziert.

Im folgenden werden einige Konzepte zur Prämedikation bzw. Narkoseeinleitung vorgestellt, die sowohl Grundlage einer längeren Injektionsanästhesie sein können als auch mit einer Regionalanästhesie kombiniert werden können.

Die Kombination von **l-Methadon** und **Acepromazin** (Tab. 8.21) ist beim Hund eine sehr vielseitig einsetzbare sedativ-analgetische Prämedikation. Sie kann sowohl als Grundlage einer Injektionsanästhesie für längere Eingriffe als auch zur Sedation in Kombination mit einer Regionalanästhesie verwendet werden. Sie ist ein gutes Bei-

Tabelle 8.21 Prämedikation/Narkoseeinleitung mit l-Methadon und Acepromazin beim Hund

Dosis

0,25–0,75 mg/kg KM l-Methadon i.v., i.m.
0,05–0,15 mg/kg KM Acepromazin i.v., i.m.

Vorteile

sehr gute Analgesie	(l-Methadon)
gute Sedation	(Acepromazin)
Potenzierung anderer Anästhetika	
	(l-Methadon, Acepromazin)
gute postoperative Analgesie	(l-Methadon)

Nachteile

starke Atemdepression	(l-Methadon)
dosisabhängige Kreislaufdepression,	
Blockade der α-Rezeptoren:	
keine Blutdruckregulation möglich	(Acepromazin)

Anwendung

sedativ-analgetische Prämedikation,
    als Grundlage einer Injektionsanästhesie, auch in
    Kombination mit einer Regionalanästhesie
Einleitung einer Inhalationsnarkose
CAVE! nicht beim Risikopatienten

Tabelle 8.22 Prämedikation/Narkoseeinleitung mit l-Methadon und Diazepam beim Hund

Dosis

0,25–0,75 mg/kg KM l-Methadon i.v.
0,5–1,0 mg/kg KM Diazepam i.v.

Vorteile

sehr gute Analgesie	(l-Methadon)
Sedation	(Diazepam)
Potenzierung anderer Anästhetika	
	(l-Methadon, Diazepam)
gute postoperative Analgesie	(l-Methadon)
für Risikopatienten geeignet	

Nachteile

dosisabhängige, relativ starke	
Atemdepression	(l-Methadon)

Anwendung

sedativ-analgetische Prämedikation,
    als Grundlage einer Injektionsanästhesie,
    auch in Kombination mit einer Regionalanästhesie
Einleitung einer Inhalationsnarkose

spiel dafür, daß die Grenzen zwischen Prämedikation und Narkoseeinleitung oft fließend sind. So kann in der Regel schon unter dieser Kombination ein Hund problemlos intubiert werden. Eine Narkoseeinleitung im klassischen Sinne ist unnötig. Da Opioide den Hustenreflex dämpfen, ist die Intubation auch bei relativ oberflächlicher Narkosetiefe sehr einfach.

Da **Acepromazin** selbst in geringen Dosen die α-Rezeptoren blockiert, ist der Patient nicht zu einer Regulation seines Blutdruckes in der Lage. Beim gesunden Patienten hat die α-Blockade oft keine klinisch faßbaren Auswirkungen. Bei einem präoperativ bestehenden Volumenmangel oder bei einem intraoperativen Blutverlust kann dies jedoch deletäre Folgen für das Tier haben. *Acepromazin ist deshalb bei Risikopatienten kontraindiziert.*

Alternative zur vorgestellten Prämedikation bei Risikopatienten ist die Kombination von **l-Methadon** und **Diazepam** (Tab. 8.22). Sie ist weniger kreislaufdepressiv, aber auch weniger verläßlich. Ihre Wirkungsdauer ist kürzer.

Beide Kombinationen können als Grundlage einer Injektionsnarkose für längere Eingriffe (Tab. 8.23) verwendet werden. Sie erzeugen eine Grundsedation und -analgesie, die Anzahl und Dosis der zur Erhaltung und Vertiefung der Anäs-

Tabelle 8.23 Sedativ-analgetische Prämedikation und intravenöse Anästhesie mit Ketamin und Xylazin beim Hund

Prämedikation

beim Routinepatienten
  0,25–0,75 mg/kg KM l-Methadon i. v.
  0,05–0,15 mg/kg KM Acepromazin i. v.
beim Risikopatienten
  0,25–0,75 mg/kg KM l-Methadon i. v.
  0,5–1,0 mg/kg KM Diazepam i. v.
  (maximal 30 mg/Tier)

Erhaltung

3 mg/kg KM Ketamin i. v. und
0,3 mg/kg KM Xylazin i. v. (Mischspritze)
nach Wirkung alle 10 bis 30 Minuten

Tabelle 8.24 Medetomidinkombinationen beim Hund

Dosis

Medetomidin und Diazepam
  40 µg/kg KM Medetomidin i. v., (i. m.)
    bei Bedarf:
  0,2–0,4 mg/kg KM Diazepam i. v.
Medetomidin und Propofol
  40 µg/kg KM Medetomidin i. v., (i. m.)
  2,0 mg/kg KM Propofol i. v.
    bei Bedarf:
  0,2–0,5 mg/kg KM Propofol i. v.
Medetomidin und l-Methadon
  40 µg/kg KM Medetomidin i. v., (i. m.)
  0,25–0,5 mg/kg KM l-Methadon i. v. (i. m.)
    bei Bedarf:
  0,2–0,4 mg/kg KM Diazepam i. v.
Medetomidin und Ketamin
  40 µg/kg KM Medetomidin i. v., (i. m.)
  2,0–3,0 mg/kg KM Ketamin i. v. (i. m.)
    bei Bedarf:
  1,0–2,0 mg/kg KM Ketamin i. v.

Vorteile

gute bis sehr gute Analgesie
sehr gute Sedation
sehr gute Muskelrelaxation
Potenzierung anderer Anästhetika
antagonisierbar (Medetomidin, l-Methadon, Diazepam)

Nachteile

ausgeprägte Atemdepression
ausgeprägte Kreislaufdepression

Anwendung

längere, wenig (Medetomidin + Propofol) bis stark
  schmerzhafte (Medetomidin + l-Methadon) Eingriffe
als Prämedikation auch in Verbindung mit einer
  Regionalanästhesie
zur Einleitung einer Inhalationsanästhesie
CAVE! für Risikopatienten wenig geeignet

thesie notwendigen Nachdosierungen reduziert. Tabelle 8.23 beschreibt eine solche Injektionsanästhesie für längere Eingriffe. Da bis auf die sedative Komponente alle verwendeten Medikamente atemdepressiv wirken, tritt infolge der Nachdosierung manchmal eine transiente Apnoe von 30 bis 60 Sekunden auf, die ein therapeutisches Eingreifen in der Regel nicht notwendig macht. Man sollte sich der Problematik der atemdepressiven Wirkung der Injektionsanästhesie bewußt sein.

Medetomidin gehört wie Xylazin zur Gruppe der α_2-Agonisten, es besitzt eine sehr viel höhere α_2-Selektivität und eine längere Wirkungsdauer als Xylazin. Medetomidin erzeugt bei Hund und Katze eine dosisabhängige Sedation und Analgesie. Ein Teil der Patienten ist jedoch durch Manipulationen **weckbar**. Ein periodischer Atemtyp, eine Bradykardie und eine Hypertension, gefolgt von einer Hypotension, sind typische Nebenwirkungen.

Die verabreichte Dosis (10–80 µg/kg KM) bestimmt Tiefe und Dauer der Sedation und Analgesie. Auch Medetomidin kann als sedativ-analgetische Grundlage einer Injektionsanästhesie für längere Eingriffe verwendet werden (Tab. 8.24). Eine Kombination mit anderen Medikamenten ist sinnvoll, um das Aufwachen der Tiere bei Manipulationen zu verhindern und um bei sehr schmerzhaften Eingriffen eine ausreichende analgetische Wirkung zu erreichen. Bei der Kombination von Medetomidin mit anderen Sedativa oder Anästhetika muß die stark potenzierende Wirkung des Medetomidins berücksichtigt werden.

Viel geringere Dosen des kombinierten Medikamentes reichen aus, um den gewünschten Effekt zu erzielen. Werden die üblichen Dosierungen verwendet, kann eine relative Überdosierung mit starker Atem- und Kreislaufdepression die Folge sein.

Bei der **Katze** werden auch für längere Eingriffe Ketaminkombinationen eingesetzt. Als sedativ-rclaxierend wirkende Komponente können **Acepromazin** (Tab. 8.25) oder **Medetomidin** (Tab. 8.26) kombiniert werden. Als Grundlage einer Injektionsanästhesie für längere Eingriffe kann auch **Tiletamin/Zolazepam** (Tab. 8.19) verwendet werden. Tiefe und Länge der Sedation sind bei dieser Kombination dosisabhängig. Für längere Eingriffe werden bis zu 15 mg/kg KM empfohlen. Im oberen Dosisbereich sind die Nebenwirkungen jedoch deutlich ausgeprägt. Aus

Tabelle 8.25 Prämedikation/Narkoseeinleitung mit Ketamin und Acepromazin bei der Katze

Dosis

20,0 mg/kg KM Ketamin i.m.
0,5 mg/kg KM Acepromazin i.m.
Maximaldosis:
80 mg Ketamin und 2 mg Acepromazin/Katze

Vorteile

gute Analgesie	(Ketamin)
gute Sedation	(Acepromazin)
ausreichende Muskelrelaxation	(Acepromazin)

Nachteile

Atemdepression	(Ketamin)
dosisabhängige Kreislaufdepression,	
Blockade der α-Rezeptoren:	
keine Blutdruckregulation möglich	(Acepromazin)

Anwendung

sedativ-analgetische Prämedikation,
als Grundlage einer Injektionsanästhesie, auch in Kombination mit einer Regionalanästhesie
Einleitung einer Inhalationsnarkose
CAVE! nicht beim Risikopatienten

Tabelle 8.26 Prämedikation/Narkoseeinleitung mit Ketamin und Medetomidin bei der Katze

Dosis

10 mg/kg KM Ketamin i.m.
50 μg/kg KM Medetomidin i.m.

Vorteile

sehr gute Analgesie	(Ketamin, Medetomindin)
gute Sedation	(Medetomidin)
ausgezeichnete Muskelrelaxation	(Medetomidin)

Nachteile

Atemdepression	(Ketamin, Medetomidin)
ausgeprägte Kreislaufdepression	(Medetomidin)

Anwendung

sedativ-analgetische Prämedikation, als Grundlage einer Injektionsanästhesie, auch in Kombination mit einer Regionalanästhesie
Einleitung einer Inhalationsnarkose
CAVE! Vorsicht beim Risikopatienten

Tabelle 8.27 Sedativ-analgetische Prämedikation und intravenöse Anästhesie mit Saffan® bei der Katze

Prämedikation

Ketamin-Acepromazin
20,0 mg/kg KM Ketamin i.m.
0,5 mg/kg KM Acepromazin i.m.
Ketamin-Medetomidin
10,0 mg/kg KM Ketamin i.m.
50 μg/kg KM Medetomidin i.m.
Tiletamin/Zolazepam
5–10 mg/kg KM Gesamtsubstanz i.m.

Erhaltung

0,6 mg/kg KM Saffan® i.v.
nach Wirkung alle 5–20 Minuten
nach Prämedikation mit Ketamin-Medetomidin
0,3–0,6 mg/kg KM Saffan® i.v.

diesem Grund sollten Dosierungen bis 10 mg/kg KM bevorzugt werden.

Viele Eingriffe, wie die Kastration einer Kätzin, eine Wundrevision oder Implantatentfernung sind bei Verwendung dieser drei Kombinationen ohne eine zusätzliche Medikation möglich. Reicht die sedative oder analgetische Wirkung nicht aus, kann die Narkose mit **Saffan**® vertieft werden (Tab. 8.27). Gerade für die Erhaltung eines Injektionsanästhesie ist dieses Steroidanästhetikum vorzüglich geeignet, da es hypnotische, analgetische und relaxierende Wirkqualitäten besitzt, nur geringe Atem- und Kreislaufwirkungen hat und auch bei wiederholter Gabe nicht kumuliert. Außerdem ist eine Kombination von Saffan® mit allen zur Prämedikation üblichen Injektionsanästhetika möglich.

Erhaltung einer Injektionsanästhesie

Die Erhaltung einer Anästhesie mittels Injektion wirft oft Fragen auf. Wird der Patient vorzeitig wach, ist häufig nicht klar, welches Medikament geeignet oder welche Dosis „ungefährlich" ist. Hypnotische, analgetische und relaxierende Wirkung, wenig Nebenwirkungen, eine große therapeutische Breite, eine gute Steuerbarkeit und fehlende Kumulation sind einige Forderungen, die an ein für die Narkoseerhaltung optimales Medikament gestellt werden. Ein solches ideales Anästhetikum existiert praktisch nicht.

Ein wichtiger Aspekt ist die Wirkung des Medikaments am Zentralnervensystem. Viele der relativ gut geeigneten Medikamente besitzen nur eine hypnotische *oder* analgetische Wirkung (Tab. 8.28). Um bei Reaktionen des Patienten die richtige Wahl zu treffen, muß man differenzieren, ob der Patient aufwacht, d. h. ob ihm Hypnose fehlt, oder ob das Tier Schmerzen verspürt und ein Analgetikum eingesetzt werden muß.

Die Entwicklung kurz wirkender, nicht kumulierender Medikamente ermöglicht neben der ein- oder mehrmaligen Bolusinjektion auch die **kontinuierliche Verabreichung** eines Injektionsanästhetikums als Schwerkraftinfusion oder mit Hilfe einer Infusions- oder Spritzenpumpe.

In den Tabellen 8.29 bis 8.31 sollen zunächst einige Anregungen für Dosierungskonzepte zur **Erhaltung** und **Vertiefung der Sedation/Hypnose** gegeben werden. Die Dosierung ist sehr stark abhängig von Art und Dosis einer eventuell vorhandenen Prämedikation. Acepromazin, α_2-Agonisten und Opioide potenzieren andere Medikamente sehr stark, so daß zur Erhaltung der Anästhesie oft deutlich geringere Dosen benötigt werden. Medetomidin hat einen extrem starken po-

Tabelle 8.28 Einige der zur Erhaltung einer Injektionsanästhesie geeigneten Medikamente bei Hund und Katze

Bei fehlender Hypnose

Diazepam
Pentobarbital
Propofol
Saffan®

Bei fehlender Analgesie

Ketamin
Fentanyl
Saffan®

Tabelle 8.29 Erhaltung und Vertiefung einer Injektionsanästhesie mit Diazepam bei Hund und Katze

Dosis

(0,25)–0,5–1,0 mg/kg KM Diazepam i. v.

Beurteilung

Hypnose
sehr gute Relaxation
große therapeutische Breite

Vorteil

Nebenwirkungspotenz relativ gering

Tabelle 8.30 Erhaltung und Vertiefung einer Injektionsanästhesie mit Pentobarbital bei Hund und Katze

Dosis

3,0 mg/kg KM Pentobarbital i. v.

Beurteilung

sehr gute Hypnose
sehr gute Relaxation
gewisse therapeutische Breite

Nachteile

Kreislaufdepression
Vorsicht beim Risikopatienten
Kumulation

Tabelle 8.31 Erhaltung und Vertiefung einer Injektionsanästhesie mit Propofol

Dosis

Katze
  1–3 mg/kg KM Propofol i. v.
Hund
  2–4 mg/kg KM Propofol i. v.
Kontinuierliche Applikation
  0,1–0,6 mg/kg KM/h (je nach Prämedikation)

Beurteilung

Hypnose
Relaxation
gute Steuerbarkeit
große therapeutische Breite
keine Kumulation

Nachteile

Haltbarkeit, Preis

tenzierenden Effekt, hier muß sehr sorgfältig dosiert werden, um Überdosierungen zu vermeiden.

Scheint der Patient Schmerzen zu empfinden, sollte zur Erhaltung der Injektionsanästhesie ein analgetisch wirkendes Medikament angewendet bzw. kombiniert werden. Ketamin, Fentanyl und bei der Katze Saffan® sind wegen ihrer kurzen Wirkungsdauer Medikamente der Wahl (Tab. 8.33 bis 8.34).

Da Ketamin einen Zustand erhöhter Muskelspannung erzeugt, kann abhängig von der Basismedikation auch in der Erhaltungsphase eine Kombination mit einem muskelrelaxierenden Medikament sinnvoll sein. Fehlt neben der Analgesie auch Sedation bzw. Hypnose, ist die Verwendung einer Ketamin-Kombination (Ketamin/Xylazin,

Tabelle 8.32 Erhaltung und Vertiefung einer Injektions-anästhesie mit Ketamin beim Hund

Dosis

1–3 mg/kg KM Ketamin i.v., i.m.
Kombination mit Xylazin
(bessere Relaxation und Sedation)
  1–3 mg/kg KM Ketamin i.v., i.m.
  0,1–0,3 mg/kg KM Xylazin i.v., i.m.
Kombination mit Diazepam
(bessere Relaxation und Sedation)
  1–3 mg/kg KM Ketamin i.v., i.m.
  0,25–0,5 mg/kg KM Diazepam i.v., i.m.
Kontinuierliche Applikation
  bis 15 mg/kg KM/h Ketamin (je nach Prämedikation)

Beurteilung

sehr gute Analgesie
Hypnose bei Kombination mit Xylazin oder Diazepam
gute Relaxation bei Kombination mit Xylazin oder
Diazepam
gute Steuerbarkeit
große therapeutische Breite
keine Kumulation (umstritten!)

Nachteil

relativ deutliche Atemdepression

Tabelle 8.33 Erhaltung und Vertiefung einer Injektions-anästhesie mit Fentanyl beim Hund

Dosis

1–7 µg/kg KM Fentanyl i.v.
Kontinuierliche Applikation
  20 µg/kg KM/h

Beurteilung

sehr gute Analgesie
gute Steuerbarkeit
keine Kumulation

Nachteil

starke, über die analgetische Wirkung hinaus
anhaltende Atemdepression

Ketamin/Diazepam) der alleinigen Ketamingabe vorzuziehen, da Ketamin wenig sedativ wirkt. Um bei wiederholter Gabe eine Kumulation des längerwirkenden Sedativums zu verhindern, kann jedoch jede zweite oder dritte Nachinjektion nur aus Ketamin bestehen.

Tabelle 8.34 Erhaltung und Vertiefung einer Injektions-anästhesie mit Saffan® bei der Katze

Dosis

2,0–6,0 mg/kg KM Saffan® i.v. (ohne Prämedikation)

0,6 mg/kg KM KM Saffan® i.v. (mit Prämedikation)

Kontinuierliche Applikation

bis 0,24 mg/kg KM/min (ohne Prämedikation)

bis 0,06 mg/kg KM/min (mit Prämedikation)

Beurteilung

Analgesie
Hypnose
Relaxation
gute Steuerbarkeit
große therapeutische Breite
keine Kumulation

Vorteil

kaum Nebenwirkungen

Nachteile

in Deutschland nur über Import erhältlich
CAVE! nicht beim Hund anwenden

Antagonisierung

Durch die Entwicklung spezifischer Antagonisten sind in den letzten Jahren antagonisierbare Anästhetika und -kombinationen immer mehr in den Mittelpunkt des Interesses gerückt. Die antagonisierbare Anästhesie erscheint als eine praxisorientierte Möglichkeit, die Narkosedauer in gewissem Rahmen nach Wunsch steuern zu können. Nach Beendigung der Operation wird der Antagonist verabreicht, das Tier wacht nach wenigen Minuten wieder auf und kann seinen Besitzern übergeben werden. Da gleichzeitig mit den Wirkungen auch die Nebenwirkungen aufgehoben werden, wird die antagonisierbare Anästhesie oft als Mittel der Wahl für den Risikopatienten beschrieben.

Diesen positiven Aspekten der antagonisierbaren Anästhesie sollten jedoch einige kritische Anmerkungen angefügt werden. Antagonisierbar sind Opioide (Tab. 8.35, 8.36), α_2-Agonisten (Tab. 8.37) und Benzodiazepine (Tab. 8.38), Medikamente, die oft im Rahmen von Kombinationsanästhesien eingesetzt werden. Wird nun eine der Komponenten der Kombinationsanästhesie antagonisiert, kann es zum Wirkungsüber-

Tabelle 8.35 Opioidantagonist Naloxon

Wirkungen

Antagonisierung aller Effekte der Opioide:
  Atemdepression
  Analgesie

Nebenwirkungen

in hohen Dosen wegen Antagonsierung der GABA
  Effekt bis hin zu Krämpfen

Indikation

Aufhebung einer opioidbedingten zentralen Dämpfung
  (Atemdepression)

Dosis

bis 0,05 mg/kg KM Naloxon i.v., i.m., s.c.

Problematik

Wirkungsdauer 45–60 Minuten, danach Rückkehr der
  zentralen Dämpfung (Atemdepression)
Antagonisierung der analgetischen Wirkung

Tabelle 8.36 Opioidantagonist Levallorphan

Wirkungen

Antagonisierung der Effekte von Opioiden, besitzt
  selbst morphinartige Wirkungen, ist wenig schwächer
  analgetisch und atemdepressiv wie Morphin

Nebenwirkungen

Atemdepression
⇨ Kontraindikation:
    nicht opioidbedingte Atemdepression

Indikation

Aufhebung einer opioidbedingten zentralen Dämpfung

Dosis

0,1–0,5 mg/kg KM Levallorphan i.v., i.m., s.c.

Problematik

Wirkungsdauer kurz
agonistische Wirkung: Atemdepression

hang des Kombinationspartners kommen. So
kann die Antagonisierung der α_2-Agonisten dort
problematisch werden, wo sie vor allem wegen
ihrer muskelrelaxierenden Wirkung eingesetzt
werden. Beim Hund können durch einen Ket-
aminüberhang tonisch-klonische Krämpfe entste-

Tabelle 8.37 α_2-Antagonist Atipamezol

Wirkungen

Antagonisierung des sedativ/analgetischen Effekts, der
  kardiovaskulären und respiratorischen
  Nebenwirkungen
hohe α_2-Selektivität

Nebenwirkungen

„überwache" Patienten
Tachykardie
Vomitus

Indikation

Aufhebung der Sedation und Kreislaufwirkungen von
  Medetomidin und Xylazin

Dosis

bis 200 µg/kg KM i.m., i.v., s.c.

Problematik

ein erneutes Einschlafen ist möglich
Vorsicht bei Kombinationen mit Ketamin

Tabelle 8.38 Benzodiazepinantagonist Flumazenil

Wirkungen

Antagonisierung der ZNS-sedativen und peripheren
  pharmakologischen Effekte
wirkt selbst antikonvulsiv

Nebenwirkungen

in hohen Dosen Antagonisierung der Muskelrelaxation
selten adverse agonistische Reaktionen

Indikation

Aufhebung einer benzodiazepinbedingten zentralen
  Dämpfung
Therapie und Diagnose einer Benzodiazepinvergiftung
  (Mensch)

Dosis

bis 0,3 mg/kg KM i.v.

Problematik

in hohen Dosen Antagonsierung der Relaxation und
  Anxiolyse
sehr kostenintensiv
die Indikation (Behandlung einer
  Benzodiazepinüberdosierung) ist beim Tier wegen
  der relativ schwachen und kurzen Wirkung der
  Benzodiazepine sehr selten

hen. Diese Probleme entstehen nicht, wenn vollständig antagonisierbare Kombinationen (Xylazin/l-Methadon, Medetomidin/l-Methadon etc.) verwendet werden. Eine weitere Möglichkeit, einen Medikamentenüberhang zu verhindern, ist die Kombination der antagonisierbaren Komponenten mit kurz wirkenden Stoffen, wie Propofol.

Agonisten und Antagonisten unterscheiden sich in ihrer Wirkungsdauer. Häufig wirken die Antagonisten kürzer. Die Folge ist, daß die Wirkungen und Nebenwirkungen des Agonisten nach einer Weile wieder zurückkehren. Etwa 45 Minuten nach Antagonisierung von l-Methadon mit Naloxon schlafen viele Hunde wieder ein. War der Grund für die Antagonisierung eine durch Opioide bedingte Atemdepression (Überdosierung, Zwischenfall), muß der Patient sorgfältig überwacht werden, da auch die Atemdepression mit dem Abklingen der Wirkung des Antagonisten nach ca. 45 Minuten wieder auftreten kann. Eine wiederholte Verabreichung oder die Applikation als Dauertropfinfusion kann dies verhindern.

Neben den unerwünschten Wirkungen werden auch erwünschte Wirkungen aufgehoben. Eine Antagonisierung des l-Methadons beendet auch seine postoperative analgetische Wirkung. Nach schmerzhaften Operationen sollte deswegen eine Antagonisierung kritisch überdacht werden.

Die Folge einer Antagonisierung kann ein übererregtes, „überwaches" Tier sein. Darüber hinaus können auch die Antagonisten Nebenwirkungen haben. Besonders beachtet werden muß dies beim Einsatz von partiellen Antagonisten. So ist die atemdepressive Wirkung des partiellen Opioidantagonisten Levallorphan fast so stark, wie die von Morphin selbst. Ist eine Überdosierung oder eine opioidbedingte Atemdepression der Grund für die Antagonisierung, sollte stets der vollständige Antagonist Naloxon eingesetzt werden.

Der Vorteil einer antagonisierbaren Anästhesie beim Risikopatienten ist, daß die respiratorischen und kardiozirkulatorischen Nebenwirkungen der Anästhesie aufgehoben werden können. Trotzdem müssen bei der Beurteilung eines Anästhesiekonzeptes zunächst seine Wirkungen und Nebenwirkungen während der Anästhesie Beachtung finden. So ist gerade bei der Verwendung des sehr potenten α_2-Agonisten Medetomidin beim Risikopatienten dessen relativ starke atem- und kreislaufdepressive Wirkung zu berücksichtigen.

Die spezifischen Antagonisten ermöglichen die Therapie einer absoluten und relativen Überdo-

sierung von Anästhetika ebenso wie eine durch den Tierarzt zeitlich genau steuerbare Anästhesie. Gegenüber der relativ steuerbaren Injektionsanästhesie mit kurz wirkenden Anästhetika hat diese Technik den Vorteil, daß eine ständige Kontrolle der Anästhesietiefe und das eventuelle Nachdosieren entfällt.

Inhalationsanästhesie

Bei der Inhalationsanästhesie werden dem Patienten dampf- oder gasförmige Substanzen verabreicht, deren Aufnahme ausschließlich und deren Elimination weitgehend über die Lunge erfolgt. Aufnahme, Verteilung und Elimination folgen den Partialdruckunterschieden. Da diese Vorgänge rein physikalischen Gesetzmäßigkeiten gehorchen, lassen sie sich gut vorhersehen. Inhalationsanästhetika unterliegen sehr viel geringeren individuellen Schwankungen in Aufnahme, Verteilung, Wirkung und Metabolisierung als intravenös zu verabreichende Substanzen. Die Elimination von Inhalationsanästhetika ist nahezu unabhängig von der Funktion von Leber und Niere. Die Inhalationsanästhesie ist aus diesen Gründen sehr viel besser steuerbar als die herkömmlichen intravenös verabreichten Anästhesiemethoden. Sie wird deshalb oft als die optimale Anästhesieform gerade für den Risikopatienten gesehen. Dabei werden jedoch die Nebenwirkungen der Inhalationsanästhetika vernachlässigt. Wegen der dampfförmigen „Darreichungsform" benötigen sie mit dem Inhalationsnarkosegerät ein relativ aufwendiges Applikationssystem.

Aufnahme und Verteilung von Inhalationsanästhetika

Die auf dem Weg Inhalationsnarkosegerät – Lunge – Blut – Gehirn ablaufenden Vorgänge der Aufnahme und Verteilung sind auch für die praktische Anästhesie von Bedeutung. An einigen Punkten hat der Anästhesist die Möglichkeit, in diese zum großen Teil rein passiven Vorgänge aktiv einzugreifen und so die Inhalationsanästhesie zu steuern.

Bei der Inhalationsanästhesie ist die *Narkosetiefe abhängig vom Partialdruck des Inhalationsanästhetikums im Gehirn.* Der Partialdruck im Gehirn und in anderen Geweben steht wiederum im *Gleichgewicht mit dem Partialdruck in Alveole* und Blut. Der **Partialdruck in der Alveole** stellt also eine zentrale Größe dar. Er hängt von verschiedenen Faktoren ab, die zum großen Teil beeinflußt werden können. Primär wird der alveoläre Partialdruck des Inhalationsanästhetikums natürlich von dem **Partialdruck** bzw. **der Konzentration im eingeatmeten Gas** bestimmt. Hier können durch die *Einstellung am Verdampfer* der inspiratorische Partialdruck und damit sowohl der alveoläre als auch der zerebrale Partialdruck und die Narkosetiefe beeinflußt werden.

Aber auch die **Ventilation** hat einen großen Einfluß. Je höher das Atemminutenvolumen ist, um so mehr Narkosegas gelangt in die Lunge und um so schneller wird der angestrebte Partialdruck in Lunge, Blut und Gehirn erreicht. Der Patient schläft also bei einem hohen Atemminutenvolumen schneller ein als bei einem niedrigen. Auch hier hat der Anästhesist Einflußmöglichkeiten. Zum einen kann er das Atemminutenvolumen des Patienten durch *Beatmung* steigern, zum anderen auf *atemdepressive Medikamente* bei Prämedikation und Einleitung verzichten und so indirekt auf das Atemzeitvolumen einwirken.

Beispiel für die direkte Einflußnahme durch Beatmung ist das Hecheln der Hunde (oft nach Gabe von l-Methadon). Diese Hunde bewegen fast ausschließlich Gas des Totraums hin- und her, so daß praktisch kein Narkosegas in die Lunge gelangt und keine ausreichende Narkosetiefe erreicht werden kann. Erst durch die Steigerung des Atemzeitvolumens durch Beatmung gelangt Narkosegas in die Lunge und kann aufgenommen werden. In kurzer Zeit wird die angestrebte Narkosetiefe erreicht.

Der dritte Faktor, der die alveoläre Narkosegaskonzentration beeinflußt, ist die **Aufnahme des Anästhetikums** aus der Alveole ins Blut. Sie verringert die alveoläre Konzentration. Da die Aufnahme ins Blut durch Diffusion entlang eines Partialdruckgefälles erfolgt, wird die aufgenommene Gasmenge und die Aufnahmegeschwindigkeit von der Höhe des *alveolären Partialdrucks* bestimmt.

Ein weiterer wichtiger Faktor ist die *Blutlöslichkeit* (Blut/Gas-Verteilungskoeffizient) des Anästhetikums. Je löslicher dieses ist, um so mehr Anästhetikum wird ins Blut aufgenommen und um so mehr verringert sich der alveoläre Partialdruck. Bei gut löslichen Inhalationsanästhetika dauert es deswegen sehr viel länger, bis ein Gleichgewicht zwischen Alveole, Blut und Ge-

hirn erreicht ist. Da erst in dieser Gleichgewichtsphase die angestrebte Narkosetiefe erlangt wird, dauert das Einschlafen bei gut löslichen Inhalationsanästhetika länger.

Die Aufnahme aus der Alveole in das Blut wird auch vom *Herzzeitvolumen* beeinflußt. Je höher dieses ist, um so mehr narkosegasfreies oder -armes Blut fließt an den Alveolen vorbei und nimmt dort Narkosegas auf.

Als nächster Schritt auf dem Weg Inhalationsnarkosegerät – Gehirn folgt der **Transport von der Alveole zum Gehirn** im Blut. Die Menge des transportierten Narkosegases hängt von der arteriellen Narkotikakonzentration und vom Herzzeitvolumen ab.

Die **Aufnahme in die Gewebe** und damit ins Gehirn erfolgt wiederum rein passiv durch Diffusion. Das *Partialdruckgefälle* zwischen Blut und Gewebe ist aus diesem Grund ein entscheidender Faktor. *Organperfusion und -volumen* sind ebenfalls von Bedeutung. So wird das sehr schlecht durchblutete Fett länger zur Aufsättigung brauchen als das gut durchblutete Gehirn. Aber auch hier spielt die *Löslichkeit* des Anästhetikums in dem betreffenden Gewebe eine Rolle. Die Gehirn/Blut-Verteilungskoeffizienten liegen für alle gängigen Inhalationsanästhetika zwischen 1,1 und 2,9. Größere Unterschiede bestehen bei den Fett/Blut-Verteilungskoeffizienten. Hier führt der hohe Wert von 60 bei Halothan dazu, daß viel Halothan im Fett gelöst wird und nach Beendigung der Narkose auch wieder abgegeben werden muß. Bei adipösen Patienten muß mit längeren Aufwachzeiten gerechnet werden, da diese Tiere eine große Menge Narkosegas aus dem Fett rückverteilen und abgeben müssen.

Bei der Geschwindigkeit der **Elimination** eines Inhalationsanästhetikum spielt neben der *Löslichkeit* (siehe Beispiel oben) die *Höhe des metabolisierten Anteils* ein Rolle. Die rein von physikalischen Grundsätzen abhängige Abgabe allein durch Diffusion ist deutlich schneller als die Metabolisierung des Medikamentes. Die Menge des im Körper vorhandenen Narkosegases hängt auch von der *Narkosedauer* ab. Mit zunehmender Dauer wird mehr Narkosegas aufgenommen, im Körper gespeichert und muß in der Aufwachphase wieder abgegeben werden. Die Aufwachzeiten werden länger.

Da bei der Elimination dieselben Diffusionsvorgänge wie bei der Aufnahme in umgekehrter Richtung ablaufen, hat man auch hier die Möglichkeit, durch ein *adäquates Herzzeitvolumen* und vor allem durch eine *Erhöhung des Atemzeit-volumens* durch Beatmung die Elimination zu fördern.

Inhalationsanästhetika

Die gegenwärtig am häufigsten verwendeten Inhalationsanästhetika sind die leicht flüchtigen Flüssigkeiten Halothan, Isofluran und Enfluran sowie das in Gasform vorliegende Lachgas. Halothan, Isofluran, Enfluran und die neuen Substanzen Sevofluran und Desfluran besitzen eine ähnliche Wirkqualität, sie wirken hypnotisch, d. h. Schlaf auslösend, jedoch nicht analgetisch. Auch die Nebenwirkungen entsprechen sich. Alle sind atem- und kreislaufdepressiv. Allerdings liegen der Kreislaufwirkung unterschiedliche Mechanismen zugrunde. In ihrer Wirkungsstärke unterscheiden sich die Inhalationsanästhetika deutlich.

Um die Potenz der verschiedenen Inhalationsanästhetika vergleichen zu können, wurde 1963 der Begriff der minimalen alveolären Konzentration (MAC) eingeführt. 1 MAC ist definiert als die alveoläre Konzentration eines Anästhetikums, bei welcher 50 % der Patienten keine gezielten Abwehrbewegungen auf einen definierten Schmerzreiz (z. B. Hautinzision) machen. Aus der MAC leitet sich keine allgemeingültige Dosierungsempfehlung für die praktische Anästhesie ab, da die beim Patienten benötigte Konzentration von vielen Faktoren abhängt (Tab. 8.39). Die MAC kann nur als Orientierung für die Wirkungsstärke und damit für die zu wählende Konzentration dienen. Häufig wird das 1,5fache der minima-len alveolären Konzentration als Dosierungsempfehlung angegeben.

Werden mehrere Anästhetika gleichzeitig eingesetzt, so addieren sie sich in ihrem Effekt. 0,5 MAC Isofluran zusammen mit 0,5 MAC Lachgas entsprechen in ihrer Wirkung einer Isoflurankonzentration von 1 MAC. Auf diesem Zusammenhang beruht die Bedeutung von Lachgas zur Supplementierung anderer Inhalationsanästhetika.

Halothan

Halothan (Tab. 8.40) ist das klinisch am häufigsten eingesetzte Inhalationsanästhetikum. Es besitzt gute hypnotische Eigenschaften, verursacht jedoch keine Analgesie. Die Muskelrelaxation unter Halothan ist schlechter als bei Verwendung anderer Inhalationsanästhetika. Von Nachteil ist sein ausgeprägter kreislaufdepressiver Effekt. Verursacht wird dieser direkt durch die negativ inotrope Wirkung am Herzmuskel und indirekt durch eine Dämpfung der Sympathikusaktivität. Die Folgen dieser Kreislaufdepression sind ein Abfall des arteriellen Blutdrucks, des Herzzeit- und Schlagvolumens sowie eine Umverteilung der Organdurchblutung. Halothan kann das Leitungsgewebe im Herzen gegen die Wirkung endogener und exogener Katecholamine sensibilisieren und so zu schweren Rhythmusstörungen führen. Es senkt durch Minderung der Nierendurchblutung die glomeruläre Filtrationsrate. Dieser Effekt kann durch eine Volumenzufuhr gemindert werden. Halothan ist dosisabhängig atemdepressiv.

Halothan hat eine relativ hohe Metabolisierungsrate. Bis zu 20 % des aufgenommenen Halo-

Tabelle 8.39 Die minimale alveoläre Konzentration (MAC) beeinflussende Faktoren

Reduktion der benötigten Konzentration

Hypoxie
Hypotension
Hypothermie
Anämie
sedativ oder sedativ-analgetische Prämedikation
zusätzliche Verwendung anderer Injektions- oder
    Inhalationsanästhetika (z. B. Lachgas)
hohes Alter
Trächtigkeit

Erhöhung der benötigten Konzentration

Hyperthermie
jugendliches Alter

Tabelle 8.40 Halothan

Eigenschaften

Siedepunkt	50,2 °C
Dampfdruck (20 °C)	244,1 mm Hg
Blut/Gas-Verteilungskoeffizient	2,3
MAC-Wert in Sauerstoff	0,8 Vol.-%
Metabolisierungsrate	bis 20 %

Wirkungen

gute hypnotische Wirkung
keine analgetische Wirkung
geringe Muskelrelaxation
Kreislaufdepression (Myokard)
Sensibilisierung gegen Katecholamine
Atemdepression

thans werden verstoffwechselt. Ort der Metabolisierung ist vor allem die Leber. Die Metabolisierungsrate ist von Bedeutung, da nicht den Inhalationsanästhetika selbst, sondern ihren Abbauprodukten toxische Eigenschaften zugeschrieben werden. Beim Halothan ist aus diesem Grund eher mit Leberschäden zu rechnen als bei Verwendung von Isofluran.

Die Wirkungen von Halothan auf die Leber werden häufig diskutiert. Beim Menschen sind Leberfunktionsstörungen nach Halothannarkosen beschrieben. Diese können in ihrer Schwere sehr unterschiedlich sein und reichen von einer leichten Erhöhung der Transaminasen ohne klinische Erscheinungen bis hin zum tödlichen Leberversagen. Das Leberversagen ist wahrscheinlich immunologisch vermittelt und tritt vor allem nach wiederholter Gabe auf. Es ist jedoch auch beim Menschen sehr selten (7 auf 256 000 Narkosen). Bei Hund oder Katze hat diese Problematik keine Bedeutung. Schäden durch wiederholte Exposition (Tierarzt, -helferin) sind umstritten.

Dem Halothan ist als Stabilisator Thymol zugefügt. Dieses kann zu einer Verharzung des Verdampfers führen. Abweichungen zwischen der am Gerät eingestellten Konzentration und der tatsächlich abgegebenen können die Folge sein. Eine Reinigung und Wartung der Verdampfer einmal pro Jahr wird aus diesem Grund empfohlen.

Isofluran

Isofluran hat einen ähnlichen Dampfdruck wie Halothan (Tab. 8.41). Deswegen könnte prinzipiell der gleiche Verdampfer für Halothan und Isofluran verwendet werden. Eine kurzfristige Umstellung ist jedoch nicht möglich, da der Verdampfer vorher gereinigt werden muß. Isofluran enthält kein Thymol, so daß keine Gefahr einer Verharzung des Verdampfers besteht.

Durch die geringere Blutlöslichkeit von Isofluran laufen Aufnahme und Abgabe schneller ab als beim Halothan. Die Patienten schlafen rascher ein und wachen schneller auf. Der Unterschied ist bei Hund und Katze klinisch jedoch kaum erfaßbar.

Der höhere MAC-Wert weist auf die niedrigere Potenz hin. Für das praktische Vorgehen bedeutet dies, daß im Durchschnitt bei der Isoflurannarkose eine höhere Anästhetikakonzentration benötigt wird als bei Halothan.

Isofluran wirkt hypnotisch, nicht analgetisch und bewirkt eine bessere Muskelrelaxation als Halothan. Auch Isofluran wirkt dosisabhängig atem- und kreislaufdepressiv. Seine negativ inotrope Wirkung ist schwächer ausgeprägt als bei Halothan oder Enfluran. Isofluran ist jedoch ein potenter Vasodilatator und bewirkt eine Abnahme des peripheren Widerstands sowie des arteriellen Blutdrucks. Ventrikuläre Extrasystolen können auch unter Isofluran auftreten, die Wahrscheinlichkeit ist jedoch deutlich geringer als bei Halothan oder Enfluran.

Isofluran hat neben Lachgas die niedrigste Metabolisierungsrate und scheint daher im Hinblick auf Hepato- und Nephrotoxizität unbedenklich zu sein.

Von Nachteil ist der deutlich höhere Preis des Isoflurans. Da sich die Nebenwirkungspotenz von Halothan und Isofluran nur wenig unterscheiden, ist eine Kosten-Nutzen-Analyse, vor allem beim Routinepatienten, vertretbar.

Enfluran

Wegen seines von Halothan und Isofluran differierenden Dampfdrucks kann Enfluran (Tab. 8.42) nur in einem speziellen Enfluranverdampfer verwendet werden. Wie Isofluran enthält auch Enfluran keinen Stabilisator. Wirkungen und Nebenwirkungen entsprechen im Wesentlichen denen von Halothan. Unter Enfluran können kurzzeitig Myoklonien und Dyskinesien auftreten. Diese zeigen sich als Zucken oder Krampfen der Muskulatur von Kiefer, Gesicht, Hals und Extremitäten. Die Metabolisierungsrate ist mit 2–5 % deutlich geringer als bei Halothan.

Tabelle 8.41 Isofluran

Eigenschaften

Siedepunkt	48,5 °C
Dampfdruck (20 °C)	239,5 mm Hg
Blut/Gas-Verteilungskoeffizient	1,4
MAC-Wert in Sauerstoff	1,15 Vol.-%
Metabolisierungsrate	< 0,2 %

Wirkungen

gute hypnotische Wirkung
keine analgetische Wirkung
gute Muskelrelaxation
Kreislaufdepression (Vasodilatation)
Atemdepression

Tabelle 8.42 Enfluran

Eigenschaften

Siedepunkt	56,5 °C
Dampfdruck (20 °C)	171,8 mm Hg
Blut/Gas-Verteilungskoeffizient	1,8
MAC-Wert in Sauerstoff	1,68 Vol.-%
Metabolisierungsrate	2–5 %

Wirkungen

gute hypnotische Wirkung
keine analgetische Wirkung
gute Muskelrelaxation
Kreislaufdepression
Atemdepression
Dyskinesien, Myoklonien

Sevofluran

Sevofluran (Tab. 8.43) und Desfluran (Tab. 8.44) sind zwar bereits vor 15 bzw. 25 Jahren synthetisiert worden, wurden aber erst vor etwa 3 Jahren für den Menschen auf dem deutschen Markt eingeführt. Obwohl schon zahlreiche Berichte über die Anwendung vor allem des Sevoflurans beim Kleintier vorliegen, bleibt abzuwarten, welche Bedeutung sie für die klinische Routine erlangen werden.

Beide Substanzen unterscheiden sich von anderen Inhalationsanästhetika vor allem durch ihre pharmakokinetischen Eigenschaften. So besitzen sie sehr niedrige Blut/Gas-Verteilungskoeffizienten, sind also schlecht löslich und fluten damit schnell an und ab. Die Inhalationsanästhesie ist noch besser steuerbar, der Patient erwacht schneller.

Im Gegensatz zu einem idealen Inhalationsanästhetikum weist das Sevofluran mit 3–5 %

Tabelle 8.43 Sevofluran

Eigenschaften

Siedepunkt	58,6 °C
Dampfdruck (20 °C)	160 mm Hg
Blut/Gas-Verteilungskoeffizient	0,65
MAC-Wert in Sauerstoff	2 Vol.-%
Metabolisierungsrate	3–5 %

Wirkungen

gute hypnotische Wirkung
keine analgetische Wirkung
gute Muskelrelaxation (ähnlich dem Isofluran)
Kreislaufdepression (ähnlich dem Isofluran)
Atemdepression (> Halothan)

Tabelle 8.44 Desfluran

Eigenschaften

Siedepunkt	22,8 °C
Dampfdruck (20 °C)	669 mm Hg
Blut/Gas-Verteilungskoeffizient	0,45
MAC-Wert in Sauerstoff	6 Vol.-%
Metabolisierungsrate	0,02 %

Wirkungen

gute hypnotische Wirkung
keine analgetische Wirkung
gute Muskelrelaxation (ähnlich dem Isofluran)
Kreislaufdepression (ähnlich dem Isofluran),
Sympathikusaktivierung
Atemdepression, Irritation der Atemwege

eine relativ hohe Metabolisierungsrate auf. Die in der Leber gebildeten Metaboliten scheinen allerdings keine toxischen Wirkungen zu haben.

Desfluran

Damit Desfluran nicht unkontrolliert bei Zimmertemperatur zu sieden beginnt (Siedepunkt 22,8 °C), mußte eine neue Verdampfertechnologie entwickelt werden. Desfluran hat einen stechenden, ätherischen Geruch, es irritiert die Atemwege. Aus diesem Grund ist es für Einleitungen via Maske nicht geeignet. Desfluran besitzt die niedrigste Löslichkeit der volatilen Anästhetika. In seinen Wirkungen unterscheidet es sich von anderen Inhalationsanästhetika durch eine Sympathikusaktivierung, die eine Tachykardie bewirken kann.

Methoxyfluran

Methoxyfluran ist nephrotoxisch für Patient und Tierarzt und sollte nicht mehr verwendet werden.

Lachgas

Das einzige Gas unter den Inhalationsanästhetika wird in Deutschland in grauen Stahlzylindern geliefert (Tab. 8.45). Sie enthalten flüssiges Lachgas unter einem Druck von 51 bar. Dieses steht im Gleichgewicht mit einer Gasphase über dieser Flüssigkeit. Der Druck in der Gasflasche bleibt solange konstant, wie noch Flüssigkeit enthalten ist. Er fällt erst dann ab, wenn die gesamte Flüssigkeit verdampft ist. Dies hat Konsequenzen für die praktische Anwendung. Im Gegensatz zum

Tabelle 8.45 Lachgas

Eigenschaften

Gas (graue Flasche, Druck 51 bar)	
Blut/Gas-Verteilungskoeffizient	0,47
Fett/Gas-Verteilungskoeffizient	1,4
MAC-Wert (1 atm)	297 Vol.-%!
Metabolisierungsrate	0,004 %

Wirkungen

schwaches Anästhetikum ⇨ zur Supplementierung
wenig klinisch greifbare Nebenwirkungen
Diffusionsverhalten ⇨ Second-gas-Effekt
Kontraindikationen

Sauerstoff kann man den Füllungsgrad einer Lachgasflasche nicht am Druck in der Flasche abschätzen, sondern muß die Flasche wiegen, um die verbliebene Menge des flüssigen Lachgases zu bestimmen.

Lachgas besitzt eine schlechte Blutlöslichkeit (Blut/Gas-Verteilungskoeffizient 0,47), Anflut- und Abflutphase verlaufen aus diesem Grund sehr schnell.

Beim Menschen wird Lachgas als schwaches Anästhetikum eingeschätzt, die MAC für den Menschen beträgt 105 Vol.-%. Zum Erreichen einer solchen MAC sind hyperbare Bedingungen nötig. Wegen seiner schwachen Potenz wird es beim Menschen vor allem zur Supplementierung anderer Anästhetika eingesetzt und so sein zusätzlicher analgetischer Effekt genutzt. Bei den Säugetieren ist Lachgas nur etwa halb so wirksam wie beim Menschen. So wird die MAC beim Hund mit 188 bis 297 Vol.-% (hyperbare Bedingungen), bei der Katze mit 255 Vol.-% angegeben.

Lachgas reduziert die benötigte Dosis anderer Anästhetika. Auch dieser Effekt ist beim Tier sehr viel schwächer ausgeprägt als beim Menschen. Während eine Applikation von 60 Vol.-% Lachgas beim Menschen die benötigte Halothandosis um 54 % senkt, sind es beim Hund nur 19–30 %. Der MAC-reduzierende Effekt ist von Bedeutung, weil die Nebenwirkungen der Inhalationsanästhetika stark dosisabhängig sind. Eine Reduktion der Dosis von Halothan, Isofluran oder Enfluran reduziert auch deren Nebenwirkungen. Lachgas selbst hat andererseits nur geringe kreislauf- und atemdepressive Wirkungen, so daß als Nettoeffekt eine Inhalationsanästhesie mit deutlich weniger Nebenwirkungen resultiert.

Für die praktische Anwendung von Bedeutung ist das **Diffusionsverhalten** von Lachgas. Gelangt Lachgas mit dem Blut zu luftgefüllten Räumen im Körper, diffundiert es entlang des Partialdruckgefälles in diese hinein. Gleichzeitig diffundiert der Luftstickstoff aus diesen Räumen ins Blut. Durch den geringen Blut/Gas-Verteilungskoeffizienten von Stickstoff (0,015) können nur kleine Mengen im Blut abtransportiert werden. Eine viel größere Lachgasmenge wird wegen des 34mal höheren Verteilungskoeffizienten in den luftgefüllten Raum aufgenommen. Durch die Diffusion großer Mengen von Lachgas in und kleiner Mengen von Stickstoff aus dem luftgefüllten Raum steigt dort, je nach Beschaffenheit der Wand, Druck oder Volumen stark an. Je höher die Lachgaskonzentration ist, um so rascher erfolgt diese Diffusion.

Bei Hund und Katze hat dieses Diffusionsverhalten Bedeutung beim **Pneumothorax,** dem **Pneumoperitoneum,** beim **Magendilatations-/-torsions-Komplex.** Die Verwendung von Lachgas ist in diesen Fällen **kontraindiziert.** So kann sich beim Einatmen von 75 Vol.-% Lachgas das Pneumothoraxvolumen innerhalb von 10 Minuten verdoppeln. Die Folge ist eine lebensbedrohliche Störung der Atem- und Herz-Kreislauf-Funktion. Sind Darmschlingen stark aufgegast (Ileus), sollte ebenfalls auf Lachgas verzichtet werden.

Wird zu Beginn der Inhalationsanästhesie eine hohe inspiratorische Lachgaskonzentration angeboten, werden die gleichzeitig verabreichten Narkosegase Halothan, Isofluran oder Enfluran schneller aufgenommen. Dieser Effekt wird auch als **Second-gas-Effekt** bezeichnet. Durch die Diffusion großer Mengen Lachgas aus der Alveole ins Blut nimmt das alveoläre Volumen ab, und das darin verbleibende Gas wird in diesem Volumen konzentriert. Auch das Narkosegas ist nun Teil des kleineren Volumens und damit höher konzentriert. Durch die höhere Konzentration ist das Partialdruckgefälle zwischen Alveole und Blut höher, so daß auch mehr Narkosegas pro Zeiteinheit aufgenommen wird.

Bei Beendigung der Narkose laufen diese Vorgänge umgekehrt ab. Wird die Zufuhr von Lachgas beendet, strömen große Mengen Lachgas aus dem Blut in die Alveolen. Befindet sich in den Alveolen Luft mit 21 Vol.-% Sauerstoff, kann dieser durch das Lachgas auf sehr viel niedrigere Werte verdünnt werden. Eine **Diffusionshypoxie** entsteht. Um diese zu verhindern, *sollte nach Beendigung der Lachgaszufuhr für einige Minuten eine hohe inspiratorische Sauerstoffkonzentration ange-*

boten werden. Sie stellt eine ausreichende Sauerstoffversorgung sicher. Die Gefahr einer Diffusionshypoxie besteht nur während der ersten Atemzüge nach Beendigung der Lachgasgabe.

Bestandteile eines Narkosekreissystems

Bei der Inhalationsanästhesie besteht das eingeatmete Gasgemisch aus Sauerstoff, Lachgas (optional) und Inhalationsanästhetikum (bei Zumischung von Luft außerdem Stickstoff). Aus diesem Gas wird ein Teil des Lachgases und des Inhalationsanästhetikums aufgenommen, ein Teil des Sauerstoffs (ca. 5 Vol.-%) metabolisiert, der Rest jeweils wieder unverändert ausgeatmet. Zusätzlich befindet sich in der Ausatemluft das im Stoffwechsel entstandene Kohlendioxid. Das ausgeatmete Gas unterscheidet sich also nur in den Konzentrationen der Gase und im Vorhandensein von Kohlendioxid vom eingeatmeten. Es kann dem Patienten nach Entfernung des „störenden" Kohlendioxids wieder zugeführt werden. Man benötigt so geringere Mengen von Gasen und Inhalationsanästhetika und spart enorme Kosten. Dieser Sparmöglichkeit hat man beim Konzept des **Narkosekreissystems** Rechnung getragen. Es ermöglicht nach Entfernung des Kohlendioxids im Absorberkalk eine ganze oder teilweise Rückatmung der Ausatemluft des Patienten.

Tabelle 8.46 Bestandteile eines Inhalationsnarkosegerätes

Gasquellen und -dosiereinrichung:

Gasflaschen oder Zentralversorgung (blau ≅ Sauerstoff, grau ≅ Lachgas)

Druckminderer incl. Manometer

Meßröhrenblock mit Flowmetern

Verdampfer

(Sauerstoff-Bypass)

Narkosekreissystem:

Schlauchsystem (Faltenschläuche)
Verbindungsstück zum Tubus (Y- oder Winkelstück)
Richtungsventile (Ein- und Ausatemventil)
Kohlendioxidabsorber
Reservoirbeutel (= Atembeutel)
Überschußgas-Abströmventil (= Überdruckventil)
Absaugvorrichtung oder Narkosegasfilter
(Volumeter)
(Beatmungsdruckmesser)

An einem Inhalationsnarkosegerät können die **Gasversorgung** und **-dosiereinrichtung** sowie das eigentliche **Patientenkreissystem** (Tab. 8.46) differenziert werden. Zur Gasdosiereinrichtung gehören die *Gasflaschen* mit Sauerstoff und/evtl. Lachgas. Sauerstoff befindet sich in Deutschland in einem blauen Gaszylinder als komprimiertes Gas mit maximal 200 bar Druck. Die graue Lachgasflasche enthält flüssiges Gas und eine darüber stehende Gasphase mit einem Druck von 51 bar. Über die *Druckminderer* am Flaschenhals fließen die Gase mit etwa 1,5 bar in getrennten Schläuchen zu den Glassäulen des *Meßröhrenblocks*. Mit deren Hilfe wird die ins eigentliche Kreissystem einströmende Gasmenge in l/min bestimmt.

Vom Meßröhrenblock fließen die Trägergase gemeinsam zum *Verdampfer für gasförmige Narkotika*. Dort wird das Inhalationsanästhetikum zugemischt. Präzisionsverdampfer stellen sicher, daß unabhängig von der Umgebungstemperatur, vom eingestellten Gasfluß und der -zusammensetzung stets die in Vol.-% eingestellte Konzentration zum Kreissystem gelangt. Vom Verdampfer aus fließen Trägergase und Inhalationsanästhetikum gemeinsam zum Kreissystem des Narkosegerätes. Um in Notfällen schnell reinen Sauerstoff zu Verfügung zu haben, umgeht bei einigen Geräten ein *Sauerstoff-Bypass* den Verdampfer.

Integraler Bestandteil des **Kreissystems** muß der *Kohlendioxidabsorber* sein. Nur dadurch ist eine Rückatmung von Ausatemluft durch den Patienten ohne Gefahr möglich. Damit das Gas im System gerichtet strömt, sind zwei *Richtungsventile* integriert (Ein- und Ausatemventil). Ein *Schlauchsystem mit einem Winkel- oder Y-Stück* schafft die Verbindung zum Tubus des Patienten. Ein *Reservoirbeutel* ermöglicht Atemzugvolumina, die über das Volumen des Kreissystems hinausgehen. Er wird auch zur manuellen Beatmung des Patienten verwendet.

Da ständig Frischgas zugeführt wird, muß überschüssiges Gas aus dem System entweichen können. Dies geschieht über ein *„Überschußgas-Abströmventil"*, das außerdem bei der Beatmung zur Begrenzung des Drucks im System (Überdruckventil) verwendet wird. Das abströmende Gas sollte über ein *Absaugsystem* oder einen *Narkosegasfilter* entsorgt werden. Zusätzlich können zur Überwachung des Patienten, vor allem bei Beatmung, ein *Volumeter* und/oder ein *Beatmungsdruckmesser* in das System integriert sein.

Seit einiger Zeit werden geschlossene Narkosesysteme mit direkt in das Kreissystem geschalteten, sehr preisgünstigen Universalverdampfern angeboten. Während Präzisionsverdampfer ein Konzentrationslimit (Halothan, Isofluran 4 Vol.-%) besitzen, geben diese Verdampfer Konzentrationen bis zum Dampfdruck des Anästhetikums ab (Halothan, Isofluran >30 Vol.-%). Wie hoch die abgegebene Konzentration ist, hängt von der Verdampfereinstellung, vom Frischgasfluß, vom Atemminutenvolumen und von der Umgebungstemperatur ab. Aus diesem Grund besitzen diese Verdampfer keine numerische Beschriftung ihrer Skalierung. Die notwendige Einstellung muß bei jedem Patienten anhand der Narkosetiefe gesteuert werden. Die abgegebene Konzentration hängt sehr stark vom Atemminutenvolumen ab. Bei Beatmung werden sehr hohe Narkosegaskonzentrationen erreicht. Wird bei einem Notfall beatmet, muß der Verdampfer ausgeschaltet werden.

Praxis der Inhalationsnarkose

Vor einer Inhalationsanästhesie muß eine **Überprüfung** des Inhalationsgerätes vorgenommen werden. Die Gasreserven sowie Zusammenbau und Funktion des Narkosegerätes werden überprüft (Tab. 8.47). Wichtig ist die Kontrolle der Dichtigkeit des Narkosegerätes. Zunächst wird das Überdruckventil vollständig geschlossen. Das Winkel- oder Y-Stück am Patientenschlauch wird dann mit der Hand ebenfalls verschlossen. Mit Hilfe des Sauerstoff-Bypass oder durch einen hohen Gasfluß wird das System mit Gas gefüllt. Der im System entstehende Druck wird am Manometer kontrolliert. Erreicht werden sollte ein Druck von etwa 40 cmH$_2$O, der bei Beendigung der Gaszufuhr gehalten werden bzw. nur langsam fallen sollte. Bei Undichtigkeiten im System fällt er relativ schnell ab.

Patientenschläuche und Atembeutel sollten der Größe des Patienten angepaßt werden (Tab. 8.48). Bei Tieren unter 10 kg KM ist ein Pädiatrie-Schlauchsystem (Ulmer Set) mit geringerem Durchmesser zu empfehlen. Der geringe Totraum des Y- oder Winkelstücks verhindert ein Rückatmen von Ausatemluft auch bei sehr kleinen Patienten nahezu sicher. Bei der Wahl des **Atembeutels** kann man sich am dreifachen Atemzugvolumen des Patienten orientieren. Ist der Beutel zu klein, kann der Patient nicht ausreichend tief einatmen. Ist er zu groß, wird das System bei Änderungen der Gaskonzentration sehr träge.

Tabelle 8.47 Überprüfen des Inhalationsnarkosegerätes vor der Narkose

Gasversorgung

Sind die Gasflaschen ausreichend gefüllt?
Sauerstoff:
Kontrolle des Flaschendrucks
(maximaler Druck 200 bar, langsam abnehmend)
Restmenge:
Rauminhalt Flasche [l] × Restdruck [bar] =
verfügbare O$_2$-Menge [l]
Lachgas:
evtl. Kontrolle des Flaschengewichtes
(Druck bis zum Schluß etwa 50 bar)
Restmenge:
(aktuelles Flaschengewicht [kg] − Leergewicht [kg]) ×
500 = verfügbare N$_2$O-Menge [l]

Ist das Narkosegerät mit den Gasflaschen oder mit der zentralen Gasversorgung richtig verbunden?

Sind die Flowmeter des Meßröhrenblocks frei beweglich?

Ist der Verdampfer ausreichend mit Inhalationsanästhetikum gefüllt?

Bestehen Undichtigkeiten im Bereich Gasversorgung?

Funktioniert der Sauerstoffbypass?

Patientensystem

Ist der Absorberkalk verbraucht?

Sind die Richtungsventile ordnungsgemäß zusammengebaut und funktionieren diese?

Sind Patientenschläuche und Reservoirbeutel angeschlossen und entsprechen sie der Größe des Patienten?

Sind Undichtigkeiten vorhanden? (Dichtigkeitsprobe)

Gelangt Gas nach Betätigen der Rotameter zum Auslaß des Patientensystems? (Lidprobe)

Gelangt Inhalationsanästhetikum nach Betätigen des Verdampfers zum Auslaß des Patientensystems? (kurze Geruchsprobe)

Ist das Überdruckventil geöffnet (Stellung „Spontanatmung")?

(Funktioniert der Beatmer?)

(Sind die gewählten Einstellungen in Ordnung?)

Narkoseeinleitung

Die Narkoseeinleitung erfolgt in der Regel als *Injektionsanästhesie*. Viele Medikamente bzw. Kombinationen können zur Einleitung verwendet werden, einige Vorschläge zeigen die Tabellen 8.49 bis 8.51 für den Hund und die Tabellen 8.52 bis 8.54 für die Katze. Möglich ist auch die Einleitung *per inhalationem* über eine Maske. Diese Me-

Tabelle 8.48 Anpassung des Kreissystems an die Größe des Patienten

Patientenschläuche

Katzen, Hunde <10 kg KM
   Pädiatrie-Schlauchsystem (Ulmer Set)
   (Innendurchmesser 10 mm)

Hunde >10 kg KM
   Faltenschläuche
   (Innendurchmesser 22 mm)

Atembeutel

Katzen, Hunde < 5 kg KM	0,5 l	Atembeutel
Hunde 5–15 kg KM	1,0 l	Atembeutel
Hunde 15–30 kg KM	1,5 l	Atembeutel
Hunde 30–70 kg KM	2 bzw. 2,3 l	Atembeutel
Hunde > 70 kg KM	3,0 l	Atembeutel

thode sollte bei Hund und Katze jedoch nur in Ausnahmefällen gewählt werden, da sehr viele Tiere beim Aufstülpen einer Maske und wegen des ungewohnten Geruches des Inhalationsanästhetikums Abwehrreaktionen zeigen.

Tabelle 8.49 Narkoseeinleitung beim Hund mit Thiobarbituraten oder Propofol (siehe auch Tab. 8.14, 8.15)

Dosis

Thiobarbiturat:
   5–10 mg/kg KM i. v.

oder

Propofol:
   4–7 mg/kg KM i. v. ohne Prämedikation
   2–4 mg/kg KM i. v. mit Prämedikation

Benötigte Narkosegaskonzentration in der Anflutphase

2–5 Vol.-% Halothan oder Isofluran

Erhaltung

1,5–(3) Vol.-% Halothan oder Isofluran

Beurteilung

Relativ hohe Konzentrationen des Inhalationsanästhetikums sind nötig, da die Wirkung der Thiobarbiturate und von Propofol sehr kurz ist und außerdem zwar eine gute Hypnose, jedoch keine Analgesie erzeugt wird. Die Tiere erwachen kurz nach Beendigung der Inhalation, sie sind postoperativ nicht analgetisch abgedeckt.

Tabelle 8.50 Narkoseeinleitung beim Hund mit l-Methadon-Kombinationen (siehe auch Tab. 8.22, 8.22)

Dosis

l-Methadon und Acepromazin
   0,25–0,75 mg/kg KM l-Methadon i. v., i. m.
   0,05–0,15 mg/kg KM Aceproamzin i. v., i. m.

oder

l-Methadon und Diazepam
   0,25–0,75 mg/kg KM l-Methadon i. v.
   0,5–1,0 mg/kg KM Diazepam i. v.

Benötigte Narkosegaskonzentration in der Anflutphase

0,8–2 Vol.-% Halothan oder Isofluran

Erhaltung

0,6–1,5 Vol.-% Halothan oder Isofluran

Beurteilung

Durch die sehr gute analgetische und potenzierende Wirkung des l-Methadons reichen niedrige Konzentrationen des Inhalationsanästhetikums aus. Die opioidbedingte Dämpfung des Hustenreflexes vereinfacht die Intubation. Nachteil ist die relativ starke Atemdepression. Die Tiere schlafen nach, ihre postoperative Analgesie ist gut. Wegen der kreislaufdepressiven Wirkung des Acepromazins ist die Kombination l-Methadon/Acepromazin nicht für Risikopatienten geeignet. Da Benzodiazepine kaum kreislaufdepressiv wirken, ist die Kombination l-Methadon/Diazepam gut für Risikopatienten geeignet

Intubation

Bei Hund und Katze sollte eine Inhalationsnarkose nicht mit einer Maske, sondern am *intubierten Tier* durchgeführt werden. Nur so ist die Freiheit der Atemwege gesichert, können die verabreichten Narkosegas- und Sauerstoffkonzentrationen kontrolliert verabreicht werden und ist eine Beatmung des Tieres möglich.

Nach der Narkoseeinleitung werden die Tiere intubiert (Tab. 8.55). Voraussetzung ist eine ausreichend tiefe Narkose. Der **Tubusdurchmesser** muß der Tiergröße angepaßt werden. Wird ein Tubus mit einem zu geringen Durchmesser gewählt, müssen die Tiere wegen der Einengung des Tracheallumens gegen einen zu hohen Atemwegswiderstand atmen. Ein zu großer Tubus kann zu Intubationsverletzungen oder Schleimhautschäden durch Drucknekrose führen. Auch die **Tubuslänge** ist wichtig. Der Tubus sollte möglichst wenig über das Maul hinausragen, da sonst der

Tabelle 8.51 Narkoseeinleitung beim Hund mit Medetomidin und Diazepam (siehe auch Tab. 8.24)

Dosis

40 µg/kg KM Medetomidin i. v., i. m.
0,2–0,4 mg/kg KM Diazepam i. v.

Benötigte Narkosegaskonzentration in der Anflutphase

0,5–1,5 Vol.-% Halothan oder Isofluran

Erhaltung

0,5–1,0 Vol.-% Halothan oder Isofluran

Beurteilung

Durch die sehr stark potenzierende Wirkung des Medetomidins reichen niedrige Konzentrationen des Inhalationsanästhetikums aus. Die Intubation der Tiere ist einfach. Nachteil ist die relativ starke Atem- und Kreislaufdepression. Die Kombination ist antagonisierbar, wegen der kreislaufdepressiven Wirkung des Medetomidins nur sehr eingeschränkt für Risikopatienten zu empfehlen.

Tabelle 8.52 Narkoseeinleitung bei Katzen mit Thiobarbituraten oder Propofol (siehe auch Tab. 8.14, 8.15)

Dosis

Thiobarbiturat:
    5–10 mg/kg KM i. v.

oder

Propofol:
    6–8 mg/kg KM i. v. ohne Prämedikation
    3–4 mg/kg KM i. v. mit Prämedikation

Benötigte Narkosegaskonzentration in der Anflutphase

2–5 Vol.-% Halothan oder Isofluran

Erhaltung

1,5–(3) Vol.-% Halothan oder Isofluran

Beurteilung

siehe Tab. 8.51

Tabelle 8.53 Narkoseeinleitung bei Katzen mit Saffan® (siehe auch Tab. 8.20)

Dosis

Saffan:
    3–9 mg/kg KM i. v.

Benötigte Narkosegaskonzentration in der Anflutphase

2–5 Vol.-% Halothan oder Isofluran

Erhaltung

1,5–(3) Vol.-% Halothan oder Isofluran

Beurteilung

Relativ hohe Konzentrationen eines Inhalationsanästhetikums sind zur Erhaltung nötig, da die Wirkung des Saffans kurz ist. Im Gegensatz zu Thiobarbituraten und Propofol hat Saffan® einen analgetischen Effekt und wenig Nebenwirkungen auf Atmung und Kreislauf. Bei der Inhalationsanästhesie sollte es mit einem Parasympathikolytikum (bis 0,05 mg/kg KM Atropin) kombiniert werden. Da Saffan® nicht kumuliert, kann es nachdosiert werden, wenn die Narkosetiefe nicht für die Intubation ausreicht.

natürliche Totraum vergrößert wird und das Risiko einer Rückatmung von Ausatemluft und damit von Kohlendioxid besteht. Vor allem bei kleinen Tieren mit einem geringen Atemzugvolumen sollte dies unbedingt beachtet werden.

Besteht die Gefahr, daß bei der Lagerung des Tieres der Hals abgeknickt (Eingriffe im Kopf-Hals-Bereich, gehaltene Wirbelsäulen-Röntgenaufnahmen) und dadurch das Tubuslumen eingeengt wird, sind Tuben mit eingelagerter Metallspirale zu bevorzugen, da diese praktisch nicht knickbar sind.

Bei der **Intubation von Katzen** ist besonders wichtig, daß die Narkose ausreichend tief ist, da sonst eine Intubation praktisch unmöglich ist. Um die Intubation zu erleichtern und um ein Glottisödem oder einen Krampf der Stimmritze zu verhindern, sollte bei Katzen eine **Lokalanästhesie des Larynx** durchgeführt werden. Dabei muß unbedingt auf die Dosis geachtet werden. Schon zwei Sprühstöße eines handelsüblichen Sprays können zu Nebenwirkungen (negativ inotrope Wirkung am Herzen) führen, da die Resorption über die Schleimhäute ausgezeichnet ist.

Tabelle 8.54 Narkoseeinleitung bei Katzen mit Phenzyklidin-Kombinationen (siehe auch Tab. 8.17, 8.18, 8.19)

Dosis

Ketamin und Xylazin
5–10 mg/kg KM Ketamin i.m., s.c.
0,5–1,0 mg/kg KM Xylazin i.m., s.c.

oder

Ketamin und Medetomidin
10 mg/kg KM Ketamin i.m., s.c.
50 μg/kg KM Medetomidin i.m., s.c.

oder

Ketamin und Diazepam
10–15 mg/kg KM Ketamin i.m.
0,5–1,0 mg/kg KM Diazepam i.m.

oder

Tiletamin/Zolazepam
5–10 mg/kg KM Gesamtsubstanz i.m., s.c.

Vertiefung der Narkose vor der Intubation

Propofol
2–4 mg/kg KM i.v.

oder

Saffan®
0,6 mg/kg KM i.v.

oder

Diazepam
0,5 mg/kg KM i.v.

Benötigte Narkosegaskonzentration in der Anflutphase

0,8–2 Vol.-% Halothan oder Isofluran

Erhaltung

0,6–1,5 Vol.-% Halothan oder Isofluran

Beurteilung

Wegen der guten analgetischen Wirkung des Ketamins bzw. Tiletamins und der Potenzierung durch die α_2-Agonisten reichen niedrige Konzentrationen des Inhalationsanästhetikums aus. Wegen der kreislaufdepressiven Wirkung von Medetominin ist die Kombination Medetomidin/Ketamin nur eingeschränkt für Risikopatienten geeignet. Da Benzodiazepine kaum kreislaufdepressiv wirken, eignet sich die Kombination Diazepam/Ketamin gut für Risikopatienten. Sie ist jedoch wenig verläßlich. Oft reicht die Narkosetiefe zur Intubation nicht aus und muß mit einem intravenös zu verabreichenden Medikament vertieft werden.

Tabelle 8.55 Endotracheale Intubation von Hund und Katze

Vorteile:

sicherer Atemweg
verhindert eine Aspiration
Voraussetzung für eine sichere, kontrollierte
Inhalationsanästhesie
Voraussetzung für eine adäquate Beatmung

Tubusdurchmesser:

so groß, wie möglich

Katze: 2,0–4,5 mm Innendurchmesser

Hunde:
Zwergrassen
3,0–5,0 mm Innendurchmesser
kleine Hunde
5,0–7,0 mm Innendurchmesser
mittelgroße Hunde
7,0–8,0 mm Innendurchmesser
große Hunde, Riesenrassen
9,0–15,0 mm Innendurchmesser

Technik der Intubation:

Tubus auf Dichtigkeit prüfen

Tier mit gestrecktem Hals lagern oder halten lassen

Maul öffnen, Maulspreizer einsetzen und Zunge
herausziehen

mit dem Laryngoskop weichen Gaumen nach dorsal
drücken

Druck auf den Zungengrund ausüben bis die Stellung
der Epiglottis die Sicht auf die Stimmritze ermöglicht

Katze mit Lidocain-Spray anästhesieren (Hunde
eventuell), CAVE! Überdosierung

Tubus einführen bis die Manschette hinter dem
Kehlkopf liegt

Sitz des Tubus prüfen:
Luftbewegung bei Spontanatmung
bei Druck auf den Thorax entweicht Luft durch den
Tubus

Tubusmanschette mit Luft füllen („blocken")

Tubus befestigen (Mullbinde), Beißrohr einsetzen

Anflutphase

Zu Beginn der Inhalationsnarkose müssen der **Sauerstoffbedarf** und das **Atemzugvolumen** (Tab. 8.56) des Patienten berechnet werden, um einerseits Einstellungen zu vermeiden, die das Leben des Patienten bedrohen, und um andererseits nicht unnötig Gas zu verschwenden. *Je mehr die am Meßröhrenblock eingestellte Frischgasmenge in Richtung Bedarf vermindert wird, um so effektiver arbeitet das System*, da sehr viel Gas

Tabelle 8.56 Richtwerte für Gasmengen und -konzentrationen während der Inhalationsnarkose

Atemminutenvolumen:

150 ml/kg/min

Sauerstoff:

Bedarf
    < 5 ml/kg/min

Konzentration in der Einatemluft
    > 30 Vol.-%

Richtwerte für den Sauerstofffluß im herkömmlichen
Kreissystem (incl. Sicherheitsspanne)
    Katzen, kleine Hunde
    50 ml/kg/min
    große Hunde
    20 ml/kg/min

Lachgas:

Konzentration in der Einatemluft
    bis 70 Vol.-%

Richtwerte für die Lachgasdosierung
    Sauerstoff:Lachgas im Verhältnis 1:2
    (Hund mit 20 kg KM erhält z. B. 500 ml Sauerstoff
    und 1000 ml Lachgas)

CAVE! kein Lachgas bei Magendrehung, -dilatation,
Pneumothorax, Pneumomediastinum

Halothan und Isofluran:

die benötigte Konzentration hängt von der
    Prämedikation und Narkoseeinleitung, der
    Schmerzhaftigkeit des Eingriffs, einer Verwendung
    von Lachgas, dem Sedationsgrad etc. ab

Narkoseeinleitung bzw. Anflutphase
    0,8–4 Vol.-%

Erhaltung
    0,6–2 Vol.-%

nach Bindung des Kohlendioxids zurückgeatmet, also „mehrfach" genutzt wird. Ist der Gasfluß hoch, wird wenig Gas zurückgeatmet, dem Patienten wird ständig „frisches" Gas zugeführt, das System arbeitet uneffektiver, aber sicherer für den Patienten.

Welcher Gasfluß während der Anästhesie eines Patienten eingestellt wird, hängt auch von den technischen Voraussetzungen ab. So kann nur bei einem fein eingeteilten Meßröhrenblock auch bei kleinen Patienten der Gasfluß reduziert werden. Bei älteren Geräten muß mit Undichtigkeiten gerechnet werden, so daß eine gewisse „Sicherheitsspanne" einkalkuliert werden sollte. Besteht jedoch die Möglichkeit, die inspiratorische Sauer-

stoffkonzentration zu messen, kann der Sauerstoffzufluß so stark reduziert werden, daß nur die im Körper verbrauchte Menge, also der Sauerstoffbedarf, zugeführt wird.

Wird ein **Sauerstoff-Lachgas-Gemisch** verwendet, ist der Effekt des Lachgases (Reduzierung der benötigten Narkosegaskonzentration, Förderung der Aufnahme der Inhalationsanästhetika) um so größer, je höher die verwendete Lachgaskonzentration ist. Da in Narkose stets mit einer Beeinträchtigung der Atmung und des Kreislaufsystems gerechnet werden muß, sollte eine *inspiratorische Sauerstoffkonzentration von 30 Vol.-%* nicht unterschritten werden, um hypoxischen Schäden vorzubeugen. Werden am Meßröhrenblock die Mengen von *Sauerstoff und Lachgas im Verhältnis von 1:2* gewählt, ist eine Sauerstoffkonzentration von 30 Vol.-% garantiert. *Bei Pneumothorax und beim Vorliegen einer Magendilatation bzw. -torsion sowie bei stark aufgegasten Darmschlingen ist die Verwendung von Lachgas kontraindiziert.* Wenn Sauerstoffaufnahme oder -transport des Patienten beeinträchtigt sind, sollte auf das Lachgas zugunsten einer höheren Sauerstoffkonzentration verzichtet werden.

Die zu Beginn der Inhalationsanästhesie während der sogenannten Anflutphase benötigte **Narkosegaskonzentration** hängt von verschiedenen Faktoren ab. Gewünschte Narkosetiefe, Art der Prämedikation und Narkoseeinleitung, Verwendung von Lachgas, OP-Beginn und vieles mehr spielen eine Rolle. Wurde die Narkose zum Beispiel mit einem ultrakurzwirkenden Barbiturat eingeleitet, benötigt der Patient eine hohe Anästhesiegaskonzentration (bis 4 Vol.-%) in Anflut- und Erhaltungsphase. Nach einer sedativ-analgetischen Prämedikation mit l-Methadon und Acepromazin besteht eine gewisse Grundsedation und -analgesie, so daß auch zu Beginn der Inhalationsanästhesie eine Konzentration von 1,5 Vol.-% ausreicht. Kommt der Patient relativ wach auf den Operationstisch, muß zu Beginn mit hohen Konzentrationen gearbeitet werden, um schnell eine chirurgische Toleranz zu erreichen. Schläft er noch tief, kann auf eine hohe Anfangsdosis verzichtet werden.

In der Anflutphase kann das **Hecheln** eines Hundes ein Problem darstellen. Beim Hecheln bewegen die Hunde fast ausschließlich Gas aus dem funktionellen Totraum hin und her. Es gelangt kaum „frisches" Gas aus dem Inhalationsnarkosegerät in ihre Trachea oder Lunge. Aus diesem Grund nehmen sie praktisch kein Narkosegas auf. Häufig ist dies ein Circulus vitiosus: die Hunde hecheln, weil sie relativ wach sind; weil sie hecheln, nehmen sie kein Narkosegas auf und die Narkose bleibt oberflächlich. Durchbrechen kann man dies durch eine Steigerung des Atemminutenvolumens des Patienten durch kurzzeitige manuelle Beatmung. Dadurch gelangt mehr Narkosegas in die Alveolen, diffundiert dort ins Blut und führt letztlich zu einer höheren Konzentration im Gehirn.

Erhaltung

Auch während der Erhaltungsphase spielen die meisten der oben genannten Faktoren eine Rolle. Wurde die Narkose zum Beispiel mit dem rein hypnotisch wirkenden Propofol ohne Prämedikation eingeleitet, sind in der Erhaltungsphase oft Halothan- oder Isoflurankonzentrationen über 2 Vol.-% nötig. Wurde dagegen mit dem stark analgetisch wirkenden l-Methadon prämediziert und außerdem Lachgas verwendet, reichen in der Regel 0,8 Vol.-% zur Erhaltung der Anästhesie aus. Ist die Schmerzempfindung durch eine Regionalanästhesie (z. B. Extraduralanästhesie) ausgeschaltet, muß nur der Schlaf durch die Inhalationsanästhesie erhalten werden. Dosierungen um 0,5 Vol.-% sind dann oft ausreichend.

Während der Inhalationsanästhesie sollten alle 15 Minuten, bei Risikopatienten auch häufiger, Bulbusstellung und Reflexe am Kopf (Lidschluß-, Kornealreflex) geprüft, die kapilläre Rückfüllungszeit bestimmt und der Puls palpiert werden. Ergänzt werden kann diese **klinische Überwachung** durch apparative Überwachungsmethoden. Anhand dieser Untersuchung können der Zustand des Patienten sowie die Narkosetiefe abgeschätzt und die Narkosegaskonzentration angepaßt werden.

Da Inhalationsanästhetika sehr kreislaufdepressiv sind, ist eine Reduktion der verabreichten Konzentration bis auf das notwendige Maß vorteilhaft. Vermieden werden sollte jedoch auch ein wiederholtes Aufwachen des Patienten durch eine zu niedrige Konzentration. Bei längeren Anästhesien kann meist nach einer Weile die Narkosegaskonzentration deutlich reduziert werden.

Abflut- und Aufwachphase

Wann die **Narkosegaszufuhr** beendet werden kann, muß individuell entschieden werden. Schmerzhaftigkeit der Operation, Dauer der Narkose, die verabreichten Sedativa und Anästhetika, weiterhin geplante Manipulationen und ähnliches werden berücksichtigt. Auf der einen Seite sollte der Patient nicht unnötig lange schlafen, auf der anderen Seite kann durch Manipulationen am erwachenden Tier ein ausgeprägtes Exzitationsstadium erzeugt werden. Wurde kein analgetisch wirkendes Medikament bei Prämedikation oder Narkoseeinleitung eingesetzt, kehrt mit dem schnellen Aufwachen die volle Schmerzempfindung zurück. Dies kann nach schmerzhaften Operationen (Otitis-Operation, Ablatio der Mamma) zu gestörten Aufwachphasen führen. Die Tiere sollten in diesem Fall gegen Ende der Operation noch während der Narkose ein Analgetikum erhalten.

Bei Verwendung eines Narkosekreissystems ermöglicht die teilweise Rückatmung der Gase durch Veränderung des Frischgasflusses, das Aufwachen zu verzögern und Inhalationsanästhetikum zu sparen oder das Wachwerden zu beschleunigen. Beendet man die Zufuhr von Inhalationsanästhetikum und drosselt gleichzeitig den Frischgasfluß, wird das im System befindliche Gas nur langsam verdünnt. Der Patient atmet Inhalationsanästhetikum zurück und schläft noch eine Weile. Soll der Patient schnell erwachen, muß ein hoher Frischgasfluß eingestellt werden. Das System wird schnell „gespült", da der Rückatemanteil wegen des hohen Flusses gering ist. Dieses Vorgehen ist auch bei Zwischenfällen in der Erhaltungsphase indiziert. Reduziert man in diesem Fall die Anästhetikazufuhr, um eine bestehende Kreislaufdepression zu verringern, sollte gleichzeitig der Frischgasfluß gesteigert werden. So wird im System schnell eine niedrige Konzentration erreicht.

Der günstigste Zeitpunkt zur Beendigung der **Lachgaszufuhr** hängt mit dessen besonderen Diffusionseigenschaften zusammen. Wird die Zufuhr von Lachgas und Inhalationsanästhetikum gleichzeitig beendet, so führt der *Second-gas-Effekt* (siehe Seite 98) dazu, daß das Inhalationsanästhetikum schneller aus dem Körper eliminiert wird. Um eine *Diffusionshypoxie* (siehe Seite 98) zu vermeiden, sollte nach Beendigung der Lachgasgabe noch einige Minuten reiner Sauerstoff, nicht Luft, geatmet werden. Die Gefahr der Diffusionshypoxie besteht jedoch nur bei den ersten Atemzügen nach Lachgasreduktion, so daß eine Sauerstoffgabe von 5–10 Minuten ausreichend ist.

Nachdem der Patient vom Inhalationsnarkosegerät abgekoppelt wurde, wird er ruhig und warm gelagert. Ruhe ist entscheidend, um Exzitationen in der Aufwachphase zu vermeiden. Durch die Applikation von Wärme wird ein weiteres Auskühlen des Patienten verhindert und versucht, beim ausgekühlten Tier wieder eine normale Körperinnentemperatur zu erreichen. Die Wirkung von Wärmekissen und -lampen muß regelmäßig überprüft werden, da stets Überhitzungs- und Verbrennungsgefahr besteht. Eine regelmäßige klinische Überwachung der Patienten ist wichtig, um Komplikationen und Zwischenfälle in der Aufwachphase frühzeitig zu erkennen. Gerade bei Risikopatienten sollte die Flüssigkeitszufuhr in der Aufwachphase fortgesetzt werden.

Der Kiefertonus gibt einen guten Hinweis auf die Narkosetiefe und den möglichen Extubationszeitpunkt. Die Extubation kann nach Wiedereinsetzen des Schluckreflexes erfolgen. Vor allem bei aspirationsgefährdeten Patienten ist wichtig, daß zum Zeitpunkt der Extubation dieser protektive Reflex wieder funktioniert. Eine Extubation in der Exzitationsphase ist zu vermeiden, da die Inzidenz von Glottiskrämpfen bei Extubation zu diesem Zeitpunkt am höchsten ist.

Atmung und Beatmung

Bis auf wenige Ausnahmen sind alle Sedativa und Anästhetika atemdepressiv. Durch eine Reduktion des Atemzeitvolumens beeinflussen sie die Sauerstoffaufnahme und die Kohlendioxidabgabe. Daraus entsteht in der Regel eine **Globalinsuffizienz** der Atmung, gekennzeichnet durch **Hypoxie** und **Hyperkapnie**. Durch Gabe von Sauerstoff kann die Hypoxie des Patienten gebessert oder gar beseitigt werden. Die Hyperkapnie dauert jedoch an (Partialinsuffizienz). Sie kann nur durch Steigerung des Atemzeitvolumens beseitigt werden. Der Patient muß beatmet werden. Die Beatmung normalisiert sowohl die Abgabe von Kohlendioxid als auch die Aufnahme von Sauerstoff. Sie ist die einzig sinnvolle Therapie einer Globalinsuffizienz der Atmung. Auch ein Atemstillstand kann nur durch Intubation und anschließende Beatmung erfolgreich behandelt werden.

Weitere Indikationen für eine Beatmung sind die Operation am offenen Thorax und die Verwendung von peripheren Muskelrelaxantien. Bei der Thoraxchirurgie ist nach Eröffnung des Brustkorbs die Lunge dem Umgebungsdruck ausgesetzt und kollabiert; ein adäquater Gasaustausch kann nur durch Beatmung gewährleistet werden. Werden periphere Muskelrelaxantien zum Bei-

spiel aus operationstechnischen Gründen angewendet (Positionierung des Bulbus bei Augenoperationen, Reposition von Frakturen, besserer Zugang bei der Abdominalchirurgie), so wird neben der Skelettmuskulatur auch die Atemmuskulatur gelähmt. Eine Beatmung ist obligat.

Im einfachsten Fall erfolgt die Beatmung am intubierten Tier mit einem selbstfüllenden Beatmungsbeutel (Ambu-Bag®). Er wird in verschiedenen Größen, zur Vermeidung von hohen Beatmungsdrücken auch mit Überdruckventil, angeboten. Der Ambu-Bag® wird vor allem bei Narkosezwischenfällen eingesetzt. Er kann aber im Notfall in Kombination mit einer Injektionsanästhesie auch zur Beatmung bei thoraxchirurgischen Notfalleingriffen verwendet werden.

Manuell kann am Kreissystem mit dem **Atembeutel des Narkosegerätes** beatmet werden (Tab. 8.57). Um eine adäquate Beatmung zu gewährleisten, sollte das verwendete Narkosesystem über einen Beatmungsdruckmesser und ein Volumeter verfügen. Vor der Beatmung muß die Dichtigkeit des Narkosegerätes bei geschlossenem Überdruckventil geprüft werden. Zum Beatmen wird zunächst am Überdruckventil eine Beatmungsdruckgrenze von etwa 15 cmH$_2$O eingestellt. Durch gefühlvolles Komprimieren des Atembeutels erfolgt ein erster Beatmungshub. Am Volumeter des Kreissystems wird das Atemzugvolumen abgelesen und mit dem angestrebten Volumen (15 ml/kg KM) verglichen. Durch Regulation des Überdruckventils kann das verab-

Tabelle 8.57 Manuelle und maschinelle Beatmung

Manuelle Beatmung am Narkosekreissystem
Kreissystem auf Dichtigkeit prüfen
Überdruckventil auf 15 cmH$_2$O einstellen
Atembeutel komprimieren
Ausgeatmetes Volumen am Volumeter bestimmen (angestrebt sind 15 ml/kg KM)
Überdruckventil regulieren, bis das gewünschte Volumen erreicht wird
Atemfrequenz 8–15 min^{-1}

Maschinelle Beatmung:	
Atemzeitvolumen	150 ml/kg/min
Atemfrequenz	8–15 min^{-1}
Beatmungsdruck	10–15 cmH$_2$O
(PEEP	2–5 cmH$_2$O)

reichte Volumen angepaßt werden. So ermöglicht der weitere Verschluß des Ventils die Verabreichung eines größeren Volumens. Das Öffnen hingegen führt zu einem kleineren Hubvolumen, da bei Erreichen der eingestellten Druckgrenze Gas über das Überdruckventil aus dem System abgegeben wird und damit nicht zum Patienten strömt. Die manuelle Beatmung erfolgt mit einer Frequenz von 8 bis 15 Beatmungshüben pro Minute. Als Anhaltspunkt kann die eigene Atemfrequenz dienen.

Inhalationsnarkosegeräte mit im Kreisteil integriertem Universalverdampfer eignen sich nur eingeschränkt für eine manuelle Beatmung. Im Gegensatz zum Präzisionsverdampfer herkömmlicher Geräte ist die abgegebene Narkosegasmenge sehr stark vom Atemzug- bzw. -minutenvolumen abhängig. Eine manuelle Beatmung kann zur Abgabe sehr hoher Narkosegasmengen und damit zu einer Gefährdung des Patienten führen. Eine sinnvolle Anpassung der Verdampfereinstellung ist praktisch nur unter Kontrolle der inspiratorischen Narkosegaskonzentration mit einem Gasmonitor möglich. Muß ein solches Narkosekreissystem trotzdem zur Beatmung eingesetzt werden, kann die Beatmung mit 100 Vol.-% Sauerstoff ohne Verwendung von Narkosegas, also bei abgeschaltetem Verdampfer, erfolgen. Wenn nötig, muß die Narkose als Injektionsnarkose erhalten werden. Auf diese Weise wird eine Gefährdung des Patienten durch hohe Narkosegaskonzentrationen ausgeschlossen.

Auch bei Verwendung eines **Beatmungsgerätes** sollte ein Atemminutenvolumen von etwa 150 ml/ kg KM bei einer Frequenz zwischen 8 und 15 Atemzügen pro Minute zur Beatmung gewählt werden. Der Beatmungsdruck sollte zwischen 10 und 15 cmH$_2$O liegen, im Einzelfall sind jedoch auch niedrigere oder höhere Drücke notwendig.

Bei der Thoraxchirurgie sollte bei eröffnetem Thorax ein **positiver endexspiratorischer Druck** (PEEP) von 2–5 cmH$_2$O herrschen, um ein vollständiges Kollabieren der Lungen während der Exspiration zu verhindern. Höhere PEEP-Werte sollten vermieden werden, da sie den venösen Rückfluß zum Herzen beeinträchtigen.

Bei Hund und Katze braucht zur kontrollierten Beatmung des Patienten in der Regel **kein Muskelrelaxans** verabreicht zu werden. Eine kurze Phase der *Hyperventilation* reicht aus, um die Spontanatmung des Tieres auszuschalten. Analog dazu wird am Ende der Operation der Patient hypoventiliert, um den arteriellen Kohlendioxid-

partialdruck zu erhöhen und damit die Spontanatmung anzuregen.

Muskelrelaxantien

Neben den zentral relaxierend wirkenden Sedativa und Hypnotika werden auch bei Hund und Katze peripher angreifende Wirkstoffe zur Relaxation der Skelettmuskulatur eingesetzt. Muskelrelaxantien können aus anästhesiologischen oder operationstechnischen Gründen indiziert sein (Tab. 8.58). Einige für den Menschen geltende

Tabelle 8.58 Indikationen zur Anwendung von Muskelrelaxantien

Anästhesie

Erleichterung der Intubation
Beurteilung:
Bei ausreichender Narkosetiefe ist bei Hund u. Katze keine Relaxation nötig.

Ausschaltung der Spontanatmung zur kontrollierten Beatmung
Bei Hund u. Katze läßt sich die Spontanatmung (bis auf wenige Ausnahmen) durch moderate Hyperventilation ausschalten, eine Relaxation ist i. d. R. nicht notwendig.

Operationstechnik

Positionierung des Bulbus bei Augenoperationen
Die Relaxation ist der Positionierung ausschließlich durch Zügelhefte überlegen.

Erleichterung der Reposition von Frakturen und Luxationen
Beim Kleintier ist eine Relaxation i. d. R. nicht notwendig bzw. ein Unterschied ist klinisch wenig faßbar. Eine Relaxation kann bei gut bemuskelten Hunden mit stark dislozierten Humerus- oder Femurfrakturen hilfreich sein. Im Bereich der Hintergliedmaßen kann eine sehr gute Relaxation auch durch eine Epiduralanästhesie erreicht werden.

Bessere Sicht und räumliche Verhältnisse bei Laparo- oder Thorakotomie
Im Gegensatz zum Menschen ist bei Hund und Katze eine Muskelrelaxation bei den meisten Eingriffen nicht notwendig, kann aber bei komplizierten Operationen hilfreich sein.
Auch hier kann eine Epiduralanästhesie hilfreich sein.

Ausschaltung der Spontanatmung bei Eingriffen im Thorax bzw. bei der Thorakoskopie
Der Anästhesist kann sein Beatmungsregime an die Operation anpassen, ohne auf eine Hyperventilation zur Ausschaltung der Spontanatmung angewiesen zu sein.

Indikationen muß man beim Tier jedoch differenziert betrachten. So ist eine Intubation bei Hund und Katze bei ausreichender Narkosetiefe auch ohne Relaxation einfach.

Periphere Muskelrelaxantien hemmen die neuromuskuläre Erregungsübertragung an der Skelettmuskulatur. Im Gegensatz zu den zentral wirkenden Relaxantien verursachen sie über diesen Wirkmechanismus auch eine Atemlähmung. *Voraussetzung zur Verwendung peripherer Muskelrelaxantien ist die Möglichkeit zur Beatmung des Patienten.*

Alle peripheren Muskelrelaxantien werden parenteral verabreicht, sie passieren neben der Blut-Hirn-Schranke auch die Plazentarschranke. Sie unterscheiden sich in ihrer Wirkungsstärke, ihrem Wirkungseintritt nach Applikation und ihrer Wirkungsdauer. Das Ausmaß der Nebenwirkungen ist unterschiedlich. Beobachtet werden Parasympathikolyse, aber auch Parasympathikomimese, eine Ganglienblockade sowie bei einigen Präparaten eine Histaminfreisetzung

Nichtdepolarisierende Muskelrelaxantien (Tab. 8.59) hemmen die neuromuskuläre Erregungsübertragung durch ihre Wirkung als kompetitive Acetylcholin-Antagonisten. Nach Applikation des Relaxans tritt die Relaxation zunächst bei kleinen, schnellen, dicht innervierten Muskeln (u. a. Augenmuskeln), dann bei der Nacken-, Stamm- und Extremitätenmuskulatur, zuletzt bei der „Atemmuskulatur" ein. Die Muskelfunktion setzt in umgekehrter Weise wieder ein. Verwendet man nicht-depolarisierende Muskelrelaxantien zur Positionierung des Bulbus bei Augenoperationen, können wegen der beschriebenen Abfolge der Relaxation (abhängig von Dosis und Präparat) die Augenmuskeln relaxiert sein, die Spontanatmung aber erhalten bleiben. Der Relaxationsgrad kann mit Hilfe eines Muskelstimulators überwacht werden. Bei Hund und Katze wird der N. ulnaris am medialen Kondylus des Humerus stimuliert und die Reaktion der Pfote beobachtet.

Der von den kompetitiven Acetylcholin-Antagonisten verursachte Block kann durch Acetylcholin-Esterase-Hemmer (Neostigmin, Pyridostigmin) aufgehoben werden (Tab. 8.59). Um deren, durch ihre Wirkung an anderen cholinergen Synapsen parasympathisch innervierter Organe bedingten Nebenwirkungen (Bradykardie, Salivation, Vomitus, Diarrhoe) zu reduzieren, wird zusätzlich Atropin verabreicht.

Depolarisierende Muskelrelaxantien (Tab. 8.59) wirken als acetylcholinähnliche Agonisten. Der verursachte Muskelblock kann deswegen nicht durch Acetylcholin-Esterase-Hemmstoffe antagonisiert werden. Die Muskelfunktion setzt nach Abbau des depolarisierenden Relaxans durch unspezifische Serumcholinesterasen wieder ein.

Tabelle 8.59 Klinisch bedeutende Muskelrelaxantien, Decurarisierung

Nicht-depolarisierende Relaxantien

Alcuronium	0,06–0,1 mg/kg KM i. v.
Wirkdauer	30–40 min
Pancuronium	0,06–0,1 mg/kg KM i. v.
Wirkdauer	20–40 min
Vecuronium	0,06–0,1 mg/kg KM i. v.
Wirkdauer	15–20 min
Atracurium	0,2–0,5 mg/kg KM i. v.
Wirkdauer	15–80 min
	keine Verstoffwechselung, Zerfall abhängig von Körpertemperatur und -pH (HOFMANN-Zerfall)

Decurarisierung

Neostigmin	0,05 mg/kg KM i. v.
zusammen mit	
Atropin	0,2–(0,5) mg/kg KM i. v.

Depolarisierende Muskelrelaxantien
Succinylcholin

Hund:	0,3–0,4 mg/kg KM i. v.
Wirkdauer	bis 20 min
Katze:	0,2 mg/kg KM i. v.
Wirkdauer	3–5 min

Perioperative Patientenüberwachung

Ein Narkosezwischenfall kann bei jeder Anästhesiemethode und bei jedem Patienten eintreten, auch bei einem gesunden Tier während eines Routineeingriffs (Tab. 8.2). Fallen während der Narkose vitale Funktionen des Organismus aus, geschieht dies jedoch selten ohne vorangegangene Veränderungen. So kommt es vor dem Atemstillstand in der Regel zu einer Atemdepression. Wird der Narkosezwischenfall schon an seinen Vorboten erkannt, kann man eingreifen, bevor Atem- oder Herzstillstand eingetreten sind. Die Prognose ist in diesem Fall sehr viel günstiger. Rechtzeitiges Erkennen und frühzeitiges Eingreifen sind nur möglich, wenn der Patient während der Narkose überwacht wird.

Bei der Narkoseüberwachung von Hund und Katze kommt der regelmäßigen Überwachung mit einfachen klinischen Methoden eine große Bedeutung zu. Auch bei der apparativen Überwachung stehen bei Hund und Katze nichtinvasive, oft kontinuierliche Techniken im Vordergrund.

Der erste Schritt für eine gute Überwachung ist eine **sinnvolle präanästhetische Untersuchung** (Tab. 8.1). Sie soll Aufschluß über Narkoserisiko, Anästhesieverfahren sowie Ausmaß und Art der Überwachung geben (Tab. 8.1).

Narkosetiefe

Anästhetika führen dosisabhängig zu einem reversiblen Ausfall von Funktionen des zentralen Nervensystems. Die Bemühungen, diese zu überwachen, sind zwar mannigfaltig, aber in ihrer Aussagekraft begrenzt. So gilt die klassische Einteilung der vier **Narkosestadien** nach GUEDEL ausschließlich für den nicht prämedizierten und spontanatmenden Patienten in einer Äthernarkose. Sie ist auf die heute üblichen Kombinationsnarkosen kaum anzuwenden und zur Steuerung der Narkose wenig geeignet.

Die Tiefe der Narkose ist nicht allein abhängig von der Wirkung der Anästhetika auf den Organismus, sondern auch von der Wirkung der anästhesiologischen und chirurgischen Reize. Starke Reize, wie endotracheale Intubation, Hautinzision und Zug am Peritoneum oder den Ovarien erfordern mehr Anästhetikum als reizarme Operationsphasen, wie Eingriffe an Muskel, Faszie, Darm oder Lunge. Gute Narkosesteuerung bedeutet eine flexible Anpassung der Narkosetiefe an die jeweilige Intensität des chirurgischen Reizes.

In der Routine kann die Narkosetiefe nicht gemessen werden, sondern muß anhand verschiedener klinischer Zeichen beurteilt werden. Während der Injektionsanästhesie kann die **Reflexaktivität** zur Einschätzung der Narkosetiefe verwendet werden. Bei Hund und Katze ist bei ausgefallenem Lidreflex im allgemeinen eine ausreichende chirurgische Toleranz vorhanden. Der Tonus der Kiefermuskulatur ist für die Beurteilung der Muskelrelaxation und der Narkosetiefe ein relativ verläßlicher Parameter. Versucht man die Kiefer zu öffnen und spürt einen deutlichen Tonus der Kiefermuskulatur oder gar Bewegungen der Zunge, ist die Narkose zu flach.

Eine **Zunahme der Herzschlagfrequenz** kann ein Anzeichen unzureichender Analgesie sein.

Häufig sind es jedoch andere Ursachen, wie eine Hyperkapnie oder der Versuch, eine Hypoxie oder einen Blutdruckabfall zu kompensieren. Der **arterielle Blutdruck** gilt beim Menschen und beim Pferd als relativ verläßlicher Parameter zur Einschätzung der Narkosetiefe. Beim Kleintier ist die direkte arterielle Messung in der Regel zu aufwendig, die indirekte Messung oft nicht verläßlich (s. u.).

Beim spontan atmenden Patienten ist die **Beobachtung der Atmung** eine relativ verläßliche Methode zur Einschätzung der Narkosetiefe. Atemfrequenz, -tiefe und -rhythmus lassen eine flacher werdende Narkose sehr gut erkennen, eine zu tiefe Narkose allerdings nur mit Einschränkungen.

Atmung

Nahezu alle Anästhetika deprimieren die Atmung! **Nicht erkannte Atemdepression ist in der Veterinäranästhesie die häufigste Ursache tödlicher Narkosezwischenfälle!** Die Überwachung der Atemfunktionen soll sicherstellen, daß die Atmung ihren zwei Hauptaufgaben gerecht wird: der Versorgung des Organismus mit Sauerstoff und der Abgabe von Kohlendioxid (pulmonaler Gasaustausch).

Ein Sauerstoffmangel im arteriellen Blut ist bei spontan Raumluft atmenden Hunden oder Katzen meist Folge einer Hypoventilation. Damit verbunden ist eine übermäßige Anreicherung von Kohlendioxid, also eine Hyperkapnie. Die Abgabe des im Metabolismus entstehenden Kohlendioxids in der Lunge ist direkt vom Atemminutenvolumen abhängig. Viele Anästhetika, Sedativa und Analgetika vermindern die Empfindlichkeit des Atemzentrums gegenüber der arteriellen CO_2-Konzentration. Als Folge des verminderten Atemantriebs nimmt die Lungenventilation ab, und es kann weniger Kohlendioxid abgeatmet werden.

Allein mit klinischen Methoden lassen sich Hypoxie und Hyperkapnie schwer erfassen oder gar quantifizieren. Die klinischen Anzeichen sind sehr unspezifisch (Tab. 8.60). Die Zyanose weist zwar primär auf einen Sauerstoffmangel hin. Beim spontan Raumluft atmenden zyanotischen Kleintierpatienten muß man jedoch davon ausgehen, daß gleichzeitig zur Hypoxie auch eine Hyperkapnie vorliegt.

Tabelle 8.60 Zeichen von Hypoxie und Hyperkapnie

Hypoxie	Hyperkapnie
Klinische Anzeichen	
Zyanose	keine spezifischen
Tachykardie	(Tachykardie)
Rhythmusstörungen	(Rhythmusstörungen)
Apparative Überwachung	
Pulsoximetrie	Kapnometrie/-graphie
Blutgasanalyse	Blutgasanalyse
Therapie	
Sauerstoffinsufflation	Beatmung
Beatmung	

Überwachung der Ventilation

Die Überwachung der Ventilation umfaßt die Atemfrequenz, das Atemzugvolumen und das Atemminutenvolumen. Atemfrequenz, -rhythmus und -tiefe können sehr einfach durch Beobachtung der Thoraxexkursion festgestellt werden. Problematisch ist jedoch die Beurteilung, ob die Tiefe der Atemzüge und die Atemfrequenz, und damit das Atemminutenvolumen, ausreichend für diesen Patienten in dieser Situation sind. Änderungen der Atemtiefe und -frequenz im Verlauf der Narkose sind in der Regel gut wahrnehmbar.

Atemfrequenzmonitore reagieren auf die erwärmte Ausatemluft oder die Dehnung des Thorax mit einem akustischen Signal. Sie erlauben lediglich eine Aussage über die Frequenz der Atmung, nicht jedoch über ihre Qualität.

Exspiratorische Zug- oder Minutenvolumina können mit Volumetern am Narkosekreissystem oder mit Hilfe von elektronischen Volumenmeßgeräten am intubierten Patienten bestimmt werden. Elektronische Volumenmesser sind sehr genau, aber in der Anschaffung relativ teuer. Eine Aussage, ob das gemessene Atemminutenvolumen einen adäquaten pulmonalen Gasaustausch gewährleistet, ist jedoch auch mit diesen Geräten nicht möglich.

Überwachung des pulmonalen Gasaustausches

Ob die Ventilation des Patienten einen adäquaten pulmonalen Gasaustausch gewährleistet, ist nur durch Bestimmung der Partialdrücke von Sauerstoff und Kohlendioxid im arteriellen Blut möglich. Ein Blutgasanalysegerät steht jedoch nur in wenigen Praxen zur Verfügung. Pulsoximetrie und Kapnographie können eine Blutgasanalyse nicht vollständig ersetzen. Sie stellen aber nichtinvasive, kontinuierliche, kostengünstige Alternativen dar.

Die **Pulsoximetrie** ist die kontinuierliche und nichtinvasive Bestimmung der arteriellen Sauerstoffsättigung des Hämoglobins. Sie ist derzeit die bedeutendste nichtinvasive Methode zur kontinuierlichen Beurteilung der Sauerstoffversorgung im peripheren Gewebe. Voraussetzung für eine verläßliche Messung ist eine gewisse Mindestdurchblutung. Die Abnahme der peripheren Durchblutung durch Hypovolämie, Vasokonstriktion und Zentralisation beeinflussen die Signalqualität negativ.

Die Bedeutung der Pulsoximetrie liegt in der frühzeitigen Erkennung von perioperativ auftretenden Hypoxien. Sie ermöglicht die Überwachung der Sauerstoffversorgung mit geringem Aufwand. Außerdem kann mit ihrer Hilfe die Effizienz einer Sauerstoff- oder Beatmungstherapie beurteilt werden. Die Anwendung in der Veterinärmedizin erscheint aus diesem Grund trotz einiger Probleme (hoher Störindex durch Bewegungsartefakte, Sensorkonstruktion, Streuung des Lichtes durch Behaarung) vielversprechend. In der Kleintieranästhesie sind vor allem Klipp- und Pädiatriesensoren verwendbar. Möglichkeiten zur Plazierung des Sensors sind gut durchblutete Gewebe, wie Lefze, Zunge, Ballen, Ohr oder Vulva.

Die **Kapnometrie** (auch Kapnographie) ist die Messung des Kohlendioxidgehalts in der Atemluft. Sie ist eine kontinuierliche und nichtinvasive Methode, die auf der Eigenschaft des Kohlendioxids, infrarotes Licht zu absorbieren, beruht. Die Bestimmung der endexspiratorischen Kohlendioxidkonzentration erfolgt in der Regel am intubierten Patienten, da ein Meßansatz direkt auf den Endotrachealtubus gesteckt wird. Mit speziellen Nasalsensoren ist auch eine Messung am nicht intubierten Tier möglich.

Der endexspiratorische Wert entspricht dem alveolären Kohlendioxid und korreliert beim Kleintier gut mit dem Kohlendioxidgehalt im Blut. Der Normalwert beträgt 4–5 Vol.-%. Ein Anstieg des Kohlendioxidgehalts in der Atemluft (Hyperkapnie) zeigt, daß das Atemminutenvolumen nicht ausreicht, um das entstandene Kohlendioxid abzuatmen. Die Folge ist eine respiratorische Azidose. Wird ein hyperkapnischer Patient beatmet, kann der Erfolg der Beatmung am sinkenden endexspiratorischen Kohlendioxidgehalt abgelesen werden. Da die Menge des in der Lunge abgeatmeten Kohlendioxids auch von der Menge des im Stoffwechsel produzierten und der Menge des mit dem Blut zur Lunge transportierten Kohlendioxids abhängt, dient die Kapnographie auch zur Überwachung von Metabolismus und Kreislauf. Die kontinuierliche graphische Darstellung der endexspiratorischen Kohlendioxidkonzentration (Kapnographie) hilft darüber hinaus, Tubusundichtigkeiten, Kohlendioxidrückatmung, pathologische Atem- oder Beatmungsmuster u. a. zu diagnostizieren.

Herz-Kreislauf-Funktion

Aufgabe des kardiovaskulären Systems ist die kontinuierliche Perfusion der Gewebe mit Blut. Fast alle Anästhetika beeinträchtigen die Funktionen des kardiovaskulären Systems. Hinzu kommen Störungen durch den chirurgischen Eingriff und die Grunderkrankung des Patienten.

Die **Palpation einer Arterie** ist eine einfache und aussagekräftige Überwachungsmethode. Frequenz, Rhythmus und Füllungszustand lassen eine Beurteilung der Herzleistung zu. Bei Hund und Katze ist in wachem Zustand die A. femoralis einfach zu palpieren, in Narkose gilt dies auch für die A. lingualis.

Sinnvoll ist auch die **Auskultation von Herz** und **Lunge** während der Anästhesie. Beim anästhesierten Patienten sind *Ösophagusstethoskope* eine große Hilfe bei der Auskultation. Sie werden im Ösophagus vorgeschoben, bis die Spitze über der Herzbasis liegt. Hier sind die Herzaktionen und die Ventilation sehr gut zu hören. Diese Methode ermöglicht eine preiswerte Überwachung von Atem- und Kreislauf-Funktionen. Es werden auch Geräte zur Wiedergabe über einen Verstärker angeboten, so daß eine kontinuierliche Überwachung durch den Chirurgen selbst möglich ist.

Herzfrequenzmonitoren zeigen die einzelnen elektrischen Herzaktionen akustisch oder optisch an. Eine Überwachung mit Hilfe dieser Geräte ist wenig verläßlich, da schon die einfache Berührung der ableitenden Elektroden eine Spannungsschwankung und damit ein Signal auslösen kann und so das Erkennen von Herzrhythmusstörungen erschwert.

Verläßliche Auskunft über die Erregungsbildung und -ausbreitung gibt nur das auf einem Monitor dargestellte oder von einem Schreiber aufgezeichnete **Elektrokardiogramm**. Eine bipolare Ableitung zwischen dem Manubrium sterni und einer Hinterextremität erlaubt die Darstellung ausreichend großer Kammerkomplexe. Die Ableitpunkte lassen sich so variieren, daß es nicht zu Störungen des Operationsfeldes kommt.

Die **kapilläre Rückfüllungszeit** sollte während der Narkose regelmäßig überprüft werden. Sie beträgt beim gesunden Tier 1–2 Sekunden und ist bei Exsikkose und im Schock verzögert. (Cave! Direkt nach Eintritt des Todes kann die KFZ normal erscheinen.)

Der **arterielle Blutdruck** wird bestimmt von der Auswurfleistung des Herzens und vom peripheren Widerstand. Er ist die treibende Kraft für die Durchblutung der Gewebe. Eine ausreichende zerebrale Durchblutung ist nur gewährleistet bei einem mittleren systemischen Druck über 60 mmHg. Nahezu alle Anästhetika (Ausnahmen: Ketamin und Tiletamin) bewirken einen Abfall des Blutdrucks. Eine Therapie mit vasoaktiven Substanzen (Dopamin, Dobutamin, Adrenalin) bei Hypotension oder Schock ist ohne die Kontrolle des arteriellen Blutdrucks problematisch. Die Messung des arteriellen Drucks nimmt damit eine Schlüsselstellung in der Beurteilung des Funktionszustandes des kardiovaskulären Systems ein.

Während beim Menschen die *indirekte Messung* des systolischen und diastolischen Drucks mit Manschettenverfahren Routine ist, spielen indirekte Verfahren bei Hund und Katze bisher eher eine untergeordnete Rolle. Ursache sind die vom Menschen differierenden anatomischen Verhältnisse im Bereich der peripheren Arterien (Einbettung in Fett und Bindegewebe), die eine Messung mit einfachen Manschettenverfahren (RIVA-ROCCI, KOROTKOFF) nahezu unmöglich machen.

Möglich ist die Bestimmung des systolischen Drucks mit Hilfe einer *Ultraschall-Doppler-Sonde*. Eine proximal der Ultraschall-Sonde angelegte Manschette mit Sphygmomanometer wird über den systolischen Blutdruck aufgeblasen. Beim Ablassen des Drucks zeigt das wiedereinsetzende Blutflußsignal den systolischen Druck an. Vorteil der Methode ist ihre Verläßlichkeit und ihr großes Einsatzspektrum (Vögel, große Hunde). Jede Messung muß manuell erfolgen. Mit dieser Methode wird gleichzeitig der Blutfluß akustisch dargestellt, so daß Veränderungen der Herz-Kreislauf-Funktion häufig ebenfalls wahrgenommen werden können.

Die *oszillometrische Messung* erfolgt mit Blutdruckautomaten in wählbaren Zeitabständen automatisch. Systolischer Druck und arterieller Mitteldruck können relativ exakt bestimmt werden, während der gemessene diastolische Blutdruck nicht so verläßlich ist. Da es zu Abweichungen von den direkt blutig bestimmten Drücken um bis zu 20 % kommen kann, scheinen weniger die absoluten Werte als der Trend über die Zeit entscheidend. Bei Tieren unter 5 kg KM funktioniert die oszillometrische Messung häufig nicht. Die Verläßlichkeit der Messung ist sehr stark von der Software des verwendeten Gerätes abhängig. Speziell für die Veterinärmedizin programmierte Geräte scheinen relativ verläßlich zu sein.

Bei beiden Verfahren spielt die Wahl der *Manschettengröße* für die Exaktheit der Messung und die Störanfälligkeit eine wichtige Rolle. Die Breite der Manschette sollte etwa 40 % des Extremitätenumfangs an der Anlegestelle betragen.

Die *direkte Blutdruckmessung* nach Punktion einer oberflächlichen Arterie (bei Hund und Katze die A. femoralis oder die Mittelfußarterien) spielt in der Routineanästhesie bei Hund und Katze wegen der Problematik der arteriellen Katheterisierung beim Kleintier (Schwierigkeit der Punktion, Katheterkosten, Gefahr der Hämatombildung, Zeitaufwand etc.) keine Rolle.

Der **zentrale Venendruck** (ZVD) ist abhängig von der Menge des zirkulierenden Blutvolumens und von der Fähigkeit des Herzens, den venösen Rückstrom weiter zu pumpen. Er kann relativ einfach über einen Katheter in der V. cava cranialis vor dem rechten Herzen gemessen werden. Normalwerte liegen zwischen 2 und 4 cm Wassersäule. Die zentralvenöse Druckmessung dient vor allem der Verlaufskontrolle bei der Überwachung von Intensivpatienten. So kann bei Infusion größerer Flüssigkeitsmengen anhand wiederholter Messungen Infusionsmenge und Infusionsrate den Bedürfnissen des Patienten angepaßt und eine Volumenüberladung verhindert werden.

Die **Pulsplethysmographie** ist eine sehr einfache, kontinuierliche und nichtinvasive Technik, die eine Beurteilung der peripheren Gewebsdurchblutung in der perioperativen Phase ermöglicht. Ähnlich wie bei der Pulsoximetrie wird die Absorption oder Reflexion von Licht durch das pulsierende Gewebe bestimmt. Kernstück des Gerätes ist analog zur Pulsoximetrie ein Patientensensor mit lichtemittierender Diode und Photodetektor.

Die Amplitude der Pulswelle zeigt Änderungen in der peripheren Zirkulation. Eine Vasokonstriktion durch Hypovolämie, Zentralisation, Schmerz, Hypokapnie oder Angst bewirkt eine Verkleinerung der Amplitude. Eine Vergrößerung der Amplitude zeigt eine Vasodilatation an. Ursachen können die Verwendung α-adrenolytisch wirkender Phenothiazine (Acepromazin, Propionylpromazin), eine Hyperkapnie oder die Dekompensation eines Schocks sein. Während das Elektrokardiogramm ausschließlich die elektrische Aktivität des Herzmuskels zeigt, erlaubt die Pulsplethysmographie hingegen die Beurteilung der peripheren Hämodynamik. Anhand des Pulsplethysmogramms können auch die hämodynamischen Konsequenzen einer Arrhythmie abgeschätzt werden. Die Pulsplethysmographie ist eine sinnvolle Methode zur Überwachung einer perioperativen Therapie mit vasoaktiven Substanzen.

Andere Organsysteme

Körpertemperatur

Veränderungen der Körpertemperatur sind durch die Einwirkung von Narkose und Operation die Regel. Kleinere Hunde und Katzen und vor allem Welpen sind wegen ihrer großen Körperoberfläche besonders von Auskühlung bedroht. Auch Patienten nach Thorax- und/oder Bauchhöhleneingriffen sind häufig hypotherm, da über die große Oberfläche des Operationsgebietes (Darmkonvolut, Peritoneum, Pleura, Lunge) Wärme abgegeben wird. In der perioperativen Phase kann durch Lagerung auf Metalltischen und durch leicht verdampfende und damit dem Körper Wärme entziehende Desinfektionsmittel die Auskühlung unnötig gefördert werden. In vielen Fällen sind unsere Patienten am Ende der Operation stark unterkühlt. Temperaturen von 34 °C sind keine Seltenheit und führen bereits zu einer hämodynamisch relevanten Änderung der Blutviskosität sowie zu einer erheblichen Verlängerung der Aufwachzeit.

Die Messung der Körperinnentemperatur erfolgt in der Regel im Rektum. Die hier gemessenen Temperaturen sind abhängig von der Durchblutung der Schleimhaut, der Menge an isolierend wirkendem Kot und einer eventuell verabreichten Epiduralanästhesie und entsprechen nicht der Körperkerntemperatur. Diese ist nur mit Temperatursonden im unteren Ösophagus zu erfassen. Zur Überwachung der Körpertemperatur sind herkömmliche „Fieberthermometer" nicht geeignet. Es ist notwendig auch tiefe Temperaturen bis 32 °C messen zu können.

Harnproduktion

Die Nierenfunktion ist abhängig vom Blutdruck. Sinkt er unter 60 mmHg, ist die Nierenfunktion stark eingeschränkt. Oligurie und Anurie sind die Folge. Die Messung der Harnproduktion während der Narkose ist jedoch keinesfalls ein Ersatz für die arterielle Blutdruckmessung, stellt aber beim Hund eine einfache Methode dar, um zu überprüfen, ob das Kreislaufsystem eine adäquate Nierenperfusion gewährleistet. Die normale Harnproduktion des Hundes beträgt 1–1,5 ml/kg/h.

Anästhesielabor

Die perioperative Patientenüberwachung kann je nach Indikation und Ausstattung des Labors ergänzt werden durch Hämatokritbestimmung, Bestimmung von Erythrozyten- und Leukozytenzahl, Blutgasanalysen, Elektrolyt- und Blutzuckerbestimmung, Ermittlung des Gerinnungsstatus und laborchemische Methoden.

Postoperative Überwachung, Ausmaß der Überwachung, Narkoseprotokoll

Postoperative Überwachung

Die Überwachung der Aufwachphase kann für den Operationserfolg entscheidend sein. Ihr wird häufig jedoch zu wenig Beachtung geschenkt. Herz-Kreislauf- und Atmungsfunktion sollten auch in der Aufwachphase regelmäßig kontrolliert werden. Primär stehen hierfür die klinischen Methoden zur Verfügung. Die Auskultation von Herz und Lunge, die Pulspalpation, die Kontrolle der Schleimhautfarbe und der kapillären Rückfüllungszeit sollten in regelmäßigen Abständen wiederholt werden.

Die Überwachung der Körpertemperatur spielt eine wichtige Rolle. Sie sollte in der Aufwachphase regelmäßig kontrolliert werden, da sie für die Dauer der Aufwachphase entscheidend ist.

Auch die Narkosetiefe sollte in der Aufwachphase regelmäßig überprüft werden. Nur so können verzögerte Aufwachphasen erfaßt werden. Bei intubierten Patienten sollten Schluckreflex und Tonus der Kiefermuskulatur überprüft werden, um den richtigen Zeitpunkt für die Extubation zu erfassen. Bei diesen Patienten muß nach der Extubation auf einen Laryngospasmus geachtet werden.

Bei Risikopatienten wird die Infusionstherapie während der Aufwachphase fortgeführt und der Harnabsatz kontrolliert. Die Messung des zentralen Venendrucks hilft, die Infusionsmenge den Bedürfnissen des Patienten anzupassen.

Viele nichtinvasive Überwachungsgeräte eignen sich sehr gut für den Einsatz in der Aufwachphase. So kann ein EKG zur Arrhythmiekontrolle (Torsio ventriculi!) ebenso eingesetzt werden wie die Pulsoximetrie, die Pulsplethysmographie und die indirekte Blutdruckmessung. Beim noch intubierten Patienten kann auch die Kapnographie fortgesetzt werden.

Hat der Patient das Bewußtsein wiedererlangt, sollte eine abschließende Untersuchung erfolgen. Ihr Ergebnis bestimmt den weiteren Ablauf: Entlassung, weitere Überwachung oder spezielle Therapie.

Ausmaß der Überwachung

Eine gute, für viele Patienten und Operationen ausreichende Überwachung ist schon mit einfachen Methoden der Adspektion, Palpation und Auskultation, aber mit relativ großem personellem Aufwand möglich, da in regelmäßigem 5- bis 10 minütigem Abstand die Auskultation von Herz und Lunge sowie die Kontrolle von Pulsfrequenz und -qualität, Atemfrequenz und -tiefe, Schleimhautfarbe, kapillärer Rückfüllungszeit und Reflexen erfolgen sollte.

Die verwendeten apparativen Methoden sind in ihrer Aussagekraft bei verschiedenen Narkosezwischenfällen sehr unterschiedlich (Tab. 8.61).

Tabelle 8.61 Aussagekraft von nichtinvasiven, kontinuierlichen Überwachungstechniken (Kapnographie: CO_{2ET}, Pulsoximetrie: s_pO_2, Elektrokardiographie: EKG, Pulsplethysmographie: Pleth)

	CO_{2ET}	s_pO_2	EKG	Pleth
Hypoxie	+	+++	(+)	(+)
Hyperkapnie	+++	–	–	+
Hypovolämie	++	(+)	–	+
Arrhythmie	(+)	–	+++	++
Herzstillstand	+++	+++	++	+++

Ein Überwachungsgerät, das bei allen Komplikationen schnell reagiert und jeweils so spezifische Veränderungen zeigt, daß eine Ursachenfindung schnell möglich ist, gibt es leider nicht. Die Kombination einzelner Elemente ist notwendig. Für uns ist die Kapnographie eine Überwachungsmethode, die Informationen bei vielen Narkosezwischenfällen gibt und mit deren Hilfe und etwas Übung eine Ursachenfindung möglich ist.

Narkoseprotokoll

Auf das Führen von Anästhesieprotokollen sollte nach Möglichkeit nicht verzichtet werden. Anhand des Protokolls kann der Verlauf der Narkose nachvollzogen werden, das hilft bei der Analyse von Zwischenfällen und der Suche nach Fehlern. Bei juristischen Auseinandersetzungen nach Narkosezwischenfällen ist ein lückenloses Protokoll eine wertvolle Hilfe. Vermerkt werden können die Befunde der präanästhetischen Untersuchung, Art, Menge und Zeitpunkt der verabreichten Prämedikation, Narkoseeinleitung, Nachdosierungen, Infusionen und sonstige Medikamente. Die überwachten Parameter (Herz- und Atemfrequenz, Blutdruck, Pulssättigung, Temperatur) können in regelmäßigem Abstand (5 min, 10 min, 15 min) als Zahlenwerte oder anschaulicher in einem Koordinatensystem notiert werden. Zwischenfälle und Besonderheiten sollten ebenso vermerkt werden wie die Ergebnisse der abschließenden Untersuchung vor Rückgabe des Tieres an den Besitzer.

Narkosezwischenfälle und -komplikationen, Reanimation

Narkosezwischenfälle und -komplikationen

Bei der Entstehung von Narkosezwischenfällen und -komplikationen spielen Funktionsstörungen der Geräte neben Fehlern des Personals eine wichtige Rolle. Die mangelnde Überprüfung des Narkosezubehörs, Unaufmerksamkeit, Nachlässigkeit, Eile und Hektik fördern kritische Situationen während der Narkose. Entscheidend ist Erfahrung des Tierarztes in der Anästhesie allgemein sowie mit der speziellen Notsituation. Sie beeinflußt eine schnelle zielgerichtete Reaktion und damit die Folgen der Störung für den Patienten.

Narkosekomplikationen können im gesamten perioperativen Zeitraum auftreten, für die einzelnen Phasen sind jedoch bestimmte Vorkommnisse typisch. Schon die **präoperative Phase** spielt eine wichtige Rolle bei der Prävention von Komplikationen oder Zwischenfällen. Fehler und Versäumnisse zu diesem Zeitpunkt wirken prädisponierend für Komplikationen während der Narkose. So werden zum Beispiel bei Notfallpatienten bei der präoperativen Untersuchung oft wichtige Befunde nicht erhoben, falsch eingeschätzt (Exsikkose beim Ileuspatienten, Dyspnoe beim Traumapatienten, metabolische Veränderungen beim FUS-Kater) oder vor der Anästhesie nicht adäquat behandelt (Korrektur metabolischer Entgleisungen bei Pyometra).

Gefahr droht bei einer **paravenösen Injektion** vor allem bei einigen Barbituraten. Der hohe pH (etwa 11) führt zur starken Gewebereizung. Die Folge kann eine ausgeprägte Thrombophlebitis sein. Wurde paravenös injiziert, wird durch Injektion von isotonischer Kochsalzlösung durch die belassene Kanüle das applizierte Medikament verdünnt. Hyaluronidase kann zur Förderung der Resorption eingesetzt werden.

Während der Narkoseeinleitung kann es ebenso wie in der Aufwachphase zu **Exzitationen** kommen. Bei Einleitung der Narkose ist die Ursache häufig eine Unterdosierung oder eine zu langsame Injektion der Anästhetika. Möglich sind aber auch individuelle Reaktionen auf bestimmte Medikamente. Um Exzitationen zu durchbrechen, sollte zunächst versucht werden die Narkose zu vertiefen. Wegen ihrer sedativ/hypnotischen und muskelrelaxierenden Wirkung sind Benzodiazepine, Barbiturate und Propofol gut geeignet.

Erbricht oder **regurgitiert** der Patient, verbringt man ihn sofort in Kopf-Tieflagerung, säubert die Maulhöhle und entfernt aspirierten Mageninhalt durch Absaugen. Kleine Hunde und Katzen können an den Hinterbeinen gehalten, und durch Kompression des Thorax kann eine Art „Abhusten" erreicht werden. 5 bis 10 mg/kg KM Prednisolon und ein wasserlösliches Antibiotikum sollten intravenös verabreicht werden. *Akute Aspirationsgefahr besteht stets bei Notfall-, Ileuspatienten und solchen mit Ösophagusdilatation oder -fremdkörper. Die Patienten dieser Gruppen sind nie nüchtern!* Sie sollten deshalb nach Möglichkeit intubiert werden.

Erscheint die **Intubation** eines Tieres **schwierig**, müssen Größe des Tubus, Narkosetiefe und anatomische Verhältnisse überprüft werden. In Notfallsituationen kann eine „par force"-Intubation versucht werden, um das Leben des Patienten zu retten. Häufig hilft das Einführen einer dünnen Intubationshilfe (Rüden-Katheter). Der Tubus wird dann über diese in die Trachea vorgeschoben. Wenn keine Intubation möglich ist, muß bei Bedarf eine Tracheotomie durchgeführt werden. Dies ist jedoch nur in Ausnahmefällen notwendig. Intubationsverletzungen kommen bei Hund und Katze selten vor.

Zur Vermeidung einer **ösophagealen** oder **endobronchialen Intubation** muß der Sitz des Tubus unmittelbar nach der Intubation überprüft werden. Bei Verdacht auf Fehlintubation entfernt man den Tubus sofort und intubiert neu. Die Gefahr einer endobronchialen Intubation besteht vor allem bei Verwendung sehr langer Tuben. Diese sollten auch wegen des vergrößerten Totraums vermieden werden, da sie gerade bei kleinen Hunden zu einer Rückatmung von Kohlendioxid führen können.

Angestrengte, pumpende, stark abdominal betonte Atembewegungen des Patienten sind ein Hinweis auf einen **verlegten Atemweg.** Ursache kann ein **abgeknickter** oder **verlegter Tubus** sein. Um einer Abknickung vorzubeugen, sollte bei bestimmten Operationen (Augenoperationen) ein Tubus mit integrierter Metallspirale verwendet werden. Ist der Tubus durch Schleim oder Flüssigkeit verlegt (Rasselgeräusche bei der Atmung oder Beatmung), muß mit einem dünnen Katheter und einem Sauger oder einer Spritze abgesaugt werden.

Ruckartige paradoxe Atembewegungen, eine krächzende, juchzende Atmung und ein Stridor können Symptome eines **Laryngospasmus** sein. Die Folge sind Hypoxie und Hyperkapnie, die zu Zyanose, Tachykardie und Blutdruckanstieg führen. Die Ursache für einen Laryngospasmus ist eine Irritation der oberen Luftwege durch Erbrochenes, Sekret, Blut, eine Intubation bei unzureichender Narkosetiefe oder eine Extubation in der Exzitationsphase. An erster Stelle der Therapie steht die Beseitigung des Stimulus. Oft ist es sinnvoll, die Narkose zu vertiefen. Durch Gabe von Sauerstoff wird der Sauerstoffmangel beseitigt. Auch eine Intubation kann notwendig werden. Im Notfall muß eine „par force"-Intubation oder eine Tracheotomie durchgeführt werden.

Zu stark geblockte Tubusmanschetten können zu Nekrosen der Trachealschleimhaut führen. Selten sind sogenannte Ballonhernien, bei denen eine nach innen drückende Tubusmanschette das Tubuslumen stark einengt. Die Manschette sollte prinzipiell nur mit so viel Luft gefüllt werden wie zur Abdichtung des Tubus gegen die Trachealwand notwendig ist.

Komplikationen bei der Inhalationsnarkose beruhen oft auf technischen Fehlern. Leere Sauerstoffflasche, falsch eingestellter Frischgasfluß, zu niedrige Sauerstoffkonzentration im Frischgas sowie Undichtigkeiten im Narkosesystem können Ursachen für die Sauerstoffminderversorgung des Patienten sein. Erwacht der Patient, ist häufig der Verdampfer leer oder eine Leckage im System. Eine zu tiefe Narkose mit starker Kreislaufdepression kann auf einer fehlerhaften Verdampfereinstellung beruhen. So wird manchmal vergessen, nach der Vertiefung der Narkose die inspiratorische Narkosekonzentration wieder zu reduzieren. Bei Rückatmung von Kohlendioxid muß der Kohlendioxidabsorber ebenso kontrolliert werden wie die Funktion der Richtungsventile. Fehlende oder defekte Ventilplättchen können die Ursache sein. Wird der Reservoirbeutel am Narkosegerät prall und steigt der Druck im System, ist das Überdruckventil falsch eingestellt oder defekt.

Tritt eine **Tachykardie** auf, muß die Ursache abgeklärt werden, erst dann kann gezielt behandelt werden. Zu flache Narkose führt beim Erwachen des Patienten oder bei Schmerzreizen ebenso zur Tachykardie wie eine zu tiefe Narkose. Jeden Blutdruckabfall versucht der Körper durch Steigerung der Herzfrequenz zu kompensieren. Häufige Ursachen für den Blutdruckabfall sind eine Kreislaufdepression durch hohe Dosen von Anästhetika oder eine Hypovolämie. Auch Hypoxie und Hyperkapnie können zu einer erhöhten Herzfrequenz führen.

Eine **Bradykardie** kann vagal bedingt sein. Bei einer Frequenz unter $50\,\text{min}^{-1}$ oder bei Überleitungsstörungen sollten 0,02 bis 0,05 mg/kg KM Atropin appliziert werden. Häufig treten bei stark unterkühlten Patienten atropinresistente Bradykardien oder Überleitungsstörungen auf. Zeigt das EKG einzelne **ventrikuläre Extrasystolen**, sind diese in der Regel nicht therapiebedürftig. Treten diese Rhythmusstörungen jedoch in Salven auf, sollten 1 bis 2 mg/kg KM Lidocain (ohne Sperrkörper) intravenös verabreicht werden. Bei wiederholtem Auftreten kann Lidocain als Dauertropfinfusion appliziert werden.

Eine **Zyanose** des Patienten kann verursacht werden durch Atemdepression, verlegten Tubus bzw. Atemweg, unzureichende Sauerstoffversorgung, fehlerhafte Einstellung am Narkosegerät, fehlerhafte Beatmung sowie Erkrankungen des Herz-Kreislauf- und Respirationssystems. Ursachenfindung und -beseitigung, Beatmung sowie die Applikation von Sauerstoff sind die indizierten Maßnahmen.

Bei Injektionsanästhesien können neben der paravenösen Injektion auch **Verwechslungen von Medikamenten** und **absolute** (absolut zu hohe Dosis) bzw. **relative Überdosierungen** (individuell zu hohe Dosis) vorkommen. In solchen Fällen muß versucht werden, die Herz-Kreislauf- und Atmungsfunktion stabil zu halten. Viele Anästhetika wirken stark atemdepressiv. Aus diesem Grund kann bis zum Abklingen der Medikamentenwirkung eine Beatmung notwendig werden. Bei antagonisierbaren Medikamenten sollte das Antidot verabreicht werden. Viele Antagonisten wirken jedoch kürzer als die entsprechenden Anästhetika, so daß auf eine Rückkehr der Anästhetikawirkung geachtet werden muß und eine wiederholte Gabe notwendig sein kann.

Als Narkosekomplikation in der **Aufwachphase** ist neben Exzitationen und der Aspiration die **Hypothermie** bedeutend. Je nach durchgeführtem Eingriff (Laparotomie, Thorakotomie), Körperoberfläche (gefährdet sind vor allem kleine Patienten) und Medikation (Acepromazin) können Temperaturen auch unter 34 °C gemessen werden. Gerade bei Patienten, die sehr langsam erwachen, sollte an eine Hypothermie gedacht werden. Eine **verzögerte Aufwachphase** kann neben der Hypothermie auch andere Ursachen haben. So können Atemdepression mit Hypoxie und Hyperkapnie, Kreislaufdepression, Verschiebungen des Wasser-, Elektrolyt- und Säure-Basen-Haushaltes, langwirkende Sedativa (Acepromazin) und Anästhetika (Pentobarbital) sowie ein fehlender Stimulus (Tiere mit Kopfverband) zu einem verzögerten Erwachen des Patienten führen.

Kardiopulmonale Reanimation

Tritt ein Herzstillstand ein, sistiert die periphere Sauerstoffversorgung. Von der Dauer der Sauerstoffminderversorgung hängt ab, ob nur reversible Funktionsstörungen, behebbare Strukturschäden oder gar irreversible Schäden die Folge sind. Kann die Funktion der Organe in der sogenannten Wiederbelebungszeit wieder hergestellt werden, treten keine irreversiblen Schäden ein.

Die Organe nehmen ihre volle Funktion nach einer Erholungszeit wieder auf. Für das Gehirn stehen dafür nur 4 bis 6 Minuten zur Verfügung. Danach treten dauerhafte Schäden auf. *Die Wiederbelebung kann nur dann Erfolg haben, wenn sofort gehandelt wird.* Je früher die primär lebenserhaltenden Maßnahmen einsetzen, um so größer ist die Überlebensrate.

Basisuntersuchung

Da unnötige Reanimationsmaßnahmen einem Patienten schaden können, muß am Beginn der Reanimationsmaßnahmen eine knappe Basisuntersuchung stehen. Ohne großen diagnostischen Aufwand wird der Zustand des Patienten eingeschätzt.

Ein Atemstillstand kann durch Beobachtung der Thoraxexkursionen oder Auskultation diagnostiziert werden. Die Schleimhautfarbe sollte stets überprüft werden, um Auftreten und Grad einer Zyanose zu beurteilen.

Die Beurteilung der Atem- und Herz-Kreislauf-Funktion ist entscheidend. **Pulslosigkeit** kann durch Palpation der Arteria femoralis oder der Arteria lingualis diagnostiziert werden. Ist die Palpation des peripheren Pulses problematisch, kann die Palpation des Herzstoßes Informationen über die Herzaktion geben. Die Beurteilung der Schleimhautfarbe ist obligat und wird durch die Bestimmung der kapillären Rückfüllungszeit ergänzt.

Die Aufzeichnung eines **Elektrokardiogramms** ist ein zuverlässiges Verfahren zur Diagnose von Rhythmusstörungen oder eines Herzstillstands. Ausgeschlossen werden müssen jedoch technische Fehler. Lockere Elektroden, zu geringe Verstärkung oder nicht ausreichender Kontakt können Asystolie oder Extrasystolie vortäuschen. Trotz der relativ hohen Aussagekraft gehört die Ablei-

Tabelle 8.62 Basisuntersuchung bei der kardiopulmonalen Reanimation

Atmung
Puls bzw. Herzspitzenstoß
Schleimhautfarbe

Kapilläre Rückfüllungszeit
    Reflexaktivität, Bewußtseinslage
    Lidschlußreflex
    Kornealreflex
    Pupillengröße
    Pupillenlichtreaktion

tung eines EKG erst zu den *weiterführenden Maßnahmen* während der kardiopulmonalen Reanimation. Oft wird jedoch im Rahmen der Narkoseüberwachung ein EKG geschrieben und gibt dann in der Frühphase der Wiederbelebungsmaßnahmen wertvolle diagnostische und prognostische Hinweise.

In der Tiermedizin erfolgen die meisten Wiederbelebungsversuche bei anästhesierten Patienten. Die Beurteilung der Bewußtseinslage ist deshalb nicht oder nur begrenzt möglich und aussagekräftig. Die orientierende Untersuchung der Reflexe am Auge kann Hinweise auf den neurologischen Zustand des Patienten geben. Tiefe Bewußtlosigkeit oder Narkose ist gekennzeichnet durch den Ausfall des Lidreflexes und des Kornealreflexes. Wcite, lichtstarre Pupillen können Ausdruck einer schlechten zerebralen Sauerstoffversorgung sein. Während der Reanimation zeigt sich die Besserung der Sauerstoffversorgung des Gehirns am Wiedereinsetzen der Pupillen-Licht-Reaktion.

Auch während der kardiopulmonalen Reanimation muß zur Beurteilung des Therapieerfolgs die Basisuntersuchung regelmäßig wiederholt werden. Um den Patienten jedoch nicht zu gefährden, dürfen die Wiederbelebungsmaßnahmen nur wenige Sekunden unterbrochen werden.

Technik der Reanimation

Reanimationstechnik und **Zeitfaktor** sind für den Erfolg einer kardiopulmonalen Reanimation entscheidend. Folgende Bedingungen sind für zügige und erfolgreiche Wiederbelebung entscheidend: Die kardiopulmonale Reanimation sollte einem Schema folgen. Tierarzt und Helfer müssen den Ablauf der Reanimation kennen. Jeder kennt seine spezielle Aufgabe genau. Gute Erfolge sind nur mit einem gut eingespielten Team möglich. „Ein-Mann-Reanimationen" sind meist zum Scheitern verurteilt.

Die kardiopulmonale Reanimation gliedert sich in die **lebensrettenden Sofortmaßnahmen,** die **weiterführenden Maßnahmen** und die **Intensivtherapie** nach erfolgreicher Reanimation. Wird schnell und gezielt eingegriffen, sind häufig schon die Sofortmaßnahmen (Tab. 8.63) ausreichend für einen Reanimationserfolg.

Die Sofortmaßnahmen basieren darauf, daß bei einem Atem- und Herzstillstand zwei lebenswichtige Funktionen des Körpers ausgefallen sind, die künstlich ersetzt werden müssen: die Atmung durch Beatmung und die Herzaktion durch Herz-

Tabelle 8.63 Primäre lebensrettende Sofortmaßnahmen (ABC)

Atemwege freimachen:
endotracheale Intubation

Beatmung:
Mund-zu-Tubus
Beatmungsbeutel-zu-Tubus
Narkosegerät (möglichst 100 Vol.-% Sauerstoff)

Herzmassage (Compression):
präkordialer Schlag (einmal in der 1. Minute)
externe Herzmassage Patient in Seitenlage Kompressionsfrequenz 60–100 min^{-1} Kompressionszeit=Relaxationszeit *Nur kurzzeitig unterbrechen!*
interne Herzmassage

Basisuntersuchung wiederholen

massage. Voraussetzung für eine suffiziente Beatmung ist die Intubation.

Atemwege

Obwohl die Aspiration bei Hund und Katze eine weniger bedeutende Rolle als beim Menschen spielt, müssen zunächst die Atemwege kontrolliert und freigemacht werden. Ist bei der Adspektion von Mund- und Pharynxbereich Fremdmaterial, Erbrochenes oder Sekret sichtbar, wird die Atemwegsobstruktion durch Austupfen, Absaugen oder mit Hilfe einer Klemme bzw. Fremdkörperzange beseitigt. Um freie Atemwege und eine adäquate Ventilation zu gewährleisten, ist die **endotracheale Intubation** notwendig. Die Beatmung über Masken ist bei Hund und Katze wegen deren schlechter Paßform stets ungenügend. Die Intubation ist wegen der schon kurz nach einem Atemstillstand einsetzenden Bewußtlosigkeit in der Regel mit Hilfe eines Laryngoskops ohne Probleme möglich.

Beatmung

Die Beatmung von Hund und Katze kann vor der Intubation für kurze Zeit von Mund-zu-Nase erfolgen. Nur die Intubation stellt jedoch sicher, daß die eingeblasene Luft in die Lunge gelangt und nicht in den Ösophagus. Nach der Intubation kann die Beatmung im einfachsten Falle Mund-zu-Tubus erfolgen. Nachteil ist jedoch, daß durch die sauerstoffarme Ausatemluft des Helfers (Sauerstoffkonzentration etwa 16 Vol.-%) der Sauerstoffpartialdruck in der Lunge höchstens 80 mmHg erreichen kann.

Eine einfache und wirkungsvolle Methode ist die Beatmung mit einem selbst füllenden Atembeutel mit Nichtrückatmungsventil (Ruben-Beutel, Ambu-Bag). Der Atembeutel soll vorsichtig komprimiert und dann abrupt freigegeben werden, damit die Ausatemluft entweichen kann. Bei kleinen Patienten muß auf den Beatmungsdruck geachtet werden, da viele Beatmungsbeutel keine Druckbegrenzung besitzen. An die meisten Beutel kann eine Sauerstoffquelle angeschlossen werden. Um inspiratorische Sauerstoffkonzentrationen nahe 100 Vol.-% zu erreichen, muß der Sauerstofffluß mindestens dem Atemminutenvolumen entsprechen.

Bei der manuellen Beatmung über ein Narkosekreissystem (Tab. 8.57) verhindert das ins Kreissystem integrierte Überdruckventil zu hohe Beatmungsdrücke. Im Normalfall sollten 20 cmH₂O nicht überschritten werden. Im Einzelfall kann jedoch ein Beatmungsdruck von 40 cmH₂O notwendig werden. Die Folge können zerstörte Alveolarbezirke sein. Von Vorteil bei Beatmung mit einem Narkosekreissystem ist die Möglichkeit, unterstützend eine hohe inspiratorische Sauerstoffkonzentration zu applizieren. Etwa nach 5 Thoraxkompressionen zur Herzmassage sollte ein Beatmungshub erfolgen. Reanimiert ein Helfer allein, wird die Herzmassage nach ca. 15 Kompressionen für 2 langsame Beatmungshübe unterbrochen.

Herzmassage

Die Kontrolle des Pulses vor Beginn der Herzmassage ist obligat, da eine Herzmassage nur durchgeführt werden darf, wenn kein Puls vorhanden ist.

Unmittelbar nach Eintritt des Herz-Kreislauf-Stillstands kann die kardiopulmonale Reanimation durch einen **präkordialen Faustschlag** eingeleitet werden. Dieser sollte jedoch nur innerhalb der ersten Minute nach Beginn des Herzstillstands und nur einmal angewendet werden. Tritt danach keine spontane Herzaktion auf, muß sofort mit der externen Herzmassage begonnen werden.

Die Technik der externen Herzmassage ist abhängig von der Größe des Tieres. Bei *kleinen*

Hunden und Katzen wird der Thorax von ventral mit der Hand umschlossen und mit Daumen (linke Thoraxseite) und den restlichen Fingern (rechte Thoraxseite) komprimiert. *Mittelgroße* und *große Hunde* werden auf einem harten Untergrund in (rechte) Seitenlage verbracht. Externe Herzmassagen in Rückenlage des Patienten sind wenig effektiv. Die Kompression erfolgt lateral auf der Brustwand im Bereich der 4. bis 6. Rippe mit gestreckten Armen aus dem Hüftgelenk des Helfers heraus. Nach jeder Kompression wird die Thoraxwand vollständig entlastet. Die Zeit für Kompression und Relaxation sollte gleich lang sein.

Die Effektivität der Herzmassage muß durch Palpation des peripheren Pulses kontrolliert werden. Sie ist bei der externen Herzmassage generell relativ gering. Die externe Herzmassage hat jedoch einige Vorteile. Sie ist einfach durchführbar, kann unmittelbar, ohne Vorbereitungen begonnen werden und die Verletzungsgefahr für den Patienten ist gering.

Bei der **internen Herzmassage** sind zerebraler und koronarer Perfusionsdruck sowie Blutfluß deutlich höher, so daß von einigen Autoren schon nach 2 bis 5 Minuten erfolgloser externer Massage eine interne Herzmassage empfohlen wird. Nachteil der internen Herzmassage ist jedoch, daß sie, abgesehen von intrathorakalen oder -abdominalen Eingriffen, einiger Vorbereitungen bedarf und damit an einen gewissen Personalstand gebunden ist. Bei einem abdominalen Eingriff verschafft ein Schnitt durch das Zwerchfell innerhalb weniger Sekunden Zugang zum Herzen. In diesem Fall ist die interne Herzmassage sicher die effektivste Methode zur Erhaltung der Kreislauffunktion.

Medikamente

Die Verabreichung von Medikamenten gehört zu den **weiterführenden Therapiemaßnahmen** (Tab. 8.64). Medikamente sollten während einer Reanimation *stets intravenös* appliziert werden. Subkutan oder intramuskulär verabreichte Substanzen werden bei Kreislaufzentralisation nicht resorbiert und erzielen deshalb nicht die erwünschte Wirkung. Erst nach einer Besserung der Kreislaufsituation werden die subkutan oder intramuskulär applizierten Medikamente resorbiert. Besonders nach wiederholter Applikation können dann toxische Blutspiegel erreicht werden. Besteht kein venöser Zugang, lassen sich einige Substanzen (Adrenalin, Atropin) *auch endo-*

Tabelle 8.64 Weiterführende Therapiemaßnahmen (DEF)

Medikamente und Infusionen (Drogen)

Asystolie
Adrenalin (0,005–0,01)–0,2 mg/kg KM
i. v. oder endotracheal

Volumenersatz
40–60 ml/kg KM i. v. Vollelektrolytlösung
(Small volume resuscitation:
4–6 ml/kg KM NaCl-Lösung 7 %)

Ventrikuläre Extrasystolie, Kammerflimmern oder -tachykardie
Lidocain 1–2 mg/kg KM i. v.

Bradykardie und Hypotension
Atropin bis 0,05 mg/kg KM i. v., e.t.

Metabolische Azidose
Natriumbikarbonat bis 1 mmol/kg KM i. v.

Elektrokardiogramm

Asystolie
Kammerflimmern
Elektromechanische Entkoppelung

Flimmern (Elektrische Defibrillation):

2–5 Joule/kg KM (Gleichstrom)

Richtwerte

Katze, kleiner Hund	50 Joule
mittelgroßer Hund	100–200 Joule
großer Hund	200–400 Joule

Basisuntersuchung wiederholen Intensivtherapie

tracheal verabreichen. Die große Oberfläche der Lunge garantiert eine ausreichende Resorption. Die „blinde" intrakardiale Injektion wird heute weitgehend abgelehnt, sie bleibt nach Ausschöpfung aller anderen Maßnahmen als letzte Möglichkeit.

Adrenalin verengt als α-adrenerge Substanz die Arteriolen, erhöht den peripheren Gefäßwiderstand und steigert so selektiv die Hirn- und Herzdurchblutung. Die Anwendung von Adrenalin steigert den Erfolg der kardiopulmonalen Reanimation. Bisher wurde eine Dosis von 0,005 bis 0,01 mg/kg KM Adrenalin empfohlen. Viel höhere Dosen Adrenalin (bis 0,2 mg/kg KM) scheinen bei Hund und Katze zu besseren Reanimationsergebnissen zu führen

Lidocain ist das Medikament der Wahl bei ventrikulären Extrasystolen. Es vermindert die Erregbarkeit des Myokards. Außerdem kann es zur me-

dikamentösen Defibrillation des bei Hund und Katze seltenen Kammerflimmerns eingesetzt werden. Initial werden 1 bis 2 mg/kg KM als Bolus intravenös verabreicht. Eine Wiederholung im Abstand von etwa 10 Minuten ist möglich. Bei Andauern der Arrhythmie sollte Lidocain kontinuierlich als Infusion verabreicht werden. Bei länger andauernder Therapie mit Lidocain muß sein negativ inotroper Effekt beachtet werden.

Das Parasympatholytikum **Atropin** erhöht die Herzfrequenz durch Wirkung am Sinusknoten und verkürzt die atrioventrikuläre Überleitungszeit. Atropin sollte beim Auftreten einer Sinusbradykardie oder bei Überleitungsstörungen in einer Dosis bis zu 0,05 mg/kg KM appliziert werden.

Natriumbikarbonat wurde über viele Jahre bei der Reanimation möglichst frühzeitig und oft ohne Kontrolle des Säuren-Basen-Haushaltes verabreicht. Bei akutem Herz-Atem-Stillstand vergeht jedoch unter kardiopulmonaler Reanimation einige Zeit (bis zu 30 Minuten), bis eine metabolische Azidose entsteht. Eine Indikation zum Einsatz von puffernden Substanzen besteht, wenn der Herzstillstand schon längere Zeit dauert oder die Azidose nachgewiesen ist. Dann sollte zunächst 1 mmol/kg KM Natriumbikarbonat verabreicht werden. Die Gabe von Bikarbonat setzt zusätzlich Kohlendioxid frei und verstärkt damit die bestehende Hyperkapnie in den Organen und im venösem Blut. Um eine Anreicherung von Kohlendioxid zu vermeiden, sollte Natriumbikarbonat nur bei adäquater Atmung oder Beatmung verabreicht werden. Wichtiger als die Pufferung mit Natriumbikarbonat ist meist die **Bekämpfung der respiratorischen Azidose** durch Ventilation.

Zur schnellen **Wiederherstellung des Blutvolumens** können in der Anfangsphase bis zu 40 bis 60 ml/kg KM/h Flüssigkeit infundiert werden. Eingesetzt werden je nach Indikation Vollelektrolytlösungen, kolloidale Lösungen (bis 10 ml/kg KM) und Blut.

Mit hochkonzentrierten Kochsalzlösungen (bis 10 %) kann im Notfall mit einer relativ kleinen Infusionsmenge (4–6 ml/kg KM) eine sehr wirkungsvolle und schnelle Auffüllung des intravasalen Flüssigkeitsvolumens erreicht werden (Small volume resuscitation). Ein optimaler Effekt wird erzielt, wenn Natriumchlorid in einer Dextranlösung (D70) gelöst wird. Die empfohlenen Injektionszeiten differieren zwischen 3 und 15 Minuten für die angegebene Menge.

Elektrokardiogramm

Nach Einleiten der Basismaßnahmen sollte der Patient möglichst rasch an einen EKG-Monitor angeschlossen werden, um die Ursache der Pulslosigkeit zu erfassen und gezielte Therapiemaßnahmen einleiten zu können.

Beim Tier besteht in der Regel **Asystolie**. Daneben können Kammerflimmern, -tachykardie und elektromechanische Entkopplung beobachtet werden. Für das weitere therapeutische Vorgehen sind außerdem die Anzahl und Art von **Extrasystolen**, das Auftreten einer Sinusbradykardie oder eines **AV-Blocks** von Bedeutung.

Wichtig ist die Differenzierung von elektrischer und mechanischer Aktivität des Herzens. Ein normal erscheinendes Elektrokardiogramm sagt nichts über die Auswurfleistung des Herzens und die periphere Durchblutung aus. Deshalb ist die palpatorische Pulskontrolle obligat.

Defibrillation

Beim Menschen hat die elektrische Defibrillation überragende Bedeutung bei der kardiopulmonalen Reanimation, da sehr häufig Kammerflimmern die Ursache des Kreislaufstillstands ist. Beim Tier tritt selten Kammerflimmern auf, sondern in der Regel eine primäre Asystolie. Bei dieser hilft Defibrillation nicht. Tabelle 8.64 zeigt die bei Hund und Katze beim Defibrillationsversuch einzusetzenden Energiemengen.

Intensivtherapie nach Reanimation

Neben der Soforttherapie und den weiterführenden Reanimationsmaßnahmen ist die Intensivbehandlung nach der Reanimation wichtig. Ziel ist die Wiederherstellung der **normalen Gehirnfunktion** und die **Stabilisierung von Herz-Kreislauf- und Atemfunktion**. Die Nachbehandlung komatöser Tierpatienten verläuft jedoch leider oft unbefriedigend. Viele der in der Humanmedizin genutzten Diagnostik- und Therapiemöglichkeiten fehlen dem Tierarzt.

Sinnvoll ist eine frühzeitige *Röntgenaufnahme* des Thorax zum Ausschluß reanimationsbedingter Verletzungen (Pneumothorax, Rippenfrakturen). Durch Infusionstherapie muß versucht werden, Blutvolumen, Hämatokrit, Serumelektrolyte, Blutzucker und pH-Wert zu normalisieren. Der mittlere arterielle Blutdruck sollte über 90 mmHg betragen. Dies kann durch Flüssigkeitszufuhr (Elektrolytlösung, Plasmaersatzstoffe) und durch den Einsatz vasoaktiver Medikamente (nicht ohne Blutdruckkontrolle) erreicht werden. Wichtig ist die Kontrolle der inneren Körpertemperatur und eine eventuelle Wärmezufuhr. Angestrebt werden sollte die Normothermie des Patienten. Wegen des höheren Sauerstoffverbrauchs muß eine Hyperthermie vermieden werden.

Die Wirksamkeit von Kortikoiden in der Postreanimationsphase ist nicht bewiesen. Sie können jedoch fakultativ verabreicht werden. Ein wasserlösliches *Antibiotikum* sollte zur Prophylaxe von Affektionen der durch Beatmung und Thoraxkompression eventuell in Mitleidenschaft gezogenen Lunge appliziert werden.

Problematisch ist die **Nachbeatmung** des Patienten. Sie ist in der Regel nur über einen begrenzten Zeitraum (Stunden) möglich, da Beatmungsmöglichkeiten ähnlich der Humanintensivmedizin fehlen. Auch die Beurteilung neurologischer Ausfälle ist beim Tier unter Umständen schwierig, ihre Therapie oft unmöglich. Treten Krampfzustände auf, kann der Patient mit Barbituraten oder Benzodiazepinen behandelt werden.

Prognose

Der Erfolg einer Reanimation hängt entscheidend vom Zeitpunkt ab, zu dem der Narkosezwischenfall erkannt und behandelt wird. Der Ausfall vitaler Funktionen tritt in der Regel nicht ohne vorausgegangene Veränderungen ein, so daß durch adäquate Überwachung des Patienten die Vorboten des Narkosezwischenfalls erkannt werden können, bevor Atem- oder Herzstillstand eingetreten sind.

Die *Ursache* des Zwischenfalls bzw. die Grunderkrankung des Patienten beeinflußt die Überlebensrate ebenfalls entscheidend. Ist unzureichende Sauerstoffversorgung in der Narkose die Primärursache eines Herz-Kreislauf-Stillstands, sind die Erfolgsaussichten bei sofort beginnender Beatmung und externer Herzmassage gut. Die Chancen des Patienten sind jedoch eher gering, wenn ein Multiorganversagen durch einen septisch-toxischen Prozeß (Pyometra, Torsio ventriculi) vorliegt.

Für den positiven Ausgang einer Reanimation ist neben der *Technik* der kardiopulmonalen Reanimation die Überwachung und Intensivtherapie nach der Reanimation entscheidend. Auf lange Sicht ist die Überlebensrate jedoch primär von der Grunderkrankung des Tieres abhängig.

Die *Grenzen der Wiederbelebung* beim Kleintier liegen zu einem großen Teil in der Nachbehandlung begründet. Die im Vergleich zur Humanmedizin viel schlechteren Überlebensraten nach kardiopulmonaler Reanimation hängen mit der Ursache des Kreislaufstillstandes zusammen. Beim Tier tritt nicht wie beim Menschen Kammerflimmern, sondern in der Regel eine Asystolie auf, die therapeutisch viel schwerer zu beeinflussen ist.

Regionalanästhesie (Lokalanästhesie)

Definition ❏ Unterbrechung der Impulsleitung sensibler Nerven durch spezifisch reversibel wirkende Medikamente (Lokalanästhetika). Dadurch wird eine regional begrenzte Ausschaltung der Schmerzempfindung bewirkt.

Allgemeine Indikation ❏ Kurzdauernde oberflächliche Eingriffe (Inzision, oberflächliche Tumoren etc.); Eingriffe an peripheren Körperteilen (Lippe, Nase, Kiefer, Auge, Ohren, Extremitäten, äußeres Genitale, Schwanz); Verfahren der Wahl, wenn Allgemeinanästhesie kontraindiziert

oder vergleichsweise zu aufwendig oder riskant ist (z. B. alter Hund). Meist ist zusätzliche Sedation nötig.

Lokalanästhetika

Die Auswahl des Lokalanästhetikums erfolgt nach dem gewählten Verfahren (Oberflächen-, Infiltrations-oder Leitungsanästhesie) und nach der benötigten Anästhesiedauer (Tab. 8.65).

Oberflächenanästhesie

Bepinseln, Betupfen oder Besprühen der Schleimhäute (Zahnfleisch, Rachen, Kehlkopf, Nasenhöhle) mit Oberflächenanästhetikum oder Instillation desselben in mit Schleimhaut oder Haut ausgekleidete Hohlräume (Harnröhre, Vagina, Gehörgang) oder seröse Höhlen (Gelenke).

Oberflächenanästhesie des Auges

Indikation ❏ Oberflächliche Eingriffe an Kornea oder Konjunktiva, Untersuchungen (z. B. Tonometrie, Gonioskopie).

Tabelle 8.65 Übersicht über gebräuchliche Lokalanästhetika und ihre relative Wirksamkeit

Mittel	relative Wirkungsstärke	ungefähre Wirkungsdauer in Stunden	empfohlene Konzentration in % Infiltration	Leitungs-anästhesie
Infiltrationsanästhetika				
Procain (Novocain®)	1	0,5–1	1	
Lidocain (Xylocain®, Xylestesin®, Xylocitin®, Xyloneural®, Lidoject®)	2	1–1,5	0,5	1
Prilocain (Xylonest®),	2	1–1,5	0,5	1
Butanilicain (Hostacain®)	2	1–2	0,5	1
Mepivacain (Scandicain®, Mepivastesin®, Meaverin®, Mepicaton®, Mecain®)	1,5	1–2	0,5	1
Articain (Ultracain®)	2	1–3		1
Etidocain (Dur-Anest®)	4	4–8		1
Bupivacain (Carbostesin®, Bucain®)	4	4–6	0,25	0,5
Oberflächenanästhetika				
Tetracain (Oto-Flexiole®, Ophtocain®)	10	1,5–3	1–2 0,5 (Auge,Ohr)	
Lidocain (Xylocain 4 %®, -Pumpspray®)	1	0,5	4, 10	
Oxybuprocain (Novesine®, Conjuncain®, Benoxinat®, Oxbarucain®)	10	0,4–1	1 (Schleimhäute) 0,4 (Auge)	
Proxymetacain (Chibro Kerakain®,-Proparakain®)	10	0,4–1	0,5(Auge)	

Vorgehen ❏ Einige Tropfen eines entsprechenden Oberflächenanästhetikums werden in den
Bindehautsack eingeträufelt. Ein- bis zweimalige
Wiederholung innerhalb von 5 Minuten bewirkt
längere Anästhesiedauer.

Infiltrationsanästhesie

Indikation ❏ Anästhesie nur einer Schnittebene
(direkte Infiltration); Anästhesie regional um-
schriebener oberflächlicher Bereiche, z. B. Tumoren (Unter- oder Umspritzung).

Vorgehen ❏ Die Injektionskanüle wird ins Gewebe eingestochen und unter langsamem Vorschieben oder Zurückziehen der Nadel mit gleich-
mäßigem Druck das Lokalanästhetikum injiziert,
so daß ein Gewebestreifen infiltriert wird. Pro cm
sind ca. 0,5–1 ml Anästhetikum nötig. Vor Beginn
der Injektion und nach Richtungsänderungen der
Kanüle ist durch Aspiration zu kontrollieren, ob
kein Blutgefäß angestochen wurde.
  Verwendung von Lokalanästhetika mit Sperrkörperzusatz (Vasokonstringentien wie Adrenalin
1 : 10 000 bis 50 000, etc.) erhöht die Toxizität bei
versehentlicher intravasaler Injektion. Sie ist in
stark durchbluteten Bereichen (z. B. Lippen, Lider) zur Blutungsminderung und Wirkungsverlän-
gerung durch Resorptionsverzögerung zu emp-

fehlen. Sperrkörperzusatz ist bei Injektion in
durch Endarterien versorgten Gebieten (z. B. Zehen) wegen Nekrosegefahr kontraindiziert.

Leitungsanästhesie

Anästhesie am Kopf

Anästhesie des N. infraorbitalis

Indikation ❏ Operation an Oberlippe, Nase,
Schneide- und Backenzähnen des Oberkiefers

Infiltration im Canalis infraorbitalis (Abb. 8.2 a)

Das For. infraorbitale liegt je nach Größe des
Hundes einen halben bis einen Finger breit senkrecht über dem P3 oder P4. Es kann als linsen- bis
bohnengroße Mulde gefühlt werden. 1 cm vor dieser Mulde wird die dünne Kanüle in Richtung auf
das Foramen eingestochen und in den Kanal vorgeschoben. Der Kanal ist 1–4 cm lang.
  Es werden 1–2 ml des Anästhetikums injiziert.
  Die Punktion kann auch nach Hochheben der
Oberlippe von der Mundhöhle aus durchgeführt
werden.
  Sollen nur Nasenspiegel und Oberlippe anästhesiert werden, genügt eine Injektion am For. infraorbitale.

**Infiltration in der Fossa pterygopalatina
zur sicheren Anästhesie des gesamten Zahnteiles
des Oberkiefers**

Die 3 bis 5 cm lange Kanüle wird dicht unter dem
vorderen Ende des Jochbogens vor dem rostralen
Rand des Unterkieferastes eingestochen und vorgeschoben, bis die Spitze in etwa 3 bis 4 cm Tiefe
auf den knöchernen Grund der Fossa pterygopalatina trifft. Nach Zurückziehen um einige Millimeter werden 3 bis 4 ml des Anästhetikums injiziert (Abb. 8.2 b).

Anästhesie des N. mentalis

Indikation ❏ Operation an Unterlippe bzw. der
Pars incisiva mandibulae (Abb. 8.2 c)

Anmerkung ❏ Meist sind zwei Foramina menta-
lia vorhanden, die etwa 1 cm hintereinander liegen. Das erste ist das größere, es liegt in der Mitte
der Außenfläche des Unterkiefers ventral des P1.

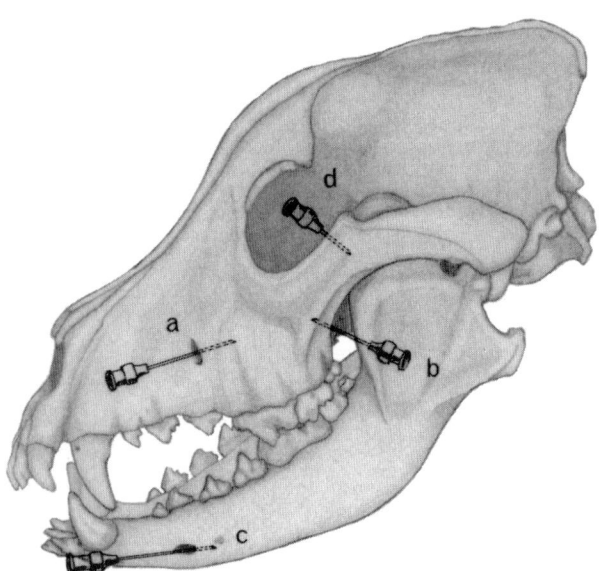

Abbildung 8.2 Leitungsanästhesie am Kopf **a** N. Infraorbitalis im Canalis infraorbitalis; **b** N. infraorbitalis in der
Fossa pterygopalatina; **c** N. mentalis; **d** N. ophthalmicus

Vorgehen ❏ Die Unterlippe wird abwärts gezogen und die flache Mulde an der Kieferaußenfläche palpiert. Die dünne und kurze Kanüle muß fast senkrecht zum Knochen, nur wenig nach ventral und kaudal gerichtet, eingeführt werden. Bei kleineren Hunden ist das Foramen mentale sehr eng und nur für eine dünne Kanüle passierbar. Man injiziert 1 bis 2 ml eines Anästhetikums.

Anästhesie des Nervus alveolaris mandibularis

Indikation ❏ Operation an Unterkiefer, Unterlippe, sublingualer Mundschleimhaut (Abb. 8.3)

Vorgehen ❏ Nach Einsetzen cines Mundsperrers wird der gestreckte Zeigefinger entlang der unteren Zahnreihe zum aufsteigenden Unterkieferast geführt. Etwa 2 cm kaudal des letzten Molaren kann die Fingerspitze das For. mandibulare als kleine, nach rostral von einer konvexen Leiste begrenzte Delle fühlen. Die andere Hand sticht die Kanüle dicht hinter dem letzten Molaren ein und führt die Kanülenspitze unter Kontrolle des palpierenden Fingers bis zum Foramen.
Man injiziert etwa 2 ml des Anästhetikums.

Anästhesie des N. ophthalmicus

Indikation ❏ Operation am oberen Augenlid, am Auge und in der Orbita.

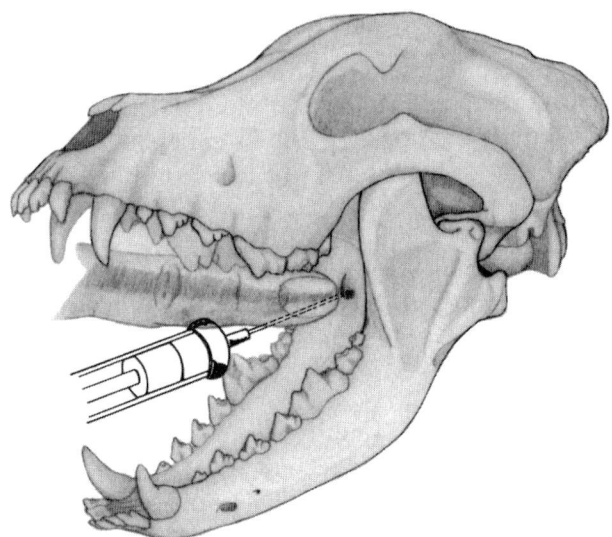

Abbildung 8.3 Leitungsanästhesie des N. alveolaris mandibularis; Schema

Anatomie ❏ Der N. ophthalmicus tritt zusammen mit den motorischen Nerven, N. trochlearis und N. abducens, aus der Fissura orbitalis in die Orbita und teilt sich in den N. frontalis, N. nasociliaris und N. infratrochlearis. Der N. frontalis innerviert Oberlid und Stirnhaut. Der N. nasociliaris gibt den N. ciliaris longus ab und zieht zur Nasenhöhle. Der N. infratrochlearis innerviert die Gegend des medialen Augenwinkels. Dicht unter der Fissura orbitalis tritt der N. maxillaris aus dem For. rotundum aus. Er entsendet den N. lacrimalis zur Tränendrüse und zum oberen Augenlid.

Die retrobulbäre Injektion bewirkt neben der Anästhesie auch eine Akinese des Bulbus. Dies erleichtert Operationen am Augapfel, weil die Retraktion des Bulbus ausgeschaltet wird.

Vorgehen ❏ Die 6 bis 8 cm lange Kanüle wird am temporalen Augenwinkel (Abb. 8.2 d) am knöchernen Orbitalrand durch die Haut oder durch die Konjunktiva gestochen und am Bulbus vorbei durch den retrobulbären Raum in Richtung auf das Kiefergelenk der gegenüberliegenden Seite vorgeschoben.
Es werden 3 bis 8 ml des Anästhetikums injiziert.

Anästhesie an den Extremitäten

Allgemeines ❏ Die gesamte freie Vorderextremität kann durch Infiltration des Plexus brachialis anästhesiert werden. Zur Anästhesie der gesamten Hinterextremität einschl. Kruppe und Hüfte dient die Epiduralanästhesie.

Infiltration des Plexus brachialis (Abb. 8.4)

Indikation ❏ Operation an der freien Vorderextremität unter Muskelerschlaffung.

Allgemeines ❏ Die die Vorderextremität versorgenden Nerven ziehen im Plexus brachialis lateral der oberen Hälfte der ersten Rippe nach distal. Da die Nerven in diesem Bereich sensible und motorische Bahnen führen, bewirkt die Unterbrechung ihrer Leitfähigkeit neben der Anästhesie auch eine Akinese (motorische Lähmung).

Vorgehen ❏ Am sitzenden oder in Seitenlage liegenden Hund kann nach leichter Abduktion der Vorderextremität in der Tiefe der Delle zwischen

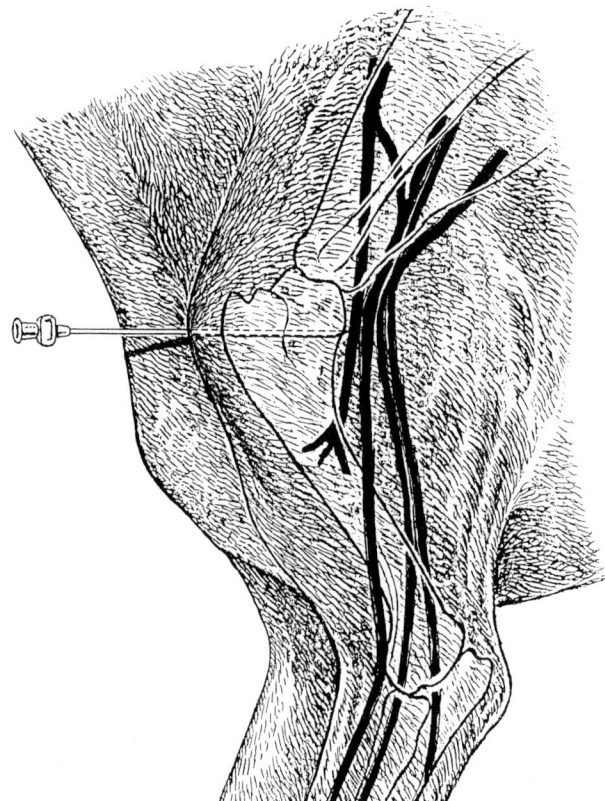

Abbildung 8.4 Infiltration des Plexus brachialis

lum terminale umgebend, nach kaudal. Zwischen Dura mater und der Wand des Wirbelkanals befindet sich das mit lockerem Bindegewebe, Gefäßen und Fett ausgefüllte Cavum epidurale. Die schräg nach kaudal ziehenden Rückenmarknerven verlassen den Wirbelkanal durch die Forr. intervertebralia.

Allgemeines ❑ Bei der Epiduralanästhesie wird ein Anästhetikum in den Epiduralraum injiziert. Das injizierte Anästhetikum umspült die Spinalnerven und unterbricht deren Leitfähigkeit im Sinne einer Leitungsanästhesie. Da die Spinalnerven sensible und motorische Nervenfasern enthalten, wird neben der Anästhesie auch eine motorische Lähmung (Akinese) erzielt.

Abhängig von der Menge der injizierten Flüssigkeit verteilt sich das Anästhetikum im Wirbelkanal mehr oder weniger weit nach kranial und schaltet die entsprechenden Spinalnervensegmente aus.

Die Injektion in den Wirbelkanal sollte an Stellen erfolgen, wo eine Punktion des Duralsacks oder eine Verletzung des Rückenmarks ausgeschlossen ist.

M. sternomandibularis und Schultergelenk der Vorderrand der ersten Rippe ertastet werden. Hier wird eine 5 bis 8 cm lange Kanüle nach kaudal mit geringer Neigung nach medial bis auf Kontakt mit der Rippe eingestochen. Dann wird die Kanüle ca. 0,5 cm zurückgezogen und wieder nach kaudal seitlich an der ersten Rippe vorbeigeführt. Dabei werden 8 bis 15 ml eines Anästhetikums mit Adrenalinzusatz im Gewebe verteilt. Injektion von nur einem Depot kann zu ungenügender Wirkung führen. Durch Aspiration vor jeder Injektion ist zu kontrollieren, ob kein Blutgefäß angestochen wurde.

Epiduralanästhesie

Anatomie ❑ Das von der Dura mater umgebene Rückenmark verjüngt sich vom 3. Lendenwirbel an und läuft im Bereich des Kreuzbeins in das Filum terminale aus. Die umgebende Dura bildet den spitz zulaufenden Conus durae matris. Die Schwanznerven ziehen als Cauda equina, das Fi-

Tiefe und hohe Epiduralanästhesie bei Hund und Katze

Man unterscheidet zwischen einer tiefen Epiduralanästhesie, bei der nur Nervenwurzeln kaudal des Plexus ischiadicus unterbrochen werden, und einer hohen Epiduralanästhesie, bei der das Anästhetikum über dieses Segment hinaus wirkt. Während bei der tiefen Epiduralanästhesie nur der Schwanz gelähmt ist, besteht bei der hohen Epiduralanästhesie eine motorische Lähmung der Beckengliedmaßen.

Tiefe Epiduralanästhesie (sakrokokzygeale oder kokzygeale Injektion) beim Hund

Indikation ❑ Operation an Rute, Anus, Damm, Vagina

Instrumente ❑ Dünne 3 bis 6 cm lange Injektionskanüle, möglichst mit eingeschliffenem Mandrin; leicht gängige Injektionsspritze, damit der Injektionsdruck erfühlt werden kann.

Vorbereitung: Brustlage

Vorgehen ❏ Der Raum zwischen Kreuzbein und erstem Schwanzwirbel, zwischen erstem und zweitem oder zweitem und dritten Schwanzwirbel ist mit einer Fingerkuppe deutlich zu fühlen, wenn der Schwanz vertikal bewegt wird. Bei gesenkter Rute wird die Kanüle in der Mitte der Delle, in flachem Winkel (etwa 30°) nach kranioventral gerichtet, durch Haut und Lig. interarcuale eingestochen. Ein deutlich spürbares Nachlassen des Widerstands zeigt das Eindringen der Kanülenspitze in den Wirbelkanal an. Die im Wirbelkanal liegende Kanülenspitze läßt sich nicht mehr seitlich verschieben. Das Anästhetikum sollte schon bei leichtem Stempeldruck abfließen.

Bei fetten und kleinen Tieren kann die Punktion schwierig sein!

Dosierung für tiefe Epiduralanästhesie:

1 bis 3 ml eines zur Leitungsanästhesie geeigneten Anästhetikums.

Hohe Epiduralanästhesie (lumbosakrale Injektion) beim Hund

Indikation ❏ Operation an der Beckengliedmaße, männlichem Genitale, in der Inguinalgegend, an Rektum, Anus, Perineum.

Instrumente ❏ 0,5 bis 1,5 mm starke und 5 bis 9 cm lange Injektionskanüle, am besten mit eingeschliffenem Mandrin; leichtgängige Injektionsspritze.

Vorbereitung ❏ Der Hund wird in Sternallage mit nach vorne gezogenen Hinterextremitäten so fixiert, daß das Becken steil abfällt und durch die Krümmung zwischen Lendenwirbel und Kreuzbein das Spatium interarcuale maximal erweitert ist.

Vorgehen ❏ Die Einstichstelle liegt genau in der Mitte zwischen beiden Hüfthöckern, dicht hinter dem hier zu ertastenden Dornfortsatz des letzten Lendenwirbels (Abb. 8.5). Man findet sie, indem Daumen und Mittelfinger der einen Hand je ein Tuber sacrale (Spina iliaca dorsalis cranialis) ertasten. Mit dem Zeigefinger wird dann genau dazwischen der Dornfortsatz des letzten Lendenwirbels gefühlt. Die Kanüle wird senkrecht durch die Haut gestochen und so weit vorgeschoben, bis unter Nachlassen des Widerstands das Lig. interarcuale durchstoßen ist. Dann wird der Mandrin entfernt.

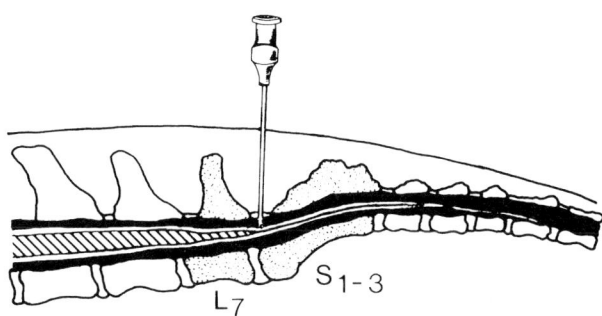

Abbildung 8.5 Epiduralanästhesie; Punktion im For. lumbosacrale; Schema

Um das Anstechen des Duralsacks oder der Zwischenwirbelscheibe zwischen letztem Lendenwirbel und Kreuzbein zu vermeiden, sollte die Kanülenspitze eher etwas nach kaudal als nach kranial gerichtet werden. Vor der Injektion ist die Lage der Kanülenspitze zu überprüfen. Wenn Liquor oder Blut aus der Kanüle abtropfen oder vor der Injektion aspiriert werden können, so ist die Kanüle zurückzuziehen und mehr kaudal gerichtet wieder einzuführen.

Dosierung ❏ Zur Leitungsanästhesie geeignetes Lokalanästhetikum (z. B. 1 % Lidocain) in einer Menge, die sich nach der Größe des Hundes und der Indikation richtet (Tab. 8.66).

Bei entsprechender Indikation kann für Operationen an der Bauchwand (z. B. Mammaop., Laparotomie) die zur Anästhesie der Nachhand empfohlene Dosierung um 1/5 erhöht werden. (Cave: Hypotonie!)

Hohe und tiefe Epiduralanästhesie bei der Katze

Bei der Katze kann selten ein Eingriff nur in Lokalanästhesie durchgeführt werden. Da heute auch für die Katze relativ schonende und einfache Verfahren der Allgemeinanästhesie zur Verfügung

Tabelle 8.66 Dosierung zur Anästhesie der Nachhand des Hundes bei lumbosakraler Injektion (hohe Epiduralanästhesie)

Größe des Hundes		Dosis in ml
Zwerghund	(z. B. Rehpinscher)	1,5–2
Kleinhund	(z. B. Zwergschnauzer, Teckel)	2,5–3
mittelgr. Hund	(z. B. kl. Münsterländer)	3,5–4
großer Hund	(z. B. Schäferhund)	4,5–5,5
Riese	(z. B. Dogge, Ir. Wolfshund)	6,5–8

stehen, ist die Lokalanästhesie in der Regel nur noch in besonderen Fällen, z.B. im Schockzustand, zur Ergänzung einer oberflächlichen Allgemeinanästhesie, indiziert.

Bei Risikopatienten hat sich hier für Laparotomien und Operationen in Nachhandbereich die Epiduralanästhesie bewährt.

Lumbosakrale Injektion
Grundsätzlich ist bei der Katze die Epiduralanästhesie bei lumbosakraler Injektion in gleicher Weise wie beim Hund möglich.

Bei der Katze reicht jedoch der schmaler werdende Duralsack bis zum kaudalen Ende des Kreuzbeins. Somit besteht erhöhte Gefahr, beim Einstich durch das Foramen lumbosacrale den Duralsack anzustechen und subdural zu injizieren. Die lumbosakrale Epiduralanästhesie erfordert daher bei der Katze ganz besondere Sorgfalt. Nach Punktion im For. lumbosacrale ist vor der Injektion unbedingt die epidurale Lage der Kanülenspitze durch Aspiration zu objektivieren. Bei Symptomen von Liquordrucksteigerung (Opisthotonus, Streckkrämpfe), die sich während versehentlicher subduraler Injektion zeigen können, ist die Injektion sofort zu unterbrechen.

Dosierung ❑ 1–2 ml

Sakrokokzygeale oder kokzygeale Injektion
Der sakrokokzygeale Einstich in den Wirbelkanal ist bei der Katze sehr einfach. Da hierbei eine subdurale Injektion weitgehend auszuschließen ist, ist diese Form der Epiduralanästhesie eher zu empfehlen.

Vorgehen ❑ Bei Auf- und Abbewegen des Schwanzes wird die Delle zwischen Kreuzbein und erstem Schwanzwirbel oder zwischen erstem und zweiten Schwanzwirbel ertastet. Eine dünne, etwa 3 cm lange Kanüle wird in der Mitte der Delle, genau in der Medianlinie, schräg nach kranioventral eingestochen, bis ihre Spitze in den Wirbelkanal gelangt. Die Nadelspitze ist dann nicht mehr zur Seite beweglich. Nachdem man sich durch Aspiration vergewissert hat, daß kein Gefäß angestochen worden ist, wird das Anästhetikum langsam injiziert. Bei richtigem Sitz der Kanülenspitze fließt es unter geringem Druck ab.

Dosierung für Anästhesie der Hintergliedmaßen: 1 ml/10 cm Körperlänge.

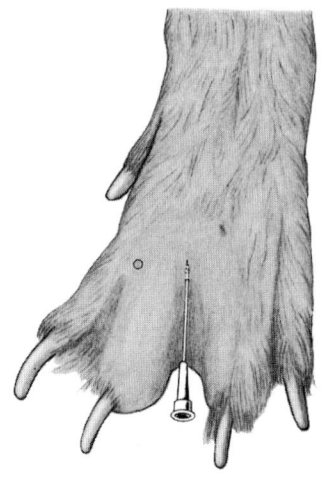

Abbildung 8.6
Anästhesie des
N. digitalis

Leitungsanästhesie der Nn. digitales

Indikation ❑ Operation an der Zehe

Vorgehen ❑ Mit einer Hand wird die Phalanx distalis gefaßt und der Strahl gestreckt. Mit der anderen Hand wird die dünne Kanüle beiderseits der Phalanx proximalis von distal her durch die Haut gestochen (Abb. 8.6).

Es werden 2–3 ml des Anästhetikums subkutan injiziert. Kein Vasokonstriktorenzusatz!

Literatur

Alef M. Die Überwachung der in- und exspiratorischen Sauerstoffkonzentrationen während der Narkose des Hundes. Diss Med Vet, Gießen, 1992

Alef M, Oechtering G (1994): Nichtinvasive Patientenüberwachung in der Tiermedizin: Pulsoxymetrie und Kapnographie. Teil I: Pulsoxymetrie. Tierärztl Praxis 22:596

Alef M, Oechtering G (1995): Nichtinvasive Patientenüberwachung in der Tiermedizin: Pulsoxymetrie und Kapnographie. Teil II: Kapnographie. Tierärztl Praxis 23:1

Baum J. Praxis der Minimal-Flow-Anästhesie – Die Technik der Narkosen mit niedrigem Frischgasvolumen: Low-Flow-, Minimal-Flow- und die Anästhesie im Geschlossenen System. Thieme, Stuttgart, New York, 1988

Becker K. Eine antagonisierbare Sedation mit Medetomidin, l-Methadon und Diazepam vor der Epiduralanästhesie beim Hund. Diss Med Vet, Gießen, 1994

Becker K, Oechtering G (1996): Die Anästhesie mit Medetomidin und Ketamin bei der Katze. Kleintierpraxis 41:249–58

Benzer H, Burchardi H, Larsen R, Suter PM (Hrsg.) Intensivmedizin. Springer, Berlin, Heidelberg, New York, 1995

Bonath KH (1986): Regionalanästhesie kontra Allgemeinnarkose – geeignete Anästhesieverfahren für den Hund als Risikopatienten. Kleintierpraxis 31:213

Booth NH, McDonald LE (eds). Veterinary pharmacology and therapeutics. Iowa State University Press, Ames, 1988

Brass A (1991): Die Bestimmung der CO_2-Konzentration in der Atemluft zur Narkoseüberwachung beim Hund. Kleintierpraxis 36:627

Cooper JB, Newbower RS, Kitz RJ (1984): An analysis of major errors and equipment failures in anesthesia management: Considerations of prevention and detection. Anesthesiology 60, 34

Doenicke, A, Kettler D, List WF, Radke J, Tarnow J (Hrsg). Anästhesiologie. Springer, Berlin, Heidelberg, New York 1995.

Dull DL, Tinker JH, Caplan RA, Ward RJ Cheney FW (1989): ASA Closed Claims Study: Can pulse oximetry and capnometry prevent anesthetic mishaps? Anesth. Analg. 68:1

Eger EI II (ed) (1985): Nitrous oxide/N_2O. Edward Arnold, London

Erhardt, W (1990): Anästhesie beim Welpen. Kleintierpraxis 35:217

Erhardt W, Haberstroh J, Schindele M, Blümel G (1988): Anästhesie bei Hund und Katze. Wien. tierärztl. Mschr. 75:394

Fenner, WR (Hrsg) (1994): Kleintierkrankheiten: Differentialdiagnose und Therapie in der Praxis. Gustav Fischer, Jena

Forth, W, Henschler D, Rummel W, Starke K (Hrsg.) (1992): Allgemeine und spezielle Pharmakologie und Toxikologie für Studenten der Medizin, Veterinärmedizin, Pharmazie, Chemie, Biologie sowie für Ärzte, Tierärzte und Apotheker. BI-Wiss.-Verl., Mannheim, Leipzig, Wien

Fritsch R, Hausmann R (1988): Zur indirekten Blutdruckmessung mit dem Dinamap 1255 Research Monitor. Tierärztl. Prax. 16, 373

Grandy JL, Dunlop CI (1991): Anesthesia of pups and kittens. J. Am. Vet. Med. Assoc. 198, 1244

Haarer, M (1992): Die klinische Bedeutung der Blutgruppen bei der Katze – Blutgruppenserologische Untersuchungen. Diss. Med Vet, Gießen

Haarer, M und E-G Grünbaum (1993): Zur Blutgruppendiagnostik bei der Katze. Tierärztl. Praxis 21, 339–43

Hall LW, Clarke KW (1991): Veterinary Anaesthesia. Baillière Tindall, London, Philadelphia

Hall, LW, Taylor PM (1994): Anaesthesia of the Cat. Baillière Tindall, London, Philadelphia

Hartmann, H (1995): Flüssigkeitstherapie bei Tieren. Gustav Fischer, Jena

Kalenda, Z (1989): Mastering infrared capnography. Zeist, Kerckebosch, Niederlande

Lake, VL (Hrsg) (1990): Monitoring. Saunders, Philadelphia, New York

Larsen, R (1994): Anästhesie. Urban & Schwarzenberg, München, Wien.

List, WF, H Metzler und T Pasch (Hrsg.) (1995): Monitoring in Anästhesie und Intensivmedizin. Springer, Berlin, Heidelberg

Livingston, A, A Noland und A Waterman (1986/87): The Pharmacology of alpha$_2$ adrenergic agonist drugs. J. Vet. Anaesth. 14:3

Lumb, WV und E Jones (1984): Veterinary Anesthesia. Lea & Febiger, Philadelphia

Meuret, GH und H Löllgen (1994): Reanimationsfibel. Springer, Berlin, Heidelberg, New York

Miller, RD (Hrsg.) (1986): Anesthesia. Churchill Livingstone, New York, Edinburgh, London

Moëns, Y und W Verstraeten (1982): Capnographic monitoring in small animal anesthesia. J. Am. Anim. Hosp. Assoc. 18:659–678

Morgan, RV (1989): Manual der Kleintiernotfälle. Enke, Stuttgart

Muir, WW und JAE Hubbell (1989): Handbook of veterinary anesthesia. Mosby Company, St. Louis, Washington, Toronto

Nunn, JF. Applied respiratory physiology. Butterworths, London, Boston 1987.

Paddleford, RR und W Erhardt (Hrsg.) (1992): Anästhesie bei Kleintieren. Schattauer, Stuttgart, New York

Paloheimo, M, D Cozanitis (1983): Kapnometrie in der Anaesthesie- und Intensivtherapie. Anaesthesist 32:2–5

Pasch, TH (1986): Die Überwachung des Patienten in der Narkose. Anaesthesist 35, 708

Pasch, TH (1989): Nichtinvasives Monitoring. Anästh. Intensivther. Notfallmed. 24:3

Payne, JP und JW Severinghaus (Hrsg.) (1986): Pulse Oximetry. Springer, Berlin, Heidelberg, New York

Peter, K, BR Brown, E Martin und O Norlander (Hrsg.) (1986): Inhalationsanaesthetika – Neue Aspekte. Springer, Berlin, Heidelberg (Anaesthesiologie und Intensivmedizin 184)

Planta, M v. (1992): Kardiopulmonale Reanimation – Determinanten des Überlebens. VCH, Weinheim, Basel, Cambridge

Reinhart, K (1988): Zum Monitoring des Sauerstofftransportsystems. Anaesthesist 37:1

Rossi, R, KH Lindner, P Lotz und FW Ahnefeld (1989): Voraussetzungen zur optimalen kardiopulmonalen Reanimation. Teil I. Anforderungen an Personal und Ausbildung. Anästh. Intensivmed. 30:158

Sanders, AB, KB Kern, CW Otto, MM Milander und GA Ewy (1989): End-tidal carbon dioxide during cardiopulmonary resuscitation: A prognostic indicator for survival. J. Am. Med. Assoc. 262: 1347–1351

Schatzmann, U, R Straub und JL Stauffer (1991): Grundlage der Narkoseverfahren beim Schockpatienten. Mh. Vet.-Med. 46:315

Schmidt-Oechtering, GU (1987): Untersuchung über die arterielle und gemischtvenöse Sauerstoffsättigung des Hämoglobins sowie andere Atmungs- und Kreislaufparameter unter dem Einfluß von l-Methadon, Acepromazin und der lumbosakralen Epiduralanaesthesie beim Hund. Diss. Med. Vet., Berlin

Schmidt-Oechtering, G (1993): Perioperative Patientenüberwachung bei Hund, Katze und Pferd. Habilitationsschrift Med. Vet., Gießen

Schmidt-Oechtering, G und M Alef (Hrsg.). Neue Aspekte der Veterinäranästhesie und Intensivtherapie. Blackwell Wissenschaftsverlag, Berlin 1993.

Schmidt-Oechtering, G, M Alef und E Schimke (1993): Gebräuchlichste Formen der Schmerzausschaltung. In: Freudiger, U, E.-G Grünbaum und E Schimke (Hrsg.): Klinik der Hundekrankheiten. Gustav Fischer, Jena

Schmidt-Oechtering, GU und K Becker (1992): Alte und neue α_2-Adrenozeptor-Agonisten. Teil 1: Xylazin und Medetomidin. Tierärztl. Prax. 20, 447

Schwilden, H und H Stoeckel (Hrsg.) (1987): Die Inhalationsnarkose: Steuerung und Überwachung. Thieme, Stuttgart (Intensivmedizin Notfallmedizin Anästhesiologie 58)

Skarda, R (1994): Schmerzausschaltung, Sedation, Narkose. In: Niemand, H.G. und P.F. Suter: Praktikum der Hundeklinik. Parey, Berlin, Hamburg, 77–96

Smalhout, B (1983): A quick guide to capnography and its use in differential diagnosis. Hewlett Packard, Böblingen

Tacke, S (1994): Fotoelektrische Pulsplethysmographie zur Kreislaufüberwachung bei Hund und Katze. Aussagekraft und Anwendungsmöglichkeiten. Diss. Med. Vet., Gießen

Vainio, O (1989): Introduction to the clinical pharmacology of medetomidine. Act. Vet. Scand., Suppl. 85, 85

Versprille, A (Hrsg.) (1992): Monitoring. Springer, Berlin, Heidelberg (Anaesthesiologie und Intensivmedizin 224)

Young, LE (1992): Current developments in cardiopulmonary resuscitation. J. Small Anim. Pract. 33, 138

Zaslow, IM (Hrsg.) (1984): Veterinary Trauma and Critical Care. Lea & Febiger, Philadelphia

Spezieller Teil

Operationen am Kopf

Äußeres Ohr

Wundversorgung

Indikation ❏ Zusammenhangstrennung von Haut und Ohrknorpel; partielle Resektion des Ohrrandes wegen Fissur, chronischer Entzündung durch Stechfliegen, aktinischer Keratose, Tumor.

Vorbereitung ❏ Der Patient wird in Seiten- oder in Sternallage ausgebunden. Der Kopf ist auf einem Polster zu fixieren.

Vorgehen ❏ Kleine Wunden können ohne Naht ausgranulieren und epithelisieren. Bei mehr als etwa 1 cm großen Defekten ist die Versorgung durch Naht angezeigt. Bei älteren Wunden werden die Haut- und Knorpelwundränder durch Abtragen eines schmalen Streifens aufgefrischt. Danach werden die Wundränder der Haut mit Knopfheften (atraumatisches, nicht resorbierbares Nahtmaterial, 1 metric) auf Stoß adaptiert. Bei einer größeren Zusammenhangstrennung sollten zusätzlich die Wundränder des Knorpels zur besseren Stabilisierung durch Naht mit dünnem Suturdraht oder durch vertikale rückläufige Nähte, die neben der Haut auch den Knorpel einbeziehen, fixiert werden.

Auf der Außenseite des Ohres mit lockerem subkutanen Gewebe kann bei flächigen Defekten die Haut durch stumpfe Abhebung vom Knorpel in beschränktem Maße mobilisiert und nach Adaptation der Wundränder genäht werden. Dies ist auf der Innenseite der Ohrmuschel wegen der straffen Verbindung zwischen Haut und Knorpel nicht möglich, so daß bei Exzisionen oft beide Gewebe zusammen umschnitten werden müssen.

Zur partiellen Resektion des Ohrrandes sollte der zu entfernende Anteil unter Zug mit Fadenzügel oder Klemme fixiert werden, damit die Amputation zügig mit dem Skapell vorgenommen werden kann. Dadurch lassen sich Unregelmäßigkeiten in der Schnittführung, die nur schwierig –

am besten mit einer langschenkligen Schere – korrigiert werden können, vermeiden. Die Wundränder der Haut werden unter Schonung des Knorpels mit dünnem Nahtmaterial adaptiert. Die Wunde kann durch Aufnähen einer gepolsterten Aluminiumfolie und/oder einen Ohrtütenverband geschützt werden.

Operation des Othämatoms

Indikation ❏ Bluterguß zwischen Ohrknorpel und Haut.

Vorbereitung ❏ Der Patient wird in Sternal- oder Seitenlage ausgebunden und der Kopf mit Unterkieferschlinge fixiert. Der Gehörgang wird gesäubert, bei einer oft gleichzeitig vorliegenden Otitis externa behandelt und mit Watte abgedichtet.

Vorgehen ❏ Bei einem kleinen Hämatom, das nicht älter als sieben Tage ist, kann die Flüssigkeit durch Punktion oder über eine Stichinzision entfernt, der Hohlraum mit 0,9%iger Kochsalzlösung ausgespült, ggf. eine Drainage eingelegt, die Ohrmuschel über einem Mullpolster zusammengerollt und in Form eines Tütenverbands bandagiert werden.

Die Kompression der von der Knorpelunterlage abgehobenen Haut ist mit rückläufigen Heften sicherer zu erreichen. Mit gerader Nadel werden die Fäden der Stärke 2–3 metric von der Außenseite zur Innenseite der Ohrmuschel hin-, dann zurückgeführt und außen geknüpft. Die Hefte sollten schachbrettartig und zur Vermeidung von Störungen der Blutversorgung der Ohrspitze in Längsrichtung des Ohres gesetzt werden. Rückläufige Hefte können auch zur komprimierenden Fixation von gepolsterten Stäbchen oder Kunststoffplatten auf beiden Seiten des Ohres dienen.

Bei größerem und auch bei älterem Bluterguß wird über dem Hämatom ein ausreichend langer

Einschnitt gemacht. Dieser ist über die gesamte Ausdehnung des Ergusses hinweg linear oder S-förmig. Die S-förmige Vernarbung soll weniger zur Narbenkontraktur in Längsrichtung neigen. Nach Entfernen von Koagula und Fibrin sowie Spülung ist eine großflächige Kompression durch Holzspatel oder Kunststoffplatten erforderlich, die durch perforierende Hefte auf der Außen- und Innenfläche des Ohres fixiert werden (Abb. 9.1). Die Fäden dürfen wegen der zu erwartenden Schwellung der Haut nicht zu fest geknotet werden. Der durch die Inzision geschaffene Spalt soll zur guten Drainage einige Millimeter breit offen bleiben und muß eventuell ausgeschnitten werden.

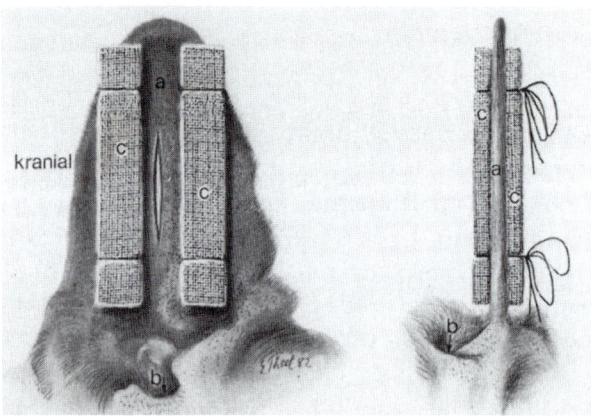

Abbildung 9.1 Othämatom-Operation
links: Innenfläche der Ohrmuschel
rechts: Ohrmuschel, von der Kante gesehen
a Ohrmuschel; **b** äußerer Gehörgang; **c** gepolsterter Spatel

Kompression durch Naht oder Auflagen soll sich erübrigen, wenn nach Ausräumen der Höhle ein Fibrinpolymerisat (Beriplast®) eingebracht und die Haut für einige Minuten angepreßt wird.

Nachbehandlung ❏ Das Ohr wird durch sekretabsorbierenden Verband über dem Kopf fixiert. Ein Verbandwechsel ist situationsabhängig und erfolgt im Abstand von 2–4 Tagen. Die Fäden der rückläufigen Hefte werden erst nach 3–4 Wochen entfernt, um der die Ohrmuschel verformenden Narbenkontraktur entgegenzuwirken.

Operation bei Otitis externa

Indikation ❏ Otitis externa chronica purulenta, ulcerosa sive hyperplastica.

Vorbereitung ❏ Gründliche Reinigung des äußeren Gehörganges durch Spülungen mit körperwarmer NaCl-Lösung, 0,9 %ig, der ein Antiseptikum hinzugefügt werden kann. Seitenlagerung. Der Kopf ist gestreckt in Seitenlage auf einem Polster zu fixieren. Der Assistent steht am Rükken des Tieres und streckt durch Zug an der Ohrmuschel den äußeren Gehörgang.

Vorgehen a) ❏ Exzision eines keilförmigen Stücks aus der lateralen Wand des äußeren Gehörgangs (Operation nach HINZ).

Das Cavum conchae wird an der kranialen und kaudalen Rundung mit einer kräftigen geraden Schere eingeschnitten. Die Schnitte laufen am Übergang des vertikalen zum horizontalen Teil des äußeren Gehörgangs zusammen. Somit wird ein keilförmiges Stück aus der lateralen Wand des trichterförmigen äußeren Gehörgangs exzidiert. Notwendig ist, daß der horizontale Teil des äußeren Gehörgangs im unteren Wundwinkel dargestellt wird und auch nach der Naht freigelegt bleibt (Abb. 9.2). Um das sicherzustellen, ist meist zusätzlich ein kleiner Lappen des äußeren Gehörgangs im Bereich des unteren Wundwinkels nach ventral zu nähen.

Die Wunde wird durch Adaptation des Wundrands der Haut an den der inneren Muschelhaut mit Knopfheften (dünner, nicht resorbierbarer Faden) geschlossen. Es ist darauf zu achten, daß die Haut den Knorpelrand spannungslos abdeckt.

Vorgehen b) ❏ Lappenplastik zur Darstellung des äußeren Gehörgangs (Operation nach ZEPP).

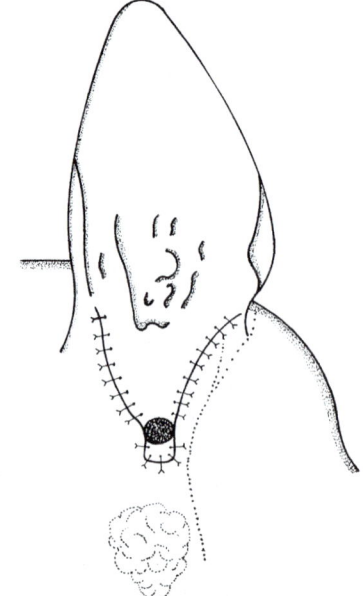

Abbildung 9.2
Naht nach Exzision eines keilförmigen Stücks aus der lateralen Wand des äußeren Gehörgangs; Schema

Über der rostralen und über der kaudalen Begrenzung des Cavum conchae wird ein Schnitt durch Haut und Platysma gelegt (Abb. 9.3, 9.4 I). Beide Schnitte sind doppelt so lang wie der vertikale Abschnitt des äußeren Gehörgangs (Abb. 9.4 I). Über der Krümmung zum horizontalen Abschnitt des äußeren Gehörgangs laufen sie sanduhrförmig zusammen. Distal der Krümmung divergieren sie etwas.

Ventral werden sie durch einen horizontal verlaufenden Schnitt verbunden. Die umschnittene Haut wird mobilisiert und nach dorsal umgeschlagen (Abb. 9.4 II). Danach werden lockeres Bindegewebe und Anteile der Gl. parotis von der lateralen Wand des äußeren Gehörgangs abpräpariert und zur Seite gespreizt.

An der jetzt übersichtlich dargestellten rostralen und kaudalen Rundung des Cavum conchae werden Knorpel und Muschelhaut an der Krümmung zum horizontalen Teil des äußeren Gehörgangs mit dem Skalpell längs eingekerbt und somit die Spaltungsrichtung vorgelegt. Anschließend wird der äußere Gehörgang von den Wundwinkeln des nach dorsal geklappten Hautlappens her, der rostralen und kaudalen Rundung des Cavum conchae folgend, bis zu den Kerben mit der Schere aufgeschnitten (Abb. 9.4 II). Der umschnittene Teil des äußeren Gehörgangs wird nach

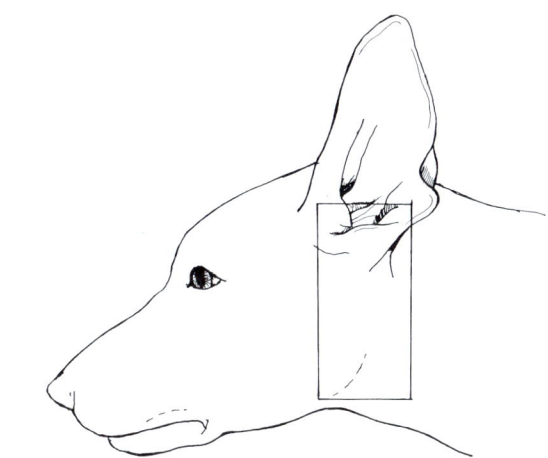

Abbildung 9.3 Übersicht zur Lappenplastik bei Otitis externa

ventral umgeschlagen und der über den distalen horizontalen Wundrand der Haut hinausreichende Teil reseziert. Die Subkutis des Knorpelstreifens wird mit einigen resorbierbaren Knopfheften an das Wundbett fixiert und der Wundrand der Haut an den der Muschelhaut mit Knopfnähten (dünner, nicht resorbierbarer Faden) adaptiert (Abb. 9.4 III). Wegen der unterschiedlichen Dicke von Muschelhaut und äußerer Haut ist die äußere Haut zur Nivellierung der Wundränder

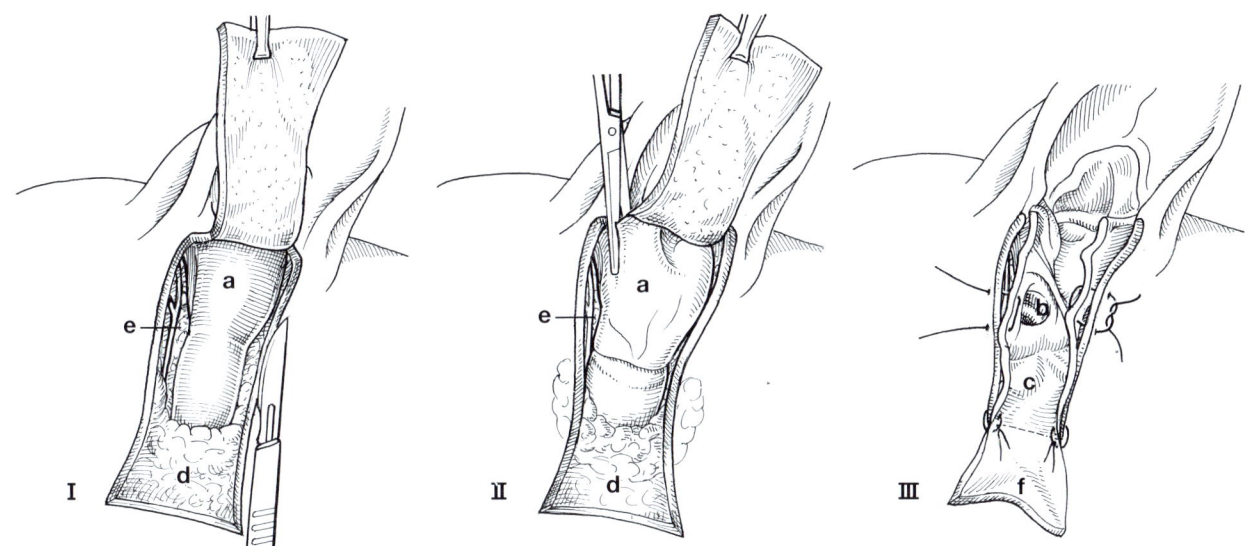

Abbildung 9.4 I–III Lappenplastik bei Otitis externa
I Hautschnitt zur Darstellung des äußeren Gehörganges, Hautlappen nach oben geklappt; **II** laterale Fläche des äußeren Gehörgangs dargestellt, Schnittführung durch den vertikalen Teil des äußeren Gehörganges; **III** nach ventral verlagerte Lateralfläche des äußeren Gehörganges mit Situationsheften fixiert
a absteigender vertikaler Teil des äußeren Gehörganges; **b** Öffnung des horizontalen Teils des äußeren Gehörganges; **c** umgeklappter Muschelknorpel des vertikalen Teils des äußeren Gehörganges; **d** Gl. parotis; **e** N. auriculopalpebralis; **f** übriger Hautlappen, der reseziert wird.

flach zu durchstechen. Die ersten beiden Nähte sollten rückläufig an der Öffnung des horizontalen Gehörgangs gesetzt werden. Bei wenig festem hyperplastischem Epithel muß der Knorpel mitgefaßt werden.

Nachbehandlung ❏ Nach Versorgung des äußeren Gehörgangs wird eine Hautfaltendecknaht oder ein Kopfverband angelegt. Verbandwechsel bzw. Abnahme der Hautfaltendecknaht und Anlegen einer Halskrause nach 2–4 Tagen.

Operation bei Abriß des knorpeligen äußeren Gehörgangs

Indikation ❏ Abriß des Küraßknorpels.

Vorbereitung ❏ Gründliche trockene Reinigung des äußeren Gehörganges. Seitenlagerung. Der Kopf ist gestreckt in Seitenlage auf einem Polster zu fixieren.

Vorgehen ❏ Ein bogenförmiger Hautschnitt wird vom palpierbaren kaudalen Anteil des knorpeligen äußeren Gehörgangs nach kranial in Richtung auf den Unterkieferwinkel geführt. Das Platysma wird in Faserrichtung durchtrennt und der kaudale Anteil der Parotis stumpf freigelegt und mobilisiert. Der knorpelige Gehörgang wird bis zur Abrißstelle in Richtung Felsenbeinpyramide freipräpariert. Falls notwendig, wird der N. facialis umschlungen und zur Seite gezogen. Nach Einsetzen eines Wundspreizers wird der Rand des Küraßknorpels mit dünnem, nicht resorbierbarem atraumatischen Nahtmaterial an das fibröse Gewebe am Meatus acusticus externus osseus adaptiert. Wegen des beengten Raumes in der Tiefe ist es vorteilhaft, alle Fäden vorzulegen, dann erst anzuziehen und zu knüpfen (Abb. 9.5).

Nach Rückverlagerung der Parotis erfolgt die Naht des Platysmas mit resorbierbaren Fäden. In den unteren Wundwinkel wird ein Drain eingelegt und die Hautwunde mit Einzelheften geschlossen.

Bei einem älteren infizierten Abriß kann nach Durchführung der Otitisoperation nach ZEPP über den horizontalen knorpeligen Anteil des Meatus acusticus externus eine lokale chemotherapeutische Behandlung erfolgen. Anschließend sollte versucht werden, durch vorübergehende Einlage eines durch Naht fixierten Silikonröhrchens der Tendenz zur Obstruktion des Gehörganges durch

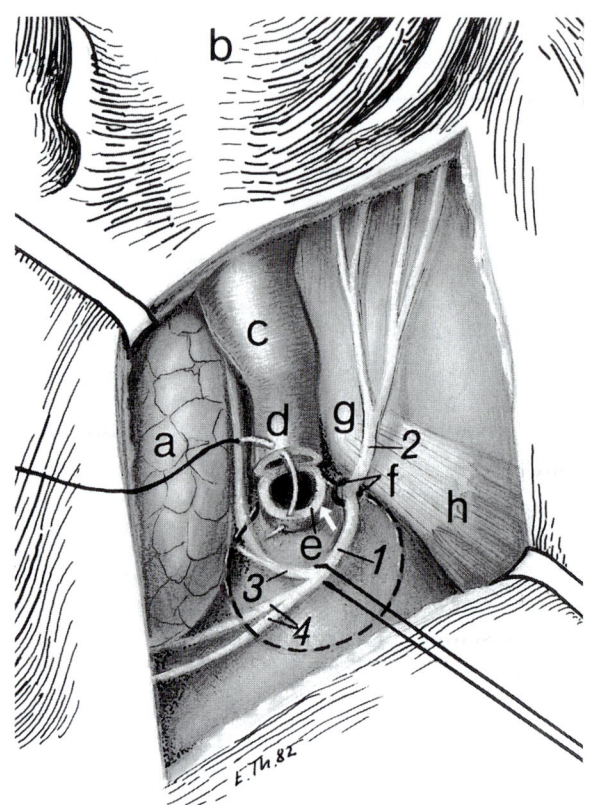

Abbildung 9.5 Abriß des äußeren Gehörgangs mit vorgelegter Naht
a Gl. parotis, postaurikulärer Zipfel rostral verlagert; **b** Eminentia conchae, Gesäß der Ohrmuschel; **c, d** Meatus acusticus externus cartilagineus: **c** halbringförmiger Knorpel, **d** Küraßknorpel; **e** Bulla tympanica (schraffiert) mit Meatus acusticus externus osseus (⇧); **f** For. stylomastoideum; **g** Proc. mastoideus; **h** Pars mastoidea des M. sternocephalicus
1 N. facialis; **2** N. auricularis caudalis; **3** N. auriculopalpebralis; **4** Rami buccales

Granulationsgewebe zu begegnen, andernfalls kann eine Ablatio erforderlich werden.

Nachbehandlung ❏ Der Drain wird am 2. postoperativen Tag gezogen.

Ablatio des äußeren Gehörgangs

Indikation ❏ Therapieresistente entzündliche Hyperplasie des Gehörgangepithels; ausgedehnte Verknöcherung des Gehörgangs.

Instrumente ❏ Kleiner scharfer Löffel nach LEMPERT, Hohlmeißel-Zange nach LÜER.

Vorbereitung ❑ Seitenlagerung. Der Kopf wird bei gestrecktem Hals auf einem Polster fixiert. Parenterale Applikation eines im Sensibilitätstest geprüften Chemotherapeutikums. Sorgfältige Säuberung des Gehörgangs und der inneren Ohrmuschel.

Vorgehen ❑ Inzision der Haut parallel zum und dicht unterhalb des Tragusrandes. Senkrecht dazu werden Haut und Platysma lateral über dem palpierbaren aurikulären Anteil des Gehörganges in ventraler Richtung bis unterhalb des Übergangs zum horizontalen Teil durchtrennt (Abb.9.6 I). Unter sorgfältiger Blutstillung erfolgt die weitgehend stumpfe zirkuläre Darstellung des vertikalen Gehörgangs von der Biegung aus nach dorsal. Dadurch wird der aurikuläre Teil des Meatus acusticus externus vollständig mobilisiert (Abb. 9.6 II). Der Schnitt zur zirkulären Umschneidung des Eingangs zum Meatus acusticus externus wird in gleicher Höhe, bei Stehohren zur Erhaltung der Stabilität vorzugsweise etwas weiter ventral, an der medialen Seite der Ohrmuschel weitergeführt (Abb. 9.6 III). Der kaudale Anteil der Parotis wird freigelegt und durch stumpfe Präparation mobilisiert. Der N. facialis (Abb. 9.5, 9.7 I) und die im ventralen Wundwinkel befindlichen Blutgefäße (A. und V. temporalis superficialis, A. und V. auricularis caudalis) werden dargestellt und, falls erforderlich, nach Umschlingung schonend

zur Freipräparation des horizontalen Gehörgangs zur Seite gezogen.

Die stumpfe Isolierung des halbringförmigen und des Küraßknorpels bis zum knöchernen Meatus acusticus externus sollte wegen der Verletzungsgefahr von Nerven und Blutgefäßen dicht am Knorpel erfolgen. Der knorpelige Gehörgang wird dann am Porus acusticus externus abgesetzt. Verbliebene Knorpelreste werden bis zum Knochen mit der Hohlmeißel-Zange entfernt. Die epitheliale Auskleidung des knöchernen Gehörgangs muß mit dem scharfen Löffel sorgfältig kürettiert werden, da sonst weiterhin Cerumen produziert wird.

Bei gleichzeitig bestehender Otitis media chronica wird eine laterale Osteotomie der Bulla tympanica vorgenommen (s. diese). Nach Rückverlagerung der Parotis erfolgt die Naht des Platysmas mit resorbierbaren Fäden. In den unteren Wundwinkel wird ein Drain eingelegt und die Hautwunde in T-Form mit Knopfnaht geschlossen.

Nachbehandlung ❑ Es empfiehlt sich eine postoperative Analgesie während der ersten 12–24 Stunden. Der Drain wird am 7. postoperativen Tag entfernt.

Komplikationen ❑ Verletzung des N. facialis, Fistelbildung, vestibuläre Symptome, Beeinträchtigung des Hörvermögens. Komplikationen bei der Katze sind häufiger als beim Hund. Der N. facialis ist bei der Katze empfindlicher gegenüber Manipulationen. Aufgrund des exponierten Verlaufs

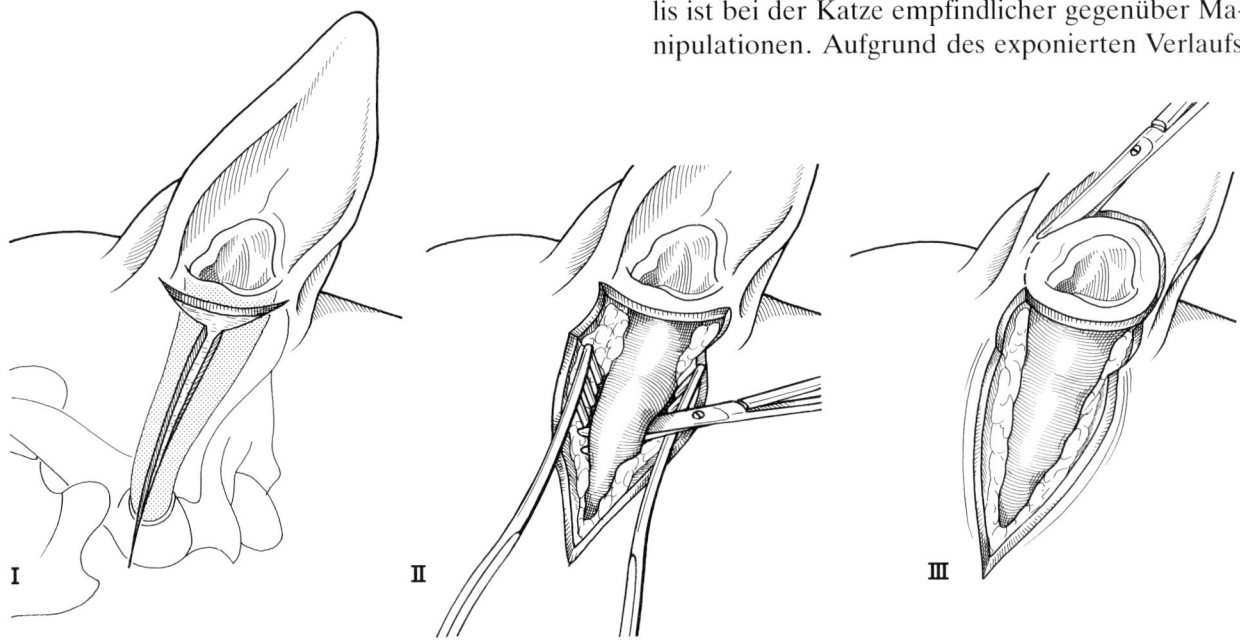

Abbildung 9.6 I–III Ablatio des äußeren Gehörganges
I Inzision der Haut, gepunktet palpierbarer Meatus acusticus externus; **II** Mobilisierung des Meatus acusticus externus; **III** zirkuläre Umschneidung des Meatus acusticus externus

der parasympathischen Fasern, die aus dem Foramen jugulare kaudomedial der Bulla tympanica
austreten und über die mediale Seite der Bulla tympanica ziehen (N. tympanicus der durch die Fissura
petrotympanica in die Paukenhöhle zieht), kommt
es bei der Katze nach diesem Eingriff nicht selten
zum HORNER-Syndrom (Miosis, Ptosis, Enophthal-
mus mit Vorfall der Membrana nictitans).

Mittleres Ohr

Osteotomie der Bullatympanica
über lateralen Zugang (Abb. 9.7 Ia)

Indikation ❏ Otitis media purulenta chronica,
auch im Zusammenhang mit Ablatio des äußeren
Gehörganges. Drainage und direkte Applikation
von Medikamenten in das Mittelohr.

Instrumente ❏ Schmaler Hohlmeißel nach
PARTSCH oder Spiralbohrer (2–3 mm), Hohlmeißel-Zange nach LÜER, pressluftgetriebene Fräse.

Vorbereitung ❏ Seitenlagerung. Der Kopf wird
bei gestrecktem Hals auf einem Polster fixiert.

Vorgehen ❏ Ein bogenförmiger Hautschnitt
wird vom palpierbaren kaudalen Anteil des knorpeligen äußeren Gehörgangs nach kranial in
Richtung auf den Unterkieferwinkel geführt. Das
Platysma wird in Faserrichtung durchtrennt und
der kaudale Anteil der Parotis stumpf freigelegt
und mobilisiert. Der horizontale knorpelige
Gehörgang wird ventral weitgehend stumpf in
Richtung Felsenbeinpyramide freipräpariert. Der
N. facialis und die in seiner Nähe befindlichen
Blutgefäße (A. und V. temporalis superficialis, A.
und V. auricularis caudalis) werden dargestellt
und ggf. nach Umschlingung schonend nach ventrolateral abgedrängt (Abb. 9.7 II). Durch sorgfältige Präparation unter dem Meatus acusticus
externus osseus kann die laterale Wand der Bulla
tympanica erreicht werden. Mit dem Hohlmeißel
oder mit einem Pfriem wird zunächst eine kleine
Öffnung geschaffen, die anschließend mit der
LÜER-Zange oder mit einer pressluftgetriebenen
Fräse erweitert wird.

Zur Osteotomie der Bulla tympanica nach Ablatio des äußeren Gehörganges wird zunächst mit
der Hohlmeißel-Zange der nach Absetzen des
Küraßknorpels offene Meatus acusticus externus
osseus in seiner unteren Hälfte und dann in ven-

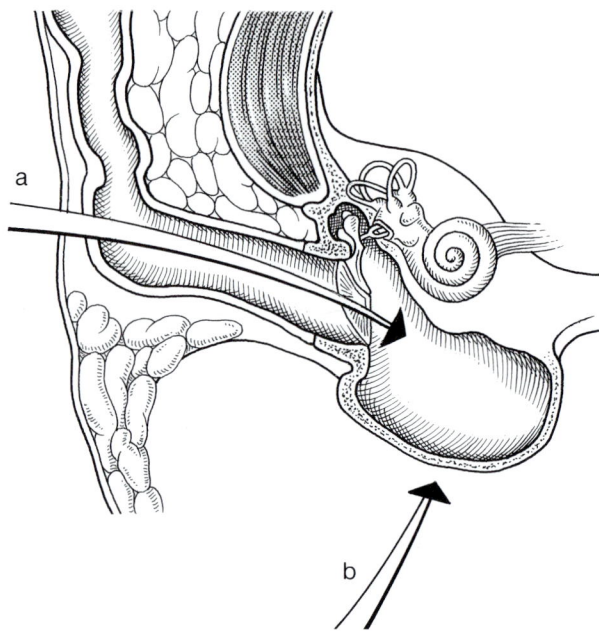

Abbildung 9.7 I Zugänge zur Bulla tympanica
a lateraler Zugang nach Ablatio des äußeren Gehörgangs
b ventraler Zugang

traler Richtung die laterale Wand der Bulla tympanica entfernt (Abb. 9.7 III). Das bei der Katze
die Bulla in einen ventrolateralen und einen dorsomedialen Hohlraum teilende Septum muß
ebenfalls weitflächig eröffnet werden.

Durch Spülung und vorsichtige Kürettage, die
den dorsal gelegenen Recessus epitympanicus der
Paukenhöhle mit den Hörknöchelchen und die
mediale Wand der Bulla schonen sollte, werden
Entzündungsprodukte entfernt. Ein Penrose-
Drain wird in die Bulla eingelegt und durch Catgut am Periost oder einem kleinen in die verbliebene Wand gesetzten Bohrloch fixiert. Er wird
durch eine im Abstand von einigen Zentimetern
von der zu schließenden Hautwunde angebrachten Stichinzision nach außen geführt. In einigen
Fällen empfiehlt sich das Einlegen einer Spüldrainage, die von dorsokaudal des Ohres eindringt,
die Bulla tympanica erreicht und distal des unteren Wundwinkels austritt. Nach Rückverlagerung der Parotis erfolgt die Naht des Platysmas
mit resorbierbaren Fäden. Die Hautwunde wird
mit einer Knopfnaht verschlossen (Abb. 9.7 IV).

Nachbehandlung ❏ Spülung mit 0,9 %iger NaCl-
Lösung bzw. lokale Chemotherapie nach Resi-
stenzprüfung. Entfernung der Drainage am 4. bis
6. Tag. Bei nicht seltener akuter postoperativer
Infektion im Wundgebiet ist nach Öffnung der
Naht eine offene Wundbehandlung erforderlich.

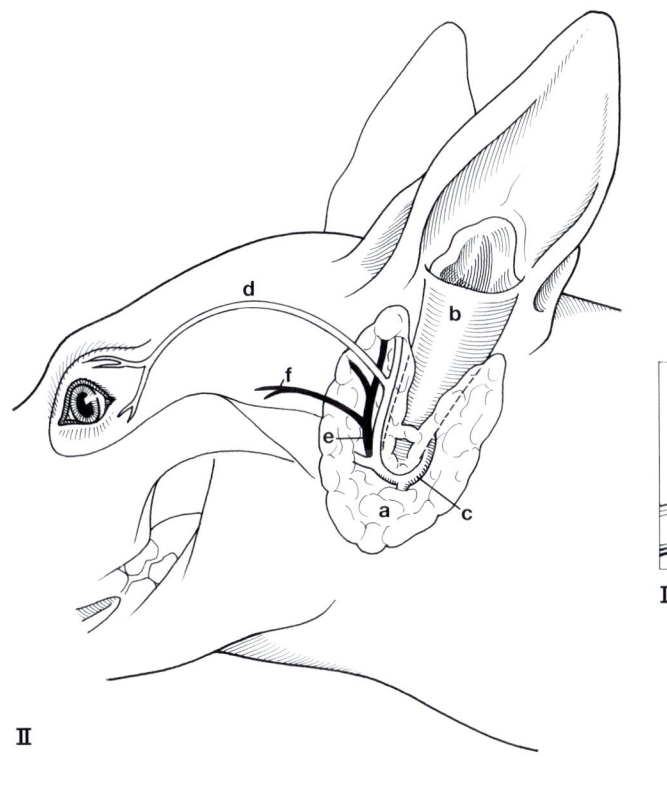

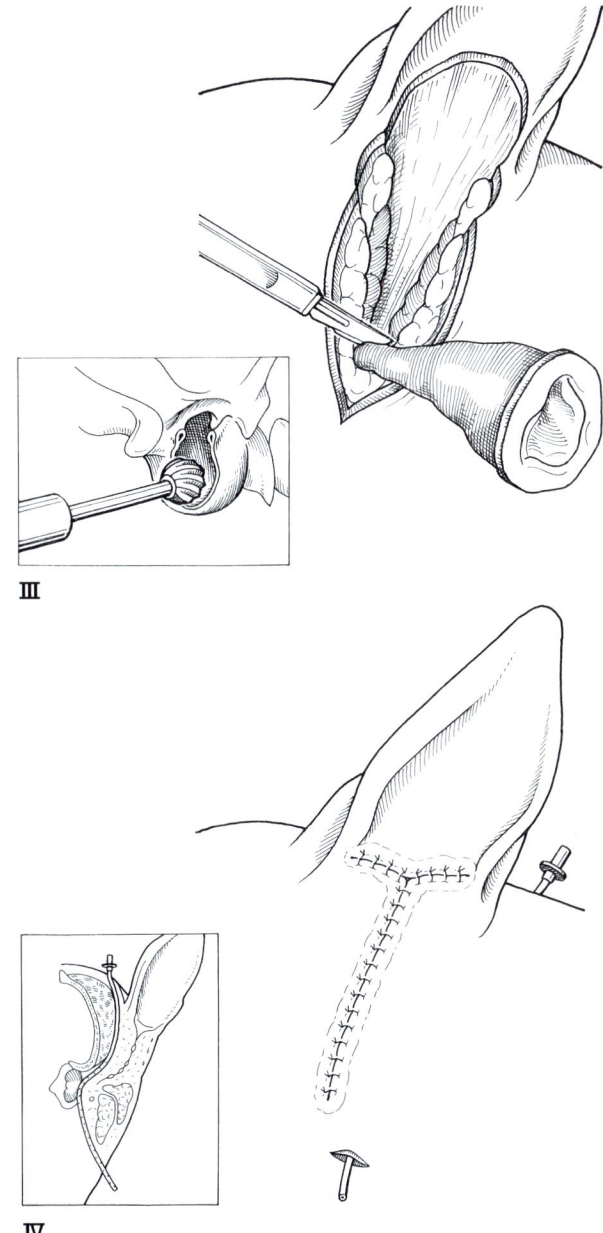

Osteotomie der Bulla tympanica über ventralen Zugang (Abb. 9.7 Ib)

Indikation ❏ Otitis media purulenta mit besserer Übersicht als bei lateralem Zugang; Osteomyelitis, Polypen in der Bulla tympanica; direkte Applikation von Medikamenten; Drainage.

Instrumente ❏ Raspatorium nach JOSEPH; Hohlmeißel nach PARTSCH und Hammer oder kleiner Spiralbohrer (2–3 mm), Hohlmeißelzange nach LÜER.

Vorbereitung ❏ Der Patient ist in Rückenlage mit nach kaudal gezogenen Schultergliedmaßen auszubinden. Ein unter den Nacken gelegtes Polster erleichtert die horizontale Lagerung des Bereichs Hals-Unterkiefer. Der Kopf wird mit einer Oberkieferschlinge fixiert.

Vorgehen ❏ Der Hautschnitt wird parallel zur Mittellinie etwa 2 cm medial des Sulcus jugularis von der Inc. vasorum facialium im Kehlgang bis zur Höhe des 2. Halswirbels gelegt (Abb. 9.8).
In gleicher Länge werden die oberflächliche Faszie und der Hautmuskel durchtrennt und zusammen mit der Haut auseinandergedrängt (Abb. 9.9). Nun werden die großen Venen peri-

Abbildung 9.7 II–IV Osteotomie der Bulla tympanica über den lateralen Zugang
II Anatomischer Situs; **a** Gl. parotis; **b** Meatus acusticus externus; **c** N. facialis; **d** N. auriculopalpebralis; **e** N. auriculotemporalis; **f** N. massetericus. **III** Erweiterung der Bullaeröffnungsstelle mit einem hochtourigen Drill (hier nach vorangegangener Ablatio des äußeren Gehörganges); **IV** Spüldrainage in die Bulla tympanica eingelegt und Verschluß der Hautwunde

pher der Aufzweigung der V. jugularis externa, die Gl. mandibularis und die Unterkieferlymphknoten lokalisiert und nach lateral zur Seite gespreizt. Dann wird stumpf in Richtung der Bulla tympanica präpariert. Dabei werden die Abgänge der A. carotis communis, der N. hypo-

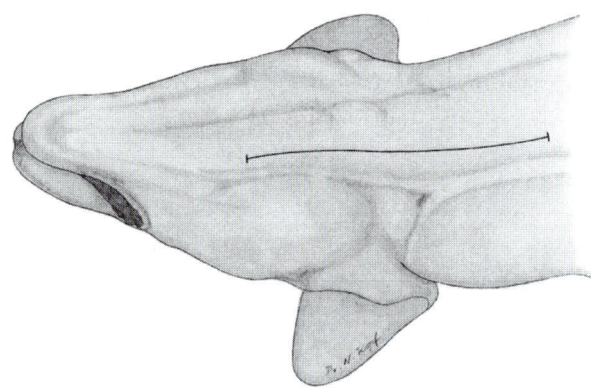

Abbildung 9.8 Lagerung und Hautschnittführung

glossus und der Truncus vagosympathicus dargestellt (Abb. 9.10). Gut zu tasten ist der Proc. paracondylaris. An ihm inseriert die Ursprungssehne
des M. digastricus. Er liegt kaudolateral der Bulla
tympanica. Die Arterien, der N. hypoglossus und
der M. digastricus werden nach lateral, Kehlkopf,
Zungenbein und ventrale Halsmuskulatur nach
medial zur Seite gespreizt. Medial der A. carotis
communis in Höhe der Abzweigung der A. lingualis ist die Bulla tympanica unter dem M. thyreoi-
deus zu tasten und durch stumpfe Präparation
darzustellen. Jetzt wird das Periost durchtrennt,
mit dem Raspatorium ausreichend weit abgelöst,

die Bulla vorsichtig mit schmalem Hohlmeißel
oder Bohrer (2–3 mm) geöffnet und die Öffnung
mit der Knochenzange erweitert (Abb. 9.11). Der
dorsal gelegene Recessus epitympanicus mit den
Hörknöchelchen sollte unbedingt geschont werden. Nach Versorgung der Paukenhöhle (Spülung, Medikation) wird eine Drainage eingelegt.
Da das Trommelfell in der Regel nicht mehr vorhanden ist, wird die Drainage von der Halswunde
durch die Bulla und den Gehörgang nach außen
geführt, mit sich selbst verknüpft oder für Spülungen mit zwei Nähten an der Haut fixiert.

Wundverschluß ❑ Die Wunde wird bis auf einen
ausreichend großen Spalt für Drain und Exsudat-
abfluß verkleinert. Die Wundränder des Hautmuskels und der oberflächlichen Faszie werden
mit Knopfnaht (resorbierbares Material) adaptiert. Hautnaht.

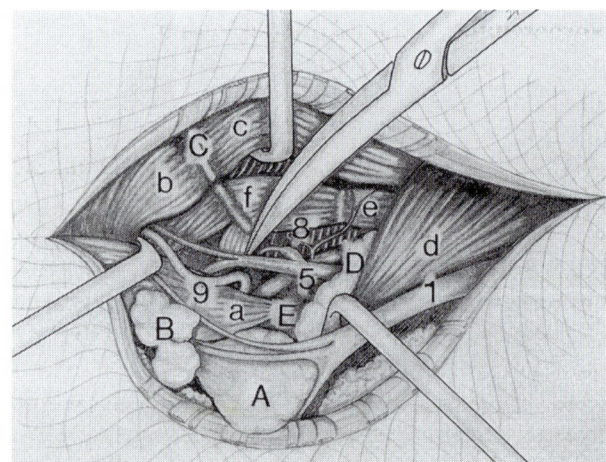

Abbildung 9.10 Venen, Gl. mandibularis und Muskulatur auseinandergedrängt

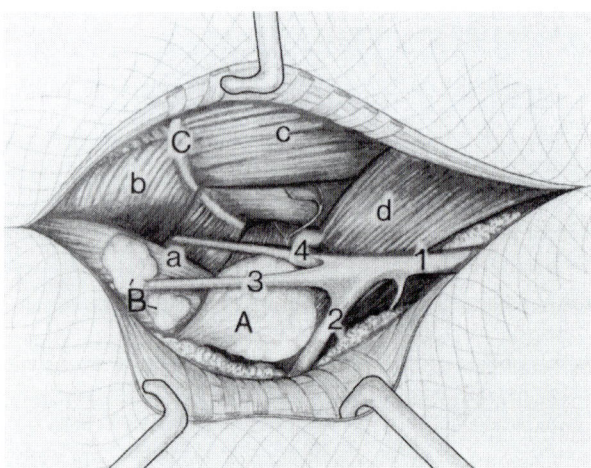

Abbildung 9.9 Haut und Hautmuskel durchtrennt und
gespreizt
A Gl. mandibularis; **B** Lnn. mandibulares; **C** Basihyoideum; **D** Lnn. retropharyngei mediales; **E** Proc. paracondylaris; **F** Bulla tympanica
a M. digastricus; **b** M. mylohyoideus; **c** M. sternohyoideus; **d** M. sternocephalicus; **e** M. sternothyreoideus;
f M. thyreohyoideus
1 V. jugularis externa; **2** V. maxillaris; **3** V. facialis; **4** V. lingualis; **5** A. carotis communis, **5′** A. carotis externa, **5″** A.
carotis interna; **6** A. lingualis; **7** Truncus vagosympathicus; **8** N. laryngeus cranialis; **9** N. hypoglossus

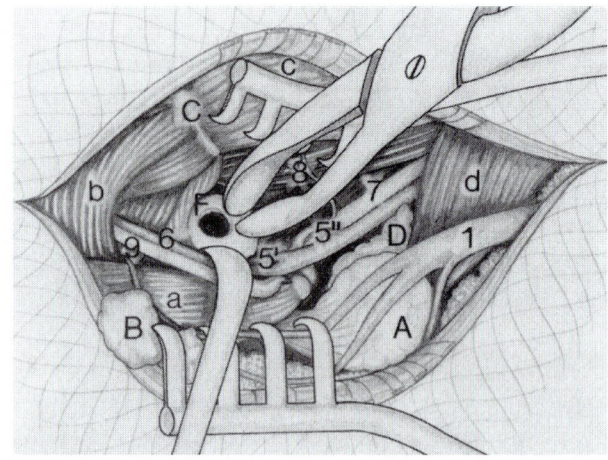

Abbildung 9.11 Zustand nach Darstellung und Trepanation der Bulla tympanica

Nachbehandlung ❏ Wiederholte Spülung mit 0,9%iger NaCl-Lösung. Eventuell lokale Chemotherapie nach Resistenzprüfung. Die Drainage sollte je nach Wundsekretion erst nach 4. bis 6. Tagen entfernt werden. Der klaffende Wundabschnitt wird offen weiterbehandelt.

Auge

Allgemeines

Subkonjunktivale Injektion

Indikation ❏ Intensivierung der Wirkung eines Medikaments am und im Auge.

Anästhesie ❏ Oberflächenanästhesie, ggf. zusätzlich Sedation.

Vorbereitung ❏ Der Kopf des Patienten ist durch eine Hilfskraft zu fixieren.

Vorgehen ❏ Mit dem Zeigefinger wird das obere Augenlid so nach dorsal gedrückt, daß die auf die Spritze aufgesetzte Nadel einige Millimeter vom Limbus flach angesetzt werden kann. Am rechten Auge ist, nach dem Zifferblatt, der Bereich 9–12, am linken Auge der Bereich 12–3 am einfachsten zugänglich (Abb. 9.12). Die Kanüle wird mit einem kurzen Ruck durch die Tunica conjunctiva bulbi gestochen. Bei der Injektion bildet sich eine Quaddel. Die zu applizierende Menge sollte nicht größer als 0,7 ml sein.

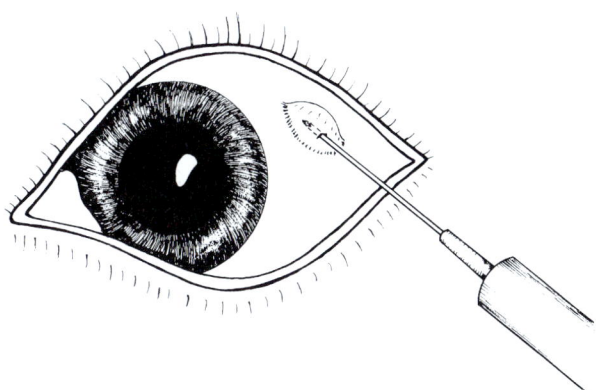

Abbildung 9.12 Subkonjunktivale Injektion am linken Auge, Lage der Kanülenspitze

Intravitreale Injektion

Indikation ❏ Gewinnung von Glaskörper zur Diagnostik (bakteriologische Untersuchung); Intensivierung einer Medikation im Auge (Kortikosteroid, Antibiotika – nicht > als 0,3 mg Gentamicin oder 2 mg Cloramphenicol, Antimykotika – 10 mg Miconazol oder 5–10 mg Amphotericin B); Reposition der Netzhaut (Hyaluronsäure); Zerstörung des Ziliarkörpers bei Glaucoma absolutum (20 mg Gentamicin).

Anästhesie ❏ Am besten geeignet ist eine Kurznarkose. Sedation und Oberflächenanästhesie können aber ausreichend sein.

Vorbereitung ❏ Der Kopf wird auf ein Vakuumkissen gelagert oder durch eine Hilfskraft fixiert.

Vorgehen ❏ Die Conjunctiva bulbi wird mit einer Pinzette nach GRAEFE dorsotemporal zwischen 1 und 2 bzw. 10 und 11 Uhr gefaßt und der Bulbus nach ventronasal rotiert. Kaudal der Pinzette, 6–8 mm vom Limbus entfernt im Bereich der Pars plana, wird bei aufgesetzter Spritze die Kanüle ruckartig durch die Conjunctiva bulbi, Sklera und Netzhaut in den Glaskörperraum vorgeschoben, so daß die Linse(nkapsel) keinesfalls verletzt wird. Bei zu langsamem Vorschieben der Kanüle kann es zu Netzhautablösung oder Blutungen kommen. Die zu injizierende Menge sollte möglichst klein gehalten werden, um eine Verlagerung der Linse nach vorne zu vermeiden.

Parazentese der vorderen Augenkammer

Indikation ❏ Gewinnung von Kammerwasser zur Diagnostik (bakteriologische bzw. zytologische Untersuchung); Intensivierung einer Medikation im Auge (Kortikosteroid, Antibiotikum).

Anästhesie ❏ Sedation und Oberflächenanästhesie sind meistens ausreichend.

Vorbereitung ❏ Der Kopf wird durch eine Hilfskraft fixiert.

Vorgehen ❏ Die Punktion erfolgt bei aufgesetzter Spritze temporal im Bereich des Limbus, so daß die Iris nicht verletzt wird. Hinsichtlich der Volumenmenge des aspirierten Kammerwassers ist darauf zu achten, daß die Kornea sich nicht

nach innen wölbt. Manchmal kann eine Bulbus-
fixierung vorteilhaft sein, indem man die Conjunctiva bulbi in der Nähe der Punktionsstelle mit
einer Pinzette nach Graefe faßt.

Subpalpebrale Medikation

Indikation ❑ Schwierigkeiten wegen Schmerzen
und/oder Widersetzlichkeit bei oft zu wiederho-
lender Applikation eines Medikaments in den
Konjunktivalsack.

Instrumente ❑ Weitlumige Kanüle, feiner weicher Katheter.

Anästhesie ❑ Oberflächenanästhesie, Sedation
oder Narkose.

Vorbereitung ❑ Sie ist abhängig vom Grundleiden. Die Durchgängigkeit des Tränennasenkanals
sollte geprüft und der Konjunktivalsack gespült
werden.

Vorgehen ❑ Die Lidkante des oberen Augenlids
wird mit einer Pinzette fixiert und die im Fornix
conjunctivae superior angesetzte Kanülenspitze
durch das Lid gestochen (Abb. 9.13). Nun wird
der Katheter durch das Kanülenlumen ausreichend weit in den Konjunktivalsack eingeführt.
Danach wird die Kanüle entfernt und der Katheter an mehreren Stellen mit Knopfheften an der
Haut fixiert. Inzwischen gibt es im Handel eigens
hierfür hergestellte Katheter.

Ductus nasolacrimalis

Spülung des Ductus nasolacrimalis und Beseitigung der Atresie des Punctum lacrimale

Indikation ❑ Prüfung der Durchgängigkeit des
Tränennasengangs; Dakryozystitis; Darstellung
verschlossener Tränenpunkte.

Instrumente ❑ Tränennasengangkanüle, Katheter.

Anästhesie ❑ Oberflächenanästhesie, Sedation
oder Narkose.

Vorgehen ❑ Der Lidrand wird mit Daumen und
Zeigefinger etwas nach außen umgewendet, so
daß die Tränenpunkte sichtbar werden und sich
etwas öffnen. Dann wird die für die Weite der
Öffnung passende Tränennasengangkanüle sowohl in den unteren als auch oberen Canaliculus
lacrimalis eingeführt (Abb. 9.14). Die Kanüle
wird jeweils vorsichtig in den Saccus lacrimalis
vorgeschoben. Mit der nun aufzusetzenden Injektionsspritze wird unter mäßigem Druck die Spülung mit lauwarmem Wasser, Elektrolytlösung
oder Acridinfarbstofflösung vorgenommen.
Spülflüssigkeit und angesammeltes Sekret entleeren sich aus dem gegenüberliegenden Tränenpunkt (des anderen Tränenkanals) oder bei durch-
gängigem Tränennasengang aus der Nasenöffnung. Bei Atresie eines Tränenpunkts wölbt sich
unter dem Druck der Spülflüssigkeit der verschlossene Tränenpunkt vor.

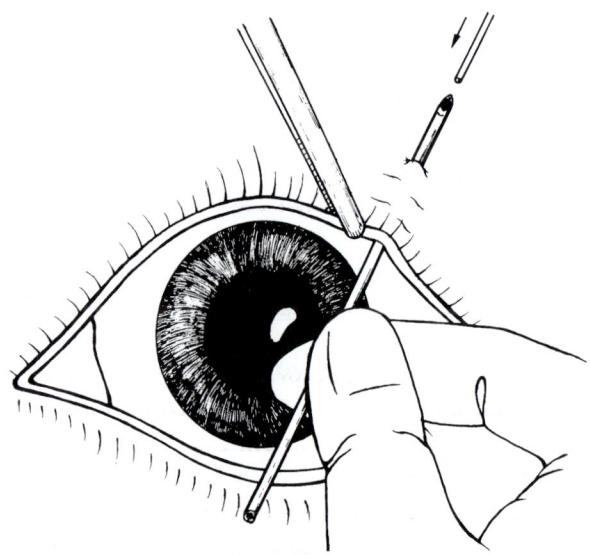

Abbildung 9.13 Durch das obere Augenlid gestochene
Kanüle zum Einführen des Katheters

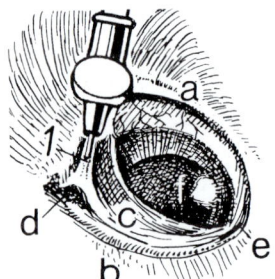 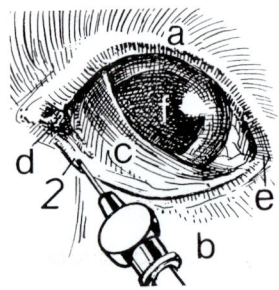

Abbildung 9.14 Spülung der Canaliculi lacrimales, des
Saccus lacrimalis und des Ductus nasolacrimalis
a Palpebra superior; **b** Palpebra inferior; **c** Plica semilunaris conjunctivae (Palpebra tertia); **d** Angulus oculi medialis mit Caruncula lacrimalis; **e** Angulus oculi lateralis;
f Cornea
1 Punctum lacrimale superius, **2** Punctum lacrimale inferius, mit eingeführter Kanüle

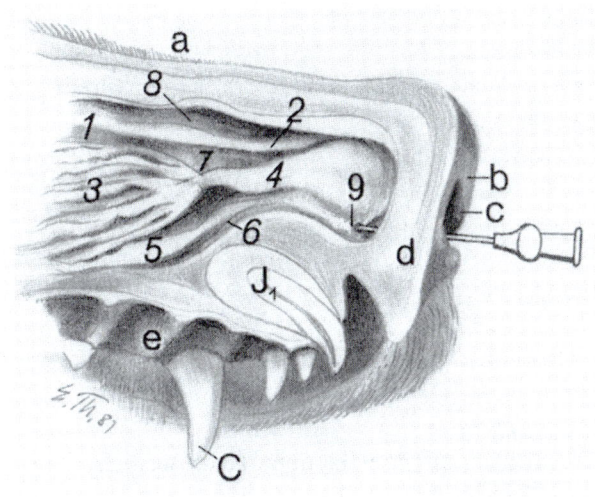

Abbildung 9.15 Spülung des Ductus nasolacrimalis von rostral
J₁ Dens incisivus 1; **C** Dens caninus
a Dorsum nasi; **b** Planum nasale; **c** Naris mit eingeführter Kanüle; **d** Labium superius; **e** Palatum durum
1 Concha nasalis dorsalis; **2** Plica recta; **3** Concha nasalis ventralis; **4** Plica alaris; **5** Plica basalis; **6** Meatus nasi ventralis; **7** Meatus nasi medius; **8** Meatus nasi dorsalis; **9** Ductus nasolacrimalis, rostrale Mündung mit eingeführter Kanüle

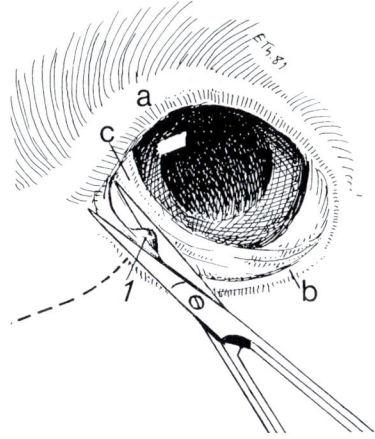

Abbildung 9.16 Beseitigung der Atresie des Punctum lacrimale
a Palpebra superior; **b** Palpebra inferior; **c** Palpebra tertia
1 Punctum lacrimale, verschlossen; gestrichelte Linie kennzeichnet den Verlauf eines in den Ductus nasolacrimalis eingeführten Fadens

Bei Verschluß beider Tränenpunkte wird die Kanüle in das Ostium nasolacrimale eingeführt. Dieses liegt einige Millimeter kaudal der äußeren Nasenöffnung unmittelbar ventral des rostral verdickten Endes der Flügelfalte in der lateralen Wand des ventralen Nasengangs in Höhe des Sulcus alaris (Abb. 9.15). Ein Endoskop kann hierzu hilfreich sein.

Der durch den Druck der Spülflüssigkeit oder auch durch einen retrograd eingeführten Faden vorgewölbte verschlossene Tränenpunkt kann durch Inzision mit kleiner spitzer Schere oder Punktion mit einer Kanüle geöffnet werden (Abb. 9.16). Zur Erhaltung der Öffnung ist das Einlegen eines Fadens für mindestens 2 Wochen anzuraten (s. Sondierung des Ductus nasolacrimalis).

Sondierung des Ductus nasolacrimalis

Indikation ❑ Verhinderung einer Stenose durch Narbenbildung; Beseitigung einer Verstopfung durch Entzündungsprodukte.

Instrumente ❑ Monofiler Kunststoffaden, dessen Spitze über einer Flamme abgerundet wird. Dünner biegsamer Kunststoffschlauch.

Anästhesie ❑ Oberflächenanästhesie und Sedierung oder Narkose.

Vorgehen ❑ Der monofile Faden wird mit seinem abgerundeten Ende in den oberen, gegebenenfalls auch den unteren Tränenpunkt eingeführt und über den Canaliculus lacrimalis in den Tränensack und weiter über den Ductus nasolacrimalis zum Ostium nasolacrimale und zur Nasenöffnung vorgeschoben. Bei auftretendem Widerstand können durch teilweises Zurückziehen und erneutes Vorschieben, auch durch Spreizen der Nasenöffnung oder Bewegen der Nasenspitze, Ausbuchtungen des Gangsystems überwunden werden. Bei Striktur wird die Passage eines dünneren Fadens versucht.

Zum Freihalten des Ganges über einen Zeitraum von 2–3 Wochen werden die Fadenenden über der Haut des Gesichtsschädels zusammengeknotet.

Bei großen Hunden kann ein Kunststoffschlauch über das im Augenwinkel liegende Fadenende gestülpt und in den Tränengang eingeführt werden. Am Ende des Schlauches wird der Faden geknotet oder durch Aufsetzen einer Gefäßklemme auf den Faden ein Zurückgleiten des Schlauches verhindert. Dieser wird dann durch Zug am nasalen Fadenende durch das Gangsystem geleitet. Die Schlauchenden werden nach Herausziehen des Fadens miteinander verknotet bzw. an die äußere Haut genäht.

Nachbehandlung ❑ Mehrmals täglich werden chemotherapeutikahaltige und antiphlogistisch wirkende Kollyrien in den Konjunktivalsack ein-geträufelt. Die Entfernung des Fadens bzw. Schlauches erfolgt nach 2 Wochen.

Drainage zur Nasenhöhle (Konjunktivorhinostomie)

Indikation ❑ Epiphora bei Atresie der Puncta lacrimalia, des Canaliculus lacrimalis und Ductus nasolacrimalis.

Instrumente ❑ Knochentrepan, dünner biegsa-mer Kunststoffschlauch und monofiler Kunststoff-faden der Stärke 5 metric.

Vorgehen ❑ Die Konjunktiva wird im nasalen Augenwinkel eingeschnitten. Unter Zuhilfe-nahme einer Schere bzw. eines Raspatoriums wird das Os lacrimale, dem Durchmesser des Kno-chentrepans entsprechend, freigelegt. Der Trepan wird so angesetzt, daß er zur Nasenöffnung der kontralateralen Seite gerichtet ist. Bei der Perfo-ration des Os lacrimale sollte eine Hineinstoßen des Trepans in die Nasenhöhle mit resultierender Verletzung der Conchae nasalis vermieden wer-den. Die gelegentlich auftretende Blutung kommt meistens nach kurzer Zeit spontan zum Stillstand. Durch die Öffnung im Os lacrimale wird ein bieg-samer Kunststoffschlauch in den Nasengang vor-geschoben, bis er im ipsilateralen Naris erscheint. Danach wird über das proximale Schlauchende ein Faden eingeführt, dessen Enden außen mit-einander verknotet werden.

Bei der Katze wird anstatt des Trepans eine kräftige scharfe Nadel verwendet, mit der zu-nächst der Faden und mit dessen Hilfe der Schlauch durchgezogen wird. Hierzu wird der Schlauch auf das Fadenende geschoben und da-hinter eine Mosquito-Klemme angesetzt. Beim Ziehen des Faden am nasalen Ende wird der Schlauch mit durchgezogen.

Nachbehandlung ❑ Die Entfernung der Faden-Schlauchkombination erfolgt nach 6 Wochen. Zwischenzeitlich sollte dreimal täglich ein anti-biotikahaltiges Kollyrium verabreicht und der Schlauch jeweils bewegt werden.

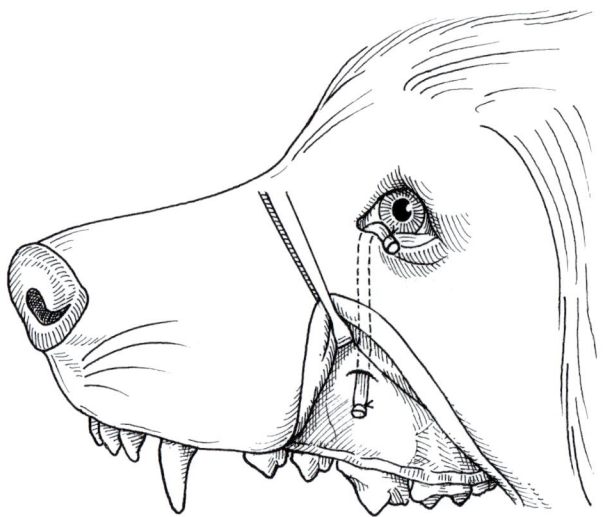

Abbildung 9.17 Drainage zur Mundhöhle (Konjunktivo-buccostomie)

Drainage zur Mundhöhle (Konjunktivobuccostomie)

Indikationen ❑ Wie bei Konjunktivorhinosto-mie, wenn zugleich eine chronische Rhinitis vor-liegt.

Vorgehen ❑ Hierbei wird der Kunststoffschlauch vom medialen Augenwinkel in die Mundhöhle ge-führt. Zunächst wird nach Einschneiden der Kon-junktiva im nasalen Augenwinkel mit einer Schere oder Arterienklemme subkutan stumpf eine Ver-bindung zur Mundhöhle geschaffen. Dabei muß der Ductus parotidicus geschont werden. Aus die-sem Grund erfolgt die Tunnelierung in Richtung kranial der Papille d. h. kranial des 4. Prämolaren (Abb. 9.17). Durch retrogrades Einführen einer Mosquito-Klemme wird der Schlauch vom media-len Augenwinkel in die Mundhöhle gezogen. Pro-ximal wird das Schlauchende mit einen Heftpfla-sterstreifen versehen, umgeknickt und an die Haut genäht. Distal wird das Schlauchende eben-falls über einen Heftpflasterstreifen an die Ober-lippenschleimhaut genäht.

Augenlid

Kanthotomie

Indikation ❑ Darstellung der Bulbusvorderflä-che; Reposition eines Prolapsus bulbi; Lidplastik.

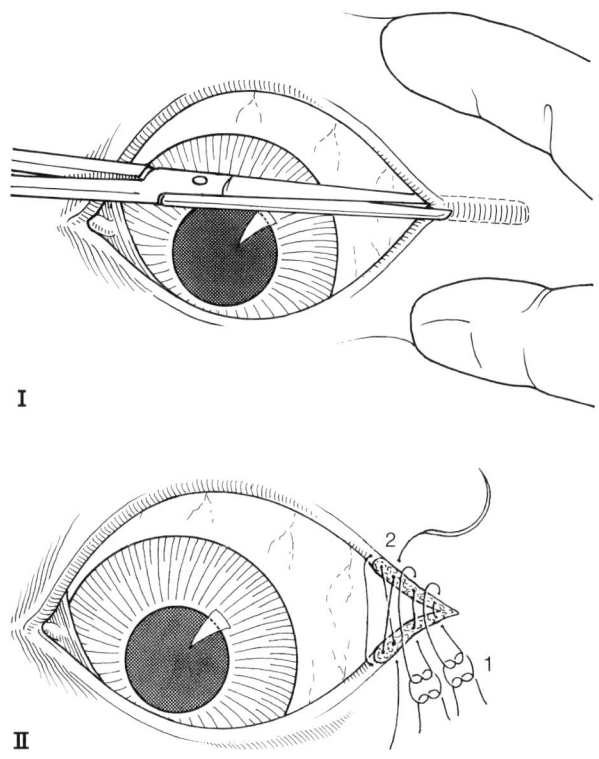

I

II

Abbildung 9.18 I, II **I** Kanthotomie im lateralen Lidwinkel nach Quetschen der Haut; **II** 1 Knopfnaht, 2 Intermarginalnaht

Vorbereitung ❑ Der Patient ist in Seitenlage auszubinden. Wenn möglich, ist der Konjunktivalsack zu spülen und die Durchgängigkeit des Ductus nasolacrimalis zu prüfen.

Vorgehen ❑ Ist die Vergrößerung der Lidspalte zur besseren Darstellung der Bulbusvorderfläche

vorgesehen, kann die Schnittstelle im lateralen Augenwinkel mit einer PÉAN-Klemme ca. 15 Sekunden gequetscht werden. Ein Schenkel der Klemme liegt bis zum Ansatz des Septum orbitale am Orbitarand im Konjunktivalsack, der andere auf der Haut. Mit einer geraden Schere (Sehnenschere nach STEVENS) wird nach Abnehmen der Klemme die mit Daumen und Zeigefinger straff gespannte Haut sowie Faszie und Tunica conjunctiva im lateralen Augenwinkel horizontal durchtrennt (Abb. 9.18 I). Sollten noch Blutungen auftreten, werden diese durch Aufträufeln von Adrenalin-Lösung zum Stillstand gebracht.

Wundverschluß ❑ Die Konjunktiva wird mit einem langsam resorbierbaren Kunststoffaden der Stärke 1 metric mit einzelnen Knopfheften adaptiert, so daß die Knoten in der Wunde und nicht im Fornix liegen. Knopf- (Abb. 9.18 II, 1) oder Intermarginalnaht (Abb. 9.18, II, 2) im Augenwinkel. Mit ihr sind die Wundflächen des oberen und unteren Augenlids exakt zu adaptieren. Die Fadenenden werden so lang gelassen, daß sie im augenwinkelfernen Hautheft eingeknotet werden können.

Verlängerung der Lidspalte

Indikation ❑ Blepharophimose; Korrektur der Lidstellung, z. B. Entropium beim Chow Chow.

Vorgehen ❑ Im lateralen Augenwinkel wird, ohne Quetschen der Schnittstelle, eine Kanthotomie vorgenommen. Die Schnittlänge sollte der beabsichtigten Verlängerung der Lidspalte ent-

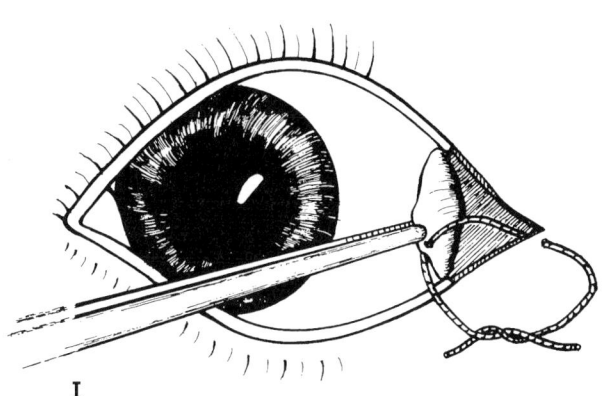

I

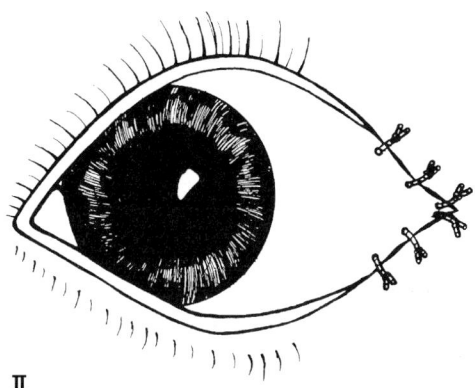

II

Abbildung 9.19 I, II **I** Zustand nach Kanthotomie im lateralen Augenwinkel und Mobilisieren der Tunica conjunctiva. Erstes Heft zur Naht der Bindehaut an den Wundrand der Haut gesetzt; **II** Zustand nach Annähen der Tunica conjunctiva an die Wundränder der Haut

sprechen. Nach ausreichender stumpfer Mobilisierung der Tunica conjunctiva palpebrae des oberen und unteren Augenlids wird der Wundrand der Bindehaut mit Knopfheften (atraumatisches, nicht resorbierbares Nahtmaterial) an den Wundrand der Haut genäht. Das erste Heft wird im Wundwinkel (Abb. 9.19 I) gesetzt. Die Knoten liegen auf der Haut (Abb. 9.19 II). Die Fäden sollten so kurz abgeschnitten werden, daß sie die Kornea nicht irritieren. Dies kann auch durch Einschließen der Fadenenden in den augenwinkelfernen Knoten vermieden werden.

Verkürzung der Lidspalte

Indikationen ❑ Protrusio bulbi (Pekinese, Chihuahua, französische Bulldogge, Shi Tsu); rezidivierender Prolapsus bulbi; bei Strabismus convergens nach Prolapsus bulbi aus kosmetischen Gründen.

Vorgehen ❑ Die Lidkante wird temporal an Ober- und Unterlid soweit abgetragen, wie sie verkleinert werden soll. Die nasalen Wundwinkel von Ober- und Unterlid werden mit einer Intermarginalnaht verschlossen (s. Abb. 9.23, S. 145) und die Fadenenden gebündelt in den augenwinkelfernen Knoten eingebunden.

Ankyloblepharon (partielles, temporäres)

Indikation ❑ Stabilisierung des Bulbus nach Reposition eines Vorfalls; Schutz der erkrankten Kornea, vor allem bei Hunden mit Protrusio bulbi (z. B. Pekinese, Chihuahua, französische Bulldogge, ShiTsu).

Vorbereitung ❑ Der Patient ist in Seitenlage auszubinden und das Grundleiden zu versorgen.

● **Vorgehen a)** ❑ Für etwa 10 Tage können die Lidkanten mit 2–3 rückläufigen Heften aneinander fixiert werden. Um einer Alteration der Tränenpunkte und der Tränenröhrchen vorzubeugen, wird im nasalen Viertel der Lidkante kein Heft gesetzt. Zur Naht sollte atraumatisches, nicht resorbierbares Material verwendet werden. An der freien Lidkante sollen Ein- und Ausstich in der Mitte und auf der Haut ca. 5 mm ober bzw. unterhalb der Lidkante liegen (Abb. 9.20). Zur Entlastung des Gewebes sollte eine Unterlage eingefädelt werden.

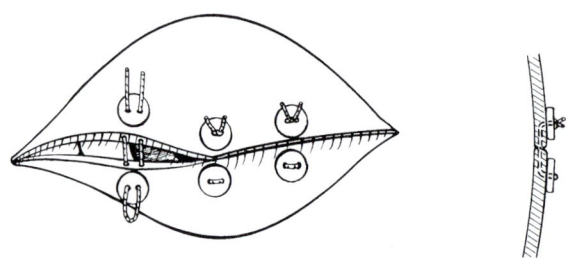

Abbildung 9.20 Temporäres Ankyloblepharon durch Adaptation der Lidkanten. Ausschnitt: Nadelführung im Querschnitt

● **Vorgehen b)** ❑ Kann die Lidspalte mit rückläufigen Heften nicht spannungsfrei verschlossen werden oder ist eine Behandlungsdauer von mehr als 10 Tagen zu erwarten, sollten die Augenlider mit einer Hautnaht unter Schonung der freien Lidkanten adaptiert werden. Dazu wird, nach Kürzung der Wimpern, am oberen und unteren Augenlid ein Hautschnitt entlang der Lidspalte im Abstand von 4–6 mm parallel zur Lidkante gelegt. Mit Knopfheften werden die lidkantenfernen Wundränder adaptiert (Abb. 9.21).

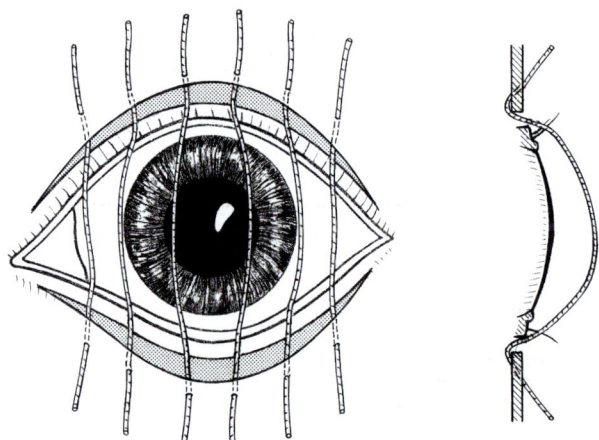

Abbildung 9.21 Temporäres Ankyloblepharon nach Hautschnitt und Adaptation der lidkantenfernen Wundränder. Ausschnitt: Nadelführung im Querschnitt

Nachbehandlung ❑ Vom Grundleiden abhängig. Die Hautbrücke wird nach Entfernung der Fäden gelöst bzw. mit der Schere durchtrennt.

Operation des Chalazion

Indikation ❑ Chronische Entzündung mit Sekretstau der MEIBOMschen Drüsen (Glandulae tarsales) – Chalazion.

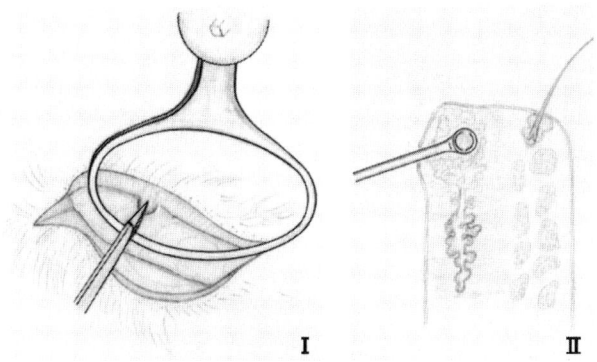

Abbildung 9.22 I Mit Desmarresscher Pinzette fixiertes und evertiertes Augenlid; **II** Augenlid im Querschnitt. Zur Kürettage durch die Inzision eingeführter scharfer Löffel

Vorbereitung ❏ Der Patient ist in Seitenlage auszubinden. Der Kopf wird auf einem Polster so gelagert, daß das zu behandelnde Augenlid gut zugänglich ist.

Vorgehen ❏ Das Lid wird mit einer Pinzette nach Desmarres fixiert und evertiert. Nun wird über der Vorwölbung, senkrecht zur Lidkante, ein kurzer Schnitt durch die Bindehaut und das das Chalazion begrenzende Bindegewebe gelegt (Abb. 9.22 I). Mit einem kleinen scharfen Löffel wird das pastöse Material entfernt (Abb. 9.22 II) und der Hohlraum kürettiert. Ist das Chalazion sehr groß, sollte es mit einer Keilexzision entfernt, eine Tarsorrhaphie durchgeführt und die Lidwunde mit einer Intermarginalnaht geschlossen werden (Abb. 9.23).

Nachbehandlung ❏ Applikation einer antibiotikahaltigen Augensalbe, mehrmals täglich, 4 Tage lang.

Operation der Distichiasis-Trichiasis

Indikation ❏ Distichiasis-Trichiasis.

Instrumente ❏ Einfacher Augensatz; Lupe oder Operationsmikroskop, Augeninstrumente.

Vorgehen ❏ Der zu behandelnde Abschnitt des Augenlids wird mit zwei Pinzetten gefaßt, leicht gespannt und evertiert (Abb. 9.24 I). Mit zwei parallel zur Lidkante gelegten und bis zur Basis der Glandulae tarsales reichenden, also etwa 4–6 mm tiefen Inzisionen wird das Lid gespalten. Ein Schnitt liegt hautseitig, der andere augenseitig der Drüsenöffnungen (Abb. 9.24 II). Die durch die Schnittführungen isolierte Lidplatte wird an der Basis mit der Schere abgesetzt (Abb. 9.24 III). Keine Naht. Die vom Tarsus abgelöste Bindehaut legt sich der Wundfläche an.

Die Lidplatte kann auch mit nur einem parallel zur Lidkante gesetzten Schnitt dargestellt werden. Dieses Vorgehen ist besonders dann indiziert, wenn gleichzeitig eine Trichiasis vorliegt, häufig beim Spaniel.

Die bis zur Basis der Glandulae tarsales reichende, 4–6 mm tiefe Inzision wird augenseitig neben den Meibomschen Drüsenöffnungen gelegt. Mit der Schere wird die Lidplatte an der Ba-

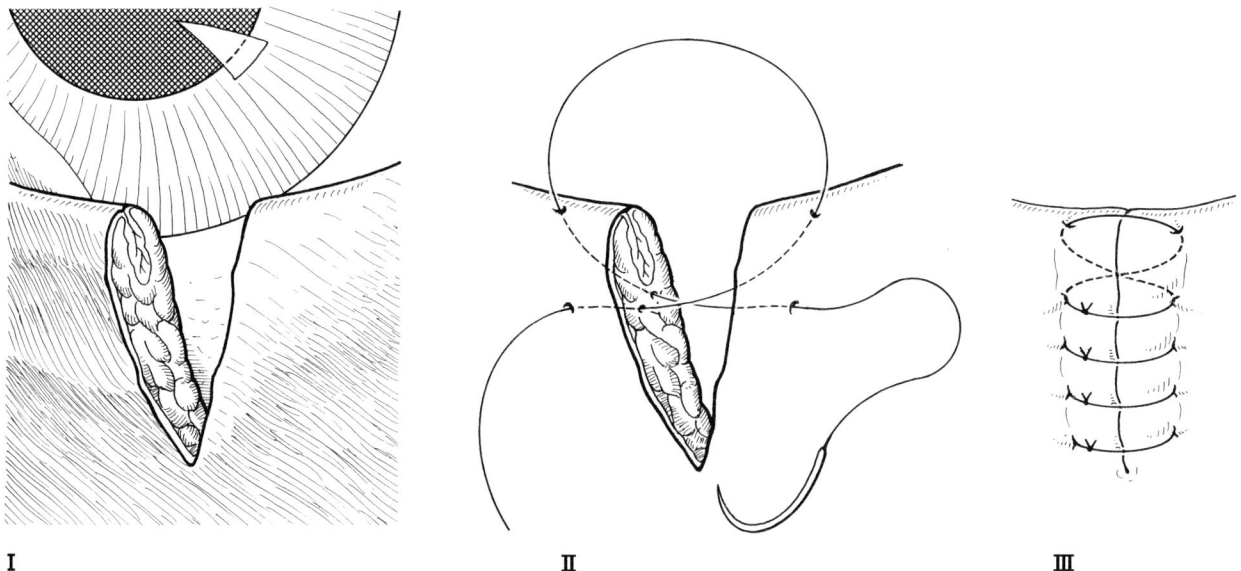

Abbildung 9.23 I–III Intermarginalnaht. **I** Keilexzision; **II** erste Naht vorgelegt; **III** vollständige Naht

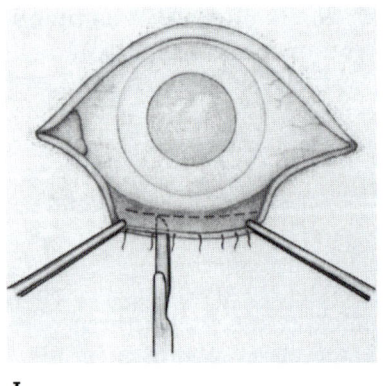 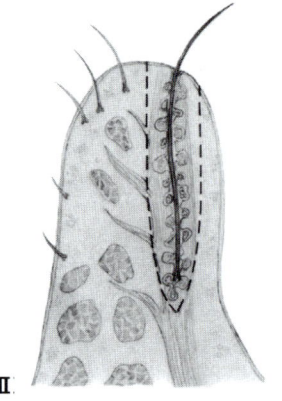 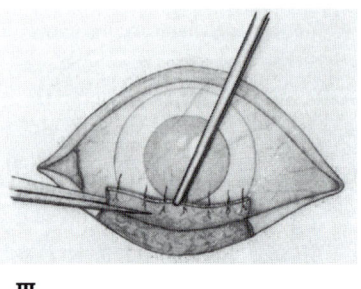

I   II   III

Abbildung 9.24 I–III **I** Fixation der Lidkante und Schnittführung; **II** Augenlid-Querschnitt; Exzision der Lidplatte mit zwei Schnittführungen; Schema; **III** Absetzen der Lidplatte

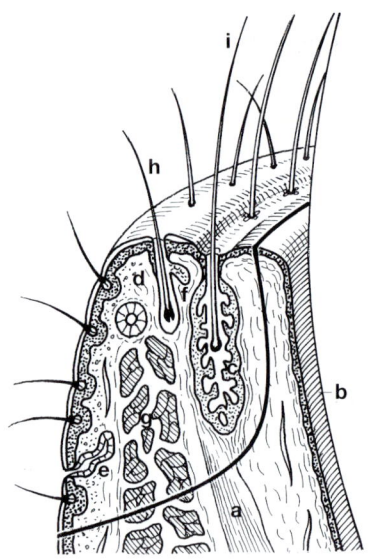

Abbildung 9.25 Augenlid-Querschnitt; Exzision der Lidplatte mit einer Schnittführung; Schema

sis samt Haut, Wimpern und vorderer Lidkante abgesetzt (Abb. 9.25). Eine Naht ist nicht erforderlich. Eine narbige Einrollung im Bereich der Lidkante – Entropium cicatriceum – ist selten und kommt nur dann vor, wenn die Nachbehandlung nicht sorgfältig erfolgte.

Nachbehandlung ❏ Mehrmals täglich Wundtoilette und Applikation einer Augensalbe für 10–14 Tage.

Operation des Entropiums

Indikation ❏ Einwärtsdrehung der Lidkante(n), die nicht durch Narbenzug (E. cicatriceum) oder Phthisis bulbi bedingt sind.

Instrumente ❏ Chirurgische Augenpinzette, Fixierpinzette nach GRAEFE ohne Schloß oder nach LESTER, Augenschere nach GRAEFE oder gebogene Sehnenschere nach STEVENS.

Vorbereitung ❏ Der Patient ist in Seitenlage auszubinden. Die Haare des Lides sowie der Umgebung werden vorsichtig geschoren. Die Haut darf dabei nicht verletzt werden, da dies häufig Anlaß zum Kratzen gibt. Haarreste aus der Lidspalte werden sorgfältig mit einer neutralen Spüllösung entfernt.

● **Vorgehen bei Unterlidentropium** ❏ Die Breite des zu entfernenden Hautstreifens kann durch Bildung einer Hautfalte bestimmt werden. Die Hautfalte wird mit der Pinzette im Abstand von 3–5 mm parallel zur Lidkante in Länge des einwärts gedrehten Abschnitts gebildet (Abb. 9.26 I). Mit einer Inzision parallel und im Abstand von 3–5 mm zur Lidkante und einem zweiten in leichtem Bogen geführten Schnitt wird der zu entfernende Hautstreifen dargestellt. Die umschnittene Haut wird etwas angehoben und mit der Schere in der Subkutis abgesetzt.

Naht: Die Wundränder der Haut werden mit Knopfheften (atraumatisches, nicht resorbierbares Nahtmaterial) adaptiert (Abb. 9.26 II). Das erste Heft wird in der Mitte der Wunde gesetzt.

● **Vorgehen bei Entropium, das gleichzeitig Unterlid, den temporalen Augenwinkel sowie temporale Anteile des Oberlides involviert** (Entropiumoperation nach SCHLEICH).

Die Lider werden temporal gespannt. Zunächt wird der augennahe Hautschnitt gelegt. Wie weit dieser sich an Ober- und Unterlid ausbreitet, wird

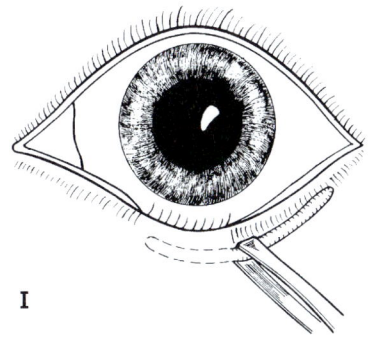 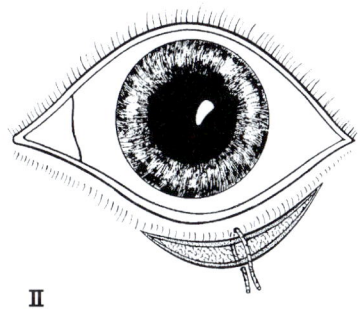

Abbildung 9.26 I, II I Festlegen der Breite des zu exzidierenden Hautstreifens durch Bilden einer Hautfalte; **II** Zustand nach Abtragen des Hautstreifens, erstes Heft gesetzt

I   II

anhand der Untersuchung des Patienten im wachem Zustand bestimmt, ebenso die Breite des zu entfernenden Hautstreifens. Die erste Naht wird am temporalen Wundwinkel gesetzt (Abb. 9.27 I). Anschließend wird im Wechsel der Hautspalt an Ober- und Unterlid mit Einzelknopfheften verschlossen (Abb. 9.27 II).

● **Vorgehen bei Entropium des Oberlides bei Hunderassen mit ausgeprägt lockerer Kopfhaut** (z. B. Scharpei, Chow Chow), bei denen die klassische Operation nach SCHLEICH nicht erfolgversprechend erscheint. Diese Operation ist auch geeignet zur Behandlung der Trichiasis mit konsekutiver Keratitis superficialis beim Cocker Spaniel. Patient immer im wachen Zustand vor (!) der Operation untersuchen, damit Ausmaß des Entropiums richtig berurteilt werden kann. Am narkotisierten Patienten ist das Entropium meistens nicht mehr sichtbar bzw. sein Ausmaß nicht einschätzbar (Entropium-, Trichiasisoperation nach STADES).

Mit einer Konjunktivapinzette wird das Oberlid gespannt und mit einem spitzen BEAVER-Messer

ein Schnitt parallel zum Rand unmittelbar außerhalb der „grauen Linie" gesetzt. Hierzu ist eine Lupe oder ein Operationsmikroskop sehr nützlich. Diese sog. „graue Linie" wird durch die Ausführungsgänge der Tarsal- oder MEIBOMschen Drüsen gebildet. Die Zilien sollen dabei samt Haarwurzel entfernt werden, damit ein Nachwachsen nicht erfolgen kann. Ein Hautstreifen wird im Umfang der Einrollung im wachen Zustand mit einer Schere vom Lid abpräpariert (Abb. 9.28 I). Um eine Retraktion der Haut zu vermeiden, wird der freie Wundrand an die zarte Unterhaut des Oberlids mit einem langsam resorbierbaren monofilen Faden (1,5 metric) durch fortlaufende Naht fixiert (Abb. 9.28 II). Zur Erleichterung der Naht und Vermeidung einer Faltenbildung empfiehlt es sich, zuvor 4–6 Situationshefte zu setzen.

Nachbehandlung ❏ Die hautfreie Fläche sollte 3mal täglich mit eincr Vitamin-A-haltigen Augensalbe vor Austrocknung bewahrt werden, da diese später durch Narbenbildung die Lidfunktion beeinträchtigen könnte.

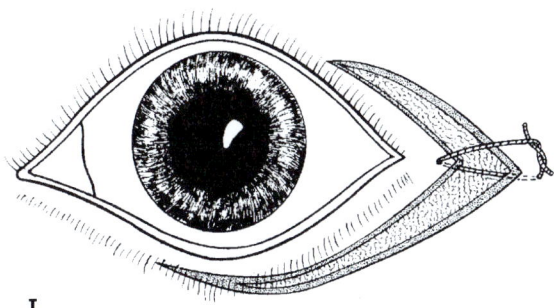 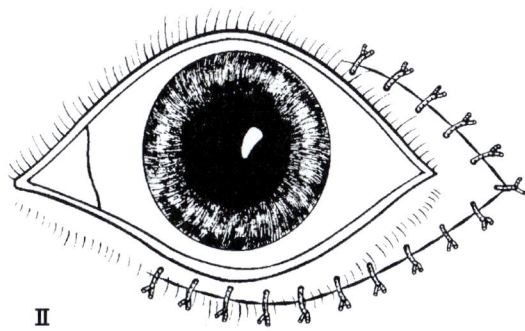

I   II

Abbildung 9.27 I, II Entropiumoperation nach SCHLEICH, Zustand nach Abtragen des Hautstreifens bei Einrollung des oberen und unteren Augenlids; **I** erstes Heft gesetzt; **II** Zustand nach Adaptation der Wundränder

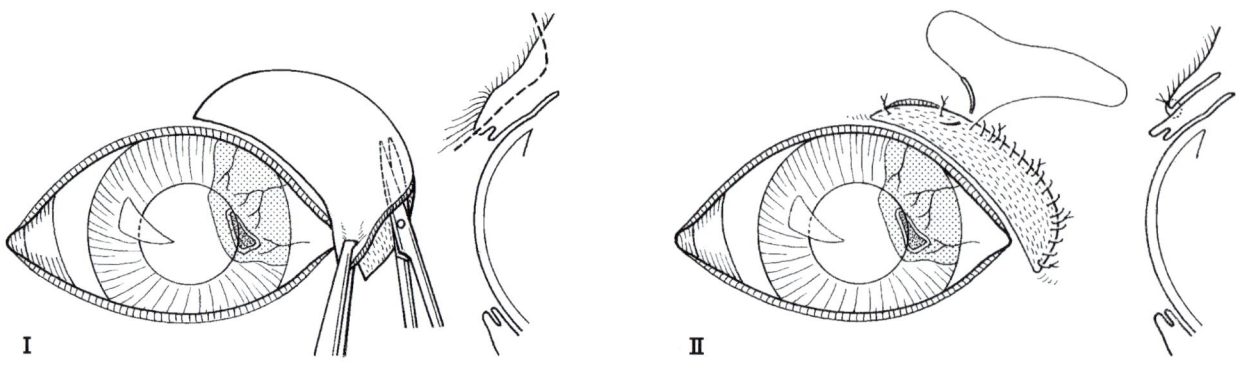

Abbildung 9.28 I,II Entropium-, Trichiasisoperation nach STADES
I Entfernung der Oberlidhaut in der Aufsicht und im Querschnitt; **II** Naht mit einem langsam resorbierbaren monofilen
Faden, nachdem zunächst einige Adaptationshefte gesetzt wurden

Komplikationen ❑ Gravierendste Komplikation
ist eine Verletzung des Lidrandes. Hierzu kann es
kommen, wenn während des Abtrennens an der
grauen Linie die Lidspannung plötzlich verändert
wird. Im Falle eines Rezidivs durch zu sparsame
Hautresektion ist eine Nachresektion problemlos
durchführbar.

Operation des Ektropiums

Tarsorrhaphie A

Indikation ❑ Lidkolobom; Lidwunde; Tumor;
Ektropium.

Vorbereitung ❑ Der Patient ist in Seitenlage auszubinden.

Vorgehen ❑ Die Lidkante wird mit zwei Pinzetten gespannt und der zu entfernende Abschnitt
des Augenlids keilförmig mit der Schere abgetragen. Der entfernte Teil des Augenlids sollte die

Form eines gleichschenkeligen Dreiecks haben,
dessen Basis die Lidkante ist.

Ist wegen Verkürzung der Lidkante nach Adaptation der Wundränder zu erwarten, daß die
Kante des anderen Augenlids nicht mehr ausreichend fest dem Bulbus anliegt, ist die zu kurze
Lidkante zu verlängern. Dazu wird im lateralen
Augenwinkel, ohne Quetschen der Schnittstelle,
kanthotomiert (Abb. 9.29 I). Die Länge des
Schnittes sollte der Basis des Lidkoloboms entsprechen. Nach ausreichender Mobilisierung der
Tunica conjunctiva wird der Wundrand der Bindehaut mit Knopfheften (atraumatisches, nicht resorbierbares Nahtmaterial) an den Wundrand der
Haut genäht (Abb. 9.29 II).

Mit dem ersten Knopfheft sind die Wundflächen der Lidkante zu adaptieren. Das Heft kann
als Intermarginal- oder tieffassende Hautnaht gelegt werden (s. Abb. 9.23, S. 145).

Nachbehandlung ❑ Halskragen und ggf. Pfotenverband.

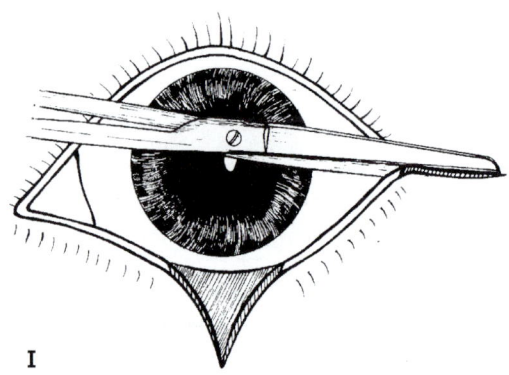
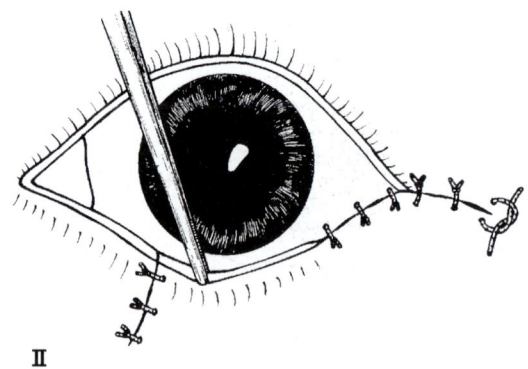

Abbildung 9.29 I, II **I** Lidkolobom nach Exzision; Schere zur Kanthotomie eingesetzt; **II** Situation nach Versorgung
des Lidkoloboms und Verlängerung der Lidkante

Tarsorrhaphie B

Indikation ❏ Auswärtsdrehung der unteren Lidkante; Abstehen des unteren Augenlids durch Tonusverlust des M. orbicularis oculi.

Vorbereitung ❏ Der Patient ist in Seitenlage auszubinden.

Vorgehen ❏ Abhängig von der Situation wird ein kurzer oder ein langer Hautschnitt vom lateralen Augenwinkel in Verlängerung der unteren Lidkante gelegt.

a) Die Länge des kurzen Hautschnitts entspricht der evertierten Lidkante (A–B). Mit zwei weiteren Inzisionen (A–C, B–C), deren Längen der des Hautschnitts entsprechen, wird die Haut in Form eines gleichschenkeligen Dreiecks umschnitten (Abb. 9.30 I).

b) Der lange Hautschnitt wird leicht bogenförmig bis über den Proc. zygomaticus gelegt (Abb. 9.31 I). Mit zwei weiteren Inzisionen (A–C, B–C), deren Längen etwa der Hälfte des Hautschnitts (D–A) entsprechen, wird die Haut in Form eines gleichschenkeligen Dreiecks umschnitten. Die umschnittene Haut wird mit der Schere in der Subkutis abgesetzt.

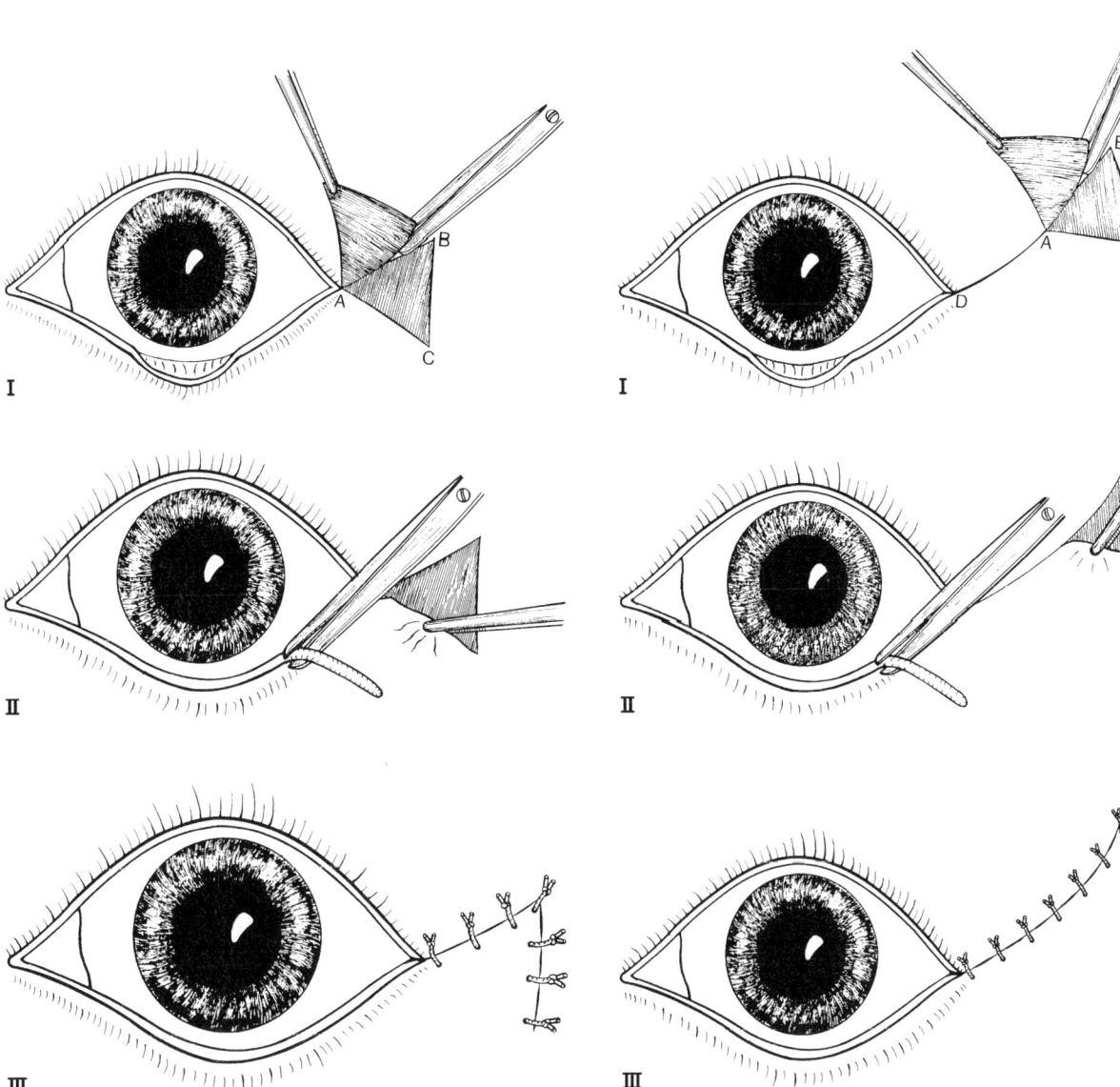

Abbildung 9.30 I–III **I** Kurzer Hautschnitt und Exzision der Haut am lateralen Augenwinkel; **II** Abtragen der Lidkante nach Kanthotomie; **III** Situation nach Adaptation der Wundränder

Abbildung 9.31 I–III **I** Langer Hautschnitt und Exzision der Haut über dem Proc. Zygomaticus; **II** Abtragen der Lidkante nach Kanthotomie; **III** Situation nach Adaptation der Wundränder

Nun wird die Lidkante im lateralen Augenwinkel
durchtrennt, das untere Augenlid bis zur Behebung der Auswärtsdrehung nach lateral gespannt
und die über die Kanthotomiestelle hinaus nach
lateral reichende Lidkante einschließlich Tarsus
mit der Schere abgetragen (Abb. 9.30 II, 9.31 II).
Nach geringem Mobilisieren werden die Wundränder der Haut mit Knopfheften (nicht resorbierbares, atraumatisches Nahtmaterial) adaptiert. Mit dem ersten Knopfheft werden die
Wundflächen der Lidkanten im lateralen Augenwinkel und mit dem zweiten die Wundränder der
mobilisierten Haut unter geringer Spannung im
lateralen Wundwinkel adaptiert. Nach Durchstechen der Haut sollte die Nadel breit durch die
oberflächliche Kopffaszie (Fascia capitis superficialis) geführt werden. Dadurch wird die Haut zunächst durch die Naht, dann durch Narbengewebe
nur wenig verschiebbar mit der Unterlage verbunden (Abb. 9.30 III, 9.31 III).

Nachbehandlung ❏ Halskragen und ggf. Pfotenverband.

Oberliddefekt

Dieser tritt als Anomalie vor allem bei Katzen im
temporalen Bereich des Oberlides auf (Atresia
palpebrarum). Er kann aber auch Folge einer
chronischen Herpes-Virus-Keratitis sein.

Vorgehen ❏ Die fehlentwickelte bzw. veränderte
Lidkante wird zunächst gespalten, so daß die
Haut von der Conjunctiva palpebrae getrennt
wird (Abb. 9.32 I). Danach wird ein entsprechender Hautstreifen aus dem Unterlid präpariert.
Der augennahe Schnitt sollte ca. 2–3 mm parallel
zur Unterlidkante verlaufen. Mit einer Schere
wird der Hautstreifen von der Unterlage abpräpariert, so daß er am Kanthus gedreht und in den
Oberliddefekt eingenäht werden kann. Zunächst
wird die Spitze des Hautlappens mit einem
Knopfheft fixiert. Lidfern wird Haut mit Haut
mittels Knopfnaht verbunden, ein Ende des Fadens kurz abgeschnitten und das lang belassene
Fadenende weiter dorsal in Knopfhefte eingebunden (Abb. 9.32 II), damit die lidnahe Kante sich
nicht überdrehen kann. An dieser Kante wird der
verlagerte Unterlidlappen mit der zuvor freiprä-
parierten Conjuctiva palpebrae vernäht. Die
Knoten müssen außen liegen, ein Faden wird kurz
abgeschnitten und der andere ebenfalls in einem
Knopfheft fixiert. Zur Naht wird ein nicht

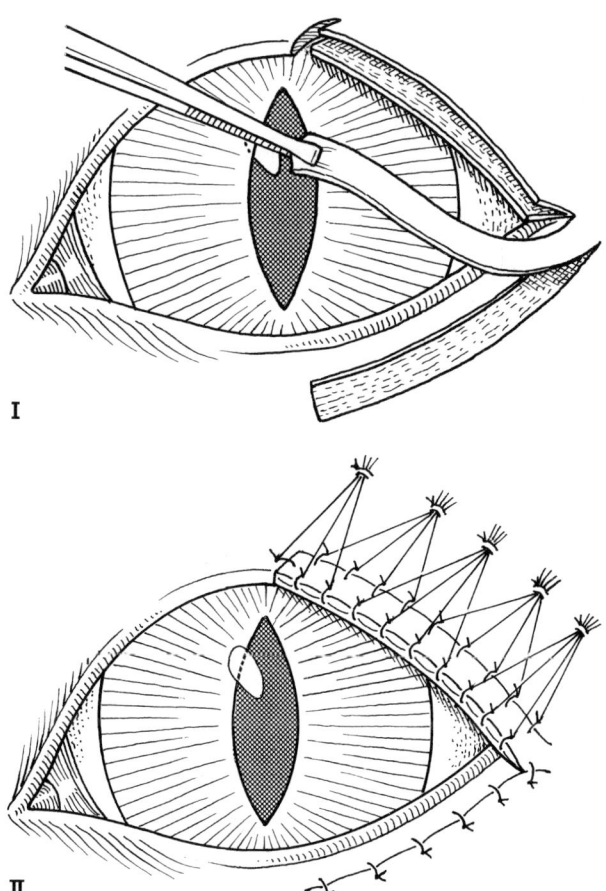

Abbildung 9.32 I, II Gestielter Hautlappen zur Korrektur eines Oberliddefektes
I Präparation des Oberlids und des Hautlappens am Unterlid; **II** Zustand nach der Naht

resorbierbarer monofiler Kunststoffaden der
Stärke 1 metric verwendet. Bei starker Spannung
kann die Wunde am Unterlid der sekundären
Wundheilung überlassen werden, damit kein Ektropium entsteht.

Nickhaut

Fixation der prolabierten Nickhautdrüse

Die Nickhautdrüse (Gl. superficialis palpebrae
tertiae) ist eine akzessorische Tränendrüse, die
den Stiel des T-förmigen Nickhautknorpels um-
gibt. Normalerweise liegt sie medioventral dem
Augapfel an und ist nicht sichtbar.

Indikation ❏ Hyperplasie. Bei einer entzündlichen Veränderung und/oder Schwächung des
Knopels prolabiert sie und stellt sich nasal als rötliche Schwellung dar.

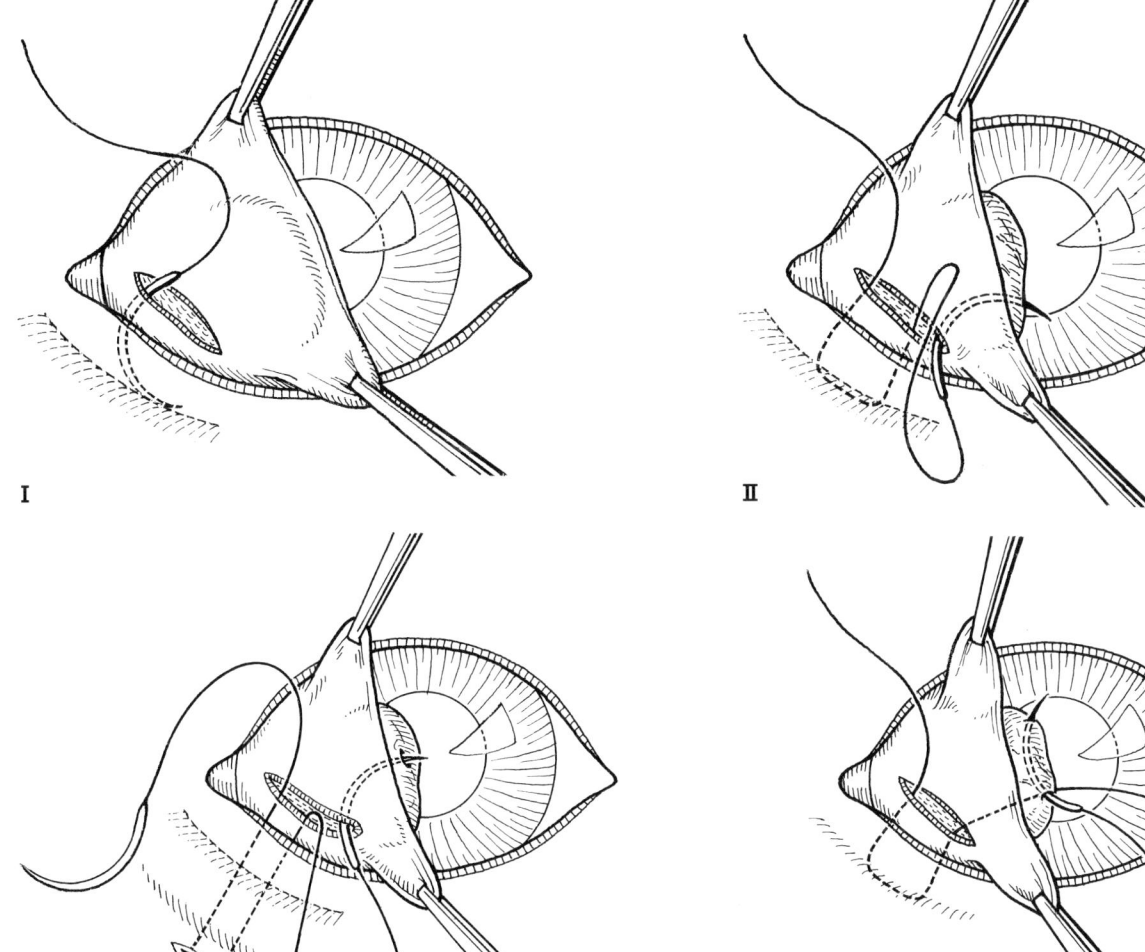

I

II

III

IV

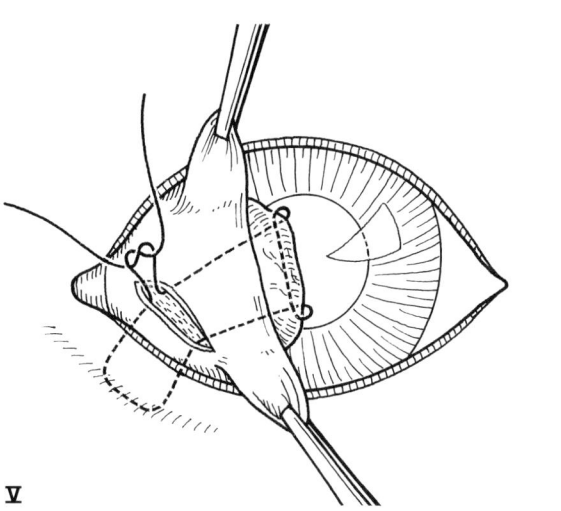

V

Abbildung 9.33 I–V Fixation der prolabierten Nickhautdrüse

Vorbereitung ❑ Haare mediorostral des Auges kürzen.

Vorgehen ❑ Ein Helfer spannt die Nickhaut mit zwei Augenpinzetten, indem er sie nach temporodorsal zieht. Dabei wird die Nickhautdrüse reponiert. Unterhalb der Drüse wird jetzt die Bindehaut zum Augenlid hin parallel zum Nickhautrand eingeschnitten, ohne den Nickhautknorpel zu verletzen. Mit einer Schere wird bis zum Orbitarand stumpf freipräpariert. An der nasalen Öffnung dieses Schnittes wird eine atraumatische Nadel mit langsam resorbierbarem monofilen Faden (2 metric) eingeführt und am Periost des Orbitarandes verankert (Abb 9.33 I). Danach wird die Nadel über den temporalen Wundwinkel heraus und sogleich wieder zwischen den Konjunktivablättern bis dorsal der Nickhautdrüse hindurch geführt (Abb. 9.33 II).

Die Verankerung am Orbitarand kann erleichtert werden, wenn hier eine kleiner Hautschnitt, parallel zum Unterlidrand angelegt wird und ein mit zwei Nadeln armierter Faden vom nasalen und temporalen Wundwinkel bis an die entsprechende Stelle des Nickhautzuganges geführt wird (Abb. 9.33 III).

Nach Umklappen der Nickhaut wird nunmehr der Faden quer durch die prominenteste Stelle der Nickhautdrüse (Abb. 9.33 IV) und dann in den nasalen Winkel des Nickhautzuganges geführt und dort verknotet (Abb. 9.33 V). Beim Anspannen des Fadens wird die Nickhautdrüse nach unten gezogen und fixiert, so daß sie nicht mehr vorfallen kann. Wurde eine kutaner Zugang geschaffen, wird dieser durch Hautnaht verschlossen. Der Zugang zur Nickhaut kann einer Sekundärheilung überlassen oder mit einem resorbierbaren Faden (1 metric) verschlossen werden.

Nachbehandlung ❑ Antibiotikahaltiges Kollyrium für 1 Woche, bei starker Entzündung mit Zusatz von Prednisolon.

Exstirpation der Nickhautdrüse

Indikation ❑ Neoplasie der Gl. superficialis palpebrae tertiae.

Vorgehen ❑ Mit einer Pinzette oder ALLIS-Klemme wird die Nickhaut am freien Rand erfaßt, vorgezogen und ausgestülpt. Dadurch wird die vergrößerte Nickhautdrüse dargestellt. Mit einer kleinen Schere wird die Drüse unter Scho-

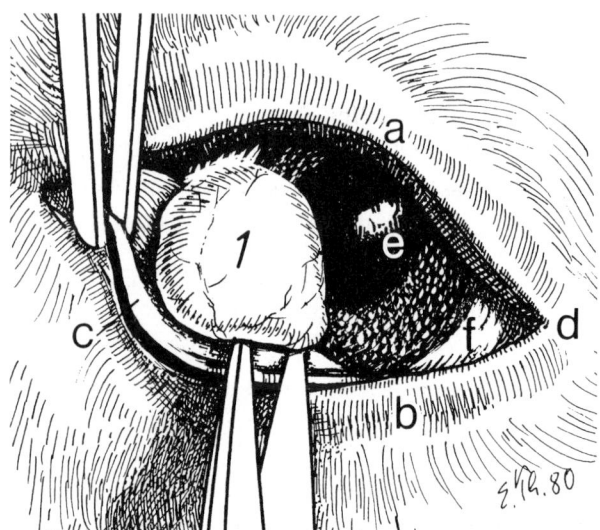

Abbildung 9.34 Exstirpation der Nickhautdrüse
a Palpebra superior; **b** Palpebra inferior; **c** Plica semilunaris conjunctivae (Palpebra tertia), vorgezogen; **d** Angulus oculi lateralis; **e–f** Bulbus oculi: **e** Cornea, **f** Sclera
1 Gl. superficialis palpebrae tertiae, hyperplastisch

nung des Nickhautknorpels umschnitten und an ihrer Basis abpräpariert (Abb. 9.34). Blutungen werden durch Aufträufeln von Adrenalin-Lösung 1:1000 zum Stillstand gebracht.

Ein Wundverschluß ist nicht erforderlich.

Nachbehandlung ❑ Antibiotikahaltige Augensalbe oder Kollyrium.

Partielle Resektion des Blinzknorpels (Cartilago palpebrae tertiae)

Indikation ❑ Eversion oder Inversion des 3. Augenlids.

Vorgehen ❑ Mit einer Pinzette wird die Nickhaut vorgezogen, evertiert und in Höhe der Knorpelkrümmung auf der Facies posterior beiderseits vom Blinzknorpel mit je einer Mosquitoklemme gefaßt. Nun wird die Konjunktiva über dem gebogenen Knorpelabschnitt durchtrennt und im Bereich der Krümmung zunächst auf der Facies posterior, dann auf der Facies anterior, stumpf vom Blinzknorpel abpräpariert. Dabei ist darauf zu achten, daß die Konjunktiva lidseitig nicht perforiert wird. Nach ausreichender Darstellung wird der gekrümmte Abschnitt des Blinzknorpelstiels reseziert (Abb. 9.35 I–VI). Die geringe Blutung wird durch Aufträufeln von Adrenalinlösung 1:1000 zum Stillstand gebracht. Ein Wundschluß ist nicht erforderlich.

Nachbehandlung ❑ Antibiotikahaltige Augensalbe.

Exstirpation der Palpebra tertia

Indikation ❑ Maligner Tumor.

Vorgehen ❑ Die Nickhaut wird mit der Pinzette gefaßt, weit vorgezogen und unter dem Blinzknorpel mit der Schere abgesetzt. Blutungen werden durch Aufträufeln von Adrenalinlösung 1:1000 zum Stillstand gebracht.

Nachbehandlung ❑ Eine Alteration der Hornhaut infolge unzureichender Befeuchtung ist möglich. Falls notwendig, ist ein kontinuierlicher Tränenersatz vorzunehmen oder der Ductus parotideus in den Konjunktivalsack zu verlegen.

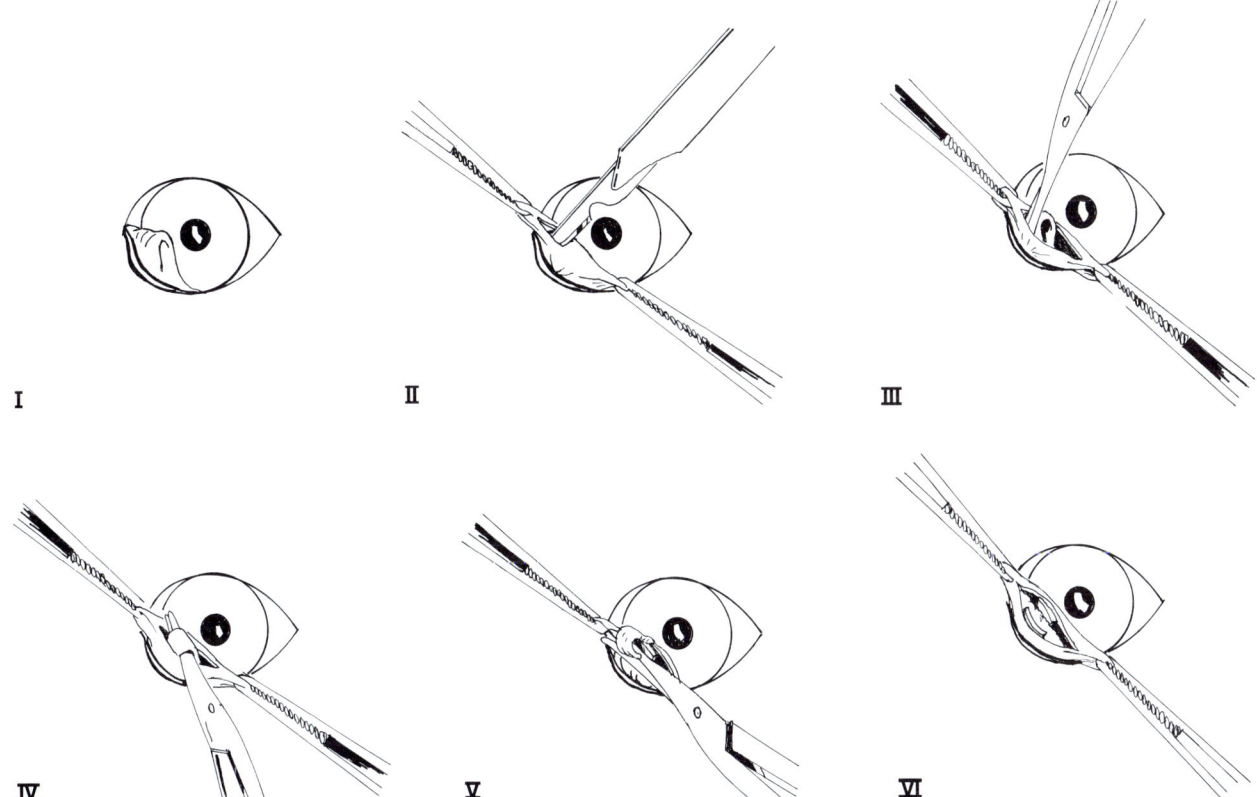

Abbildung 9.35 I–VI Partielle Resektion des Blinzknorpels
I Umgestülptes drittes Augenlid; **II** Schnitt durch Bindehaut nach Fassen des dritten Augenlids mit Mosquitoklemmen,
III und **IV** stumpfe Präparation des Blinzknorpels; **V** Absetzen des umgebogenen Knorpelabschnitts; **VI** Situation nach
Absetzen des gebogenen Knorpelabschnitts

Anlegen einer Nickhautschürze

Indikation ❏ Abdecken eines Korneadefekts.

Vorgehen ❏ Nach Versorgung der Cornea wird das dritte Augenlid mit 2 Konjunktivapinzetten so

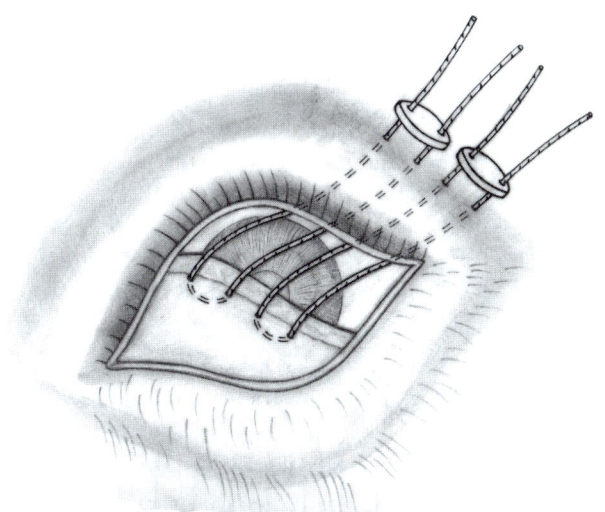

Abbildung 9.36 Fadenführung zum Abdecken der Cornea mit der Palpebra tertia

über den Bulbus gezogen, daß der Rand gleichmäßig unter Zug steht. In dieser Position wird das dritte Augenlid mit 1–2 Kunststoffäden am oberen Lid fixiert. Dazu wird der Faden 3–5 mm vom Rand entfernt von außen nach innen und wieder zurück durch das dritte Augenlid geführt, ohne die bulbusseitige Bindehautschicht zu perforieren. Nun werden die Fadenenden nacheinander mit der Nadel im Fornix conjunctivae durch das obere Lid gestochen. Die Hefte werden zunächst angezogen, die Deckung der Cornea durch das dritte Augenlid überprüft, dann je ein Knopf aufgefädelt und schließlich geknotet (Abb. 9.36).

Nachbehandlung ❏ Applikation einer antibiotikahaltigen Augensalbe zweimal täglich. Die Fäden der U-Hefte sind, abhängig von Art und Ausmaß der Kornealäsion, nach 10–20 Tagen zu entfernen. Dazu ist die Applikation einiger Tropfen eines Oberflächenanästhetikums zweckmäßig, weil die Bindehaut im Bereich der Stiche meist verklebt ist.

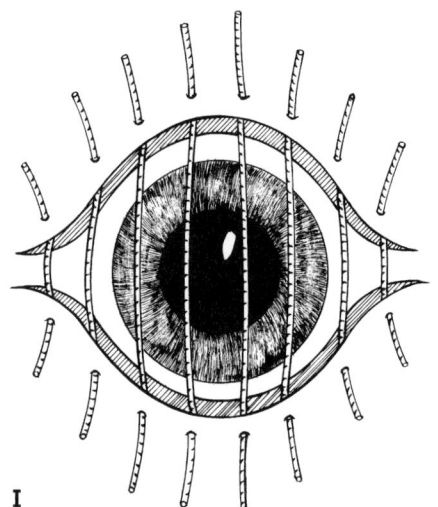

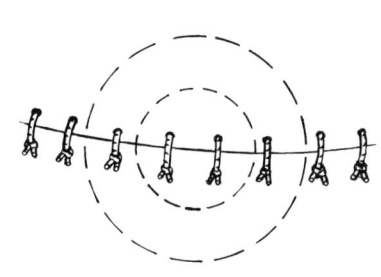

I II

Abbildung 9.37 I, II Abdekkung der Hornhaut mit Bindehautschürze und äquatorialer Naht

Bindehaut

Anlegen einer Bindehautschürze

Indikation ❏ Großflächiges und/oder tief reichendes Ulcus corneae.

Die Tunica conjunctiva bulbi wird etwa 2 mm vom Limbus entfernt durchtrennt und ringsherum stumpf mobilisiert (Abb. 9.37). Dann werden die limbusfernen Wundränder der Bindehaut mit Knopfheften (atraumatisches, nicht oder resorbierbares Nahtmaterial) adaptiert.

Nachbehandlung ❏ Halskragen und Pfotenverband während der ersten Tage.

Die über der Cornea zusammengeheilte Bindehautschürze wird, abhängig von der Situation, zwei bis fünf Wochen post operationem unter Narkose mit der Schere durchtrennt und dabei die in den Korneadefekt eingeheilte Tunica conjunctiva bulbi umschnitten.

Gestielter Konjunktivalappen

Indikationen ❏ Zentrales Ulcus corneae mit drohenden Durchbruch und begleitender Uveitis, die eine tägliche Sichtkontrolle der vorderen Augenkammer erforderlich macht; Descemetozele.

Vorgehen ❏ Präparation eines Konjunktivalappens aus der Conjunctiva bulbi, der im Bereich von 12 Uhr gestielt bleibt (Abb. 9.38). Die Breite des Lappens beträgt i. d. R. 5 mm und die Länge wird so gewählt, daß das Ulcus spannungsfrei abgedeckt werden kann. Das freie Ende des Binde-

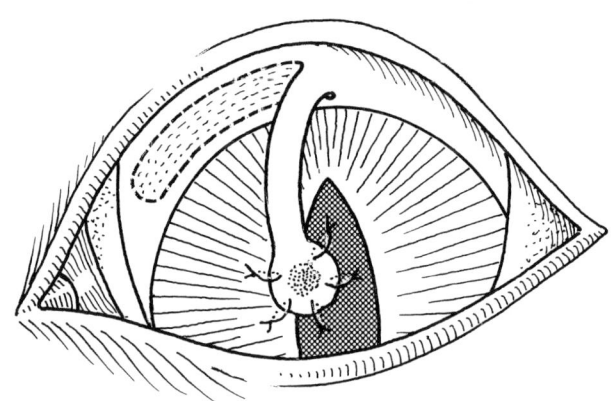

Abbildung 9.38 Gestielter Konjunktivalappen, mit einem monofilen, nicht resorbierbaren Nylonfaden der Stärke 0,3–0,4 metric auf das Ulcus corneae genäht

hautlappens wird mit einem 0,3–0,4 metric Nylonfaden auf die Hornhaut genäht, so daß der Faden nicht das Endothel berührt sondern lediglich im Hornhautstroma verläuft.

Nachbehandlung ❏ Vitamin A- bzw antibiotikahaltige Augensalbe im Wechsel mehrmals täglich.

Nach 6–8 Wochen wird der Stiel des Konjunktivalappens mit einem Scherenschlag am korneoskleralen Rand durchtrennt und das überschüssige Gewebe auf dem Hornhautdefekt abgetragen. Auch die Korneafäden werden bei dieser Gelegenheit entfernt. Nachdem der zentrale Bereich von der Zirkulation abgeschnitten wurde, verschwindet das konjunktivale Gewebe auf der Hornhaut allmählich. Beschleunigt wird dies durch die vorübergehende Applikation von Prednisolon. Mit einem Leukom muß bei stromalen Defekten gerechnet werden.

Hornhaut

Naht der Cornea

Als Nahtmaterial kommt nicht resorbierbares a-traumatisches Nahtmaterial, 0,2–0,4 metric Nylon, in Frage. Es werden meistens ¼ Kreis Spatula-Nadeln mit Mikrospitze angewandt. Diese den Nahtkanal schneidende Nadel ist entscheidend für das Querprofil des Nahtkanals.

Zur Naht wird die Nadel durch 2/3 der Korneadicke geführt. Durch Instillation von Luft oder besser einer viskoelastischen Substanz (Adatocel®[1]) in die vordere Augenkammer wird das Nähen erleichtert. Vor Setzen des letzten Heftes sind Blut und Fibrin aus der vorderen Augenkammer zu entfernen.

Indikation ❑ Verletzung.

Vorgehen ❑ Bei geringem Irisvorfall und Versorgung bis zur 3. Stunde sollten die Iris mit dem Spatel oder durch Injektion einer viskoelastischen Substanz reponiert und die Wundränder der Cornea mit Knopfheften adaptiert werden. Kann die Iris nicht reponiert werden oder besteht der Irisvorfall länger als 3 Stunden, wird der vorgefallene Teil der Iris amputiert. Die hier auftretende Blutung wird durch Aufträufeln von Adrenalinlösung 1:1000 zum Stillstand gebracht. Hierdurch kommt es gleichzeitig zu einer Mydriasis. Verklebungen der Iris an der Korneawunde werden mit dem Spatel gelöst und nach Injektion einer viskoelastischen Substanz in die vordere Augenkammer die Wundränder der Cornea mit Knopfheften adaptiert (Abb. 9.39). Gegebenenfalls ist zum Schutz die Cornea mit dem dritten Augenlid zu decken oder ein temporäres Ankyloblepharon anzulegen.

Nachbehandlung ❑ Bei zentral gelegenen Verletzungen wird zur Weitstellung der Pupille Atropin. sulfuric. 1%ig appliziert. Bei Katzen sollten nur Salben angewandt werden, da Atropin-Kollyrien starkes Speicheln (durch bitteren Geschmack) hervorrufen.

Prednisolonhaltige Augentropfen und ggf. Acidum acetylosalicylicum (10–20 mg/kg KM) während 8–14 Tagen zur Vorbeugung einer Uveitis.

Mit einem Kragen oder Kopfschutz kann dem Reiben am Auge vorgebeugt werden.

---

[1] Chiron ada

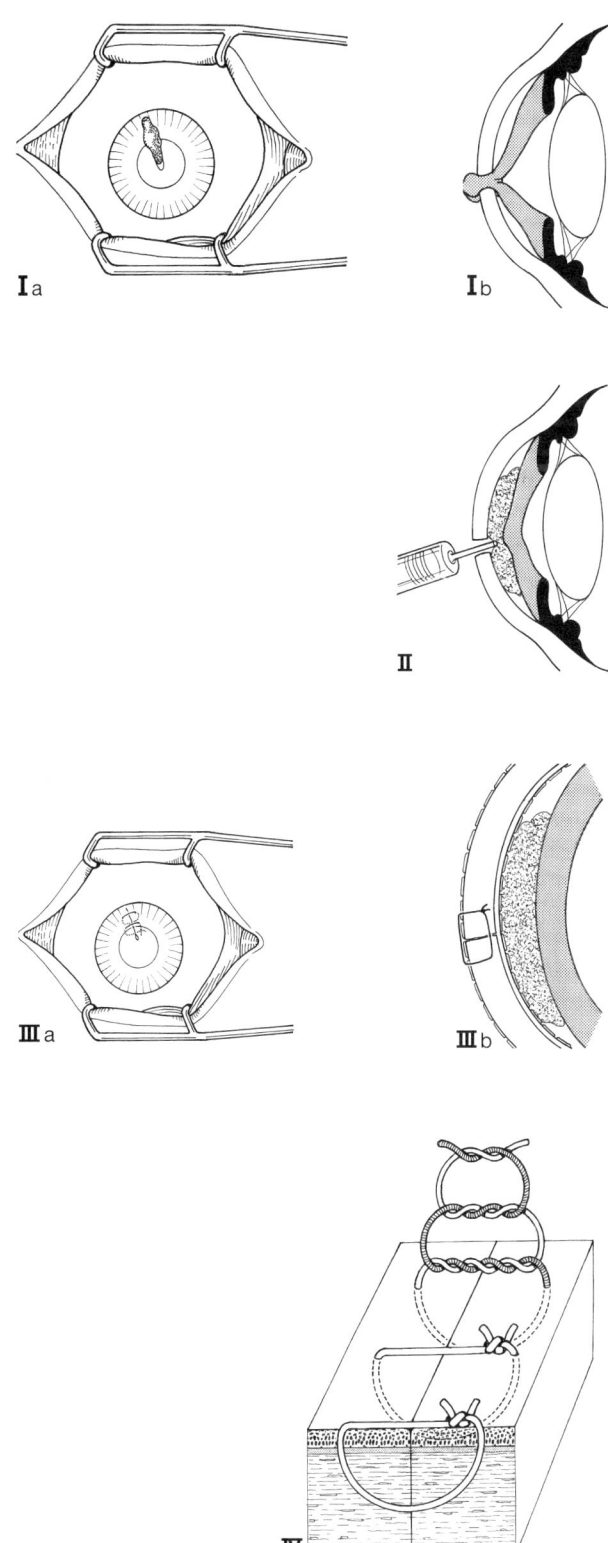

Abbildung 9.39 I–IV Korneaverletzung mit Irisvorfall **I** vor Reposition der Iris, a Aufsicht, b Querschnitt; **II** nach Reposition des amputierten Anteils der Iris und Injektion der viskoelastischen Substanz; **III** Naht der Cornea, a Aufsicht, b Querschnitt; **IV** Fadenführung im Stroma ohne Berührung des Endothels, Schema

Die Fäden der Hornhautnaht werden nach Abheilung der Wunde etwa 3 Monate postoperativ entfernt.

Operation bei Ulcus corneae

Allgemeines

Im folgenden wird das operative Vorgehen beim Ulcus corneae beschrieben. Die operative Versorgung ist durch andere Maßnahmen, wie Klärung und Abstellung der Ursache, Erregerbestimmung und spezifische therapeutische Maßnahmen zu ergänzen.

Indikation ❑ Ulcus corneae; Descemetocele; Prolapsus iridis.

Instrumente ❑ Augenspatel, WECKER-Schere, stumpfe Kanüle.

Vorbereitung ❑ Gegebenenfalls Infusion von 20 %iger Mannitlösung (5 ml/kg KM), um während des Eingriffs vorübergehend den intraokularen Druck zu senken.

Ulcus corneae ohne Descemetocele

Vorgehen ❑ Das Ulcus wird mit in verdünnter Jodtinktur getränktem Wattebausch (Watteträger) touchiert und das am Ulkusrand abgehobene Epithel mit dem Skalpell abgesetzt.
- Beim oberflächlichen Ulcus wird danach die Cornea mit dem dritten Augenlid gedeckt oder durch Anlegen eines temporären Ankyloblepharons geschützt.
- Beim bis nahe an die DESCEMET-Membran reichenden tiefen Ulcus – Ulkusgrund ist, weil die Iris durchschimmert, dunkel – ist der Defekt mit einem gestielten Konjunktivalappen (s. S. 154) zu decken.

Ulcus corneae mit Descemetocele

Vorgehen ❑ Der Defekt ist entweder mit einer Bindehautschürze oder nach Reposition der DESCEMET-Membran durch Ablassen von Kammerwasser mit einem gestielten Konjunktivalappen zu decken.

Ulcus corneae mit Prolapsus iridis

Vorgehen ❑ Der vorgefallene Teil der Iris wird mit der WECKER-Schere amputiert und die Verkle-

bung der Iris an der Cornea mit dem Spatel gelöst. Zur Blutstillung und Weitstellung der Pupille wird Adrenalinlösung 1:1000 mit einer durch den Defekt in die vordere Augenkammer eingeführten Kanüle instilliert. Durch folgende Instillation von Luft oder einer viskoelastischen Substanz wie Hyaluronsäure (Healon®) bzw. Methylzellulose (Adatocel®) wird die Iris vollständig reponiert und die Naht der Kornea erleichtert. Die korrekte Reposition der Iris beugt der vorderen Synechie vor. Mit einem gestielten Bindehautlappen wird der Korneadefekt abgedeckt. Er ermöglicht die tägliche Kontrolle der vorderen Augenabschnitte.

Nachbehandlung ❑ Lokale und allgemeine Chemotherapie, Atropin. sulfuric. 1 %ig zur Erhaltung einer Mydriasis und Zykloplegie.

Die Fäden zur Fixation des Bindehautlappens werden nach 6–8 Wochen entfernt. Dabei wird auch die Basis des Bindehautlappens durchtrennt und somit die Blutversorgung unterbrochen. Nach Heilung kann die Rückbildung des Granulationsgewebes durch lokale Kortikoidapplikation unterstützt werden.

Oberflächliche Keratektomie

Indikation ❑ a) Dermoid; Pterygium; Tumor. b) Keratitis superficialis chronica pigmentosa.

Instrumente ❑ Lidspreizer, gebogener Muskelhaken, Sehnenschere nach STEVENS.

Vorbereitung ❑ Der Bulbus kann nach Vorlagerung oder nach Einsetzen des Lidspreizers mit an der Bindehaut angesetzten Mosquitoklemmen bzw. Haltefäden fixiert werden.

Vorlagerung des Bulbus (nicht bei Exophthalmus): Mit Daumen und Zeigefinger einer Hand werden die Lider gespreizt und mit der anderen Hand der gebogene Muskelhaken unter dem dritten Augenlid von 6 her (nach dem Zifferblatt) unter den Bulbus geschoben. Unter Beibehaltung der Position des Hakens unter dem Bulbus wird der Arm des Muskelhakens durch Außenrotation der Hand gekantet. Dabei drückt und hebt der kurze Hebelarm den Bulbus aus der Orbita und vor die Lidspalte.

In der vorgelagerten Position kann der Bulbus durch den Assistenten entweder durch Beibehaltung des Druckes mit dem Muskelhaken oder mit der unter den Bulbus geschobenen Kuppe des Zeigefingers gehalten werden.

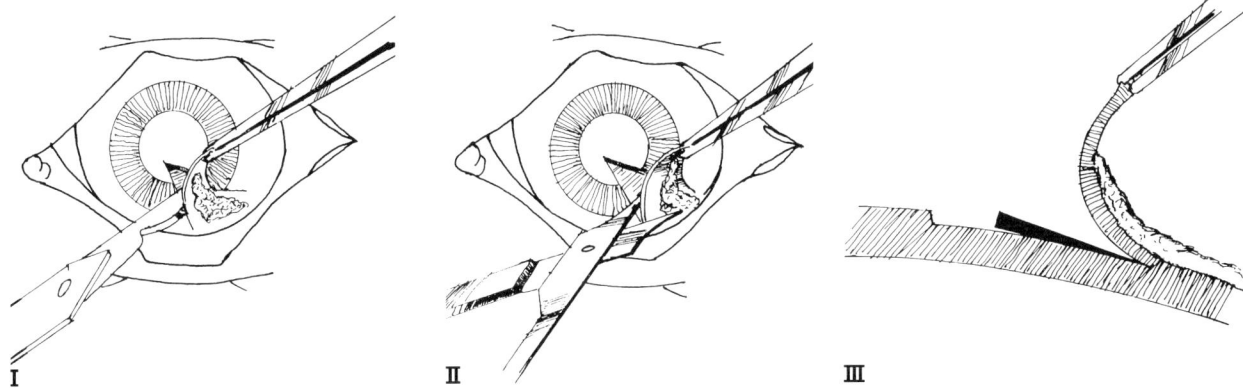

Abbildung 9.40 I–III Abtragen eines Dermoids; **I**, **II** Schnittführung; **III** Sagittalschnitt, Schema

● **Vorgehen a)** ❏ Partielle oberflächliche Keratektomie: Falls erforderlich, wird zunächst die Darstellung des veränderten Bereichs durch eine Kanthotomie verbessert. Das veränderte Korneagewebe wird im Gesunden umschnitten. Der Schnitt beginnt auf der Cornea und wird zum Limbus hin geführt. In der Tiefe reicht er bis in die gesunde, durchsichtige Schicht der Substantia propria. Mit der Pinzette wird das umschnittene Gewebe gefaßt, angehoben und mit parallel zur Hornhautoberfläche geführten, langen Präparierschnitten oder durch Spreizen der Korneaschere von der Unterlage bis zum Limbus hin gelöst. Die Präparation sollte möglichst in ganzer Ausdehnung in derselben Schicht, d. h. zwischen denselben Lamellen, erfolgen (Abb. 9.40). Am Limbus wird die von der Unterlage abgelöste Cornea mit der Schere abgesetzt und verändertes Gewebe peripher des Limbus im Gesunden exzidiert.

● **Vorgehen b)** ❏ Totale oberflächliche Keratektomie: Am vorgelagerten Bulbus wird die Korneaoberfläche durch einen Schnitt im vertikalen Hauptmeridian in zwei Hälften, am nicht vorgelagerten Bulbus besser durch einen vertikal und einen horizontal gelegten Schnitt in vier gleiche Segmente geteilt (Abb. 9.41 I). In der Tiefe reicht der Schnitt bis in die obere durchsichtige Schicht der Substantia propria. Die pigmentierte Schicht der Cornea wird im Zentrum mit der Pinzette gefaßt und etwas angehoben. Nun wird die Korneaschere geschlossen unter die angehobene Schicht vorgeschoben und immer wieder etwas gespreizt. Auf diese Weise kann die oberflächliche Korneaschicht in derselben Lamellenlage bis zum Limbus abgelöst und schließlich am Limbus mit der Schere abgesetzt werden (Abb. 9.41 II). Analog wird die pigmentierte Cornea der anderen Hälfte bzw. Segmente abgelöst und abgesetzt. Im tempo-

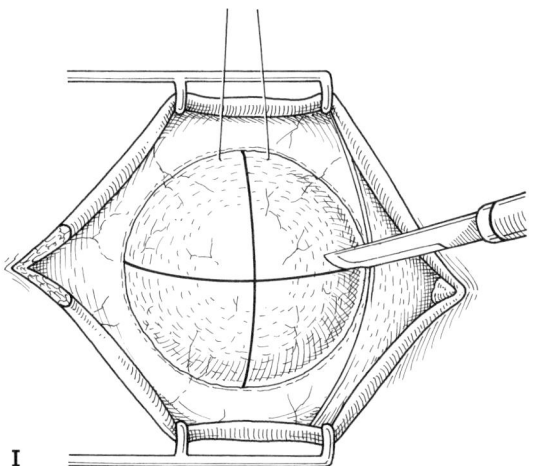

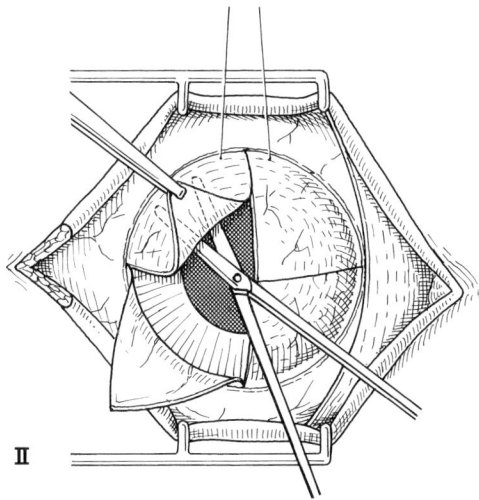

Abbildung 9.41 I, II Totale oberflächliche Keratektomie; **I** Schnittführung; **II** Ablösung der einzelnen Quadranten

ralen Bereich sollten pigmentierte Anteile der Conjunctiva bulbi exzidiert und am Limbus blutende Gefäße ggf. koaguliert werden.

Nachbehandlung ❏ 4–5 Tage mehrmals täglich Applikation einer antibiotisch wirksamen, danach Vitamin-A-haltigen Augensalbe.

Bei Miosis: 3 Tage je 1 Tropfen Atropin. sulfuric. 1–2 %ig als Zykloplegikum. Bei beginnender Revaskularisation der Cornea Kortikosteroide.

Dauermedikation: 2mal täglich Applikation einer ciclosporinhaltigen (Optimmune®) oder kortikosteroidhaltigen Augensalbe.

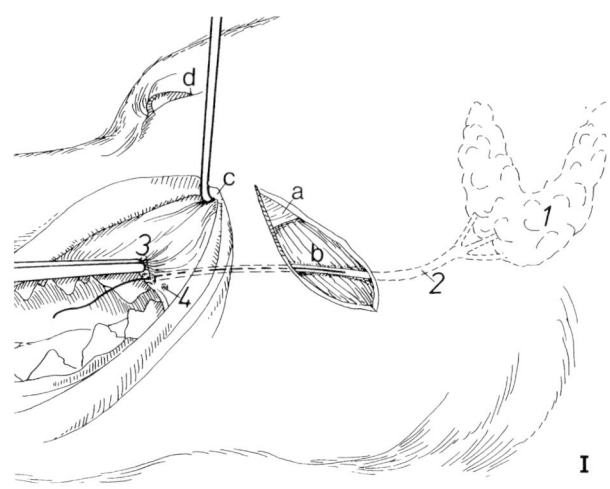

Verlegung des Ductus parotideus in den Konjunktivalsack

Indikation ❏ Keratoconjunctivitis sicca, bei der die konservative Behandlung erfolglos blieb.

Instrumente ❏ Gefärbter monofiler Kunststofffaden, dessen Spitze über einer Flamme abgerundet wird. Mikrochirurgisches Instrumentarium bzw. Augeninstrumentenset.

Vorbereitung ❏ Spülung der Mundhöhle mit schleimhautverträglicher antiseptischer Lösung, des Auges mit physiologischer Kochsalzlösung. Einträufeln eines chemotherapeutikahaltigen Kollyriums in den Bindehautsack.

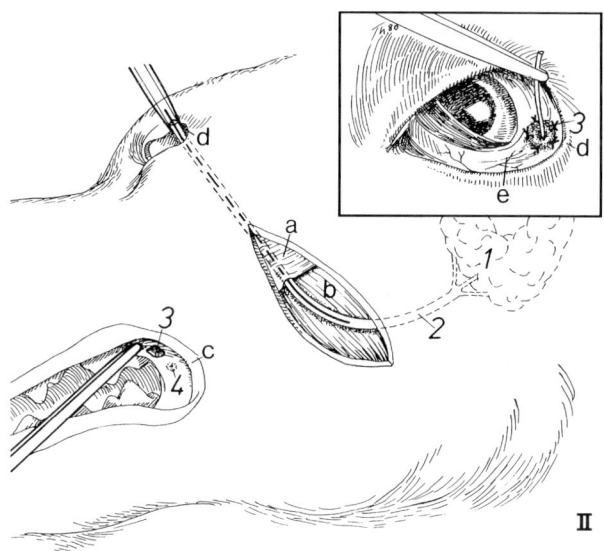

Abbildung 9.42 I, II **I** Darstellung des Ductus parotideus; **II** Verlegung des Ductus parotideus in den Konjunktivalsack. Ausschnitt: Fixierung der Papilla parotidea
a M. cutaneus faciei; **b** M. masseter; **c** Angulus oris; **d** Angulus oculi lateralis; **e** Conjunctiva
1 Gl. parotis; **2** Ductus parotideus; **3** Papilla parotidea; **4** Papilla zygomatica

Vorgehen ❏ Die Papilla parotidea wird in der Mundhöhle oberhalb und etwas kaudal des 4. Prämolaren identifiziert. Sie sollte nicht mit der weiter kaudal und tiefer liegenden Papilla zygomatica verwechselt werden. Der Kunststofffaden wird mit seinem abgerundeten Ende in die Papilla parotidea eingeführt und bis in die Parotisgegend vorgeschoben. Das Einführen des Fadens wird erleichtert, wenn die Mundschleimhaut dabei rostral der Papille mit einer Pinzette erfaßt und etwas vorgezogen wird. Über dem M. masseter wird ein Hautschnitt schräg zwischen Lippenwinkel und Ohrgrund gelegt. Der durch den gefärbten Faden dargestellte Ductus parotideus kann palpiert und nach Ablösen des subkutanen Bindegewebes und des Hautmuskels visuell leicht identifiziert werden (Abb. 9.42 I). Er wird mit kleiner METZENBAUM-Schere weitgehend stumpf im Inzisionsbereich freipräpariert, so daß er mit einem stumpfen runden Häkchen angehoben werden kann. Dadurch wird bei gleichzeitigem Spreizen

der Hautwundränder die weitere Freilegung und Mobilisierung des Ductus parotideus bei Schonung der V. facialis und der bukkalen Äste des N. facialis nach kaudal bis zur Gl. parotis und nach kranial bis zur Mundschleimhaut erleichtert. Die Papille wird in der umliegenden Schleimhaut mit kleiner spitzer Schere umschnitten. Vom lateralen Wundwinkel, etwa 1–2 cm rostral des vorderen Parotisrandes, wird durch Vorschieben einer schmalen Schere über die Faszie des M. masseter hinweg ein Tunnel zur Konjunktiva im lateralen

Augenwinkel geschaffen. Die Bindehaut wird im Fornix über dem Instrument inzidiert. Die Spitze der zur Tunnelierung benutzten Schere wird vom Auge her mit einer Mosquitoklemme erfaßt. Durch Zurückziehen der Schere wird diese Klemme bis zur Hautinzision geführt. Dort wird der die Papilla parotidea umgebende Rand der Mundschleimhaut gefaßt und in den lateralen Augenwinkel gezogen. Dabei darf der Ductus parotideus nicht gedreht werden. Die Papille wird durch Naht des Mukosarands an die Konjunktiva im Inzisionsbereich mit dünnem atraumatischen, resorbierbarem Kunststoffaden fixiert (Abb. 9.42 II). Der in den Ductus parotideus eingelegte monofile Faden wird entfernt.

Wundverschluß ❏ Adaptation der Wundränder des Hautmuskels mit Knopfheften (resorbierbares Material). Hautnaht.

Adaptation der Schleimhautwundränder in der Mundhöhle mit Knopfheften (langsam resorbierbarer Kunststofffaden).

Nachbehandlung ❏ Chemotherapie allgemein und am Auge lokal. Falls wegen postoperativer Wundschwellung die Speichelabsonderung in den Bindehautsack nicht ausreicht, kann durch orale Gabe von Ascorbinsäurelösung die Sekretion angeregt werden.

Linse

Extrakapsuläre Linsenextraktion:

Indikation ❏ Primäre Katarakt, die eine Einschränkung des Sehvermögens zur Folge hat. Implantation einer intraokularen Kunstlinse – Konsekutive Katarakt im reifen und überreifen Stadium (auch bei erloschenem ERG!) zur Vermeidung von Sekundärglaukom infolge von Luxatio lentis und Phakolyse.

Instrumente ❏ Lidspreizer nach CASTROVIEJO, Mikro-Nadelhalter gebogen mit und ohne Arretierung nach BARRAQUER, Hornhautschere nach CASTROVIEJO links und rechts schneidend, Bindehautfixierpinzette nach CASTROVIEJO, Kolibri-Hornhautpinzette nach TROUTMAN-BARRAQUER, Tenotomie-Bindehautschere gebogen, Kapsulotomieschere nach VANNAS oder ONG gerade und gewinkelt, Zystotom(-Kanüle), Kapselblattpinzette

nach OSHER, Spülschlinge nach KNOLLE-PEARCE, Fadenpinzette nicht gezahnt, gerade und gebogen, Knopfkanüle fein, Vorderkammer-Spülkanüle gewinkelt und gerade, ARRUGA-Kapselpinzette, IOL-Pinzette, IOL-Positionierungshaken, Augenkauter mit Batterie oder Netzanschluß bzw. als Wegwerfmodell, Irrigations-, Aspirations- und Phakoemulsifikations-System.

Vorbereitung ❏ Drei Tage präoperativ 4x tgl. Prednisolonacetat (Ultracortenol®-Augentropfen), Tolfenaminsäure (Tolfedine® Tabl.) 2x tgl. 3 mg/kg KM per os. Unmittelbar präoperativ (in Neuroleptanalgesie) intravenöse Infusion von 2 ml/kg KM einer 20%igen Mannitlösung sowie 1 mg/kg KM Dexamethason oder 10 mg/kg KM Prednisolon i. v.; Depotpenicillin (Duplocillin®) s. c. Die Induktion einer Mydriasis kann ebenfalls zu diesem Zeitpunkt durch Einträufeln von 10%igem Phenylephrin-Hydrochlorid erfolgen, doch dürfte die intraoperative Instillation einer Adrenalinlösung 1:1000 nach Eröffnung in die vordere Augenkammer die maximale Weitstellung der Pupille zum erforderlichen Zeitpunkt am besten bewerkstelligen.

Lagerung des Patienten auf einem Vakuumkissen in Rücken- oder Seitenlage mit Fixation des Kopfes in halber Seitenlage, so daß die Lidspalte horizontal unter dem Operationsmikroskop liegt. Spülung der Hornhautoberfläche und des Konjunktivalsacks mittels Borwasser sowie Desinfektion der Augenumgebung mittels Betaisodona®-Lösung.

Vorgehen ❏ Abdeckung des Augenbereiches mit einer durchsichtigen, selbstklebenden Einmalgebrauchfolie. Inzision der Folie im Lidspaltenbereich und Kanthotomie (außer bei relativ zu großer Lidspalte). Einsetzen des Lidspreizers und limbusnahe Zügelnaht in der nasalen Conjunctiva bulbi bei 3 bzw. 9 Uhr, so daß die gesamte Vorderkammer im Mikroskop überblickt werden kann.

Eventuell zusätzliche Zügelnähte in der nasalen Conjunctiva bulbi und bei 12 Uhr.

Nicht perforierende limbusnahe Hornhautinzision mit spitzer Skalpellklinge Nr. 11 (MARTIN) (Abb. 9.43 I–II, Skalpell 1) oder Diamantmesser senkrecht (Abb. 9.44 I) zur Oberfläche (perpendikulärer Schnitt) zwischen 10 und 2 Uhr (ca. halbe Hornhautdicke Abb. 9.44 I. Perforierende Stichinzision zur Eröffnung der Vorderkammer in irisparalleler Richtung bei 12 Uhr (Abb. 9.43 I, II – Skalpell 2). Zur Erzielung einer maximalen My-

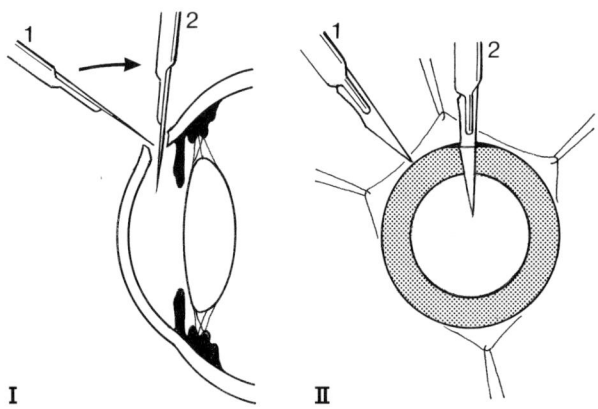

I   II

Abbildung 9.43 I, II **I** Längsschnitt; **II** Aufsicht. **1** nicht perforierende perpendikuläre Hornhautinzision; **2** perforierende Stichinzision in irisparalleler Richtung bei 12 Uhr

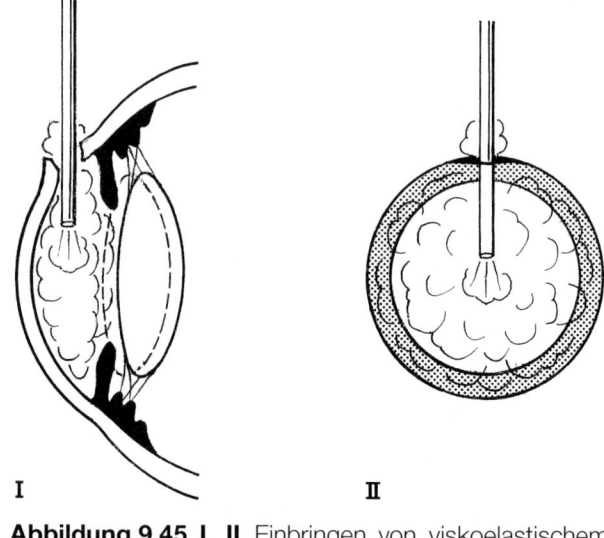

I   II

Abbildung 9.45 I, II Einbringen von viskoelastischem Material in die Vorderkammer

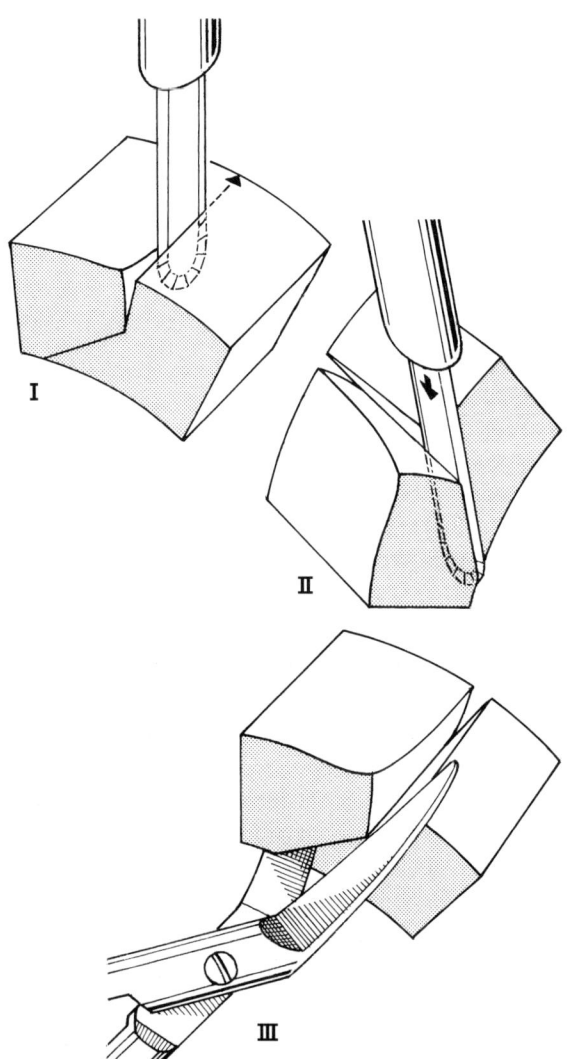

I

II

III

Abbildung 9.44 I–III „Zweistufen"-Schnitt der Kornea. **I** Senkrechtes Ansetzen des Diamantmessers; **II** Zweitschnitt mit Eröffnung der vorderen Augenkammer in einem Winkel von ca. 120°–130°; **III** Verlängerung des Hornhautschnittes mit der Korneaschere nach Castro Viejo

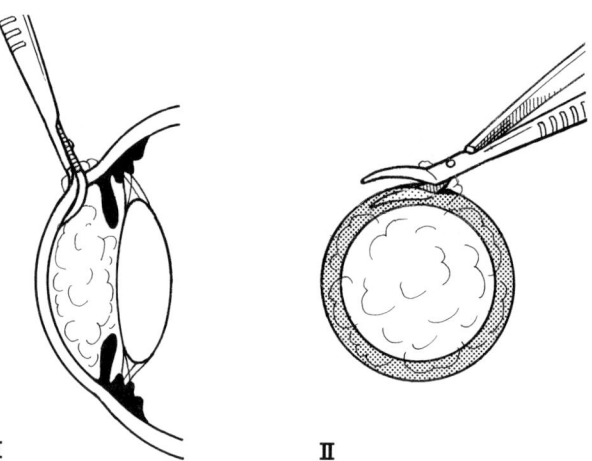

I   II

Abbildung 9.46 I–II Hornhautschnitt mit Korneaschere entlang der vorgelegten Inzision in einem Winkel von ca. 45° gegenüber dieser (2-Stufenschnitt)

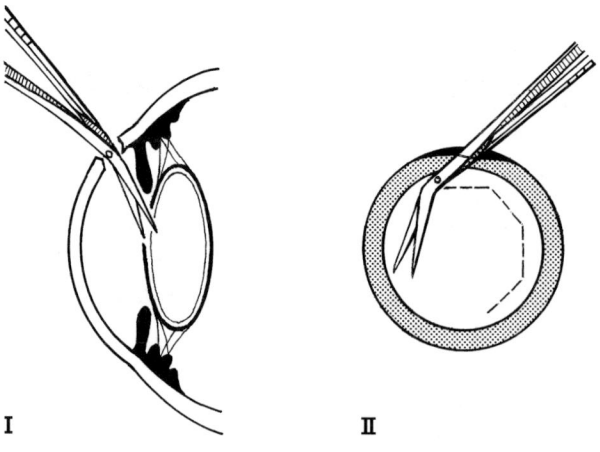

I   II

Abbildung 9.47 I, II vordere Kapsulotomie

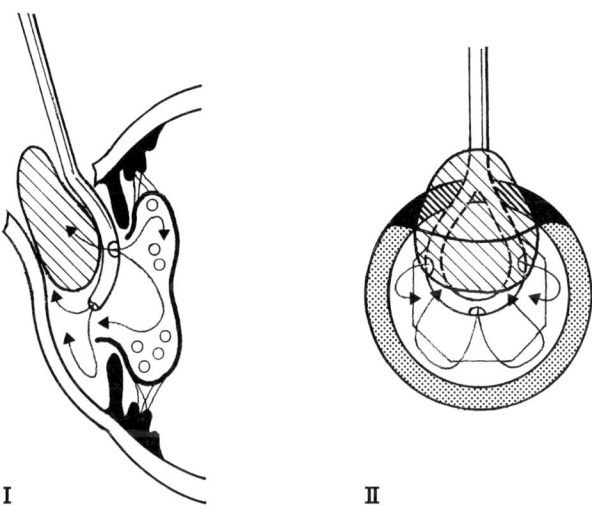

Abbildung 9.48 I, II Expression des Linsenkerns mittels Spülschlinge

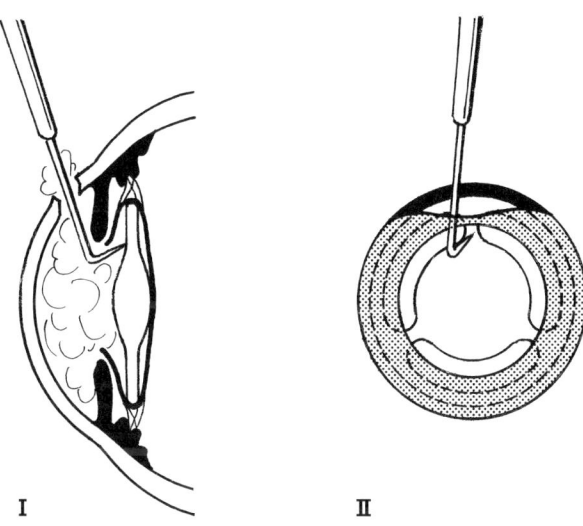

Abbildung 9.51 I, II Zentrierung der Kunstlinse im Kapselsack

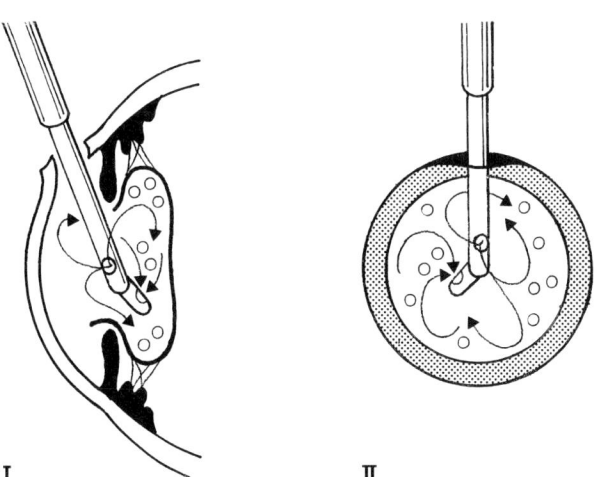

Abbildung 9.49 I, II Entfernung der verbliebenen Kortex mittels Spül-Saug-Sonde

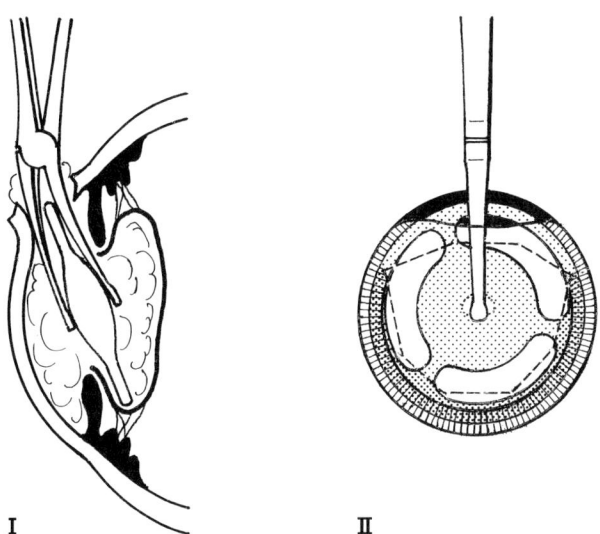

Abbildung 9.50 I, II Implantation der Kunstlinse in den mit viskoelastischem Material gefüllten Kapselsack

driasis werden durch die Perforationsöffnung 0,5–1 ml einer Adrenalinlösung (Suprarenin®) und anschließend viskoelastische Substanz in die Vorderkammer injiziert (Abb. 9.45 I–II). Letztere schützt das Hornhautendothel gegen Operationstraumen und stellt die kollabierte Vorderkammer wieder auf. Ausgehend vom Perforationsschnitt wird die Vorderkammer entlang des vorgelegten perpendikulären Schnittes mit speziellen Hornhautscheren in irisparalleler Richtung erweitert (2-Stufenschnitt Abb. 9.44 III und Abb. 9.46 I,II).

Die Eröffnung der vorderen Linsenkapsel wird ca. 2 mm vom Linsenäquator entfernt punktförmig mit dem Hornhautskalpell vorgenommen. Mit einer Kapsulotomieschere, ausgehend von der punktförmigen Inzision, wird die vordere Linsenkapsel in Form eines ventral offenen Kreises fenestriert (Abb. 9.47 I, II) und durch kontrollierte Kapsulorhexis mit der Kapselpinzette entfernt. Die Linsenhartsubstanz wird mit der Spülschlinge vom Kortex gelöst (Hydrodissektion) und aus dem Kapselsack herausgespült (Abb. 9.48 I, II). Die verbliebenen Kortexreste müssen möglichst vollständig mit einer Spül-Saug-Sonde abgesaugt werden (Abb. 9.49 I, II).

Besteht die Absicht, eine Kunstlinse zu implantieren, wird der kollabierte Kapselsack mit viskoelastischem Material entfaltet (Abb. 9.50 I, II), das Implantat mit einer speziell für den jeweiligen Linsentyp angefertigten Implantationspinzette in den Kapselsack geschoben sowie die Zentrierung und der sichere Sitz der Kunstlinse im Kapselsack mit einem Positionierungshäkchen durchgeführt (Abb. 9.51 I, II).

Stellt sich nach erfolgter vorderer Kapsulotomie im Rahmen der geplanten extrakapsulären Linsenextraktion heraus, daß die hintere Linsenkapsel getrübt ist, wird dieser Bereich nach dem Absaugen der Kortexreste mit einer Kapsulotomie- oder Hornhautschere unter Belassung des Linsenäquators exzidiert.

Der Hornhautschnitt wird schließlich mit Einzelknopfnähten (Nylon 0,2–0,3 metric) verschlossen.

Die Kanthotomiewunde wird in zwei Schichten mittels Vycril® (0,5 metric) vernäht (inverse Hautnähte mit versenktem Knopf).

Abschließend werden 2 mg Dexamethason (Fortecortin®) und 20 mg Gentamycin (Refobacin®) subkonjunktival injiziert und Ultracortenol®-Augensalbe instilliert.

Nachbehandlung ❑ Ultracortenol®-Augensalbe 6x tgl. zwei Tage post op., danach 3x tgl. über 3 Wochen. Bis zum Ende des 3. Monats post op. werden Ultracortenol®-Augentropfen 2x tgl. gegeben. Die postoperative Kontrolle der Pupille und allfällige Behandlung einer Uveitis mittels Mydriatica ist besonders in den ersten zwei Tagen post op. erforderlich. Das Anlegen einer Halskrause sollte ein bis zwei Wochen post op. angeordnet werden.

Extrakapsuläre Linsenextraktion mittels Phakoemulsifikation

Die Phakoemulsifikation stellt im Gegensatz zur intrakapsulären (ICLE) und extrakapsulären Linsenextraktion (ECLE) eine Methode dar, die davon ausgeht, die Linse bzw. den Linsenkern nicht als Ganzes zu extrahieren, sondern den Linsenkern innerhalb des Auges nach Zertrümmerung abzusaugen. Die Zertrümmerung des Linsenkerns erfolgt durch Ultraschallwellen, die von der Spitze der Phakoemulsifikationsnadel ausgehen. Die Absorption der Ultraschall-Energie erfolgt im Linsenkern.

Es gibt zwei Techniken:
1. die „Einhand"-Technik (allein mit der Ultraschallnadel),
2. die „Zweihand"-Methode, bei der mit der Ultraschallnadel gleichzeitig ein weiteres Instrument (KNOLLE- oder Zyklodialyse-Spatel) eingesetzt wird.

Indikation ❑ Bei sich schnell entwickelnder Katarakt, deren Kern in der Regel nicht sehr hart ist, wird die „Einhand"-Methode eigesetzt. Beim Star mit langsamer Entwicklung und hartem Kern, kann die „Zweihand"-Methode von Vorteil sein. Dabei wird der Kern mit dem Spatel vor der Ultraschallnadel fixiert. Es muß darauf geachtet werden, daß Spatel und Ultraschallspitze nicht in Berührung kommen, da sonst Metallabsplitterungen entstehen können.

Vorbereitung ❑ Haare um das Auge kürzen, Haarreste aus der Lidspalte sorgfältig mit einer neutralen Spüllösung entfernen. Bindehautsäcke mit einer 5%igen Povidon-Jodlösung (Betadine®) spülen und die Lider mit einer selbstklebenden Folie abdecken.

Vorgehen ❑ Korneale Zweistufeninzision dorsotemporal knapp vor dem Limbus. Der Schnitt sollte so groß sein, daß er gerade die Passage der Ultraschallspitze ermöglicht. Damit bleibt der Tonus des Auges während des Spül-Saug-Vorganges konstant erhalten.

Um das Endothel zu schützen, wird die Vorderkammer sofort mit einem viskoelastischen Mittel (Adatocel®, Healon® oder Hylartil®) gestellt. Ist eine Erweiterung der Schnittes erforderlich (z. B. zur Durchführung einer extrakapsulären Linsenextraktion bei zu hartem Kern oder zur Implantation einer Hinterkammerlinse) wird dies mit der Korneaschere oder dem mikrochirurgischen Skalpell nasalwärts vorgenommen.

Zur vorderen Kapsulotomie wird das Zystotom oder eine gebogene hypodermale Kanüle (22 G) benutzt. Dabei sollte von der Peripherie zur Mitte geschoben und nicht gezogen werden. Begonnen wird dorsal (12 Uhr) und dann werden ringsherum von der Peripherie her Einrisse gesetzt. Ist die Vorderkapsel vollständig abgetrennt, wird sie mit dem Phakoemulsifikator abgesaugt. Bei vorgesehener Linsenimplantation wird der Linsenäquator geschont, damit keine Zonulafasern geschädigt werden.

Die Spitze des Ultraschallgerätes sollte immer mit der Schrägung nach hinten bei gleichzeitiger Flüssigkeitszufuhr eingeführt werden. Einmal in der Vorderkammer wird sie um 180° gedreht, so daß die Schrägung vorne liegt (Abb. 9.52 I).

Es ist darauf zu achten, daß die Ultraschallenergie nur dann freigegeben wird, wenn die Sonde in Kontakt mit dem Linsengewebe ist, um die Gesamtdauer der Phakoemulsifikation so kurz wie

Abbildung 9.52 I, II Extra-
kapsuläre Linsenextraktion
(ECLE) mittels Phakoemulsifikation
I vordere Kapsulotomie mit einem Zystotom in der Aufsicht;
II rillenförmige Abtragung der
zentralen Anteile des Kernes
im Längsschnitt; sternförmige
Einziehung um die Phakonadel
als typischer Hinweis für eine
Aspiration der hinteren Linsenkapsel. **1** Kunststoffman-

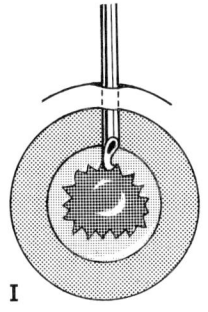
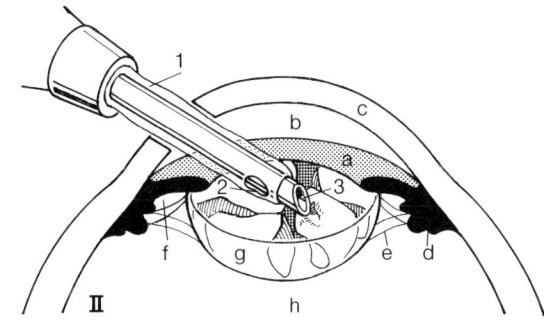

schette, die zur Isolierung zwischen Phakonadel und Hornhautöffnung dient und somit die Spülflüssigkeit im Auge und
dadurch den intraokulären Druck konstant aufrechterhält; **2** Austrittsöffnung für die Spülflüssigkeit; **3** Öffnung zum Ansaugen von Spülflüssigkeit und Linsenmaterial. **a** Iris; **b** vordere Augenkammer; **c** Cornea; **d** Corpus ciliare; **e** Zonula
zinni; **f** hintere Augenkammer; **g** Linse; **h** Glasköperraum

möglich zu halten. Ideal ist eine Zeit von < 2 Minuten. Ferner wird auf diese Weise vermieden,
daß Kernreste durch den Spülvorgang an das Endothel geschleudert werden und es somit schädi-
gen.

Zunächst werden die zentralen Anteile des Kernes rillenförmig abgetragen. Damit erreicht man
eine Lockerung des Kernes. Die Spitze der Phakoemulsifikationsnadel sollte in dem Maße vor-
wärts bewegt werden, wie Anteile des Kerns
emulsifiziert werden. Wird zu viel Druck ausgeübt, kommt es zu einer Rotation des Kerns und
damit zur einer Dehnung/Ruptur der Zonulafasern und der hinteren Kapsel. Nachdem ein ausreichender Anteil des Kerns abgetragen worden
ist, wird der Rest von der Rinde getrennt. Dabei
wird Spülung, Aspiration und Phakoemulsifikation ausgeschaltet. Durch das Abfließen der sich
in der Vorderkammer befindlichen Flüssigkeit
wird der Kernrest durch den Glaskörper nach
vorne gedrückt und duch leichtes Drehen der
Ultraschallspitze von der Rinde abgelöst. Die peripheren Anteile des Kerns werden durch Einboh-
ren der Phakoemulsifikationsnadel fixiert, in die
Pupillarebene gezogen und hier aufgelöst und abgesaugt.

Sitzt die Phakoemulsifikationsnadel so, daß sie
unwirksam ist, muß sie durch Abstellen der Saug-
funktion und Aktivierung der Spülfunktion befreit werden. Niemals sollte zur Lösung der Nadel
die Endothelfläche der Kornea als Widerstand benutzt werden.

**Implantation einer intraokularen Hinterkammer-
linse:** Nachdem die Phakoemulsifikation abge-
schlossen ist, wird sowohl die Vorderkammer als

auch der Kapsofsack mit einem viskoelastischen
Mittel (s. oben) gefüllt. Eine Erweiterung der
Korneawunde ist abhängig von der Größe und
Flexibilität der zu implantierenden Linse. Diese
sollte mit der BSS®-Spülflüssigkeit gut befeuchtet
werden. Die Haptens werden umgebogen und mit
einer Implantationspinzette nach SCHEPARD oder
BLAYDES gefaßt und in den Kapselfornix eingeführt. Beim Loslassen entfalten sich die Haptens
und durch Drehen wird die Linse in den Kapselsack mit einer Repositionskanüle nach SIMCOE
oder mit dem IOL-Häkchen nach SINSKEY positioniert.

**Probleme die während einer Phakoemulsifikation
auftreten können:** Gründe für den Kollaps der
Vorderkammer sind eine zu große Inzision der
Kornea und in den meisten Fällen ein Klaffen der
Wundränder durch Anheben des vorderen Randes mit der Phakonadel. Dadurch können Zu-
und Abfluß nicht im Gleichgewicht gehalten werden. Ferner kommen eine leere Spülflasche oder
ein gestörter Fluß der Spülflüssigkeit in Frage. In
diesen Fällen reagiert das Gerät mit einem
Alarmton.

Während des Entfernens der Rinde kann es
versehentlich zur Aspiration der hinteren Kapsel
kommen. Typisch hierfür ist eine sternförmige
Einziehung um die Phakonadel. Unverzüglich
sollte die Aspiration eingestellt werden. Löst sich
dann die Kapsel von der Nadelspitze nicht, wird
ausschließlich gespült. Bei Ruptur der hinteren
Kapsel ist es empfehlenswert, die Flasche mit der
Spülflüssigkeit niedriger zu hängen, damit der in-
traokulare Druck sinkt und ein Glaskörperver-
lust/vorfall verhindert wird.

In vielen Fällen ist die Entfernung der Kortex im Bereich von 12 Uhr (Bereich, der dem Operateur zugewandt ist) problematisch. Es empfiehlt sich dann, diesen Rest zu belassen, anstatt durch übermäßige Manipulation das Endresultat zu gefährden. Die Verwendung einer Spül-Saug-Nadel kann hier hilfreich sein.

● Vorgehen bei Cataracta capsularis posterior
Liegt eine Trübung an der hinteren Kapsel vor, wird zunächst der Glaskörper von der hinteren Linsenkapsel durch ein Depot von viskoelastischer Substanz abgedrängt. Danach kann der veränderte Bereich der hinteren Kapsel mit einer VANNAS-Schere herauspräpariert werden. Dies kann auch mit dem Vitrektom erfolgen.

Danach wird die Korneawunde mit einem 0,2–0,3 metric Nylonfaden durch zwei Knopfhefte mit versenktem Knoten geschlossen. Ein Herausspülen der viskoelastischen Substanz ist nicht unbedingt erforderlich.

Nachbehandlung ❏ Antibiotikahaltiges Kollyrium mit Zusatz von Prednisolon 4 × täglich während einer Woche, danach weitere 4 Wochen Prednisolon-Augentropfen oder -salbe. Kommt es zu einer intraokularen Druckerhöhung wird Dorzolamid (Trusoft®) und, wenn nötig, Diclofenamid 5–10 mg kg KM eingesetzt. Mydriatika werden nicht routinemäßig verwendet. Eine plötzlich auftretenden Uveitis wird konsequent mit Kortikosteroiden (Kollyrium, subkonjunktival oder per os) behandelt. Der Patient muß dann in dreitägigen Abständen sorgfältig überwacht werden. Bei Patienten mit Verdacht auf eine Endophthalmitis wird unter Lokalanästhesie mit einer dünnen Kanüle eine Parazentese der vorderen Augenkammer durchgeführt. Mit dem Kammerwasser werden Austrichpräparate hergestellt und nach GRAM und GIEMSA gefärbt sowie eine Kultur angelegt. Der vorübergehende Volumenverlust wird meistens innerhalb weniger Stunden ausgeglichen. Antibiotika, wie Gentamycin und Cephalotin sollten sofort eingesetzt und in Abhängigkeit vom Ergebnis des Antibiogramms später ggf. gewechselt werden. Ist die Kultur negativ, können sie nach 48 Stunden abgesetzt werden.

Intrakapsuläre Linsenextraktion

Indikation ❏ Luxatio und Subluxatio lentis infolge primärer oder sekundärer (Cataracta hyper-

matura, Trauma) Zonulaschwäche. Auch bei frischer Luxatio lentis posterior ist die rasche Extraktion durchzuführen, bevor die Linse in den ventralen Glaskörperbereich absackt. Trübung der hinteren Linsenkapsel.

Vorgehen ❏ Bei Linsenlockerung (Lentidonesis), Linsensubluxation und Luxatio lentis anterior wird nach Eröffnung der Vorderkammer (häufig partieller Glaskörpervorfall) die Linsenvorderkapsel mit der Arruga-Pinzette erfaßt und die Linse unter Zuhilfenahme einer WEBER-Schlinge in den Operationsspalt vorverlagert. Nun wird der an der Linsenhinterfläche haftende Glaskörper dicht an der Linsenkapsel mit einer Hornhautschere abgesetzt, um den Glaskörper möglichst vollständig zu erhalten und eine spätere Ablatio retinae zu verhindern (was bei chronischer Luxatio lentis anterior kaum möglich ist). Der durch Mannitprämedikation (5 ml/kg KM der 20 %igen Lösung) gefestigte (dehydrierte) Glaskörper gleitet i. d. R. entweder spontan oder durch Anheben der Zügelnähte hinter die Pupillenöffnung. Gelingt dies nicht, wird die Hornhautwunde mit zwei bis drei Nähten adaptiert, der aus der Vorderkammer quellende Glaskörper reseziert, die Hornhautnaht vollendet und dann, durch Auffüllen der Vorderkammer mit Luft, der Glaskörper möglichst hinter die Pupillenebene gedrängt.

Alternativ kann die Extraktion mit einer Vereisungssonde (Kryoextraktion) erfolgen.

Augapfel

Glaukomoperationen – Allgemeines

Von den Operationen, durch die ein neuer intra- oder extraokularer Abfluß für das Kammerwasser geschaffen wird, werden die ehemals empfohlenen Eingriffe, wie Cyclodialyse, korneosklerale Trepanation mit peripherer Iridektomie und Iridenkleisis nicht mehr empfohlen, da sie kaum zur Visuserhaltung bei noch sehfähigen Augen beitragen. Etwas erfolgreicher dürfte die Implantation eines Vorderkammer-Drainagesystems sein.

Derzeit noch am besten praktikabel erscheint das Behandlungsprinzip der transskleralen Ziliarkörperverödung (Cyclokryotherapie, Laser-Cyclophotokoagulation).

Vorderkammer-Drainagesystem (Shunt)

Indikation ❏ Chirurgische Behandlung des primären Offenwinkelglaukoms mit normal gestaltetem Ligamentum pectinatum bei weitem oder engem Kammerwinkel sowie des Primärglaukoms mit dysplastischem Lig. pectinatum (DLP) bei weitem (Weitwinkelglaukom) oder engem Kammerwinkel (Engwinkelglaukom), bevor das Auge wegen erfolgloser medikamentöser Behandlung erblindet (Glaucoma absolutum). Besteht bereits eine Winkelblockade infolge Verlegung des Kammerwinkels durch die vorverlagerte Irisbasis und Kollaps der Ziliarkluft bei intensiver oder chronischer Druckeinwirkung eines der vorhin genannten Primärglaukomtypen (primäres Winkelblockglaukom), sind die Chancen auf Erhaltung des Visus geringer.

Vorbereitung ❏ Medikamentöse Drucksenkung (Miotikum, Karboanhydrasehemmer, Osmotherapie), 10 mg Prednisolon/kg KM i. v. Cave: Cholinesterasehemmer erhöhen Risiko für Blutung und postoperative Endophthalmitis!

Gonioimplantat: Es gibt ein mit einer Klappe versehenes Einwegsystem zur Aufrechterhaltung eines minimalen intraokularen Drucks (IOD) und ein klappenloses Zweiwegsystem, das unmittelbar postoperativ eine starke Hypotonie und seichte Vorderkammer verursachen kann. Das Implantat besteht aus einer Vorderkammer-Schlauchdrainage und einem subkonjunktivalen/extraskleralen Silikonstreifen, der ein großes narbiges Sickerkissen schaffen soll. Das von Bedford empfohlene modifizierte Johnson-Implantat setzt sich aus einem 5–6 cm langen, 9 mm breiten und ca. 1 mm dicken Silikonstreifen und einem Silikonschlauch mit einem inneren Durchmesser von 0,3 mm und einem äußeren Durchmesser von 0,64 mm zusammen. Das senkrecht zur Längsseite des extraskleralen Implantats fixierte Schlauchende ist ursprünglich dort in Längsrichtung gespalten und erfüllt die Funktion einer Klappe, die sich bei einem intraokularen Druck zwischen 4 und 20 mm Hg öffnet. Da beim Hund eine anhaltende Hypotonie nach einer Parazentese i. d. R. nicht vorkommt, sich der Schlitz leicht verlegt und eine permanente Obstruktion des Schlauches verursachen kann, wurde die obere Schlauchwand im Kontaktbereich mit dem Silikonstreifen entfernt.

Vorgehen ❏ Kanthotomie, Exposition des superotemporalen Bulbusbereiches durch künstliche Proptosis mittels zweier am inferonasalen und inferotemporalen Limbus conjunctivae fixierten Mosquitoklemmen, Inzision der Augapfelbindehaut 2–5 mm parallel zum Limbus sowie stumpfe Präparation eines 180° Fornixbasis-Bindehautlappens bis zur Sklera mittels einer Tenotomie-Schere zwischen und hinter dem Ansatz des medialen und lateralen geraden Augenmuskels. Der Implantatstreifen wird nach Anheben der äquatorial inserierenden Mm. rectus dorsalis und lateralis unterhalb deren Muskelbäuchen mit einer Arruga-Pinzette so plaziert, daß der Schlauch möglichst nahe am temporalen Rand des M. rectus dorsalis zu liegen kommt. Der vordere Rand des Silikonstreifens wird durch 0,4 metric Nylon-Nähte intraskleral fixiert. Nach Präparation eines 4 mm breiten und 2 mm tiefen Limbusbasis-Sklerallappens, der die Kornea unterhalb des Skleralfalzes freilegt, wird mit einer 21-Gauge-Nadel die freigelegte Kornea vor der Iriswurzel penetriert und der schräg abgeschnittene Schlauch bis in Höhe der mittleren Pupillenweite in die Vorderkammer eingeführt (Abb. 9.53). Eine Beschädigung der Irisvorderfläche und ein Kontakt mit dem Hornhautendothel muß vermieden werden. Der Schlauch wird durch Wiederanheftung des Sklerallappens mit zwei 0,4 metric Nylon-Nähten in Position gehalten. Die Bindehautlappenwunde wird fortlaufend mittels Vycril® (0,5 metric) und

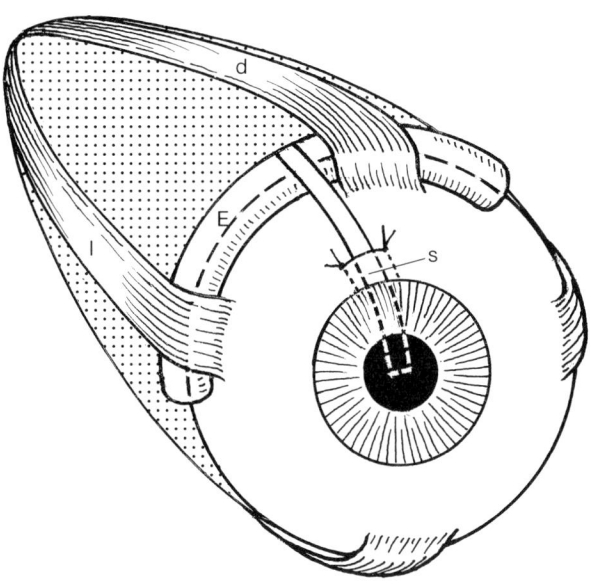

Abbildung 9.53 Gonioimplant. Der Vorderkammer-Schlauchdrain wird vom vernähten Sklerallappen **(S)** in Position gehalten. Der extrasklerale Silikonstreifen **(E)** ist unter dem M. rectus dorsalis **(d)** und M. rectus lateralis **(l)** plaziert

die Kanthotomiewunde, wie vorhin angegeben, geschlossen. Postoperative Augendruckkontrolle, hypotensive und entzündungshemmende Nachbehandlung.

Cyclokryotherapie (transsklerale Ziliarkörpervereisung)

Indikation ❑ Wie bei Vorderkammer-Drainagesystem angegeben und zusätzlich bei absolutem Primär- und Sekundärglaukom, eventuell in Kombination mit intravitrealer Gentamycininjektion, sofern nicht die Enucleatio bulbi indiziert ist.

Instrumente ❑ Kryosonde; Vereisung mit Stickoxydul bei −85 °C.

Vorgehen ❑ 5 mm hinter dem Limbus werden 6 Vereisungen vorgenommen, wobei die Kryospitze von 2,5 mm Durchmesser jeweils zwei Minuten angesetzt wird (Abb. 9.54).

Nachbehandlung ❑ Da kurz nach der Vereisung eine reaktive Chemosis und Panophthalmitis mit Anstieg des intraokularen Drucks erfolgt, werden post operationem Antiphlogistika, Miotika und Karboanhydrasehemmer gegeben. Regelmäßige Druckkontrollen!

Enucleatio bulbi

Unter Enukleation versteht man die Entfernung des Augapfels nach Abtrennung der darüberliegenden Konjunktiva und der Tenonschen Kapsel.

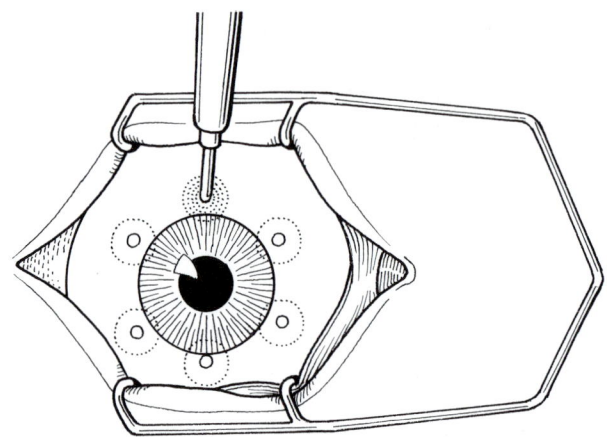

Abbildung 9.54 Cyclokryotherapie

Ein Teil der Lider sowie die Membrana nictitans werden mitentfernt (Abb. 9.55 I).

Indikation ❑ Enophthalmitis; Panophthalmie; Verletzung mit Verlust von Bulbusinhalt; Glaukom; Prolapsus bulbi mit Läsion des N. opticus; intraokularer Tumor.

● **Vorgehen bei lateralem Zugang** ❑ Nach lateraler Kanthotomie wird eine leicht gekrümmte METZENBAUM-Schere in beiden Augenlidern zwischen Tarsus und M. orbicularis oculi bis zum medialen Augenwinkel vorgeschoben und das Gewebe durch Spreizen der Scherenschenkel auseinandergedrängt (Abb. 9.56 I). Die Lidränder werden mit der ALLIS-Klemme gefaßt, das Lig. palpebrale laterale durchgeschnitten und die Konjunktiva, mit Ausnahme eines Teiles im Bereich der medialen Zirkumferenz, bis zur Insertion am Limbus abpräpariert (Abb. 9.56 II). Die Fascia

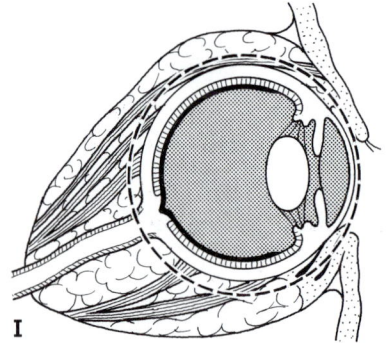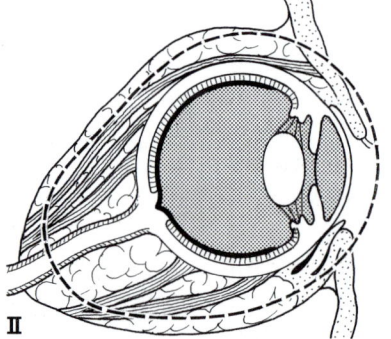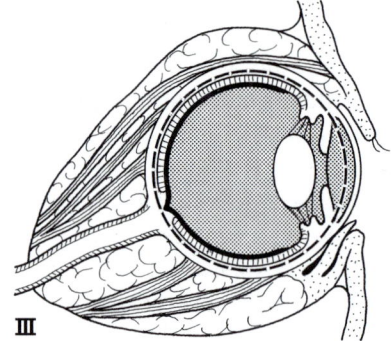

Abbildung 9.55 I–III Verschiedene Techniken der Augapfelentfernung
I Enucleatio bulbi; **II** Exenteratio bulbi; **III** Evisceratio bulbi

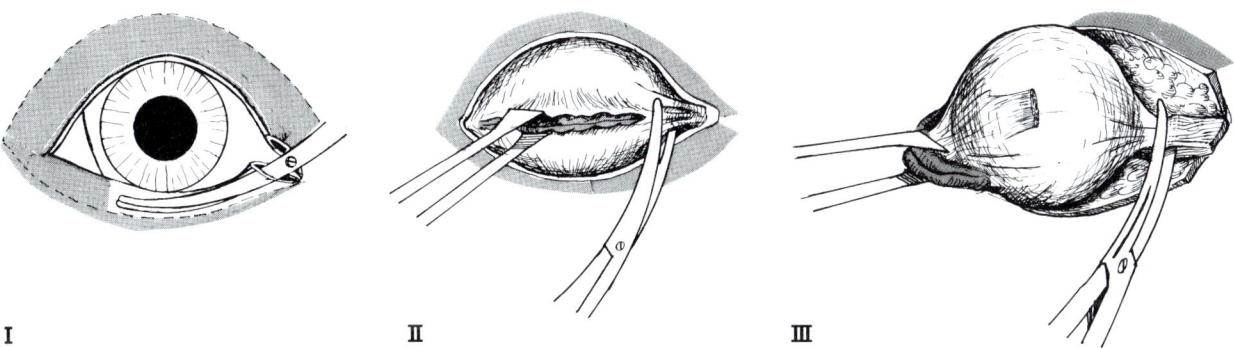

Abbildung 9.56 I–III Enucleatio bulbi
I Nach lateraler Kanthotomie Spreizen des Gewebes mit zwischen Tarsus und M. orbicularis vorgeschobener Schere;
II Lig. palpebrale laterale zum Durchtrennen dargestellt; **III** Durchtrennen des vom M. retractor bulbi eingescheideten
N. opticus

orbitalis profunda wird inzidiert, unterfahren und einige Millimeter proximal und parallel zum Limbus mit der Schere durchtrennt. Der medial noch fixierte Bulbus kann jetzt gedreht werden, so daß nacheinander die intraorbitalen Muskeln am Bulbus abgesetzt, der vom M. retractor bulbi eingescheidete N. opticus und die begleitende A. ophthalmica externa dargestellt und schließlich durchtrennt werden können (Abb. 9.56 III). Der N. opticus sollte weder mit einer Klemme gequetscht noch abgebunden werden. Die Blutung der A. ophthalmica externa steht meistens spontan, wenn die Wundränder der Fascia orbitalis profunda genäht wurden. Danach werden an dem weitgehend vorgelagerten Bulbus medial die periorbitalen Strukturen, die Konjunktiva mit dem dritten Augenlid und das Lig. palpebrale mediale durchtrennt.

Die hier vorkommenden Gefäße werden koaguliert. Gegebenenfalls kann eine Tamponade bzw. Applikation eines Fibrinpräparats in die Wundhöhle erfolgen. Anschließend werden die Wundränder der Fascia orbitalis profunda mit einer fortlaufenden Naht (langsam resorbierbares Material) adaptiert. Hautnaht.

● **Vorgehen bei transpalpebralem Zugang** ❑ Die Lider werden vernäht oder mit einer ALLIS-Klemme gefaßt. Zirka ½ cm von der Lidkante entfernt werden die Lider bis zur Conjunctiva palpebrarum eingeschnitten und entlang dieser stumpf nach kaudal die periokulären Strukturen abpräpariert und der N. opticus mit der A. ophthalmica externa durchtrennt. Nach Koagulation der nasal gelegenen Gefäße wird die periorbitale Faszie mit langsam resorbierbarem Kunststoffa-

den fortlaufend genäht. Die kutanen Wundränder werden mit Einzelknopfheften adaptiert.

Exenteratio orbitae

Indikation ❑ Retrobulbär lokalisierter Tumor.

Das Vorgehen entspricht weitgehend dem der Enukleation. Im Gegensatz zur Enukleation werden bei der Exenteration die intraorbitalen Augenmuskeln nicht am Bulbus, sondern an der Periorbita abgesetzt und das orbitale Fett mit den Muskeln weitgehend entfernt (Abb. 9.55 II).

Evisceratio bulbi

Indikation ❑ Implantation einer intraokularen Prothese.

Im Gegensatz zur Enukleation werden bei der Evisceratio nur die intraokularen Strukturen über einen skleralen Schnitt entfernt. Alle periokularen Strukturen werden belassen (Abb. 9.55 III).

Orbitotomien

Die Eröffnung und Darstellung der Orbita hängt von der Lokalisation und Art der Läsion ab.

Dorsaler transkonjunktivaler Zugang

Indikation ❑ Läsionen inner- oder außerhalb des Muskelkegels.

Vorgehen ❑ Perilimbaler Zugang durch die Conjunctiva bulbi vor dem Äquator, bis die Ansätze der M. rectus dorsalis und M. obliquus dorsalis sichtbar werden. Die ca. ½ cm oberhalb des Limbus verlaufenden Vv. vorticosae sollten geschont werden. Bei akzidenteller Eröffnung wird die Blutung mit dem Elektrokauter oder mit einem Laser gestillt. Bei einer Läsion innerhalb des Muskelkegels werden diese beiden Muskeln zur besseren Übersicht myotomiert. Danach werden die Muskelstümpfe mit einem langsam resorbierbaren monofilen Kunststoffaden durch rückläufige Hefte wieder adaptiert. Die Conjunctiva bulbi wird darüber fortlaufend genäht.

Nasaler oder temporaler transkonjunktivaler Zugang

Indikation ❏ Dieser Zugang wird angewandt, wenn eine Läsion nasal oder temporal vor dem Äquator liegt, so z. B. bei einem selten vorkommenden Tumor der Tränendrüse oder bei einem Fremdkörper, der sich hinter der Basis des dritten Augenlides befindet.

Vorgehen ❏ Entspricht dem transkonjunktivalen dorsalen Zugang. Bei temporalem Eingriff wird der M. rectus lateralis, bei nasalem der M. rectus medialis durchtrennt.

Orbitotomie mit Durchtrennung des Lig. orbitale

Indikation ❏ Laterale Mukozele; Fremdkörper oder Tumor.

Vorgehen ❏ Das Lig. orbitale des Hundes wird bei der Katze durch den Proc. zygomaticus des Os frontale sowie den Proc. frontalis des Os zygomaticus ersetzt, so daß der Orbitalrand bei der Katze i. d. R. nahezu knöchern geschlossen ist und anstatt einer Desmotomie die Osteotomie einer oder beider Procc. erforderlich ist. Da diese Fortsätze später schwer zu fixieren sind und dadurch ein Einsinken des Augapfels möglich ist, wird bei der Katze die laterale Orbitotomie mit Osteotomie des Arcus zygomaticus bzw. die dorsale Orbitotomie (s. unten) vorgezogen.

Beim Hund wird das durchtrennte Lig. orbitale über zwei kleine Bohrlöcher entweder am Proc. zygomaticus des Os frontale oder am Proc. frontale des Os zygomaticus verankert.

Laterale Orbitotomie mit Osteotomie des Arcus zygomaticus

Indikation ❏ Diagnostik retrobulbärer Prozesse; Tumor; Fremdkörper; Abszeß; Speicheldrüsenzyste.

Vorbereitung ❏ Der Patient wird seitlich auf einem Vakuumkissen gelagert. Der Operationstisch wird leicht schräg dem Operateur zugewendet.

Vorgehen ❏ Der Hautschnitt verläuft parallel der dorsalen Kante des Arcus zygomaticus, von der Ohrbasis bis unterhalb des Auges. Der oberflächlich von dorsokaudal nach ventrorostral verlaufende M. zygomaticus wird durchtrennt. Danach wird der M. frontalis am Ansatz des Arcus zygomaticus so abgetrennt, daß im Rahmen des Wundverschlusses eine Naht der Stümpfe möglich ist. In derselben Weise wird der M. masseter abgetrennt.

Anschließend werden kranial des Lig. orbitale im Os zygomaticum jeweils kranial und kaudal der vorgesehenen Osteotomiestelle zwei Löcher gebohrt, ebenso im kaudalen Bereich des Proc. zygomaticus des Os temporale. Nach Osteotomie kann ein Teil des Arcus zygomaticus samt Lig. orbitale nach oben geklappt werden und gestattet Einsicht in den retrobulbären Raum.

Nach Entfernung eines retrobulbären Tumors, einer Zyste oder eines Fremdkörpers, wird der Arcus zygomaticus reponiert. Gekreuzte Cerclagen durch die beiderseits der Osteotomien angebrachten Bohrlöcher fixieren den Jochbogen. Nähte der Mm. frontalis und masseter sowie der Unterhaut und Haut beenden die Operation.

Dorsale Orbitotomie

Vorgehen ❏ Der Hautschnitt folgt der Crista sagittalis externa, der linken bzw. rechten Linea temporalis und beim Hund der kaudalen Grenze des Lig. orbitale, bei der Katze der des Proc. zygomaticus des Os frontale. Der Ursprung des M. temporalis wird entlang dieser Strukturen subperiostal abgetrennt und nach kaudolateral geklappt. Damit ist der retrobulbäre Raum einsehbar.

Drainage des retrobulbären Raumes

Indikation ❏ Retrobulbärer Abszeß mit Exophthalmus; Protrusion der Membrana nictitans und Schmerzhaftigkeit beim Öffnen des Fanges.

Vorbereitung ❏ Rückenlage mit leicht schräg gelagerten Kopf.

Vorgehen ❏ Bei Öffnung des Fanges sollte kaudal des letzten Molaren eine Vorwölbung sichtbar sein. Über dieser wird die Schleimhaut mit einer Stichinzision durchtrennt. Eine geschlossene PÉAN-Klemme oder eine METZENBAUM-Schere wird durch den M. pterygoideus in den retrobulbären Raum vorgeschoben und nach Öffnung der Schenkel wieder zurückgezogen (Abb. 9.57).

Bei Rezidiven muß an einen retrobulbären Fremdkörper gedacht werden.

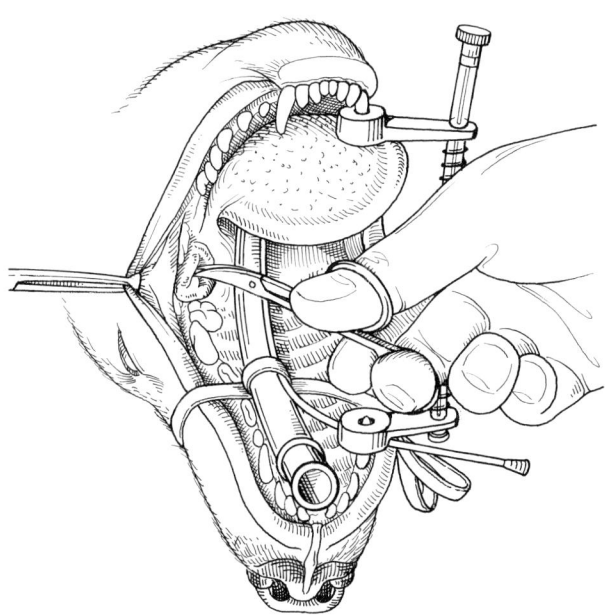

Abbildung 9.57 Orale Drainage des retrobulbären Raumes

Nase

Resektion der Nasenfalte

Indikation ❏ Falte beim brachyzephalen Hund, die Intertrigo verursacht oder deren Haare auf der Hornhaut reiben (Nasenfaltentrichiasis).

Anmerkung ❏ Das funktionell beste Ergebnis wird durch Resektion der ganzen Falte erzielt. Da die Nasenfalte aber ein Charakteristikum verschiedener Rassen ist, wird häufig nur eine Verkleinerung der Falte gewünscht. In diesem Fall wird etwa die Hälfte der Hautduplikatur exzidiert.

Vorgehen ❏ Die Hautfalte ist zu fassen, etwas anzuheben und entweder an der Basis oder in halber Höhe abzusetzen.

Wundverschluß ❏ Adaptation der Subkutis mit resorbierbarem Material.

Adaptation der Wundränder der Haut mit Knopfheften oder, bei kurzhaarigem Hund, mit einer Intrakutannaht.

Erweiterung des Nasenlochs

Indikation ❏ Inspiratorische Dyspnoe infolge Nasenlochverengung.

Vorbereitung ❏ Der Patient ist in Bauch- oder Seitenlage auszubinden. Intubation ist angezeigt.

Vorgehen ❏ Aus dem unteren Drittel bzw. der Mitte des Nasenflügels wird mit dem Skalpell ein keilförmiges Hautstück quer zur Verlaufsrichtung des Nasenflügels exzidiert (Abb. 9.58).

Die Wundränder werden mit Knopfheften (Suturdraht) adaptiert.

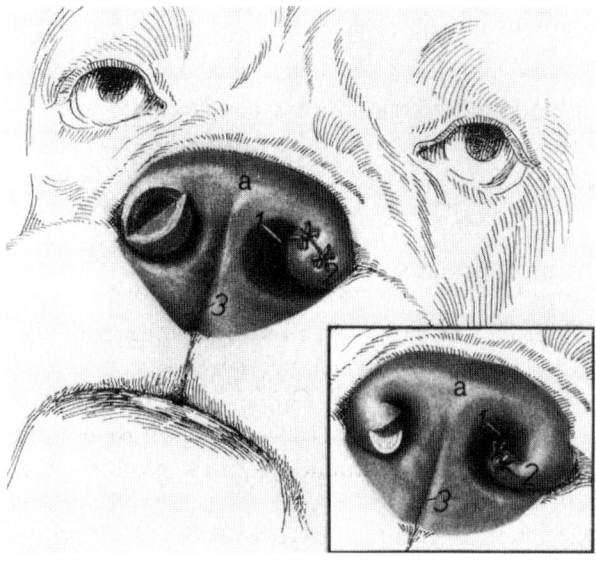

Abbildung 9.58 Erweiterung des Nasenlochs
a Planum nasale
1 Naris; **2** Ala nasi; **3** Philtrum

Lippe

Cheiloplastik

Indikation ❏ Therapieresistente Dermatitis in der Lefzengrube (Lefzenekzem).

Vorgehen ❑ Der entzündlich veränderte Hautbezirk wird, am Rand zur Lippenschleimhaut beginnend, mit dem Skalpell ellipsenförmig umschnitten und im Unterhautbereich mit der Schere abpräpariert (Abb. 9.59). Stärker blutende Gefäße werden ligiert.

Hautnaht. Sickerblutungen werden durch Mitfassen der Subkutis gestillt.

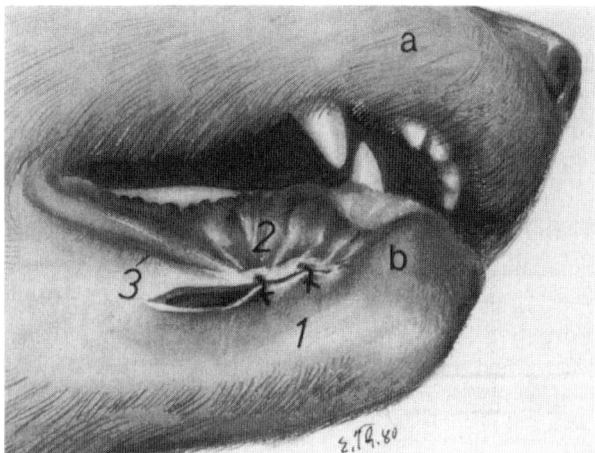

Abbildung 9.59 Cheiloplastik
a Labium superius; **b** Labium inferius
1 äußere Haut; **2** kutane Schleimhaut; **3** natürliche Grenze zwischen 1 und 2

Stirn-, Nasen-, Schädelhöhle

Trepanation der Stirnhöhle

Indikation ❑ Empyem; Mykose in Stirn- und Nasenhöhle; chronische Sinusitis der Katze.

Instrumente ❑ Raspatorium, Trepan oder Bohrer, Hohlmeißelzange nach Lüer.

Anästhesie ❑ Narkose, Atropin zur Unterdrückkung nasovagaler Reflexe, Intubation.

Vorbereitung ❑ Sternallage. Der Kopf ist auf einem Polster so zu fixieren, daß das Nasenbein annähernd horizontal liegt. Der Pharnyx wird mit feuchtem Tuch oder Tupfern austamponiert.

Vorgehen ❑ Haut und Faszie werden in Höhe einer Verbindungslinie zwischen den palpierbaren Procc. zygomatici des Os frontale paramedian – bei meistens notwendiger beidseitiger Trepanation median – auf einer Länge von wenigen Zentimetern transversal durchtrennt. Bei der Katze erfolgt die Inzision etwa 5 mm weiter rostral. Nach Inzision des Periosts 1–2 cm lateral der Medianen wird dieses mit einem Raspatorium so weit gelöst und seitlich verschoben, daß ein Trepan von etwa 1 cm Durchmesser oder ein 4–5 mm dicker Bohrer angesetzt werden kann. Das Os frontale wird mit Hilfe des Trepans oder des Bohrers perforiert. Falls erforderlich, kann die geschaffene Öffnung mit der Lüer-Zange erweitert werden.

Die Stirnhöhle wird gespült und ggf. kürettiert. Die Verbindung des Sinus frontalis zur Nasenhöhle wird durch Vorschieben eines Trokars erweitert. Die Trokarhülse wird dann entlang des Nasenseptums in Richtung auf das Nasenloch vorsichtig vorgeschoben. Durch die Hülse wird ein perforierter PVC-Schlauch zur Spüldrainage geführt. Der Drainageschlauch wird nach dem Entfernen der Trokarhülse über der Trepanationsstelle an Haut und Faszie fixiert. Die Ränder der Hautwunde werden durch Knopfnaht adaptiert.

Spülflüssigkeit und Blut werden aus dem Rachenbereich abgesaugt oder durch Tieflagerung des Kopfes zusammen mit der Tamponade entfernt.

Alternative:

Instrumente ❑ Bohrer ⌀ 3,2 mm, Schraube (15 × 4,5 mm) mit engem selbstschneidendem Gewinde, in die ein Lumen gebohrt ist, das die Einführung einer Venenverweilkanüle (etwa G 18) erlaubt. Zur Schraube passender Sechskant-Schraubenzieher.

Vorgehen ❑ Bei der Aufbohrung der häufig sehr flachen Stirnhöhle sollte die das Handstück führende Hand aufgestützt werden, um ein Durchgleiten des Bohrers und damit eine Verletzung der ventralen Wand des Sinus zu vermeiden.

Der Konus einer mit 10–20 ml isotonischer Kochsalzlösung gefüllten Spritze wird in das Bohrloch eingesetzt und möglichst gut mit einem Gazetupfer abgedichtet. Durch zügige Injektion wird geprüft, ob die Verbindungen von der Stirn- zur Nasenhöhle durchgängig sind. Falls diese wegen Mukosaschwellung oder Verklebung durch Sekret die Passage der Flüssigkeit nicht erlauben, kann durch Einführen einer geschlossenen gebogenen Mosquitoklemme, die in rostraler Richtung dicht unter dem Os frontale vorgeschoben wird, eine Öffnung zur Nasenhöhle geschaffen werden.

Die Schraube wird so weit in das Bohrloch eingedreht, bis sie das nur wenige Millimeter dicke Stirnbein mit einer oder zwei Windungen passiert hat. Der Schraubenkopf steht damit ausreichend hoch über dem Os frontale, um Haut und Faszie nach Adaptation durch Naht und eine eventuelle Wundschwellung zu überragen. Der Schraubenkopf wird mit Heftpflaster abgeklebt, das zur Vornahme der Spülungen entfernt wird.

Über eine durch den Bohrkanal in die Schraube eingeführte Braunüle können Spülungen unter Druck ohne wesentliche Belästigung der Tiere und Zwangsmaßnahmen vorgenommen werden. Damit wird eine gute Verteilung der Spülflüssigkeit in allen Bezirken der Stirnhöhle erreicht.

Vor der Extubation werden Spülflüssigkeit und Blut aus dem Rachenbereich abgesaugt oder durch Tieflagerung des Kopfes entfernt.

Nachbehandlung ❏ Zweimal täglich Spülungen mit milder desinfizierender oder bakterizid bzw. antimykotisch wirkender Lösung. Die Fäden der Hautnaht werden etwa am 10. Tag entfernt. Entfernung der Drainage abhängig von der Situation bis zum 14. Tag, der Schraube auch später. Knopfnaht der Hautöffnung.

Öffnung der Nasen- und Stirnhöhle (Rhinotomie)

Indikation ❏ Nekrose der Nasenmuscheln; Fremdkörper; Tumor; Mykose; Empyem.

Instrumente ❏ Raspatorium, Flachmeißel, Hohlmeißelzange nach LÜER, evtl. oszillierende Säge.

Anästhesie ❏ Narkose, Atropin zur Unterdrükkung nasovagaler Reflexe und Intubation.

Vorbereitung ❏ Sternallage. Der Kopf ist auf einem Polster so zu fixieren, daß das Nasenbein annähernd horizontal liegt. Der Pharynx wird mit feuchtem Tuch oder Tupfern austamponiert.

Vorgehen ❏ Median auf dem Nasenrücken werden Haut und Faszie etwa von der Höhe der Procc. zygomatici des Os frontale bis zum rostralen Ende des Os nasale durchtrennt und zu den Seiten hin stumpf vom Periost gelöst.

Bei einseitiger Erkrankung wird das Periost paramedian durchtrennt und mit dem Raspatorium vom Knochen abgehoben. Aus dem freigelegten

Knochen wird wenige Millimeter neben der Medianlinie eine bis zu 2 cm breite rechteckige Knochenplatte mit dem Flachmeißel oder erst nach vorsichtiger Umschneidung mit der oszillierenden Säge mit Hilfe des Meißels herausgetrennt. Rostral kann die Platte mit den Weichteilen in Verbindung bleiben. Sie kann über die Senkrechte zur Nasenspitze hin aufgerichtet werden. Bei Ver-

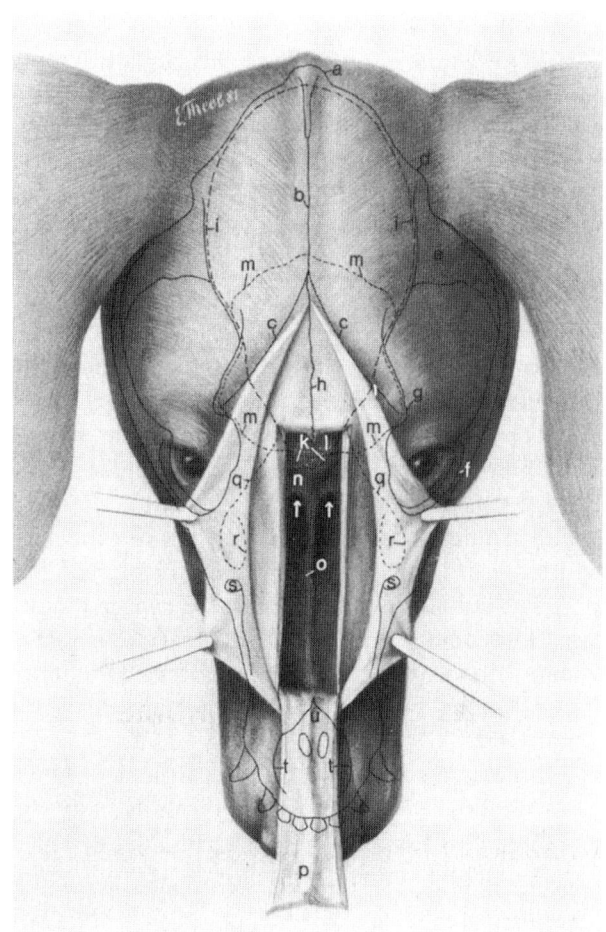

Abbildung 9.60 Öffnung der Nasen- und Stirnhöhle. Septum nasi und Conchae nasales sowie Conchae ethmoidales entfernt
a Crista nuchae; **b** Crista sagittalis externa; **c** Linea temporalis; **d** Crista temporalis; **e, f** Arcus zygomaticus: **e** Proc. zygomaticus des Os temporale, **f** Proc. temporalis des Os zygomaticum; **g** Proc. zygomaticus des Os frontale; **h** Sutura interfrontalis; **i** Cavum cranii; **k** Fossae ethmoidales, äußere Begrenzung lang gestrichelt; **l** Lamina cribrosa; **m** Sinus frontales, äußere Berandung kurz gestrichelt; **n** Lamina basalis des Os ethmoidale; **o** Crista nasalis; **p** Ossa nasalia mit angrenzenden Teilen der Maxillae als Fenster nach rostral abgehoben; **q** Cavum nasi, äußere Begrenzung des Nasengrunds; **r** Rec. maxillaris; **s** For. infraorbitale; **t** Apertura nasi ossea; **u** Fiss. palatina Pfeile (↑) am Boden der Nasenhöhle weisen in die Pars nasalis pharyngis

wendung einer Säge muß einer Erhitzung des Knochens durch Spülung mit gekühlter isotonischer Elektrolytlösung begegnet werden. Die Schnittführung im Knochen sollte leicht geneigt sein, damit der gelöste Knochenanteil nach Reposition eine Auflage findet.

Bei beidseitiger Erkrankung wird das Periost in der Medianen durchtrennt. Die Osteotomie geschieht dann jeweils etwa 1 cm seitlich der Medianen. Bei Elevation der Platte von kaudal her wird das Nasenseptum zu einem wesentlichen Teil mit angehoben (Abb. 9.60).

Zur vollständigen Revision, auch der Kieferbucht, werden die Nasenmuscheln entfernt. Dies geschieht mit Kürette und Arterienklemme. Dabei sind zur Vermeidung von Läsionen der Lamina cribrosa die Ethmoturbinalia ventral der Sinus frontalis-Öffnung mit Vorsicht zu kürettieren.

Auf jeden Fall werden veränderte Nasenmuscheln, Fremdkörper oder Geschwulstbildungen entfernt. Bei starker Blutung können dabei Spülungen mit kalter Ringer-Lösung hilfreich sein. Vielfach ist abschließend die Tamponade mit einer Mullbinde erforderlich. Diese wird durch das Nasenloch geführt.

Zur Spülung kann ein Redon-Drain eingelegt werden, der bis zur Nasenöffnung reicht. Vor Reposition der Knochenplatte wird an ihrer kaudalen Begrenzung für den Drain mit der LÜER-Zange eine Ausbuchtung geschaffen. Die reponierte Knochenplatte wird durch Naht des Periosts fixiert.

Falls lediglich die Nasenhöhle eröffnet wurde, ist es ratsam, die Spülung von der Stirnhöhle aus vorzunehmen (s. Trepanation der Stirnhöhle, S. 170).

Falls sich die Knochenplatte rostral von den Weichteilen abgelöst hat, kann auf die Reposition verzichtet werden.

Nach Naht der Haut kann eine komprimierende Hautfaltendecknaht angelegt werden, um einem subkutanen Emphysem vorzubeugen. Entfernung der Tamponade aus dem Pharynx und Kontrolle auf verbliebene Blutkoagula. Herausziehen des Intubationstubus mit teilweise aufgeblasener Manschette, um Aspiration von Blutresten zu vermeiden.

Nachbehandlung ❏ Spülung mit milder desinfizierender oder antimykotischer Lösung. Entfernen der Tamponade durch das Nasenloch am 2., des Redon-Drains, abhängig von der Situation, bis zum 14. Tag.

Hypophysektomie

Indikation ❏ Endokrine hypophysenbedingte Störung, Kompression des Chiasma opticum durch die vergrößerte Hypophyse.

Vorbereitung ❏ Rückenlage mit gestrecktem Kopf und Sandsack unter dem Hals. Der Fang wird weit geöffnet fixiert.

Vorgehen ❏ Das Gaumensegel wird mit einer ALLIS-Klemme gefaßt und nach rostral vorgezogen. Alternativ kann in der Medianlinie des weichen Gaumens zwischen dem kaudalen Ende des Palatum durum und dem freien hinteren Rand ein Schnitt von etwa 3 cm Länge gesetzt werden. Die Wundränder werden gespreizt.

Am Os sphenoidale wird die Perforationsstelle bestimmt. Sie liegt median 1–2 mm kaudal einer Verbindungslinie, die die beiden palpierbaren Hamuli der Ossa pterygoidea verbindet. Um die Perforationstelle präziser auszumachen, können zunächst zwei Parapulpärstifte aus der Zahnmedizin, leicht paramedian gesetzt werden. Um den die Hypophyse umkreisenden Venensinus darzustellen, werden in die V. angularis oculi 10 ml jodiertes Kontrastmittel rasch injiziert. Unmittelbar danach wird eine Röntgenaufnahme des Kopfes mit dorsoventralem Strahlengang angefertigt. Jetzt kann der Venensinus anhand der zuvor implantierten Parapulpärstifte exakt lokalisiert und vor Verletzung bewahrt werden. Nach Spalten der Schleimhaut wird mit einem Rundkopfbohrer eine längsovale Grube von 5–10 mm Querdurchmesser in den Knochen gebohrt (Abb. 9.61). In kurzen Intervallen wird dabei durch leichten Druck mit einer Mosquitoklemme geprüft, ob der Knochen kurz vor der Perforation steht. In der Endphase schimmert der zirkulär um die Hypophyse verlaufende Venensinus durch die dünne Knochenlamelle hindurch. Die Knochenlamelle wird abgehoben. Über der weißlichen Hypophyse wird die Dura mater mit einem schmalen Skalpell durchtrennt. Die Hypophyse wird vorsichtig, d. h. ohne den Venensinus und den darin eingeschlossenen Circulus arteriosus cerebri zu verletzen, mit einem kleinen Löffel nach VOLKMANN herausgelöffelt oder mit einem dünnen Saugstutzen angesaugt. Mit einer Pinzette wird der Stiel hervorgezogen und abgesetzt. Falls notwendig, erfolgt vorsichtige Blutstillung mit der bipolaren Koagulationspinzette, evtl. durch Einlegen hämostyptischen Materials.

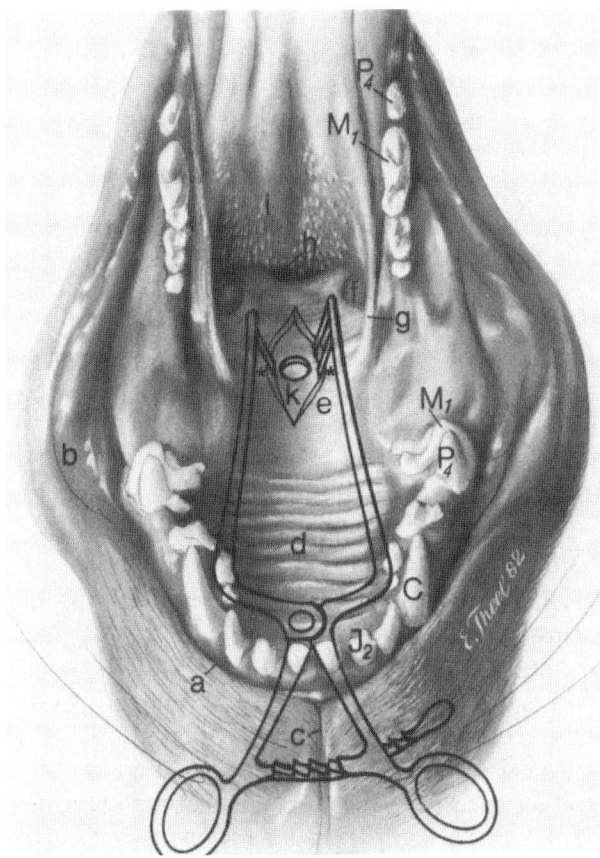

Abbildung 9.61 Hypophysektomie
a Labium superius; **b** Angulus oris; **c** Philtrum; **d** Palatum durum mit Rugae palatinae; **e** Velum palatinum, nach medianem Längsschnitt gespreizt, dabei Einblick in Pars nasalis pharyngis; **f** Tonsilla palatina; **g** Arcus palatoglossus; **h** Fauces; **i** Radix linguae; **k** Os basisphenoidale, Corpus, in Höhe der Fossa hypophysealis geöffnet
* Hamulus pterygoideus, palpierbar
J₂ Dens incisivus 2; **C** Dens caninus; **P₄** Dens praemolaris 4; **M₁** Dens molaris 1

Die Bohröffnung wird mit Knochenwachs verschlossen. Die Wundränder der Tunica mucosa des Rachendachs und die des weichen Gaumens werden mit Knopf- oder Diagonalheften (langsam resorbierbares Material) adaptiert.

Nachbehandlung ❏ Evtl. Hormonsubstitution.

Mundhöhle

Verschluß der Gaumenspalte

Indikation ❏ Traumatisch bedingte oder kongenitale Gaumenspalte. (Gaumenspalten durch Sturz bei Katzen bedürfen keiner chirurgischen Versorgung, wenn sie weniger als 3 mm breit sind).

Vorbereitung ❏ Intubation. Rückenlage mit Sandsack oder Polster unter dem Hals. Schultergliedmaßen nach kaudal gezogen und ausgebunden.

Vorgehen ❏ Bei traumatisch verursachter Gaumenspalte werden orale Mukosa und Periost seitlich des Defekts mit Raspatorium oder Schere stumpf vom Knochen gelöst. Falls bei einer Breite von mehr als 2 mm die Spannung bei der Naht der Mukosa zu groß wird, werden in Nähe des Gaumen-Zahnfleischrands ein- oder beiderseitig Entlastungsschnitte notwendig (Abb. 9.62). Die Wundränder von Mukosa und Periost werden mit dünnem Draht oder nicht resorbierbaren Kunststoffäden mit Knopf- oder horizontaler Matratzennaht adaptiert.

Bei der Katze kann eine Stabilisierung und Einengung des Spaltes durch eine Cerclage zwischen den 4. Prämolaren des Oberkiefers erreicht werden. Dazu wird der Draht durch Kanäle geführt,

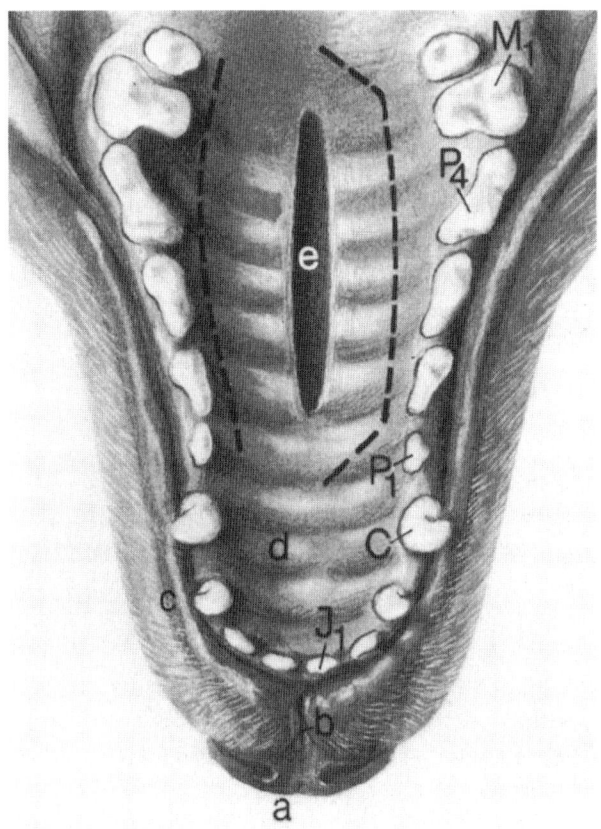

Abbildung 9.62 Verschluß der Gaumenspalte
a Planum nasale; **b** Philtrum; **c** Labium superius; **d** Palatum durum; **e** Gaumenspalte (Palatoschisis)
J₁ Dens incisivus 1; **C** Dens caninus; **P₁** Dens praemolaris 1; **P₄** Dens praemolaris 4; **M₁** Dens molaris 1
Gestrichelte Linien: Schnittführungen zum Mobilisieren der Schleimhaut des harten Gaumens vom knöchernen Gaumen

die mit Kirschnerdraht zwischen der kaudalen und den rostralen Wurzeln der P4 gebohrt werden. Der Draht wird alsdann rostral um die 4. Prämolaren gelegt und durch Verdrillen gespannt (s. auch Abb. 9.94, S. 188). Es muß vermieden werden, durch übermäßige Spannung die Zahnstellung zu verändern. Dies kann durch Schließen der Mundspalte überprüft werden.

Kongenitale Gaumenspalten variieren in Weite und Lokalisation. Relativ enge mediane Spalten werden wie traumatisch bedingte versorgt, nachdem der freie Rand zwischen oraler und nasaler Schleimhaut gespalten wurde (Abb. 9.63 I, II).

Bei breitem Defekt ist folgende Methode erfolgversprechender: Auf einer Seite erfolgt die Spaltung der Mukosa und ihre Mobilisierung von der Nasen-Mundschleimhaut-Grenze aus. Auf der anderen Seite wird, im der Breite der Spalte entsprechenden Abstand, die orale Schleimhaut parallel zum Defekt durchtrennt, zur Spalte hin mobilisiert und umgeschlagen. Die Naht verbindet die beiden Wundflächen überlappend so, daß das Periost aufeinander zu liegen kommt (Abb. 9.63 III).

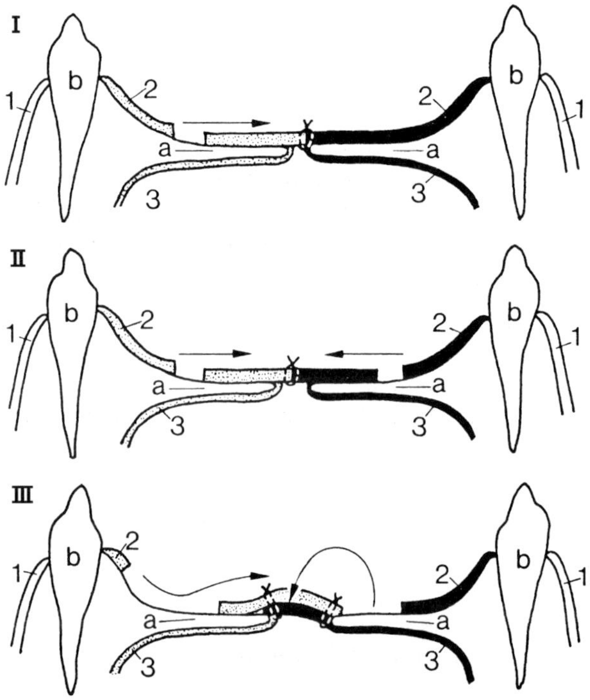

Nachbehandlung ❑ Parenterale Flüssigkeitszufuhr für etwa 5 Tage. Ab 3. Tag Verabfolgung kleiner Fleischstücke. Die Fäden der Naht werden nach 3 Wochen entfernt.

Abbildung 9.63 I–III Verschluß der kongenitalen Gaumenspalte. Transversalschnitt; Schema
I bei schmaler Gaumenspalte: Verlagerung und Vereinigung einer abgelösten Schleimhautpartie; **II** bei mittelgradiger Gaumenspalte: Adaptation beider vom Knochen abgelöster Schleimhautpartien; **III** bei breiter Gaumenspalte: Uberlappung beider vom Knochen abgelöster Schleimhautpartien
a Proc. palatinus der Maxilla; **b** Dens praemolaris
1 Gingiva, **2** Mundhöhlenschleimhaut, **3** Nasenschleimhaut, jeweils in der linken Bildhälfte punktiert und in der rechten Bildhälfte schwarz
Pfeile kennzeichnen die Verlagerung der abgelösten Schleimhautpartien des harten Gaumens

Verschluß der oronasalen Fistel

Indikation ❑ Persistierende Verbindung zwischen Nasen- und Mundhöhle nach Verlust des Dens caninus.

Vorbereitung ❑ Seitenlage. Reinigung des Kanals.

Vorgehen ❑ Wenige Millimeter mesial und distal der Fistel werden parallele Einschnitte in Gingiva und Periost bis zum Umschlag des Zahnfleisches auf die Lippenschleimhaut gelegt. Durch parallele Längsschnitte wird die Fistel umschnitten und der Zahnfleischrand mit dem Periost entfernt. Labial dieser Umschneidung wird ein Zahnfleisch-Periost-Lappen mobilisiert, bis dieser ohne stärkere Spannung über den Knochendefekt gezogen werden kann. Er wird mit rückläufigen Heften (Draht) eingenäht.

Falls von lateral her kein ausreichend langer Zahnfleisch-Periost-Lappen zu lösen ist, kann in gleicher Höhe zusätzlich vom harten Gaumen her ein Lappen mobilisiert werden (Abb. 9.64). Beide Lappen werden dann ohne Spannung aufeinander genäht.

Nachbehandlung ❑ Die Drahtfäden der Naht werden nach etwa 3 Wochen entfernt. Ein nach partieller Nahtdehiszenz entstandener kleinerer Defekt kann nach einigen Wochen erneut angegangen werden.

Gingivektomie

Indikation ❑ Zahnfleischtasche (Abb. 9.65).

Instrumente ❑ Elektrotom, Turbine.

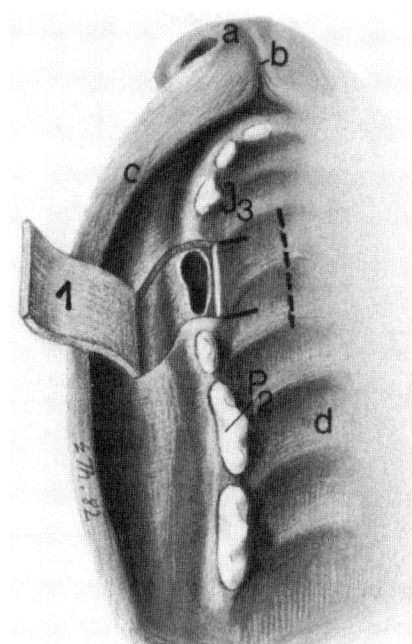

Abbildung 9.64 Verschluß einer oronasalen Fistel
a Planum nasale; **b** Philtrum; **c** Labium superius; **d** Palatum durum;
J₃ Dens incisivus 3, **P₂** Dens praemolaris 2
1 Schleimhaut-Periost-Lappen zum Verschluß der Fistel
Ausgezogene Linien: Schnittführungen zur Gewinnung eines zusätzlichen Schleimhaut-Periost-Lappens
Gestrichelte Linie: Entspannungsschnitt im harten Gaumen

Vorbereitung ❑ Der Patient ist in Seiten- oder Rückenlage auszubinden und der Kopf auf einem Polster mit einer Kieferschlinge so zu fixieren, daß der zu behandelnde Abschnitt gut zugängig ist. Zahnstein und Plaques sind mit dem Ultraschallgerät sorgfältig zu entfernen.

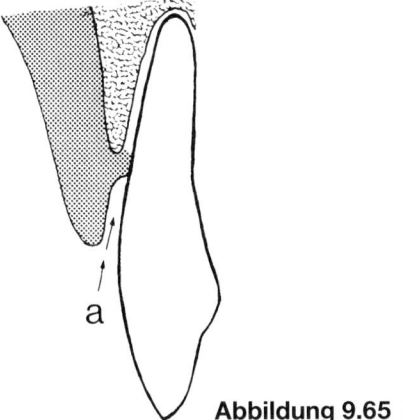

Abbildung 9.65 Zahnfleischtasche

Vorgehen ❑ Mit einer in die Zahnfleischtasche eingeführten Taschenpinzette wird die tiefste Stelle markiert. Danach wird das die Tasche bildende Zahnfleisch entlang der Markierungspunkte mit dem Elektrotom, ohne Berührung des Alveolarknochens, abgetragen. Dabei wird die Oberfläche des Zahnfleisches geglättet und so modelliert, daß die Gingiva im Winkel von etwa 45° dem Zahnhals anliegt (Abb. 9.66).

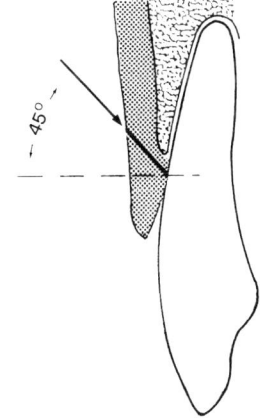

Abbildung 9.66 Modellierung der Gingiva am Zahnhals; Schema

Am freiliegenden Zahnhals wird der feine wulstförmige Schmelzrand, an dem ursprünglich die Gingiva ansetzte, mit einem Diamantfinierer abgeschliffen.

Nachbehandlung ❑ Lokale Chemotherapie (Chlorhexidin-digluconat 1 %, Dental-Gel, Chlorhexamed®), gegebenenfalls allgemeine Chemotherapie (Spiramycin: Selectomycin®; Suanatem®).

Zahn

Konservierende Zahnbehandlung

Instrumente ❑ Mundsperrer. Dentalinstrumentarium: Bohrmaschine oder Turbine mit Hand- oder Winkelstück, Löffelexkavator, Diamant-, Rosen-, verkehrter kegel- und birnenförmiger Bohrer, Pulpaexstirpatoren (Nervnadel), Reamer (Wurzelkanalerweiterer), Wurzelkanalfeilen, Förderspiralen (Lentulospiralen), Schleifscheiben, Luftbläser, gewinkelte Pinzette, Sonde, Spatel.
Amalgammörser und Pistill (nicht notwendig, wenn Amalgamkapseln verwendet werden), Schüttelmaschine bei Verwendung von Amalgamkapseln. Amalgamträger und -stopfer.

Präparate:

1. Zur Reinigung, zum Entfetten und zur Desinfektion: Wasserstoffperoxyd 3%ig, Natriumhypochloritlösung 5%ig, Äthylalkohol 70%ig, Merfen®-Tinktur, Fokalhydran®, Fokaldry® (auch zum Trocknen geeignet).
2. Zur Trocknung: Chloroform-Äther-Gemisch (1:3) oder Fokaldry® und Luft.
3. Zur Versorgung der Pulpa: Calxyl®, Ledermix-Paste, Reocap®, Dycal®, Pulpovital®, N_2-Normal®.
4. Zur Füllung des Wurzelkanals: N^2-Normal®, Diaket®, Hermetic®, Guttaperchastifte.
5. Zur Unterfüllung und zum provisorischen Verschluß der Kavität: Tenet®, Phosphacap® (Kapseln), Reocap®, Ledermix-Zement®, Alganol®.
6. Zum definitiven Verschluß der Kavität:
   a) Amalgame: Kupferamalgan, Silber-Zinn-Amalgam, Edelamalgam (Dispersalloy®-Kapseln).
   b) Kunststoffe: Adaptic®, Epoxident®, Concise®, Estic®, Cosmic®.

Vorbereitung ❏ Der Patient ist in Bauch-, Seiten- oder Rückenlage so auszubinden, daß der zu versorgende Zahn gut zugängig ist. Der Kopf ist zusätzlich zu fixieren und der Zahnstein zu entfernen.

Die Präparation der Kavität, d.h. des Bohrlochs bzw. der Öffnung zum Cavum dentis bei einer Fraktur und der definitive Verschluß der Kavität, die Plombierung, sind bei unterschiedlicher Versorgung gleich. Sie sind am Anfang zusammen dargestellt.

Präparation und Verschluß der Kavität

Präparation der Kavität: Um der Füllung Halt zu geben, sind die Ränder der Kavität etwas über-

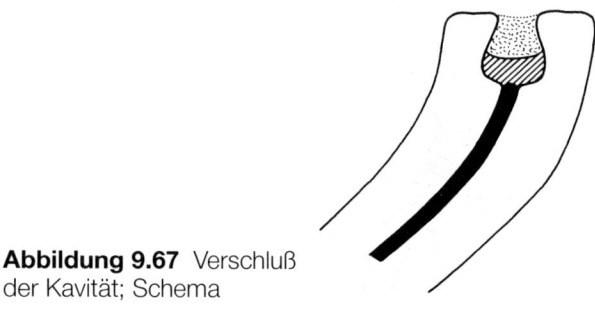

Abbildung 9.67 Verschluß der Kavität; Schema

hängend zu gestalten (Abb. 9.67). Die Bearbeitung des Schmelzes erfolgt mit dem Diamantbohrer (Luftturbine, Abb. 9.68a) oder mit dem Rosenbohrer (Bohrmaschine, Abb. 9.68a). Zum Ausbohren des Dentins wird der kugelförmige Bohrer (Abb. 9.68b), zur Herstellung der überhängenden Ränder der umgekehrte Kegelbohrer (Abb. 9.68c) und zum Abrunden der Ecken der birnenförmige Bohrer (Abb. 9.68d) verwendet.

Definitiver Verschluß der Kavität: Die Kavität wird mit Amalgam oder einem Kunststoff plombiert. Das angeriebene trocken knirschende Amalgam (6a) ist in kleinen Portionen einzubringen und jeweils mit dem Kugelstopfer gut anzudrücken.

Kunststoff (6b) wird zur weichteigigen Konsistenz angemischt und in die Kavität eingebracht.

Vorgehen bei Karies – Indirekte Überkappung

Das verfärbte und weiche Dentin ist mit dem Bohrer oder Löffelexkavator zu entfernen und die Kavität herzurichten. Die Kavität ist zu reinigen, zu desinfizieren (1) und zu trocknen (2). Da zwischen Pulpa und dem einzubringenden Präparat eine, wenn auch gelegentlich sehr dünne Dentinschicht vorhanden ist, erfolgt eine „indirekte Überkappung" (Abb. 9.69).

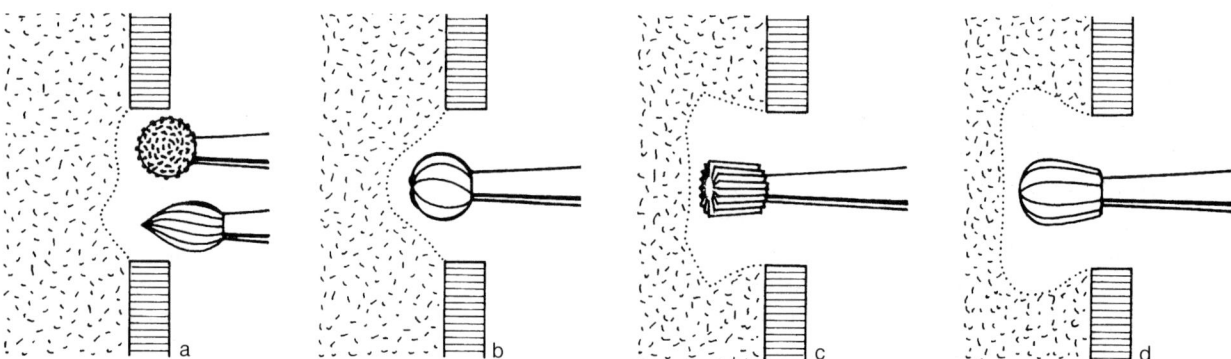

Abbildung 9.68 Präparation der Kavität
a Diamant- und Rosenbohrer; **b** kugelförmiger Bohrer; **c** umgekehrter Kegelbohrer; **d** birnenförmiger Bohrer; Schema

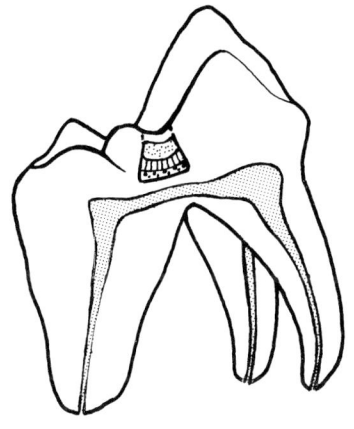

Abbildung 9.69
Verschluß der Kavität;
indirekte Über-
kappung; Schema

Zunächst wurd die pulpaschützende Unterfüllung (3) und dann zur Wärme- und Druckisolierung der schnellhärtende Unterlagzement (5) eingebracht. Nach Abbinden des Zements wird die Kavität mit Amalgam (6a) oder mit einem Kunststoff (6b) plombiert.

Der über die Zahnkontur vorstehende Teil der Plombe ist abzuschleifen.

Vorgehen bei freigelegter, nicht infizierter Pulpa (Kürzen des Caninus, Kavitätenpräparation bei Karies) – Direkte Überkappung

Nach Herrichten der Kavität und Stillung der Blutung durch Auftropfen von Adrenalinlösung (1‰ig) oder Wasserstoffperoxyd (3%ig), ggf. durch Einlegen eines damit oder mit N$_2$-Normal® getränkten Wattepellets, ist die Pulpa mit einem bakterizid bzw. bakteriostatisch wirkenden Medikament (3) abzudecken. Danach wird eine dünne Schicht Unterlagzement (5) angebracht und die Kavität definitiv (6) verschlossen.

Der über die Zahnkontur vorstehende Teil der Plombe ist abzuschleifen.

Bei symptomlosem Verlauf Röntgenkontrolluntersuchung nach 4 Monaten.

Vorgehen bei freiliegender und latent infizierter vitaler Pulpa nach Zahnfraktur – Direkte Überkappung nach Vitalamputation

Nach Herrichten der Kavität wird die verletzte Pulpa abgetragen und ihre Oberfläche im Bereich der Öffnung mit dem Löffelexkavator vorsichtig gesäubert. Die dabei entstehende Blutung wird durch Auftropfen von Adrenalin (1‰ig) oder Wasserstoffperoxid (3%ig), ggf. durch Einlegen eines damit oder mit N$_2$-Normal® getränkten Wattepellets, gestillt. Danach wird die revidierte

Pulpa, ohne Druck auszuüben, abgedeckt (3), eine dünne Lage Unterlagzement (5) zur Wärme- und Druckisolierung angebracht und die Kavität definitiv verschlossen (6).

Kontrolluntersuchung nach 4–5 Wochen.

Vorgehen bei infizierter, devitalisierter Pulpa (Pulpitis purulenta sive gangraenosa) nach Fraktur des Fangzahns, wenn er noch ausreichend Halt in der Alveole hat

Nach Herrichten der Kavität kann bei einer weit okklusal gelegenen Fraktur des Fangzahns das Cavum dentis durch ein mesial über dem Ansatz der Gingiva angelegtes, schräges Bohrloch („Hilfsloch" zusätzlich eröffnet werden (Abb. 9.70, 9.71). Danach wird die Pulpa von der durch die Fraktur entstandenen Öffnung und evtl. vom „Hilfsloch" aus entfernt. Dazu wird ein Pulpaexstirpator (Nervnadel) möglichst bis zur Apex eingeführt, einige Male gedreht und mit der gefaßten Pulpa vorgezogen. Die Manipulation ist so lange zu wiederholen, bis sich kein Pulparest mehr am Instrument befindet. (Abb. 9.70). Nach Entfernen der Pulpa ist der Wurzelkanal mit dem Reamer zu erweitern und mit einer HEDSTRÖM-Feile oder Raspel auszufeilen (Abb. 9.71). Für das Abtragen des veränderten Dentins ist ein Giromatikwinkelstück mit den entsprechenden Girofeilen nützlich. Es setzt die Drehbewegung in wechselseitige Vierteldrehungen um. Die revidierte Pulpakammer wird mit Wasserstoffperoxyd

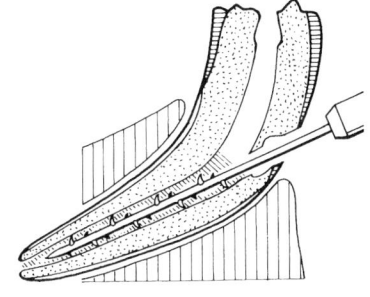

Abbildung 9.70
Caninus mit „Hilfsloch" und hergerichteter Kavität;
Pulpaexstirpation

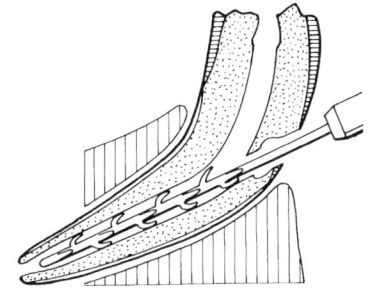

Abbildung 9.71
Caninus mit „Hilfsloch"; Erweiterung
mit Reamer;
Schema

(3%ig) und Natriumhypochloritlösung (5%ig) gereinigt und desinfiziert. Da eine in der Tiefe zurückgebliebene Sauerstoffblase die korrekte Füllung verhindern oder durch Druck Schmerzen verursachen kann, ist zuletzt die Natriumhypochloritlösung zu nehmen.

Danach ist die Pulpakammer zu trocknen (2) und das Präparat (4) in kleinen Portionen mit der Förderspirale niedertourig und mit leicht pumpenden Bewegungen in den Wurzelkanal einzurotieren. Der Wurzelkanal sollte bis zur Wurzelspitze gefüllt werden. Um eine wandständige Füllung zu erreichen, ist jetzt ein, ggf. sind mehrere Guttaperchastifte in den Wurzelkanal einzulegen. Nun wird das „Hilfsloch" mit Zement (5) abgedichtet, das Cavum dentis weiter aufgefüllt (4) und schließlich die okklusale Öffnung mit Zement (5) verschlossen.

Nach Versorgung des Zahnes ist eine Röntgenaufnahme anzufertigen. Die Aufnahme gibt Aufschluß über die Füllung der Pulpakammer und bildet die Unterlage für die Kontrolluntersuchung nach sechs bis acht Wochen. Bei einer Verschlechterung (Bildung oder Vergrößerung einer Aufhellung im Bereich der Wurzel) ist die Behandlung zu wiederholen, ggf. die Wurzelspitze zu resezieren.

Bei befriedigendem Heilungsverlauf ist ein Teil des Zements im Bereich der Kavitäten zu entfernen. Danach sind die Kavitäten zu reinigen, zu desinfizieren und definitiv (6) zu verschließen.

Kontrolluntersuchung bei symptomlosem Verlauf nach sechs Monaten.

Wurzelspitzenresektion, Caninus und P4

Indikation ❑ Parodontopathia apicalis.

Vorgehen ❑ Die Lippe wird zur Seite gezogen und über der Apex ein Schnitt durch Gingiva und Periost gelegt. Das Periost wird nach beiden Seiten mobilisiert und die Wunde mit einem Wundsperrer gespreizt. Danach wird die Knochenlamelle über der Wurzelspitze mit der Knochenfräse abgetragen (Abb. 9.72, 9.73), das veränderte Gewebe mit dem scharfen Löffel entfernt und der Hohlraum kürettiert. Nach dieser Revision wird die Wurzelspitze mit dem Fissurenbohrer abgetrennt und eine Kavität gebohrt. Falls die okklusale Wurzelfüllung nicht vollständig bis zur Apex gelangte, wird jetzt die Wurzelkanalfüllung von der Resektionsstelle her ausgebessert. Die

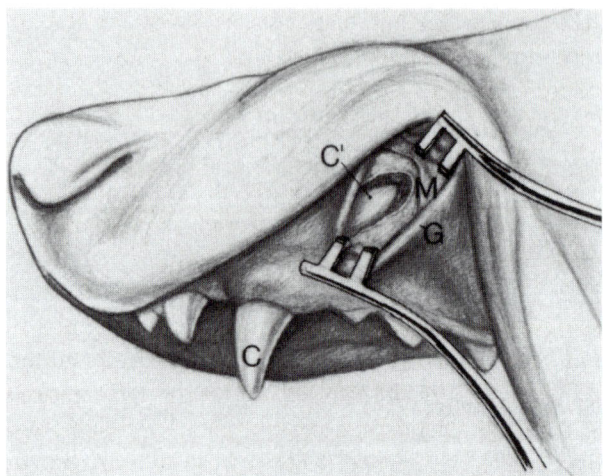

Abbildung 9.72 Zugang zur Apex radicis canini beim Hund
C Caninus, **C'** Apex radicis in der geöffneten Alveole; **M** Maxilla, von Periost bedeckt; **G** Gingiva, gespreizt

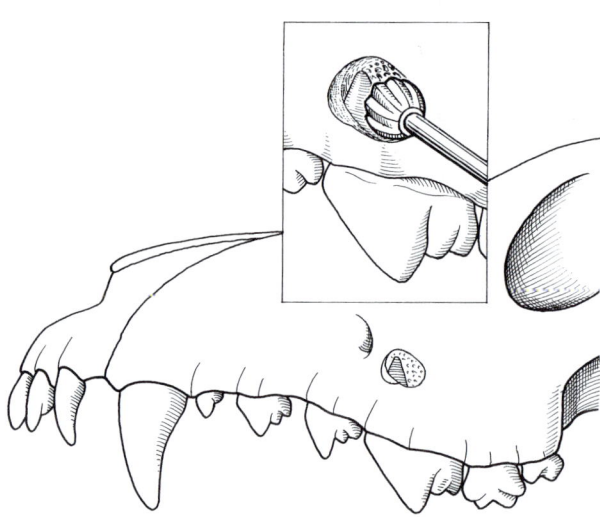

Abbildung 9.73 Zugang zur Apex radicis der mesialen Wurzel des maxillaren P4; Schema

Kavität wird mit Amalgam oder Kunststoff verschlossen. Die Wundränder von Gingiva und Periost werden mit Knopfheften (langsam resorbierbares, atraumatisches Nahtmaterial) adaptiert.

Nachbehandlung ❑ Chemotherapie.

Zahnextraktion

Indikation ❑ Zahnfistel; Karies; Periodontitis purulenta; persistierender Milchzahn; Poliodontie; Zahnfehlstellung.

Instrumente ❏ Mundsperrer, Raspatorium, gerade und gewinkelte Zahnzange mit breitem Bakkenteil, spitze Wurzelzange, BEINScher Hebel, Geißfuß, Hammer und Hohlmeißel.

Vorgehen ❏ Die Extraktion eines deutlich gelokkerten Zahnes gelingt meist mittels Zahnzange ohne zusätzliche Präparation.

Bei einem festsitzenden Zahn ist zunächst die Gingiva bis zum Alveolarrand zurückzuschieben. Dann ist der BEINSche Hebel an mehreren Stellen zwischen Zahn und Alveolenwand in Richtung auf die Wurzel bzw. die Wurzeln vorzuschieben und durch hebelnde Bewegungen der Zahn zu lockern (Abb. 9.74). Ist dies ausreichend gesche-

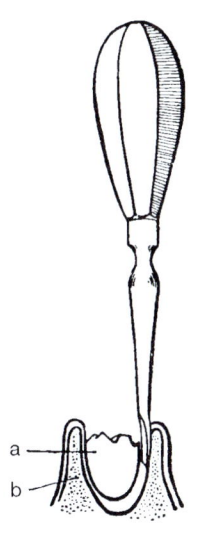

Abbildung 9.74 BEINScher Hebel **a** Zahnwurzelrest; **b** Alveolenwand

hen, sollte der BEINSche Hebel beim mehrwurzeligen Zahn unter den Basalwulst zwischen die Wurzeln geschoben und der Zahn durch hebelnde Bewegungen weiter gelockert ggf. luxiert werden (Abb. 9.75). Die sorgfältige Präparation und ausreichende Lockerung mit dem BEINSchen Hebel ist beim mehrwurzeligen Zahn besonders wichtig.

Besser ist beim dreiwurzeligen Reißzahn (Sectorius), zunächst mit einer Schleifscheibe die Krone zu teilen und anschließend die Kronenfragmente mit den Wurzeln zu entfernen.

Beim einwurzeligen Zahn kann mit Hilfe der Zahnzange die Präparation mit dem BEINSchen Hebel ergänzt werden. Unter leicht drehenden Bewegungen sind die Backen der Zahnzange am Zahnhals entlang so weit wie möglich in die Alveole hinein vorzuschieben (Abb. 9.76). Die weitere Lockerung des Zahnes erfolgt durch kurze Bewegungen um die Längsachse des Zahnes und durch Hebeln. Bei den Drehbewegungen sind die Zangenbacken dem Zahn fest anzudrücken. Beim Hebeln sind die Zangenbacken nicht zusammen-, sondern in die Alveole hineinzudrücken.

Die Wurzel eines frakturierten Zahnes ist durch Hebeln zu entfernen. Der Geißfuß ist labial, hoch am Alveolenrand anzusetzen. Durch schräg kronenwärts und lingual gerichteten Druck und vorsichtige Hebelbewegungen wird die Wurzel aus der Alveole luxiert (Abb. 9.77). Voraussetzung ist, daß der abgebrochene Zahn noch etwas aus der Alveole vorsteht und die Wurzel nicht sehr fest sitzt.

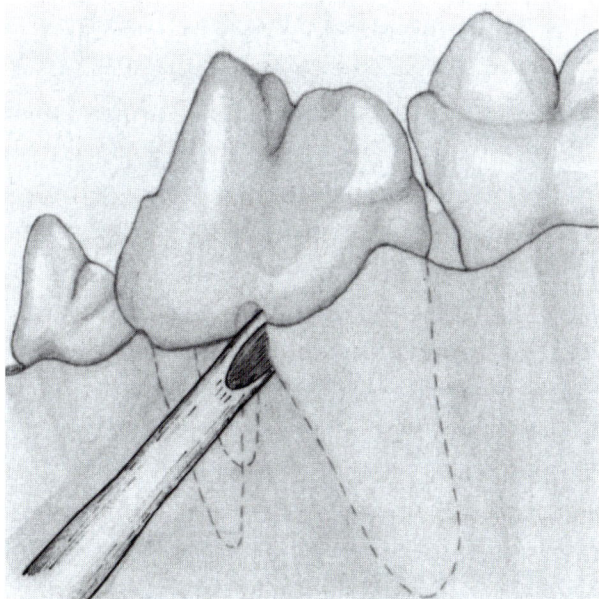

Abbildung 9.75 BEINScher Hebel, zwischen die Zahnwurzeln geschoben

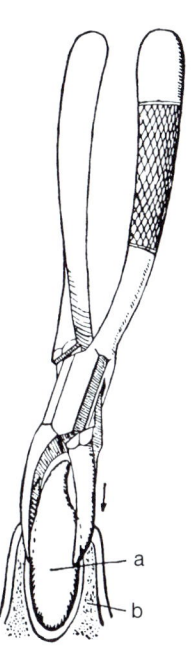

Abbildung 9.76 Zahnextraktion **a** Zahn; **b** Alveolenwand Der Pfeil zeigt die Kraftrichtung an

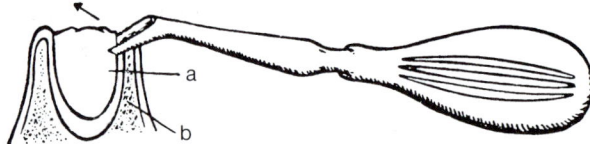

Abbildung 9.77 Geißfuß
a Zahnwurzel; **b** Alveolenwand
Der Pfeil zeigt die Kraftrichtung an

Rachenhöhle

Teilresektion des Gaumensegels

Indikation ❏ Inspiratorische Atembeschwerden wegen zu langen Gaumensegels, besonders bei brachyzephalen Rassen.

Instrumente ❏ Zungenzange, zwei gebogene Arterienklemmen, evtl. Elektrotom.

Vorbereitung ❏ Der Hund ist in Brust-Bauchlage auszubinden und der Fang mit einem Spreizer weit zu öffnen. Zur Verminderung postoperativer Schwellung wird präoperativ ein Antiphlogistikum verabreicht.

Zunächst ist das Ausmaß des zu resezierenden Anteils zu bestimmen. Dazu wird bei normaler Zungen- und Larynxposition durch Anheben der Epiglottis ermittelt, in welcher Höhe die Epiglot-

Der BEINsche Hebel wird zwischen Wurzel und Alveolenwand vorgeschoben, die Wurzel rundum abgelöst und durch hebelnde Bewegungen aus der Alveole luxiert.

Große Milchzähne können nach Auftrennen des Mukoperiostes und Abfräsen der bukkalen Alveolenwand problemlos entfernt werden.

Wurzelreste von Milchzähnen, die wegen der Gefahr einer Kieferfraktur nicht entfernt werden können, sollten belassen werden. Sie heilen z. T. reaktionslos ein. Nachuntersuchung nach drei bis vier Wochen.

Ausmeißeln eines Zahnes

Indikation ❏ Entfernen einer Zahnwurzel.

Instrumente ❏ Raspatorium, halbrunder Meißel, Hammer, BEINscher Hebel.

Vorbereitung ❏ Der Patient wird in Seitenlage ausgebunden und der Kopf zusätzlich fixiert.

Vorgehen ❏ An der labialen Seite wird über der zu entfernenden Wurzel und in ihrer Längsrichtung ein 5–10 mm langer Schnitt durch Gingiva und Periost gelegt und das Periost mit dem Periostschaber seitwärts geschoben. Dann wird die laterale Alveolenwand mit einer Fräse so weit abgetragen, daß die Wurzel ausreichend freiliegt und mit dem Hebel luxiert oder mit der Zahnzange entfernt werden kann.

Wundverschluß ❏ Adaptation der Gingiva mit ein oder zwei Heften (resorbierbares Nahtmaterial), ggf. Tamponade der Alveole.

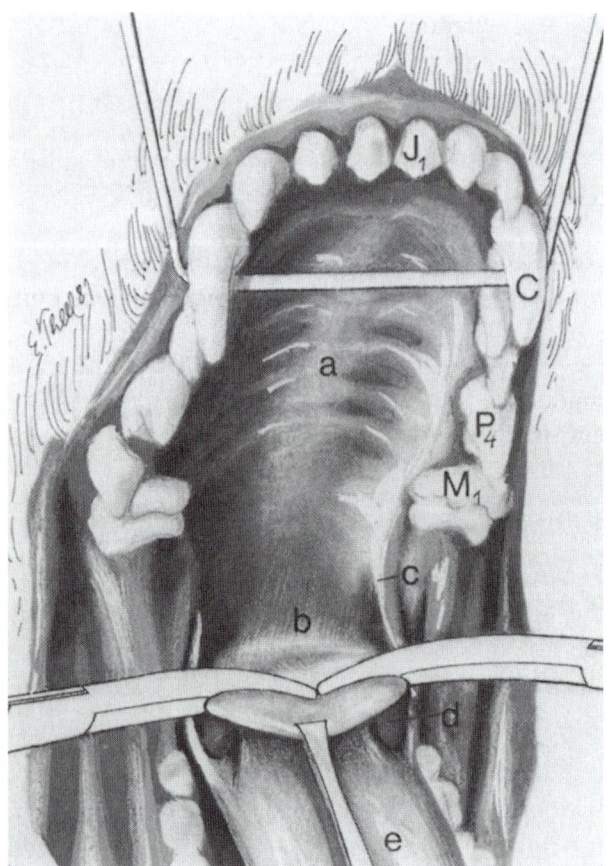

Abbildung 9.78 Teilresektion des Gaumensegels
J₁ Dens incisivus 1; **C** Dens caninus; **P₄** Dens praemolaris 4; **M₁** Dens molaris 1
a Palatum durum mit Rugae palatinae; **b** Palatum molle; **c** Arcus palatoglossus; **d** Tonsilla palatina; **e** Radix linguae

tisspitze das Gaumensegel berührt. Nach Markierung dieser Stelle mit Jodtinktur, Pyoktanninspiritus o. ä. wird intubiert.

Vorgehen ❏ Der kaudale Rand des Gaumensegels (Arcus veli palatini) wird mit einer ALLIS-Zange erfaßt und nach rostral gezogen. Dann wird von den Seiten her je eine gebogene Arterienklemme so auf das Gaumensegel aufgesetzt, daß die freien Enden der Klemmenschenkel auf die markierte Stelle zu liegen kommen (Abb. 9.78). Nun wird der Teil des Gaumensegels, der kaudal der Klemmen liegt, mit dem Elektrotom, einem Skalpell oder einer Schere reseziert. Ggf. sind die Arterienklemmen für einige Minuten zur Hämostase zu belassen. Nur im Ausnahmefall ist eine Naht mit dünnem resorbierbaren Faden erforderlich. Um eine Verziehung des Schnittrandes zu vermeiden, werden Knopfnähte bevorzugt.

Können bei einem kleinen Hund oder Hunden langschädliger Rassen die Arterienklemmen nicht angelegt werden, sollte der bogenförmige Schnitt unter Beachtung der Markierung mit dem Elektrotom so langsam geführt werden, daß die Koagulation der Gefäße gesichert ist.

Der Trachealtubus ist erst nach Wiedereinsetzen des Schluckreflexes zu entfernen.

Nachbehandlung ❏ Um einer stärkeren Schwellung im Bereich des Rachens vorzubeugen, können bis zum Aufwachen Eisbeutel auf den kranialen Halsbereich aufgelegt werden. Bei starker Behinderung der Atmung sollte wieder intubiert, ggf. tracheotomiert werden.

Tonsillektomie

Anatomie ❏ Die Tonsillae palatinae liegen in der taschenartigen Fossa tonsillaris des Arcus palatoglossus. Am rostralen Pol reicht häufig das umgeschlagene Ende der Tonsille auf die mediale Seite der Schleimhautfalte. In der Tiefe der Tasche können noch weitere versprengte Knötchen lymphatischen Gewebes liegen. Die versorgenden Blutgefäße treten im kaudalen Drittel in die Tonsille ein.

Indikation ❏ Chronische chemotherapieresistente Tonsillitis; permanente Hyperplasie mit Behinderung der Atmung oder des Abschluckens; Tumor; Verletzung.

Kontraindikation ❏ Akute Tonsillitis; Leukose

Instrumente ❏ Mundsperrer, Zungenzange, evtl. Tonsillenzange, lange Schere mit kurzen schmalen Schenkeln, lange gebogene Pinzette, Tupferzange.

Vorbereitung ❏ Injektion von 1–3 ml eines 0,5%igen Lokalanästhetikums mit Adrenalinzusatz unter dem vorderen Linsenpol, die Basis und kaudal davon schränkt die Blutungsbereitschaft ein und hebt die Tonsille aus der Tasche (Abb. 9.79). (Vorsicht bei Halothananwendung, Adrenalin sensibilisiert den Herzmuskel!). Der Eingriff kann in Brust-, Seiten-oder Rückenlage erfolgen. Bei Verzicht auf Intubation müssen Kopf und Hals tief gelagert werden. Der Fang wird mit Hilfe eines Spreizers weit geöffnet, die Zunge mit einer Zungenzange gefaßt und vorgezogen.

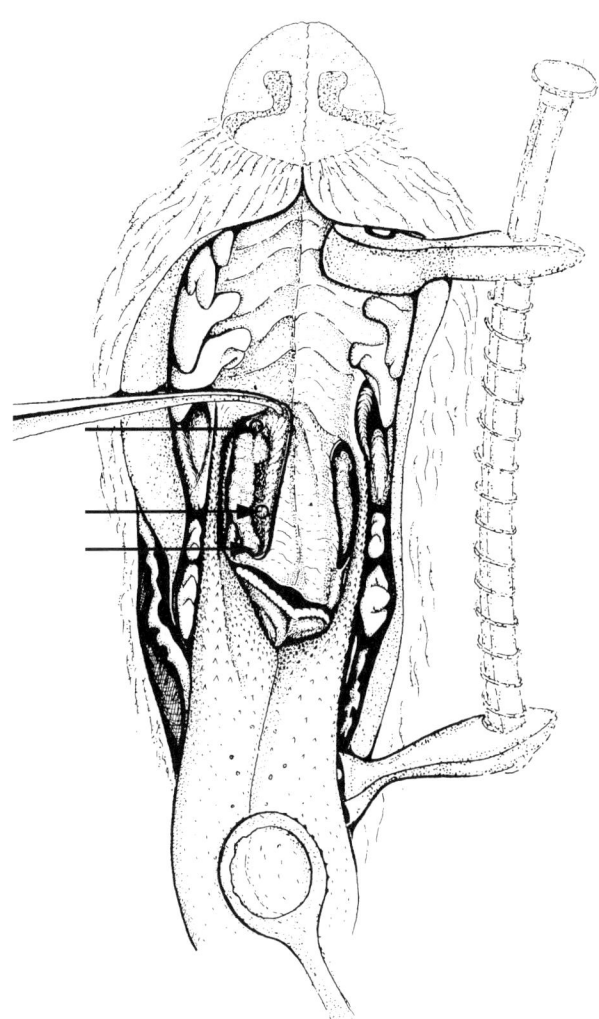

Abbildung 9.79 Rechte Tonsilla palatina dargestellt
↑ Injektionsstellen

Vorgehen ❏ Die Tonsillentasche wird mit einer Pinzette angehoben. Die häufig brüchige Tonsille wird mit Pinzette, Tonsillenzange oder ALLIS-Klemme gefaßt und leicht vorgezogen. Am vorderen Pol wird die Schleimhautfalte mit der Schere eingekerbt. Anschließend wird die Schleimhaut beiderseits entlang der Tonsille stumpf durch Spreizen der Scherenschenkel unterminiert und dicht an derselben durchtrennt. Erst zuletzt wird das Organ mit einem Scherenschlag von der Unterlage abgesetzt. Allenfalls an der Innenseite der Tasche liegende versprengte Nebentonsillen müssen ebenfalls entfernt werden. Die zumeist in der letzten Operationsphase einsetzende Blutung kann durch Kompression mit einem adrenalingetränkten Tupfer gestillt werden. Nicht durch Kompression stillbare Blutgefäße sind zu koagulieren, zu ligieren oder durch Tamponade mit resorbierbarer blutstillender Gaze und Naht der Schleimhauttasche zu versorgen.

Die Tonsille kann auch nach Vorziehen mit dem Elektrotom abgetrennt werden.

Wundverschluß ❏ Schleimhautnaht mit dünnem resorbierbarem Faden.

Nachbehandlung ❏ Kontrolle auf Nachblutung während der Aufwachphase. Festeres Futter sollte erst nach zwei bis drei Tagen angeboten werden.

Unterkiefer- und Unterzungendrüse

Sialadenektomie (Gl. mandibularis und Gl. sublingualis monostomatica)

Indikation ❏ Retentionszyste des Ausführungsgangs der Gl. mandibularis oder der Gl. sublingualis monostomatica (Meliceris; Ranula).

Vorbereitung ❏ Bestimmung der betroffenen Seite durch Adspektion im Verein mit Palpation und Verschiebung des Zysteninhalts, evtl. Sialographie. Seitenlage.

Vorgehen ❏ Lokalisation der Gl. mandibularis im Teilungswinkel der V. jugularis externa durch Stau der Vene und Palpation der Drüse. Die Drüse wird mit Daumen und Zeigefinger gefaßt und angehoben (Abb. 9.80). Die über der Drüse gespannte Haut wird in kraniokaudaler Richtung

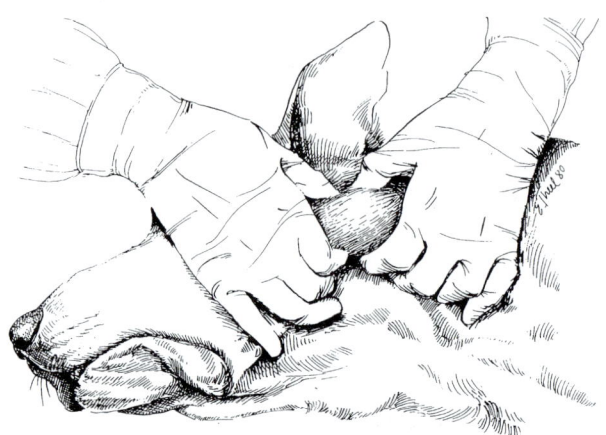

Abbildung 9.80 Erfassen und Fixieren der Gl. mandibularis

durchtrennt. Die etwa in gleicher Richtung verlaufenden Fasern des Platysmas werden stumpf auseinander präpariert, so daß die Drüsenkapsel der weiterhin angehobenen Gl. mandibularis frei liegt (Abb. 9.81). Die derbe Kapsel wird in gleicher Richtung geöffnet und die Drüse mit einer ALLIS-Klemme oder Tumorzange gefaßt. Unter leichtem Zug an der Drüse wird sie stumpf aus der Kapsel freipräpariert. Die von medial an die Drüse heranführenden Blutgefäße werden ligiert und durchschnitten. Am vorderen Pol der Gl. mandibularis wird ihr Ausführungsgang zusammen mit der länglichen konusförmigen Gl. sublingualis monostomatica sichtbar. Auch diese Drüse wird unter Zug an der Gl. mandibularis bis unter den Kieferwinkel stumpf freipräpariert (Abb. 9.82). Rostral von ihr werden die Ausführungsgänge zusammen mit den begleitenden Ge-

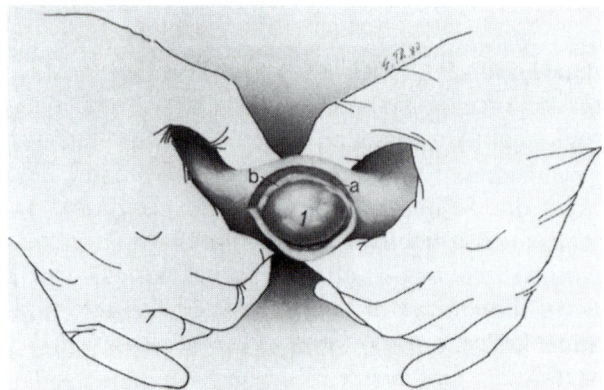

Abbildung 9.81 Situation nach Spalten der Haut und des Platysmas
a äußere Haut, Schnittkante; **b** Platysma
1 Glandula mandibularis, von Kapsel bedeckt

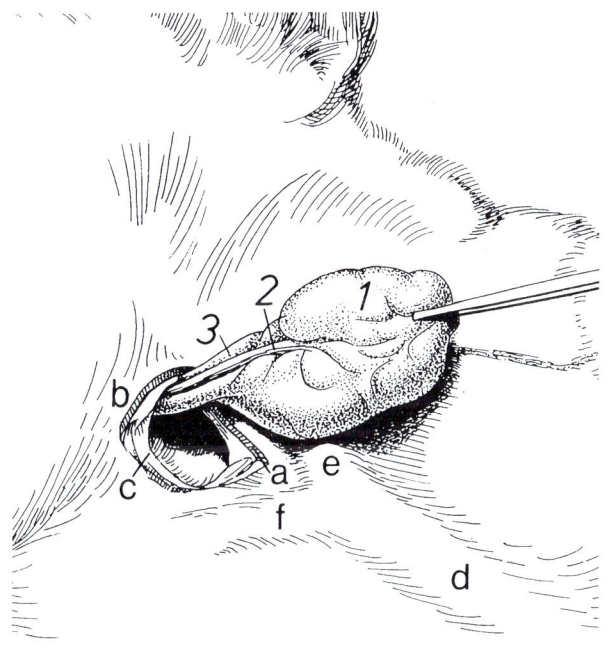

Abbildung 9.82 Aus der gespaltenen Kapsel vorgelagerte Drüsen
a äußere Haut; **b** Schnittkante; **c** bindegewebige Kapsel der Drüsen; **d** V. jugularis externa; **e** V. maxillaris; **f** V. lingualis
1 Gl. mandibularis; **2** Ductus mandibularis; **3** Gl. sublingualis monostomatica

fäßen ligiert. Kaudal der Ligatur werden die Drüsen abgesetzt. Gelegentlich wird beim Freilegen der Drüsen die Zystenwand verletzt. Austretender zähschleimiger Inhalt wird abgetupft.

Wundverschluß ❏ Adaptation der Wundränder des Platysmas mit Knopfheften (resorbierbares Nahtmaterial). Hautnaht

Die Zyste in der Mundhöhle bzw. im Halsbereich wird durch Inzision weit geöffnet.

Nachbehandlung ❏ Bei Halszyste Sicherstellung des Exsudatabflusses für einige Tage.

Unterkiefer und Oberkiefer

Osteosynthese bei Fraktur im Bereich der Pars incisiva der Mandibula und des Proc. alveolaris des Os incisivum

Indikation ❏ Fraktur in der Sutura intermandibularis; Fraktur im Bereich der Alveolen I 1–3; Fraktur der Alveole des Caninus.

Instrumente ❏ Cerclagendraht, Bohrer.

Vorbereitung ❏ Der Patient ist in Rückenlage mit nach kaudal gezogenen Schultergliedmaßen auszubinden. Ein Polster unter dem Hals erleichtert die fast horizontale Lagerung des Corpus mandibulae. Der Kopf wird mit einer Oberkieferschlinge fixiert. Die Schlinge darf den Kieferschluß nicht behindern. Der Unterkiefer bleibt zur Überprüfung des Kieferschlusses beweglich.

Plaques und Zahnstein sind zu entfernen.

● **Vorgehen bei Fraktur in der Sutura intermandibularis** ❏ Nach Abheben der Unterlippe wird eine Nadel mit angeschweißtem Draht in Höhe des kaudalen Randes des Caninus durch die Schleimhaut gestochen und an der ventralen Fläche der Pars incisiva entlang bis zur anderen Seite geführt. Ein- und Ausstich durch die Schleimhaut sollten an der Grenze zwischen noch und nicht mehr verschiebbarer Schleimhaut liegen. Die Drahtenden werden kaudolateral am Caninus locker verdrillt. Schließlich wird die Cerclage nach Reposition der Fragmente und unter Prüfung des Kieferschlusses ausreichend fest angezogen (Abb. 9.83)

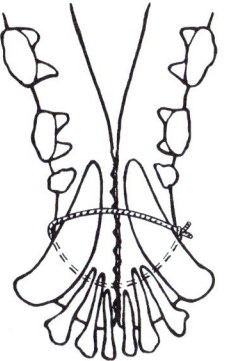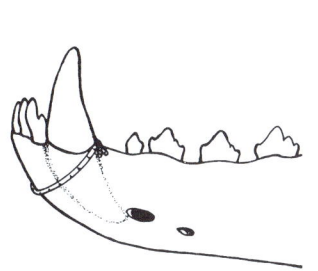

Abbildung 9.83 Fraktur in der Sutura intermandibularis; Fixation mit Cerclage um die Pars incisiva; Schema

● **Vorgehen bei Fraktur der Alveole im Bereich der Incisivi** ❏ Nach Entfernen von Koagula und Gewebstrümmern werden Zahn und Fragmente reponiert und mit einer Cerclage fixiert. Dabei ist die Tendenz zur Dislokation des Zahnes zu berücksichtigen.

Um beim Kieferschluß eine Dislokation des gelockerten Zahnes nach kaudal zu verhindern, wird die Cerclage rostral auf die Schneidezahn-

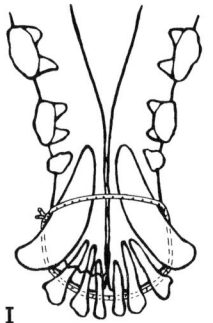
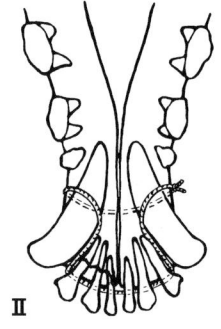

Abbildung 9.84 I, II Fraktur der Alveolen der Dentes incisivi 1–3; Tendenz zur Dislokation der Zähne nach rostral; Fixation mit Cerclage auf den Zahnhälsen; Schema

hälse und kaudal um die Canini (Abb 9.84 I und II), ggf. zwischen die Wurzeln des 2. Prämolaren (siehe Abb. 9.96) gelegt.

Um beim Kieferschluß eine Dislokation des gelockerten Zahnes nach kaudal zu verhindern, wird der Draht am reponierten Zahn auf der kaudalen und an den festen Zähnen auf der rostralen Fläche der Zahnhälse gelegt. Die Cerclage wird labial des I 3 verdrillt. Durch eine auf die Incisivi rostral aufgeklebte Kunststoffbrücke (Composite) wird zusätzlich der Dislokation nach rostral entgegengewirkt (Abb. 9.85).

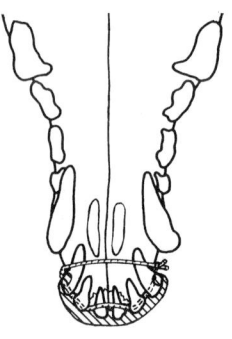

Abbildung 9.85 Fraktur der Alveole des Dens incisivus 1 beiderseits; Tendenz zur Dislokation der Zähne nach kaudal und rostral; Fixation mit Cerclage und Kunststoffbrücke; Schema

● Vorgehen bei Fraktur der Alveole des Caninus ❏ Nach Entfernen der Gewebstrümmer wird der Zahn reponiert und durch eine Cerclage fixiert. Beim Anlegen des Drahtes ist die Lokalisation der Alveolenfraktur zu berücksichtigen.

Tendiert der gelockerte Zahn, beim Kieferschluß nach rostral und labial zu dislozieren, wird der Draht rostral um den Hals beider Canini und auf der dem reponierten Zahn gegenüberliegenden Seite um den 1. Prämolaren oder zwischen den Wurzeln des 2. Prämolaren geführt. Der

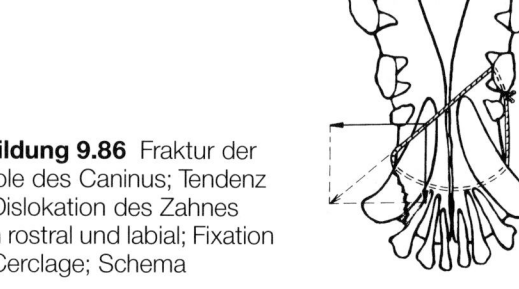

Abbildung 9.86 Fraktur der Alveole des Caninus; Tendenz zur Dislokation des Zahnes nach rostral und labial; Fixation mit Cerclage; Schema

Draht wird am Margo alveolaris in Höhe des 1. Prämolaren verdrillt (Abb. 9.86). Um den Draht zwischen den Wurzeln des P2 durchschlaufen zu können, ist ein Bohrkanal zu legen. Dazu wird der Bohrer labial in der Mitte des Zahnes, etwa 3 mm unterhalb des Ansatzes der Gingiva, senkrecht zum Unterkiefer angesetzt.

Um eine Dislokation des reponierten Caninus beim Kieferschluß nach labial zu verhindern, kann die Cerclage in Achtertour um den Hals beider Canini gelegt und am unverletzten Caninus labial verdrillt werden (Abb. 9.87).

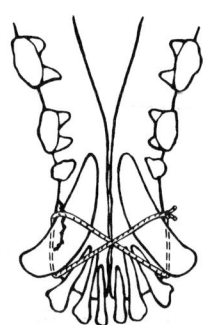

Abbildung 9.87 Fraktur der Alveole des Caninus; Tendenz zur Dislokation des Zahnes nach labial; Fixation mit Cerclage in Achtertour; Schema

Die Vorgehensweisen können der Situation entsprechend kombiniert angewendet werden.

Nachbehandlung ❏ Die Lage der Cerclage sollte nach einer Woche überprüft werden. Nach Konsolidierung der Fraktur, etwa nach 8 Wochen, ist die Cerclage zu entfernen.

Die Frakturheilung ist röntgenologisch oft schwer zu beurteilen, weil die Sutura intermandibularis erst im Alter von 2–4 Jahren, nicht selten gar nicht, durchgebaut wird und bei der Alveolenfraktur die Konsolidierung meist nur am nicht mehr nachweisbaren Frakturverlauf zu erkennen ist. Deshalb ist die Konsolidierung vorwiegend aufgrund des klinischen Befundes zu beurteilen.

Osteosynthese bei Fraktur im Bereich des Corpus mandibulae

Indikation ❑ Schrägfraktur; Querfraktur; Mehrfachfraktur.

Instrumente ❑ Bohrer, Draht (Schrägfraktur); Osteosynthesebesteck (Querfraktur, Mehrfachfraktur).

Vorbereitung ❑ Der Patient ist in Rückenlage mit nach kaudal gezogenen Schultergliedmaßen auszubinden. Ein Polster unter dem Hals erleichtert die fast horizontale Lagerung des Corpus mandibulae. Der Kopf wird mit einer Oberkieferschlinge fixiert. Die Schlinge darf den Kieferschluß nicht behindern. Der Unterkiefer bleibt zur Überprüfung des Kieferschlusses beweglich (Abb. 9.88). Intubation über eine Tracheostomie.
Plaques und Zahnstein sind zu entfernen.

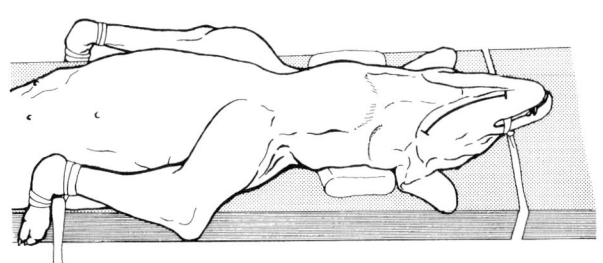

Abbildung 9.88 Lagerung und Schnittführung

● **Vorgehen bei Schrägfraktur** ❑ Nach Entfernen von Koagula und Gewebstrümmern von der Mundhöhle her und ggf. Reposition eines luxierten Zahnes wird am Margo ventralis ein etwa 5 mm langer Hautschnitt gelegt. Die Inzision liegt etwa in Höhe der Fraktur.

Am dargestellten ventralen Unterkieferrand wird ein Ende des Drahtes durch ein entsprechendes Loch am Margo ventralis des Unterkiefers geführt, um ein Abrutschen der Cerclage zu vermeiden, und dann an der medialen und das andere Ende an der lateralen Fläche des Unterkieferknochens entlang bis zum Margo alveolaris vorgeführt und dort durch die Schleimhaut gestochen. Nun werden die Drahtenden zunächst provisorisch und nach Reposition der Fragmente ausreichend fest verdrillt. Die Drahtenden sollten labial verdrillt und dann in das Spatium interdentale gebogen werden. Danach wird okklusal eine Cerclage um die der Fraktur benachbarten festsitzenden Zähne angelegt. Damit diese nicht abglei-

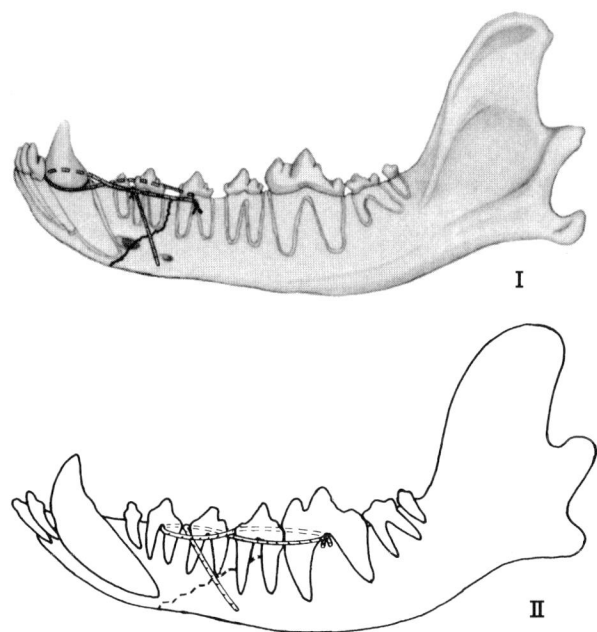

Abbildung 9.89 I, II Schrägfraktur; Osteosynthese mit Cerclage und Zuggurtung
I okklusal; **II** Drahtführung zwischen den Zahnwurzeln; Schemata

tet, wird der Draht am mehrwurzeligen Backenzahn zwischen den Wurzeln durchgeführt (Abb. 9.89 I und II). Um den Bohrkanal zwischen die Wurzeln zu legen, wird der Bohrer labial in der Mitte des Zahnes, etwa 3 mm unterhalb des Ansatzes der Gingiva, senkrecht zum Unterkiefer angesetzt.

Beachte: Die Cerclage zur Fixation der Fragmente sollte etwa im rechten Winkel zur Fraktur liegen und diese im mittleren Drittel kreuzen.

Die zweite okklusal gelegte Cerclage stabilisiert die Fixation. Sie wirkt als Zuggurtung und soll die Dislokation des rostralen Fragments beim Schließen des Fanges nach ventral verhindern.

Wundverschluß ❑ Hautnaht.

● **Vorgehen bei Querfraktur** ❑ Der Hautschnitt wird ventrolateral am Margo ventralis gelegt.

In gleicher Länge werden subkutane Faszie und Platysma durchtrennt, mobilisiert und mit der Haut zur Seite gespreizt. Die über dem Ansatz des M. digastricus liegende V. submentalis ist zu schonen.

Nach Entfernen von Koagula und Gewebstrümmern und ggf. Reposition eines luxierten Zahnes werden die Fragmente reponiert und mit Zweipunktzange(n) fixiert. Die Fixation der Fragmente erfolgt beim ausreichend großen Hund

mit einer **E**xzentrisch-**D**ynamischen **K**ompres-
sions-**P**latte (EDCP), beim kleinen Hund mit
einer Kleinfragmentplatte in Kombination mit
einer Cerclage.

Exzentrisch-Dynamische-Kompressions-Platte

Nach Reposition und Fixation der Fragmente mit
Zweipunktzange(n) werden zunächst die fraktur-
nahen Bohrkanäle für die die axiale Kompression
bewirkenden Schrauben gebohrt, mit dem Gewindeschneider hergerichtet, die Schrauben eingedreht und fest angezogen (axiale Kompression).

Danach werden die Bohrkanäle für die Schrauben, die die exzentrische Kompression bewirken,
gebohrt, mit dem Gewindeschneider hergerichtet
und die Schrauben eingedreht. Beim Festdrehen
dieser Schrauben werden die Fragmente um die
als Achse wirkenden frakturnahcn Schrauben gedreht und dadurch am Margo alveolaris aneinander gedrückt (exzentrische Kompression).

Jetzt sind die Bohrkanäle für die zur Stabilisierung noch zu setzenden Schrauben zu bohren, mit
dem Gewindeschneider herzurichten und die
Schrauben einzudrehen (Abb. 9.90).

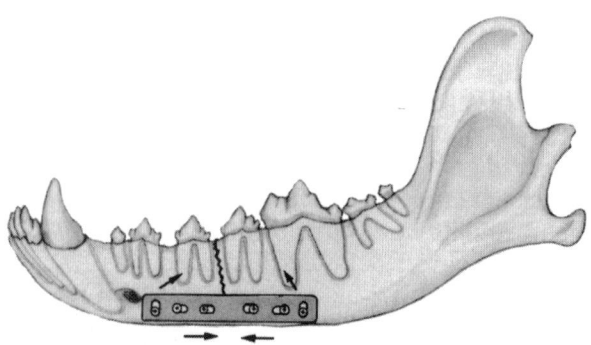

Abbildung 9.90 Querfraktur; Osteosynthese mit Ex-
zentrisch-Dynamischer Kompressions-Platte; Schema

Kleinfragmentplatte

Zunächst wird im kaudalen Fragment ein Bohrkanal angelegt, mit dem Gewindeschneider hergerichtet und die Platte mit der Schraube locker fixiert. Nach Reposition und Kompression mit der
Zweipunktzange wird der zweite Bohrkanal exzentrisch rostral der Fraktur angelegt, hergerichtet und die Schraube eingedreht. Beide Schrauben werden im Wechsel ausreichend fest angezogen und danach – nach Prüfung des Kieferschlus-

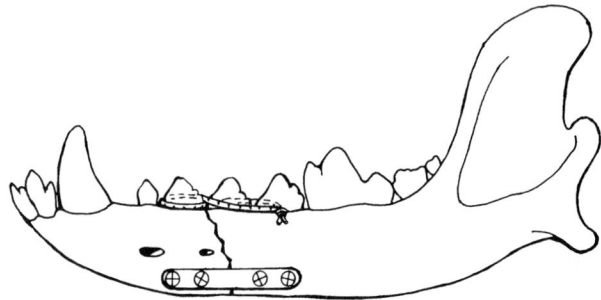

Abbildung 9.91 Querfraktur; Osteosynthese mit Kleinfragmentplatte und Zuggurtung; Schema

ses – die übrigen Schrauben gesetzt. Da die axiale
Kompression an der Biegeseite erfolgt, muß am
Margo alveolaris eine Cerclage um die der Fraktur benachbarten, festsitzenden Zähne angelegt
werden. Damit diese nicht abgleitet, sollte der
Draht am mehrwurzeligen Backenzahn zwischen
den Wurzeln durchgeführt werden (Abb. 9.91).

Um den Bohrkanal zwischen die Wurzeln zu le-
gen, wird der Bohrer labial in der Mitte des
Zahnes, etwa 3 mm unterhalb des Ansatzes der
Gingiva, senkrecht zum Unterkiefer angesetzt.
Die Drahtenden werden labial verdrillt und in ein
Spatium interdentale gebogen.

Wundverschluß ❑ Die Wundränder des Platysmas und die der oberflächlichen Faszie werden
schichtweise mit Knopfheften (resorbierbares
Material) adaptiert. Hautnaht.

● **Vorgehen bei multiplen Frakturen** ❑ Perkutane Transfixation. Koagula, Gewebstrümmer,
devitalisierte Knochensplitter sind zu entfernen
und ggf. ein luxierter Zahn zu reponieren. Zur
perkutanen Transfixation werden kaudal der
Fraktur beiderseits an der Pars molaris je 2
Schrauben bzw. Bohrdrähte und rostral der Fraktur beiderseits an der Pars incisiva je 1 Schraube
(Bohrdraht) gesetzt.

In Höhe der vorgesehenen Stelle werden Haut
und Faszie lateral am Margo ventralis in einer
Länge von 5–10 mm durchtrennt.

Dann wird der Bohrer einige Millimeter über
der ventralen Kante an der lateralen Fläche senkrecht zum Knochen aufgesetzt. Die Bohrung
sollte weder den Canalis mandibulae noch eine
Zahnwurzel verletzen. Beide Kompaktalamellen
werden durchgebohrt und danach eine feingewin-
dige Schraube eingedreht bzw. der Bohrdraht in
beide Lamellen eingedrillt.

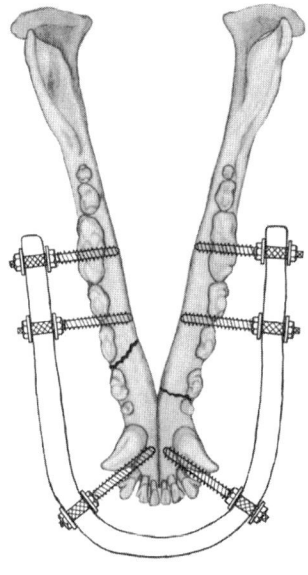

Abbildung 9.92
Multiple Frakturen;
Osteosynthese mit per-
kutaner Transfixation;
Schema

An der Pars incisiva werden Schraube bzw. Bohrdraht beiderseits zwischen die Wurzeln von I 3 und Caninus plaziert.

Wenn alle Schrauben (Bohrdrähte) gesetzt sind, werden die Fragmente reponiert und unter Wahrung der Reposition und des korrekten Kieferschlusses mit dem noch formbaren Kunststoff (Technovit®) verbunden. Beim Anmodellieren ist darauf zu achten, daß die Kunststoffschiene nicht der Haut anliegt (Abb. 9.92).

Die perkutane Transfixation kann mit anderen der zur Fixation oder Stabilisierung beschriebenen Verfahren ergänzt bzw. kombiniert werden.

Wundverschluß ❏ Die Hautwunden sind durch ein oder zwei Knopfhefte zu verkleinern.

Nachbehandlung ❏ Nach Konsolidierung der Fraktur sind die Implantate zu entfernen.

Bei in Kombination mit der perkutanen Transfixation gesetzten Implantaten sind zunächst nur die Schrauben (Bohrdrähte) der perkutanen Transfixation und erst 2–3 Wochen später die übrigen Implantate zu entfernen.

Osteosynthese bei Fraktur im Bereich des Proc. palatinus und des Proc. alveolaris der Maxilla

Indikation ❏ Querfraktur des Proc. palatinus; lange Schrägfraktur des Proc. palatinus; Fraktur des Proc. alveolaris; traumatisch bedingte Gaumenspalte (Katze).

Instrumente ❏ Bohrer, Cerclagendraht, Technovit®.

Vorbereitung ❏ Der Patient ist in Rückenlage mit nach kaudal gezogenen Schultergliedmaßen auszubinden. Ein Polster unter dem Hals erleichtert die fast horizontale Lagerung des durch Halten zu fixierenden Kopfes. Der Unterkiefer bleibt zur Überprüfung des Kieferschlusses beweglich. Plaques und Zahnstein sind zu entfernen.

● **Vorgehen bei Querfraktur des Proc. palatinus kaudal der Incisivi** ❏ Nach Entfernen von Koagula und Gewebstrümmern werden die Fragmente reponiert und mit einer am harten Gaumen anmodellierten Kunststoffplatte (Technovit®) fixiert. Die Platte sollte die labiale Fläche der Incisivi einbeziehen. Sie wird mit je einer zwischen den Wurzeln der P2 durchgeführten und einer um den Proc. alveolaris des Os incisivum gelegten Cerclage fixiert (Abb. 9.93). Die Drähte für die Cerclagen werden vor Anbringen des Kunststoffs gelegt und, um sie in der Platte etwas zu versenken, beim Härten verdrillt. Beim Polymerisieren entsteht Wärme! Platte, Gingiva und Lippen sind deshalb mit kalter physiologischer Kochsalzlösung zu spülen. Der Kunststoff muß bei geschlossenem Fang härten, damit kein Hindernis beim Kieferschluß entsteht.

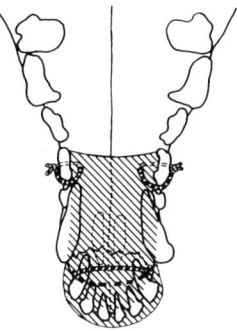

Abbildung 9.93 Querfraktur der Procc. palatini; Fixation mit Kunststoffplatte; Schema

Um den Draht zwischen den Wurzeln des P2 durchschlaufen zu können, ist ein Bohrkanal zu legen. Dazu wird der Bohrer labial in der Mitte des Zahnes etwa 3 mm unterhalb des Ansatzes der Gingiva senkrecht zur Alveolenwand angesetzt.

Die Cerclage um den Proc. palatinus wird wie folgt gelegt: Nach Abheben der Oberlippe wird die Nadel mit angeschweißtem Draht in Höhe des kaudalen Randes des I 3 durch die Schleimhaut gestochen und an der dorsalen Fläche des Proc.

palatinus entlang bis zur anderen Seite geführt. Ein- und Ausstich durch die Schleimhaut sollten an der Grenze zwischen noch und nicht mehr verschiebbarer Schleimhaut liegen. Die Drahtenden werden kaudolateral am Caninus verdrillt.

● **Vorgehen bei langer Schrägfraktur des Proc. palatinus und mehr als 3 mm breiter Gaumenspalte bei der Katze** ❑ Mit einer beide Zahnreihen verbindenden Cerclage ist ein ausreichend belastbarer interfragmentärer Druck zu erreichen. Bei mehr rostral gelegener Fraktur ist der Draht in Form einer Acht um die Canini (Abb. 9.94), bei einer mehr kaudal gelegenen Fraktur und bei Gaumenspalte der Katze U-förmig um die 4. Prämolaren (Abb. 9.95) zu legen.

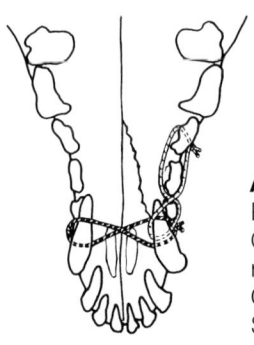

Abbildung 9.94 Fraktur des Proc. palatinus; Adaptation mit Cerclage zwischen den Zahnreihen und Stabilisierung mit Cerclage in der Zahnreihe; Schema

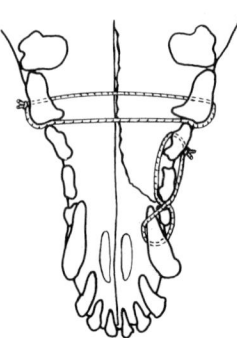

Abbildung 9.95 Fraktur des Proc. palatinus und des Proc. alveolaris; Fixation mit Cerclage zwischen den Zahnreihen und Cerclage in der Zahnreihe; Schema

Zur Verankerung am P4 ist der Draht durch einen zwischen die Wurzeln gelegten Bohrkanal zu führen. Dazu wird der Bohrer labial in der Mitte des Zahnes, etwa 3 mm unterhalb des Ansatzes der Gingiva, senkrecht zur Alveolenwand angesetzt.

● **Vorgehen bei Fraktur im Bereich des Proc. alveolaris** ❑ Nach Entfernen von Koagula und Gewebstrümmern werden Zahn und Fragmente reponiert und mit einer Cerclage fixiert. Dabei ist die Tendenz zur Dislokation beim Kieferschluß zu

berücksichtigen. Die Cerclage wird in Form einer Acht gelegt (Abb. 9.96). Um einem Abgleiten vorzubeugen, ist der Draht zwischen die Wurzeln von P2, P3 oder P4 legen. Um den Draht zwischen den Wurzeln durchschlaufen zu können, wird der Bohrer labial in der Mitte des Zahnes, etwa 3 mm unterhalb des Ansatzes der Gingiva, senkrecht zur Alveole angesetzt.

Die Cerclage ist bei Tendenz zur Dislokation des Zahnes beim Kieferschluß nach rostral zwischen Zähnen in der Zahnreihe und bei Tendenz zur Dislokation nach labial zwischen Zähnen beider Zahnreihen zu legen. Eine Kombination beider Verfahren kann notwendig sein.

Nachbehandlung ❑ Die Lage der Cerclage sollte nach einer Woche überprüft werden. Nach Konsolidierung der Fraktur, etwa nach 8 Wochen, ist die Cerclage zu entfernen.

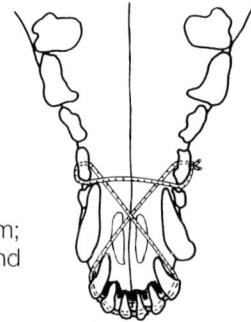

Abbildung 9.96 Fraktur des Proc. alveolaris des Os incisivum; Cerclage auf den Zahnhälsen und zwischen den Zahnreihen; Schema

Verriegelung der Mundspalte

Indikation ❑ Kein oder fehlerhafter Kieferschluß; Fraktur im Bereich des Ramus mandibularis auf beiden Seiten.

Medikament – Instrumente ❑ Kunststoff (Adhäsiv-Composites); Cerclagendraht und Bohrer.

Vorbereitung ❑ Der Patient ist in Rückenlage mit nach kaudal gezogenen Schultergliedmaßen auszubinden. Ein Polster unter dem Hals erleichtert die fast horizontale Lagerung des Corpus mandibulae. Der Kopf ist von einem Gehilfen zu halten. Die Zähne sind nach Entfernen von Zahnstein gründlich mit Bimsstein zu reinigen.

● **Verriegelung mit Adhäsiv-Composites (Adaptic®)** ❑ Nach korrektem Kieferschluß wird auf beiden Seiten der mandibulare Caninus an den maxillaren 3. Incisivus und Caninus mit einem auf den Zähnen haftenden Kunststoff fixiert. Auf die zu klebenden Flächen wird 50%ige Phosphorsäure aufgebracht, die nach Einwirken von zwei Minuten mit Wasser abgespült wird. Nach Trocknen mit Luft müssen die behandelten Flächen matt-rauh aussehen. Falls das nicht der Fall ist, ist die Ätzung zu wiederholen.

Aufbringen des Kunststoffs I: Gleiche Mengen Universalharz und Katalysatorharz werden mit dem Pinsel gemischt und dann auf die angeätzten Flächen aufgebracht.

Der Kunststoff bindet chemisch und mikromechanisch am Schmelz ab.

Aufbringen des Kunststoffs II: Gleiche Mengen Universalpaste und Katalysatorpaste werden gemischt und dann auf Kunststoff I aufgebracht.

Nach Aufbringen des Kunststoffs II wird die Mundspalte korrekt geschlossen. Kunststoff II ist 3–5 Minuten modellierbar. Er bindet fest mit Kunststoff I ab.

● **Katze: Lippenverschluß mit Knöpfen: Indikation** ❏ Instabile Unterkieferluxationen sowie Fraktur im Bereich des Kiefergelenkes bei der Katze, die nicht operativ angegangen werden können.

Vorgehen ❏ Bei korrekter Okklusion wird die Mundspalte durch ein V-förmiges Nahtmuster mit einem kräftigen, nichtresorbierbaren Faden geschlossen. Ein erster Faden wird links oder rechts beginnend – ca. 5 mm neben dem Nasenflügel – von außen nach innen dicht vor der Maxilla durch die Oberlippe gestochen. Durch die Unterlippe wird der Faden von innen nach außen, neben und vor der Unterkiefersymphyse geführt und dicht daneben an der Gegenseite von außen nach innen wieder eingestochen. An der Oberlippe wird der Faden wieder von innen nach außen durch die Haut gezogen. Parallel dazu wird ein zweiter Faden der gleichen Stärke gelegt und die Enden der Fäden werden jeweils rechts und links der Nasenflügel verknotet. Guter Schutz vor dem Durchschneiden der Fäden durch die Haut wird durch angemessen große Hemdknöpfe geboten, durch deren Löcher die Fäden geführt werden. (Abb. 9.97).

Bei minimaler Dislokationstendenz genügt eine lockere Verriegelung, so daß die Katze ihre Zunge gerade noch zur Aufnahme von Flüssigkeit vorlagern kann. Ist ein festerer Verschluß erforderlich, wird unmittelbar anschließend eine Nasen-

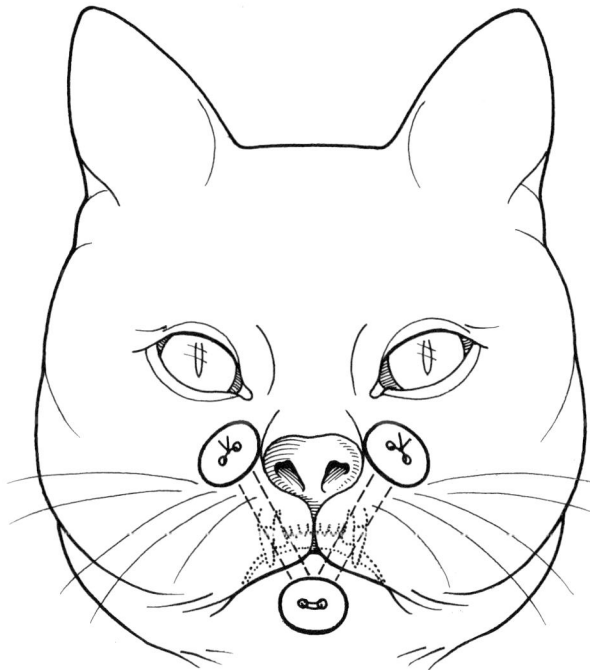

Abbildung 9.97 Verriegelung der Mundspalte bei der Katze durch Naht; Schema

schlund- bzw. eine Magensonde gelegt, bzw. parenteral ernährt. Die Nasenschlundsonde wird im ventralen Nasengang eingeführt, die Magensonde wird in die linke Flanke gelegt.

Partielle Knochenresektion bei Arretierung des Proc. coronoideus mandibulae

Indikation ❏ Habituelle oder stationäre Arretierung des Proc. coronoideus bei Subluxatio mandibulae.

Instrumente ❏ Knochenfräse, Gigli-Säge oder Meißel und Hammer.

Vorbereitung ❏ Der Hund ist in Seitenlage auszubinden. Der auf einem Polster horizontal gelagerte Kopf ist leicht gestreckt mit einer am Oberkiefer angebrachten Schlinge festzubinden.

Vorgehen ❏ Der Hautschnitt ist über der ventralen Kante des Jochbogens zu legen (Abb. 9.98). Er reicht von der Lotrechten des temporalen Augenwinkels bis zum kaudalen Viertel des Jochbogens. In gleicher Länge werden die oberflächliche und tiefe Faszie inzidiert und der schmale bandar-

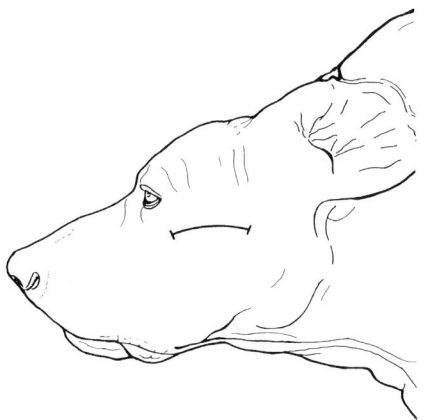

Abbildung 9.98 Hautschnitt

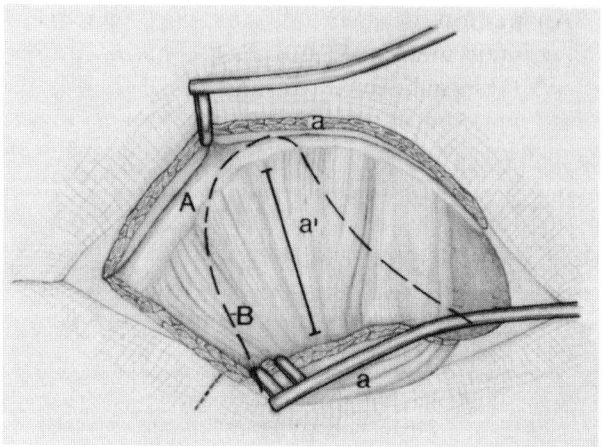

Abbildung 9.100 Oberflächliche Schicht des M. masseter durchtrennt und gespreizt. Die Lage des Proc. coronoideus mandibulae bei maximal geöffnetem Fang und die Schnittführung durch die mittlere und tiefe Schicht des M. masseter sind eingezeichnet

tige M. zygomaticus quer durchtrennt (Abb. 9.99). Nun ist bei maximal geöffnetem Fang durch Seitwärtsbewegungen des Unterkiefers die Lage des Proc. coronoideus mandibulae am ventralen Rand des Jochbogens palpatorisch zu lokalisieren (Abb. 9.100). In diesem Bereich wird der M. masseter, etwa 5 mm von seinem Ursprung am Jochbogen, quer zum Faserverlauf durchtrennt und subperiostal abgelöst. Nach ausreichender Darstellung werden in einer Länge von etwa 40 mm, etwa 4–7 mm vom ventralen Rand des Jochbogens abgetragen. Danach ist bei maximal geöffnetem Fang und behutsam vorgenommenen Seitwärtsbewegungen des Unterkiefers zu prüfen, ob der Proc. coronoideus noch unter dem Arcus zygomaticus arretiert werden kann.

Ist eine Arretierung noch möglich, werden die mittlere und tiefe Schicht des M. masseter faserparallel gespalten und gespreizt. Der M. temporalis wird am dorsalen Rand des Proc. coronoideus subperiostal abgelöst. Jetzt kann der unter dem ventralen Rand des Jochbogens noch festhakende dorsale Rand des Proc. coronoideus mandibulae in einer Breite von ca. 6 mm abgetragen werden (Abb. 9.101).

Wundverschluß ❏ Adaptation der Wundränder der tiefen und mittleren sowie der oberflächlichen Schicht des M. masseter mit Knopfheften (resorbierbares Material).

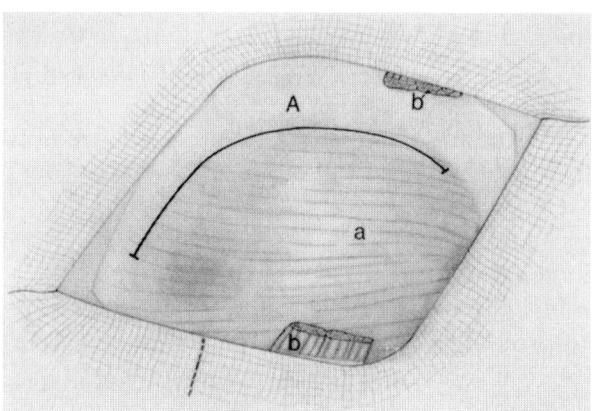

Abbildung 9.99 Haut und Faszien gespreizt. Die Schnittführung durch die oberflächliche Schicht des M. masseter ist eingezeichnet
A Arcus zygomaticus; **B** Proc. coronoideus mandibulae
a, a′, a″ M. masseter: **a** oberflächliche, **a′** mittlere, **a″** tiefe Schicht; **b** M. zygomaticus;
1 abgetragener Jochbogenrand

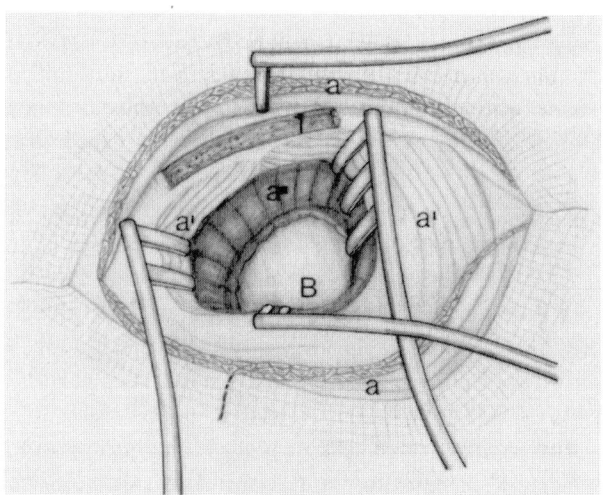

Abbildung 9.101 Proc. coronoideus mandibulae dargestellt. Am ventralen Rand des Jochbogens sind ca. 4 mm abgetragen

Adaptation der Wundränder der oberflächlichen Faszie mit Knopfheften (resorbierbares Material). Hautnaht.

Literatur

Beck J, Osthold W (1996): Vergleichende Beurteilung von Cephalexin, Clindamycin und Spiramycin zur Therapie der Gingivitis-Stomatitis-Komplexes bei der Katze. Kleintierpraxis 41:81.

Bedford PGC (1989): A clinical evaluation of a one-piece drainage system in the treatment of canine glaucoma. J Small Anim Pract 30:68.

Bennet D, Prymak C (1986): Excision arthroplasty as a treatment for temporomandibular dysplasia. J Small Anim Pract 27: 361.

Beucher J (1985)· Pathologie respiratoire des races brachycéphales. 2e partie. Le Point Vétérinaire 17:419.

Bojrab MJ (1990): Current Techniques in Small Animal Surgery. 3. Aufl., Lea & Febiger, Philadelphia – London.

Brightman AH, Magrane WG, Huff RW, Helper LC (1977): Intraocular prothesis in the dog. J Am Anim Hosp Assoc 13:481.

Burk RL (1992): Computed tomographic anatomy of the canine nasal passages. Vet Rad & Ultrasound 33:170.

Clark GN, Sinibaldi KR (1994): Use of carbon dioxide laser for treatment of elongated soft palate in dogs. J Am Vet Med Assoc 204:1779.

Davidson HJ, Blanchard GL (1991): Periorbital epidermoid cyst in the medial canthus of three dogs. J Am Vet Med Assoc 198:271.

Ellison GW, Mulligan TW, Fagan DA, Tugend RK (1986): A double reposition flap technique for repair of recurrent oronasal fistulas in dogs. J Am Anim Hosp Assoc 22:803.

Ellison GW, Mulligan TW, Fagan DA, Tugend RK (1986): A double reposition flap technique for repair of recurrent oronasal fistulas in dogs. J Am Anim Hosp Assoc 22:803.

Faulkner JE, Budsberg SC (1990): Results of ventral bulla osteotomy for treatment of middle ear polyps in cats. J Am Anim Hosp Assoc 26: 496.

Fehr M (1992): Zur Diagnostik und Therapie von Krankheiten der Stirn- und Nasenhöhle. Prakt Tierarzt 73:1029.

Fraser G, Gregor WW, Mackenzie CP, Spreull JSA, Withers AR (1970): Canine ear disease. J Small Anim Pract 10:725.

Gartrell CL, O'Handley PA, Perry RL (1995): Canine nasal disease – Part I. Comp Cont Educ 17:323.

Gartrell CL, O'Handley PA, Perry RL (1995): Canine nasal disease – Part II. Comp Cont Educ 17:539.

Gerwing M, Tellhelm B, Ahmed I (1993): Diagnostik und Therapie der Speichelzysten (Ranula, Meliceris): Prakt Tierarzt xx:236.

Gilger BC, Hamilton HL, Wilkie DA, an der Woerdt A, McLaughlin SA, Whitley RD (1995): Traumatic ocular proptoses in dogs and cats: 84 cases (1980–1993). J Am Vet Med Assoc 1186:1190

Godstein GS, Anthony J (1990): Basic veterinary endodontics. Com Cont Educ 12:207.

Goeggerle UA, Toombs JP, Inskeep GA (1996): Managing mandibular fractures in dogs. Com Cont Educ 18:511.

Goodger WJ, Carlson L (1972): Surgical removal of a neoplasm from the nasal cavity of a dog. J Am Vet Med Assoc 160:726.

Graeger K (1958): Die Nasenhöhle und die Nasennebenhöhlen beim Hund unter besonderer Berücksichtigung der Siebbeinmuscheln. Dtsch Tierärztl Wschr 65:425 und 468.

Hartmann FD, König HE (1993): Zur topographischen Anatomie der Bulla tympanica der Katze im Hinblick auf die klinische Anwendung. Wien Tierärztl Mschr 80:311.

Harvey CE (1987): Palate defects in dogs and cats. Com Cont Educ 9:404.

Harvey CE (1982): Stenotic nares surgery in brachicephalic dogs. J Am Anim Hosp Assoc 18:535.

Harvey CE (1988): Tooth extraction in dogs and cats. Comp Cont Educ 10:175.

Henderson JT, Radasch RM (1995): Total ear ablation with lateral bulla osteotomy for the management of end-stage otitis in dogs. Comp Cont Educ 17:157.

Hobson HP (1988): Surgical management of advanced ear disease. Vet Clin North Am (Small Anim Pract) 18:821.

Hoppe F, Svalastoga E (1980): Temporomandibular dysplasia in American Cocker Spaniels. J Small Anim Pract 21: 675.

Kasa G, Kasa F (1979): Exzisionsraffung zur Behebung eines Entropiums beim Chow Chow. Tierärztl Praxis 7:341.

Koch SA (1981): Intraocular prothesis in the dog and cat – the failures. J Am Vet Med Assoc 179:883.

Kohnen T, Dick B, Hessemer V, Jakobi KW (1995): Anti-inflammatorischer Effekt durch heparinhaltige Infusionslösung während der Phakoemulsifikation. Ophthalmologe 92:297.

Kopf N (1984): Plastische Korrektur eines Symblepharon bei einem 5 Jahre alten kastrierten Perserkater. Wien Tierärztl Mschr 71:376.

Köstlin R, Matis U, Teske U (1996): Lippenverschluß mit Knöpfen – eine einfache Methode zur Immobilisierung von kiefergelenk(nahen) Verletzungen bei der Katze. Tierärztl Prax 24:156

Köstlin R, Waibl H (1980): Zur Dislokation des Processus coronoideus mandibulae beim Basset. Kleintierpraxis 25:169.

Krahwinkel DJ, Pardo AD, Sims MH, Bubb WJ (1993): Effect of total ablation of the external acoustic meatus and bulla osteotomy on auditory function in dogs. J Am Vet Med Assoc 202:949.

Lehnhardt F (1990): Untersuchungen über das Auftreten und die Therapiemöglichkeiten der chronischen Rhinitis beim Hund. Diss. Hannover.

Little CJL, Lane JG (1986): The surgical anatomy of the feline bulla tympanica. J Small Anim Pract 27:371.

Loeffler K, Komeyli H, Habermehl K-H (1981): Nasennebenhöhlen beim Hund im Röntgenbild mit besonderer Berücksichtigung rassespezifischer Merkmale. Kleintierpraxis 26:199.

Lyon KF (1990): An Approach of feline dentistry. Com Cont Educ 12:493.

Madewell BR, Priester WA, Gillette EL, Snyder SP (1976): Neoplasms of the nasal passages and paranasal sinuses in domesticated animals as reported by 13 veterinary colleges. Am J Vet Res 37:851.

Mansfield PD (1990): Ototoxicity in dogs and cats. Comp Cont Educ 12:331.

Marino DJ, MacDonald JM, Matthiesen DT, Patniak AK (1994): Results of surgery in cats with ceruminous gland adenocarcinoma. J Am Anim Hosp Assoc 30:54.

Martin CL, Kaswan RL, Doran CC (1987): Cystic lesions of the periorbital region. Comp Cont Educ 19:1022.

Mason LK, Harvey CE, Orsher RJ (1988): Total ear canal ablation combined with lateral bulla osteotomy for end-stage otitis in dogs. Results in thirty dogs. Vet Surg 17:263.

Matthiesen DT, Scavelli T (1990): Total ear canal ablation and lateral bulla osteotomy in 38 dogs. J Am Anim Hosp Assoc 26:257.

McAnulty JF, Hattel A, Harvey CE (1995): Wound healing and brain stem auditory evoked potentials after experimental total ear canal ablation with lateral tympanic bulla osteotomy in dogs. Vet Surg 24:1.

McAnulty JF, Hattel A, Harvey CE (1995): Wound healing and brain stem auditory evoked potentials after experimental ventral tympanic bulla osteotomy in dogs. Vet Surg 24:91.

McCarthy RJ, Caywood DD (1992): Vertical ear canal resection for end-stage of otitis externa in dogs. J Am Anim Hosp Assoc 28:545.

Niebauer GW, Eigenmann JE, Van Winkle TJ (1990): Study of long-term survival after transphenoidal hypophysectomy in clinically normal dogs. Am J Vet Res 51:677.

Niebauer GW, Evans SM (1988): Transsphenoidal hypophysectomy in the dog. A new technique. Vet Surg 17:296.

Pantel M, Wissdorf H (1976): Anatomische und klinische Aspekte zur Ranula bei einer Katze. Kleintierpraxis 21:277

Peterson-Jones S (1991): Repositioning prolapsed third eyelid glands while preserving secretory function. In Practice xx:202.

Röcken jun FE, Gerlach KF (1996): Die Verblockung der Ober- und Unterkiefercanini mit der Composite-Adhäsivtechnik zur Behandlung von Kieferfrakturen bei der Katze. Prakt Tierarzt 77:712.

Röcken jun FE, Pollmeier S, Fahrenkrug P, Trautvetter E (1996): Der Einfluß von Politurmaßnahmen nach Zahnsteinentfernung auf die Neubildung von Plaque und Zahnstein im Hundegebiß. Prakt Tierarzt 77:701.

Rudd RG, Richardson DC (1985): A diagnostic and therapeutic approach to nasal disease in dogs. Comp Con Educ 7:103.

Rühli MB, Spiess BM (1995): Retrobulbäre Raumforderungen bei Hund und Katze: Symptome und Diagnostik. Tierärztl Prax 114/306:119/311.

Rühli MB, Spiess BM (1995): Zur Behandlung von orbitalen Abszessen und Phlegmonen bei Hund und Katze. Tierärztl Prax 82/398:85/401.

Schindler WG, Mathey WS (1991): Endodontic treatment of the maxillary fourth premolar of the dog: A case report. J Am Anim Hosp Assoc 27:646.

Schmidt GM, Betts CW (1978): Zygomatic salivary mucoceles in the dog. J Am Vet Med Assoc 172:490.

Schmitt K, Hessemer V (1995): Ist die subkonjunktivale Steroidgabe zusätzlich zur Lokaltherapie nach Kataraktoperationen notwendig? Ophthalmologe 92:303.

Seeburg WR (1991): Schmelzätztechnik: Untersuchungen zur optimalen Säureeinwirkungszeit am Hundecaninus. Prakt Tierarzt 77:725.

Sharpnack DD, Wyman M, Anderson BG (1984): Vascular pathways of the anterior segment of the canine eye. Am J Vet Res 45:1287.

Siemering GH (1980): Resection of the vertical ear canal for treatment of chronic otitis externa. J Am Anim Hosp Assoc 16:753.

Slatter DH, Abdelbaki Y (1979): Lateral orbitotomy by zygomatic arch resection in the dog. J Am Vet Med Assoc 175: 1179.

Smeak DD, DeHoff WD (1986): Total ear canal ablation. Clinical results in the dog and cat. Vet Surg 15:161.

Smeak DD, Kerpsack J (1993): Total ear canal ablation and lateral bulla osteotomy for management of end-stages otitis. Sem Vet Med Surg (Small Anim) 8:30.

Smeak DD (1989): Anti-drool cheiloplastiy: Clinical results in six dogs. J Am Anim Hosp Assoc 25:181.

Smith MM (1996): Lingual approach for surgical extraction of the mandibular canine tooth in dogs and cats. J Am Anim Hosp Assoc 32:359.

Smith MM (1995): The clinical significance of root morphology in periodontal disease in dogs. Comp Cont Educ 17:625.

Spiess, BM (1986): Erfahrungen mit einer neuen Methode zur Behandlung des absoluten Glaukoms beim Hund und bei der Katze. Schweiz Arch Tierheilk 128, 469.

Spiess BM, Rühli MB, Bauer GA (1995): Zur Therapie von retrobulbären Neoplasien beim Kleintier. Tierärztl Prax 98/509:103/514.

Stades FC, Boevé MH (1987): Surgical correction of upper eyelid trichiasis-entropium: Results and follow-up in 55 eyes. J Am Anim Hosp Ass 23:607.

Stades FC (1987): A new method for surgical correction of upper eyelid trichiasis-entropium: Operation method. J Am Anim Hosp Ass 23:603.

Stanley RG, Kaswan R (1994):. Modification of the orbital rim anchorage method for surgical replacement of the gland of the third eyelid in dogs. J Am Vet Med Ass 205:1412.

Staudacher G, Staudacher M (1994): Replantation und Fixation luxierter Canini beim Hund. Tierärztl Prax 22:264.

Stewart WC, Baker GJ, Lee R (1975): Temporomandibular subluxation in the dog: A case report. J Small Anim. Pract 16:345.

Swaim St, Bradley DM (1996): Evaluation of closed-suction drainage for treating auricular haematomas. J Am Anim Hosp Assoc 32:36.

Slatter DH (1993): Textbook of Small Animal Surgery, 2. Aufl. WB Saunders Comp. Philadelphia – London – Toronto – Montreal – Sydney – Tokio.

Teske U (1989): Kieferfrakturen und -luxationen bei der Katze. Behandlung und Ergebnisse in den Jahren 1980–1987. Diss. München.

Theisen SK, Hosgood G, Lewis DD (1996): Intranasal tumors in dogs: Diagnosis and treatment. Com Con Educ 18:131.

Thrall DE, Robertson ID, McLeod DA et al. (1989): A comparison of radiographic and computed tomographic findings in 31 dogs with malignant cavity tumors. Vet Radiol 30:59.

Trevor PB, Martin RA (1993): Tympanic bulla osteotomy for treatment of middle-ear disease in cats: 19 cases (1984–1991). J Am Vet Med Assoc 202:123.

Tschopp P (1991): Die Morphologie der Kammerwinkel beim Hundeauge. Med Diss Bern.

White RAS, Pomeroy CJ (1990): Total ear canal ablation and lateral bulla osteotomy in the dog. J Small Anim Pract 31:547.

Zahn KJ (1998): Zur Linsenchirurgie beim Hund. Techniken, Komplikationen und Ergebnisse einer retrospektiven und prospektiven Studie. Diss. München.

Zepp CP (1949): Surgical technique to establish drainage of the external ear canal and corrections of hematoma of the dog and cat. J Am Vet Med Assoc 115:91.

Hals

Schilddrüse

Thyreoidektomie

Indikation ❏ Schilddrüsentumor. Außer juveniler Struma.

Vorbereitung ❏ Rückenlage mit gestrecktem Kopf und nach kaudal fixierten Vordergliedmaßen.

Vorgehen ❏ Der Hautschnitt wird ventral in der Mittellinie in Höhe des palpierbaren Tumors gelegt. In gleicher Schnittlänge werden die oberflächliche Faszie und der Hautmuskel durchtrennt. Die paarigen Mm. sternohyoidei et sternothyreoidei werden separiert. Die seitlich der Trachea liegende vergrößerte Schilddrüse wird nach Spreizen der Mm. sternohyoidei und sternothyreoidei stumpf von kaudal her freipräpariert. Dabei kann es von Vorteil sein, sie mit einer ALLIS-Klemme oder Hakenzange zu fassen und leicht anzuheben, um sie von der A. carotis communis und der V. jugularis interna leichter isolieren zu können. Die zu- und abführenden Gefäße werden doppelt unterbunden und zwischen den Ligaturen

durchtrennt (Abb. 10.1). Falls beide Lappen der Gl. thyreoidea entfernt werden müssen, sollte versucht werden, wenigstens die Epithelkörperchen einer Seite zu belassen. Sie sind gelegentlich an der lateralen Fläche des kranialen Drüsenpols zu identifizieren und können dann vom Schilddrüsengewebe stumpf isoliert werden.

Nach Entfernen der Drüse wird die gespreizte Halsmuskulatur durch wenige Knopfnähte vereinigt.

Naht der oberflächlichen Faszie mit Knopfnähten (resorbierbares Material). Hautnaht.

Nachbehandlung ❏ Halsverband. Wenn bei Exstirpation beider Drüsenlappen kein Epithelkörperchen erhalten werden konnte, ist während der ersten Tage post operationem eine Substitutionsbehandlung mit Schilddrüsenhormon und Dihydrotachysterol angezeigt. Akzessorisches Drüsengewebe übernimmt gewöhnlich innerhalb einer Woche die Funktion.

Kehlkopf

Resektion der Stimmtasche

Indikation ❏ Dilatation oder Eversion der Stimmtasche.

Anästhesie ❏ Narkose ohne Intubation, Atropin.

Spezialinstrumente ❏ Lange Schere oder Elektrotom.

Vorbereitung ❏ Applikation eines Antiphlogistikums. Der Patient ist in Rückenschräglage mit tiefliegendem Kopf auszubinden. Einsetzen eines Mundspreizers. Bereitstellung von Adrenalinlösung zur lokalen Blutstillung.

Vorgehen ❏ Die Schleimhautauskleidung der Stimmtasche wird bei mäßig vorgezogener Zunge

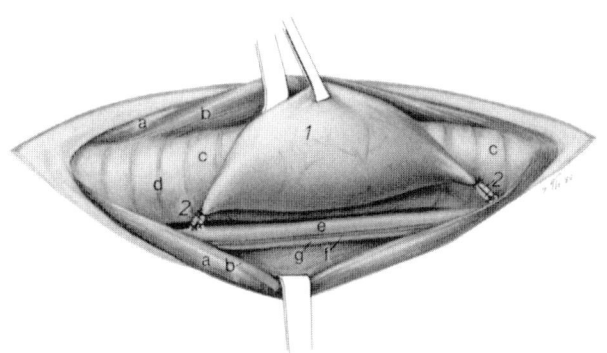

Abbildung 10.1 Thyreoidektomie
a M sternohyoideus; **b** M. sternothyreoideus; **c** Trachea; **d** Lig. anulare; **e** A. carotis communis; **f** Truncus vagosympathicus; **g** V. jugularis interna
1 Gl. thyreoidea; **2** Schilddrüsengefäße, ligiert

mit einer ALLIS-Klemme, die über die Epiglottis unter gleichzeitigem Niederdrücken des Kehldeckels vorgeschoben wird, gefaßt. Durch Zug wird die Schleimhaut so weit wie möglich ausgestülpt und mit einer langen Schere oder dem Elektrotom abgesetzt. Die Blutstillung erfolgt mit adrenalingetränktem Tampon. Nach Exzision der Schleimhaut der zweiten Stimmtasche wird bis zum Abklingen der Narkose intubiert und das Tier seitlich mit tiefliegendem Kopf gelagert.

Falls ausnahmsweise der orale Zugang erschwert ist, kann eine mediane Laryngotomie durchgeführt werden. Nach Inzision der Haut über dem Kehlkopf wird der paarige M. sternohyoideus median stumpf getrennt. Schildknorpel und Lig. cricothyreoideum werden dargestellt. Der Schildknorpel wird median, evtl. bis in das Lig. cricothyreoideum hinein, gespalten und damit der Zugang zu den Stimmtaschen und Stimmbändern geschaffen .

Nach Exzision der Schleimhautauskleidung der Stimmtaschen wird intubiert. Die Schnittränder des Schildknorpels werden mit Knopfnähten (langsam resorbierbares Material) adaptiert.

Adaptation der Mm. sternohyoidei mit Knopfnähten (resorbierbares Material). Naht der oberflächlichen Faszie.

Nachbehandlung ❏ Während der ersten Stunden Überwachung auf atmungsbehindernde Ödembildung. Nach Laryngotomie Entfernen der Fäden der Hautnaht am 8. bis 10. Tag.

Laryngoplastik

Indikation ❏ Ein- oder beidseitige Stimmbandlähmung.

Anästhesie ❏ Narkose mit Intubation, Atropin.

Vorbereitung ❏ Applikation eines Kortikosteroids. Geringe Rückenschräglage mit zu operierender Seite dem Chirurgen zugewandt. Polster unter dem Hals. Schultergliedmaßen nach kaudal ausgebunden.

Vorgehen ❏ Hautschnitt vom Proc. angularis des Unterkiefers nach kaudal parallel und knapp unterhalb der Drosselrinne über eine Länge von etwa 10 cm.

Der Zugang zum dorsolateralen Anteil des Kehlkopfes erfolgt unter sorgfältiger Schonung

der großen Venen im Bereich der Aufzweigung der V. jugularis externa in die V. maxillaris und V. linguofacialis weitgehend durch stumpfe Präparation. Dabei ist es vorteilhaft, sich palpatorisch rostral am Kehlkopfhorn des Zungenbeins (Thyrohyoideum) und am kaudalen Rand des Ringknorpels (Cartilago cricoidea) zu orientieren.

Der dorsale Rand des Schildknorpels (Cartilago thyroidea) kann durch den flächigen M. thyreopharyngeus hindurch palpiert und der Muskel entlang des dorsalen Randes des Cornu caudale durchtrennt werden (Abb. 10.2 I).

Das zwischen Schild- und Ringknorpel befindliche Gewebe wird stumpf gelöst und die kaudolateral liegende fibroelastische gelenkige Verbindung zwischen den beiden Knorpeln mit einer METZENBAUM-Schere durchtrennt (Abb. 10.2 II).

Der Schildknorpel wird zur Seite gezogen und der kaudal gelegene Proc. muscularis des Ary-

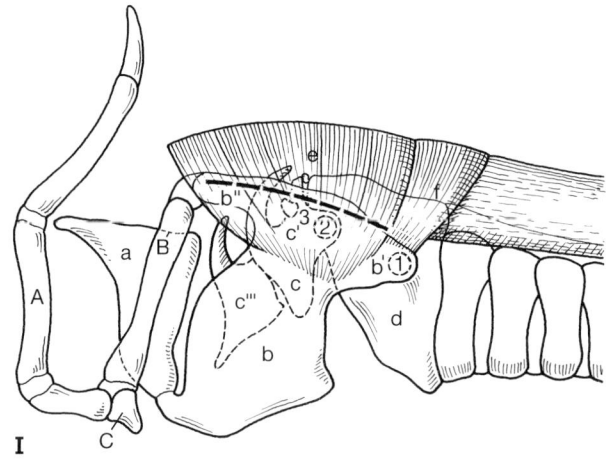

I

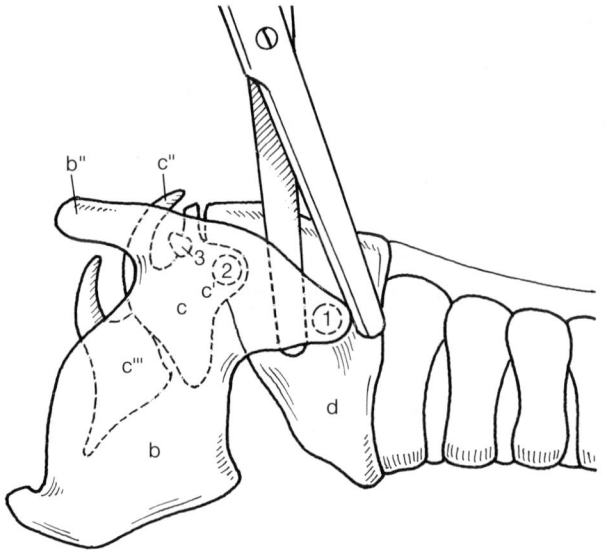

II

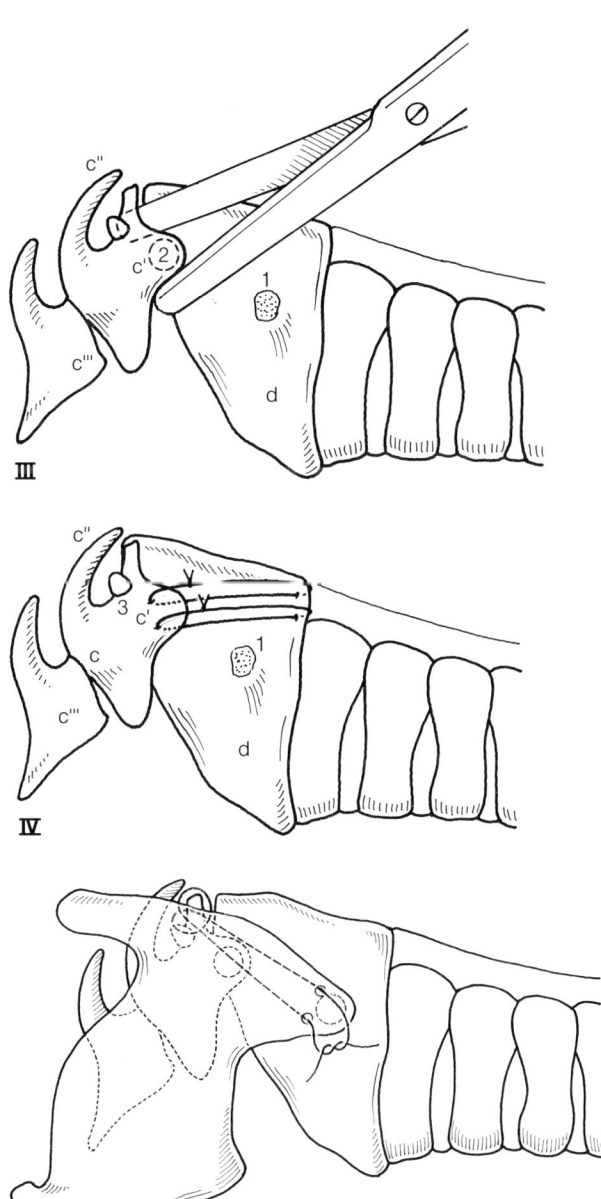

knorpels (Cartilago arytaenoidea) aufgesucht. Der häufig atrophierte M. cricoarytaenoideus dorsalis wird durchtrennt und die am rostralen Rand des Ringknorpels liegende gelenkige Verbindung zwischen Ary- und Ringknorpel mit Hilfe der METZENBAUM-Schere gelöst (Abb. 10.2 III). Dabei ist eine Perforation der Kehlkopfschleimhaut zu vermeiden. Durch vorsichtige Präparation nach kranial und dorsal wird das dünne Lig. arytaenoideum transversum, das die Aryknorpel beider Seiten dorsal verbindet, dargestellt und zusammen mit dem Zwischenknorpel in der Mitte durchschnitten.

Durch den dorsokaudalen Randbezirk des Schildknorpels (Cornu dorsale) werden zwei nicht resorbierbare stärkere Fäden (etwa 3,5 bis 4 metric, evtl. auch Suturdraht) geführt, die, etwas parallel zueinander liegend, durch den Proc. muscularis des weitgehend frei beweglichen Aryknorpels gestochen und dann geknüpft werden (Abb. 10.2 IV). Auch dabei ist die Larynxmukosa zu schonen.

Eine bessere Lateralisation des Aryknorpels kann durch eine veränderte Fadenführung erreicht werden (Abb. 10.2 V). Hierbei wird im Bereich des Cornu caudale des Schildknorpels von kaudal nach kranial eingestochen, danach der Proc. muscularis des Aryknorpels – unter Weghalten des Schildknorpels mit einem Spreizer nach GELPI – zweimal umschlungen und dann ca. 0,5 cm vor der Einstichstelle von medial nach lateral ausgestochen. Danach werden die Fadenenden verknotet.

Vor dem Wundverschluß sollte nach vorübergehender Extubation laryngoskopisch festgestellt werden, ob der Aryknorpel genügend lateralisiert ist. Der einseitige Eingriff ist auch für beidseitige Stimmbandlähmungen ausreichend.

Wundverschluß ❏ Nach erneuter Intubation wird der M. thyreopharyngeus durch Naht adaptiert. Naht der subkutanen Faszie mit resorbierbarem Nahtmaterial. Hautnaht. Die Hautwunde ist mit Gaze abzudecken.

Nachbehandlung ❏ Überwachung der Atmung. Wasser- und Futterentzug über 24 Stunden. Wiederholung der Kortikosteroidapplikation nach 8 Stunden.

Abbildung 10.2 I–V I Kehlkopf mit Schnittführung zur Durchtrennung des M. thyreopharyngeus; Schema
A Epihyoideum; **B** Thyreohyoideum; **C** Basihyoideum
a Cartilago epiglottica; **b** Cartilago thyreoidea; **b'** ihr Cornu caudale; **b"** ihr Cornu rostrale; **c** Cartilago arytaenoidea; **c'** ihr Proc. muscularis; **c"** ihr Proc. corniculatus; **c'''** Proc. cuneiformis; **d** Cartilago cricoidea; **e** M. thyreopharyngeus; **f** M. cricopharyngeus
1 Fibroelastische Verbindung zwischen Schild- und Ringknorpel; **2** gelenkige Verbindung zwischen Ary- und Ringknorpel; **3** Ansatz des Lig. arytaenoideum transversum
II Durchtrennung der fibroealstischen Verbindung zwischen Schild- und Ringknorpel;
III Trennung der gelenkigen Verbindung zwischen Ary- und Ringknorpel;
IV Fixationsfäden zwischen Cornu dorsale des Schildknorpels und Proc. muscularis des Aryknorpels
V Modifizierte Fadenführung

Luftröhre

Tracheotomie

Indikation ❑ Stenose des Atemwegs im Bereich von Kopf, Larynx oder Halsteil der Trachea; prophylaktisch bei einem chirurgischen Eingriff in diesem Bereich.

Instrumente ❑ Tracheotubus oder T-förmiger Schlauch.

Anästhesie ❑ Narkose, evtl. Lokalanästhesie. Im extremen Notfall auch unter Verzicht auf Schmerzausschaltung .

Vorbereitung ❑ Der Hund ist in Rückenlage auszubinden. Durch ein unter den Hals gelegtes Polster wird der Zugang erleichtert.

Vorgehen ❑ Der Hautschnitt wird ventral in der Mittellinie etwa am Übergang vom kranialen zum mittleren Halsdrittel gelegt. Die Schnittlänge sollte etwa ein Drittel der Entfernung Kehlkopf – Sternum betragen. In gleicher Länge sind die oberflächliche Faszie und der Hautmuskel zu durchtrennen. Nach Trennung der Mm. sternohyoidei und sternothyreoidei wird die Trachea dargestellt, etwas vorgezogen und mit einem Skalpell zwischen zwei Trachealspangen geöffnet (Abb. 10.3). Falls der Spalt nicht ausreicht, um einen Tubus einzuführen, kann die Öffnung durch partielle Exzision an den benachbarten Tracheal-

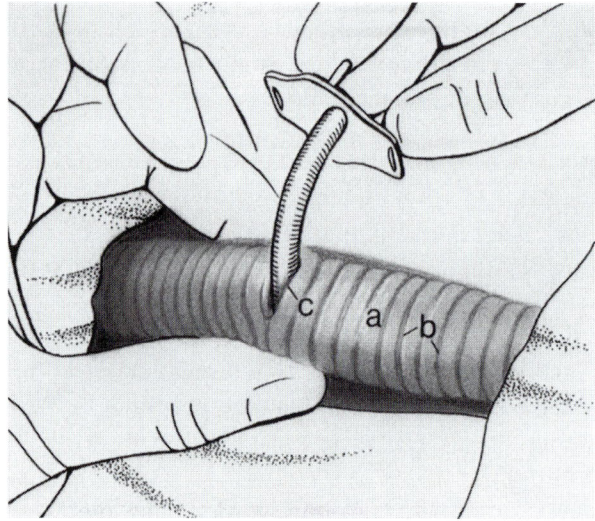

Abbildung 10.3 Tracheotomie
a Cartilago trachealis; **b** Ligg. anularia; **c** Einführen des Tracheotubus in das gespaltene Lig. anulare

spangen erweitert werden. Zur Erhaltung der Stabilität sollten diese Trachealspangen nicht ganz durchschnitten werden.

Der Tubus ist an der Haut oder mit einem Band um den Hals zu fixieren. Bei Verwendung eines T-förmigen Schlauches erübrigt sich eine zusätzliche Fixation.

Nachbehandlung ❑ Der Tracheotubus ist mehrmals täglich zu reinigen. Nach Entfernen des Tracheotubus heilt die Wunde spontan.

Operation von Verletzung und Stenose

Indikation ❑ Perforierende Verletzung; Fraktur von Trachealspangen mit oder ohne äußere Wunde; Stenose.

Anästhesie ❑ Narkose; Intubation mit einem über den erkrankten Bereich reichenden Endotrachealkatheter.

Vorbereitung ❑ Rückenlage mit nach kaudal gezogenen Schultergliedmaßen. Der Kopf ist so zu lagern und zu fixieren, daß er gegebenenfalls zur Verminderung der Spannung der dargestellten Trachea umgelagert und dann im Winkel von 45° bis 90° zur Achse der Halswirbelsäule gehalten werden kann.

Vorgehen ❑ Der Schnitt durch Haut und Hautmuskulatur wird in der Medianen vom Larynx bis zum Sternum gelegt. Danach sind die paarigen Mm. sternohyoidei und in Thoraxnähe die Mm. sternocephalici zu trennen. Unter Schonung der Nn. laryngei recurrentes wird die Trachea ausreichend weit dargestellt. Unter Sicht und Palpationskontrolle wird der Endotrachealtubus über den zu versorgenden Luftröhrenbereich hinaus vorgeschoben.
Veränderte (Stenose) oder mehrfach frakturierte Trachealspangen, die eine Stenose verursachen, werden reseziert. Die Resektion erfolgt zwischen zwei Trachealspangen möglichst unter Schonung des dorsal gelegenen M. trachealis.
Mögliche Adaptation der Trachealspangen:
● Durch oder um die benachbarten Trachealspangen (Abb. 10.4) sind, ohne die Tunica mucosa mit der Nadel zu perforieren, Fäden zu legen (langsam resorbierbares, atraumatisches Nahtmaterial). Sie werden erst geknüpft, wenn alle Fäden gelegt sind. Beim Knüpfen werden die

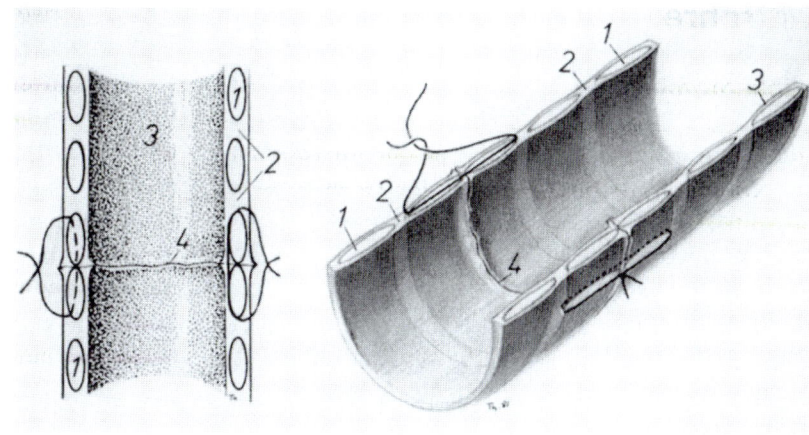

Abbildung 10.4 Adaptation zweier
Trachealspangen
1 Cartilago trachealis; **2** Lig. anulare;
3 Tunica mucosa; **4** Schleimhaut-
kamm

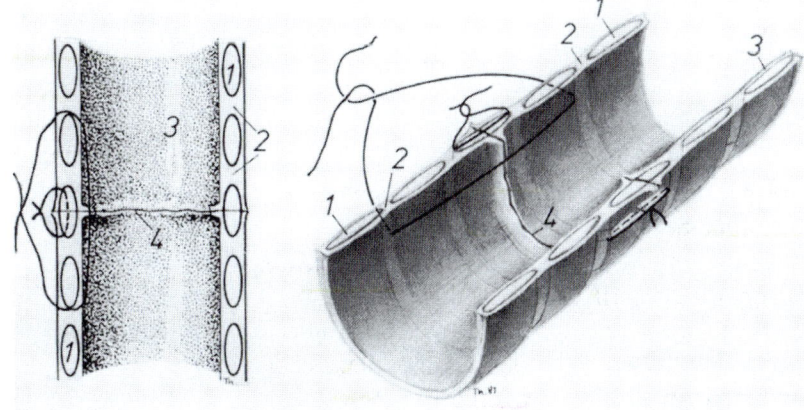

Abbildung 10.5 Adaptation partiell
resezierter Trachealspangen und Ent-
spannungsnaht
1 Cartilago trachealis; **2** Lig. anulare;
3 Tunica mucosa; **4** Schleimhaut-
kamm

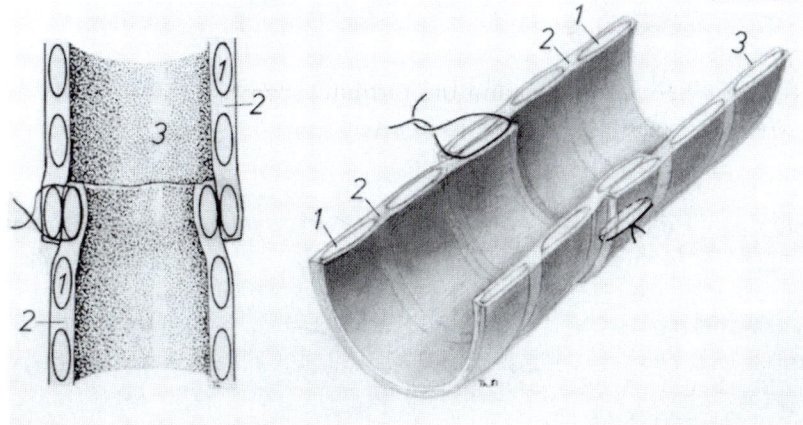

Abbildung 10.6 Adaptation zweier
Trachealspangen durch Invagination
1 Cartilago trachealis; **2** Lig. anulare;
3 Tunica mucosa

Trachealspangen aneinandergelagert und leicht
gegeneinander gedrückt. Es ist darauf zu achten, daß sie korrekt aneinander liegen.
- Die dem Defekt zugewandte Hälfte der Spangen wird ohne Verletzung der Tunica mucosa
abpräpariert. Durch oder um die verbliebenen
Hälften der Trachealspangen werden, möglichst ohne die Tunica mucosa mit der Nadel zu
perforieren, Fäden geführt (langsam resorbier-

bares, atraumatisches Nahtmaterial etwa
0,3–0,4 metric, Abb. 10.5). Sie werden erst geknüpft, nachdem alle Fäden gelegt sind.
- Sind die benachbarten Spangen im Durchmesser verschieden, kann der kaudale Anteil so in
den kranialen geschoben werden, daß die Trachealspangen übereinander liegen. Die überlappenden Spangen werden durch Naht vereinigt (Abb. 10.6).

Die Naht des dorsal gelegenen M. trachealis vervollständigt die Anastomose und erlaubt es, Querschnittsdifferenzen auszugleichen. Entspannungsnähte können die Zugbelastung der Anastomose mindern. Dabei werden zwei bis vier Fäden, die beiderseits je eine oder zwei der Anastomose benachbarten Trachealspangen umfassen, durch das Tracheallumen geführt und außen geknüpft (Abb. 10.5). Die Spannung kann zusätzlich dadurch vermindert werden, daß beiderseits der Anastomose das Lig. anulare zwischen mehreren Trachealspangen bis auf die Tunica mucosa gespalten wird.

Der luftdicht verschlossene Defekt wird mit Bindegewebe übernäht. Dabei sollten einzelne Hefte das lockere Gewebe an der Unterlage fixieren.

Wundverschluß ❏ Das Einlegen einer Drainage kann angezeigt sein. Adaptation der Mm. sternohyoidei sowie der Mm. sternocephalici mit Knopfnähten (resorbierbares Material). Adaptation der Wundränder der oberflächlichen Faszie mit resorbierbaren Einzelheften. Hautnaht.

Nachbehandlung ❏ Der Drain sollte täglich etwas vorgezogen und am 4. Tag entfernt werden.

Tracheostomie

Indikation ❏ Neuroaxonale Dystrophie; irreversible Stenosierung im Kehlkopfbereich.

Anästhesie ❏ Intubationsnarkose mit langem flexiblen Tubus, der bis in die Nähe der Bifurkation vorgeschoben wird.

Vorbereitung ❏ Der Hund ist in Rückenlage auszubinden. Durch ein unter den Hals gelegtes Polster wird der Zugang erleichtert.

Vorgehen ❏ Der Hautschnitt wird ventral in der Mittellinie im oberen Halsdrittel gelegt. Die Schnittlänge beträgt etwa ein Drittel der Entfernung Kehlkopf – Sternum. In gleicher Länge werden oberflächliche Faszie und Hautmuskel durchtrennt. Nach Separierung der Mm. sternohyoidei und sternothyreoidei wird die Trachea dargestellt. In Höhe der anzulegenden Fistel werden die medialen Ränder der Mm. sternohyoidei jeweils laterodorsal an die Faszie der etwas vorzuziehenden Trachea mit nicht resorbierbaren Fäden genäht.

Aus der Trachea werden kaudal der Stenose in Größe eines Quadrates, dessen Seitenlänge der Breite von zwei bis drei Trachealspangen entspricht, ventrale Anteile dieser Spangen unter Schonung der Mukosa exzidiert. Kranial und kaudal wird das geschaffene Fenster durch bogenförmige partielle Ausschneidung der benachbarten Trachealspange abgerundet. Zur Anpassung an die Trachealöffnung ist ggf. der Rand des Hautinzision in geringem Ausmaß zu resezieren. Die Subkutis des Wundrandes wird spannungsfrei an die Trachealfaszie und die Stümpfe der Trachealspangen sowie kranial und kaudal an die ausgeschnittenen Spangen mit dünnem atraumatischem, nicht resorbierbarem Nahtmaterial genäht. Die Mukosa der Luftröhre wird in Längsrichtung eingeschnitten und spannungsfrei mit dem Wundrand der Haut durch Knopfnähte (langsam resorbierbare Fäden) verbunden.

Nachbehandlung ❏ Die Haare um den Fistelmund werden kurz gehalten.

Operation des Trachealkollaps

Indikation ❏ Erschlaffung des Luftröhrenmuskels (M. trachealis) und der Ligg. anularia mit Abflachung der Trachealspangen bei Zwergrassen im Hals- und/oder Brustbereich.

Anästhesie ❏ Narkose mit Intubation mit langem flexiblem Tubus, der bis in die Höhe der Bifurkation vorgeschoben wird.

Vorbereitung ❏ Wegen häufig bestehender Tracheobronchitis ist nach erfolgtem Resistenztest die gezielte Vorbehandlung mit einem Chemotherapeutikum zweckmäßig.

Bei Trachealkollaps im Hals- und Brustabschnitt ist es zweckmäßig, zunächst die thorakale Trachea zu stabilisieren.

● **Zugang zur Trachea am Hals** ❏ Zur Operation am Hals ist der Hund in Rückenlage mit nach kaudal gezogenen Schultergliedmaßen auszubinden und der Kopf mit einer Oberkieferschlinge zu fixieren.

Der Hautschnitt in der Medianlinie reicht vom Larynx bis zum Sternum. Nach Durchtrennen des Hautmuskels werden die paarigen Mm. sternocephalici und die darunter liegenden Mm. sternohyoidei und sternothyreoidei in der Mittellinie separiert. Der Halsteil der Trachea wird unter Schonung der beidseitig verlaufenden Aa. carotides communes, Trunci vagosympathici und Vv. jugulares internae stumpf freipräpariert, damit er etwas vorgezogen und so weit gedreht werden kann, daß die dorsale Fläche zugängig wird. Durch mäßigen Zug kann der Anfangsteil der thorakalen Trachea, etwa bis zum 1. Interkostalraum reichend, in die Operationswunde verlagert werden.

Bei Kollaps weiter kaudal gelegener Trachea ist die Thorakotomie indiziert.

● **Zugang zur Trachea im Thorax** ❑ Linke Seitenlage. Thorakotomie im 3. Interkostalraum (s. S. 205) rechts. Die von der V. cava cranialis abzweigende V. azygos dextra wird mit einem Silikonband umschlungen und nach kaudal gezogen, so daß die Bifurkation der Trachea sichtbar wird. Die kranial gelegene rechte V. costocervicalis wird zur besseren Darstellung des kranialen Teils der thorakalen Trachea ligiert und durchtrennt. Der ventrolateral auf der Trachea verlaufende N. vagus wird durch sorgfältige Präparation von der Luftröhre abgelöst und nach Umschlingung nach ventral gezogen.

● Weiteres Vorgehen bei mäßigem Trachealkollaps und fest-elastischen Trachealspangen: Über jeweils 1 bis 2 Trachealspangen wird ein dünner, nicht resorbierbarer Faden (etwa 0,3–0,4 metric) rückläufig so durch den M. trachealis gelegt, daß sich beim Knüpfen die Enden der betreffenden Knorpelspangen nähern (Abb 10.7). Das mit der Naht gefaßte Gewebe soll sich nach außen vorwölben, darf also keinesfalls in das Tracheallumen gedrückt werden. Beim Knüpfen der Fäden darf die beim Biegen der Trachealspangen entstehende Spannung nicht zu einer übermäßigen Belastung der Naht führen. Deshalb sollten zunächst meh-

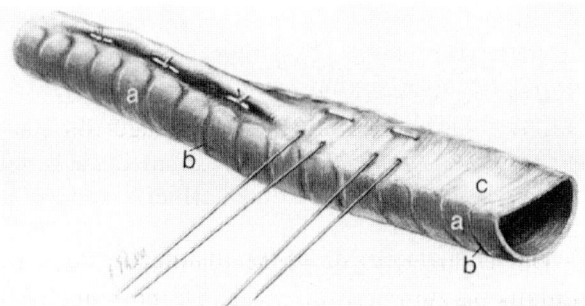

Abbildung 10.7 Raffung des M. trachealis bei Trachealkollaps
a Cartilago trachealis; **b** Lig. anulare; **c** M. trachealis

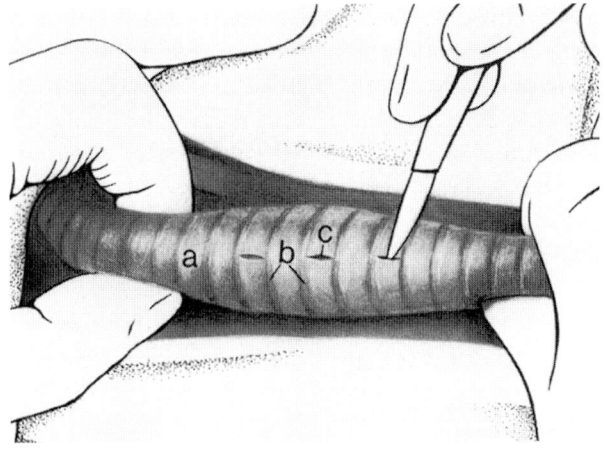

Abbildung 10.8 Durchtrennen von Trachealspangen bei Trachealkollaps
a Cartilago trachealis; **b** Ligg. anularia; **c** ventral durchtrennte Trachealspange

rere Fäden vorgelegt und zum Knüpfen die Spangen vom Assistenten zwischen Daumen und Zeigefinger ausreichend zusammengedrückt werden.

Die Spannung kann dadurch reduziert werden, daß jede zweite oder dritte Trachealspange auf der ventralen Seite unter Schonung der dünnen Tunica mucosa durchtrennt wird (Abb. 10.8). Bei nur geringer Abflachung der Trachealspangen kann allein das Durchschneiden jedes zweiten Knorpels ventral ausreichend sein.

● Weiteres Vorgehen bei stark abgeflachten und schlaffen Trachealspangen: Die extraluminale Stabilisierung durch Implantate darf die Flexibilität der Trachea nicht wesentlich beeinflussen. Dies kann durch ringförmige Anbringung eines an die Knorpelspangen befestigten gewebeverträglichen steifen Materials erreicht werden. Dafür stehen handelsübliche etwa 5–9 mm breite offene Ringe aus Teflon, Polypropylen oder Polyethylen zur Verfügung. Sie sind mit Löchern zur Passage der die Trachealspangen und den M. trachealis fixierenden Fäden versehen. Solche Ringe können auch aus Zylindern oder Stempeln von 2–5 ml fassenden Einwegspritzen aus Polypropylen geschnitten werden. Der Innendurchmesser von Spritzenzylinder oder -stempel sollte etwa dem Außendurchmesser der Trachea entsprechen, ohne Druck auf diese auszuüben. Die der Trachea zugewandten Kanten der Ringe werden mit einer Feile etwas abgerundet. Neben diesem relativ starren Material können auch 5–9 mm breite Streifen aus flexiblem Kunststoff, der sterilisierbar ist, oder in antiseptischer Lösung keimfrei gemacht werden kann, geschnitten und ringförmig auf die Trachea genäht werden. Nach Mobilisierung der Trachea wird die Spitze einer gebogenen Arterienklemme dorsal über die Trachea geführt. Ein Ende des offenen Ringimplantats wird mit der Klemme gefaßt und so über die Luftröhre gezogen, daß die freien Enden in gleicher Höhe beiderseits ventrolateral zu liegen kommen. Dabei sind sowohl die Nn. laryngei recurrentes als auch der bisweilen sich nach außen vorwölbende M. trachealis zu schonen.

Das Implantat sollte etwa 2/3 bis 3/4 der Trachea ummanteln. Es wird durch Einzelhefte mit nicht resorbierbaren monofilen Fäden (etwa 0,2–0,4 metric), die um die unterliegende Trachealspange und dorsal durch den M. trachealis geführt werden, auf der Luftröhre befestigt. Bei perforierten Implantaten werden die Löcher zur Passage der fixierenden Fäden genutzt (Abb. 10.9). Eine Perforation der Trachealmukosa durch die Nähte wird toleriert. Bei der Anheftung des erschlafften M. trachealis muß ein stärkerer Zug auf den Faden vermieden werden, da dieser leicht ausreißt. Weitere Implantate können im Abstand von etwa 1 cm zur Stabilisierung der Trachea notwendig sein.

Wundverschluß ❑ Adaptation der Mm. sternohyoidei und der Mm. sternocephalici mit Knopfheften (resorbierbares Material). Naht der oberflächlichen Faszie (resorbierbares Material), bzw. Verschluß des Thorax. Hautnaht.

Nachbehandlung ❑ Antiphlogistika zur Vermeidung von Ödembildung mit Einengung des Tracheallumens. Einschränkung der Bewegungsaktivität. Bei Tracheobronchitis Fortsetzung der Chemotherapie.

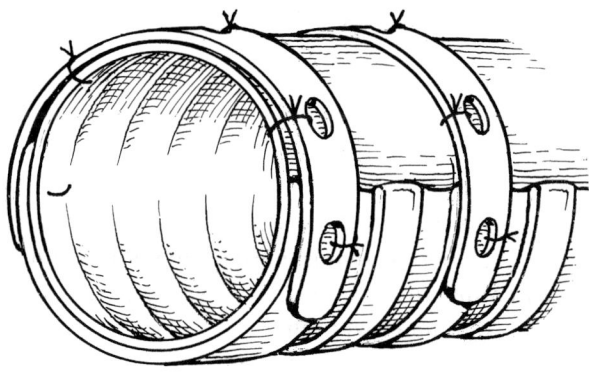

Abbildung 10.9 Extraluminale Stabilisierung der kollabierten Trachea durch Kunststoffspangen; Schema

Speiseröhre

Myotomie des M. cricopharyngeus

Indikation ❑ Krikopharyngeale Achalasie.

Anästhesie ❑ Atropin und Narkose.

Vorbereitung ❑ Der Hund ist in Rückenlage mit nach kaudal gezogenen Schultergliedmaßen auszubinden und der Kopf gestreckt zu fixieren. Eine in den Oesophagus eingeführte Magensonde erleichtert die Darstellung.

Vorgehen ❑ Der Hautschnitt wird in der Mittellinie vom Larynx bis zum Sternum gelegt und in gleicher Länge der Hautmuskel durchtrennt. Danach sind die Mm. sternohyoidei und sternothyreoidei sowie im kaudalen Halsdrittel die Mm. sternocephalici zu trennen und die Trachea darzustellen. Links der Trachea wird nun durch stumpfe Präparation im mittleren Halsdrittel der Oesophagus aufgesucht. Zur Erleichterung des Zugangs zum M. cricopharyngeus können die kleinen Äste der A. thyreoidea, die den vorderen Abschnitt der linken Schilddrüse versorgen, nach Unterbindung durchtrennt und der M. sternothyreoideus auf der linken Seite nahe seiner Insertion am Schildknorpel mit der Schere abgesetzt werden. Der Kehlkopf wird nun mit der linken Hand angehoben und zusammen mit dem kranialen Abschnitt des Oesophagus so weit gedreht, bis die dorsal gelegenen Strukturen zugänglich werden.

Der M. cricopharyngeus verläuft beiderseits des Kehlkopfes schräg zur dorsalen Seite des Vestibulum oesophagi. Rostral von ihm liegt der M. thyreopharyngeus. In der Raphe pharyngis, in der die Muskelfasern beider Seiten inserieren, wird ein Längsschnitt im Insertionsbereich des M. cricopharyngeus und einige Millimeter im kaudalen Insertionsbereich des M. thyreopharyngeus bis auf die Mukosa geführt (Abb. 10.10). Auf beiden Seiten des Schnittes sind die Muskelfasern in einer Länge von etwa 5 mm zu resezieren und die dabei auftretenden Blutungen durch Kompression zu stillen.

Der geschaffene Muskeldefekt bleibt offen.

Wundverschluß ❑ Die Mm. sternohyoidei et sternothyreoidei sowie die Mm. sternocephalici werden mit Knopfnähten (resorbierbares Mate-

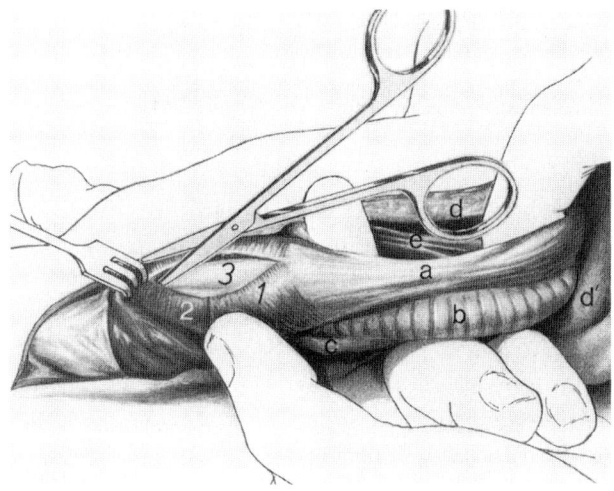

Abbildung 10.10 Myotomie des M. cricopharyngeus
a Oesophagus; **b** Trachea; **c** linker M. sternothyreoideus;
d linker bzw. **d'** rechter M. sternohyoideus und M. sternocephalicus; **e** A. carotis communis, V. jugularis interna
und Truncus vagosympathicus
1 M. cricopharyngeus; **2** M. thyreopharyngeus; **3** Tunica
mucosa des Vestibulum oesophagi

rial) adaptiert. Naht der subkutanen Faszie (resorbierbarer Faden). Hautnaht.

Die Hautwunde ist mit Gaze abzudecken und
gegebenenfalls durch einen Verband zu schützen.

Oesophagotomie und Teilresektion des Oesophagus

Indikation ❑ Fremdkörper, der sich nicht ohne
Gefahr der Perforation extrahieren oder in den
Magen schieben läßt; Divertikel; Nekrose; Striktur.

Vorbereitung ❑ Der Patient ist in Rückenlage
auszubinden. Zum Absaugen von Speichel und
Futter wird eine Sonde bis an den Fremdkörper
eingeführt.

Vorgehen ❑ Der Hautschnitt ist in der Mittellinie des Halses in ausreichender Länge in Höhe
des Passagehindernisses zu legen. In gleicher
Höhe sind die oberflächliche Faszie und der
Hautmuskel zu durchtrennen. Die paarigen Mm.
sternohyoidei und die Mm. sternocephalici werden in der Mittellinie separiert. Der Oesophagus
wird an der linken Seite der Trachea dargestellt,
etwas vorgezogen und die Wunde mit steriler
Gaze (Tüchern) sorgfältig abgedeckt.

• Weiteres Vorgehen bei Fremdkörper/Divertikel: Es ist zweckmäßig, die Öffnung des Oesophagus kranial oder kaudal der Obstruktion vorzunehmen, um bei der Naht über weitgehend gesundes Gewebe zu verfügen. Die Inzision in der
Verlaufsrichtung der Speiseröhre ist über der eingeführten Sonde leichter. Das Pulsions- oder
Traktionsdivertikel wird gewebesparend so umschnitten, daß die Wundränder ohne Spannung
adaptiert werden können .

Wundverschluß Oesophagus: Naht der Tunica
mucosa und der Tela submucosa mit Einzelheften
oder fortlaufend mit dünnem resorbierbaren,
atraumatischen Nahtmaterial. Die Knoten sollten
im Lumen des Oesophagus liegen (Abb. 10.11).
Das Lumen darf dabei nicht wesentlich eingeengt
werden.

Naht der Tunica muscularis mit Einzelheften
(dünnes, nicht oder langsam resorbierbares,
atraumatisches Nahtmaterial. Abb. 10.12).

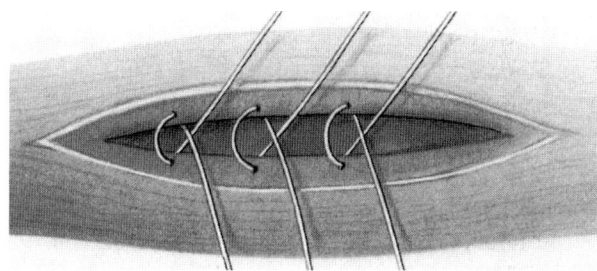

Abbildung 10.11 Naht der Tunica mucosa und der Tela
submucosa (eingestülpte Knopfnaht)

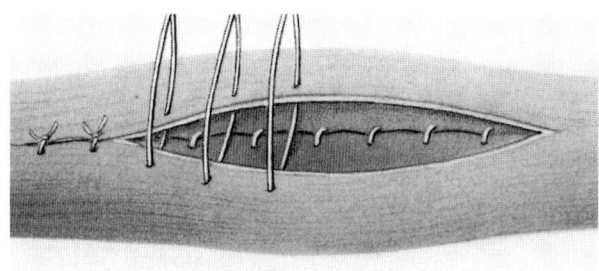

Abbildung 10.12 Naht der Tunica muscularis (Knopfnaht)

• Weiteres Vorgehen bei Nekrose/Striktur: Der
zu resezierende Abschnitt wird kranial und kaudal
abgeklemmt. Im Abstand von etwa 2 bis 3 cm von
diesen Klemmen werden weichfassende Darmklemmen auf die zur Anastomose vorgesehenen
Oesophagusabschnitte aufgesetzt. Die Resektion
erfolgt mit dem Skalpell entlang der zuerst ange

brachten Klemmen. Das bis zu den Darmklemmen offene Lumen der Oesophagussegmente
wird ausgetupft.

Die Abdecktücher die mit den Schnitträndern
in Berührung gekommen sind. werden ausgewechselt .

Mit dünnem atraumatischen, nicht oder langsam resorbierbaren Nahtmaterial werden die Fäden durch die Tunica muscularis der dem Zugang
abgewandten Oesophagusseite vorgelegt. Die
Naht erfolgt auf Stoß. Zum Knüpfen der Knoten
werden die Speiseröhrensegmente mit Hilfe der
aufgesetzten Darmklemmen adaptiert. Anschließend erfolgt die Knopfnaht der Tunica mucosa
und der Tela submucosa (resorbierbares Material). Die Knoten dieser Naht liegen im Lumen
des Oesophagus. Abschließend wird die Tunica
muscularis auf der zugewandten Seite durch Naht
adaptiert.

Wundverschluß ❏ Ggf. nach Einlegen einer
Drainage Adaptation der Mm. sternohyoidei mit
Knopfheften (resorbierbares Material). Naht der
oberflächlichen Faszie. Hautnaht. Die Wunde
sollte abgedeckt und mit einem Verband geschützt
werden.

Nachbehandlung ❏ Parenterale Flüssigkeitsver-
sorgung für 5 Tage. Per os kann Flüssigkeit bzw.
dünnbreiiges Futter vom 6. Tag an und festes Futter vom 14. Tag an angeboten werden .

Die Drainage wird zwischen dem 2. und 4. Tag
entfernt.

Literatur

Bedford P. An Atlas of Canine Surgical Techniques.
Blackwell Scientific Publications, Oxford 1984.

Birchard SJ, Peterson ME, Jacobson A (1984): Surgical
treatment of feline hyperthyroidism. Results of 85
cases. J Am Anim Hosp Assoc; 20:705.

Buback JL, Boothe HW, Hobson HP (1996): Surgical
treatment of tracheal collapse in dogs: 90 cases
(1983–1993). J Am Vet Med Assoc; 208:380.

Burbidge HM, Goulden BE, Jones BR (1993): Laryngeal paralysis in dogs: An evaluation of the bilateral
arythenoid lateralisation procedure. J Small Anim
Pract; 34:515.

Clifford DH, Lee MO, Lee DC, Ross Jr. JR (1976):
Classification of congenital neuromuscular dysfun-
ction of the canine esophagus. J Am Vet Radiol Assoc; 17:98.

Coyne BE, Fingland RB (1992): Hypoplasia of the trachea in dogs: 103 cases (1974–1990). J Am Vet Med
Assoc; 201:768.

Coyne BE, Fingland RB, Kennedy GA, Debowes RM
(1993): Clinical and pathologic effects of a modified
technique for application of spiral prostheses to the
cervical trachea of dogs. Vet Surg; 22:269.

Fingland RB, DeHoff WD, Birchard SJ (1987): Surgical management of cervical and thoracic tracheal collapse in dogs using extraluminal spiral prostheses. J
Am Anim Hosp Assoc; 23:163.

Fingland RB, DeHoff WD, Birchard SJ (1987): Surgical management of cervical and thoracic tracheal collapse in dogs using extraluminal spiral prostheses:
Results in seven cases. J Am Anim Hosp Assoc;
23:173.

Fingland RB, Weisbrode SE, DeHoff WD (1989: Clinical and pathologic effects of spiral and total ring
prostheses applied to the cervical and thoracic por-
tions of the trachea of dogs. Am J Vet Res; 50:2168.

Greenfield CL (1987): Canine laryngeal paralysis.
Comp Cont Educ; 9:1011.

Hedlund CS, Tangner CH, Montgomery DL, Hobson
HP (1982): A procedure for permanent tracheostomy
and ist effects on tracheal mucosa. Vet Surg; 11:13.

Hedlund CS, Tangner CH, Waldron DR, Hobson HP
(1988): Permanent tracheostomy: Perioerative and
long-erm data from 34 cases. J Am Anim Hosp Assoc; 24:585.

LaHue TH R (1989): Treatment of laryngeal paralysis in
dogs by unilateral cricoarytenoid laryngoplasty. J Am
Anim Hosp Assoc; 25:317.

Leonard HC (1960): Collapse of the larynx and adja-
cent structures in the dog. J Am Vet Med Assoc;
137:360.

Roqué B, Hasse J, Kramer EV (1991): Silikonimplantat
zur Therapie des Trachealkollaps beim Hund. Prakt
Tierarzt; 2:98.

Rosin E, Greenwood K (1982): Bilateral arytenoid car-
tilage lateralization for laryngeal paralysis in the dog.
J Am Vet Med Assoc; 180:515.

Rosin E, Hanlon GF. Canine cricopharyngeal achalasia. J Am Vet Med Assoc; 160:1496.

Sokolovsky V. Cricopharyngeal achalasia in a dog. J
Am Vet Med Assoc; 150:281.

Sumner-Smith G (1973): Oesophagotomy and oesopha-
geal resection. J Small Anim Pract; 14:429.

Teckenbrock B, Graf von Plettenberg C (1993): Stabilisierung der kollabierten Trachea beim Hund. Tierärztl Praxis; 21:253.

Turner TM, Hohn RB (1980): Craniolateral approach
for repair of condylar fractures or joint exploration. J
Am Vet Med Assoc; 176:1264.

Venker van Haagen AJ, Hartman W, Goedegebuure
SA (1982): Spontaneous laryngeal paralysis in young
Bouviers. J Am Anim Hosp Assoc; 18:714.

Watrous BJ (1983): Clinical presentation and diagnosis
of dysphagia. Vet Clin North Am (Small Anim
Pract); 13:437.

White RAS, Williams JM (1994): Tracheal collapse in
the dog – is there really a role for surgery? A survey
of 100 cases. J Small Anim Pract; 35:191.

White RN (1995): Unilateral arytenoid lateralisation
and extraluminal polypropylene ring prostheses for
correction of tracheal collapse in the dog. J Small
Anim Pract; 36:151.

Brustkorb

Thorakotomie

Indikation ❏ Zwerchfellhernie; Zwerchfellruptur; Fremdkörper, Divertikel, Nekrose, Striktur im Brustabschnitt der Speiseröhre; Megaoesophagus; auf einen Lungenlappen begrenzter Krankheitsprozeß (Tumor, Bronchiektasie, Verletzung, Abszeß); Fremdkörper im Bronchus; persistierender Ductus arteriosus; Einschnürung der Speiseröhre bei persistierendem rechten Aortenbogen; Entfernen adulter Formen von Dirofilaria immitis; Pericarditis constrictiva; Chylothorax; Teilresektion der Leber; Cholezystduodenostotomie; Enchondrosis inter-vertebralis im kaudalen Thoraxbereich.

Instrumente ❏ Rippenspreizer, Knochenschere, ggf. oszillierende Säge.

Anästhesie: Narkose, Intubation mit positiver Druckbeatmung, evtl. zusätzlich Muskelrelaxans.

Vorbereitung ❏ Je nach Indikation rechte oder linke Seiten- evtl. Rückenlage. Bei Seitenlage kann Unterschieben eines Polsters den Zugang zu den intrathorakalen Strukturen durch Spreizen des Zugangs verbessern.

Der Zugang ist in folgenden Interkostalräumen angezeigt (Abb. 11.1):
– Zwerchfell: 8. oder 9. rechts bzw. links; 7. bei Querdurchtrennung des Brustbeins;
– Oesophagus, kranialer Abschnitt: 4. evtl. 5. rechts;
– kaudaler Abschnitt: 7. bis 10. rechts oder links;
– thorakale Trachea: 3. rechts;
– Lunge, Lobus cranialis: 4. oder 5. rechts bzw. links;
– Lobus medius, Lobus accessorius, Lobus caudalis dexter: 6. oder 7. rechts;
– Lobus caudalis sinister: 6. oder 7. links;
– Blutgefäße: 4. evtl. 5. links;
– Herz: 5. links;
– Ductus thoracicus: Hund 10. rechts, Katze 9. oder 10. links oder rechts. Hund und Katze 4. links;
– Gallenblase: 7. rechts;
– Leber: 9. rechts bzw. links;
– Bandscheiben: 11. links.

Vorgehen ❏ Der Hautschnitt, der etwa vom lateralen Rand der langen Rückenmuskeln (M. iliocostalis thoracis, ggf. auch M. longissimus thoracis) bis über die Rippen-Rippenknorpelgrenze reicht, wird bogenförmig über dem gewählten Zwischenrippenraum geführt. In gleicher Länge werden der M. cutaneus trunci und die im Inzisionsbereich liegenden Anteile des M. latissimus dorsi, des M. serratus ventralis thoracis, des M. obliquus externus abdominis und evtl. auch des M. rectus abdominis durchtrennt (Abb. 11.2). Vielfach ist die Retraktion des M. rectus abdominis nach ventral zur Schaffung des Zugangs ausreichend. Beim Zugang im 3. oder 4. Interkostalraum ist der M. scalenus dorsalis und bei den Zugängen im 5. bis 8. Interkostalraum die Ursprungssehne des letztgenannten zu durchtrennen.

Die Mm. intercostales externus et internus sollten mit einer METZENBAUM-Schere vorsichtig bis zur Pleura costalis durchtrennt werden. Der Schnitt ist in die Mitte des Interkostalraums zu legen, da die dorsalen Interkostalgefäße am kaudalen Rippenrand und die ventralen kaudal sowie kranial am Rippenknorpel verlaufen. Außerdem wird der gasdichte Verschluß des Thorax durch die beiderseitigen Muskelanteile erleichtert.

Mit dem Einschnitt in die Pleura costalis muß die positive Druckbeatmung einsetzen. Die Wundränder und die Lungenanteile sollten mit feuchten Tüchern (warme Elektrolytlösung) abgedeckt werden. Durch Einlegen eines Rippenspreizers und Auseinanderdrücken der Rippen kann ein ausreichender Zugang geschaffen werden. Falls einmal der Zugang nicht genügt oder falsch plaziert wurde, kann er durch Transsektion des Knorpels und/oder des dorsalen Anteils einer oder mehrerer benachbarter Rippen erweitert werden. Dann sind die zugehörigen Interkostalgefäße (A. und V. intercostalis dorsalis sowie R.

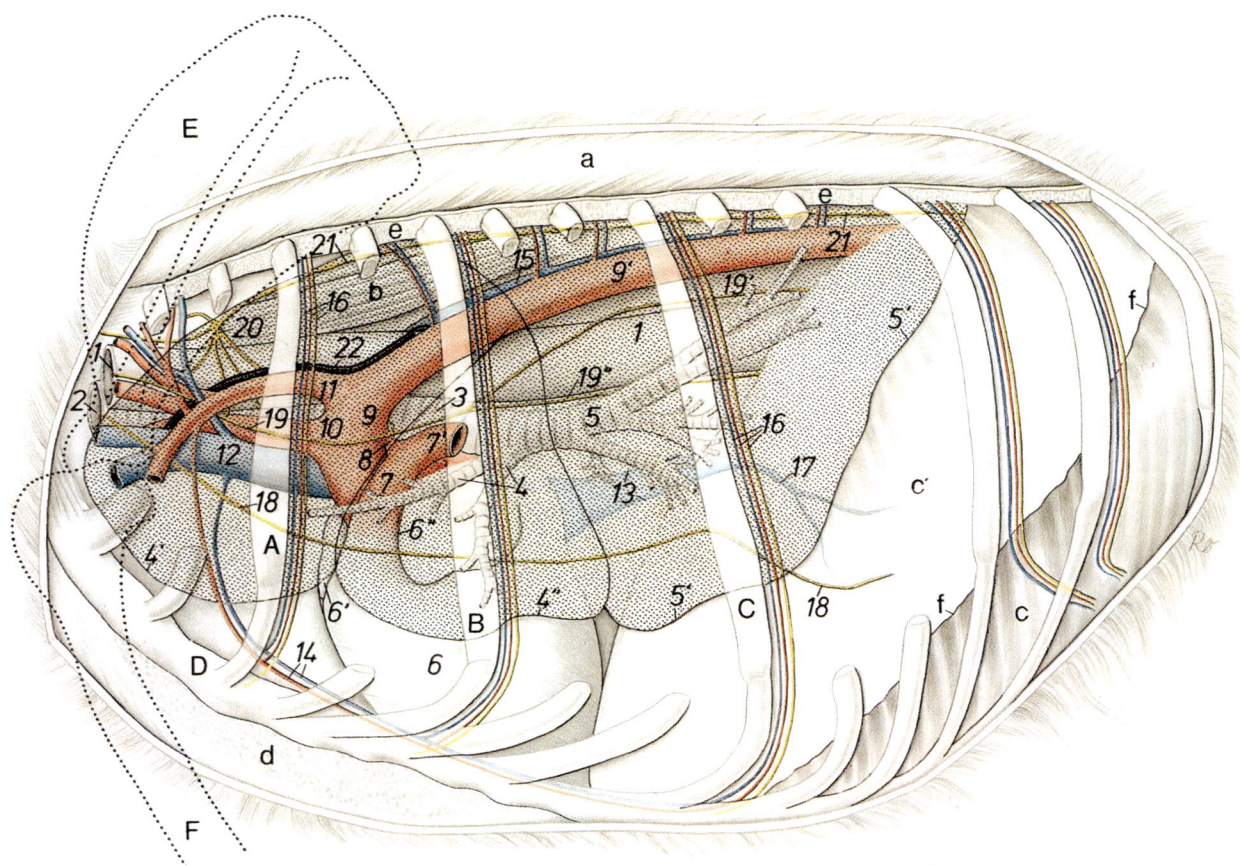

Abbildung 11.1 Brustkorb eines Hundes; linke Seitenansicht, linke Lunge kollabiert
A 3. Rippe; **B** 5. Rippe; **C** 8. Rippe; **D** Sternum; **E** Umriß der linken Scapula, punktiert; **F** Umriß des linken Humerus, punktiert
a M. longissimus thoracis et lumborum; **b** M. longus colli; **c** Zwerchfell, Pars costalis; **c′** Centrum tendineum; **d** M. pectoralis profundus, Schnittfläche; **e** Mm. intercostales, Schnittflächen; **f** Umschlagrand der Pleura diaphragmatica in die Pleura costalis, zugleich kaudoventrale Grenze des Rec. costodiaphragmaticus vom Cavum pleurae sinistrum
1 Oesophagus; **2** Trachea; **3** Bronchus principalis; **4** Bronchus lobaris cranialis; **4′, 4″** Lobus cranialis pulmonis sinistri: **4′** Pars cranialis; **4″** Pars caudalis; **5** Bronchus lobaris caudalis; **5′** Lobus caudalis pulmonis sinistri, linke Lunge punktförmig gerastert; **6** Herz, im Herzbeutel, **6′** rechtes Herzohr; **6″** linkes Herzohr; **7** Truncus pulmonalis; **7′** A. pulmonalis sinistra; **8** Lig. arteriosum bzw. Ductus arteriosus (Botalli); **9** Arcus aortae; **9′** Aorta thoracica; **10** Truncus brachiocephalicus; **11** A. subclavia sinistra; **12** V. cava cranialis; **13** V. cava caudalis; **14** A. und V. thoracica interna; **15** V. azygos dextra; **16** V. und A. intercostalis dorsalis sowie N. intercostalis, **17** V. phrenica cranialis; **18** N. phrenicus sinister; **19** N. vagus; **19′** Truncus vagalis dorsalis; **19″** Truncus vagalis ventralis; **20** Ganglion stellatum; **21** Grenzstrang des Sympathikus; **22** Ductus thoracicus

intercostalis ventralis und V. intercostalis ventralis) zu ligieren.

Im Ausnahmefall kann die Querdurchtrennung des Brustbeins Vorteile bieten. Der Schnitt wird im 7. Interkostalraum geführt. Nach Ligatur der parallel zum Sternum sowie der zwischen Pleura costalis und Rippen verlaufenden inneren Thorakalgefäße (A. und V. thoracica interna) wird das Brustbein mit Knochenschere oder Säge quer durchtrennt .

Verschluß der Thoraxwunde: Die gespreizten Rippen werden wieder aneinandergebracht und dabei die durchschnittenen Interkostalmuskeln unter mäßigem Druck adaptiert. Zur Fixation der

Rippen sollten mit einer gebogenen Nadel drei bis fünf Fäden oder Suturdrähte als Knopf- oder Diagonalheft durch die kranial und kaudal benachbarten Zwischenrippenräume vorgelegt werden (Abb. 11.3). Die Durchstechung der Interkostalmuskulatur darf wegen der Möglichkeit einer Gefäßverletzung nicht nahe am kaudalen Rippenrand erfolgen. Für die Nadelführung sollte die Exspirationsphase (Kollaps der Lunge) genutzt, ggf. die Lunge mit einem Löffel geschützt werden.

Nach Entfernen des unter dem Brustkorb befindlichen Polsters ist ggf. der mehrfach mit Öffnungen versehene Schlauch zur Saugdrainage einzulegen. Eine Saugdrainage kann zur Kom-

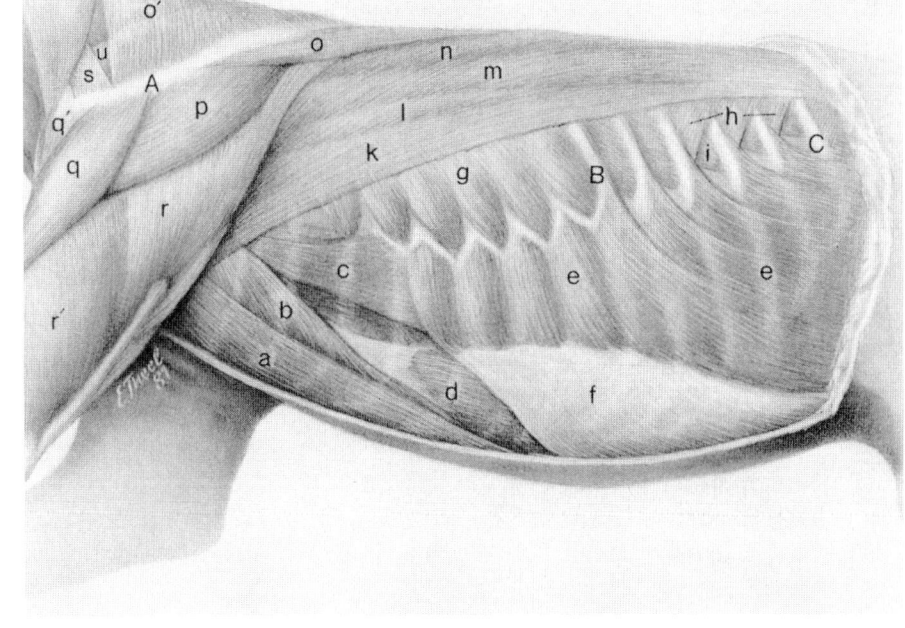

Abbildung 11.2 Oberflächliche Muskulatur am Thorax,
an der Schultergliedmaße
und am Hals eines Hundes.
Nach Abtragen der Haut-
muskulatur
A Spina scapulae;
B 8. Rippe; **C** 13. Rippe
a M. pectoralis profundus;
b M. rectus thoracis; **c** M.
scalenus dorsalis; **d** M. rectus
abdominis; **e** M. obliquus
externus abdominis; **f** Tunica
flava (als Teil des äußeren
Blattes der Rektusscheide);
g M. serratus ventralis thoracis; **h** M. serratus dorsalis
caudalis; **i** M. intercostalis
externus; **k** M. latissimus
dorsi; von **k** überlagert.
l M. iliocostalis thoracis,
m M. longissimus thoracis,
n M. semispinalis thoracis;
o, o' M. trapezius: **o** Pars
thoracica, **o'** Pars cervicalis; **p** M. infraspinatus; **q, q'** M. deltoideus: **q** Pars scapularis, **q'** Pars acromialis; **r, r'** M. triceps brachii: **r** Caput longum **r'** Caput laterale; **s** M. omotransversarius; **t** M. cleidocephalicus, Pars cervicalis; **u** M. supraspinatus, weitgehend bedeckt durch **o'** und **s**

plettierung des Unterdrucks in der Pleurahöhle
von Vorteil sein. Sie ist stets dann angezeigt, wenn
postoperativ eine Exsudatansammlung erwartet

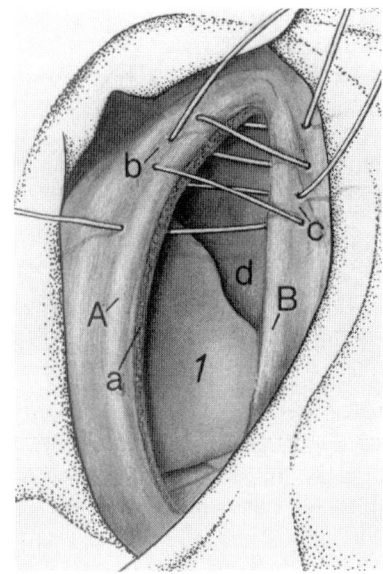

Abbildung 11.3 Fadenführung zum Verschluß der Thoraxwand
A 8. Rippe, **B** 9. Rippe, von Weichteilen bedeckt
a Schnittflächen der Mm. intercostales; **b** 7. Interkostalraum; **c** 9. Interkostalraum; **d** Zwerchfell
1 Lobus caudalis der linken Lunge

wird. Der Schlauch wird etwa zwei Zwischenrippenräume von der Thorakotomiewunde entfernt
von der Brusthöhle her durch Pleura und Interkostalmuskulatur nach stumpfer Perforation mit
einer Arterienklemme, nach Stichinzision oder
mit Hilfe eines Führungsspießes geführt. Er wird
dann nach Tunnelierung der Subkutis mit einer
Arterienklemme über einige Rippen hinweg und
durch eine Stichinzision der Haut nach außen geleitet und dort fixiert.

Die Rippen werden mit einem Rippenadapter
oder mit BACKHAUS-Klemmen einander genähert:
Durch kontrollierte Druckbeatmung werden die
Atelektasen beseitigt, die Fäden angezogen und
geknotet. Vor dem Knüpfen des letzten Fadens ist
die Lunge zu insufflieren, damit die atmosphäri-
sche Luft weitgehend aus der Brusthöhle entweicht. Ein eingelegter Drainageschlauch muß
dabei geschlossen sein.

Durchtrennte Rippen, Rippenknorpel oder
Brustbeinanteile werden, falls notwendig, mit
Draht, der ggf. durch Bohrlöcher geführt wird,
adaptiert.

Die durchtrennten Muskeln der Thorakotomiewunde und die oberflächliche Faszie werden
schichtweise mit Einzelheften oder fortlaufenden
Nähten (resorbierbares Nahtmaterial) adaptiert.

Zur Vermeidung von Hohlraumbildung sollten ab und an die Schichten durch tiefgreifende Fadenführung miteinander verbunden werden. Hautnaht.

Eine **mediane Sternotomie** kann vorteilhaft sein, wenn eine Laparotomie in der Linea alba oder ein Eingriff im unteren ventralen Halsbereich durch eine thorakale Intervention ergänzt werden soll.

Nach Hautschnitt und Inzision der Fascia superficialis wird die beidseitige Pektoralismuskulatur weitgehend stumpf separiert und vom Brustbein gelöst. Das Sternum wird in Längsrichtung mit oszillierender Säge, Knochensplitterzange nach LISTON, bei kleinen und jungen Hunden sowie Katzen auch mit einem kräftigen Skalpell durchtrennt. Bei kaudaler Sternotomie muß zur Erweiterung des Zugangs zu den Brustorganen gelegentlich das Zwerchfell particll cingeschnitten werden. Wenn es der Eingriff erlaubt, sollte das Manubrium sterni oder der Schaufelknorpel von der Sternotomie verschont bleiben, um zusätzlich zur Naht die Thoraxstabilität zu gewährleisten. Nach Adaptation der Sternalhälften erfolgt ihre Fixation unter Einbeziehung der Rippenknorpel-Sternum-Verbindung in Höhe der Synchondroses sternales durch Umschlingung mit Draht in Form von Achtertouren.

Pektoralismuskulatur und Faszien werden schichtweise mit fortlaufenden Nähten (resorbierbares Material) adaptiert. Hautnaht. Brustverband.

Die Absaugung kann in der einfachsten Form durch eine auf einen Dreiwegehahn gesetzte Spritze erfolgen. Neben dem HEIMLICH-Ventil hat sich bei mittelgroßen und kleinen Hunden sowie Katzen ein kleines Einwegventil[1] bewährt, das sich über ein LÜER-LOCK-System auf einfache Weise an den zugehörigen Thoraxkatheter sowie zum Absaugen an eine Spritze oder spezielle Vorrichtung (Abb. 11.4) über einen entsprechend armierten Infusionsschlauch koppeln läßt. Das Absaugen sollte ohne stärkere Vakuumwirkung erfolgen.

Extrakorporal befindliche Anteile einer Drainage und das Ventil müssen durch Naht oder Verband fixiert und vor dem Abreißen geschützt werden.

Nachbehandlung ❑ Sie richtet sich nach der Indikation zur Thorakotomie.

_____
[1] Fixomed, E. Theiss, München

Bei eingelegter Drainage ist die spontane Elimination über das Einwegventil oder die Absaugung verbliebener Restluft im Pleuraraum und die Kontrolle eines gesicherten Unterdruckes (maximal 20–30 cm Wassersäule) während kurzer Zeit (30–60 Minuten) im Allgemeinen ausreichend. In Erwartung einer Ansammlung von Flüssigkeit kann es notwendig sein, den Thoraxkatheter über mehrere Stunden oder sogar Tage hinweg zu belassen.

Nach dem Ziehen der Drainage wird die Austrittsstelle in der Haut durch Naht verschlossen.

Drainage des geschlossenen Thorax

Indikation ❑ Pneumothorax, insbesondere Spannungspneumothorax; Pleuraerguß.

Instrumente ❑ Steifwandiger Gummi- oder Plastikschlauch (∅ bis etwa 8 mm) mit seitlichen Öffnungen oder Thorax-Trokar-Katheter, Einwegventil, Dreiwegehahn, Spritze (20–100 ml) oder spezielles Absaugsystem (Abb. 11.4).

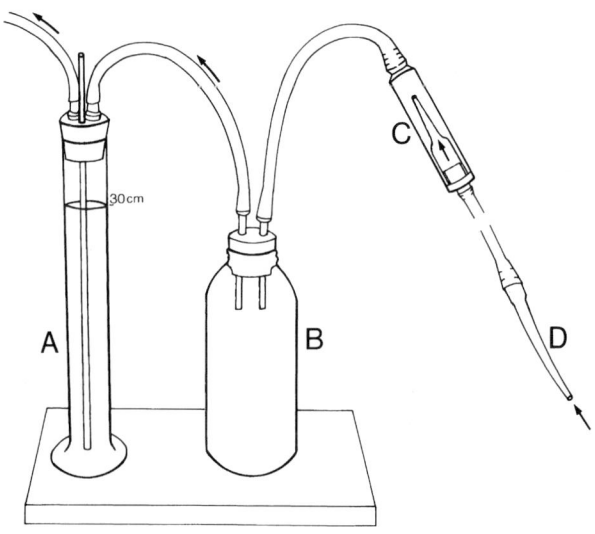

Abbildung 11.4 Absauggerät
A Zylinder mit 30 cm Wasserstand und Rohr zur Außenluft zum Druckausgleich und zur Vermeidung eines überhöhten negativen Absaugdrucks; **B** Behälter zum Auffangen von Flüssigkeit; **C** HEIMLICH-Ventil: **D** Thoraxkatheter

Anästhesie ❑ Lokalanästhesie um die vorgesehene Inzisionsstelle der Haut und die Perforationsstelle im Zwischenrippenraum. Bei gutem Allgemeinzustand evtl. zusätzliche Sedierung.

Vorbereitung ❏ Eingriff vorzugsweise am stehenden Hund oder in Sternallage. Abgesehen von isolierter Affektion der rechten Pleurahöhle wird der Eingriff linksseitig vorgenommen.

Vorgehen ❏ Die Einführung der Drainage erfolgt im 6. oder 7. Interkostalraum, zum Absaugen von Flüssigkeit dicht unterhalb der Rippen-Rippenknorpelgrenze, zum Absaugen von Luft weiter dorsal.

Die Haut wird so weit wie möglich nach kranial gezogen. Ihre Inzision, die dem Durchmesser des Schlauches entsprechen sollte, erfolgt über dem vorgesehenen Zwischenrippenraum. Dadurch wird gewährleistet, daß sich die Haut nach Einlage des Schlauches oder Katheters über die Perforationsstelle der Zwischenrippenmuskulatur schiebt. Der Zugang zur Pleura costalis wird stumpf durch Spreizen einer Schere oder einer gebogenen Arterienklemme geschaffen. Das Brustfell wird durchstoßen und der Schlauch möglichst nahe an der inneren Thoraxwand entlang vorgeschoben. Die Muskulatur wird, falls erforderlich, mit einem Knopfheft (resorbierbares Material) an den Schlauch adaptiert. Bei Verwendung eines Trokar-Katheters wird dieser nach dem Hautschnitt direkt durch Muskulatur und Pleura eingeführt. Eingetretene Luft wird sofort abgesaugt. Anschluß eines Absauggerätes (s. auch Abb. 11.4).

Adaptation der Wundränder durch Naht (evtl. Tabaksbeutelnaht), falls sie nicht dem Tubus anliegen. Fixation der Drainage an der Haut mit Klebeband, das durch Naht an der Haut befestigt wird. Sicherung vor dem Abreißen der Drainage durch Brustverband, Halskragen.

Nachbehandlung ❏ Sie richtet sich nach der Indikation zur Thorakotomie.

Nach dem Ziehen der Drainage wird die Austrittsstelle in der Haut durch Naht verschlossen.

Rippenresektion

Indikation ❏ Erweiterung des Zugangs bei Thorakotomie; Gewinnung eines Knochentransplantats.

Instrumente ❏ Raspatorium, Knochenschere nach LISTON.

Vorbereitung ❏ Seitenlage. Intubation mit positiver Druckbeatmung.

Vorgehen ❏ Der Hautschnitt über der gewählten Rippe reicht etwa vom lateralen Rand der langen Rückenmuskeln (M. iliocostalis thoracis, ggf. auch M. longissimus thoracis) bis ventral der Rippen-Rippenknorpelgrenze. Die Rippe wird nach Durchtrennen des M. cutaneus trunci und der im Inzisionsbereich liegenden Anteile des M. latissimus dorsi, des M. serratus ventralis thoracis, des M. obliquus externus abdominis und evtl. auch des M. rectus abdominis dargestellt.

Auf der lateralen Seite der Rippe wird das Periost in Längsrichtung über dem für die Resektion vorgesehenen Anteil gespalten. Mit dem Raspatorium wird das Periost von der Inzision her kranial und kaudal sowie schließlich auch medial der Rippe abgelöst. Die Resektion der vom Periost befreiten Rippe erfolgt dorsal und ventral mit der Knochenschere.

Nach Entnahme einer Rippe zum Zweck der Transplantation werden bei uneröffnetem Thorax die freien Periostränder mit dünnem resorbierbaren Nahtmaterial adaptiert.

Zur Thorakotomie wird das mediale Periost in Längsrichtung mit der Pleura costalis durchtrennt.

Verschluß der Thoraxwunde (auch in Fällen von akzidenteller Perforation des Periosts bei Transplantatgewinnung): Naht des Periosts und der Pleura costalis mit dünnem atraumatischen Nahtmaterial. Annäherung der benachbarten Rippen durch drei bis fünf Fäden oder Suturdrähte, die als Knopf- oder Diagonalhefte um diese Rippen durch die Interkostalräume geführt werden. Anziehen des letzten Heftes nach kontrollierter Druckbeatmung zur Beseitigung von Atelektasen unter Insufflation der Lunge. Ggf. Einlage einer Saugdrainage.

Die durchtrennten Muskeln und die oberflächliche Faszie werden schichtweise mit Einzelheften oder fortlaufenden resorbierbaren Fäden adaptiert. Dabei werden zur Vermeidung von Hohlraumbildung die Schichten durch tiefer greifende Fadenführung miteinander verbunden. Hautnaht.

Dic Hautwunde wird mit Gaze abgedeckt und durch Hautfaltendecknaht oder Brustverband geschützt.

Speiseröhre

Oesophagotomie

Indikation ❏ Fremdkörper im Brustteil des Oesophagus, der sich nicht ohne Gefahr der Perforation extrahieren oder in den Magen schieben läßt; Divertikel.

Vorbereitung ❏ Der Hund ist in linker bzw. rechter Seitenlage auszubinden und ein Polster unter den Thorax zu legen. Zum Absaugen von Speichel und Futterresten sollte eine Sonde in den Oesophagus eingeführt werden.

Vorgehen ❏ Thorakotomie bei Obstruktion im kranialen Abschnitt im 4. oder 5. Interkostalraum rechts, bei Obstruktion im kaudalen Abschnitt im 7. bis 10. Interkostalraum rechts oder links.

Der erkrankte Abschnitt des Oesophagus ist zu identifizieren und darzustellen. Bei einer stärkeren entzündlichen Reaktion oder auch Perforation können Verklebungen der Speiseröhre mit Lungengewebe bestehen. Derartige Adhäsionen sind unter Schonung des N. vagus vorsichtig zu lösen, da sie besonders nach einer Perforation eine Tendenz zur Abszeßbildung haben. Die Umgebung des Oesophagus wird sorgfältig mit Tüchern, die mit warmer Elektrolytlösung getränkt wurden, abgedeckt. Falls kranial der Obstruktion befindliche Futterreste nicht abgesaugt werden können, sollten sie ausreichend nach kranial massiert werden. Der Inzisionsbereich ist dann mit einer weich fassenden Darmklemme oder durch Ligatur mit einem Band vorübergehend zu sichern. Der Oesophagus wird in Längsrichtung möglichst im gesunden Bereich inzidiert. Nach Entfernen des Fremdkörpers sind nekrotische Bezirke der Tunica muscularis sparsam zu exzidieren. Wenn irgend möglich, sollte die Naht der Inzisions- bzw. Perforationsstelle ohne erhebliche Einschränkung des Oesophaguslumens erfolgen.

Das Pulsions- oder Traktionsdivertikel wird in Längsrichtung gewebesparend so umschnitten, daß die Wundränder ohne Spannung adaptiert werden können.

Nur bei einer ausgedehnten irreparablen Gewebsläsion sollte die Resektion des geschädigten Oesophagusabschnitts in Erwägung gezogen werden. Die Prognose ist in einem solchen Fall reserviert.

Wundverschluß am Oesophagus: Naht der Tunica mucosa und der Tela submucosa mit Einzel-

heften oder fortlaufender Naht (resorbierbares, atraumatisches Nahtmaterial). Die Knoten sollten im Oesophaguslumen liegen (siehe Abb. 10.11, S. 203).

Naht der Tunica muscularis mit Einzelheften oder fortlaufender Naht (dünnes, nicht oder langsam resorbierbares, atraumatisches Nahtmaterial (Abb. 10.12, S. 203).

Wenn möglich, wird die Naht durch Abdecken mit Mediastinum gesichert.

Eine Saugdrainage sollte eingelegt werden. Verschluß der Thoraxwunde.

Nachbehandlung ❏ Falls eine Saugdrainage eingelegt wurde, sollte sie nach 24 Stunden entfernt werden. Flüssigkeitszufuhr vom 1. bis 3. Tag post operationem parenteral, danach per os. Festes Futter sollte nicht vor dem 10. Tag angeboten werden.

Teilresektion des Oesophagus

Indikation ❏ Nekrose; Striktur.

Vorbereitung ❏ Linke bzw. rechte Seitenlage. Speichel und Futterreste werden über eine Magensonde abgesaugt.

Vorgehen ❏ Thorakotomie zur Resektion im kranialen Abschnitt im 4. oder 5. Interkostalraum rechts und zur Resektion im kaudalen Abschnitt im 7. bis 10. Interkostalraum rechts oder links.

Der Oesophagus wird über den zu resezierenden Bereich hinaus von der Pleura mediastinalis frei präpariert, nachdem der N. vagus isoliert und mit Haltefäden beiseite gezogen wurde. Die Umgebung des Oesophagus wird sorgfältig mit Tüchern oder Kompressen, die mit warmer Elektrolytlösung getränkt wurden, abgedeckt. Der zu resezierende Speiseröhrenanteil wird kranial und kaudal abgeklemmt. Im Abstand von etwa 2–3 cm von diesen Klemmen werden weich fassende Darmklemmen auf die zur Anastomose vorgesehenen Oesophagusabschnitte aufgesetzt. Die Resektion erfolgt mit dem Skalpell entlang den Kanten der zuerst angebrachten Klemmen. Das bis zu den Darmklemmen offene Lumen der Oesophagussegmente wird ausgetupft. Die feuchten Abdecktücher, die mit den Schnitträndern in Berührung gekommen sind, werden ausgewechselt.

Die Fäden (dünnes atraumatisches, nicht oder langsam resorbierbares Nahtmaterial) werden zunächst durch die Tunica muscularis der der Thorakotomiewunde abgewandten Oesophagusseite gelegt. Die Naht erfolgt auf Stoß. Zum Knüpfen der Knoten werden die Speiseröhrensegmente mit Hilfe der aufgesetzten Darmklemmen adaptiert. Anschließend erfolgt die Knopfnaht der Tunica mucosa und der Tela submucosa (atraumatisches, resorbierbares Nahtmaterial). Die Knoten dieser Naht liegen im Lumen des Oesophagus. Abschließend wird die Tunica muscularis auf der zugewendeten Seite durch Naht adaptiert (Abb. 11.5).

Nach Entfernen der eingelegten Tücher wird der Defekt in der Pleura mediastinalis durch einige Nähte geschlossen. Eine Saugdrainage ist indiziert. Verschluß der Thoraxwunde.

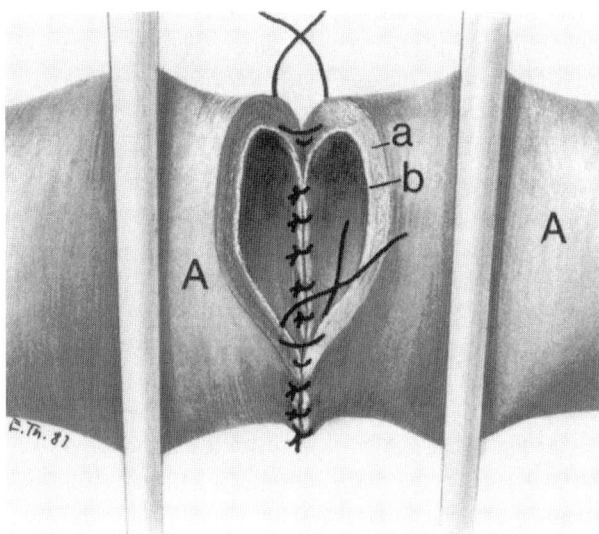

Abbildung 11.5 End-zu-End-Anastomose des Oesophagus
A Oesophagus
a Tunica musclaris; **b** Tunica mucosa

Nachbehandlung ❏ Entfernen der Saugdrainage nach Normalisierung der Atmung, ggf. nach 24 Stunden. Fünf Tage parenterale Flüssigkeitszufuhr. Anschließend eine Woche dünnbreiiges Futter. Ggf. vom 6. oder 7. Tag an Bougieren des Nahtbereichs mit einer Ballonsonde unter Endoskop- oder Röntgenkontrolle.

Myotomie des Oesophagus

Indikation ❏ Dilatatio oesophagi (Megaoesophagus), wenn festes Futter beim sitzenden oder aufgerichtet auf den Beckengliedmaßen stehenden Tier nicht in den Magen weiterbefördert wird und der Hund erwachsen ist.

Vorbereitung ❏ Chemotherapie, da wegen Aspiration bei häufigem Regurgitieren und starker Salivation meist eine Lungenaffektion besteht. Atropin sollte, falls nicht schon zur Narkoseprämedikation gegeben, zur Einschränkung der Speichelsekretion appliziert werden. Rechte Seitenlage. Ein Polster unter dem Thorax erleichtert den Zugang. Zum Absaugen von Schleim und Futter sollte eine Sonde in den Oesophagus eingeführt werden.

Vorgehen ❏ Thorakotomie im 9. oder 10. Interkostalraum links (Abb. 11.6). Der Lobus caudalis ist mit einem in warmer Elektrolytlösung getränkten Tuch nach kranial zu verlagern (Abb. 11.7). Dann wird der Oesophagus am Hiatus oesophageus vom Zwerchfell nach Inzision der Pleura stumpf abgelöst. Danach kann die Kardia vorsichtig am Oesophagus ausreichend vorgezogen werden (Abb. 11.8).

Mit einem Längsschnitt kaudal des dilatierten Oesophagusabschnitts wird das Mediastinum und die Längsmuskulatur der Speiseröhre bis zur Kardia gespalten. Dann wird die Ringmuskulatur mit einer kleinen Metzenbaum-Schere vorsichtig durchtrennt. Die sich seitlich retrahierenden Ringmuskelfasern geben die sich vorwölbende

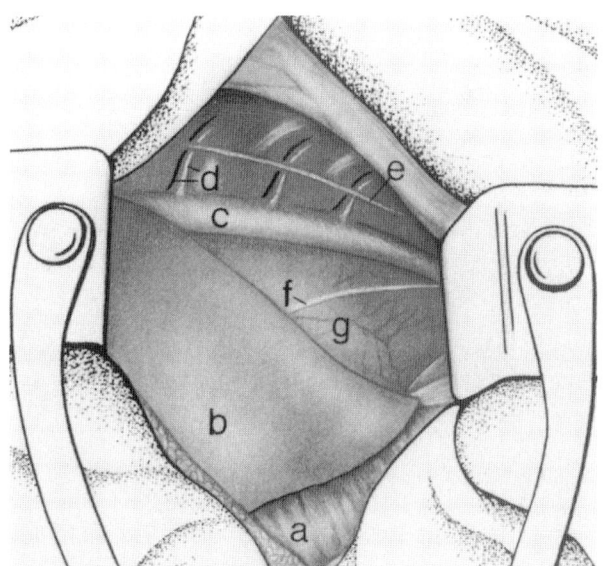

Abbildung 11.6 Myotomie des Oesophagus bei Achalasie; Situation nach Thorakotomie im 9. Interkostalraum links
a Diaphragma; **b** Lobus caudalis der linken Lunge; **c** Aorta thoracica; **d** A. und V. intercostalis dorsalis; **e** Grenzstrang des Sympathikus; **f** Truncus vagalis dorsalis; **g** Oesophagus; **h** Truncus vagalis ventralis; **i** N. phrenicus sinister

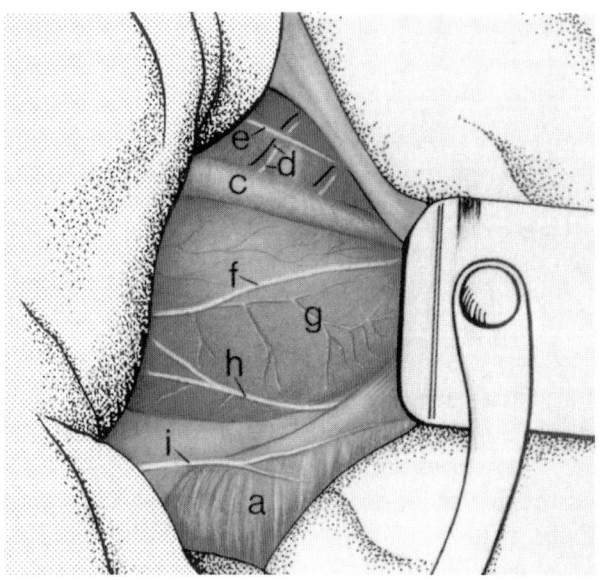

Abbildung 11.7 Myotomie des Oesophagus bei Achalasie; Situation nach Verlagerung des Lobus caudalis der linken Lunge nach kranial

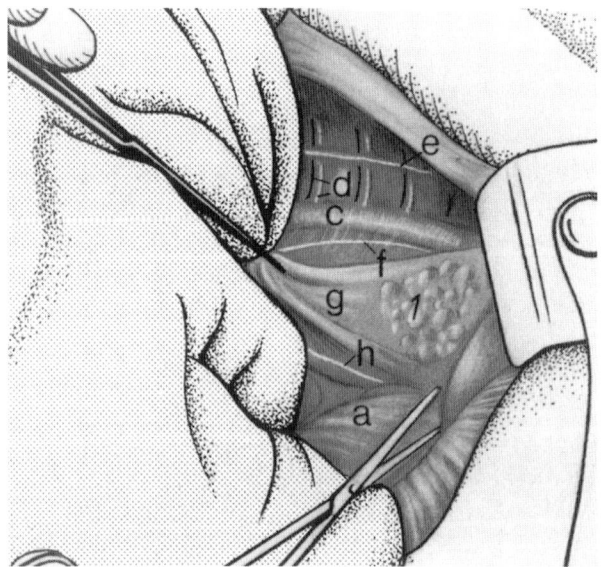

Abbildung 11.8 Myotomie des Oesophagus bei Achalasie; stumpfe Ablösung des Oesophagus vom Zwerchfellpfeiler

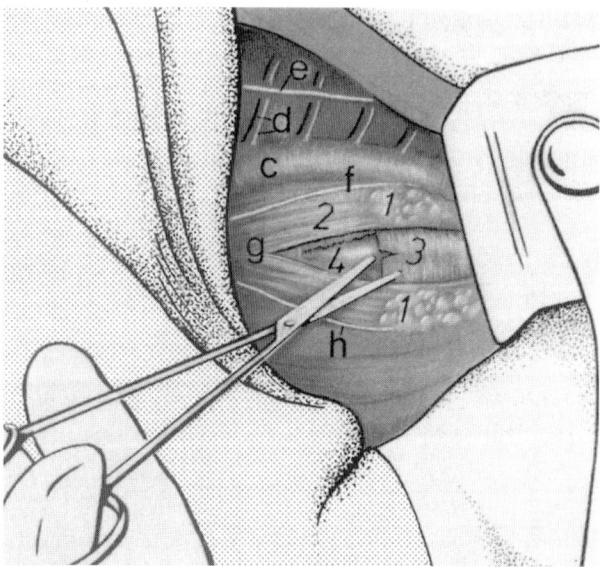

Abbildung 11.9 Myotomie des Oesophagus bei Achalasie; Inzision des Stratum circulare
1 Fettgewebe aus dem Hiatus oesophageus; **2, 3** Tunica muscularis des Oesophagus: **2** Stratum longitudinale, **3** Stratum circulare; **4** Tunica mucosa des Oesophagus

salzlösung getränkter Gaze gestillt werden. Im Bereich von Submukosa und Tunica mucosa keine Blutstillung durch Koagulation, Ligatur oder Umstechung wegen der Gefahr verhängnisvoller Gewebsnekrosen.

Der Spalt zwischen Oesophagus und Zwerchfell ist mit einigen Knopfheften zu verschließen. Dazu kann das Zwerchfell an die auseinander gewichenen Ränder der Myotomiewunde im Bereich der Kardia genäht werden. Durch die Fixation des Oesophagus darf keine Einengung im Bereich des Hiatus oesophageus entstehen.

Der stark dilatierte Oesophagus kann nach Einfaltung in Längsrichtung abgenäht und damit eingeengt werden.

Verschluß der Thoraxwunde, evtl. Saugdrainage.

Nachbehandlung ❏ Während der Aufwachphase ist die Lagerung des Patienten zu überwachen, weil sich im dilatierten Oesophagus Flüssigkeit ansammeln kann und Aspirationsgefahr besteht.

Die Saugdrainage wird nach Normalisierung der Atmung entfernt. Der Patient ist wenigstens vier Wochen lang sitzend oder aufgerichtet, auf den Beckengliedmaßen stehend, zu füttern. Das Futter sollte mehrmals täglich in kleinen Portionen verabreicht werden. Es sollte während der ersten Tage flüssig, dann breiig und etwa vom 10. Tag an fester sein.

Tunica mucosa frei (Abb. 11.9). Im Bereich der Kardia ist die Ringmuskulatur nicht so deutlich wie am Oesophagus von der Submukosa abzugrenzen. Die Isolierung der Muskelfasern kann mit einer zwischen Mukosa und Muskulatur vorgeschobenen Mosquitoklemme wesentlich erleichtert werden.

Die meist geringen Blutungen können durch Aufdrücken von in warmer physiologischer Koch-

Herz und Gefäße

Perikardiotomie – Perikardektomie

Indikation ❏ Pericarditis constrictiva; therapieresistenter Herzbeutelerguß; Herztamponade.

Vorbereitung ❏ Rechte oder linke Seitenlage. Ein Polster unter dem Thorax erleichtert den Zugang zum Herzen.

Vorgehen ❏ Thorakotomie im 5. Interkostalraum. Bei hämorrhagischem Erguß unbekannter Genese ist der Zugang von rechts zur Kontrolle des rechten Vorhofs und Herzohres vorteilhaft. Mit in körperwarmer Elektrolytlösung getränkten Tüchern werden kranialer und kaudaler Lungenlappen abgedeckt und so seitlich verschoben, daß der Herzbeutel zugänglich wird. Der N. phrenicus wird durch vorsichtige Präparation isoliert und mit einer Schlinge etwas angehoben. Zunächst wird eine kleine Öffnung in das Perikard gemacht, über die der Erguß abgesaugt wird. (Eine bakteriologische Untersuchung des Ergusses mit Resistenztest ist empfehlenswert.) Danach wird das Perikard in der Herzachse in ganzer Länge geöffnet.

Kommt es zu Rezidiven oder bekommt das Herz durch die Perikardiotomie nicht genügend Bewegungsfreiheit, wird es von der Spitze her mit feuchter Kompresse oder Schwamm angehoben und das Perikard distal und parallel zu den beidseitigen Phrenikusnerven ringsherum abgesetzt (Abb. 11.10). Größere Blutgefäße werden ligiert. Die Exploration der Herzbasis erlaubt bei Präsenz von Tumoren die Entnahme eines Bioptates.

Eine Saugdrainage sollte eingelegt werden. Verschluß der Thoraxwunde.

Nachbehandlung ❏ Die Saugdrainage wird spätestens nach 48 Stunden entfernt.

Durchtrennung des Lig. arteriosum bzw. des Ductus arteriosus persistens bei Rechtsaorta

Indikation ❏ Einengung des Oesophagus durch eine Gefäßanomalie, die aus der aus dem rechten 4. Kiemenbogen hervorgegangenen und rechts vom Oesophagus gelegenen Aorta, der links vom Oesophagus verlaufenden A. pulmonalis, dem oberhalb der Speiseröhre liegenden Lig. arterio-

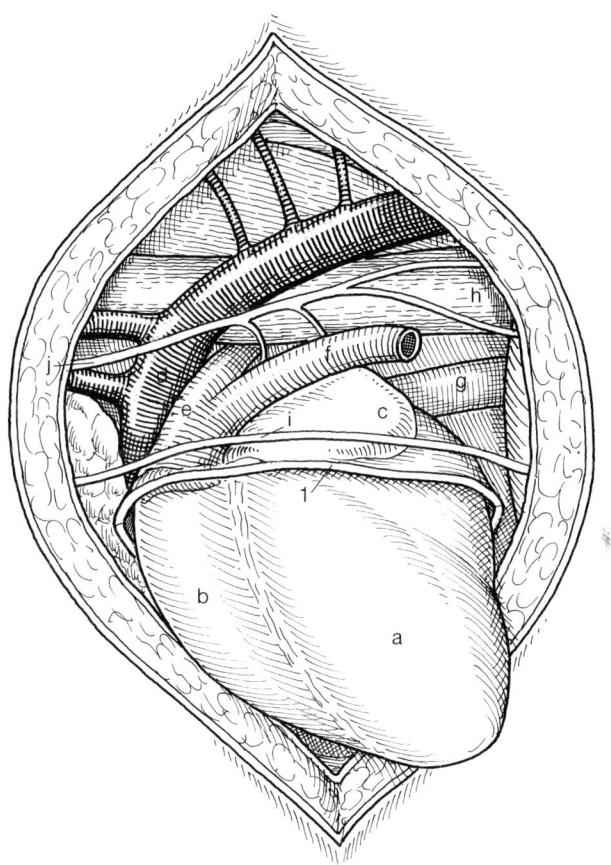

Abbildung 11.10 Zustand nach Perikardektomie; Schema
a Ventriculus sinister; **b** Ventriculus dexter; **c** linkes Herzohr; **d** Arcus aortae; **e** Truncus pulmonalis **f** A. pulmonalis sinistra; **g** V. cava caudalis; **h** Oesophagus; **i** N. phrenicus sinister; **j** N. vagus
1 Schnittkante des Herzbeutels

sum (Botalli) und der unter dem Oesophagus befindlichen Herzbasis besteht.

Die frühzeitige Operation verhindert eine sekundäre Oesophagusdilatation, Schluckpneumonie sowie Entkräftung und verbessert die Prognose.

Vorbereitung ❏ Der Hund ist in rechter Seitenlage zu fixieren. Ein Polster sollte unter den Thorax gelegt werden.

Vorgehen ❏ Thorakotomie im 4. oder 5. Interkostalraum links. Der Verlauf des Oesophagus wird an seiner Ausweitung kranial vom Herzen erkannt oder mit Hilfe einer oral eingeführten Magensonde bestimmt. Die Pleura mediastinalis wird über dem Oesophagus in Längsrichtung parallel und ventral des N. vagus so weit inzidiert, bis das einschnürende Lig. arteriosum freigelegt

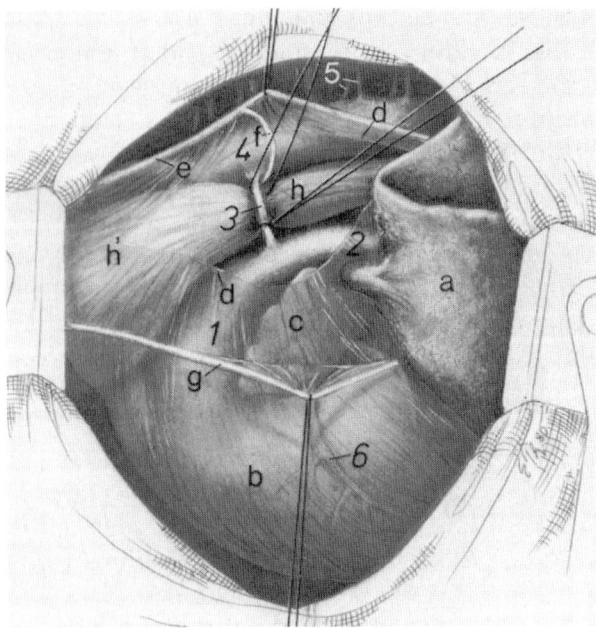

Abbildung 11.11 Situation bei Rechtsaorta
a Lobus cranialis der linken Lunge, kaudal verlagert;
b Herz (im Herzbeutel); **c** linkes Herzohr; **d** Schnittkante
der Pleura mediastinalis; **e** N. vagus; **f** N. laryngeus recurrens; **g** N. phrenicus sinister, in Pleurafalte; **h** Oesophagus; **h′** dilatierter Oesophagus
1 Truncus pulmonalis; **2** A. pulmonalis sinistra; **3** Lig. arteriosum (Ductus arteriosus persistens); **4** Aorta thoracica; **5** A. und V. intercostalis dorsalis; **6** Herzeigengefäße

werden kann (Abb. 11.11). Das Lig. arteriosum
wird vor der Durchtrennung zur Aorta und zum
Truncus pulmonalis hin mit dünnen, nicht resorbierbaren Fäden unterbunden. Die Unterbindung
ist notwendig, weil der Ductus arteriosus nicht
immer vollständig obliteriert ist. Bei unvollständi-
ger Obliteration kann sicherheitshalber eine
zweite transfixierende Ligatur durch den Stumpf
gelegt werden. Im Bereich der Einengung wird
der Oesophagus von anhaftendem Bindegewebe
und Mediastinum gelöst.

Verschluß der Thoraxwunde, evtl. Saugdrainage.

Nachbehandlung ❏ Entfernung der Saugdrainage bei normalisierter Atmung.

Ernährung mit kleinen Portionen von zunächst
breiiger Konsistenz. Um die Passage im Oesophagus durch die Schwerkraft zu begünstigen, sollte
der Hund während der ersten zwei Wochen post
operationem sitzend oder auf den Beckengliedmaßen aufgerichtet stehend gefüttert werden.

Unterbindung des Ductus arteriosus persistens

Indikation ❏ Links-Rechts-Shunt. Keine Indikation besteht bei ausgeprägter Zyanose und so starker pulmonaler Hypertension, daß der arterielle
Druck erreicht oder übertroffen wird.

Instrumente ❏ 2 atraumatische Gefäßklemmen
(nach COOLEY), eine rechtwinkelige MIXTER-
Klemme, Nabelband und evtl. Gefäßclips.

Anästhesie ❏ Siehe Thorakotomie. Möglichst
ohne Atropinmedikation, um Steigerung der
Herzfrequenz zu vermeiden.

Vorbereitung ❏ Der Patient ist in rechter Seitenlage auszubinden. Unter den Thorax sollte ein
Polster gelegt werden.

Vorgehen ❏ Thorakotomie im 4. Interkostalraum links. Der Ductus arteriosus verläuft in
Längsrichtung des Truncus pulmonalis in Höhe
des N. vagus. Zunächst wird parallel und ventral
des N. vagus, zwischen Aorta und Truncus pulmonalis, die Pleura mediastinalis durchtrennt, der
Nerv mit zwei Fäden unterfahren und nach dorsal
gezogen. Dabei sollte der N. laryngeus recurrens,
der um den Ductus arteriosus verläuft, nicht zu
stark gespannt werden. Der in geringem Abstand
parallel zum N. vagus verlaufende N. phrenicus
sinister kann zur Verbesserung des Zugangs ebenfalls angeschlungen und dann nach ventral gezogen werden.

Beim jungen Hund kann der Ductus arteriosus
meist extraperikardial dargestellt werden. Bei
sehr kurzem Ductus arteriosus ist die Öffnung des
Perikards erforderlich. Sie sollte in Verlängerung
der Inzision in der Pleura mediastinalis erfolgen.

Nun wird der Ductus arteriosus freipräpariert.
Zwei dünne Fäden aus nicht resorbierbarem Material werden mit einer gebogenen Klemme um
den Ductus arteriosus gelegt. Die Fäden, der eine
an der Einmündung in die Aorta, der andere am
Truncus pulmonalis, sind vorsichtig mit gleichmä-
ßigem Zug langsam anzuziehen und zu knüpfen
(Abb. 11.12). Der rasche Verschluß des Ductus
arteriosus verursacht eine arterielle Druckerhöhung, die die Herzaktion stören und eine
Gefäßruptur verursachen kann!

Anstelle der Ligaturen können Gefäßclips gesetzt werden. Sie erfordern keine so vollkommene
Darstellung des Ductus arteriosus. Es muß aber

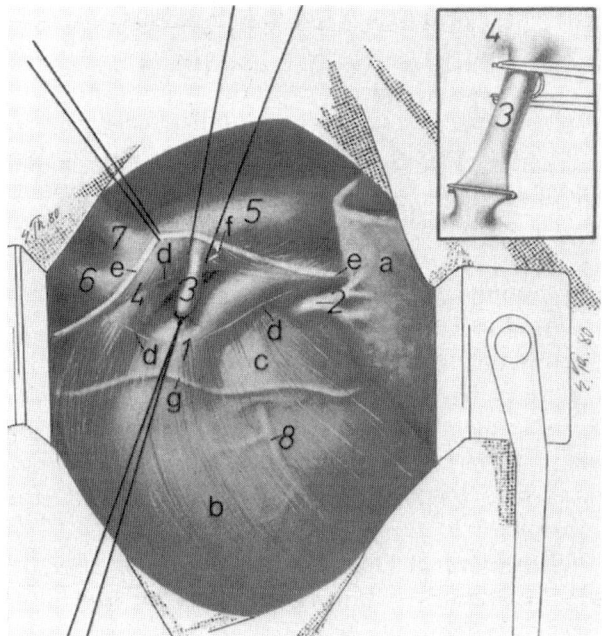

Abbildung 11.12 Situation bei Ductus arteriosus persistens
a Lobus cranialis der linken Lunge, nach kaudal verlagert; **b** Herz (im Herzbeutel); **c** linkes Herzohr; **d** Schnittkante der Pleura mediastinalis; **e** N. vagus; **f** N laryngeus recurrens; **g** N. phrenicus sinister
1 Truncus pulmonalis; **2** A. pulmonalis sinistra; **3** Ductus arteriosus persistens; **4** Arcus aortae; **5** Aorta thoracica; **6** Truncus brachiocephalicus; **7** A. subclavia sinistra; **8** Herzeigengefäße
Ausschnitt: Ductus arteriosus persistens mit Gefäßclips

gewährleistet sein, daß der Clip den Ductus arteriosus in seiner ganzen Breite komprimiert, da sonst die Möglichkeit einer Rekanalisation besteht.

Ist der Ductus arteriosus breiter als lang, ist die Gefahr einer Gefäßverletzung groß. Zur Beherrschung möglicher Komplikationen kann unter- und oberhalb des Ductus arteriosus das Bindegewebe und die gegenseitige Pleura mediastinalis zwischen Aorta und Truncus pulmonalis durchtrennt und je ein etwa 5 mm breites Band mit einem stumpfen DESCHAMPS oder der MIXTER-Klemme um die Aorta gelegt werden. Die Bänder sollten vor dem Gebrauch in Elektrolytlösung getränkt werden. Sie können bei einer akzidentellen Blutung aus der Aorta oder dem Ductus arteriosus angezogen werden und ermöglichen dann eine sorgfältige Versorgung des Gefäßwanddefekts. Eine Blutung aus dem Truncus pulmonalis kann in der Regel durch Fingerdruck so weit beherrscht werden, daß eine Hämostase möglich wird.

Bei doppelter Unterbindung sollten der Ductus arteriosus durchtrennt und die Stümpfe durch Naht verschlossen werden. Zur Naht wird je eine atraumatische Gefäßklemme auf den Ductus arteriosus an der Aorta und am Truncus pulmonalis gesetzt. Die COOLEY-Klemme kann die großen Gefäße mitfassen, so daß am Stumpf mehr Gewebe zum Anlegen der Naht bleibt. Stärkeres Drehen der Klemmen ist zu vermeiden, weil die Gefäßwand leicht einreißt. Nach dem Aufsetzen der Klemmen kann, um ihr Abrutschen vom Stumpf zu verhindern, eine Matratzennaht parallel zur vorgesehenen Durchtrennungsstelle gelegt werden. Nach Durchtrennen des Ductus arteriosus werden die Stümpfe vorsichtig zum Operateur hin gewendet und mit rückläufiger Naht (atraumatisches, nicht resorbierbares Nahtmaterial) verschlossen. Danach wird die Klemme geöffnet.

Eine Sickerblutung im Bereich der Naht kann durch Fingerdruck oder mit einer Kompresse, die mit heißer physiologischer Kochsalzlösung getränkt ist, gestillt werden. Bei einer stärkeren Blutung ist die Klemme nochmals aufzusetzen und die Naht am Stumpf zu ergänzen.

Die Wundränder der Pleura mediastinalis und des Perikards werden ggf. mit einigen Knopfheften adaptiert.

Eine Saugdrainage kann eingelegt werden. Verschluß der Thoraxwunde.

Nachbehandlung ❏ Die Saugdrainage ist bei normalisierter Atmung zu entfernen.

Lunge

Bronchotomie

Indikation ❏ Fremdkörper in einem Bronchus.

Vorbereitung ❏ Seitenlage, betroffener Bronchus nach oben.

Vorgehen ❏ Thorakotomie für Eingriff im Bereich der Bifurkation 4., sonst 6. bis 7. Interkostalraum. Über dem palpierbaren oder durch Bronchoskopie bzw. Bronchographie lokalisierten Fremdkörper wird ein Lig. anulare so weit inzidiert, daß durch Spreizen der benachbarten Bronchalspangen der Fremdkörper entfernt werden kann. Nur selten ist zusätzlich die transversale Durchschneidung eines Bronchalknorpels notwendig.

Der Verschluß der Bronchalinzision erfolgt mit langsam resorbierbarem, atraumatischem Nahtmaterial. Die Fäden werden durch die Bronchalspangen oder um diese, möglichst ohne Perforation der Tunica mucosa, geführt. Sie werden erst geknüpft, wenn alle Fäden gelegt sind. Beim Knüpfen werden die Bronchalknorpel unter leichtem Druck korrekt adaptiert. Die Abdeckung der ersten Nahtschicht erfolgt durch Aufnähen eines isolierten Pleura- oder Perikardlappens. Eine Saugdrainage kann eingelegt werden. Verschluß der Thoraxwunde.

Nachbehandlung ❏ Die Saugdrainage ist nach Normalisierung der Atmung zu entfernen.

Exzision eines Lungenanteils

Indikation ❏ Verletzung; Abszeß; Tumor.

Vorbereitung ❏ Der Patient ist in rechter bzw. linker Seitenlage (kranke Seite oben!) zu fixieren. Ein Polster sollte unter den Thorax gelegt werden.

Vorgehen ❏ Thorakotomie zur zirkumskripten Exzision am:
– Lobus cranialis im 4. Interkostalraum rechts bzw. links;
– Lobus medius, Lobus accessorius und Lobus caudalis dexter im 6. oder 7. Interkostalraum rechts;
– Lobus caudalis sinister im 6. oder 7. Interkostalraum links.

Der zu exzidierende Bezirk ist mit weich fassenden Klemmen abzugrenzen (Abb. 11.13). Proximal der Klemmenschenkel wird mit einem dünnen Faden eine fortlaufende Matratzennaht gelegt und dann das Lungengewebe peripher entlang der Klemmenschenkel abgesetzt. Eine zusätzliche Kammnaht am Schnittrand, die die Pleura pulmonalis vereinigt, ergänzt den luftdichten Verschluß.

Mit einer Matratzen- und Kammnaht kann auch eine begrenzte Zerreißung des Lungengewebes versorgt werden.

Verschluß der Thoraxwunde, evtl. Saugdrainage. Beim Verschluß des Thorax darf keine zu starke Insufflation der Lunge erfolgen.

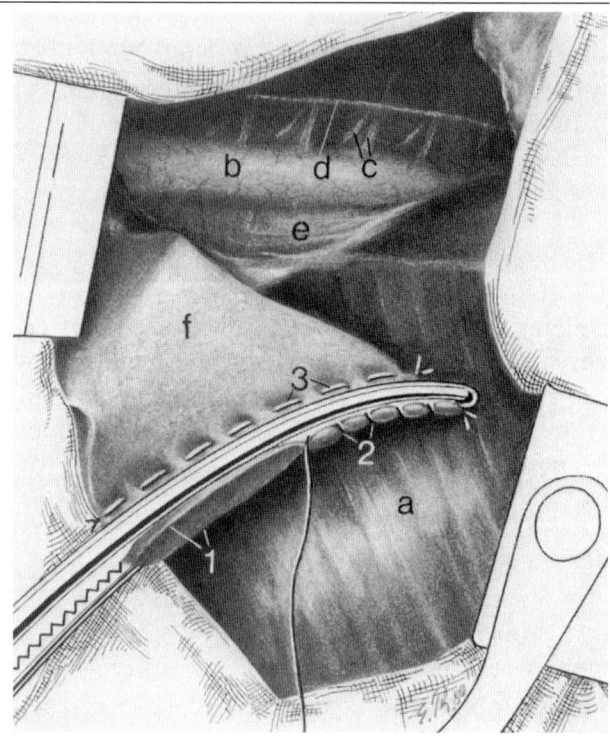

Abbildung 11.13 Naht nach zirkumskripter Lungenresektion
a Zwerchfell; **b** Aorta; **c** A. und V. intercostalis dorsalis; **d** Grenzstrang des Sympathikus; **e** Mediastinum caudale; **f** Lobus caudalis der linken Lunge
1 Schnittkante des Lungengewebes nach Kammnaht **(2)**; **3** fortlaufende Matratzennaht

Nachbehandlung ❏ Die Saugdrainage sollte nach Normalisierung der Atmung, ggf. nach 24 Stunden, entfernt werden.

Lobektomie

Indikation ❏ Auf einen Lungenlappen begrenzter Krankheitsprozeß (Abszeß, Tumor, Bronchiektasie, Verletzung).

Eine einseitige Pneumonektomie kommt selten in Frage.

Vorbereitung ❏ Der Hund ist in rechter bzw. linker Seitenlage (kranke Seite oben!) zu fixieren. Unter den Thorax sollte ein Polster gelegt werden.

Vorgehen ❏ Thorakotomie zur Exstirpation des
– Lobus cranialis im 4. oder 5. Interkostalraum rechts bzw. links;

- Lobus medius, Lobus accessorius, Lobus caudalis dexter im 6. oder 7. Interkostalraum rechts;
- Lobus caudalis sinister im 6. oder 7. Interkostalraum links.

Der erkrankte Lungenanteil ist zu identifizieren. Benachbarte Lungenanteile werden mit Tüchern, die mit warmer Elektrolytlösung getränkt sind, abgedeckt. Dann sind die seitlich des Haupt- bzw. des Lappenbronchus verlaufenden A. und V. pulmonalis bzw. deren die Bronchen begleitenden Äste frei zu präparieren, zu ligieren und zu durchtrennen (Vorsicht, die Gefäße reißen leicht ein!). Anschließend wird der Bronchus zur Durchtrennung und zur Versorgung des Stumpfes ausreichend von Lungengewebe befreit. Bei einem kleinen Bronchus, mit einem Durchmesser von nicht mehr als 5 mm, kann die Exzision des Lobus nach Ligatur des Stumpfes mit einem nicht resorbierbaren Faden erfolgen. Bei einem größeren Bronchus ist der Stumpf vor dem Absetzen mit einer weich fassenden Klemme zu komprimieren. Der

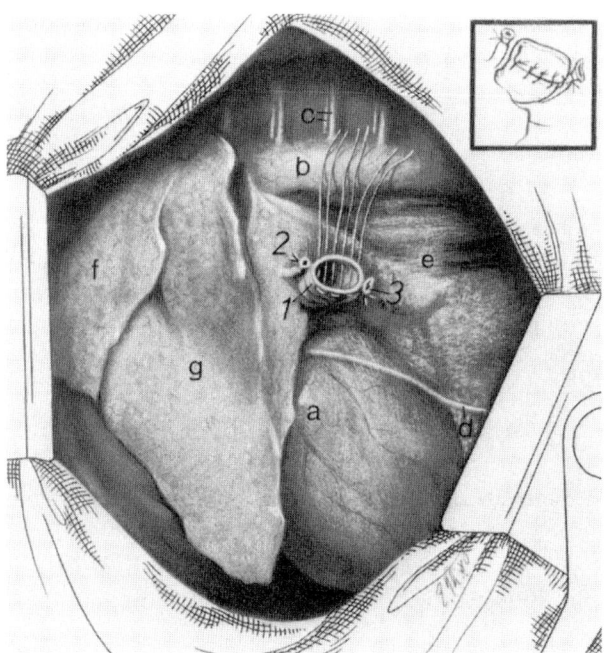

Abbildung 11.14 Zustand nach Resektion des Lobus caudalis sinister
a Herz (im Herzbeutel); **b** Aorta thoracica; **c** A. und V. intercostalis dorsalis; **d** N. phrenicus sinister; **e** Oesophagus im Mediastinum caudale; f, **g** Lobus cranialis der linken Lunge: **f** Pars cranialis, **g** Pars caudalis
1 Bronchus lobaris caudalis mit vorgelegten Fäden; **2** Ast der A. pulmonalis; **3** Ast der V. pulmonalis, ligiert
Ausschnitt: Stumpf des Bronchus lobaris caudalis seitlich umgeschlagen und durch Naht fixiert

Verschluß des Bronchus erfolgt durch Matratzennaht (atraumatisches, nicht resorbierbares Nahtmaterial; Abb. 11.14). Der Stumpf wird mit einem aus der Pleura mediastinalis oder dem Herzbeutel präparierten Lappen übernäht.

Ist der Stumpf ausreichend lang, kann er nach der beschriebenen Abdichtung noch seitlich umgeschlagen und durch Naht fixiert werden (Abb. 11.14 Ausschnitt).

Es muß dafür gesorgt werden, daß vor der Naht der Thoraxwunde der Stumpf des Bronchus luftdicht verschlossen ist. Dies kann durch Aufbringen einer Elektrolytlösung bei gleichzeitiger Insufflation überprüft werden.

Verschluß der Thoraxwunde, evtl. Saugdrainage.

Nachbehandlung ❏ Die Saugdrainage ist nach Normalisierung der Atmung, ggf. nach 24 Stunden, zu entfernen.

Komplikation ❏ Bei einer Nahtdehiszenz am Bronchusstumpf, die gelegentlich durch eine Nekrose im Bereich der Naht zwischen dem 4. und 6. Tag post operationem verursacht wird, entsteht ein Pneumothorax. Eine nochmalige Versorgung des Bronchusstumpfes ist notwendig.

Ductus thoracicus

Unterbindung

Indikation ❏ Chylothorax, falls wiederholte Thorakozentese und fettarme Ernährung nicht zur Spontanheilung führte.

Vorbereitung ❏ Zum besseren Erkennen des Ductus thoracicus Fett- bzw. Sahnefütterung etwa zwei Stunden vor dem Eingriff oder Lymphangiographie durch subkutane Injektion von 5–10 ml einer 1–3%igen Lösung Evans Blue an einer Beckengliedmaße bzw. 2–5 ml einer 1%igen Methylenblaulösung in einen freizulegenden Ln. popliteus zu Beginn der Operation. Evtl. nach Thorakotomie auch Injektion von 5–15 ml einer Farblösung in mesenteriales Dickdarmlymphgefäß, das vorher nach Laparotomie proximal des Gekröselymphknotens kannuliert wurde.

Vorgehen ❏ Thorakotomie beim Hund im 10. Interkostalraum rechts, bei der Katze im 9. bzw.

10. Interkostalraum links oder rechts. Nach Spreizen der der Inzision benachbarten Rippen wird die Lymphflüssigkeit abgesaugt und die Brusthöhle ausgetupft. Die Pleura wird in Höhe des 10. oder 11. Brustwirbels beim Hund zwischen der V. azygos dextra und Aorta, bei der Katze dorsolateral der Aorta eingeschnitten. Durch vorsichtige stumpfe Präparation wird der Ductus thoracicus einschließlich häufig vorhandener kollateraler Zweige und Lymphgefäße freigelegt. Der Ductus thoracicus und die Kollateralgefäße werden ligiert (nicht resorbierbares Nahtmaterial). Kann die Öffnung identifiziert werden, erfolgt die Unterbindung kaudal und kranial des Defekts. Vor der 5. Rippe ist der Ductus thoracicus bei Hund und Katze nur linksseitig über Inzision im 4. Interkostalraum zugängig. Eine Saugdrainage sollte eingelegt werden.

Verschluß der Thoraxwunde.

Nachbehandlung ❑ Die Saugdrainage ist bis zum 4. Tag zu entfernen.

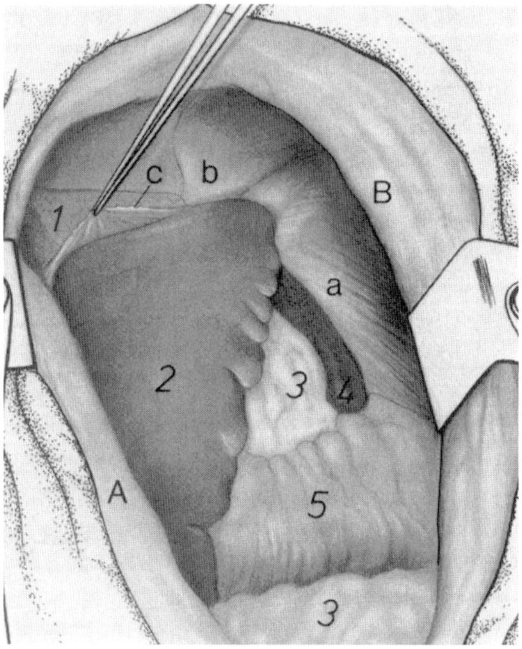

Abbildung 11.15 Zwerchfellruptur, in das Cavum pleurae sinistrum vorgefallene Bauchhöhleneingeweide
A 8. Rippe; **B** 9. Rippe, von Weichteilen bedeckt
a–d Diaphragma: **a** Pars costalis, **b** Pars lumbalis, **c** Ränder des Zwerchfelldefekts, **d** Centrum tendineum
1 linke Lunge, Lobus caudalis; **2** Leber, Lobus sinister; **3** großes Netz, Omentum majus; **4** Milz; **5** Magen

Zwerchfell

Naht des Zwerchfells

Indikation ❑ Zwerchfellruptur; Zwerchfellhernie oder Perikardhernie, wenn Lokalisation des Defekts röntgenologisch möglich.

Vorbereitung ❑ Der Patient ist in Seitenlage mit defektem Zwerchfellanteil nach oben auszubinden. Vorteilhaft ist Schräglagerung mit tiefliegendem Becken.

Vorgehen ❑ Thorakotomie im 8., bei dorsal gelegenem Defekt auch im 9. Interkostalraum.

Der Lobus caudalis ist mit einem in warmer isotonischer Elektrolytlösung getränkten Tuch abzudecken und, falls notwendig, zur Verbesserung des Zugangs zu den vorgefallenen Baucheingeweiden nach kranial oder dorsal zu verschieben (Abb. 11.15). Danach werden die Ränder des Zwerchfelldefekts aufgesucht, mit ALLIS-Klemmen oder als Zügel gelegten Fäden fixiert und die vorgefallenen Eingeweide durch die Zwerchfellöffnung schonend in die Bauchhöhle zurückverlagert (Abb. 11.16). Selten vorhandene Verklebungen im Thorax sind sorgfältig zu lösen. Falls

sich bei der Rückverlagerung Schwierigkeiten ergeben, sollte der Defekt durch Einschneiden des Diaphragmas vergrößert werden.

Anschließend werden die Wundränder mit rückläufigen oder diagonal gesetzten Heften adaptiert (Abb. 11.17, 11.18).

Bei Abriß des Zwerchfells von der seitlichen oder sternalen Brustwand ist die Naht um Rippe oder Rippenknorpel zu legen. Dies braucht nicht unbedingt an der Abrißstelle zu erfolgen, sondern kann zur Verminderung der Spannung dort geschehen, wo die Brustwand am einfachsten zu erreichen ist.

Ein größerer kongenitaler Defekt, dessen Ränder sich nicht ohne erhebliche Spannung adaptieren lassen, kann durch einen Lappen aus der Fascia lata verschlossen werden. Dieser wird ohne Spannung auf den Rand des Zwerchfelldefekts aufgenäht.

Verschluß der Thoraxwunde.

Alternativ ist die Naht des Zwerchfells auch von der Bauchhöhle aus möglich (s. S. 229).

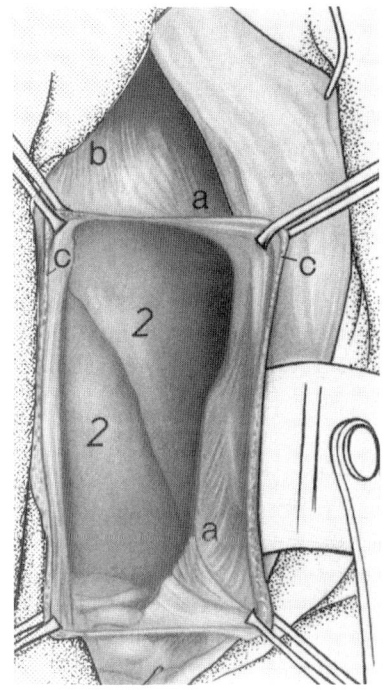

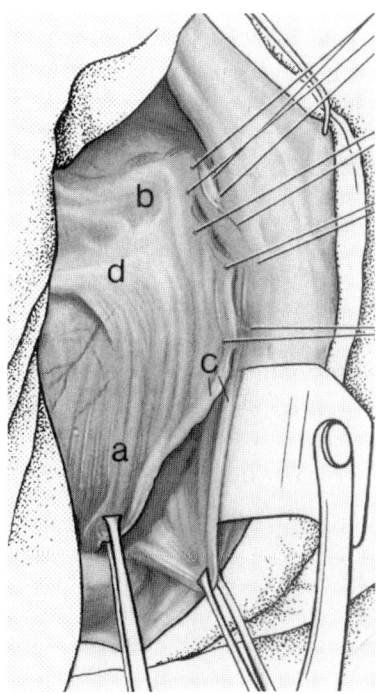

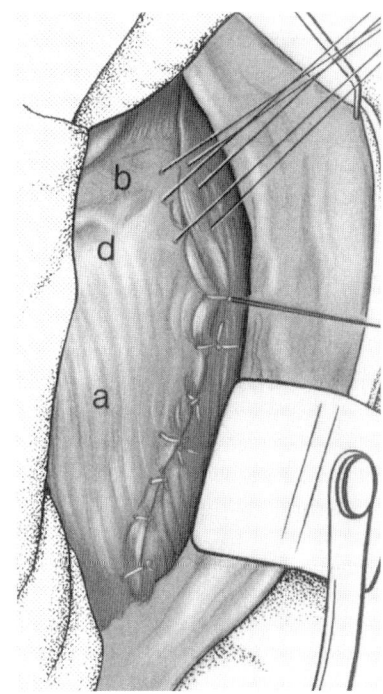

Abbildung 11.16 Zwerchfellde-fekt nach Reposition der Bauch-höhleneingeweide

Abbildung 11.17 Verschluß des Zwerchfelldefekts

Abbildung 11.18 Zwerchfellnaht

Literatur

Anderson M, Payne JT, Mann FA, Constantinescu GM (1993): Flail Chest: Pathophysiology, treatment, and prognosis. Com Cont Educ 15:65.

Berg RJ, Wingfield W (1984): Pericardial effusion in the dog: A review of 42 cases. J Am Anim Hosp Assoc 20:721.

Birchard SJ, Bonagura JD, Fingland RB (1990): Results of ligation of patent ductus arteriosus in dogs: 201 cases (1969–1988). J Am Vet Med Assoc 196:2011.

Boudrieau RJ, Rogers WA (1985): Megaesophagus in the dog: A review of 50 cases. J Am Anim Hosp Assoc 21:33.

Bouvy BM, Bjorling DE (1991): Pericardial effusion in dogs and cats. Part I. Normal pericardium and causes and pathophysiology of pericardial effusion. Comp Cont Educ 13:417.

Bouvy BM, Bjorling DE (1991): Pericardial effusion in dogs and cats. Part II. Diagnostic approach and treatment. Comp Cont Educ 13:633.

Bright RM, Birchard SJ, Long GG. (1982): Repair of thoracic wall defects in the dog with an omental pedicle flap. J Am Anim Hosp Assoc 18:277.

Brunnberg L, Meyer-Lindenberg A, Timmermann C (1993): Ein neues Ventil zur Thoraxdrainage bei Hund und Katze. Kleintierpraxis; 38:145.

Burton CA, White RN (1996): Review of the technique and complications of median sternotomy in the dog and cat. J Small Anim Pract 37:516.

Elison GW, Lewis DD, Phillips L, Tarwin GB (1987): Esophageal hiatal hernia in small animals: Literature review and a modified surgical technique. J Am Anim Hosp Assoc 23:391.

Fossum TW, Boudrieau RJ, Hobson HP (1989): Pectus excavatum in eight dogs and six cats. J Am Anim Hosp Assoc 25:595.

Helphrey ML (1979): Vascular ring anomalies in the dog. Vet Clin North Am (Small Anim Pract) 9:207.

Kersten, U (1996): Perikarderguß. Persönl. Mitteilung.

Kuhnt B (1974): Zur Hernia diaphragmatica traumatica bei Hund und Katze. Berl Münch Tierärztl Wschr 87:25.

Matthiesen DT, Lammerding J (1985): Partial pericardiectomy for idiopathic hemorrhagic pericardial effusion in the dog. J Am Anim Hosp Assoc 21:41.

McAnulty JF (1995): A simplified method for stabilisation of flail chest injuries in small animals. J Am Anim Hosp Assoc 31:137.

Otto K, Tassani-Prell M (1993): Die Zwerchfellruptur bei der Hauskatze – Pathophysiologie und Narkose-komplikationen.

Parker NR, Walter PA, Gay J (1989): Diagnosis and surgical management of esophageal perforation. J Am Anim Hosp Assoc 25:587.

Sweet DC, Waters DJ (1991): Role of surgery in the management of dogs with pathologic conditions of the thorax. Part II. Comp Cont Educ 13:1671.

Turner WD, Breznock EM (1988): Continuous suction drainage for management of canine pyothorax A retrospective study. J Am Anim Hosp Assoc 24:485.

Vögtli T, Gaschen F, Vögtli-Bürger R, Lombard C
(1997): Hämorrhagischer Perikarderguss beim
Hund. Eine retrospektive Studie von 10 Fällen
(1989–1994) mit Übersicht der Literatur. Schweiz
Arch Tierheilk 139:217.

Waters DJ, Sweet DC (1991): Role of surgery in the
management of dogs with pathologic conditions of
the thorax. Part I. Comp Cont Educ 13:1545.

White RN, Milner HR (1995): Intrathoracic tracheal
avulsion in three cats. J Small Anim Pract 36:343.

Wingfield WE, Bliven MT, Quirk PE (1985): Use of
continuous chest drainage in dogs and cats. J Am
Anim Hosp Assoc 21:29.

Bauch- und Beckenhöhle

Laparotomie

Der Zugang zur Bauchhöhle ist von der Indikation zur Operation abhängig.

Instrumente ❏ Bauchdeckenspreizer.

Vorbereitung ❏ Abhängig vom Zugang Rücken- oder Seitenlagerung.

● Zugang in der Linea alba

Der Hautschnitt wird in der Medianen gelegt. In gleicher Länge werden die oberflächliche Faszie und das Fett durchtrennt, mobilisiert und mit der Haut gespreizt.

Beim Rüden ist der Hautschnitt bei postumbilikalem Zugang 10–15 mm vor dem Anulus praeputialis bogenförmig zur Seite und dann neben dem Präputium weiter nach kaudal zu führen. Der Ramus praeputialis der A. epigastrica caudalis superficialis wird doppelt ligiert (koaguliert) und durchtrennt. In Länge des Hautschnitts wird die Fascia trunci superficialis, der M. praeputialis cranialis und das lockere Bindegewebe durchtrennt, mobilisiert und mit der Haut so gespreizt, daß die Linea alba gut dargestellt ist.

Neben der Linea alba wird die Fascia trunci profunda zusammen mit dem äußeren Blatt der Rektusscheide gefaßt, etwas angehoben und die Bauchhöhle in der Linea alba geöffnet. Die Wunde ist ausreichend lang zu halten. Sie ist ggf. nach kranial und/oder nach kaudal zu verlängern.

Zwischen Schaufelknorpel und etwas kaudal des Nabels befindet sich das umbilikale Fettpolster im Lig. falciforme. Das Fettpolster wird reseziert. Dazu wird es vorgelagert und die Bandinsertion in der Linea alba und deren Nachbarschaft nach Koagulation der Gefäße mit der Schere abgesetzt. Nachdem am kranialen Wundwinkel eine Ligatur (resorbierbares Nahtmaterial) auf das von der ventralen Bauchwand abgelöste Fett gesetzt ist, wird es kaudal der Ligatur abgesetzt.

Wundverschluß ❏ Bewährt haben sich:
- Adaptation der Wundränder von Peritoneum, Fascia transversalis, Rektusscheide und Fascia trunci profunda mit Knopf- oder Diagonalheften (langsam resorbierbares Material). Adaptation der Wundränder der oberflächlichen Faszie mit Knopfheften (resorbierbarcs Nahtmaterial). Hautnaht.
- Adaptation der Linea alba und Subkutis getrennt durch fortlaufende Naht (mit resorbierbaren Kunststoffäden). Hautnaht.
- Adaptation der Wundränder aller Gewebsschichten durch rückläufige Achternaht mit Einzelheften (nicht resorbierbarer Faden).

● Paramedianer Zugang (postumbilikal)

Der Hautschnitt wird bei der Katze und der Hündin in der Medianen gelegt. In gleicher Länge werden die oberflächliche Faszie und das Fett durchtrennt, mobilisiert und mit der Haut gespreizt.

Beim Rüden ist der Hautschnitt neben das Präputium zu legen. Der Ramus praeputialis der A. epigastrica caudalis superficialis ist zu ligieren (koagulieren) und zu durchtrennen. In Länge des Hautschnitts werden die Fascia trunci superficialis, der M. praeputialis cranialis und das lockere Bindegewebe durchtrennt, mobilisiert und mit der Haut so gespreizt, daß die Linea alba dargestellt ist.

10–30 mm neben und parallel zur Linea alba werden die Fascia trunci profunda und das äußere Blatt der Rektusscheide mit dem Skalpell (Abb. 12.1) und der M. rectus abdominis stumpf im Faserverlauf (Abb. 12.2) durchtrennt. Nach Spreizen der Wundränder wird das innere Blatt der Rektusscheide zusammen mit der anliegenden Fascia transversalis und dem Peritoneum mit der Pinzette gefaßt, etwas angehoben, inzidiert und in Länge der Wunde mit der Schere durchtrennt (Abb. 12.3).

Das Lig. vesicae medianum wird, falls notwendig, durchgeschnitten.

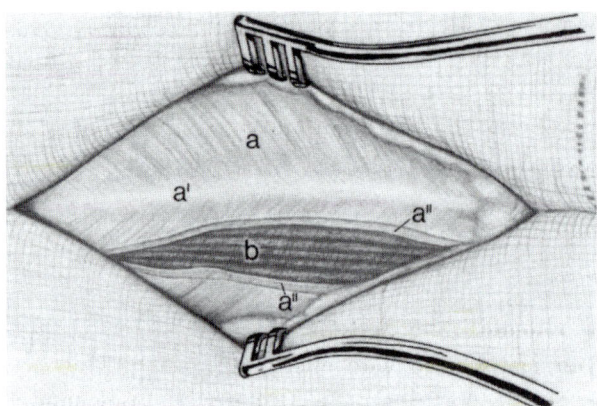

Abbildung 12.1 Laparotomie; paramedianer Zugang. Haut und Faszienwunde gespreizt, äußeres Blatt der Rektusscheide durchtrennt
a äußeres Blatt der Rektusscheide; **a'** Linea alba; **a''** Aponeurose des M. obliquus internus abdominis; **b** M. rectus abdominis; **c** Fascia transversalis; **d** Peritoneum parietale; **e** Vesica urinaria; **f** Lig. vesicae medianum

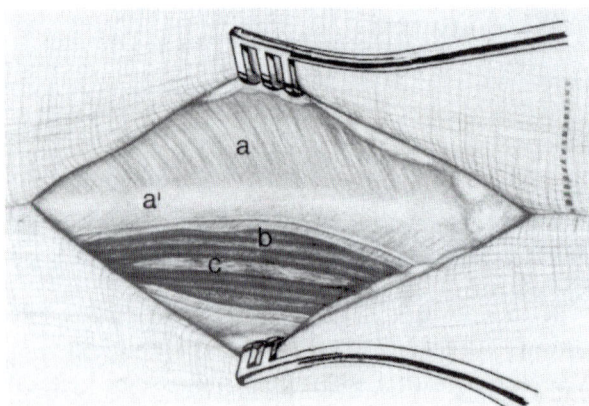

Abbildung 12.2 M. rectus abdominis im Faserverlauf durchtrennt

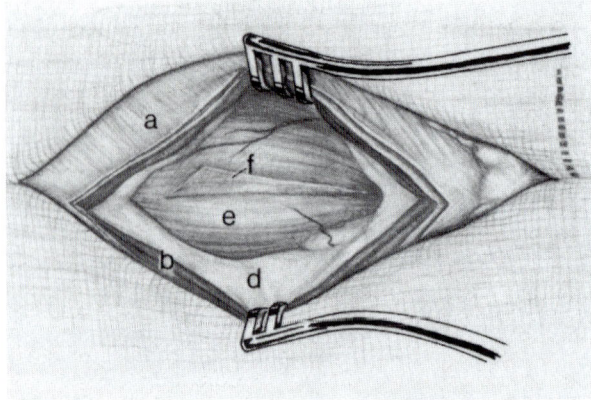

Abbildung 12.3 Bauchhöhle geöffnet

Wundverschluß ❏ Adaptation der Wundränder des Peritoneums zusammen mit denen der Fascia transversalis und denen des inneren Blattes der Rektusscheide mit Knopfheften oder fortlaufender Naht (resorbierbares Nahtmaterial).

Adaptation der Wundränder des M. rectus abdominis mit Knopfheften (resorbierbares Nahtmaterial).

Adaptation der Wundränder des äußeren Blattes der Rektusscheide zusammen mit der Fascia trunci profunda mit Knopfheften (langsam resorbierbares Nahtmaterial).

Adaptation der Wundränder der oberflächlichen Faszie mit Knopfheften (resorbierbares Nahtmaterial). Hautnaht.

● **Parakostaler Zugang (Rippenrandschnitt)**
Der Hautschnitt wird hinter und parallel zum Rippenbogen gelegt. Er beginnt etwa 15 mm ventral der Querfortsätze der Lendenwirbel und kann bis zur Medianen reichen. Die oberflächliche Faszie und der Hautmuskel werden in gleicher Länge durchtrennt und mit der Haut gespreizt (Abb. 12.4).

Der M. obliquus externus abdominis wird 5–10 mm inzidiert, dann mit der Schere unterfahren und in Wundlänge durchtrennt. In gleicher Weise wird der M. obliquus internus abdominis durchgeschnitten (Abb. 12.5, 12.6).

Abbildung 12.4–12.7 Laparotomie; parakostaler Zugang.
a M. cutaneus trunci; **b** M. obliquus externus abdominis mit Lenden- und Rippenteil; **c** M. obliquus internus abdominis; **d** M. transversus abdominis; **e** Fascia transversalis und Peritoneum parietale; **f** großes Netz mit durchscheinenden Dünndarmschlingen **2** Muskelgefäß

Abbildung 12.4
Haut- und Faszienwunde gespreizt

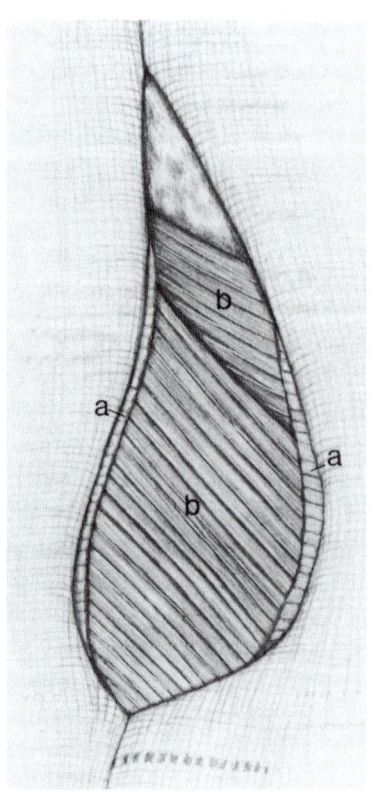

Nun wird der M. transversus abdominis, dem die Fascia transversalis und das Peritoneum anliegen, einige Millimeter inzidiert und unter Fingerschutz in Länge der Wunde durchtrennt (Abb. 12.7).

Wenn es die Situation erfordert, kann der M. rectus abdominis quer zum Faserverlauf eingeschnitten oder durchtrennt werden. Wundverschluß siehe unten.

● Schnittführung zur Darstellung der linken Niere

Der Hautschnitt wird vertikal gelegt. Er beginnt ventral des Querfortsatzes vom 4. Lendenwirbel in Höhe der ventralen Kante der Lendenmuskulatur und reicht etwa bis zur Höhe der Fuge der 12. Rippe. In gleicher Länge werden die oberflächliche Faszie und der Hautmuskel durchtrennt und mit der Haut gespreizt. Jetzt werden der M. obliquus externus abdominis, der M. obliquus internus abdominis und der M. transversus abdominis

durchtrennt und mit Wundhaken gespreizt. Das die Niere umgebende Fett ist stumpf auseinander zu drängen.

Wenn es zur besseren Darstellung der Niere erforderlich ist, kann der M. transversus abdominis im dorsalen Wundbereich 10–20 mm nach kranial und/oder kaudal eingeschnitten werden. Wundverschluß siehe unten.

● Zugang in der Flanke

Der Hautschnitt wird etwa in der Mitte zwischen Rippenbogen und Hüfthöcker schräg (dorsokaudal-ventrokranial) gelegt. Er beginnt ventral der Querfortsätze der Lendenwirbel und reicht etwa bis zur Höhe der Fuge der 10. Rippe. In gleicher Länge werden die oberflächliche Faszie und der Hautmuskel durchtrennt und mit der Haut gespreizt.

Der M. obliquus externus abdominis wird 5–10 mm inzidiert, dann mit der Schere unterfahren und, schräg zum Faserverlauf, in Wundlänge durchgeschnitten. In gleicher Weise wird der M.

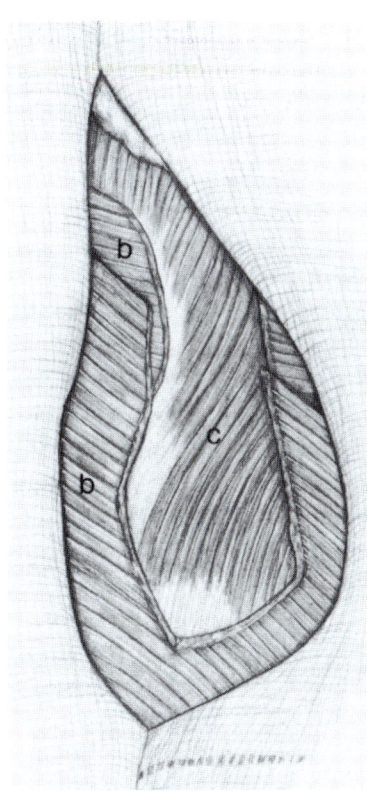

Abbildung 12.5 M. obliquus externus abdominis durchtrennt

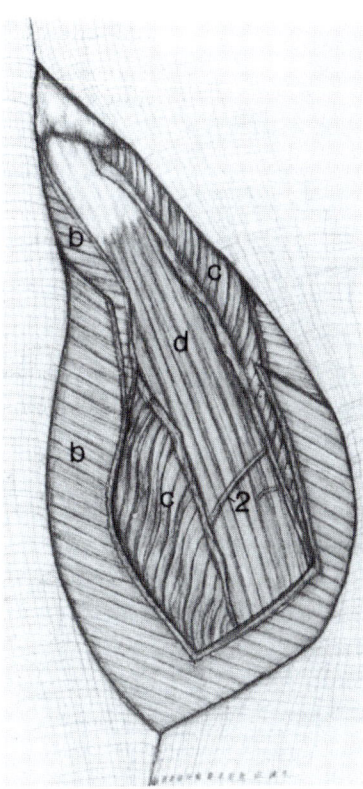

Abbildung 12.6 M. obliquus internus abdominis durchtrennt

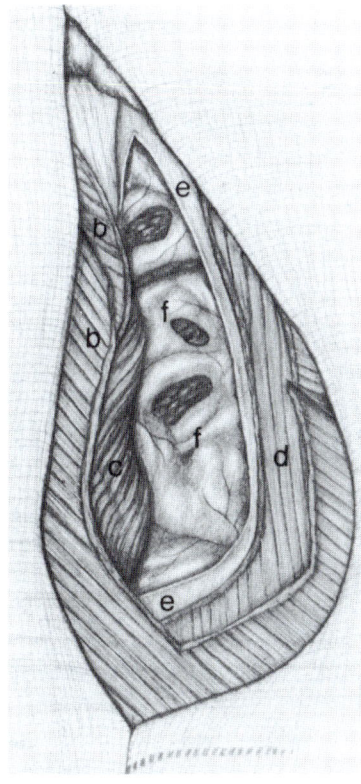

Abbildung 12.7 M. transversus abdominis durchtrennt, Fascia transversalis und Peritoneum parietale gespalten

obliquus internus abdominis mobilisiert, aber im Faserverlauf durchtrennt.

Der M. transversus abdominis wird mit der anliegenden Fascia transversalis sowie dem Peritoneum nach einer kurzen Inzision schräg zum Faserverlauf unter Fingerschutz in Wundlänge durchgeschnitten.

Wundverschluß ❏ Adaptation der Wundränder des Peritoneums zusammen mit der Fascia transversalis und denen des M. transversus abdominis mit Knopfheften (langsam resorbierbares Material).

Adaptation der Wundränder des M. obliquus internus abdominis mit Knopfheften oder fortlaufender Naht. Adaptation der Wundränder des M. obliquus externus abdominis mit Knopfheften oder fortlaufender Naht (resorbierbares Material).

Wurde der M. rectus abdominis ein- oder durchgeschnitten, sind die Wundränder zweischichtig mit Knopfheften zu adaptieren:

Nachbehandlung ❏ Die Wunde kann mit einem Spray, durch aufgeklebte Gaze, Hautfaltendecknaht oder einen Verband geschützt werden.

Diagnostische Laparotomie

Indikationen ❏ Abklärung einer Diagnose, die durch andere Verfahren nicht möglich ist; nicht beeinflußbare abdominale Schmerzen; Bauchhöhlenexsudation; intraabdominaler Tumor.

Die Bauchhöhle wird bei der Hündin und Katzen in der Linea alba vom Sternum bis zum Schambein eröffnet. Beim Rüden wird der Hautschnitt seitlich des Präputium geführt, dieses zur Seite verlagert und dann die Bauchhöhle ebenfalls in der Linea alba geöffnet. Die dabei auftretenden Blutungen aus der A. und V. epigastrica caudalis superficialis werden mit dem Elektrokauter gestillt.

Die Laparotomiewunde wird mit einem Bauchdeckenspreizer nach COLLIN, GOSSET oder BALFOUR offen gehalten. Sehr nützlich sind verschiedene Größen von Wundhaken nach DEAVER, um einzelne Organe weghalten zu können.

Eine diagnostische Laparotomie sollte immer nach demselben Schema durchgeführt werden, damit seitens des Operateurs nichts übersehen wird. Der Operateur sollte immer auf derselben (rechten Seite des Patienten) stehen. Dies erleichtert wesentlich die Untersuchung. Grundsätzlich sollten alle Organe eingehend betrachtet und palpiert werden.

Wurde Flüssigkeit gesichtet, sollte vor dem Absaugen eine kleinere Menge mit einer Spritze aspiriert werden, um eine zytologische, bakteriologische und biochemische Untersuchung einzuleiten. Insbesondere sollten der Harnstoff und das Gesamtprotein bestimmt werden, um ein Exsudat von einem Transsudat zu unterscheiden.

Die Restflüssigkeit wird dann mit einer Saugkanüle nach POOLE sorgfältig entfernt.

Anschließend wird das Peritoneum überprüft. Dabei wird darauf geachtet, ob die Oberfläche glatt und die Farbe einheitlich grauweißlich ist. Petechien sind ein klarer Hinweis für eine Peritonitis.

Danach wird der kraniale Bereich der Bauchhöhle inspiziert (Abb. 12.8). Um das Zwerchfell zu sichten, müssen die einzelnen Leberlappen retrahiert werden. Da der Operateur i.d.R. auf der rechten Seite des Patienten steht, werden zunächst die Facies parietalis des Lobus sinister lateralis, dann Lobus sinister medius, Lobus dexter medius und schließlich Lobus dexter lateralis palpiert und durch Verdrängung nach kaudal das Zwerchfell sowie der Hiatus oesophageus inspiziert. Anschließend wird die Facies visceralis der Leber untersucht. Dabei werden Gallenblase, Ductus cysticus, Ductus choledochus und Vena portae angesehen. Bei ikterischen Patienten ist auf die Durchgängigkeit des D. choledochus zu achten. Auch der Bereich der Papilla duodeni major muß sorgfältig abgetastet werden.

Danach wird der Magen untersucht. Besondere Aufmerksamkeit sollte dem Antrum pyloricum und dem Pylorus geschenkt werden, vor allem, wenn bei der Kontrastuntersuchung eine Entleerungsstörung oder endoskopisch Veränderungen der Schleimhaut diagnostiziert wurden.

Anschließend wird das große Netz nach kranial verlagert und die meist narkosebedingt vergrößerte Milz vorgelagert.

Jetzt kann das Pankreas sowie die große Kurvatur des Magens gesichtet werden. Zu beachten am Pankreas ist die Farbe und Größe. Die Palpation muß sehr sorgfältig und vorsichtig erfolgen, insbesondere, wenn der Verdacht eines Insulinoms vorliegt. Es empfiehlt sich, systematisch vom Lobus sinister über das Corpus zum Lobus dexter bzw. Duodenalschenkel vorzugehen. Dabei wird der Bereich der Papilla duodeni minor ebenfalls abgetastet.

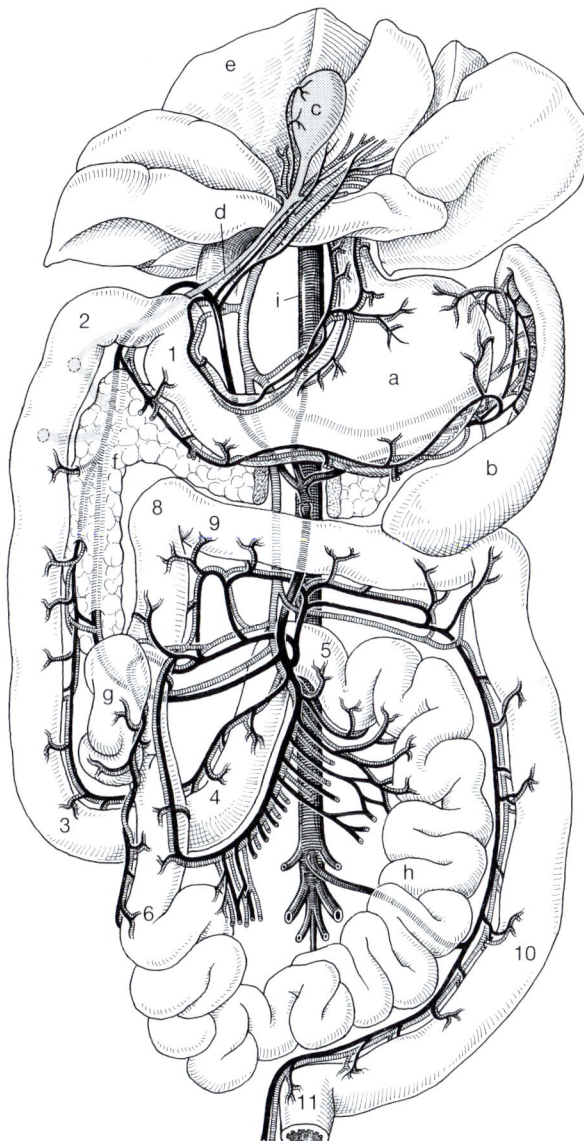

Abbildung 12.8 Situs der Abdominalorgane eines Hundes in Rückenlage
a Magen; **b** Milz; **c** Gallenblase; **d** Ductus choledocus; **e** Leber; **f** Pankreas; **g** Zaekum; **h** Jejunum; **i** Aorta
1 Pylorus; **2** Pars cranialis duoneni; **3** Duodenum descendens; **4** Duodenum transversum; **5** Duodenum ascendens; **6** Endabschnitt des Jejunum; **7** Ilium; **8** Colon ascendens; **9** Colon transversum; **10** Colon descendens; **11** Rektum

Bei Erbrechen ist der gesamte Dünndarm sorgfältig zu untersuchen. Man beginnt am Duodenum descendens und folgt dann der Flexura duodeni caudalis zur Pars ascendens duodeni. Dieser Teil des Duodenum ist mit einem kurzen Gekröse fixiert, so daß ein Vorlagern aus der Bauchhöhle nicht möglich ist. Nach der nahezu in der Mittellinie liegenden Flexura duodenojejunalis geht das Duodenum in das Jejunum über. Dieser Darmteil mit langem Gekröse ist problemlos vorzulagern. Er wird bis zum Ostium ileale verfolgt. Auch das Caecum muß sorgfältig palpiert werden. Es sollte normalerweise keinen festen Inhalt aufweisen. Anschließend wird das Colon ascendens, transversum und descendens inspiziert.

Nachdem der Dünndarm vorgelagert ist, können die Lymphknoten (insbesondere die Lnn. jejunales und mesenterici caudales) sowie die Nieren untersucht werden. Hierbei sollte besonders auf Größe und Oberfläche geachtet werden. Zur Mittellinie hin, kranial der A. und V. renalis, sind die Nebennieren zu finden. Auch hier werden Größe und Oberfläche überprüft.

Schließlich werden Geschlechtsapparat (Ovarien, Uterus, Prostata) untersucht. Bci einer ovariohysterektomierten Hündin ist auch der Uterusstumpf zu kontrollieren. Dabei wird die Harnblase nach ventrokaudal verlagert. Verhindert diese durch ihre Füllung die Untersuchung, so wird sie durch Punktion entleert. Eine Urinprobe wird vorsorglich zu weiteren Untersuchungen aufbewahrt.

Von allen krankheitsverdächtigen Organen sollten Bioptate entnommen und in sorgfältig beschrifteten Gefäßen deponiert werden. Eine spätere Differenzierung der einzelnen Proben ist äußert schwierig.

Die Laparotomiewunde wird schichtweise verschlossen, wobei die Linea alba und subkutane Faszie fortlaufend mit einem langsam resorbierbaren Faden, die Haut mit Knopfheften eines nicht resorbierbaren Fadens verschlossen wird.

Liegt eine generalisierte Peritonitis vor, darf die Bauchhöhle nicht geschlossen werden. Die Linea alba wird vorübergehend mit einigen Knopfheften in Abständen von 2–3 cm locker zusammengezogen. Die Wunde wird mit einer dicken sterilen Gazeschicht abgedeckt und diese durch einen Bauchverband in situ gehalten. Dieser Verband wird je nach Sekretion 1–2 mal täglich gewechselt.

Während der nächsten 4–5 Tage wird der Patient täglich in Sedation oder Kurznarkose in Rückenlage gebracht, die Fäden werden entfernt und die Bauchhöhle wird unter aseptischen Bedingungen mit warmer physiologischer Kochsalzlösung gespült. Dabei sollten auftretende Verklebungen sorgfältig gelöst werden. Nach der Spülung werden erneut einzelne Fäden gelegt, die Wunde sorgfältig abgedeckt und die Abdeckung mit einem Bauchverband gesichert. Eine Kontrolle des Gesamtproteins im zweitägigen Abstand ist angezeigt. Geht zu viel Protein über die Bauchwunde verloren, wird diese geschlossen. Zuvor werden ventral, links und rechts, zwei Penrosedrainagen eingelegt, die am kranialen Wundwinkel die Bauchhöhle verlassen, 2 cm subkutan verlaufen, um dann aus der Hautwunde herauszutreten, wo sie festgenäht werden. Diese Drainagen werden noch weitere 3–5 Tage belassen. Ist die Sekretion zum Stillstand gekommen, können sie entfernt werden. Die Entfernung wird unter aseptischen Bedingungen vorgenommen und vom kaudalen Ende der Drainage eine bakteriologischen Untersuchung sowie eine Resistenzbestimmung durchgeführt.

Diese Bauchhöhlendrainage wird auch dann angewendet, wenn keine generalisierte Peritonitis vorliegt, aber mit einer Sekretansammlung gerechnet wird.

Hernie

Operation der Hernia umbilicalis

Indikation ❑ Nabelbruch. Bei Inkarzeration sofortiger Eingriff erforderlich.

Vorbereitung ❑ Rückenlage.

Vorgehen ❑ Die Haut des äußeren Bruchsacks wird ellipsenförmig so umschnitten, daß die Wundränder nach Beseitigung der Hernie ohne Totraumbildung adaptiert werden können. Der innere Bruchsack wird bis zur Bruchpforte freipräpariert, der Bruchinhalt durch massierende Bewegungen oder durch Aufdrehen des inneren Bruchsacks reponiert. Anschließend wird der innere Bruchsack in Höhe der Bauchdecke abgesetzt.

Falls die Bruchpforte für die Reposition zu eng ist, kann, nach Öffnen des inneren Bruchsacks, aus Netz und Fettgewebe bestehender Inhalt ligiert und abgesetzt werden. Die Reposition des Bruchinhalts kann auch durch Erweiterung der Bruchpforte in der Linea alba erfolgen.

Wundverschluß ❑ Die Bruchpforte wird mit resorbierbaren Fäden unter Adaptation des Peritoneums vernäht. Naht von Subkutis und Haut. Zum Schutz kann eine Hautfaltendecknaht angelegt werden.

Operation der Hernia inguinalis der Hündin

Indikation ❑ Leistenbruch (Inkarzeration erfordert unverzüglichen Eingriff).

Vorbereitung ❑ Rückenlage mit nach hinten locker ausgebundenen Beckengliedmaßen.

Vorgehen ❑ Kaudolateral des letzten Gesäugekomplexes wird über dem sicht- und palpierbaren Bruch der Hautschnitt gelegt. Der innere Bruchsack wird bis zur Bruchpforte unter dem Mammakomplex stumpf freipräpariert. Bei ausreichend weiter Bruchpforte kann der Inhalt durch Aufdrehen des Proc. vaginalis in die Bauchhöhle reponiert werden. Falls die Reposition auf diese Weise nicht möglich ist, wird der Bruchsack geöffnet und der Inhalt reseziert (Fett) oder entleert (Harnblase). Kann die Rückverlagerung auch dann noch nicht erfolgen (Uterus), wird der Leistenkanal kranial erweitert. Nach Reposition wird der Proc. vaginalis aufgedreht, an der Basis ligiert und abgesetzt (Abb. 12.9).

Der innere Bruchsack wird eingestülpt oder, wie beschrieben, zusammengedreht und nach Ligatur, ggf. Transfixation des Fadens, reseziert. Anschließend wird durch Naht mit langsam resor-

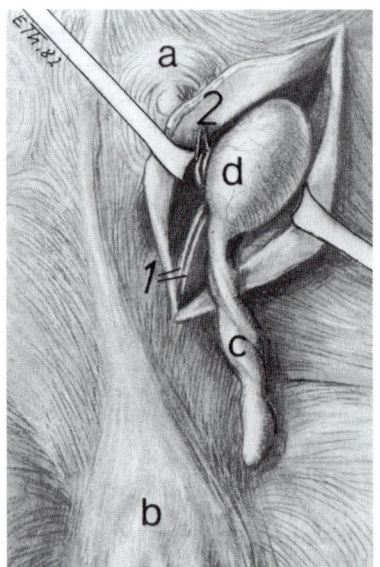

Abbildung 12.9 Hernia inguinalis bei der Hündin
a inguinaler Mammakomplex; **b** Vulva; **c** freigelegter Proc. vaginalis, torquiert zur Reponierung des (**d**) Bruchsackinhalts
1 arterieller Ramus labialis ventralis und V. labialis ventralis; **2** A. und V. epigastrica caudalis superficialis der A. bzw. V. pudenda externa

bierbaren Fäden der innere Leistenring zwischen dem Lig. inguinale sowie dem kaudalen Rand des M. obliquus internus abdominis und dem lateralen Rand des M. rectus abdominis verengt. Es schließt sich die Naht des äußeren Leistenrings in der Aponeurose des M. obliquus externus abdominis an. Dabei dürfen die im kaudalen Winkel liegenden A. und V. pudenda externa weder verletzt noch komprimiert werden.

Der abgehobene Mammakomplex wird durch einige Situationsnähte unter Vermeidung von Hohlraum in ursprünglicher Lage fixiert.

Naht der Subkutis und der Haut. Über die Hautnaht kann eine Hautfaltendecknaht gelegt werden.

Operation der Hernia inguinalis sive scrotalis

Indikation ❏ Leisten- oder Hodensackbruch. (Inkarzeration erfordert unverzüglichen Eingriff).

Vorbereitung ❏ Rückenlage mit nach hinten locker ausgebundenen Beckengliedmaßen.

Vorgehen ❏ In der Inguinalgegend wird über dem Bruchsack bzw. dem in der Tiefe zu palpierenden äußeren Leistenring, Anulus inguinalis superficialis, in seiner Verlaufsrichtung der Hautschnitt geführt. Durch stumpfe Präparation wird der Proc. vaginalis bis zum inneren Leistenring freigelegt. Der Bruchinhalt wird in die Bauchhöhle zurückmassiert.

Der schlitzförmige äußere Leistenring in der Aponeurose des M. obliquus externus abdominis wird durch Knopfhefte mit langsam resorbierbaren Fäden von kranial her so weit eingeengt, daß die Blutgefäße im nach kaudal geschobenen Samenstrang nicht eingeschnürt werden.

Bei gleichzeitig gewünschter oder notwendiger Kastration wird der Proc. vaginalis ebenfalls bis zum inneren Leistenring dargestellt. Mit dem um den Scheidenhautfortsatz gelegten gekrümmten Zeigefinger wird dann der Proc. vaginalis unter Zug aus dem Skrotum gelöst. Der Bruchinhalt der Hernie wird durch Massage und Aufdrehen des Proc. vaginalis in die Bauchhöhle reponiert (Abb. 12.10). Der zusammengedrehte Proc. vaginalis wird in Höhe des Leistenrings ligiert und etwa 1 cm distal davon mit Samenstrang und Hoden abgesetzt. Die Ligatur kann durch Transfixation gesichert werden. Der äußere Leistenring

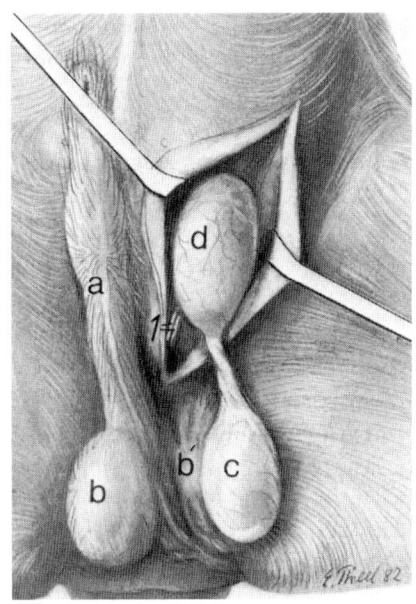

Abbildung 12.10 Hernia scrotalis beim Hund
a Präputium; **b** Scrotum, rechte Hälfte mit Inhalt, **b′** linke Hälfte nach Vorlagerung des Proc. vaginalis; **c** freigelegter Proc. vaginalis nach Aufdrehen und teilweiser Reposition des (**d**) Bruchinhalts
1 arterieller Ramus scrotalis ventralis und V. scrotalis ventralis der A. und V. pudenda externa

wird unter Schonung der A. und V. pudenda externa durch Knopfhefte verkleinert. Naht von Subkutis und Haut. Eine Hautfaltendecknaht kann nützlich sein.

Operation der Hernia perinealis

Indikation ❏ Perinealhernie.

Anmerkung ❏ Gleichzeitige Kastration zweckmäßig.

Instrumente ❏ Raspatorium bei beabsichtigter Transposition des M. obturatorius internus.

Vorbereitung ❏ Vorteilhaft ist mehrtägiger Nahrungsentzug und Entleerung der Paranalbeutel. Rückenlage (Beckengliedmaßen nach oben oder nach vorn, Schwanz nach dorsal ausgebunden) bzw. Bauchlage (Beckengliedmaßen hängend über Tischkante, Polster unter Regio abdominalis caudalis, Schwanz nach dorsal ausgebunden).

Verschluß des Anus mit Tabaksbeutelnaht oder Einlage eines Tampons.

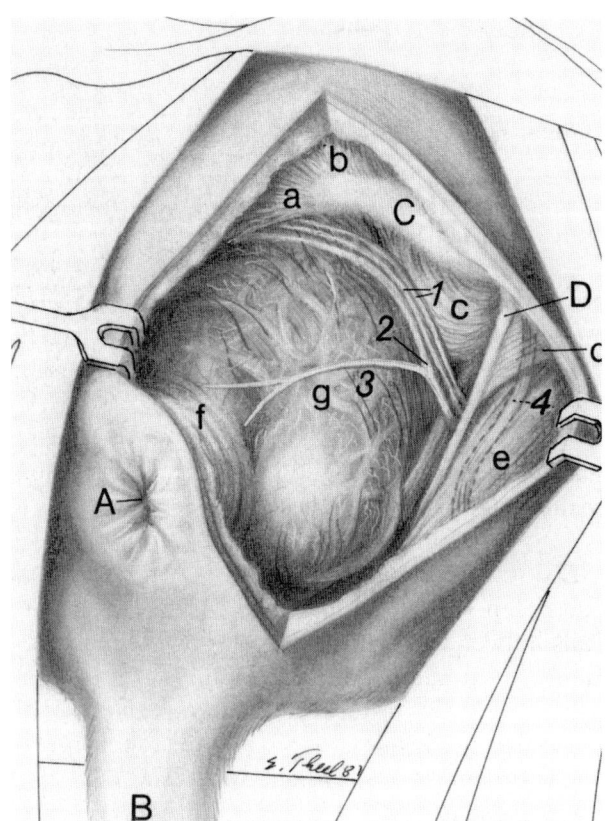

Abbildung 12.11 Hernia perinealis; Haut und oberfläch-liche Faszie durchtrennt
A Anus; **B** Cauda; **C** Tuber ischiadicum; **D** Lig. sacro-tuberale
a M. ischiocavernosus; **b** M. semimembranosus; **c** M. obturatorius internus; **d** M. biceps femoris; **e** M. glutaeus superficialis; **f** M. sphincter ani externus; **g** Bruchsack, bedeckt vom ausgefaserten M. levator ani, vom peri-proktalen Bindegewebe, von Teilen des Mesogastrium dorsale und vom Peritoneum der Beckenhöhle
1 A. und V. pudenda interna; **2** N. pudendus; **3** N. rectalis caudalis; **4** von Muskulatur überlagerter N. ischiadicus

Vorgehen ❑ Der Hautschnitt verläuft seitlich des Anus im Abstand von 2–3 cm in leichtem Bogen über der Ausdehnung des Bruchsacks. Nach Durchtrennen der dünnen subkutanen Faszie liegt der Bruchinhalt, gewöhnlich aus Netz, retroperi-tonealem Fettgewebe, Darm und auch der retro-flexierten Blase bestehend, frei (Abb. 12.11). Im Netz befinden sich oft braunrot bis weißlich ge-färbte Knötchen (organisierte Hämatome).

Der Bruchinhalt wird nach Lösung adhärierter Netzanteile in die Bauchhöhle geschoben. Die Reposition und Retention des Bruchinhalts wird mit Hilfe eines Tuches (Kompresse) erleichtert.

Bei stark gefüllter retroflexierter Harnblase ist die Rückverlagerung gelegentlich erst nach deren

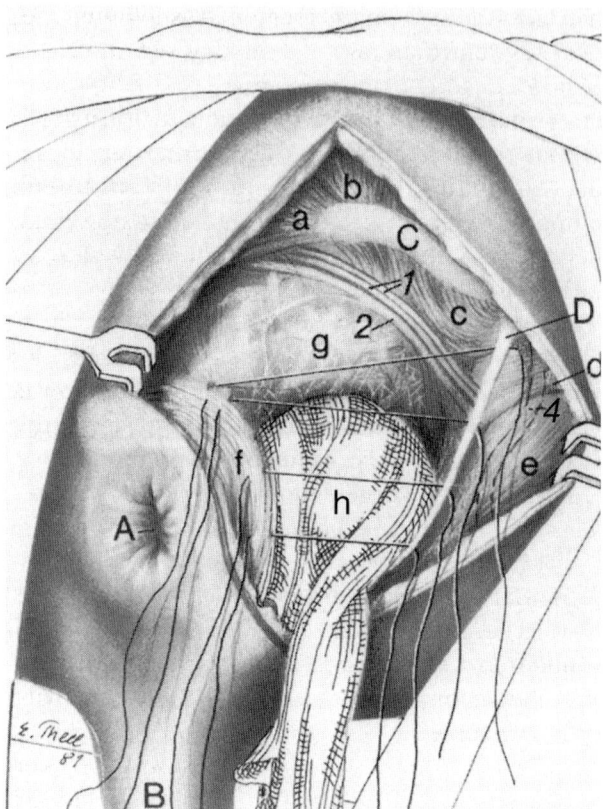

Abbildung 12.12 Hernia perinealis; Zustand nach Re-position und Legen von vier Fäden
h Bruchsack von Kompresse zurückgedrängt

Punktion und Entleerung möglich. Zur Punktion wird ein Schlauch auf die Kanüle gesetzt, um ein Ablaufen des Urins in das Operationsgebiet zu verhindern.

Mit Fäden aus langsam oder nicht resorbierba-rem Material (3,5–5 metric), die um das Lig. sac-rotuberale, dorsolateral durch den M. coccygeus lateralis und ventrolateral den M. obturatorius in-ternus geführt werden, sind der M. sphincter ani externus und identifizierbare Teile des M. levator ani zu vernähen (Abb. 12.12).

Es ist ratsam, die Fäden vorzulegen und sie beim Entfernen des eingelegten Tuches nachein-ander anzuziehen und zu knüpfen. Zum Ver-schluß der Bruchpforte sind etwa 6 Fäden erfor-derlich, die zur Vermeidung von Gefäßverletzun-gen um das Lig. sacrotuberale mit einem DE-SCHAMPS geführt werden können.

Bei der Naht der Bruchpforte sind der ventral auf dem M. obturator internus verlaufende N. pu-dendus und die A. und V. pudenda interna ebenso zu schonen wie der Paranalbeutel.

Alternative: Bei ausgeprägter Ausdehnung des Bruches ventrolateral des Anus hat sich die Transposition des M. obturatorius internus zur Abdeckung der Bruchpforte bewährt. Dazu wird der Muskel kaudal und kaudolateral am Ansatz zum Beckenrand inzidiert und mit einem Raspatorium subperiostal vom Sitzbein bis zum kaudalen Rand des Foramen obturatum und bis in die Nähe der Beckensymphyse abgelöst. Anschließend wird seine Endsehne über dem Rand der Incisura ischiadica minor unter Beachtung des Verlaufes des N. pudendus und der A. und V. pudenda interna durchtrennt. Zu beachten ist, daß hier lateral des Sitzbeinrandes der N. ischiadicus verläuft.

Zusätzlich zu vorgelegten Fäden, die dorsolateral den M. coccygeus lateralis und lateral das Lig. sacrotuberale mit dem M. sphincter ani externus verbinden, wird der M. obturatorius internus mit seinem nunmehr freien Anteil nach dorsal umgeschlagen, so daß seine Dorsalfläche den Abdominalorganen zugewendet ist. Seine Endsehne wird mit rückläufiger Naht lateral mit dem Afterschließmuskel und nach Möglichkeit unter Vermeidung stärkeren Zuges in gleicher Höhe am Lig. sacrotuberale befestigt. Der kaudale Rand des M. obturatorius internus wird ventrolateral unter Schonung des vom N. pudendus zum Sphinkter ani führenden N. rectalis caudalis an den Schließmuskel genäht. Der kraniolaterale freie Rand des M. obturatorius internus wird dann zur kompletten Abdeckung der Bruchpforte am M. coccygeus lateralis und evtl. noch am Lig. sacrotuberale durch Naht befestigt (langsam resorbierbares Material).

Wundverschluß ❑ Adaptation der Faszie und des subkutanen Gewebes (resorbierbares Material). Hautnaht.

Bei beiderseitiger Perinealhernie schließt sich die Operation auf der anderen Seite an.

Bei erheblicher Ektasie des Rektums können, von kranial her beginnend, vertikal gelegte nicht oder schwer resorbierbare Fäden im Abstand von 5–10 mm zur Einstülpung der Schleimhaut durch die Tunica muscularis geführt, angezogen und geknotet werden.

Nach Abschluß des Eingriffs wird die den Anus verschließende Tabaksbeutelnaht entfernt.

Nachbehandlung ❑ Ein Halskragen schützt vor dem Belecken der Hautnaht. Die Defäkation wird durch Diätfütterung erleichtert.

Naht des Zwerchfells

Indikation ❑ Zwerchfellruptur; Hernia diaphragmatica; Hernia pericardialis.

Anästhesie ❑ Narkose, Intubation mit positiver Druckbeatmung, ggf. zusätzlich Muskelrelaxans.

Vorbereitung ❑ Der Patient wird zur Laparotomie in der Linea alba in Rückenlage, zur Laparotomie mit Rippenrandschnitt in Seitenlage ausgebunden.

Vorgehen ❑ Laparotomie in der Linea alba präumbilikal oder, bei gesicherter Lokalisation, mit Rippenrandschnitt.

Die in den Thorax verlagerten Organe werden durch den Defekt im Zwerchfell zurückgezogen. Falls notwendig, kann zur Reposition die Zusammenhangstrennung im Zwerchfell verlängert werden. Um Platz zu schaffen, können Dünndarm und Milz durch die Laparotomiewunde vorgelagert werden. Der vorgelagerte Darm wird mit Gaze abgedeckt, die mit warmer physiologischer Kochsalzlösung angefeuchtet wurde. Im Thorax vorhandenes Blut oder Exsudat ist abzusaugen oder auszutupfen. Der Rand einer Bruchpforte bzw. die Wundränder einer alten Ruptur sind aufzufrischen.

Die Wundränder des Zwerchfells werden mit rückläufigen Heften (dünner, nicht resorbierbarer Faden) adaptiert. Die Naht wird an der entferntesten Stelle begonnen. Die Fäden werden zunächst lang belassen, um durch angepaßten Zug die Wundränder etwas vorzulagern. Evtl. ist der entfernte Wundrand mit einer Klemme zu fassen und an den zugehörigen Wundrand der Gegenseite zu ziehen.

Am oberen Wundrand werden die letzten Hefte zunächst nur vorgelegt und die Atelektasen durch kontrollierte Druckbeatmung beseitigt. Nach optimaler Insufflation der Lunge zur Entlüftung der Pleurahöhle werden die Fäden angezogen und geknüpft. Vorteilhaft ist es, eine Saugdrainage zur Komplettierung des Unterdrucks in der Pleurahöhle einzulegen und anzuschließen.

Nach Verschluß der Zwerchfellwunde bzw. der Bruchpforte werden die Fäden abgeschnitten, die vorgelagerten Organe reponiert und die Wundränder der Laparotomiewunde durch Naht adaptiert. Der Schlauch der Saugdrainage wird in die Laparotomiewunde eingenäht. Er wird nach Stabilisierung der Spontanatmung entfernt.

Magen

Hiatushernie

Indikation ❑ Einstülpung von Abdominalorganen durch den Hiatus oesophageus in die Brusthöhle. Bei Hund und Katze handelt es sich gewöhnlich um einen Vorfall von Anteilen des Magens in den Oesophagus, der vielfach rezidiviert. Eine paraoesophageale Passage durch den Hiatus in das Mediastinum ist bei diesen Tierarten selten.

Anästhesie ❑ Intubationsnarkose, da Eröffnung der Pleurahöhle nicht auszuschließen ist.

Vorbereitung ❑ Rückenlage.

Vorgehen ❑ Laparotomie in der Medianen vom Schaufelknorpel bis kaudal des Nabels zur Erzielung einer guten Übersicht im kranialen Abdomen.

Kontrolle des Hiatus oesophageus durch Einstülpung der Magenwand mit dem Zeigefinger in die Speiseröhre. Der Oesophagus liegt zwischen Ventralschenkeln des rechten Zwerchfellpfeilers, die normalerweise kräftige Muskelwülste darstellen. Die sphinkterähnlich wirkende muskuläre ellipsenförmige Durchtrittsstelle für die Speiseröhre im Zwerchfell erscheint partiell oder insgesamt schlaff bzw. erweitert. Selten sind bei paraoesophagealer Hernie strangförmige Strukturen außerhalb des Oesophagus tastbar.

Bei rezidivierendem Prolaps des Magens in die Speiseröhre kann oft eine auffällige Vaskularisierung im Fundusbereich beobachtet werden.

Vorgefallene Organteile werden vorsichtig in die Bauchhöhle zurückgezogen. Der Zugang zum Hiatus oesophageus bedarf einer Mobilisation der Leber. Linksseitig werden das Lig. triangulare sinistrum und ventral des Oesophagus Anteile des Lig. coronarium durchtrennt. Die linken Leberlappen werden zurückgeschlagen, der Magen mit ALLIS-Klemmen gefaßt und zurückgezogen. Das kleine Netz, aus den Ligamenta hepatogastrium und hepatoduodenale bestehend, wird eröffnet, um die Kardia und den Hiatus oesophageus medial darzustellen. Durch einen oder mehrere über die Speiseröhre zwischen den muskulären Ventralschenkeln des Zwerchfells gelegte Nähte (nicht resorbierbares Material; 2/0 bis 0 metric) werden diese faltenförmig zusammengezogen, ohne den Oesophagus einzuengen. Dadurch soll wieder eine strangförmige Begrenzung des Hiatus geschaffen werden. Die Kontrolle kann durch Einstülpung der Magenwand in den Oesophagus mit dem Finger erfolgen. Ggf. müssen zusätzliche Nähte angebracht oder zu stark einengende entfernt werden.

Anschließend wird die der Kardia benachbarte Wand des Magenfundus mit Einzelheften (resorbierbares Material, 2/0) an dieser fixiert. Die Naht wird im Kardia-Funduswinkel begonnen. Das letzte Heft verbindet Fundus, Oesophagus und Zwerchfell.

Nach Rückverlagerung der Leber wird die Laparotomiewunde verschlossen.

Nachbehandlung ❑ Postoperativ werden in kürzeren Zeitabständen reduzierte Weichfuttermengen, vorzugsweise bei angehobenem Vorderkörper, angeboten. Cimetidine wird zur Behandlung von Oesophagitis und Gastritis, Metoclopramide bei auftretendem Erbrechen eingesetzt.

Gastrotomie, partielle Resektion der Magenwand

Indikation ❑ Fremdkörper; Ulcus; Nekrose; Tumor.

Vorbereitung ❑ Rückenlage.

Vorgehen ❑ Laparotomie in der Linea alba präumbilikal. Nach Darstellung wird der Magen möglichst weit in die Laparotomiewunde hineingezogen. Der Fremdkörper wird durch die Magenwand hindurch in einer möglichst blutgefäßarmen Zone erfaßt und am weitesten vorgelagert. Er wird durch einen Assistenten gehalten oder, falls möglich, in der Position durch eine weich fassende Darmklemme, die hinter dem Fremdkörper auf die Magenwand gesetzt wird, fixiert.

Über dem Fremdkörper wird die Magenwand inzidiert. Nach Durchtrennen von Serosa, Tunica muscularis und Tela submucosa wölbt sich die Schleimhaut vor. Sie wird inzidiert und mit ALLIS-Klemmen gesichert. Der Fremdkörper wird unter Vermeidung von Verschmutzung der Serosa entfernt. Dabei bleibt die Inzisionsstelle zwischen zwei ALLIS-Klemmen angehoben. Flüssigkeit im Magen wird abgesaugt.

Ein pathologisch veränderter Bereich der Magenwand wird vorgelagert und im angrenzenden gesund erscheinenden Anteil mit ALLIS-Klemmen fixiert. Bei Durchblutungsstörungen mit Nekrosegefahr wird der dunkel verfärbte Abschnitt eingestülpt und durch fortlaufende Kürschner- oder Matratzennaht, die jeweils Tunica serosa und Tunica muscularis der gesunden Magenwand erfaßt, abgegrenzt.

Andersartige Veränderungen werden ellipsenförmig umschnitten. Die Magenwand wird in diesen Fällen entweder in Form einer SCHMIEDEN- und abdeckenden LEMBERT-Naht oder durch eine doppelte LEMBERT-Naht verschlossen.

Nach Rückverlagerung des Magens Naht der Bauchwunde.

Nachbehandlung ❑ Nahrungsentzug für 2–3 Tage. Parenterale Flüssigkeitszufuhr für 2–3 Tage.

Pylorusmyotomie

Indikation ❑ Pylorusspasmus.

Vorbereitung ❑ Der Patient ist, abhängig von der beabsichtigten Schnittführung, in Rücken- oder linker Seitenlage auszubinden.

Vorgehen ❑ Laparotomie in der Linea alba in der Regio abdominis cranialis oder parakostal rechts.

Nach Vorlagerung von Magen und Duodenum wird durch Palpation die Lage des Pylorus festgestellt. In diesem Bereich wird ein Längsschnitt durch die Tunica serosa und die oberflächliche Muskelschicht (Stratum longitudinale) auf der antimesenterialen Seite geführt. Der Schnitt erstreckt sich ein wenig über den Pylorus hinaus auf den Magen und das Duodenum. Die Dicke der Ringmuskelschicht (Stratum circulare) kann mit einer stumpfen Arterienklemme ermittelt werden.

Unter Nutzung der dabei entstandenen Öffnung wird die Ringmuskulatur mit einer METZENBAUM-Schere durchtrennt, bis sich die Mukosa in der ganzen Schnittlänge vorwölbt. Ohne Naht können Magen und Darm zurückverlagert werden.

Bei zu starker Vorwölbung der Schleimhaut können die Wundränder der Muskularis quer zur Schnittführung mit Knopfheften, die in etwas größerem Abstand zu setzen sind, adaptiert werden (Abb. 12.13).

Bei akzidentieller Inzision der Tunica mucosa ist eine Pylorusplastik vorzunehmen. Dazu wird die Tunica mucosa in Schnittlänge durchtrennt, nachdem weichfassende Darmklemmen ober- und unterhalb aufgesetzt worden sind. Verschluß der Inzision quer zur Schnittführung mit Naht nach SCHMIEDEN (resorbierbares Material, 1,5–3 metric) und einer zweiten Naht nach CUSHING. Verschluß der Bauchdecke.

Nachbehandlung ❑ Häufiges Angebot kleiner Futtermengen.

Operation bei Torsio ventriculi und akuter Magendilatation

Indikation ❑ Magendrehung/akute Tympanie – schnellstmögliche Intervention!

Anästhesie ❑ Prämedikation, Atropin und Intubationsnarkose; evtl. nur Infiltrationsanästhesie.

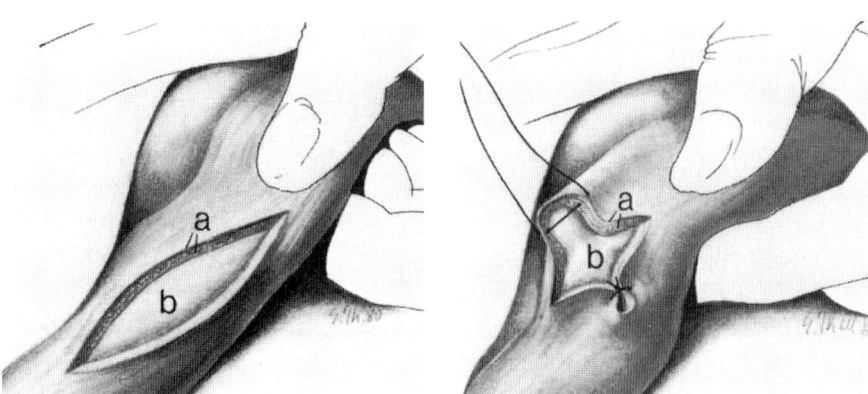

Abbildung 12.13 Pylorusmyotomie
a Tunica serosa und Tunica muscularis; **b** Tunica mucosa

Instrumente ❏ Magensonde. Absaugtrokar oder weitlumige Kanüle mit ca. 25 cm langem Schlauch. Darmklemmen. Lange Kugelzange nach STADLER.

Vorbereitung ❏ Schocktherapie unter besonderer Berücksichtigung von Störungen des Elektrolyt- und Säure-Basen-Haushalts. Herzglykosid (70 % der therapeutischen Dosis) und Verapamil (0,1 mg/kg), bei bereits vorliegender Herzarrhythmie Lidocain (1–4 mg/kg) langsam i.v., evtl. auch per Dauertropfinfusion.

Dekompression des Magens mit der Magensonde versuchen. Bei erfolgreicher Dekompression kann im Falle einer Magendilatation auf den chirurgischen Eingriff verzichtet werden. Sorgfältige Überwachung des Patienten ist im Anschluß erforderlich. Kann die Sonde nicht in den Magen eingeführt werden, sollte sie belassen und nach Reposition vorgeschoben werden.

Rückenlage. Laparotomie in der Linea alba mit langem Schnitt (prä- und postumbilikal).

Vorgehen ❏ Zunächst wird der stark aufgegaste Magen mit dem Absaugtrokar (Kanüle) dekomprimiert. Die schlaffer werdende Magenwand ist vom Assistenten mit Gazekompressen zu fassen und so zu halten, daß die Punktionsstelle mit einem Diagonalheft verschlossen und mit 2 oder 3 Heften (resorbierbares Material) eingestülpt werden kann.

Beim Vorliegen einer Torsio wird der Magen durch Drehen reponiert. Dazu wird er mit der flach zwischen Magenwand und Rippenbogen eingeführten Hand in Pylorusnähe gefaßt. Der Zug kann zunächst auch auf das pylorusnahe Duodenum ausgeübt werden. Die Lage von Milz, Duodenum und Netz ist zu prüfen und ggf. zu korrigieren.

Nach Reposition des Magens ist die Magensonde zur Entleerung und Spülung einzuführen. Können größere Futteranteile nicht über die Sonde oder mit einer langen Kugelzange entfernt werden, sollte der Magen vorgelagert und nach

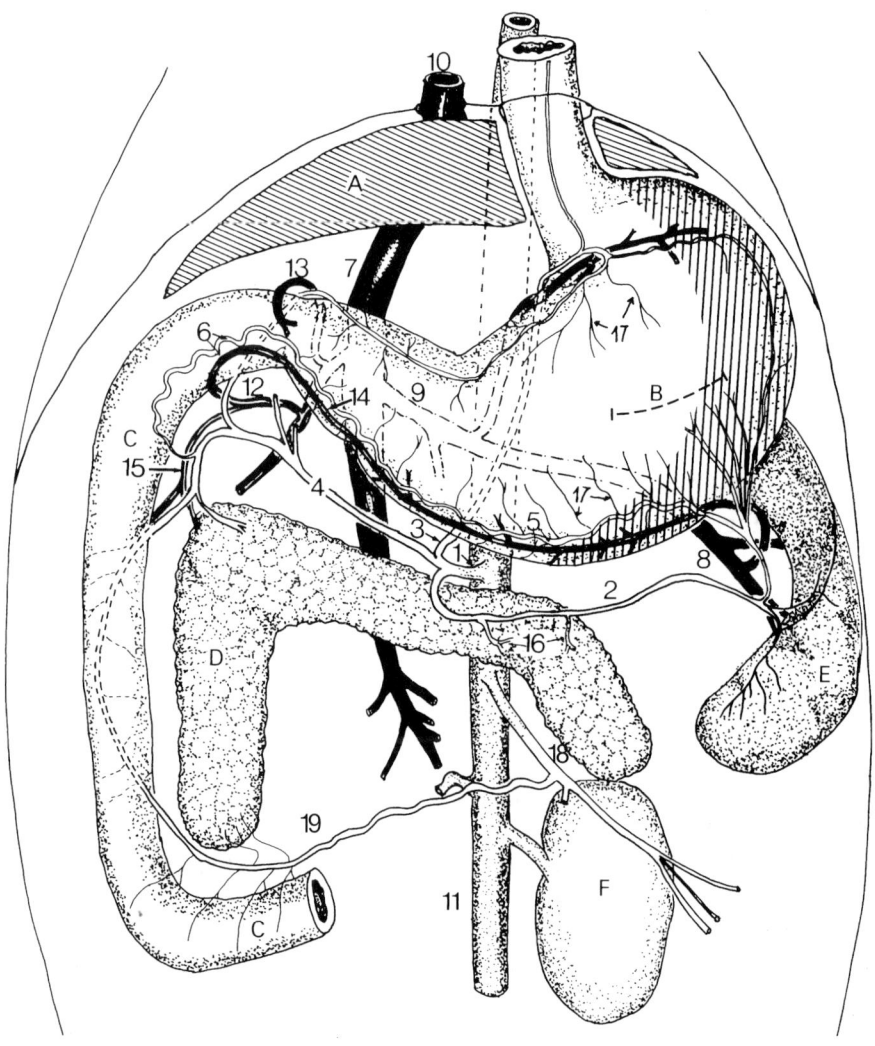

Abbildung 12.14 Schematische Darstellung der Blutgefäße des Magens, nach Korrosionspräparaten gezeichnet; Rückenlage
A Leber; **B** Fundus ventriculi: Die günstigste Stelle zur Gastrotomie ist markiert. Das Gebiet der Magenwandnekrose ist senkrecht schraffiert; **C** Duodenum; **D** Pankreas; **E** Milz; **F** linke Niere
1 A. coeliaca; **2** A. lienalis; **3** A. gastrica sinistra; **4** A. hepatica; **5** A. und V. gastroepiploica sinistra; **6** A. gastroepiploica dextra; **7** V. portae; **8** Ramus lienalis der **9** V. lienalis; **10** V. cava caudalis; **11** Aorta abdominalis; **12** V. gastroduodenalis; **13** V. gastrica dextra; **14** V. gastroepiploica dextra; **15** A. und V. pancreaticoduodenalis cranialis; **16** Rami pancreatici der A. lienalis; **17** Aa. gastricae breves; **18** A. mesenterica cranialis; **19** A. pancreaticoduodenalis caudalis

Abdichten der Bauchhöhle mit Tüchern oder Kompressen inzidiert und entleert werden.

Gastrotomie: Ist die Magenwand im Bereich der großen Kurvatur infolge der durch die Magendrehung verursachten Kompression der V. gastroepiploica sinistra farblich verändert, ist die Inzision auf der Facies parietalis in halber Höhe zwischen kleiner und großer Kurvatur zu legen (Abb. 12.14). Dieser Bereich wird über die A. gastrica sinistra von den Aa. gastricae breves mitversorgt. Die Inzision ist so zu legen, daß noch vorhandene Flüssigkeit aus dem Magen abgesaugt werden kann.

Naht: Die Wundränder werden durch eine fortlaufende Naht nach SCHMIEDEN (resorbierbares Nahtmaterial) adaptiert und durch eine fortlaufende LEMBERT-Naht (resorbierbares Nahtmaterial) eingestülpt.

Ist die Magenwand im Bereich der großen Kurvatur livid (blaugrau bis grünlich) gefärbt oder durch Überdehnung äußerst dünn, wird der nicht mehr erholungsfähige Anteil eingestülpt und durch fortlaufende Kürschner- oder Matratzennaht, die jeweils Tunica serosa und Tunica muscularis der gesunden Magenwand erfassen, abgegrenzt.

Die Milz ist zu exstirpieren, wenn die Kapsel des erheblich gestauten Organs verletzt ist, d.h. eine Blutung besteht, oder wenn als Folge einer längeren Kompression die A. lienalis thrombosiert ist.

Zur Vermeidung von Rezidiven ist eine Gastropexie angezeigt.

Verschluß der Laparotomiewunde. Ggf. Verband.

Nachbehandlung ❏ Kreislauftherapie sowie Flüssigkeitssubstitution. Bei Gastrotomie 2 Tage Nahrungsentzug. Aufteilung der Tagesfutterration in 4 Portionen. Verbandwechsel abhängig von der Situation.

Gastropexie

Indikation ❏ Prophylaxe rezidivierender Torsio ventriculi.

Vorbereitung ❏ Rückenlage, Laparotomie in der Linea alba bzw. im Anschluß an Behebung einer Magentorsion. Resektion des Fettpolsters im Lig. falciforme.

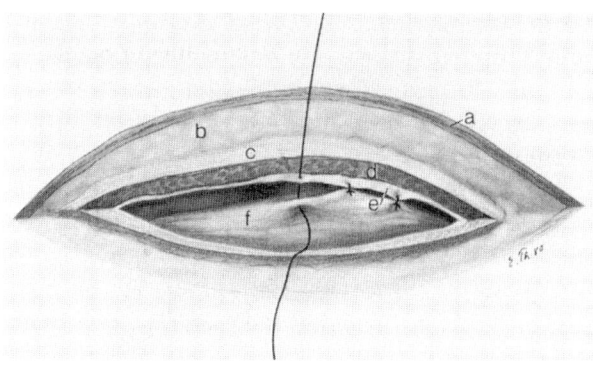

Abbildung 12.15 Gastropexie
a äußere Haut, Schnittkante; **b** subkutanes Fettgewebe; **c** äußeres Blatt der Rektusscheide; **d** M. rectus abdominis; **e** Fascia transversalis und Peritoneum; **f** Magen

Vorgehen ❏ Das Antrum pyloricum wird mit feuchten Kompressen oder ALLIS-Klemmen gefaßt und ohne Drehung in den vorderen Wundwinkel der Bauchinzision vorgelagert. Die Magenwand wird in einer blutgefäßarmen Zone unter Erfassung von Tunica serosa und Tunica muscularis bei geringstmöglichem Zug auf einer Strecke von etwa 4–5 cm in die Naht (langsam oder nicht resorbierbares Material, 3 metric) von Peritoneum, Fascia transversalis und Rektusscheide des kranialen Abschnitts der Laparotomiewunde einbezogen (Abb. 12.15). Der weitere Verschluß des Abdomens erfolgt dann in üblicher Weise.

Nachbehandlung ❏ Wie bei Operation im Anschluß an Magentorsion/-dilatation (s. dort). Sonst Fütterung kleiner Portionen.

Darm

Enterotomie

Indikation ❏ Fremdkörperileus; Tumor.

Instrumente ❏ Darmklemmen.

Vorbereitung ❏ Rückenlage. Laparotomie in der Linea alba.

Vorgehen ❏ Nach Verlagerung des Netzes im Abdomen nach kranial wird der erkrankte Darmabschnitt vorgelagert, der gesunde vorgelagerte

Darm abgedeckt und die Bauchhöhle mit Tüchern oder Kompressen abgedichtet.

Einige Zentimeter vor und hinter der Obturationsstelle wird nun je eine Darmklemme angelegt und der Abschnitt so gehalten, daß das Lumen in der Längsachse des Darmes an der dem Ansatz des Mesenteriums gegenüberliegenden Seite geöffnet werden kann. Die Inzision ist so vorzunehmen, daß Darminhalt abgesaugt oder abgetupft werden kann.

Bei einem festen Fremdkörper ist der Schnitt über seine ganze Länge zu legen, damit die Enterotomiewunde beim Entfernen nicht ein- oder weiterreißt.

Bei der Auffädelung ist der Darm meist an mehreren Stellen zu öffnen, der Faden (Binde, Strumpf oder ähnliches) durchzuschneiden und jeweils nur ein kurzer Anteil unter ganz geringem Zug zu entfernen. Ist ein Faden die Ursache, sollten die Mund- und Rachenhöhle untersucht werden, weil das Fadenende dort haften kann.

Bei einem wurstförmigen Bezoar ist die Inzision so zu legen und so lang zu halten, daß das Konglobat (Haare, Gras usw.) mit einer Arterienklemme aus beiden Schenkeln entfernt werden kann.

Darmnaht: Die Nahttechniken am Verdauungstrakt lassen sich in mehrfacher Hinsicht folgendermaßen einteilen:
a) nach den Nahtschichten (ein-, mehr- oder allschichtige Nähte)
b) nach der Nahtreihe (ein- oder mehrreihige Nähte)
c) nach der Nahtform (einstülpende, ausstülpende oder adaptierende Nähte)
d) nach der Nahtfolge (Einzel- oder fortlaufende Naht)

Es hat sich bewährt, die Wundränder mit einer fortlaufenden Naht nach SCHMIEDEN (dünnes, resorbierbares, atraumatisches Nahtmaterial) zu adaptieren und durch eine fortlaufende LEMBERT-Naht (atraumatisches Nahtmaterial) einzustülpen. Bei engem Darmlumen genügt eine einreihige Naht mit Adaptation der Wundränder auf Stoß. Nach Abnahme der Darmklemmen ist der vorgelagerte Darm, falls notwendig, mit nassen Kompressen vorsichtig abzutupfen. Abschließend sollte über die Darmnaht Netz gelegt und ggf. mit 2–3 Knopfheften (resorbierbares Material) fixiert werden. Nach Rückverlagerung des Darmes wird das Netz reponiert.

Naht der Laparotomiewunde.

Nachbehandlung ❑ Parenterale Flüssigkeitssubstitution. Ggf. Verband. 2 Tage Flüssigkeitsentzug per os; 3 Tage Nahrungsentzug.

Invagination

Invagination ist eine Einscheidung des Darms, am häufigsten des Ileum in das Colon ascendens (ileozäkale Invagination). Seltener wird eine Invagination des Ileum in das Caecum oder des Caecum in das Colon (ileozäkale bzw. zäkokolische Invagination) beobachtet.

Bei frischen Invaginationen läßt sich i. d. R. das Invaginat (Intussusceptum) unter leichtem Zug bei gleichzeitiger Kompression auf das Insussuscipiens knapp hinter der Invagination herausdrücken (Abb. 12.16).

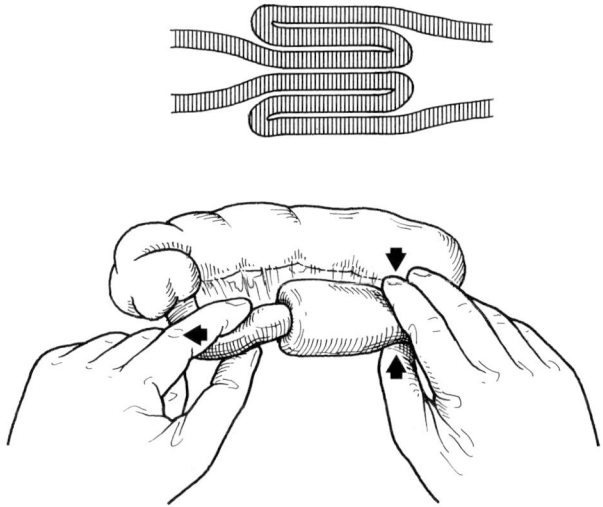

Abbildung 12.16 Lösen einer Invagination

Falls dieser Versuch wegen bereits bestehender Verklebungen, starker Ödembildung oder gangränöser Schädigung scheitert, sollte eine Resektion des betroffenen Darms mit anschließender Anastomose vorgezogen werden.

Nach Beseitigung der Einstülpung muß die Darmvitalität überprüft werden. Hierzu wird die Farbe, Durchblutung und insbesodere die Peristaltik des betroffenen Segmentes nach Berieselung mit heißer Kochsalzlösung kontrolliert.

Nicht selten kommt es nach Lösen der Invagination an der Eintrittsstelle des Invaginats zum Einreißen der Serosa und ggf. Muskularis. Der Invaginationsbereich wird daher und auch zur

Verringerung des Rezidivsrisikos mit Teilen des großen Netzes umhüllt, das am Darm und Mesenterium mit Knopfheften fixiert wird (Omentopexie).

Bei einer zäkokolischen Invagination kann eine Thyphlektomie erforderlich werden.

Zur Vermeidung von Rezidiven kann auch die Nobleschen Darmplikatur oder die Jejunopexie durchgeführt werden. Bei der ersten Technik werden jeweils drei Darmschlingen kranial und kaudal der Invaginationsstelle gefaltet und die Schlingen mit seromuskulären Knopfnähten mit resorbierbarem Faden aneinander genäht (Abb. 12.17).

Bei der Jejunopexie wird der ursprünglich invaginierte Bereich kranial und kaudal an die Bauchwand genäht. Um eine schnellere Verwachsung zwischen Darm- und Bauchwand zu erzielen, wird auf die aneinander liegenden Flächen ein karoartiges Muster eingeschnitten und dann im Abstand von 1,5–2 cm mit einzelnen Knopfheften zusammengenäht. Am Darm dürfen die Fäden nur bis in die Submukosa reichen.

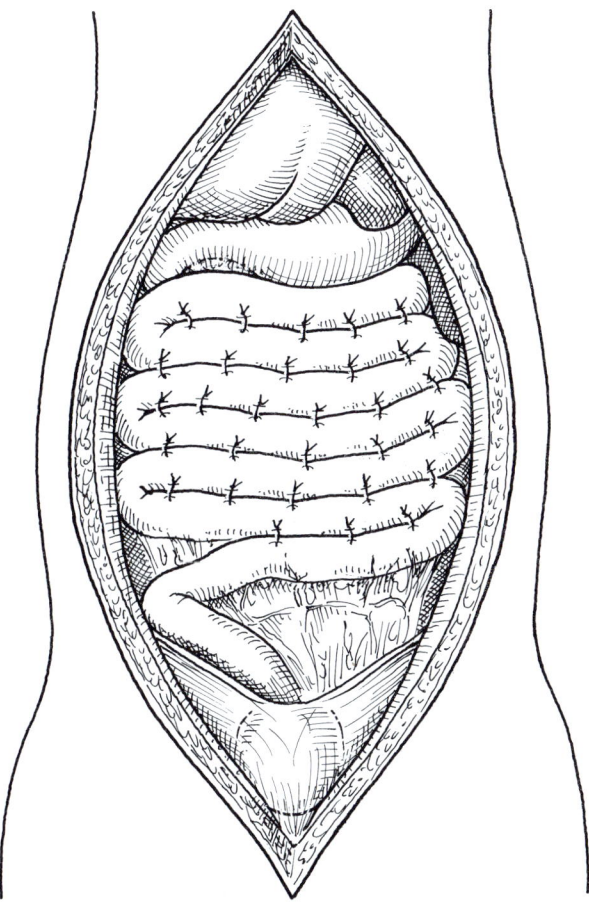

Abbildung 12.17 Noblesche Darmplikatur (Jejunopexie) zur Vermeidung von Invaginationsrezidiven

Nachbehandlung ❏ Behandlung der die Darmperistaltik stimulierenden Grundkrankheit.

Enteroanastomose

Indikation ❏ Nekrose der Darmwand; unlösbare Verwachsungen; Darmtumor.

Instrumente ❏ Darmklemmen.

Vorbereitung ❏ Rückenlage; Laparotomie in der Linea alba.

Vorgehen ❏ Der zu resezierende Darmabschnitt ist ausreichend vorzulagern, der gesunde Darm abzudecken und die Bauchhöhle abzudichten. Danach werden die Mesenterialgefäße im Bereich des zu resezierenden Darmabschnitts ligiert und mit dem Mesenterium durchtrennt. Dabei sollte das Gekröse, entsprechend der Länge des zu resezierenden Darmabschnitts, keilförmig abgesetzt werden. Nun wird der zu resezierende Darmabschnitt an beiden Enden mit einer Ligatur oder Darmklemme abgedichtet. 10–25 mm proximal bzw. distal der Ligaturen wird je eine Darmklemme im sicher durchbluteten Bereich auf die zu- bzw. abführende Darmschlinge gesetzt und der zu resezierende Abschnitt nahe der Ligaturen abgesetzt.

● **End-zu-End-Anastomose** (einreihig, nicht invertierend)
Ein unterschiedlich weites Lumen im zu- und abführenden Schenkel ist auszugleichen: Der Darm des zuführenden Schenkels wird quer und der des abführenden Schenkels so schräg abgesetzt, daß die Lumina auf „Stoß" adaptiert werden können. Alternativ kann durch einen Längsschnitt im engeren Darmabschnitt die Adaptation erleichtert werden (Abb. 12.18). Zunächst wird mesenterial und dann antimesenterial je ein Heft (langsam resorbierbares, atraumatisches Nahtmaterial) gesetzt, geknüpft und der Darm zwischen den beiden Heften leicht gespannt (Abb. 12.19). Die Nadelführung für diese und die folgenden Knopfhefte ist: Tunica serosa, Tunica muscularis, Tela submucosa auf der einen und Tela submucosa, Tunica muscularis und Tunica serosa auf der anderen Seite (Abb. 12.20). Ein- und Ausstich sowie der Abstand zwischen den Heften sollen ausreichenden Halt bieten und den Austritt von Flüssigkeit verhindern.

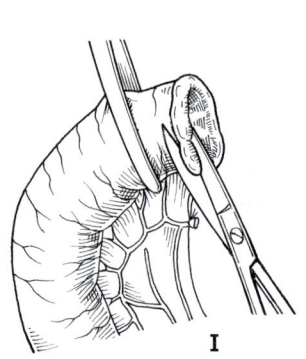

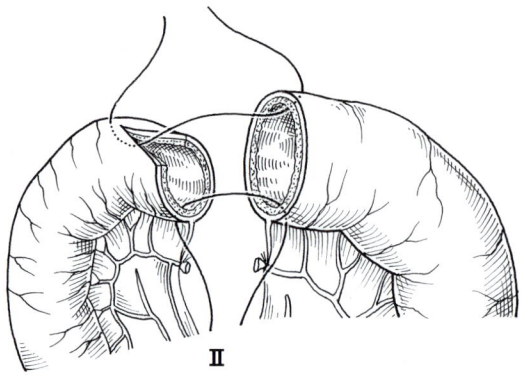

Abbildung 12.18 I, II Adaptation der Darmstümpfe bei unterschiedlichen Lumina **(II)** nach Zurückschneiden der Mukosa vor der Anastomose **(I)**

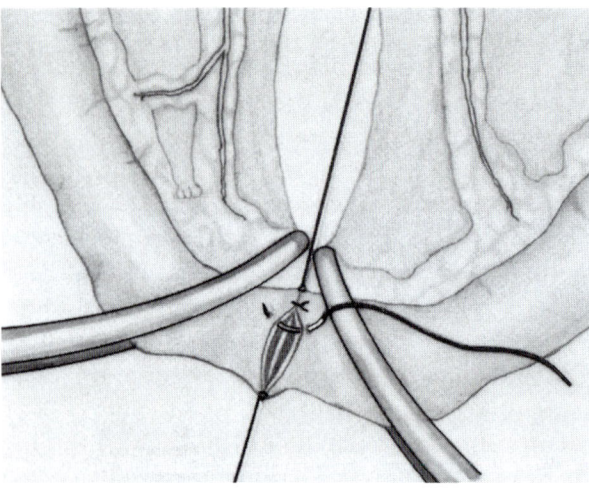

Abbildung 12.19 End-zu-End-Anastomose; Hefte mesenterial und antimesenterial gesetzt, Naht auf der zugewandten Seite

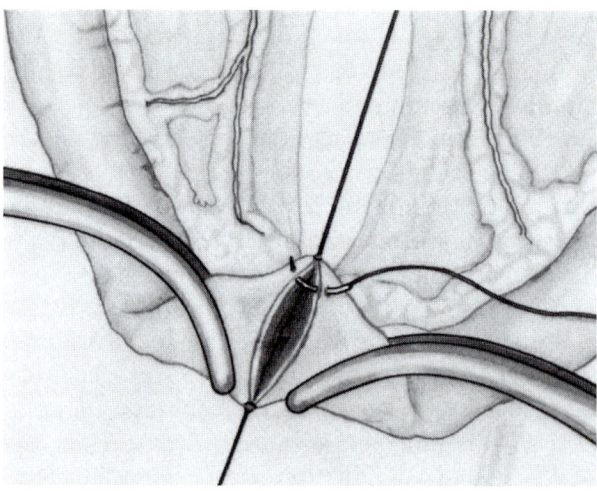

Abbildung 12.21 Naht auf der Gegenseite

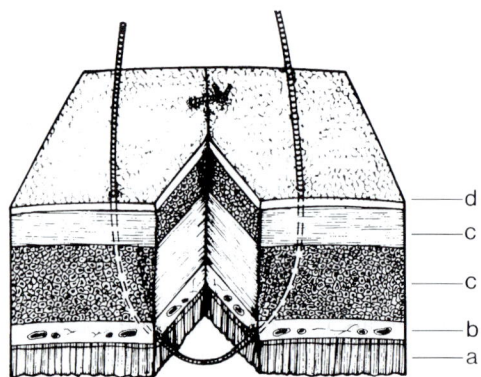

Abbildung 12.20 End-zu-End-Anastomose, Nadelführung; Schema
a Tunica mucosa; **b** Tela submucosa; **c** und **c′** Tunica muscularis: **c** Stratum circulare, **c′** Stratum longitudinale; **d** Tunica serosa

Sind die Wundränder auf der zugewendeten Seite durch Knopfhefte adaptiert, wird der Darm um 180° gedreht und die Naht analog fortgesetzt (Abb. 12.21).

Die Darmnaht ist durch je ein Heft beiderseits am Gekröseansatz zu sichern (Nadelführung nach LEMBERT, Abb. 12.22). Abschließend sind die Wundränder des Mesenteriums mit Knopfheften zu adaptieren und die Anastomose durch Anlagerung von Netz zu sichern.

● **Seit-zu-Seit-Anastomose**
Zunächst sind die beiden Darmenden mit einer zweireihigen Naht zu verschließen. Einfach und sicher sind folgende Verfahren:
a) Die über die Darmklemme hinausragenden Wundränder des Darmes werden mit einer Naht nach SCHMIEDEN oder einer Kürschner-Naht adaptiert. Danach werden die Klemme abgenommen, der Stumpf etwas eingestülpt

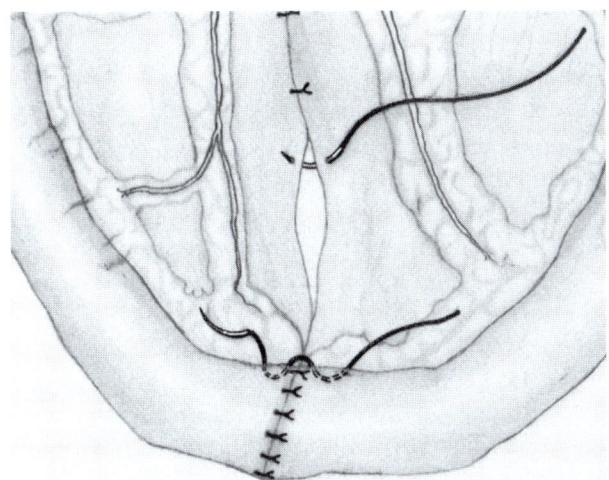

Abbildung 12.22 Situation nach Adapation auf Stoß mit einstülpendem Heft am Gekröseansatz und zum Teil genähten Spalt im Gekröse

und die aneinander liegenden Flächen mit einer fortlaufenden Lembert-Naht adaptiert.

b) Es wird ein Faden zur CUSHING-Naht unter Einbeziehung der Klemme gelegt (Abb. 12.23). Ein- und Ausstich liegen 7–10 mm links und rechts von der Klemme. Nach Legen des Fadens wird die Klemme entfernt, der Faden angezogen und geknüpft. Danach werden der Stumpf etwas eingestülpt und die aneinander liegenden Flächen mit einer fortlaufenden LEMBERT-Naht fixiert.

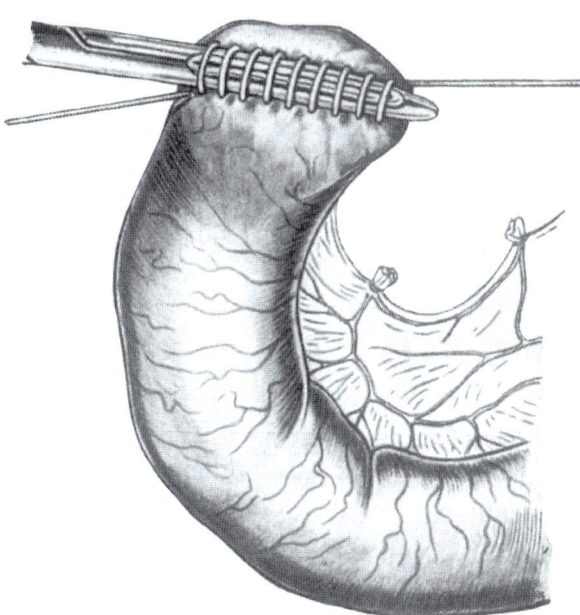

Abbildung 12.23 Verschluß des Darmstumpfes mit modifizierter CUSHING-Naht

Nach Ausstreichen des Darminhalts aus den Stümpfen werden je eine Darmklemme 7–10 cm vom Stumpfende entfernt angelegt und die beiden Darmstümpfe isoperistaltisch nebeneinander (mit übereinander liegendem Gekröse) gelegt. Sie werden mit einer 5–10 mm vom Gekröseansatz entfernt gelegten fortlaufenden LEMBERT-Naht in einer Länge, die dem 2fachen Durchmesser des Darmlumens entspricht, aneinander genäht („hintere Serosennaht"). Die Naht sollte bis an den eingestülpten Stumpf beider Schenkel reichen (Abb. 12.24).

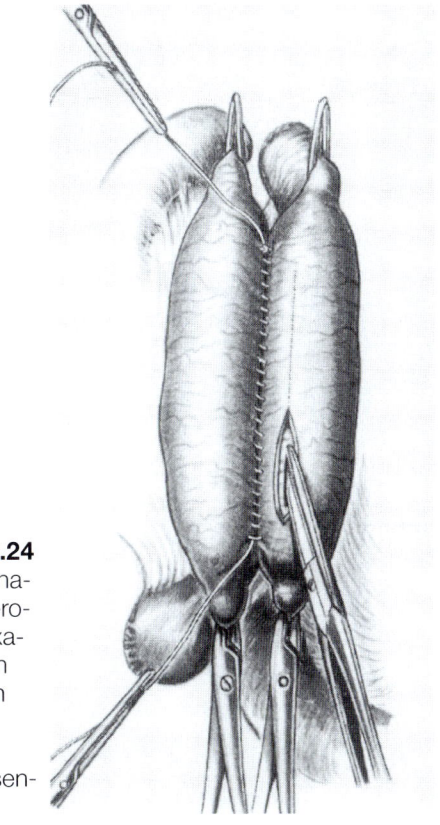

Abbildung 12.24
Seit-zu-Seit-Anastomose; Enterоtomie nach Fixation der beiden Stümpfe durch fortlaufende LEMBERT-Naht („hintere Serosennaht")

Nun werden beide Darmstümpfe in der Längsachse, nach einer kurzen Inzision, mit der Schere geöffnet. Die Länge der beiden in gleicher Höhe gelegten Inzisionen sollte etwa das 1,5fache des Durchmessers des Lumens vom abführenden Schenkel betragen und an beiden Enden 10–15 mm kürzer als die zuvor gelegte „hintere Serosennaht" sein. Die Wundränder der beiden Enterotomiewunden werden nun mit einer fortlaufenden Naht adaptiert (Abb. 12.25 I, II). Danach wird die Vorderseite der Anastomose mit einer fortlaufenden LEMBERT-Naht, „vordere Serosennaht" (Abb. 12.26), abgedichtet.

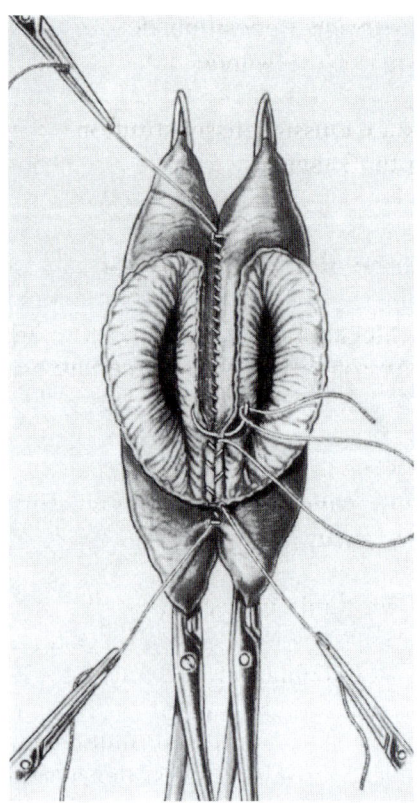

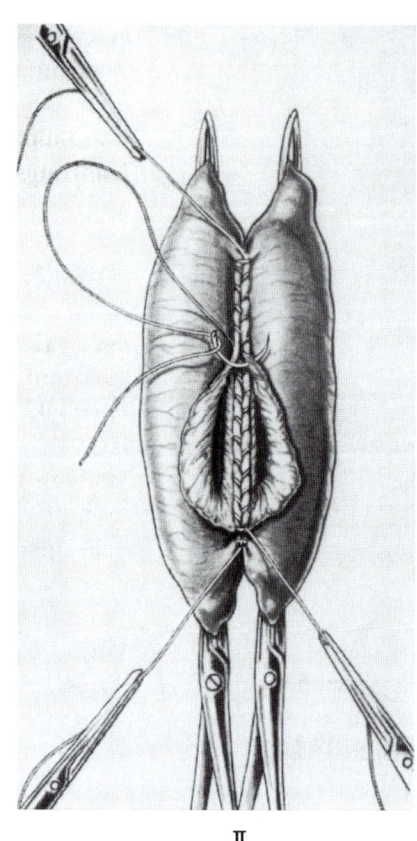

I

II

Abbildung 12.25 I, II Adaptation der Wundränder der beiden Enterotomiewunden mit fortlaufender Naht nach SCHMIEDEN

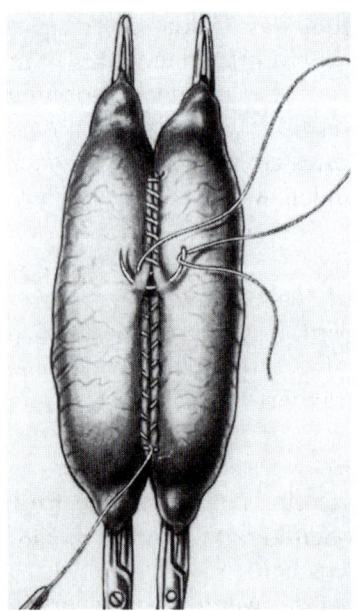

Abbildung 12.26 Adaptation der Flächen an der Vorderseite der Anastomose („vordere Serosennaht") mit fortlaufender LEMBERT-Naht

Nach Abnahme der Darmklemmen wird der Spalt im Mesenterium mit Knopfheften (resorbierbares Material) verschlossen und die Anastomose durch Umhüllung mit Netz gesichert.

● End-zu-Seit-Anastomose

Der Stumpf des abführenden Schenkels wird, wie bei der Seit-zu-Seit-Anastomose beschrieben, verschlossen, der Darminhalt im Bereich der vorgesehenen Anastomose herausgestrichen und der Abschnitt mit Darmklemmen abgedichtet. Nun wird das offene Ende des zuführenden Schenkels an den Darm seitlich angelegt und mit einer fortlaufenden LEMBERT-Naht angenäht, „hintere Serosennaht" (Abb. 12.27). Die Naht sollte am zuführenden Schenkel 10–15 mm vom offenen Darmende und am abführenden Schenkel 10–20 mm vom Gekröseansatz entfernt liegen. Nun wird der abführende Darmschenkel gegenüber dem Gekröseansatz in Höhe des angenähten zuführenden Schenkels nach einer kurzen Inzision mit der Schere in der Längsachse geöffnet. Die Länge der Wunde sollte der Weite des offenen Darmendes entsprechen. Die Wundränder der beiden Enterotomiewunden werden mit einer fortlaufenden Naht adaptiert (Abb. 12.28). Danach wird die Vorderseite der Anastomose mit einer fortlaufenden LEMBERT-Naht, der „vorderen Serosennaht" (Abb. 12.29) abgedichtet.

Nach Abnahme der Darmklemmen wird der Spalt im Mesenterium mit Knopfheften (resorbierbares Material) verschlossen und die Anastomose durch Umhüllung mit Netz gesichert.

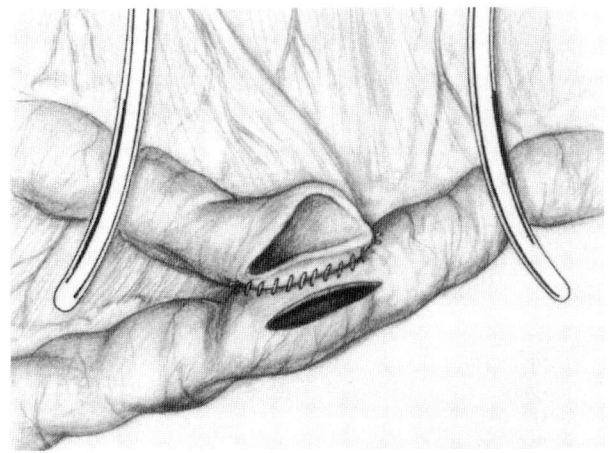

Abbildung 12.27 End-zu-Seit-Anastomose; Fixation des Stumpfes mit fortlaufender Naht („hintere Serosennaht")

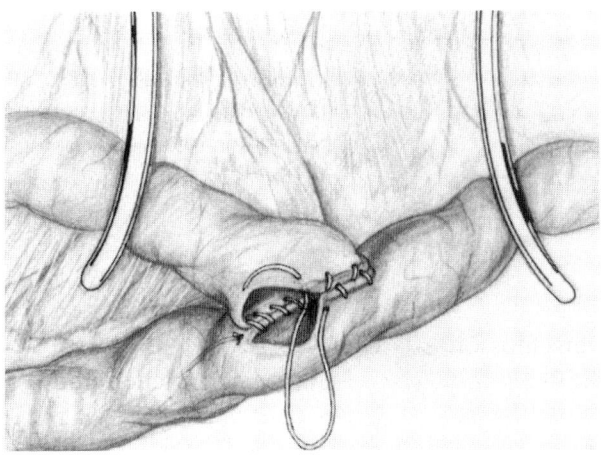

Abbildung 12.28 Adaptation der Wundränder; Kürschner-Naht auf der gegenüberliegenden, vom Wundwinkel an Sᴄʜᴍɪᴇᴅᴇɴ-Naht auf der zugewendeten Seite

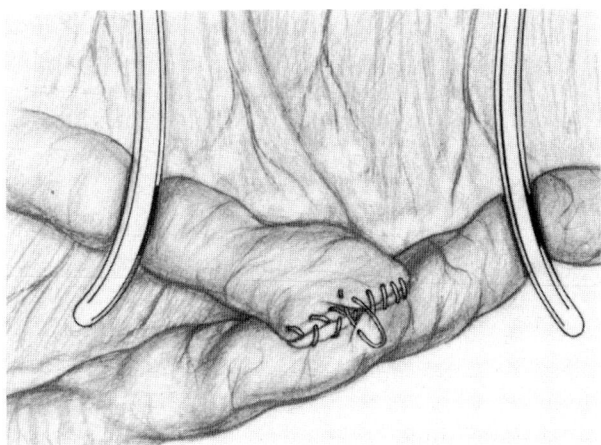

Abbildung 12.29 Adaptation der Flächen an der Vorderseite der Anastomose („vordere Serosennaht") mit fortlaufender Lᴇᴍʙᴇʀᴛ-Naht

Wundverschluß ❑ Nach Reposition des Darmes Verschluß der Laparotomiewunde.

Nachbehandlung ❑ Flüssigkeitssubstitution. Nahrungsentzug für 3 Tage.

Partielle Kolonresektion bei der Katze

Indikationen ❑ Megakolon, rezidivierende Obstipation nach Ausschöpfung der konservativen Therapie.

Vorbereitung ❑ Chemotherapie 24 Stunden präoperativ. Die Entleerung des Kolons durch Einläufe gelingt i.d.R. nicht.

Vorgehen ❑ Laparotomie in der Linea alba und Vorlagern des gesamten Kolon samt Ostium ileale. Um eine Kontamination der Bauchhöhle zu vermeiden, werden mit physiologischer Kochsalzlösung befeuchtete Kompressen unter den vorgelagerten Dickdarm gelegt. Weist der ausgeprägte Schleimhautringwall des Ostium ileale keine palpierbaren Veränderungen auf, wird ca. 2 cm distal davon das Colon ascendens sowie am Übergang zum Rektum das Colon descendens nach Aufsetzen von Darmklemmen abgetrennt (Abb. 12.30). Zuvor sollten die Gefäßversorgung ermittelt und die im Gekröse verlaufenden Äste der A. und V. mesenterica cranialis sowie caudalis entsprechend abgebunden werden. Vorhandener Darminhalt wird vorher in den zu resezierenden Abschnitt hineinmassiert, so daß die Schnittstellen frei von Kot sind. Nach Abtrennung des zu resezierenden Teils wird eine End-zu-End-Anastomose (s. S. 235) durchgeführt. Ist der Bereich des Ostium ileale verändert, wird der Darm im Bereich des Ileum bzw. Jejunum reseziert und der entsprechende Dünndarmabschnitt mit dem distalen Dickdarmstumpf ebenfalls über eine End-zu-End- oder End-zu-Seit-Anastomose (s. S. 238) verbunden.

Das Ostium ileale sollte, wenn möglich, erhalten bleiben, da es eine wichtige Funktion hat. Seine Resektion ermöglicht eine Kontamination des Dünndarms mit Bakterien aus dem Dickdarm, die eine Spaltung der Gallensäuren mit konsekutiver Steatorrhoe verursachen.

Nach erfolgter Anastomose wird die Bauchhöhle gründlich mit warmer physiologischer Kochsalzlösung gespült und die Laparotomiewunde in der üblichen Form verschlossen.

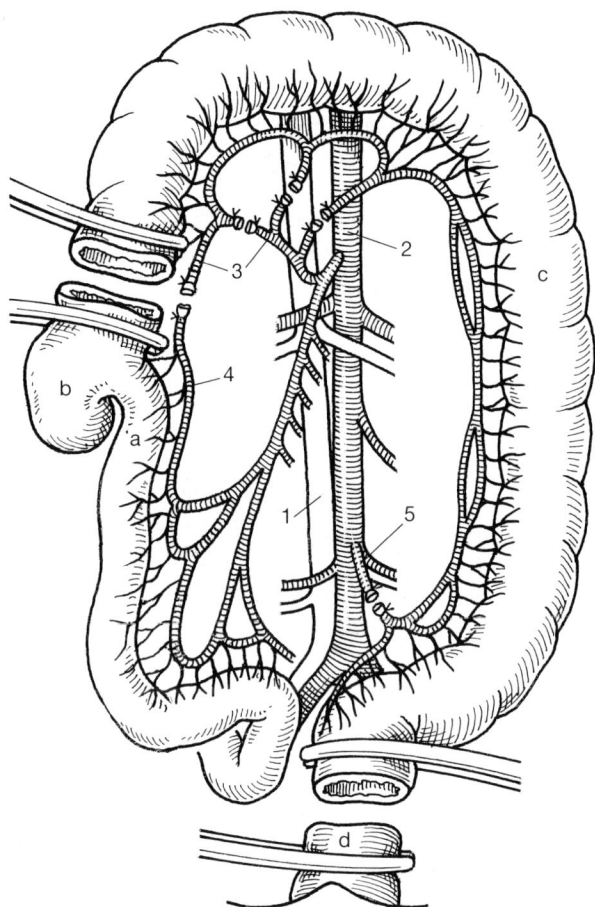

Abbildung 12.30 Partielle Kolonresektion bei der Katze
a Ileum; **b** Caecum; **c** Kolon; **d** Rektumstumpf
1 V. cava caudalis; **2** Aorta; **3** A. colica dextra; **4** Ramus ilei mesenteralis der A. ilei; **5** A. mesenterica caudalis

Nachbehandlung ❑ Elektrolyt- und Flüssigkeitssubstitution. Fortsetzen der Chemotherapie für eine Woche.

Postoperativ weisen die Tiere leichten Tenesmus und Durchfall auf. Innerhalb der ersten 4 postoperativen Wochen setzten sie wieder geformten Kot ab.

Rektopexie – Kolopexie

Indikation ❑ Rezidivierender Rektumprolaps.

Vorbereitung ❑ Vorbereitung des Operationsfeldes für Rektopexie in der linken Flanke und Lagerung auf der rechten Seite, für Kolopexie kaudal des Nabels und Rückenlage. Zur Rektopexie wird eine Gummi- oder Plastiksonde in das Rektum eingeführt, nachdem der Prolaps reponiert wurde.

● **Vorgehen zur Rektopexie:** Der Hautschnitt wird, etwas vor dem Hüfthöcker und ventral der Lendenmuskulatur beginnend, senkrecht zur Medianen auf einer Länge von etwa 5 cm gelegt. Nach Durchtrennen der Mm. obliqui externus et internus abdominis sowie des M. transversus abdominis wird das Peritoneum inzidiert. Der durch die Sonde kenntlich gemachte Enddarm wird gefaßt und, falls erforderlich, die Reposition durch Zug vervollständigt. Das nach kranial leicht gestreckte, aber nicht unter Spannung stehende Rektum wird mit Knopfheften, Serosa und Muskularis des Darmes fassend, im Wundbereich an mehreren Stellen an die Bauchwand genäht.

● **Vorgehen zur Kolopexie:** Die Öffnung der Bauchhöhle erfolgt in der Linea alba oder paramedian kaudal des Nabels in einer Länge von etwa 5–7 cm. Das gestreckte Colon descendens wird unter geringer Spannung mit mehreren Knopfheften entlang der Inzision an Bauchfell und Bauchfaszie fixiert. Durch Fassen beider Wundränder des Peritoneums und der Fascia transversalis können Serosa und Muskularis des Darmes mit in die Naht einbezogen werden.

Verschluß der Laparotomiewunde.

Rektumschleimhautresektion

Anatomie ❑ Am Endabschnitt des Darmrohrs geht die Schleimhaut mit einschichtigem Darmepithel zonenweise in die äußere Haut mit mehrschichtigem Plattenepithel über. Beim Hund sind folgende makroskopisch sichtbaren Zonen zu unterscheiden:

– Die Zona cutanea, die mit der Haut der Afterregion in Verbindung steht und als ca. 4 cm breiter kutaner Streifen durch schütteren Haarbesatz und eine Pigmentierung, die eine blaurote Färbung hervorruft, auffällt. In ihr sind beiderseits die stecknadelkopfgroßen Mündungen der Analbeutel und die zahlreichen stichgroßen Mündungen der Zirkumanaldrüsen gelegen.

– Die Zona intermedia, auch Linea anocutanea genannt, folgt als ca. 1 mm breiter Saum.

– Die Zona columnaris ist als kutane Schleimhaut in zierliche, säulenartige Längsfalten gelegt. Sie bildet einen 5–12 mm breiten Streifen, der dunkler als die Rektalschleimhaut ist. In ihr kommen die Analdrüsen vor.

– Die Rektumschleimhaut zeigt blaßrosarote Farbe und trägt verstreichbare Falten. Ihre Eigendrüsen und die Einzellymphknötchen liegen unter bzw. an der Grenze des makroskopisch Sichtbaren.

Indikation ❏ Mastdarmdivertikel (Diverticulum recti); Mastdarmektasie (Ectasia recti); Schleimhauttumor.

Vorbereitung ❏ Futterentzug 48 Stunden vor der Operation. 24 Stunden vor dem Eingriff sollte das Kolon durch Klysmen entleert, sein Füllungszustand vor der Operation überprüft (Durchleuchtung, Leeraufnahme) und ggf. eine Entleerung vorgenommen werden. Der Hund ist in Rückenlage mit hochgelagertem Becken und mit nach kranial an die Rumpfseiten gezogenen Beckengliedmaßen zu fixieren.

Vorgehen ❏ Zur Darstellung der Linea anorectalis und der angrenzenden Rektumschleimhaut sollte der Anus durch vier nur die Haut fassende Haltefäden auseinanderzogen werden.

Etwa 5 mm kranial und parallel zur Linea anorectalis wird die Schleimhaut zirkulär durchtrennt, ohne die Muskularis zu verletzen (Abb. 12.31). Dann faßt man den proximalen Wundrand der Schleimhaut mit einigen Mosquitoklemmen und präpariert ihn ringsherum mit Schere oder Skalpell von der Muskularis ab. Sind die Schichten korrekt voneinander getrennt, läßt sich die Mukosa weiterhin stumpf ablösen. Mit einer nun quer aufgesetzten Klemme wird das Schleimhautrohr aus der Analöffnung gezogen. Die sich wellenförmig vor dem Sphincter ani externus zusammenschiebende Muskelschicht wird mit einem Tupfer abgestreift. Die beim Nachlassen der Zugspannung an der ventralen Fläche des Darmes sichtbaren Gefäße sind zu ligieren oder zu koagulieren. Ist das Schleimhautrohr über den veränderten Bereich hinaus vorgelagert, wird zunächst ein Viertel seiner Zirkumferenz in Höhe des anfangs gelegten Zirkulärschnitts durchtrennt und der kraniale Schnittrand mit dem vor der Linea anorectalis gelegenen Mukosarand durch Knopfhefte (dünner, nicht resorbierbarer Faden) vereinigt. Vor dem Setzen der Naht ist sicherzustellen, daß das Schleimhautrohr nicht um die Längsachse gedreht wurde. Die Nadel muß tief in die geraffte Muskularis geführt werden, um ein Einreißen bzw. Durchschneiden der Schleimhaut zu vermeiden.

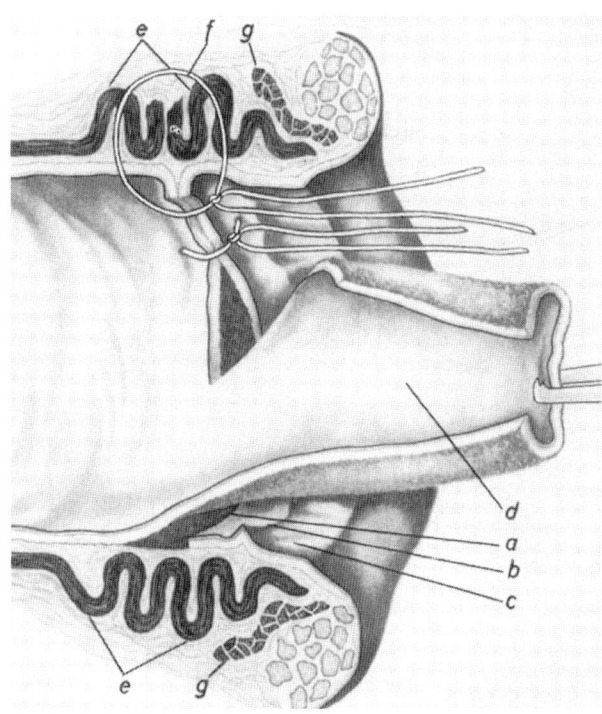

Abbildung 12.31 Resektion der Rektumschleimhaut – Längsschnitt durch Rektum und Anus
a Schnitt durch die Schleimhaut parallel zur Linea anorectalis; **b** Linea anorectalis; **c** Zona columnaris; **d** abpräparierte Schleimhaut; **e** geraffte Muskularis; **f** Knopfheft; **g** M. sphincter ani externus

Analog wird dann das mobilisierte Schleimhautrohr abschnittsweise inzidiert und die Wunde geschlossen. Nach dem Absetzen stülpt sich der Analring wieder ein. Erst jetzt sollten die Fäden abgeschnitten werden, und zwar so, daß die Enden noch eben im Anus sichtbar sind.

Nachbehandlung ❏ Infektionsprophylaxe. Der Kotabsatz ist während der ersten Tage nach der Operation sehr schmerzhaft. Zur Vermeidung einer stärkeren Eindickung des Darminhalts sollte flüssig-breiiges Futter verabreicht und ggf. ein Klysma verabfolgt werden.

Verschluß des Anus – Rektumamputation

Indikation ❏ Reponierbarer Vorfall des Anus oder des Anus und Rektums. Amputation: Tiefe Nekrose; perforierende Verletzung; Unmöglichkeit der Reposition.

Vorbereitung ❏ Beckenhochlagerung. Der vorgefallene Darm ist mit Kompressen abzudecken und zu kühlen.

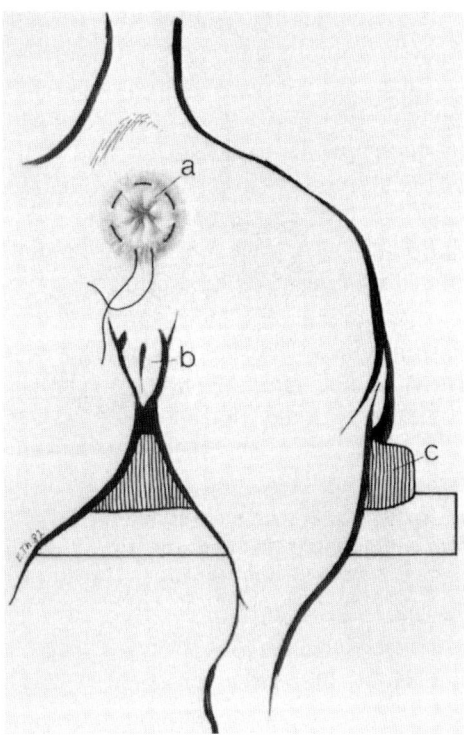

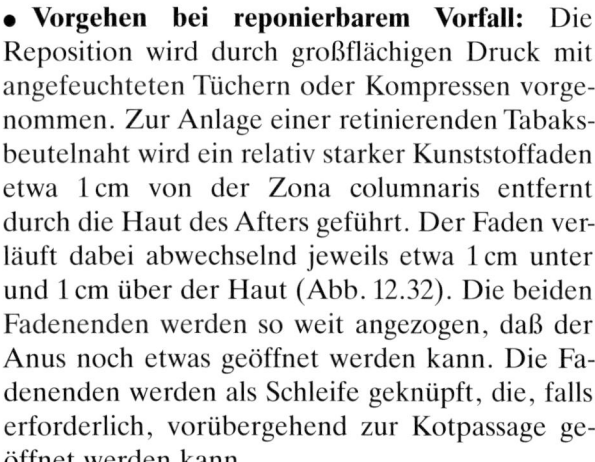

Abbildung 12.32 Tabaksbeutelnaht
a Anus; **b** Vulva; **c** Sandsack zur Hochlagerung

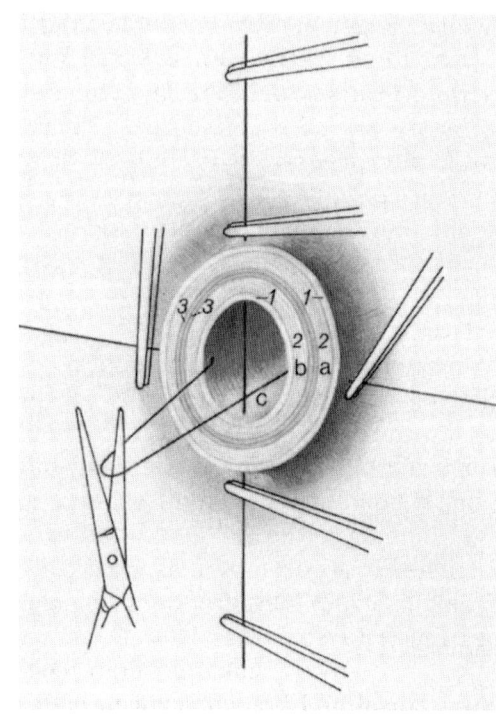

Abbildung 12.33 Prolapsus ani et recti reseziert; Schema
a Schnittkante der Wand des ausgestülpten Canalis analis bzw. des Rektums; **b** Schnittkante des invaginierten Darmabschnitts; **c** Darmlumen, hier ohne Berücksichtigung der Ödematisierung
1 Tunica mucosa; **2** Tunica muscularis; **3** Tunica serosa

● **Vorgehen bei reponierbarem Vorfall:** Die Reposition wird durch großflächigen Druck mit angefeuchteten Tüchern oder Kompressen vorgenommen. Zur Anlage einer retinierenden Tabaksbeutelnaht wird ein relativ starker Kunststofffaden etwa 1 cm von der Zona columnaris entfernt durch die Haut des Afters geführt. Der Faden verläuft dabei abwechselnd jeweils etwa 1 cm unter und 1 cm über der Haut (Abb. 12.32). Die beiden Fadenenden werden so weit angezogen, daß der Anus noch etwas geöffnet werden kann. Die Fadenenden werden als Schleife geknüpft, die, falls erforderlich, vorübergehend zur Kotpassage geöffnet werden kann.

● **Vorgehen bei Amputation:** Zur Amputation werden mit gerader Nadel zwei stärkere, nicht resorbierbare Fäden kreuzweise, einmal senkrecht und einmal waagerecht, 1–2 cm von der Afteröffnung entfernt, durch den Prolaps gelegt. Die Fäden durchdringen dabei jeweils zweimal beide Lagen des Vorfalls (Abb. 12.33). Die Fäden werden so weit durchgezogen, daß die vier peripher des Vorfalls sichtbaren Enden gleich lang sind.

Auf jedes Fadenende werden, dicht am Prolaps und etwa 10 cm davon entfernt, Arterienklemmen aufgesetzt. Der vorgefallene Darmanteil wird etwa 1 cm peripher des gelegten Fadenkreuzes amputiert. Einer der Fäden wird im Darmlumen mit einer Arterienklemme gefaßt und nach Lösen der dicht außen am Vorfall liegenden Klemmen vorgezogen. Nach Durchschneiden des vorgezogenen Fadens in der Mitte wird jedes der neu entstandenen Enden mit dem zugehörigen, peripher fixierten, geknüpft. In gleicher Weise wird mit dem anderen durchgestochenen Faden verfahren. Die Enden der geknüpften Nähte werden vorerst zum Halten benutzt, um – falls erforderlich – Blutgefäße zu ligieren und um zwischen die vier Haltefäden weitere Knopfhefte mit dünnen Fäden zur Ergänzung der Anastomose zu legen. Die Fadenenden werden etwa 3 cm lang belassen. Der Stumpf wird reponiert.

Nachbehandlung ❏ Futterentzug für 48 Stunden. Anschließend knappe Diätfütterung mit wenig Ballaststoffen. Behandlung evtl. vorhandener Diarrhöe. Chemotherapie für eine Woche. Die

Schleife einer Tabaksbeutelnaht wird in Abständen von etwa 12 Stunden geöffnet, um den Mastdarm zu entleeren. Der Faden der Tabaksbeutelnaht wird nach 2 bis 4 Tagen, die der Anastomose werden zwischen dem 10. und 14. Tag (Epiduralanästhesie) entfernt.

Anus

Exstirpation des Analbeutels

Indikation ❑ Rezidivierende Entzündung oder Verstopfung; Fistel; Tumor.

Vorbereitung ❑ Der Patient ist in Bauchlage auf einem unter die Regio abdominis caudalis gelegten Polster auszubinden. Die Beckengliedmaßen hängen über die Tischkante herab. Die Rute wird nach dorsal und kranial gezogen und fixiert. Bei Rückenlage werden die Beckengliedmaßen nach kranial gezogen und ausgebunden. Ein Gazetampon sollte in das Rektum eingelegt werden.

Vorgehen ❑ Der Analbeutel wird, falls er nicht auf Grund krankhafter Veränderungen eindeutig palpiert werden kann, mit einer härtenden Masse oder mit einer Sonde dargestellt. Die Haut wird, 1–2 cm von der Zona cutanea des Anus entfernt, über dem Analbeutel inzidiert. Der M. sphincter ani externus wird in Faserrichtung durchtrennt. Der gegen die Muskulatur sich durch seine bläulich-hellgraue Färbung abhebende Analbeutel wird mit seinem Ausführungsgang weitgehend stumpf aus seiner Umgebung gelöst. Der Gang wird nahe seiner Ausführungsöffnung ligiert und zwischen Ligatur und einer aufgesetzten Gefäßklemme durchtrennt (Abb. 12.34). Anstelle der Ligatur kann der Stumpf von der Operationswunde aus mit einer einstülpenden Naht verschlossen werden. Falls die Wand des Analbeutels durch entzündliche Vorgänge teilweise zerstört ist oder bei der Präparation einreißt, sind alle Wandreste zu exstirpieren, damit kein sezernierendes Drüsengewebe verbleibt. Fistelgänge werden umschnitten.

Zur Vermeidung von Totraumbildung werden Muskelränder und Tela subcutanea mit dünnem resorbierbaren Nahtmaterial adaptiert. Die Hautwunde wird durch Knopfnaht geschlossen. Bei einer Infektion sollte in den unteren Wundwinkel eine Drainage eingelegt werden.

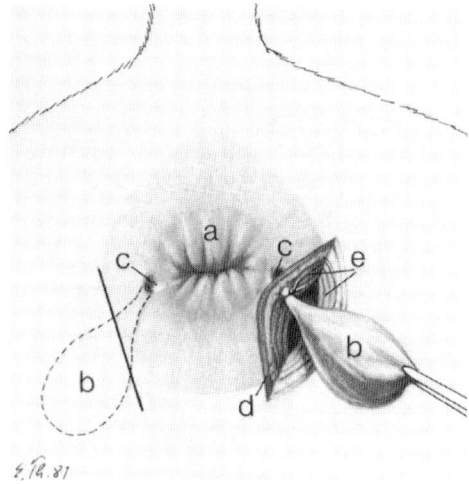

Abbildung 12.34 Exstirpation des Analbeutels
a Anus; **b** Sinus paranalis; **c** Mündung des Ausführungsgangs von b; **d** Schnittkante der äußeren Haut; **e** M. sphincter ani externus. Der Strich kennzeichnet die Schnittführung

Nachbehandlung ❑ Die gelegentlich notwendige Drainage wird nach 2 bis 3 Tagen gezogen.

Revision bei Fisteln im Perianalbereich

Indikation ❑ Von den Zirkumanaldrüsen ausgehende Fisteln.

Vorbereitung ❑ Futterentzug und Schur der Haare um den After sowie an der ventralen Schwanzwurzel am Tag vor der Operation. Einlauf etwa 2 Stunden vor dem Eingriff. Der Patient ist in Bauchlage auf einem unter die Regio abdominis caudalis gelegten Polster auszubinden. Die Beckengliedmaßen hängen über die Tischkante herab, die Rute wird nach dorsal und kranial gezogen und fixiert. Bei Rückenlage werden die Beckengliedmaßen nach kranial gezogen und ausgebunden. In das Rektum wird ein Gazetampon eingelegt.

Vorgehen ❑ Bei Vorhandensein einzelner Fisteln werden diese jeweils umschnitten und einschließlich des Fistelgrundes ausgeschält. Alternativ kann das krankhaft veränderte Gewebe durch Elektrokoagulation zerstört werden. Der M. sphincter ani externus ist möglichst zu schonen.

Bei konfluierenden Fisteln kann die Elektrokoagulation noch versucht werden, wenn es möglich ist, einige Hautbrücken zwischen der gesunden

Hautregion und der Schleimhaut der Zona columnaris des Anus unversehrt zu lassen. Falls dies undurchführbar ist, müssen zunächst die Analbeutel exstirpiert werden (siehe dort). Alsdann wird die Schleimhaut des Canalis analis im Bereich der Linea anorectalis zirkulär umschnitten und mit ALLIS-Faßzangen fixiert. Eine weitere zirkuläre Inzision erfolgt peripher des Fistelbereichs in der gesunden Haut. Das zwischenliegende fistelreiche Gewebe wird unter weitgehender Schonung des M. sphincter ani externus exzidiert.

Die Tela submucosa der Analschleimhaut wird durch einige radiär verlaufende Knopfnähte aus langsam resorbierbarem Material an die Subkutis der Hautinzision adaptiert. Schleimhaut des Anus und äußere Haut werden zirkulär durch Knopfnaht (dünne Seide) verbunden.

In Extremfällen kann eine hohe Amputation des Schwanzes unter Belassung von lediglich 2–3 Schwanzwirbeln erwogen werden (s. S. 296). Auf diese Weise wird das Aufpressen der Rute auf die Afterregion unmöglich und eine gute Ventilation der Zirkumanalgegend gewährleistet.

Nachbehandlung ❏ Verhinderung des Beleckens durch Halskragen.

Leber

Leberbiopsie

Indikation ❏ Diagnose und Prognose verschiedener Lebererkrankungen sowie Überprüfung einer Therapie.

Vorbereitung ❏ Blutgerinnungsstatus anfertigen! Bei Gerinnungsstörung ist von einer Probenentnahme abzusehen.

Instrumente ❏ TruCut®Biopsienadel[1]. Die Biopsie kann unter Sichtkontrolle mit Laparoskop oder Otoskop bzw. Sonographie erfolgen oder „blind" durchgeführt werden.

Vorbereitung ❏ 20–30 Minuten vor der Biopsie 1 ml Speiseöl pro kg KM zur Entleerung der Gallenblase eingeben.

Anästhesie ❏ Narkose nur bei der Biopsie unter Sichtkontrolle, mit Intubation bei transthorakalem Zugang. Ggf. Sedation, Infiltration der Perforationsstelle der Haut mit Lokalanästhetikum.

Vorgehen bei transabdominalem Zugang: Rechte Seitenlage mit etwas angehobenen Gliedmaßen, damit eine geringe Schräglage entsteht. Bei Biopsie unter Sichtkontrolle wird das Laparoskop oder Otoskop links paramedian zwischen dem Processus xyphoideus und dem Knorpel der 9. Rippe nach Inzision von Haut und Muskulatur eingeführt. Bei Sonographiekontrolle wird der Schallkopf auf der rechten Seite hinter dem Rippenbogen angesetzt.

Die Inzision der Haut mit spitzem Skalpell zur Passage der Biopsienadel unter Sichtkontrolle oder „blind" erfolgt in der Linea alba unmittelbar hinter dem Xyphoid. Die Bauchhöhle wird mit der Biopsienadel in latero-dorso-kranialer Richtung punktiert. Die Biopsienadel wird ruckartig schnell, vor und zurück in die Leber eingeführt. Dadurch wird ein Leberzylinder in das Kanülenlumen verlagert und unter ihrem Schutz aus der Bauchhöhle gezogen. Die Gewebsprobe wird anschließend sofort in ein entsprechend vorbereitetes Geäß verbracht.

Vorgehen bei transthorakalem Zugang: Linke Seitenlage. Die Punktionsstelle ist im 8. Interkostalraum zwischen dem mittleren und dorsalen Drittel der Brustwand. Nach Inzision der Haut wird die Biopsienadel senkrecht in den Brustraum eingestochen, dann gekippt und nach kaudal bis in die Nähe des Zwerchfells geschoben. Danach wird das Zwerchfell perforiert und die Leber punktiert.

Das weitere Vorgehen gestaltet sich wie beim transabdominalen Zugang.

Teilresektion der Leber

Indikation ❏ Ruptur; Teilresektion der Leber wegen pathologischer Veränderung.

Anästhesie ❏ Narkose, bei transthorakalem Zugang mit Intubation.

Vorbereitung ❏ Rückenlage. Laparotomie median (präumbilikal), evtl. mit parakostaler Erweiterung des Zugangs.

---

[1] Baxter Deutschland GmbH, Unterschleißheim

Bei bekannter Lokalisation des Krankheitsprozesses und tiefbrüstigem Hund ist transthorakaler Zugang möglich. Thorakotomie im 9. Interkostalraum mit Inzision in der Pars costalis des Zwerchfells von Insertion an der Brustwand bis in Höhe der V. cava caudalis.

Vorgehen ❏ Bei einer Verletzung ohne stärkere Blutung wird die Läsion mit Gaze aus regenerierter, oxidierter Zellulose abgedeckt. Anschließend werden mehrere Lagen des großen Netzes aufgelegt und mit Gewebekleber peripher der Zelluloseauflage auf der abgetrockneten Leberkapsel fixiert.

Bei einer nicht ausreichend durch Tamponade zu versorgenden Verletzung oder bei lokalisierter krankhafter Veränderung kann das veränderte Lebergewebe reseziert werden. Die Resektion erfolgt durch überlappend U-förmig durch den Leberlappen vorgelegte Fäden. Beim Anziehen durchschneiden sie das Leberparenchym und ligieren Blutgefäße und Gallengänge (Abb. 12.35).

Ein ähnlicher Effekt kann durch „Fingerfraktur" erzielt werden. Dabei wird der zu resezierende Anteil durch komprimierende und leicht reibende Bewegungen zwischen Daumen und Zeigefinger abgequetscht. Die stärkeren Blutgefäße und Gallengänge werden dabei nicht verletzt. Sie sind identifizierbar und werden ligiert (Abb. 12.36).

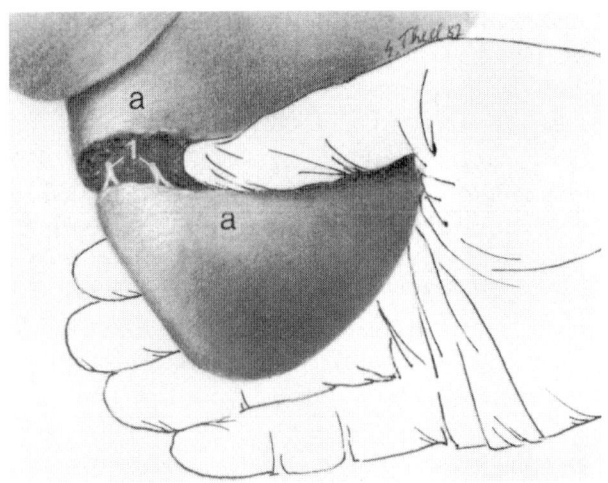

Abbildung 12.36 Teilresektion eines Leberlappens durch „Fingerfraktur"
a Teil eines Lobus hepatis
1 intralobuläre Äste der A. und V. hepatica sowie Ductus hepatici

Bei beiden Verfahren sind die Parenchymblutungen gering. Im Bedarfsfall kann die Leberwunde mit mehreren Lagen großen Netzes, evtl. unter Zwischenlagerung von oxidierter Zellulose, abgedeckt werden. Die Tamponade wird mit Gewebekleber auf der abgetrockneten Leberkapsel befestigt. Bei einer stärkeren Blutung kann die im Lig. hepatoduodenale verlaufende A. hepatica intermittierend mit weichfassenden Bulldog-Klemmen komprimiert werden. In ähnlicher Weise kann die V. portae im Lig. hepatorenale zwischen rechter Niere und Leber vorübergehend verschlossen werden.

Verschluß der Laparotomie- bzw. Zwerchfell- und Thorakotomiewunde.

Einengung (Verschluß) eines portosystemischen Shunts

Indikation ❏ Bei Vorliegen von Symptomen einer Hepatoenzephalopathie, einhergehend mit einer Leberatrophie und charakteristischen Veränderungen bestimmter Blutparameter, muß bei einem jungen Hund oder einer jungen Katze an das Vorliegen eines angeborenen portosystemischen Shunts gedacht werden. Durch Einengung bzw. Verschluß der Anastomose werden der Blutdruck in der V. portae erhöht und damit die Versorgung der Leber mit Pfortaderblut verbessert bzw. physiologische Verhältnisse hergestellt.

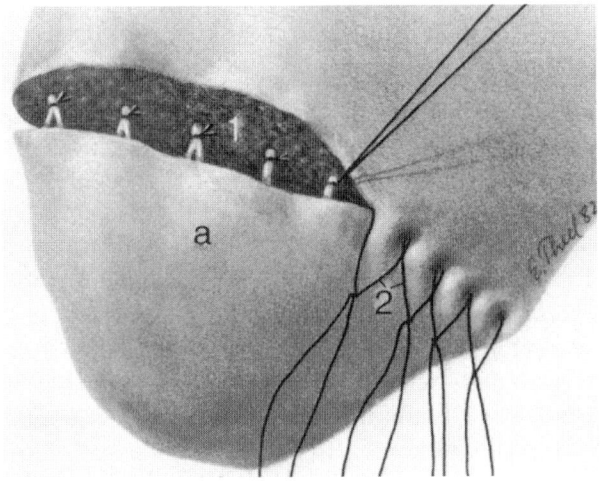

Abbildung 12.35 Teilresektion eines Leberlappens durch überlappend gelegte Fäden
a Teil eines Lobus hepatis
1 intralobuläre Äste der A. und V. hepatica sowie Ductus hepatici, links ligiert, rechts vorgelegte Fäden (**2**), die das Leberparenchym durchtrennen

Kontraindikation ❏ Bei Bestehen eines portalen Hochdrucks von ≥ 15 cm H_2O- oder ≥ 11 mm Hg-Säule (im Vergleich zum Druck in der V. cava cranialis oder caudalis).

Instrumente ❏ Ligaturträger mit Loch, Muskelhaken nach LANGENBECK, Venenkatheter, Venenverweilkanüle, Druckmeßgerät (Venen-, Liquor- oder elektrisches Blutdruckmeßgerät), Heidelberger Verlängerungsschläuche, Zweiwegehähne.

Vorbereitung ❏ Der Patient wird in Rückenlage gebracht. Großflächiges Operationsfeld von der Thoraxmitte über den ventralen, kaudalen und lateralen Teil des Abdomens vorbereiten, damit die Abdeckung (z. B. auf die Haut geklebte Plastikfolie) so fixiert werden kann, daß eine Seitenlage des Tieres während der Röntgenuntersuchung unter Einhaltung steriler Bedingungen möglich ist.

Ein Venenkatheter wird perkutan oder operativ in die V. jugularis vorgeschoben und bei kranial oder kaudal des Herzens liegender Katheterspitze fixiert. Er dient zur Messung des zentralen Venendrucks und der parenteralen Flüssigkeitszufuhr intra- und post operationem.

Eine Verweilkanüle in der V. saphena ist bei Verdacht eines Portoazygos-Shunts angezeigt.

Anästhesie ❏ Wegen der Beeinträchtigung des Leberstoffwechsels bei diesen Patienten sollte die Dosis der Anästhetika so gering wie möglich gehalten werden.

Eine Inhalationsnarkose mit kontrollierter Beatmung ist bei der Operation eines intrahepatischen Shunts und bei der Verwendung eines Muskelrelaxans erforderlich. Die Gabe eines Muskelrelaxans (Atracurium: 0,2 mg/kg i. v.) während der Operation erleichtert das Operieren in dem schwer zugänglichen dorso-kranialen Abschnitt des Abdomens, so daß i.d.R. ein parakostaler Erweiterungsschnitt nicht nötig ist.

Vorgehen ❏ 1a) Ermittlung der Druckdifferenz zwischen dem portalen Druck und dem Druck in der V. cava:

Zur Durchführung der Druckmessung und anschließenden Portographie wird die Bauchhöhle kaudal des Nabels über 4 cm in der Linea alba eröffnet und eine Jejunumschlinge vorgelagert. Eine Verweilkanüle wird möglichst darmnah in eine Jejunalvene vorgeschoben und eine Ligatur um die Vene und Arterie über der Kanüle zur Fixation und distal der Kanüle zum Verhindern einer venösen Blutung angelegt. Ein Präparieren der Vene macht wegen der sofortigen Kontraktion der Venenwand ein Vorführen der Kanüle unmöglich.

Der physiologische Leberperfusionsdruck in der V. portae bzw. V. jejunalis liegt 6–8 cm H_2O-Säule ($= 4,4$–$6,0$ mm Hg) höher als in der V. cava cranialis bzw. caudalis. Bei Vorliegen eines angeborenen portosystemischen Shunts ist der Portaldruck meistens erniedrigt. Bei Vorliegen eines erhöhten Drucks sollte unbedingt die Lage und Durchgängigkeit beider Katheter (Jugulariskatheter und Verweilkanüle) kontrolliert werden, da durch Anlegen der Katheterspitze an der Venenwand oder Verlegen durch ein Blutgerinnsel eine Erhöhung vorgetäuscht werden kann.

1b) Mesenteriale Portographie zur Bestimmung der Shuntform:
Zur Portographie werden jeweils 0,5 ml/kg eines gefäßverträglichen Kontrastmittels, wie Iopamidol (Solutrast® 200 M), unter Handdruck injiziert und Röntgenaufnahmen (möglichst Serienaufnahmen) sofort nach Gabe des Kontrastmittels in beiden Ebenen angefertigt.
Die wichtigsten Shuntformen sind in der Abbildung 12.37 skizziert.
2) Freilegen und Einengen bzw. Verschluß des Shunts:
Zum Auffinden des Gefäßes muß der Laparotomieschnitt nach kranial und nach kaudal erweitert werden. Bei Vorliegen eines intrahepatischen Shunts oder Portophrenico-Shunts sowie in einigen Fällen eines Portoazygos-Shunts ist es vorteilhaft, den Schnitt seitlich des knorpeligen Xyphoids nach kranial zu verlängern.

● **Weiteres Vorgehen bei extrahepatisch verlaufendem portokavalem Shunt:** Zur Darstellung des extrahepatisch verlaufenden portokavalen Shunts (Abb. 12.37 Ia, b) wird das Duodenum mit dem Pankreas hochgehalten und zusammen mit dem Magen, der Milz und dem übrigen Darmkonvolut auf die linke Seite verlagert, um auf der rechten Seite kraniodorsal den Lobus caudatus der Leber und dorsal die V. cava caudalis sowie die rechte Niere sichtbar machen zu können (Abb. 12. 38 I). Mit einem Muskelhaken läßt sich die Gekrösewurzel vom Foramen epiploicum aus nach kaudal halten. In einigen Fällen kann der Lobus caudatus nach Durchtrennen des Lig. hepatorenale etwas nach kraniolateral verlagert werden. Beides vergrößert und verbessert die Einsicht in das Fora-

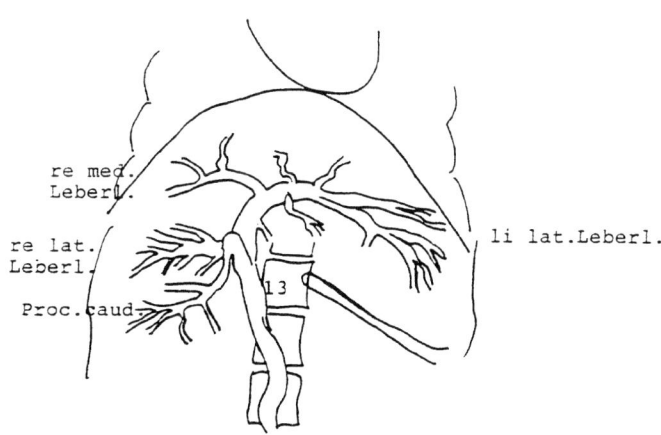

V.portae, Hund, l/l Strahlengang

V.portae, Hund, v/d Strahlengang

I. Extrahepatischer Shunt

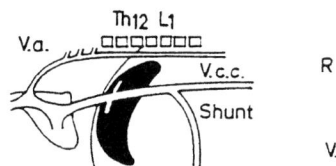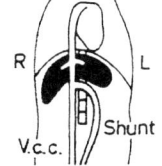

a. Portokavaler Shunt (gerader Verlauf)

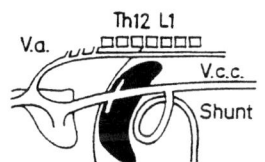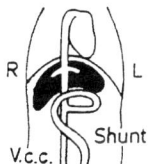

b. Portokavaler Shunt (gebogener Verlauf)

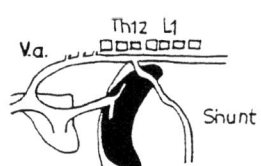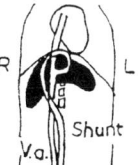

c. Portoazygos Shunt

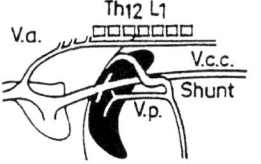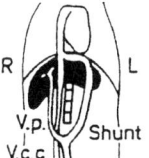

d. Portophrenico Shunt

II. Intrahepatischer Shunt

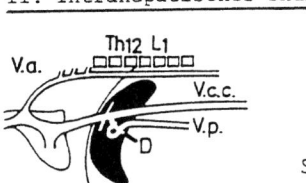

Ductus venosus persistens sin.

Abbildung 12.37 Physiologische Verzweigungen der Pfortader innerhalb der Leber (links) und verschiedene Shunt-formen (rechts)

men epiploicum kranial der Gekrösewurzel, in dem der Shunt von links kommend in die V. cava caudalis mündet. Vor dem Freilegen der Vene an ihrer Mündungsstelle sollte man sich die Größe des Shunts im Verhältnis zu der V. cava caudalis einprägen, da bei den Manipulationen die Vene in unterschiedlichem Maß kollabiert und dadurch die Beurteilung für das Maß der Einengung erschwert wird. Diese Information ist wichtig, da

auch die Druckmessung nach Einengung des Gefäßes in vielen Fällen kein verläßliches Maß für den Grad der Einengung darstellt. Der Shunt wird von perivaskulärem Bindegewebe befreit und mit Hilfe des Ligaturträgers umfahren. Ein Faden aus Seide, 3–4 metric (nur bei diesem Fadenmaterial läßt sich ein einfacher Knoten vorlegen, ohne daß er sich löst), wird um das Gefäß geführt.

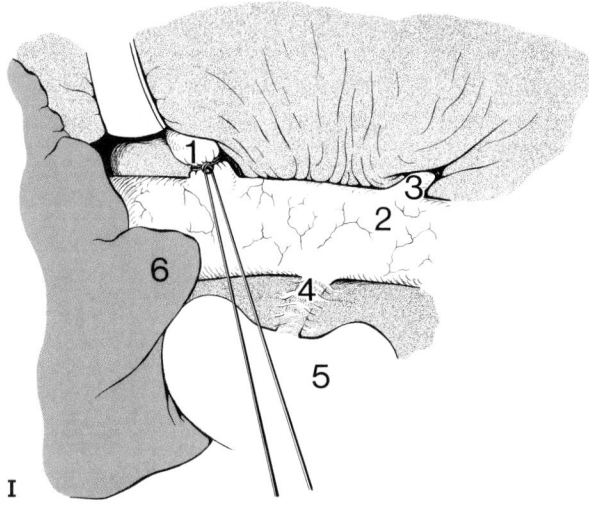

I

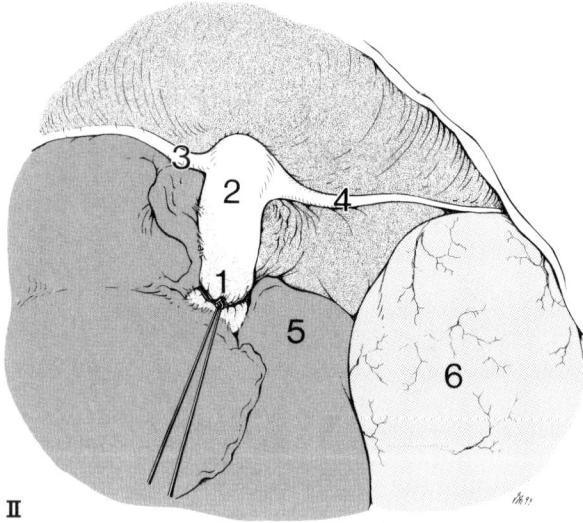

II

Abbildung 12.38 I, II
I Einengung eines Portokavalen Shunts. **1** Portokavaler
Shunt, Gefäß eingeengt; **2** V. cava caudalis; **3** V. renalis
sinistra; **4** V. renalis dextra; **5** rechte Niere; **6** Proc. caudatus des Lobus caudatus hepatis
II Intrahepatischer Shunt. **1** Intrahepatischer Ductus venosus persistens; **2** V. hepatica sinistra; **3** V. hepatica;
4 V. phrenica cranialis; **5** Linker lateraler Leberlappen;
6 Magen

Wird der Shunt eingeengt, ist es vorteilhaft, bereits zu diesem Zeitpunkt einen zweiten Faden
um das Gefäß vorzulegen, den man bei der 2.
Operation zum Verschluß des Gefäßes verwenden
kann. Als zweiten Faden sollte man nicht Seide
verwenden, sondern einen synthetischen, nicht
resorbierbaren, wie z. B. Polypropylen (Prolen®),
da Seide brüchig wird und reißt.

Mit einem einfachen Knoten wird die Vene auf
ca. die Hälfte bis zu zwei Drittel der ursprüngli-

chen Größe eingeengt oder ganz abgebunden,
wenn röntgenologisch ein genügend ausgebildeter
Pfortaderkreislauf innerhalb der Leber sichtbar
war.

Danach wird der Druck in der V. jejunalis bestimmt und das Darmkonvolut in physiologischer
Lage über ca. fünf Minuten beobachtet. Die
Druckdifferenz sollte nicht mehr als 10 cm H_2O-
Säule (= 7,3 mm Hg) im Vergleich zum anfangs
gemessenen Wert überschreiten. Weitere Kriterien für die Einengung sind Blässe bis hin zur Zyanose der Darmwand. Die Pulsation der Darmar-
terien und die Motilität der Darmwände nehmen
zu. Durch zwei weitere Knoten wird der das Gefäß einengende Faden in der gewünschten Stellung gehalten. Verschluß der Bauchdecke.

● **Weiteres Vorgehen bei Portoazygos-Shunt:**
Dieser Shunt (Abb. 12.37 Ic) mündet in den meisten Fällen weiter kranial in die V. azygos als der
oben beschriebene portokavale Shunt in die V.
cava caudalis.

Für diese Shuntform ist die Information über
das Fehlen einer normalen V. cava caudalis zur
Orientierung während der Operation wichtig. Daher werden im Anschluß an die Portographie
0,5 ml/kg eines gefäßverträglichen Kontrastmittels über die V. saphena verabreicht und Röntgenaufnahmen angefertigt, die den Verlauf der V.
cava caudalis bzw. V. azygos sichtbar machen. In
den meisten Fällen wird das Gefäß innerhalb des
Foramen epiploicum sichtbar. Um sicher zu sein,
daß nicht die Pfortader freigelegt wurde, sollte
diese von dem Leberhilus aus in Richtung Duodenum und Milz verfolgt werden.

In einigen Fällen muß zum Auffinden des Portoazygos-Shunt das Zwerchfell links der Leber
nach Durchtrennen des Lig. triangulare eröffnet
werden, um die Mündungstelle des Gefäßes sichtbar machen zu können. Das weitere Vorgehen
entspricht dem für den extrahepatisch verlaufenden portokavalen Shunt.

● **Weiteres Vorgehen bei Portophrenico-Shunt**
(Abb. 12.37 Id): Dieser Shunt verläuft rechts vom
Duodenum und Pylorus und zieht in unterschiedlich großem Abstand von der Leber entfernt auf
das Zwerchfell zu, um dann bogenförmig auf der
Höhe des Zwerchfells in die linke V. hepatica oder
in die V. cava caudalis zu münden. Das Lig. triangulare sinister muß eventuell zur Darstellung des
Gefäßes durchtrennt werden. Der Shunt läßt sich
am leichtesten auf Höhe des Zwerchfells oder

kurz vorher isolieren. Das weitere Vorgehen entspricht dem für den extrahepatisch verlaufenden portokavalen Shunt.

● **Weiteres Vorgehen bei intrahepatischem Shunt:** Aufgrund der Befunde der Portographie kann ein links- von einem rechtsseitig verlaufenden intrahepatischen Shunt unterschieden werden. Die häufigste Form stellt ein zwischen dem linken lateralen und linken medialen Leberlappen verlaufendes Gefäß (Abb. 12.38 II) dar, das dem Verlauf des Ductus venosus im fetalen Leben entspricht. Die Anastomose mündet i.d.R. in die linke V. hepatica, die dadurch in ihrer Ausdehnung im Vergleich zu den anderen Vv. hepaticae erweitert erscheint. Allerdings ist die Beurteilung der Größe der Vv. hepaticae selbst nach Präparation nicht einfach, da sie sich schwer voneinander abgrenzen lassen.

Die Leberlappen sollten einer gründlichen Adspektion und Palpation unterzogen werden, um Shunts, die nur teilweise von Leberparenchym umschlossen sind, oder solche, die unmittelbar unter der Leberkapsel verlaufen und zu tastbaren Vertiefungen im Leberparenchym führen können, zu entdecken. Durch Kompression des vermuteten Gefäßes muß der Druck in der V. portae bzw. V. jejunalis sofort ansteigen. Wegen der bei diesen Patienten sehr kleinen Leber und damit engen Verhältnissen, was die Lage der Venen innerhalb der Leber betrifft, muß allerdings ein Druckanstieg vorsichtig bewertet werden. Ist der Shunt nicht sichtbar, ist die Präparation von der linken V. hepatica, der posthepatischen Seite aus, einem Vorgehen von der prähepatischen Seite aus vorzuziehen. Nach Durchtrennen des Lig. triangulare sinister wird das Lebergewebe von der Venenwand möglichst stumpf abpräpariert. Das Umfahren der Vene mit dem Ligaturträger muß äußerst vorsichtig erfolgen, da die Venenwand in der Tiefe leicht zu verletzen ist. Dies kann zu einer unstillbaren Blutung führen.

Es empfiehlt sich, besonders beim intrahepatischen Shunt einen zweiten Faden bereits zu diesem Zeitpunkt vorzulegen, da die Verklebungen in diesem Bereich erheblich sind.

Wird der Shunt nicht gefunden, kann notfalls die linke V. hepatica eingeengt werden. Dies führt zwar zur Atrophie der linken Leberlappen, hat jedoch klinisch keine nachteilige Auswirkungen nach Ligatur des Shunts.

Beim Vorgehen vom Leberhilus aus, also prähepatisch, müssen die Gallengänge und Leber-

arterien geschont werden. Das fest an der Venenwand haftende Leberparenchym erschwert das Freilegen des Shunts auch in dieser Lokalisation. Das weitere Vorgehen entspricht dem für den extrahepatisch verlaufenden portokavalen Shunt.

Eine erneute Portographie bei vorübergehendem völligen Verschluß des Shunts kann Aufschluß darüber geben, ob das richtige Gefäß umschlungen wurde. Außerdem ermöglicht sie, eine Aussage über die Größe der Pfortadergefäße zum Zeitpunkt der Operation zu geben. Allerdings muß darauf geachtet werden, daß auch bei einem vorübergehenden Verschluß des Shunts keine ausgeprägte Zyanose des Darms entsteht.

Nachbehandlung ❑ Postoperative Überwachung ist wegen möglicher Schocksymptome notwendig. Kontrolle des zentralen Venen- und Blutdrucks. Infusionen, u. U. Bluttransfusion. Ein postoperativer Aszites bedarf meistens keiner Behandlung.

Ein weiteres Einengen bzw. ein Verschluß des Gefäßes kann ca. 4–6 Wochen nach der ersten Operation erfolgen.

Die Diätfütterung sollte nach Verschluß des Shunts über ca. drei Wochen weitergeführt werden. Dann kann allmählich auf normales Futter umgestellt werden.

Gallengangsystem

Cholezystotomie

Indikation ❑ Gallensteine; Freispülung des Ductus cysticus, der im Zuge einer Cholangitis durch einen Fibrinpfropf, insbesondere bei Katzen, verlegt werden kann; Katheterisierung und ggf. Freispülung des Ductus choledocus.

Vorgehen ❑ Präumbilikale Laparotomie in der Linea alba. Nach Einsetzen eines Bauchspreizers nach GOSSET und Weghalten des Lobus quadratus sowie Lobus hepaticus dexter medialis mit einem Spatel nach REVERDIN wird die Gallenblase dargestellt.

Der Fundus vesicae fellae wird mit einer BABCOCK-Zange fixiert und in diesem Bereich eröffnet. Nach Absaugen des Gallenblaseninhalts wird das Collum vesicae felleae auf Gallensteine untersucht und abschließend mit einer Elektrolytlösung gespült. Hier vorkommende Gallensteine

werden mit einer Sonde und Fänger nach DESJAR-
DINS oder mit einer Gallensteinzange nach
CZERNY entfernt.

Der Ductus cysticus und choledochus müssen
ebenfalls hinsichtlich Durchgängigkeit überprüft
werden. Hierzu können biegsame Gallengangsdilatationsoliven mit einem Durchmesser von
2–3 mm nach BAKES angewandt werden. Mit
einem langsam resorbierbaren monofilen Nahtmaterial der Stärke 2–3 metric wird die Gallenblase zweischichtig (CUSHING oder LEMBERT) verschlossen.

Cholezystoduodenostomie

Indikation ❑ Nicht behebbare Obstruktion
(Pankreatitis, Tumor), irreparable bzw. nicht auf-
findbare Ruptur des Ductus choledochus oder
Duodenumresektion unter Einbeziehung der
Papilla duodeni major beim Hund bzw. Ampulla
hepatopancreatica bei der Katze.

Vorbereitung ❑ Prämedikation mit Vitamin K
bei länger bestehender Erkrankung wegen unzureichender Resorption des fettlöslichen Vitamins
aus dem Darm.

Rücken- oder Schräglage bei abdominalem Zugang. Laparotomie median (präumbilikal) oder
parakostal rechts.

Linke Seitenlage bei tiefbrüstigen Hunden und
transthorakalem Zugang. Thorakotomie im 9. Interkostalraum rechts. Inzision des Zwerchfells bis
in Höhe der V. cava caudalis (Abb. 12.39).

Vorgehen ❑ Mit weich fassender Klemme wird
ein der Gallenblase leicht zu nähernder Teil des
Duodenums abgeklemmt.

Bei gefüllter Gallenblase wird in geringem Abstand vom Fundus nach Zurückstreichen des In-
halts oder Punktion mit Absaugen der Galle eine
Klemme auf die Blasenwand gesetzt. Bei Ruptur
des Gallengangs wird dieser proximal der Läsion
ligiert.

Der Fundus der Gallenblase wird mit zwei
Fixationsnähten am freien Rand der Duodenum-
schlinge befestigt (Abb. 12.40 I). Zwischen diesen, etwa 2 cm auseinander liegenden Heften wird
der Fundus mit fortlaufender Zweischichtnaht
(Serosa, Muskularis) an das Duodenum genäht.
Mit einer geraden Nadel wird ein dünner Seidenfaden etwa 3 mm parallel zur Naht durch das
Lumen der Gallenblase und rückläufig so durch

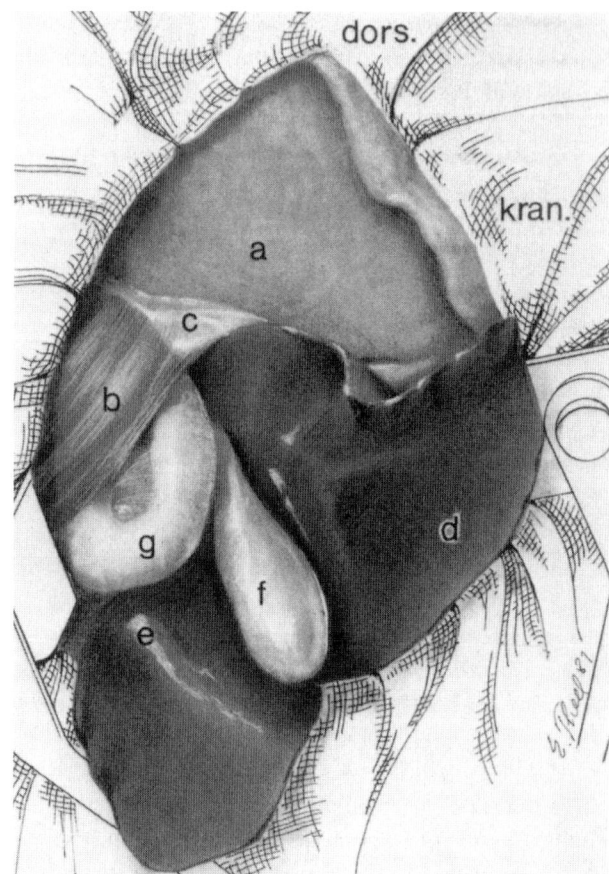

Abbildung 12.39 Cholezystduodenostomie. Transthorakaler Zugang. Vorlagerung von Leber mit Gallenblase
und Pars cranialis des Duodenums
a Lobus caudalis pulmonis dextrae; **b**, **c** Diaphragma:
b Pars costalis, **c** Centrum tendineum; **d** Lobus dexter
medialis hepatis; **e** Lobus quadratus hepatis; **f** Vesica fellea; **g** Duodenum, Pars cranialis

das Duodenum geführt, daß die Fadenenden in
gleicher Höhe aus Zwölffingerdarm und Gallenblase austreten. Dieser Faden wird später durch
sägenden Zug zum Durchtrennen von Gallenbla-
sen- und Duodenumwand benutzt (Abb. 12.40
II). Auf der anderen Seite und parallel zum „Sägefaden" werden wiederum in etwa 3 mm Abstand Gallenblasenwand und Duodenum durch
eine Zweischichtnaht adaptiert (Abb. 12.40 III).
Durch sägende Bewegungen des durch das Lumen von Gallenblase und Duodenum vorgelegten
Fadens unter mäßigem Zug wird die verbindende
Öffnung zum direkten Abfluß von Galle in das
Duodenum geschaffen (Abb. 12.40 IV).

Nach Entfernen des Fadens wird die zirkuläre
Naht der Anastomose durch einen Knopfheft vervollständigt.

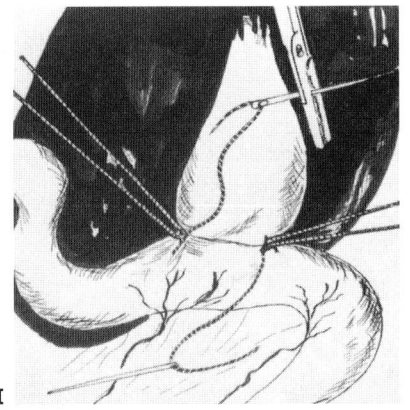
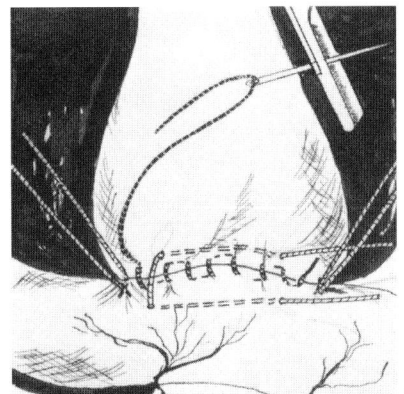
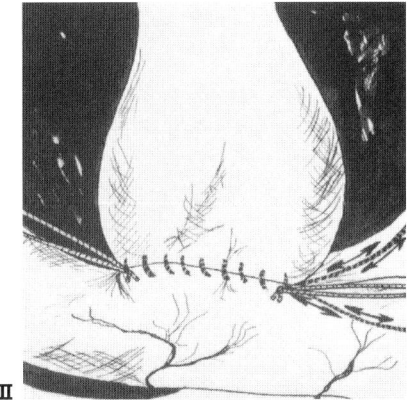

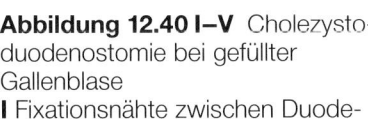

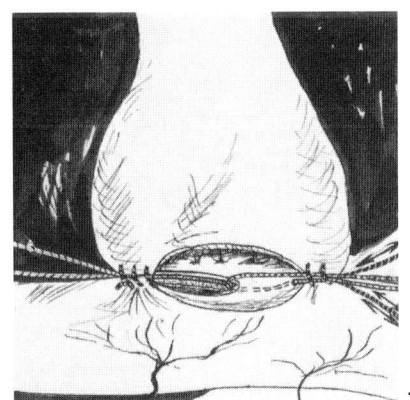
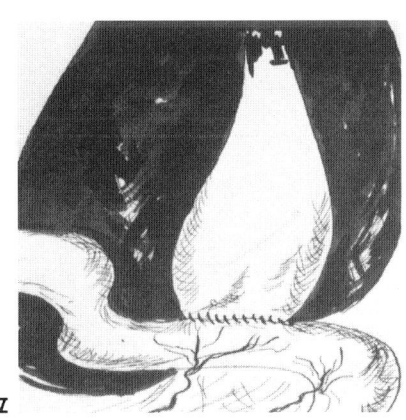

Abbildung 12.40 I–V Cholezysto-
duodenostomie bei gefüllter
Gallenblase
I Fixationsnähte zwischen Duodenum und Gallenblase; **II** fortlaufende Zweischichtnaht „Sägefaden"
in Gallenblase und Duodenum gelegt; **III** fortlaufende Zweischichtnaht vervollständigt; **IV** Ausschnitt
zur Darstellung des „Sägeeffekts";
V vervollständigte Anastomose

Alternative ❏ Bei leerer Gallenblase kann die
Verbindung auch in Form der Seit-zu-Seit-Anastomose hergestellt werden.

Nach Einsetzen eines Bauchspreizers nach GOS-
SET und Weghalten des Lobus quadratus sowie
Lobus hepaticus dexter medialis mit einem Spatel
nach REVERDIN wird der Gallenblasenkörper,
unter Schonung der A. cystica, die vom Gallen-
blasenhals aufsteigt, stumpf aus der Fossa vesicae
fellea herausgelöst, so daß er nach kaudal zur
Pars cranialis duodeni verlagert werden kann
(Abb. 12.41). Der Fundus der Gallenblase wird
dabei mit einer BABCOCK- oder ALLIS-Gewe-

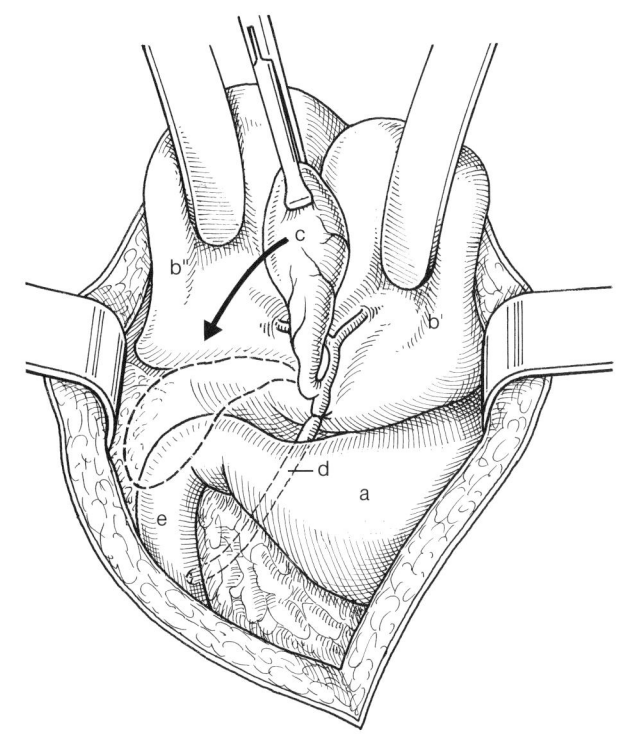

Abbildung 12.41 Choleozystduodenostomie bei leerer
Gallenblase
a Magen; **b′** Lobus quadratus; **b″** Lobus hepaticus dexter medialis; **c** Gallenblase aus der Fossa vesicae fellea
herausgelöst; **d** Ductus choledocus distal des Ductus
cysticus unterbunden; **e** Duodenum descendens

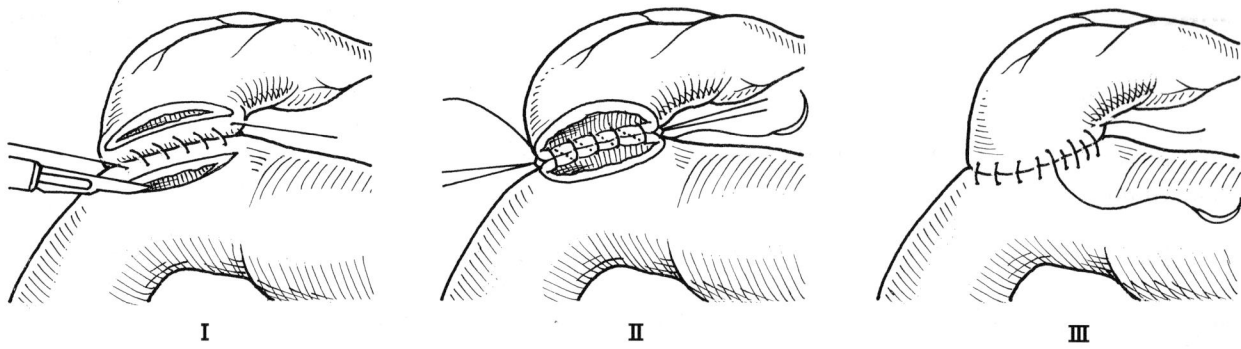

Abbildung 12.42 I–III Seit-zu-Seit-Anastomose des Gallenblasenfundus mit dem Duodenum
I hintere Serosennaht; **II** Kürschnernaht der hinteren Wundränder; **III** vordere Serosennaht

befaßzange fixiert. Bei rupturiertem Gallengang wird der Ductus choledocus proximal der Läsion unterbunden. Ist die Gallenblase gefüllt, wird diese punktiert und abgesaugt.

Die Verbindung des Gallenblasenfundus mit dem Duodenum erfolgt in Form einer Seit-zu-Seit-Anastomose (Abb. 12.42). Die Öffnung sollte eine Größe von 1,5–2 cm haben. Als Nahtmaterial wird ein langsam resorbierbarer monofiler Kunststoffaden der Stärke 2–3 metric verwendet.

Verschluß der Laparotomiewunde in der üblichen Form.

Cholezystektomie

Indikation ❏ Cholecystitis, meist als Folge von Gallenstau; Nekrose des Collum vesicae felleae infolge Cholelithiasis; irreparables Trauma; Tumor.

Vorgehen ❏ Präumbilikale Laparotomie in der Linea alba. Nach Einsetzen eines Bauchspreizers nach GOSSET und Weghalten des Lobus quadratus sowie Lobus hepaticus dexter medialis mit einem Spatel nach REVERDIN wird der Gallenblasenkörper, stumpf aus der Fossa vesicae felleae herausgelöst. Nach doppelter Unterbindung des Ductus cysticus und einfacher der A. cystica wird die Gallenblase entfernt.

Nach Eintritt des letzten Ductus hepaticus lobaris entsteht aus dem Ductus cysticus der Ductus choledochus. Dieser darf bei Cholezystektomie keinesfalls abgebunden werden.

Nachbehandlung ❏ Fettarme Diät.

Anastomose des Gallengangs

Indikation ❏ Ruptur des Ductus choledochus communis.

Vorbereitung ❏ Prämedikation mit Vitamin K bei länger bestehender Erkrankung wegen unzureichender Resorption des fettlöslichen Vitamins aus dem Darm. Ein dünner, in den Gallengang passender PVC-Schlauch wird an einem Ende unter Hitzeeinwirkung olivenartig verformt. Rückenlage bei präumbilikaler Laparotomie in der Linea alba oder Seitenlage bei rechtem Rippenrandschnitt.

Vorgehen ❏ Die Rupturstelle ist durch Abfließen von Galle bei Druck auf die Gallenblase oder beim Ausstreichen von Galle aus dem proximalen Abschnitt des Gallengangs zu erkennen. Nach Darstellung des proximalen und peripheren Gallengangstumpfes werden die Wundränder aufgefrischt und der PVC-Schlauch so weit eingeführt, daß er 5–10 cm in das Duodenum reicht. Dann wird das olivenförmige Ende im proximalen Stumpf 1–2 cm in Richtung Leber vorgeschoben. Die Gallengangstümpfe werden über dem Schlauch mit 4 bis 6 Knopfheften (atraumatisches, langsam resorbierbares Nahtmaterial, 1 metric) adaptiert und die Naht mit Netz abgedeckt.

Naht der Laparotomiewunde.

Der PVC-Schlauch wird nach einiger Zeit über den Darm ausgeschieden.

Pankreas

Partielle Pankreatektomie

Indikation ❑ Akute Nekrose; Verletzung; Abszeß; Tumor.

Vorbereitung ❑ Rückenlage.

Vorgehen ❑ Laparotomie median zwischen Schaufelknorpel und Nabel. Duodenum, Pylorus und Omentum majus werden mit der Bauchspeicheldrüse vorgelagert. Der zu entfernende Anteil wird identifiziert.

Die Serosa wird über dem benachbarten, zur Papille hin gelegenen gesunden Gewebe inzidiert und weiter mit Gefäßklemme oder Pinzette abgelöst. Die Durchtrennung des Parenchyms erfolgt durch Vorschieben einer Mosquitoklemme oder Pinzette zwischen die Drüsenläppchen und deren vorsichtige Separierung ohne Einrisse. Dabei werden Pankreasgänge und Blutgefäße isoliert, mit nicht resorbierbaren Fäden (z. B. Polypropylen [Prolene®]) ligiert und durchschnitten.

Bei der Mehrzahl der Hunde liegen zwei Ausführungsgänge zum Duodenum vor, die intrapankreatische Anastomosen aufweisen. Beim Hund ist der größte, und bisweilen auch der einzige, der Ductus pancreaticus accesorius. Er endet in der Papilla duodeni minor einige Zentimeter kaudal der Papilla duodeni major im Duodenum. Der Ductus pancreaticus, bei der Katze der größere, führt wie der Ductus choledochus zur Papilla duodeni major, die dem Pylorus näher liegt. Lokalisation und Anastomosen, auch der kleinen Pankreasgänge, variieren indivduell sehr, so daß stets mit großer Sorgfalt vorgegangen werden muß.

Das verbleibende gesunde Parenchym sollte, um Traumatisierungen zu vermeiden, nicht mit Instrumenten gefaßt werden. Größere, für die Blutversorgung des Duodenums wichtige Gefäße, wie die im rechten Lappen anastomosierenden Aa. pancreaticoduodenalis cranialis et caudalis, sollten geschont werden (s. auch Abb. 12.14). Dies gilt auch linksseitig für die A. lienalis. Das Drüsenparenchym wird mit einem Gazetupfer von den Blutgefäßen abgestreift. Bei Resektion von Anteilen des rechten Pankreaslappens, der dem Duodenum anliegt, wird die gleiche Technik zum Trennen von Bauchspeicheldrüse und Darm benutzt.

Die Resektionsstelle im Drüsenparenchym wird ebenso wie das vom Pankreas befreite Duodenum mit Netz abgedeckt.

Nach Rückverlagerung von Duodenum und verbliebenem Anteil der Bauchspeicheldrüse Verschluß der Laparotomiewunde.

Nachbehandlung ❑ Wegen stets zu erwartender postoperativer Pankreatitis Nahrungs- und Wasserkarenz für zwei Tage. Einmalige kurzwirkende Kortikosteroidapplikation. Parenteral Flüssigkeitssubstitution mit Ringer-Lösung.

Milz

Partielle Splenektomie

Indikation ❑ Trauma begrenzter Lokalisation; benigne Neubildung.

Vorbereitung ❑ Rechte Seiten- oder Rückenlage.

Instrumente ❑ Bulldog- oder gummigepolsterte weich fassende Gefäßklemmen.

Vorgehen ❑ Laparotomie in der Medianen (Regio abdominis cranialis).

Die Milz wird vorgelagert. Durch Kompression hilusnaher Gefäße mit weich fassenden Klemmen entsteht im ischämischen Anteil der Milz eine Farbdifferenz zum normal durchbluteten Gewebe. Auf diese Weise wird der für die Resektion bestimmte Abschnitt demarkiert. Die abgeklemmten Gefäße werden doppelt ligiert und zusammen mit dem zwischen den Unterbindungen befindlichen Lig. gastrolienale durchtrennt.

In die Demarkationsgrenze werden überlappend U-förmig resorbierbare Fäden gelegt, die rückläufig die Kapsel der Gegenseite mit erfassen. Sie pressen beim Anziehen die Pulpa weitgehend beiseite. Die Resektion erfolgt an der demarkierten Seite der Naht im Abstand von etwa 5–10 mm. Sickerblutungen werden durch Fingerkompression gestillt, ggfs. die durchtrennten Kapselränder durch fortlaufende Naht mit dünnem resorbierbarem Faden (1,5–2 metric) adaptiert und mit dem großen Netz abgedeckt. Verschluß der Laparotomiewunde.

Splenektomie

Indikation ❑ Torsion; Ruptur; Tumor; Splenomegalie bei Plasmazellen-Retikulose und Anämie (Banti-Syndrom).

Vorbereitung ❑ Rechte Seiten- oder Rückenlage.

Vorgehen ❑ Laparotomie. Schnitt linksseitig parakostal bzw. in der Medianen (Regio abdominis cranialis).

Nach Öffnen der Bauchhöhle wird die Milz vorgelagert. Bei Milzruptur wird die A. lienalis mit ihren wesentlichen zur Milz führenden Ästen unter Schonung der A. gastroepiploica sinistra zunächst rasch abgeklemmt. Bei starker Blutfülle der Milz und Anämie des Patienten wird an meh-

reren Stellen mit dünner Nadel wenig Adrenalin in die Milz injiziert (nicht unter Halothannarkose!), um durch Kontraktion des Organs das angesammelte Blut für den Kreislauf zu mobilisieren. In der Nähe des Milzhilus werden dann die Gefäße einzeln oder in Form von Massenligaturen doppelt unterbunden (Abb. 12.43). Die milznahe Ligatur kann auch durch Gefäßklemmen ersetzt werden. Zwischen den Ligaturen bzw. zwischen Ligatur und Klemme wird das Lig. gastrolienale durchtrennt. Nach Abdecken der Bauchorgane mit dem Netz erfolgt der Verschluß der Laparotomiewunde.

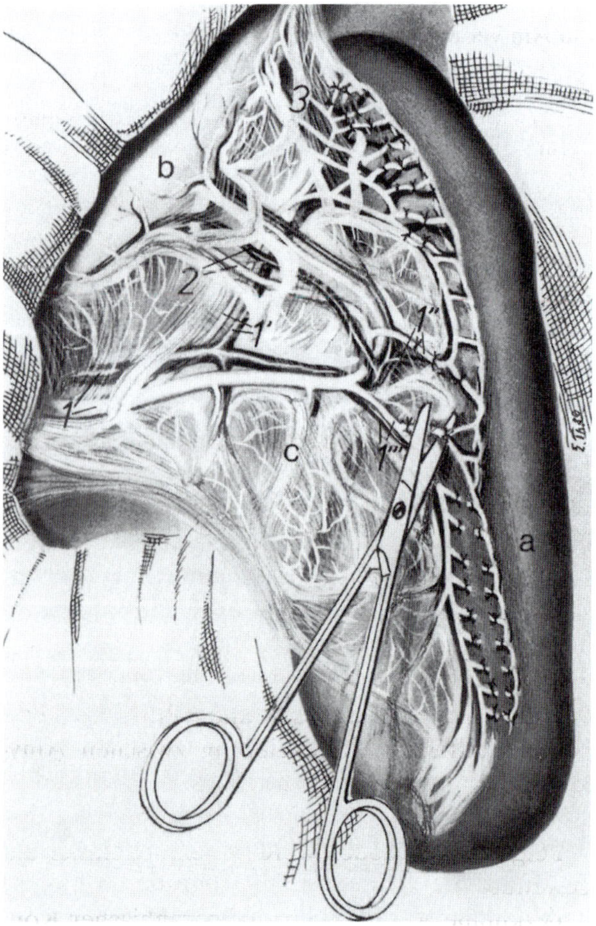

Nebenniere

Exstirpation der Nebenniere

Indikation ❑ Nebennierentumor; evtl. auch Hypertrophie bei Morbus Cushing.

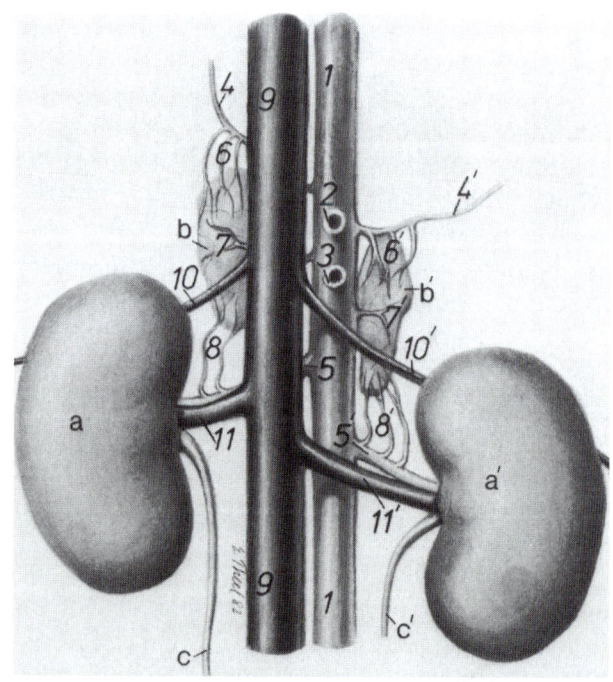

Abbildung 12.43 Splenektomie. Durchtrennung der doppelt ligierten Gefäße entlang des Milzhilus
a Milz; **b** Magen; **c** Milznetz (Rec. lienalis) des Omentum majus
1 A. und V. lienalis, **1′** proximaler, **1″** mittlerer, **1‴** distaler Ast; **2** A. und V. gastroepiploica sinistra; **3** Aa. gastricae breves

Abbildung 12.44 Arterielle Versorgung der Gll. suprarenales. Halbschematisch
a, a′ Ren dexter bzw. sinister; **b, b′** Gl. suprarenalis dextra bzw. sinistra; **c, c′** Ureter dexter bzw. sinister
1 Aorta abdominalis; **2** A. coeliaca, abgesetzt; **3** A. mesenterica cranialis, abgesetzt; **4, 4′** A. phrenica caudalis dextra bzw. sinistra; **5, 5′** A. renalis dextra bzw. sinistra; **6, 6′** Rr. suprarenales craniales aus 4 bzw. 4′; **7, 7′** A. suprarenalis media aus 1; **8, 8′** Rr. suprarenales caudales aus 5 bzw. 5′; **9** V. cava caudalis; **10, 10′** V. abdominalis cranialis dextra bzw. sinistra; **11, 11′** V. renalis dextra bzw. sinistra

Vorbereitung ❑ Der Hund ist in Rücken- oder Seitenlage auszubinden.

Vorgehen ❑ Laparotomie in der Linea alba vom Schaufelknorpel über den Nabel hinaus nach kaudal oder Rippenrandschnitt. Ein kräftiger Wundspreizer wird eingesetzt. Durch Verlagerung der Bauchorgane und ihre Abdeckung mit feuchten Tüchern werden die Nieren sowie die Aorta und die V. cava caudalis dargestellt. Kraniomedial der Nieren liegen die Nebennieren der inneren Lendenmuskulatur auf. Die vergrößerten Nebennieren werden, falls sie nicht sichtbar sind, vom umgebenden Fettgewebe äußerst vorsichtig mit kleiner METZENBAUM-Schere und Mosquitoklemme stumpf getrennt (Abb. 12.44). Die über der Nebenniere verlaufende Lendenvene wird nach Ligatur durchschnitten. Die zu- und abführenden Gefäße der Nebenniere werden einzeln ligiert oder mit Gefäßclips komprimiert. Peripher der Gefäße wird die Nebenniere abgesetzt. Nach sorgfältiger Hämostase erfolgt die Naht der Bauchwunde.

Nachbehandlung ❑ Bei Bedarf Substitutionsbehandlung mit Cortisol; bei Mineralokortikosteroidinsuffizienz auch NaCl-Lösung, Desoxycorton.

Literatur

Blass CE, Seim HB (1985): Surgical techniques for the liver and biliary tract. Vet Clin North Am (Small Anim Pract) 15:257–275.

Bjorling DE, Prasse KW, Holmes RA (1985): Partial hepatectomy in dogs. Comp Cont Educ 7:257–267.

Böhmer E, Matis U, Zedler W, Hänichen T (1990): Dünndarmileus bei Katze und Hund – katamnestische Betrachtungen von 704 Patienten. Tierärzl. Prax. 18:171–183.

Bright RM, Burrows CF, Gorng R, Fox S, Tilmant L. Subtotal colectomy for treatment of acquired megacolon in the dog and cat. J Am Vet Med Assoc 1986; 188:1412–16.

Bunch SE, Polak DM, Hornbuckle WE (1985): A modified laparoscopic approach for liver biopsy in dogs. J Am Vet Med Assoc 187:1032–1035.

Dingwall JS, de Boer J, Archibald J (1970): A new technique fo liver resection in the dog. J small Anim Pract 7:429–433.

Geisel O, Fiebiger I (1984): Die Leberbiopsie beim Hunde. Indikationen und technische Durchführung sowie Möglichkeiten und Grenzen der histologischen Diagnostik. Report Nr. 19:11–19.

Hunt CA, Gofton N (1984): Primary repair of a transected bile duct. J Am Anim Hosp Assoc 20:57–64.

Kirpensteijn J, Fingland RB, Ulrich T, Sikkema DA, Allen SW (1993): Cholelithiasis in dogs: 29 cases (1980–1990). J Am Vet Med Assoc 202:1137–1142.

Lettow E (1963): Die blinde Leberpunktion nach Menghini beim Hund. Berl Münch tierärztl Wschr 76:273–277.

Lewis DD, Ellison GW (1987): Intussusception in dogs and cats. Comp Cont Educ 9:523–533.

Martin RA, MacCoy DM, Harvey HJ (1986): Surgical managemet of extrahepatic biliary tract disease: A report of eleven cases. J Am Anim Hosp Assoc 22:301–307.

Matthiesen DT, Rosin E (1986): Common bile duct obstruction secondary to chronic fibrosing pancreatitis: Treatment by use of cholecystoduodenostomy in the dog. J Am Vet Med Assoc 189:1443–1446.

Oakes MG, Lewis DD, Hosgood G, Beale BS (1994): Enteroplication for the prevention of intussusception recurrence in dogs: 31 cases (1978–1992). J Am Vet Med Assoc 205:72–75.

Rosin E, Walshaw R, Mehlhaff C, Matthiesen D, Orsher R, Kusba J (1988): Subtotal colectomy for treatment of chronic constipation associated with idiopathic megacolon in cats: 38 cases (1979–1985). J Am Vet Med Assoc 193:850–3.

Thompson SMR (1981): Biliary tract surgery in the dog: a review. J Small Anim Pract 22:437–450.

Watkins PE, Pearson H, Denny HR (1983): Traumatic rupture of the bile duct in the dog: a report of seven cases. J Small Anim Pract 24:731–740.

Watt PR (1989): Surgical relief of biliary obstruction secondary to chronic pancreatitis. Austral Vet Practit 19:208–213.

Williams DA, Burrows CF. Short bowel syndrome: a case report in a dog and discussion of the pathophysiology of bowel resection. J Small Anim Pract 1981; 22:263–75.

Niere

Nierenbiopsie

Indikationen ❑ Diagnose und Prognose von Nephropathien, Differenzierung zwischen Amyloidosis und Glomerulonephritis wegen unterschiedlicher Therapie.

Folgende Methoden werden beim Kleintier angewandt:
- perkutane Biopsie unter sonographischer Kontrolle
- perkutane Blindbiopsie (bei der Katze)
- „Schlüssellochmethode"
- Biopsie unter Sichtkontrolle (Laparoskopie)
- Biopsie unter Sichtkontrolle (Laparotomie)
- Feinnadelaspiration

Das gewonnene Bioptat wird sofort in eine geeignete Lösung (Paraformaldehyd, Glutaraldehyd) eingelegt, um ein Austrocknen zu vermeiden.

Instrumente: Tru-Cut®-Einmalbiopsienadel[2] oder MENGHINI-Biopsienadel. Letztgenannte gibt es in zwei Stärken (14 und 19 gauges) und in einer Länge von 4, 7 und 12 cm. Feine Aspirationsnadel und Einmalspritze mit Aspirationspistole.

Der Eingriff wird i.d.R. in Narkose durchgeführt. Bei sehr ruhigen (urämischen) Tieren kann eine Sedation in Kombination mit einer Lokalanästhesie ausreichend sein. Einer besonderen Überwachung der Narkose bedarf die Biopsie unter Sichtkontrolle mittels Laparoskop.

Vorbereitung ❑ Seitenlage; Vorbereitung des Operationsfeldes in der Flanke.

● **Vorgehen bei perkutaner Biopsie unter sonographischer Kontrolle:** Eine zystische Veränderung der Niere ist leicht zu erkennen. Die Biopsienadel wird unter Sichtkontrolle bis zur Niere geführt. Nach der Biopsie können durch die Sonographie auch etwaige Blutungen festgestellt werden. Es empfiehlt sich, die Nieren vor der Biopsie sonographisch hinsichtlich Größe, Form, Lage, Kontur und Konsistenz zu überprüfen. Während der Kortex „echodicht" ist, ist die Medulla „echoarm". Sobald die Nadel sich in der Niere befindet, kann diese als „echodichte" Struktur ausgemacht werden.

● **Vorgehen bei perkutaner Blindbiopsie (Katze):** Einstichstelle unterhalb des ventralen Randes der Rückenmuskulatur und kaudal des Rippenbogens. Mit dem Skalpell wird zuvor die Haut durchtrennt und die Biopsienadel senkrecht in die Bauchhöhle eingeführt. Unter manueller perkutaner Fixation der linken Niere mit einer Hand wird mit der anderen die Biopsienadel in die Nierenrinde vorgeschoben. Die Nadel wird dann geschlossen und aus der Bauchhöhle wieder entfernt.

● **Vorgehen bei der Schlüssellochmethode:** Sie wird angewendet, wenn die Niere nicht palpierbar ist oder kein anderes bildgebendes Verfahren zur Verfügung steht. Beim Hund wird mit dieser Methode meistens die rechte Niere punktiert, da diese eine regelmäßigere anatomische Position aufweist als die linke. Darüber hinaus ist es

_____
[2] Baxter Deutschland, Unterschleißheim

schwieriger, die linke Niere intraabdominal zu immobilisieren.

Der Patient wird auf die linke Seite gelegt. Die Hautinzision erfolgt unmittelbar unterhalb des M. longissimus dorsi im Schnittpunkt mit dem kaudalen Rand der 13. Rippe. Mit einer Schere werden subkutanes Gewebe, Muskel und Peritoneum stumpf durchtrennt. Die Interkostalarterie, die am kaudalen Rippenrand verläuft, sollte geschont werden. Durch dieses Loch („Mikrolaparotomie") wird der Zeigefinger in die Bauchhöhle vorgeschoben, bis die Niere palpiert werden kann. Dabei werden Größe, Form, Lage, Kontur und Konsistenz erfaßt. Neben diesem Loch, in dem sich der Zeigefinger befindet, wird eine Stichinzision der Haut für die Passage der Biopsienadel angelegt. Mit dem Finger wird die Niere durch Drücken gegen naheliegende Strukturen oder gegen die Bauchwand immobilisiert und dann die Biopsienadel in die Niere vorgeschoben. Nach der Biopsie werden beide Inzisionen mit Knopfheften verschlossen.

● **Vorgehen bei Biopsie unter Sichtkontrolle mittels Laparoskopie:** Sie wird vor allem von der rechten Seite her ausgeführt, da hier keine größeren Organe, wie die Milz, im Wege sind. Um eine gute Sicht zu erhalten, wird während der Laparoskopie CO_2 in die Bauchhöhle insuffliert (s. Kap. 16). Vor der Biopsie sollten die Nieren sorgfältig inspiziert werden. Die Biopsiekanüle wird in unmittelbarer Nähe der Nieren eingeführt. Dabei ist zu beachten, daß das Zwerchfell nicht verletzt wird. Das Kohlendioxid würde aus der Bauchhöhle sehr rasch in den Thorax diffundieren und die Ventilation des Patienten erheblich beeinträchtigen. Nach der Biopsie werden die Nieren nochmals hinsichtlich Blutungen untersucht. Eventuell auftretende Blutungen können leicht gestillt werden, indem mit einem Finger die Bauchwand auf die Biopsiestelle gedrückt wird. Zum Schluß wird das intraabdominal insufflierte Gas soweit wie möglich abgesaugt und die Laparoskopieöffnung mit Knopfheften verschlossen.

● **Vorgehen bei Biopsie unter Sichtkontrolle mittels Laparotomie:** Gelegentlich wird während einer diagnostischen Laparotomie festgestellt, daß eine Nierenveränderung vorliegt. Damit ist die Indikation für eine Biopsie gegeben. Hierbei ist das gewonnene Gewebeteil meistens etwas größer. Bei diesem Vorgehen kann je nach Befund

Befund und Indikation eine Kern- oder Keilbiopsie, partielle Nephrektomie oder eine vollständige einseitige Nephrektomie vorgenommen werden. Um eine repräsentative Gewebeprobe aus Kortex und Mark zu erhalten, wird ein ca. 3 mm dicker Keil herausgeschnitten, danach werden die Wundränder mit der Hand für einige Minuten zusammengedrückt. Das Vorgehen entspricht dem der Nephrotomie (s. unten).

● **Vorgehen bei Feinnadelaspiration:** Die Feinnadelaspiration („Nephrozentese") wird dann durchgeführt, wenn eine Infektion oder ein Nierentumor vermutet wird. Bei der Infektion soll sie der Gewinnung von Keimen dienen, die für die bakteriologische Untersuchung und Resistenzbestimmung erforderlich sind, bei einer Tumorerkrankung der Gewinnung von Zellen, die der zytologischen Untersuchung zugeführt werden.

Bei der „Nephropyelozentese" wird mittels Feinnadelaspiration Urin aus dem Nierenbecken gewonnen.

Komplikationen ❑ Die häufigste Komplikation ist eine Blutung. Sie tritt bei 5–7 % der Patienten auf, hat aber bei sorgfältiger Überwachung keinen letalen Verlauf. Bei 3 % der Tiere kann eine Hämaturie auftreten, die innerhalb von 12 Stunden bis einigen Tagen abklingt.

Nachbehandlung ❑ Kontrolle auf eventuelle Nachblutung, ggf. Bluttransfusion oder diagnostische Laparotomie.

Nephrotomie

Indikation ❑ Urolithiasis; Dioctophyme renale; Biopsie unter Sichtkontrolle.

Instrumente ❑ Franklin-Silverman-Biopsienadel zur Nadelbiopsie. Bulldog- oder gummigepolsterte weich fassende Klemmen.

Vorbereitung ❑ Rückenlage, bei Ausschluß einer Pendelniere auch Seitenlage.

Vorgehen ❑ Laparotomie in der Linea alba vom Schaufelknorpel über den Nabel hinaus nach kaudal. Ggf. retroperitonealer Zugang kaudal des Rippenbogens parallel zu den Querfortsätzen der Lendenwirbel unter dem M. iliocostalis oder hohe parakostale Inzision (Rippenrandschnitt).

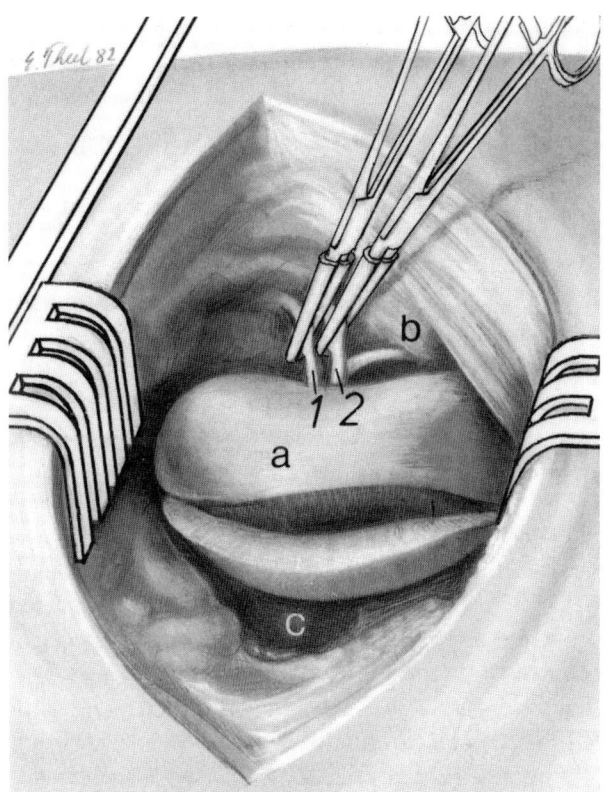

Abbildung 12.45 Nephrotomie der linken Niere nach Rippenrandschnitt
a Ren sinister mit Längsschnitt entlang des Margo lateralis bis zum Pelvis renalis; **b** Ureter; **c** Lien, Extremitas dorsalis
1 A. renalis; **2** V. renalis

Nach Darstellung der Niere wird die Blutzirkulation vom Assistenten durch Fingerkompression oder durch Aufsetzen weich fassender Gefäßklemmen (Abb. 12.45) unterbrochen. Von der großen Kurvatur her wird möglichst mit einem einzigen Schnitt, der knapp bis zu den Polen reicht, das Parenchym bis zum Nierenbecken durchtrennt. Nach Entfernen von Stein oder Parasit werden Nierenbecken und Schnittflächen ggf. mit warmer isotonischer Elektrolytlösung abgespült (nicht tupfen!), die Wundflächen korrekt adaptiert und zur Blutstillung fünf Minuten lang gleichmäßig aufeinander gedrückt.

Die Wundränder des Peritoneums werden mit Knopfheften (resorbierbares Material) adaptiert.

Nach Biopsie durch Entnahme eines scheibenförmigen Stückes aus dem Nierenparenchym werden die Wundflächen in der beschriebenen Weise adaptiert und aufeinander gedrückt. Bei Nadelbiopsie genügt zur Blutstillung eine mäßige Kompression.

Verschluß der Laparotomiewunde.

Nachbehandlung ❑ Nierendiät; Kontrolle der Harnausscheidung und des Elektrolythaushalts.

Nephrektomie

Indikation ❑ Erhebliche traumatische Läsion; Hydronephrose; Zyste; Tumor; irreversible Schädigung, wie bei Urolithiasis im Nierenbecken oder durch Dioctophyme renale u. a.; Anomalie bei ektopischem Ureter.

Vorbereitung ❑ Ausscheidungsurographie zur Funktionsprüfung der anderen Niere kann zweckmäßig sein. Rücken- oder Seitenlage.

Vorgehen ❑ Laparotomie in der Linea alba vom Schaufelknorpel über den Nabel hinaus nach kaudal oder Rippenrandschnitt, ggf. retroperitonealer Zugang kaudal des Rippenbogens parallel zu den Querfortsätzen der Lendenwirbel unter dem M. iliocostalis. Der Zugang zur Niere wird durch Verlagerung der benachbarten Organe und ihre Abdeckung mit feuchten Tüchern geschaffen. Der peritoneale Überzug der Niere wird lateral zwischen Niere und dem M. iliocostalis von kaudal her mit der METZENBAUM-Schere durchtrennt. Dann wird die Niere stumpf mit dem Finger vom Peritoneum und dem Fettgewebe im retroperitonealen Raum abgelöst. Dadurch werden die in den Hilus eintretenden A. und V. renalis sowie der Ureter dargestellt. Verklebungen des Peritoneums mit der Nierenkapsel werden mit der Schere gelöst.

Der Ureter wird weiterhin isoliert, nahe der Harnblase doppelt ligiert und zwischen den Ligaturen durchtrennt. A. und V. renalis werden unterbunden. Die Ligatur kann durch Transfixation gesichert werden. Die Niere wird distal dieser Ligatur abgesetzt.

Verschluß der Bauchwunde.

Nachbehandlung ❑ Kontrolle der Harnausscheidung und des Elektrolythaushalts.

Harnleiter

Anastomose des Harnleiters

Indikation ❑ Zerreißung des Harnleiters.

Instrumente ❑ Weicher Katheter (1 mm, etwa Katzenkatheter). Vorteilhaft sind feine Pinzette und Nadelhalter aus dem Augeninstrumentarium sowie eine Stirnlupe.

Vorgehen ❑ Laparotomie in der Linea alba vom Schaufelknorpel über den Nabel hinaus nach kaudal. Absaugen und Austupfen des in der Bauchhöhle befindlichen Urins. Durch Verlagerung benachbarter Organe, Vorlagerung des Darmkonvoluts und Abdeckung mit Tüchern, die mit angewärmter Elektrolytlösung getränkt wurden, können die Nieren und der Verlauf des Harnleiters bis zum Trigonum vesicae urinariae kontrolliert werden. Bei funktionsfähig erscheinender Niere des betroffenen Ureters wird geprüft, ob der Harnleiter spannungsfrei nach Exzision der Läsion adaptiert werden kann. Ggfs. kann die Niere etwas mobilisiert weden, indem von kaudolateral her das der Niere aufliegende Peritoneum mit der METZENBAUM-Schere durchtrennt und mit dem Finger stumpf abgelöst wird.

Die Harnleiterstümpfe werden im gesunden Gewebe knapp beiderseits der Verletzung glatt durchtrennt. Der Katheter wird zunächst in Richtung Harnblase so weit eingeschoben, daß er mindestens 5 cm in das Lumen der Blase reicht. Dann wird das andere Ende nach Möglichkeit einige Zentimeter weit in den proximalen Teil des Harnleiters eingeführt. Es muß aber gewährleistet sein, daß das freie Ende des Katheters im Lumen der Harnblase erreichbar bleibt.

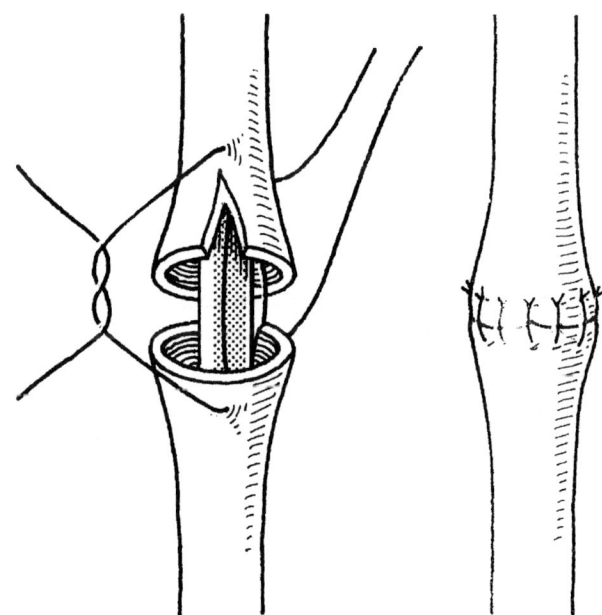

Abbildung 12.46 Anastomose des Ureters. Naht über eingeschobener Sonde; Schema

Über den Katheter werden die Wundränder auf Stoß mit sehr dünnen atraumatischen, langsam resorbierbaren Fäden (0,4–1 metric), die alle Schichten der Ureterwand perforieren, genäht. Dabei kann ein Einschnitt in die Harnröhrenstümpfe von wenigen Millimetern, jeweils an der Gegenseite, die Adaptation erleichtern (Abb. 12.46).

Im Anschluß wird eine minimale Zystotomie vorgenommen, der Katheter mit einer Arterienklemme gefaßt, aus dem Harnleiter gezogen und entfernt.

Naht der Harnblasenwand durch LEMBERT-Naht. Die Anastomose wird mit einem Anteil des großen Netzes abgedeckt.

Implantation des Ureters in die Harnblase

Indikation ❑ Riß des Ureters in der Nähe der Harnblasenhalses; ektopischer Ureter.

Instrumente ❑ Feine Pinzetten aus dem Augeninstrumentarium.

Vorbereitung ❑ Intravenöse Ausscheidungsurographie bei ektopischem Ureter. Entleerung der Harnblase durch Punktion oder Katheter. Rükkenlage mit seitlich ausgegundenen Beckengliedmaßen.

Vorgehen ❑ Laparotomie postumbilikal in der Linea alba. Durchtrennung des Lig. vesicae medianum.

Die Harnblase wird vom Fundus her angehoben und nach kaudal umgeschlagen, damit der Verlauf der Ureteren bis zur Einmündung in die Blase kontrolliert werden kann, um einen Abriß des Harnleiters oder eine Abnormität im Verlauf des blasennahen Ureters festzustellen (Abb. 12.47).

● **Vorgehen bei blasennahem Abriß oder extramuralem ektopischem Ureter:** Der periphere Stumpf des Abrisses bzw. der ektopische Ureter wird am Harnblasendreieck ligiert, letzterer dann vor der Ligatur durchschnitten. Nach Zystotomie auf der Ventralseite wird seitlich der Inzision jeweils ein Haltefaden in den Wundrand zum Spreizen der Öffnung gelegt. Im dorsolateralen Bereich der Harnblase wird in einer Lokalisation, die spannungsfrei die Implantation des proximalen Ureterstumpfes erlaubt, mit kleiner spitzer Schere eine minimale Inzision in die Mukosa der

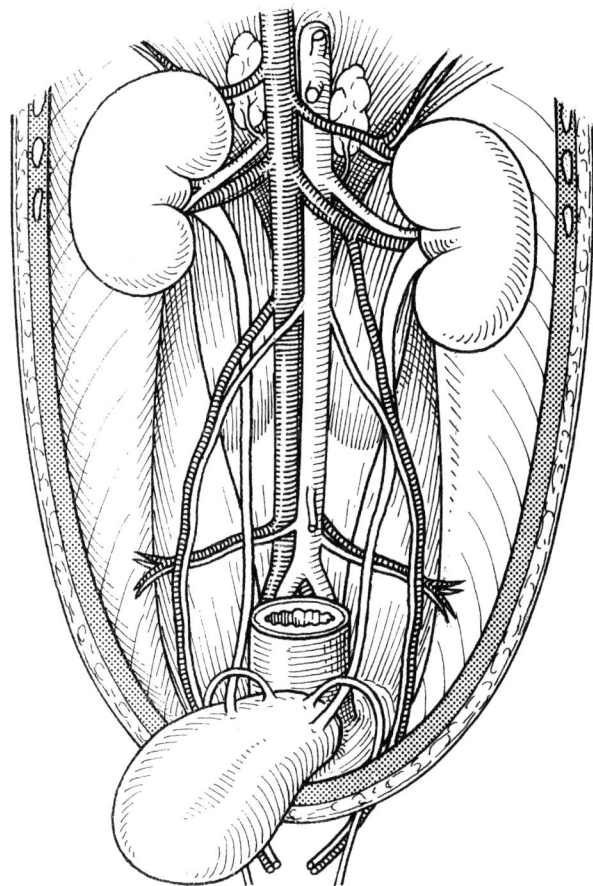

Abbildung 12.47 Harnblase nach kaudal umgeschlagen zur Überprüfung des Verlaufs der Harnleiter; Schema

Harnblase gemacht. Durch diese Schleimhautöffnung wird nahezu senkrecht eine Mosquitoklemme durch Muskulatur und Serosa der Harnblase gestoßen. Mit der Klemme wird die Abriß- bzw. Sektionsstelle des Ureters ohne stärkere Kompression gefaßt und in das Lumen der Harnblase gezogen. Dabei muß eine Torsion der Harnleiters unbedingt vermieden werden. Nach einem kleinen Einschnitt in die Wand des Ureterstumpfes zur besseren Adaptation wird dieser zirkulär ausgestülpt auf die Blasenmukosa mit Knopfheften genäht (atraumatische resorbierbare Fäden, 1 metric). Die Fäden passieren alle Schichten der Ureteren sowie Mukosa und Muskularis der Harnblasenwand (Abb. 12.48 I).

● **Vorgehen bei intramuralem ektopischem Ureter:** Bei intramuralem Verlauf tritt der ektopische Ureter vielfach in normaler Lokalisation in die Harnblasenwand von außen ein, verläuft dann je-

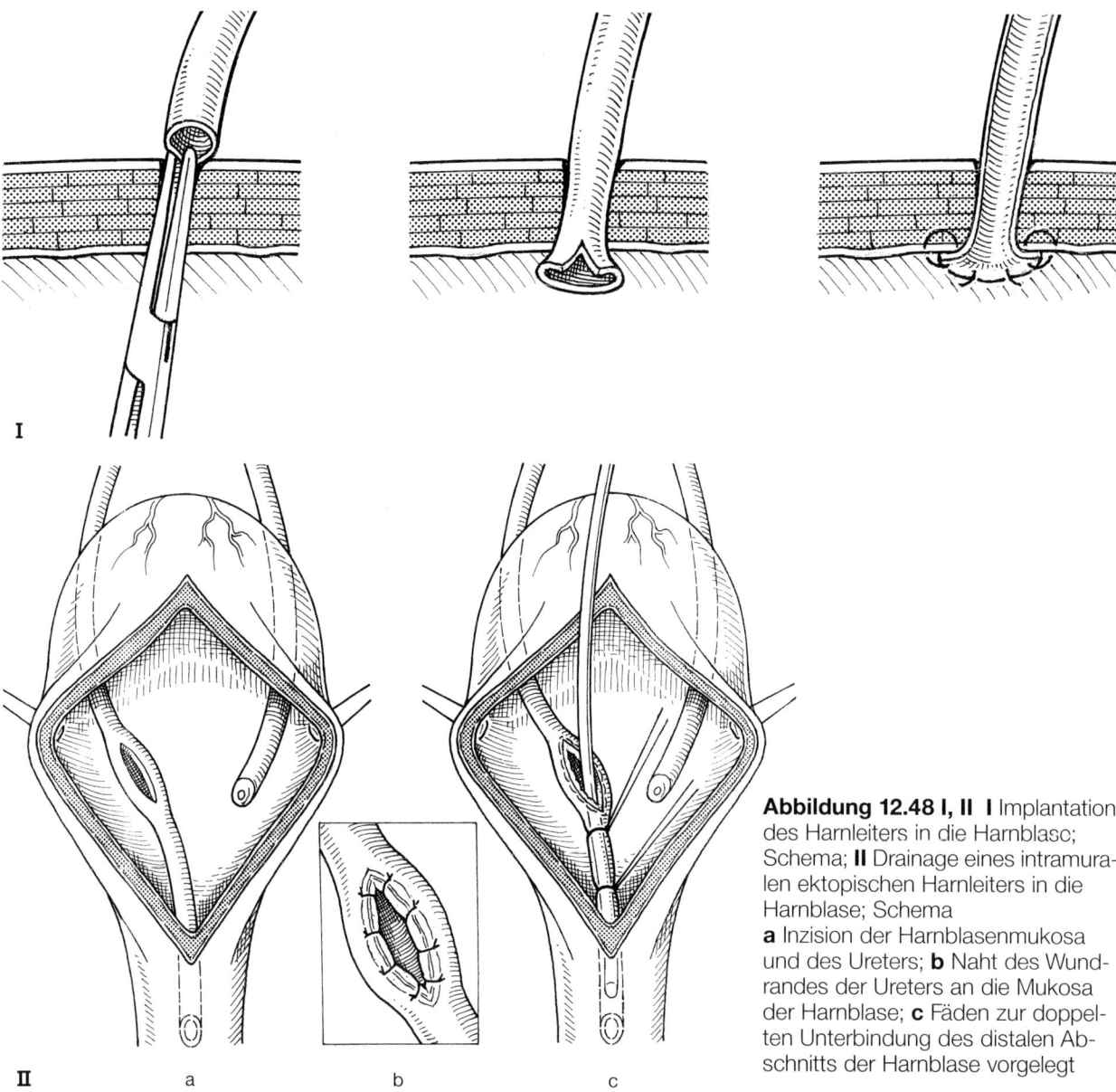

Abbildung 12.48 I, II I Implantation des Harnleiters in die Harnblase; Schema; **II** Drainage eines intramuralen ektopischen Harnleiters in die Harnblase; Schema
a Inzision der Harnblasenmukosa und des Ureters; **b** Naht des Wundrandes der Ureters an die Mukosa der Harnblase; **c** Fäden zur doppelten Unterbindung des distalen Abschnitts der Harnblase vorgelegt

doch in dieser zur Harnröhrenwand, wo er an unterschiedlicher Stelle in den Urogenitaltrakt einmündet. Nach Zystotomie auf der Ventralseite kann der Ureterverlauf nach gleichzeitiger kaudaler Kompression des Harnleiters und intravenöser Applikation von Furosemid durch die resultierende stärkere Füllung in der Submukosa leichter identifiziert werden. Die Schleimhaut der Blase wird über dem Ureter auf einer Länge von etwa 5–10 mm eingeschnitten und in gleicher Weise der Harnleiter inzidiert. Der Wundrand des eröffneten Ureters wird mit 6 bis 8 resorbierbaren Knopfheften (0,5–1 metric) an die Harnblasenwand ohne Perforation der Serosa genäht.

In den distalen Teil des ektopischen Harnleiters wird ein stärkerer Faden oder ein dem Lumen entsprechender Katheter eingeführt, die zur Identifizierung des Verlaufs dienen und eine doppelte Unterbindung mit resorbierbarem Faden (1 metric) vom Lumen der Harnblase aus erleichtern (Abb. 12.48 II).

Naht der Zystotomiewunde nach LEMBERT oder CUSHING. Naht der Laparotomiewunde.

Harnblase

Naht bei Dilazeration

Indikation ❏ Ruptur der Harnblase.

Vorbereitung ❏ Der Patient ist in Rückenlage auszubinden.

Vorgehen ❏ Laparotomie in der Regio abdominis caudalis. Nach Öffnen der Bauchhöhle wird die im Abdomen befindliche Flüssigkeit abgesaugt und ausgetupft sowie die Harnblase vorgelagert. Die Wundränder werden unter Vermeidung größerer Gewebsverluste begradigt und dann unter Schonung der Tunica mucosa zweischichtig (resorbierbares atraumatisches Nahtmaterial) adaptiert. Nach Rückverlagerung der Harnblase wird die Bauchhöhle mit isotonischer Elektrolytlösung gespült.

Verschluß der Laparotomiewunde. Beim Vorliegen einer ausgeprägten Peritonitis wird ein Schlauch zur kontinuierlichen Drainage durch eine Stichinzision in das Abdomen eingelegt (s. auch S. 225).

Nachbehandlung ❏ Evtl. Spülung des Abdomens mit isotonischer Elektrolytlösung. Die Drainage wird am 3. bis 5. Tag entfernt.

Zystotomie

Indikation ❏ Urolithiasis; Harnblasentumor.

Instrumente ❏ Harnröhrenkatheter.

Vorbereitung ❏ Rückenlage mit nach hinten ausgebundenen Beckengliedmaßen. Einführen des Katheters in die Harnblase.

Vorgehen ❏ Laparotomie postumbilikal, median oder paramedian. Die Inzision des Peritoneums hat bei stark gefüllter Harnblase vorsichtig zu erfolgen und wird tunlichst mit der Schere erweitert. Dabei kann das Lig. vesicae medianum mit durchtrennt werden.

Die Harnblase wird vom Fundus her durch die Laparotomieöffnung vorgelagert und nach kaudal umgeschlagen. Die Bauchwunde wird um die Blase herum sorgfältig mit saugfähigen Tüchern oder Kompressen abgedeckt. Falls die Blase nicht durch den Katheter entleert werden konnte, wird der Harn nach Punktion oder einer Stichinzision abgesaugt.

● **Weiteres Vorgehen bei Urolithiasis:** Unter Schonung größerer Gefäße wird die Blasenwand im dorsalen Fundusbereich nach Fixierung durch Haltefäden oder ALLIS-Klemmen geöffnet. Noch vorhandener Restharn wird dabei abgesaugt. Blasensteine werden mit Pinzette oder Löffel ent-fernt. Harngrieß klebt am eingeführten trockenen Tupfer. Kleine Konkremente, besonders aus dem Blasenhals, werden über den etwas zurückgezogenen Katheter mit physiologischer Kochsalzlösung hervorgespült und gleichzeitig abgesaugt. Mit dem in das Lumen der Harnblase eingeführten Zeigefinger überzeugt man sich, daß alle Konkremente entfernt sind.

● **Weiteres Vorgehen bei Harnblasentumor:** Der Tumor der Blasenwand wird vor dem Öffnen der Harnblase palpatorisch lokalisiert. Die Inzision der Blase erfolgt nach Möglichkeit als Umschneidung der Neubildung.

Verschluß der Blase: Ein- oder doppelreihige Naht mit Einzelheften oder fortlaufend als LEMBERT- oder CUSHING-Naht (langsam resorbierbares atraumatisches Material). Die Mukosa sollte nicht perforiert werden, damit die Fäden nicht als Kristallisationskern wirken können.

Bei verdickter Blasenwand, die sich schlecht einstülpen läßt, faßt die erste Naht mit dünnem, atraumatischen Material lediglich Tela submucosa und Tunica muscularis. Die zweite Naht vereinigt die oberflächliche Blasenmuskulatur und Serosa (Abb. 12.49).

Naht der Laparotomiewunde.

Nachbehandlung ❏ Reichliche Flüssigkeitszufuhr zur Vorbeuge gegen Rezidiv bei Urolithiasis.

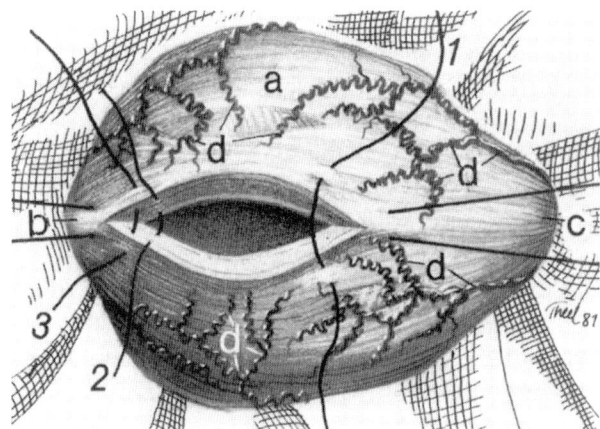

Abbildung 12.49 Vorgelagerte, geöffnete Harnblase mit unterschiedlicher Nahttechnik
a Vesica urinaria, retroflexiert; b Vertex vesicae; c Cervix vesicae; d stark gefüllte Gefäße
1 Fadenführung nach LEMBERT; 2 Knopfheft der Tela submucosa und Tunica muscularis; 3 Knopfheft der Tunica muscularis (oberflächlich) und Tunica serosa

Anlegen einer Harnblasenfistel

Indikation ❏ Vorübergehende Störung der Harnblasenentleerung; Verletzung der Harnröhre; Entlastung und Sicherung der Naht nach Blasenabriß oder Prostatektomie.

Vorbereitung ❏ Rückenlage mit nach hinten ausgebundenen Beckengliedmaßen. Sofern möglich, Katheter in die Harnblase einführen.

Vorgehen ❏ Nach Laparotomie (Regio abdominis caudalis) werden die Wundränder des Peritoneums und der Fascia transversalis vor dem Schambein mit fortlaufender Naht (resorbierbares Material) ellipsenförmig auf einer Länge von 3–4 cm an die ventrale Fläche der Harnblase genäht. Nach Absaugen des Harnes wird die Blasenwand in einer Länge von 1–2 cm durchtrennt. Ihre Wundränder werden mit Knopfheften (nicht resorbierbarer Faden) an die der Haut genäht.
    Naht der Laparotomiewunde.

Nachbehandlung ❏ Die Haut in der Umgebung der Fistelöffnung ist mit einer Salbe abzudecken und mehrfach täglich zu säubern. Ggf. Spülung der Harnblase. Chemotherapie.
    Nach Behebung der Miktionsstörung bzw. etwa 2 Wochen nach Naht der Urethra wird die Fistel operativ beseitigt.
    Dazu wird die vernarbte Laparotomiewunde erneut bis zur Fistel indiziert. Die nicht resorbierbaren Fäden am äußeren Fistelrand werden entfernt. Die Blasenwand wird zirkulär von der Bauchwand abpräpariert oder umschnitten. Nach ellipsenförmiger Exzision des durch Vernarbung oder Verklebung veränderten Harnblasengewebes erfolgt die Naht der Blase doppelreihig mit Knopfheften oder fortlaufend in Form einer LEMBERT- oder CUSHING-Naht (resorbierbares atraumatisches Material, 1,5–3 metric).
    Naht der Laparotomiewunde.

Sphinkterotomie des Blasenhalses zur Therapie der Reflex-Dyssynergie

Indikation ❏ Insbesondere bei Katzen kann es bei Wirbelsäulenverletzungen mit Beeinträchtigung des Rückenmarks kranial des Sakralmarks zu einer Reflex-Dyssynergie kommen. Sie ist gekennzeichnet durch Harnverhalten oder durch nur tropfenweises Absetzen von Harn bei Symptomen einer Strangurie. Die Blase läßt sich auch manuell nur schwer ausdrücken. Es liegt eine Störung der Harnblasenentleerung vor, bei der offenbar bei Aktivierung parasympathischer efferenter Fasern eine Hemmung α-adrenerger sympathischer Fasern (Relaxation des Sphincter internus über den N. hypogastricus) und Hemmung somatischer Bahnen (Relaxation des Sphincter urethralis externus über den N. pudendus) unterbleibt.

Instrumente ❏ Zwei feine Pinzetten, Harnröhrenkatheter.

Vorgehen ❏ Kaudale Laparotomie in der Medianen bis an das Os pubis. Der ventral gelegene Blasenhals wird von Fettgewebe unter Schonung der Gefäße vorsichtig freipräpariert. Die Muskulatur wird am Übergang des Blasenhalses zur Urethra mit einem Längsschnitt über 1,5–2 cm sorgfältig bis auf die Mukosa durchtrennt. Die Myotomie wird anschließend quer zum Schnitt mit Einzelheften aus Polyglykolsäure (Dexon®) oder Polydiaxanon (PDS®) der Stärke 1 metric vernäht. Insgesamt werden 3 bis 6 Hefte gesetzt.

Nachbehandlung ❏ Über einige Tage post operationem muß i. d. R. ein Blasenkatheter belassen werden, ehe der selbstständige Harnabsatz einsetzt.

Harnröhre

Naht der Urethra bei Verletzung

Indikation ❏ Partielle oder totale Zusammenhangstrennung der Urethra.

Instrumente ❏ Harnröhrenkatheter, evtl. Knochenschere (LISTON), Meißel und Hammer bzw. oszillierende Säge.

Vorbereitung ❏ Lokalisation der Verletzung durch retrograde Urethrographie. Rückenlage mit nach hinten, bei Verletzung im perinealen Bereich mit nach vorn ausgebundenen Beckengliedmaßen.

Vorgehen ❏ Nach Revision der Wunde bzw. nach Inzision über der lokalisierten Verletzung wird die Harnröhre dargestellt. Der in der Beckenhöhle gelegene Anteil kann über eine (supra-)präpubische Laparotomie oder nach Osteotomie der Bekkensymphyse erreicht werden. Unter Palpations- oder Sichtkontrolle wird ein dem Durchmesser der Harnröhre angepaßter Katheter bis in die Harnblase eingeführt. Bei vollständig durchtrennter Urethra ist dies nur unter Sichtkontrolle möglich, vielfach erst dann, wenn die auseinandergewichenen Stümpfe isoliert und durch mäßigen Zug adaptiert worden sind. Vor der Naht ist es erforderlich, die unregelmäßigen Wundränder der Harnröhre zu glätten bzw. aufzufrischen. Dabei müssen noch vorhandene brückenartige Verbindungen der Tunica mucosa unbedingt erhalten bleiben.

Die Naht der Harnröhre erfolgt mit dünnen atraumatischen langsam resorbierbaren Fäden (etwa 1 metric). Die Knopfhefte fassen Tunica muscularis und Tunica mucosa. Bei einer längs verlaufenden Verletzung sind die Wundränder, falls sich eine zu starke Spannung ergibt, nur auf 1–2 mm zu nähern. Bei quer durchtrennter Harnröhre werden zunächst zwei Positionsnähte, um 180° versetzt, angebracht. Danach wird die Naht durch weitere Knopfhefte ergänzt.

Die Entlastung der Naht durch Entspannungsnähte im periurethralen Gewebe, evtl. auch unter Einbeziehung von Prostata und Harnblase, ist angebracht. Eine Harnblasenfistel begünstigt die Heilung. Nach Versorgung einer Harnröhrenverletzung sollte ein Ballonkatheter eingelegt werden. Er kann ggf. an dem Präputium bzw. der Vulva durch Naht fixiert werden.

Bei einer infizierten Verletzung ist nach der Naht der Harnröhre eine Drainage der Wunde für etwa drei Tage angebracht. Die durchtrennte Bekkensymphyse wird mit Drahtligaturen adaptiert.

Nachbehandlung ❏ Täglich mehrfache Kontrolle des Katheters. Entfernen des Katheters nach etwa 5 Tagen.

Urethrotomia – Urethrostomia distalis (Hund)

Indikation ❏ Konkrement in der Harnröhre am kaudalen Ende des Penisknochens.

Instrumente ❏ Schlingenkatheter, Konkrementlöffel.

Vorbereitung ❏ Rückenlage mit nach hinten ausgebundenen Beckengliedmaßen. Einführen der Knopfsonde in die Urethra bis zum Konkrement.

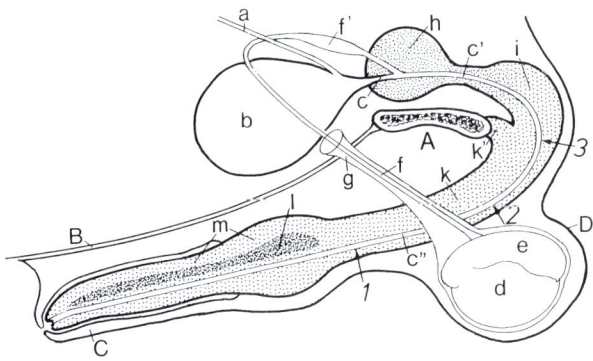

Abbildung 12.50 Urethra des Rüden mit Lokalisationen zur Urethrostomie
A knöcherner Beckenboden; **B** ventrale Bauchwand; **C** Präputium, **D** Scrotum
a linker Ureter; **b** Vesica urinaria; **c**, **c′**, **c″** Urethra masculina: **c** Pars praeprostatica, **c′** Pars prostatica der Pars pelvina, **c″** Pars penina; **d** Testis; **e** Epididymis; **f** Ductus deferens; **f′** Ampulla ductus deferentis; **h** Prostata; **i** Bulbus penis; **k** Corpus penis, **k′** rechtes Crus penis; **l** Os penis; **m** Glans penis
1 Urethrostomia distalis; **2** Urethrostomia scrotalis; **3** Urethrostomia perinealis

Vorgehen ❏ Die äußere Haut wird kaudal des Penisknochens gestrafft und zusammen mit dem Penis angehoben. Gewöhnlich kann dann der Stein oder der terminale Knopf der Sonde durch die Haut hindurch palpiert werden. Die Schnittführung erfolgt in der Raphe über der Obstruktionsstelle exakt in der Medianen unter wiederholter Palpationskontrolle des Steines bzw. Sondenknopfs (Abb. 12.50). Dabei wird die Haut und nach Spaltung des paarigen M. retractor penis das Corpus spongiosum penis sowie die Schleimhaut in einer Länge von 2–3 cm durchtrennt. Die kaudal der Inzision liegenden Harnröhrensteine werden vielfach spontan unter dem Druck der gefüllten Harnblase ausgespült, ggf. mit dem Schlingenkatheter entfernt. Die kranial gelegenen werden mit der Sonde herausgedrückt. Festsitzende Steine können mit dem kleinen, in das Harnröhrenlumen passenden Löffel entfernt werden.

Durch Einschieben des elastischen Harnröhrenkatheters und Spülung mit kalter Elektrolytlösung bis zur Harnblase wird die freie Passage der Harnröhre überprüft.

Bei Verzicht auf eine Naht heilt die Urethrainzision im Verlaufe einiger Wochen in der Regel ohne Stenosenbildung aus. Zur Vermeidung stärkerer Nachblutungen aus dem Schwellkörper und

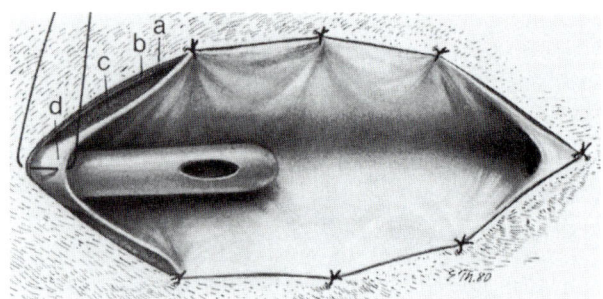

Abbildung 12.51 Urethrostomia distalis
a äußere Haut; **b** M. retractor penis; **c** Corpus spongiosum penis; **d** Schleimhaut der Urethra

subkutaner Harninfiltration sollte jedoch vorübergehend der Rand der Harnröhrenschleimhaut mit dünnem atraumatischen Nahtmaterial zirkulär an den Wundrand der Haut genäht werden (Abb. 12.51).

Bei der Urethrostomie bleiben zur Erzielung einer Dauerfistel die Fäden bis zur vollständigen Vernarbung liegen.

Gelegentlich wird später ein Verschluß der Urethrostomie gewünscht. Die Urethra wird durch möglichst glatte Präparation von der Haut abgetrennt. Dabei ist es wesentlich, daß die Harnröhrenwand gewebeschonend gefaßt wird. Der freie Rand wird mit resorbierbarem atraumatischen Material (1–2 metric) durch Knopfnaht über einem eingeführten Harnröhrenkatheter adaptiert. Dabei sollte nach Möglichkeit die Mukosa nicht durchstochen werden.

Naht der Hautwunde.

Der vorzugsweise starre Katheter wird an der Bauchwand fixiert und ermöglicht für einige Tage den Abfluß des Urins.

Nachbehandlung ❏ Geringere Blutungen mit jeweils spontaner Hämostase während der ersten Tage nach dem Eingriff bedürfen keiner Behandlung. Bei stärkeren Blutungen aus dem Corpus spongiosum penis ist die Applikation eines Antiandrogens angezeigt. Die Fäden der Haut-Schleimhautnaht werden bei der Urethrotomie am 5. oder 6. Tag, bei der Urethrostomie zwischen dem 10. und 12. Tag entfernt.

Urethrostomia scrotalis (Hund)

Indikation ❏ Harnröhrenstriktur im distalen Bereich; Urolithiasis.

Instrumente ❏ Schlingenkatheter, Konkrementlöffel.

Vorbereitung ❏ Rückenlage mit seitlich ausgebundenen Beckengliedmaßen. Nach Möglichkeit Einführen eines dünnen Katheters.

Vorgehen ❏ Nach Kastration wird durch ellipsenförmige Umschneidung der Raphe scroti so viel von der Haut des Skrotums exzidiert, daß ohne sackartige Ausbuchtung des verbleibenden Anteils der Wundrand spannungsfrei adaptiert werden kann. Im kaudalen Wundbereich wird die dargestellte Urethra nach stumpfem Freilegen auf einer Länge von etwa 3 cm inzidiert (Abb. 12.50). Die Naht des Mukosarandes an der Haut erfolgt mit atraumatischem, nicht resorbierbaren Nahtmaterial. Kranial davon werden die Hautränder durch Naht adaptiert.

Urethrotomia – Urethrostomia perinealis (Hund)

Indikation ❏ Konkrement in der Harnröhre im Perinealbereich.

Instrumente ❏ Schlingenkatheter, Konkrementlöffel.

Vorbereitung ❏ Rückenlage mit nach vorn ausgebundenen Beckengliedmaßen. Einführen eines Katheters in die Harnröhre bis zum Konkrement.

Vorgehen ❏ Der Anus sollte mit einer Tabaksbeutelnaht oder durch Übernähen eines Tupfers verschlossen werden. Nach Inzision der Haut in der Medianen in Höhe des Sitzbeinausschnitts ist die durch den Katheter dargestellte Urethra zu palpieren (Abb. 12.50). Sie wird durch stumpfe Präparation zwischen dem paarigen M. retractor penis und dem gleichfalls paarigen M. bulbospongiosus dargestellt. Nach Spalten der Urethra auf einer Länge von etwa 3 cm werden die Steine durch Spülen, mit dem kleinen Löffel oder dem Schlingenkatheter entfernt. Der Harnröhrenkatheter wird bis zur Harnblase vorgeschoben.

Mit atraumatischem, nicht resorbierbaren Nahtmaterial werden die Wundränder der Schleimhaut an die der Haut genäht.

Nachbehandlung ❏ Die Fäden der Haut-Schleimhautnaht werden bei der Urethrotomie am 5.

oder 6. Tag, bei der Urethrostomie, also zur Schaffung einer Dauerfistel, am 10. bis 12. Tag entfernt.

Urethrostomia perinealis mit Penisamputation (Katze)

Indikation ❏ Obstructio urethrae.

Instrumente ❏ Feine (Augen-)Instrumente.

Anästhesie ❏ Inhalationsnarkose. Ketamin-Xylazin-Kombination ist kontraindiziert!

Vorbereitung ❏ Der Kater wird in Rückenlage mit hochgelagertem Becken gebracht und durch Ausbinden der Schultergliedmaßen nach kaudal sowie der Beckengliedmaßen nach kranial fixiert (Abb. 12.52). Ein in die Harnblase eingeführter Katheter erleichtert die Darstellung. Der Penis ist mit einer Mosquitoklemme an der Spitze der Glans zu fassen und unter leichtem Zug vorzulagern.

Vorgehen ❏ Der Hautschnitt wird am Ostium präputiale zirkulär und in der Raphe scroti bis etwa 15 mm ventral des Anus gelegt (Abb. 12.53). Es folgt beim nicht kastrierten Kater die Kastra-

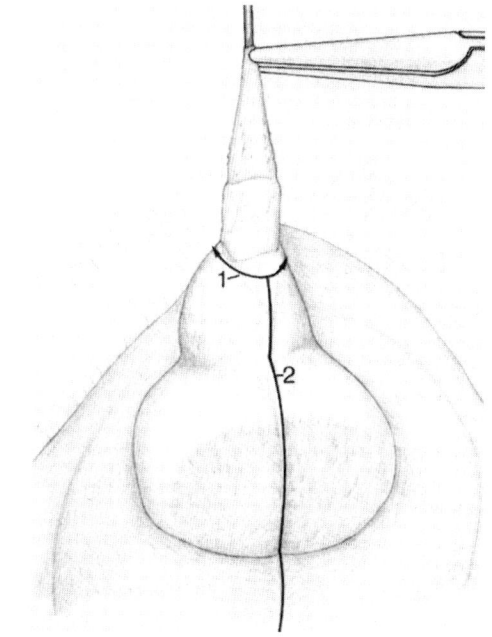

Abbildung 12.53 Hautschnitt
1 Zirkulärschnitt; **2** Medianschnitt

tion bei bedecktem Hoden und bedecktem Samenstrang. Nun ist der Penis frei zu präparieren und bis proximal der Bulbourethraldrüsen darzustellen (Abb. 12.54). Zunächst wird der M. ischiocavernosus mit dem M. ischiourethralis auf beiden Seiten durchtrennt und das blutende Gefäß am Muskelstumpf koaguliert. Dann wird der M. retractor penis direkt distal der ventralen Mastdarmschleife sowie nahe der Glans durchtrennt und die Harnröhre über dem Katheter inzidiert. Die Öffnung ist auf ca. 25 mm Länge bis proximal der Bulbourethraldrüsen mit der Schere zu erweitern und die Harnröhrenwunde auf beiden Seiten mit je einer Mosquitoklemme zu fixieren (Abb. 12.55).

War der Katheter zuvor nicht einführbar, wird er, nach Entfernen der Konkremente mit einem kleinen stumpfen Löffel, bis in die Harnblase vorgeschoben. Sorgfältig ist darauf zu achten, daß Harn nicht in die Wunde fließt.

Nun sind die Wundränder der Harnröhre an die der Haut zu nähen (langsam resorbierbarer Kunststoffaden). Das erste Heft ist im proximalen Wundwinkel zu legen. Die Nadel wird schräg zum Wundrand durch die Haut sowie senkrecht durch die Harnröhrenwand von außen nach innen gestochen und auf der anderen Seite von innen nach außen durch die Harnröhrenwand sowie schräg durch die Haut zurückgeführt. Anschließend wird die Harnröhrenwand in Länge der Inzision mit Knopfheften an die Haut genäht. Um einen un-

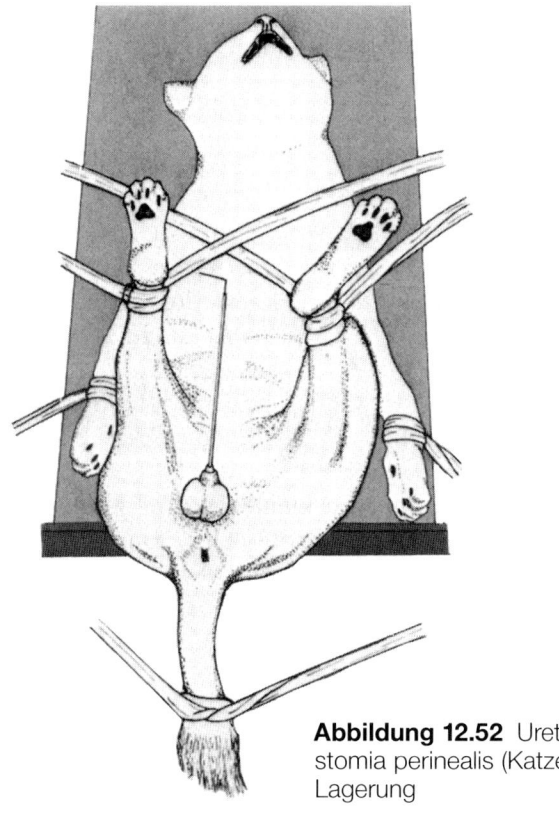

Abbildung 12.52 Urethrostomia perinealis (Katze); Lagerung

**Abbildung 12.54
und 12.55**
A Glans penis,
A′ Penisschaft;
B Glandula bulboure-
thralis; **C** Urethra;
D Penisstumpf;
E Haut
a M. retractor penis;
b M. ischiocaverno-
sus; **c** M. ischiour-
ethralis; **d** M. sphincter ani externus; **e** M.
bulbospongiosus
1 Katheter;
2 Schwellkörper der
Harnröhre

Abbildung 12.54
Darstellung des
Penisschafts

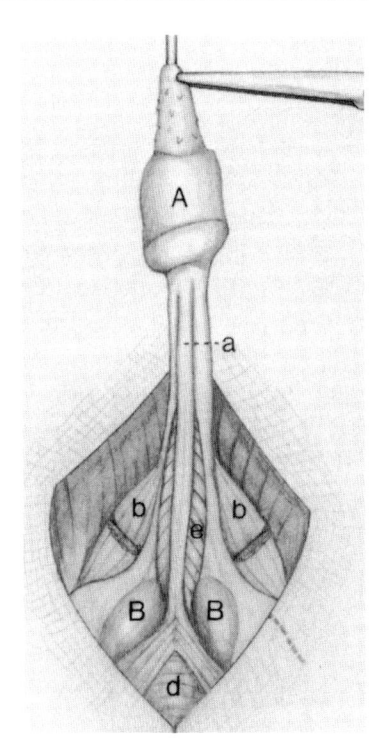

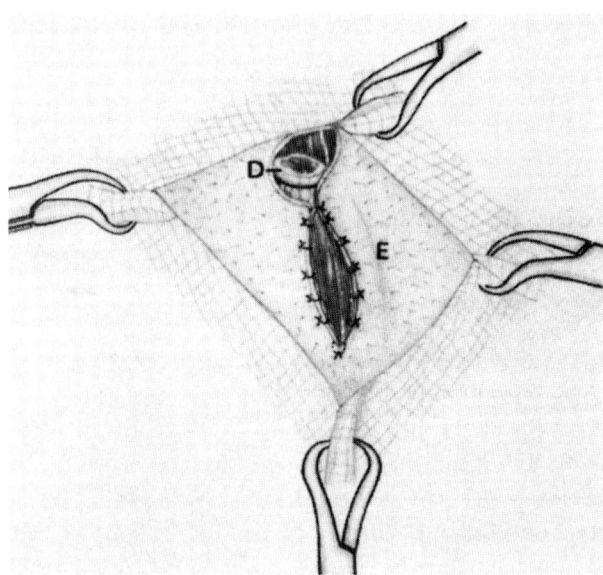

Abbildung 12.56 Naht der Harnröhrenwand an die Haut

und abgesetzt (Abb. 12.56). Danach wird der distale Wundwinkel der Harnröhre wie der proximale mit einem rückläufigen Heft versorgt.

Wundverschluß ❏ Adaptation der Wundränder
der oberflächlichen Faszie und der Subkutis über
dem Penisstumpf mit Knopfheften (resorbierbares Material). Hautnaht.

Nachbehandlung ❏ Infusionstherapie.

Penis

Amputation (Hund)

Indikation ❏ Trauma; Neoplasie; Prolaps.

Vorbereitung ❏ Rückenlage. In die Urethra wird
ein Katheter eingeführt.

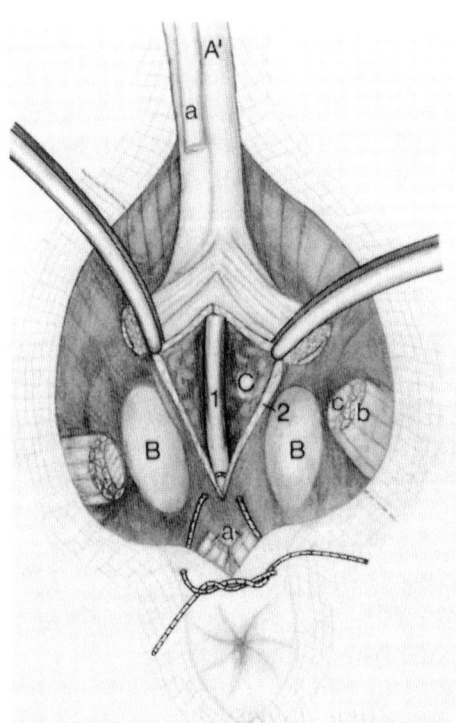

Abbildung 12.55 Lage des ersten Heftes am proximalen Wundwinkel

gleichmäßigen Zug an den Wundrändern zu vermeiden, sollten die Hefte alternierend auf der einen und der anderen Seite gesetzt werden.

Am peripheren Ende der Harnröhreninzision
wird der Penis ligiert (resorbierbares Material)

Vorgehen ❏ Der Penis wird bis zum Bulbus glandis aus dem Präputium vorgelagert. Hinter dem
Bulbus wird eine Staubinde angelegt. Der Penis
wird unter Schonung der Urethra keilförmig bis
auf das Os penis so durchtrennt, daß die Spitze
des Keiles nach proximal weist. Die Urethra wird
distal der Inzision in einer Länge von etwa 1–2 cm
freipräpariert und abgesetzt (Abb. 12.57). Der
Penisknochen wird nach leichtem Zurückschie-
ben des Penisstumpfes osteotomiert. Nach Lockerung der Staubinde werden blutende Gefäße
ligiert. Die Tunica albuginea des Corpus spongio-

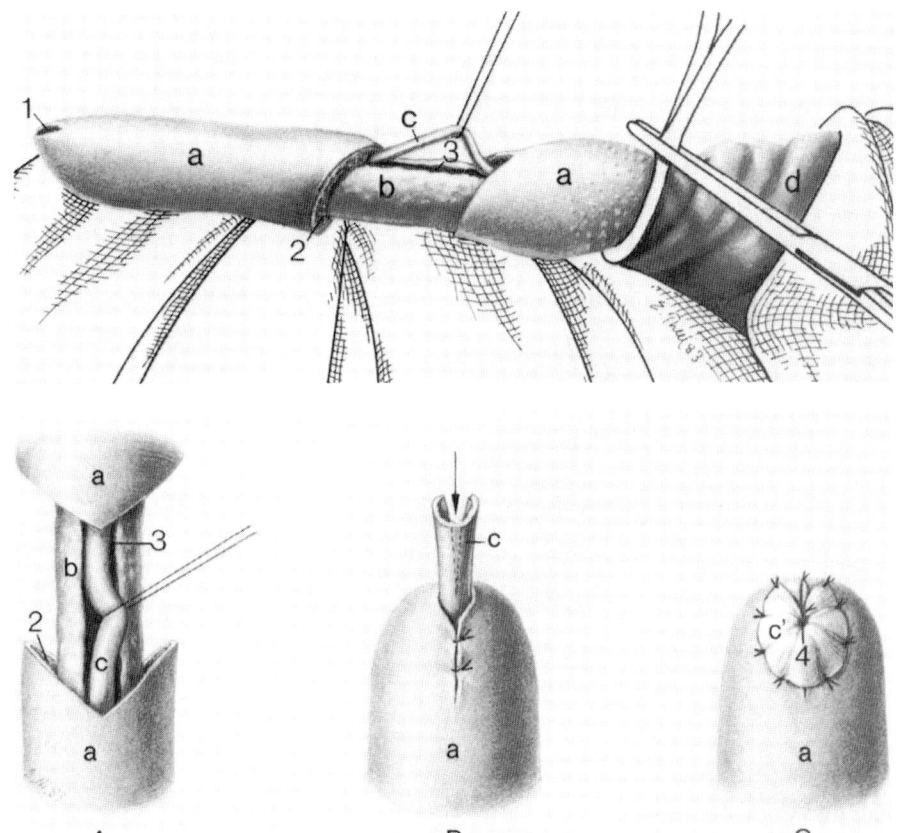

Abbildung 12.57, 12.58 Partielle Amputation der Glans penis
A Keilschnitt durch das Corpus spongiosum glandis;
B Verschluß des Corpus spongiosum glandis, mit überstehender Urethra; **C** flächenhafte Ausbreitung und Fixierung der dorsal gespaltenen Urethra
a Glans penis, Pars longa;
b Os penis; **c** Urethra, Pars penina (Harnsamenröhre); **c′** flächenhafte Ausbreitung der Tunica mucosa der Urethra;
d Bulbus glandis
1 Ostium urethrae externum;
2 Corpus spongiosum glandis;
3 Sulcus urethralis;
4 künstlich angelegte Mündung der Urethra
Pfeil in **B** kennzeichnet dorsalen Einschnitt in der Urethra

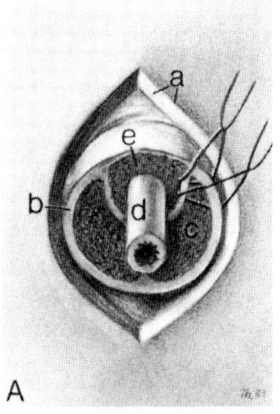 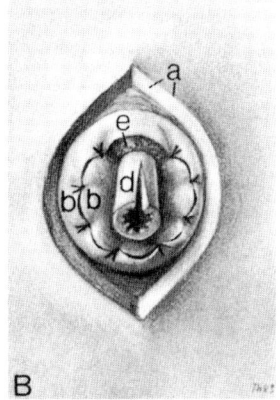 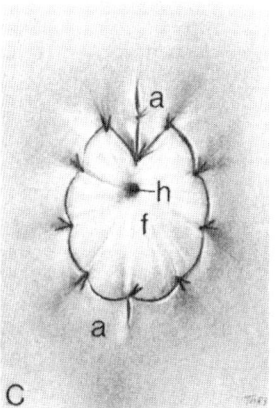

Abbildung 12.59 Amputation des Penis in der Regio perinealis
A amputierter Penis, Urethra freipräpariert; **B** Verschluß des Corpus cavernosum durch Einzelhefte, Urethra gespalten; **C** flächenhafte Ausbreitung der Urethra
a Integumentum commune;
b Penis, Tunica albuginea;
c Corpus cavernosum;
d Urethra Pars penina; **e** Corpus spongiosum; **f** flächenhafte Ausbreitung der Tunica mucosa der Urethra; **h** Mündung der Urethra

sum glandis wird am freien Rand der keilförmigen Inzision durch Knopfhefte mit sehr dünnem atraumatischen, langsam resorbierbaren Material adaptiert. Der überstehende freie Urethrastumpf wird dorsal gespalten, auf den Penisstumpf umgeschlagen und durch Naht fixiert (Abb. 12.58).

Bei weiter proximal notwendiger Amputation wird der Penis einschließlich des Präputiums von der Bauchwand abgetrennt. Die beiderseits des

Präputiums geführten Längsschnitte beginnen dorsal der Präputialöffnung und laufen vor dem Skrotum zusammen. Bei gleichzeitig vorzunehmender Kastration schließt die Schnittführung mediane Abschnitte des Skrotums ein. In Höhe der Amputationsstelle, die dann gewöhnlich im Perineum liegt, wird die Haut median über der Peniswurzel inzidiert. Die Peniswurzel wird isoliert und proximal durch eine Staubinde komprimiert. Unter Schonung der Urethra, die auch in diesem Fall in einer Länge von 1–2 cm nach distal freipräpariert wird, ist die Peniswurzel schräg von kaudal nach kranial und distal abzusetzen. Nach Lösen der Staubinde werden blutende Gefäße ligiert. Die Ränder der Tunica albuginea werden über dem Corpus cavernosum durch Naht adaptiert. Der Penisstumpf wird zirkulär an die Haut genäht, die Urethra nach kaudaler Längsspaltung ebenfalls an die Hautränder (Abb. 12.59).

Wundverschluß ❏ Adaptation der Wundränder der tiefen und der oberflächlichen Faszie mit Knopfheften (resorbierbares Material). Hautnaht. Ein in die Urethra eingelegter Katheter wird durch Fixationsnähte gesichert.

Nachbehandlung ❏ Der Katheter wird nach 2–3 Tagen entfernt.

Präputium

Erweiterung des Ostium praeputiale

Indikation ❏ Phimose; Paraphimose, falls Penis nicht reponierbar oder rezidivierend.

Vorbereitung ❏ Reinigung der Präputialblätter.

Vorgehen ❏ Die Präputialöffnung wird nach dorsal zur Bauchwand hin mit Schere oder Skalpell unter Durchtrennung von Haut und Schleimhaut erweitert. Die Haut wird alsdann mit der Schleimhaut durch Knopfhefte aus nicht oder langsam resorbierbarem Material vernäht (Abb. 12.60).

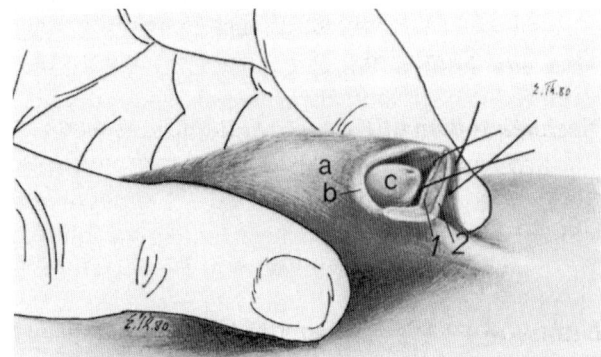

Abbildung 12.60 Naht der erweiterten Präputialöffnung
a Praeputium; **b** Ostium praeputiale; **c** Glans penis, Spitze mit Ostium urethrae externum
1 Schleimhaut, Tunica mucosa; **2** äußere Haut, Integumentum commune

Nachbehandlung ❏ Ggf. Spülung des Präputialschlauchs.

Prostata

Prostatektomie

Indikation ❏ Tumor; Hyperplasie; Zyste; Abszeß; Prostatitis, die durch Chemotherapie, Antiandrogenbehandlung (z. B. Gestagen) oder Kastration nicht beeinflußt werden konnten.

Instrumente ❏ Bulldog-Klemmen. Bei Notwendigkeit der Osteotomie des Beckens oszillierende Säge oder Meißel und Hammer sowie Bohrer.

Vorbereitung ❏ Nach Prüfung der Keimresistenz im Urin präoperativ Chemotherapie für einige Tage. Nahrungsentzug 2 Tage vor dem Eingriff, am Vortag Klysma.

Rückenlage mit gespreizt nach kaudal ausgebundenen Beckengliedmaßen. Einführen eines Harnröhrenkatheters in die Harnblase.

Vorgehen ❏ Laparotomie in der Linea alba vom Schambein bis kranial des Nabels. Die pathologisch vergrößerte Prostata liegt oft vor dem Beckenrand und ist dann von der Laparotomiewunde aus gut zugängig. In manchen Fällen kann der Eingriff dadurch erleichtert werden, daß die Beckensymphyse gespalten wird (Abb. 12.61).

Zur Trennung in der Beckensymphyse wird die Hautinzision nach kaudal verlängert. Die Aponeurosen der Mm. graciles und Mm. adductores werden im Verlauf der Symphyse gespalten. Bei jüngeren und kleinen Hunden kann die Symphyse mit starker Schere oder Meißel getrennt, bei älteren Hunden muß sie aufgesägt werden. Beiderseits der Symphyse werden Bohrlöcher zur späteren Fixation mit einer Drahtligatur angebracht. Die Beckenhälften werden dann auseinandergedrückt, ohne die Iliosakralgelenke zu stark zu strapazieren.

Bei großen alten Hunden hat sich das Aussägen einer Platte aus dem Schambein bewährt. Dazu werden die Aponeurosen der Mm. graciles und Mm. adductores nach lateral hin abgelöst. Mit Säge oder Fräse werden jeweils etwa 2–3 cm seitlich der Symphyse Schnitte vom Schambeinkamm zu den Forr. obturata geführt. Im kaudalen Drittel der Forr. obturata wird durch einen diese Lö-

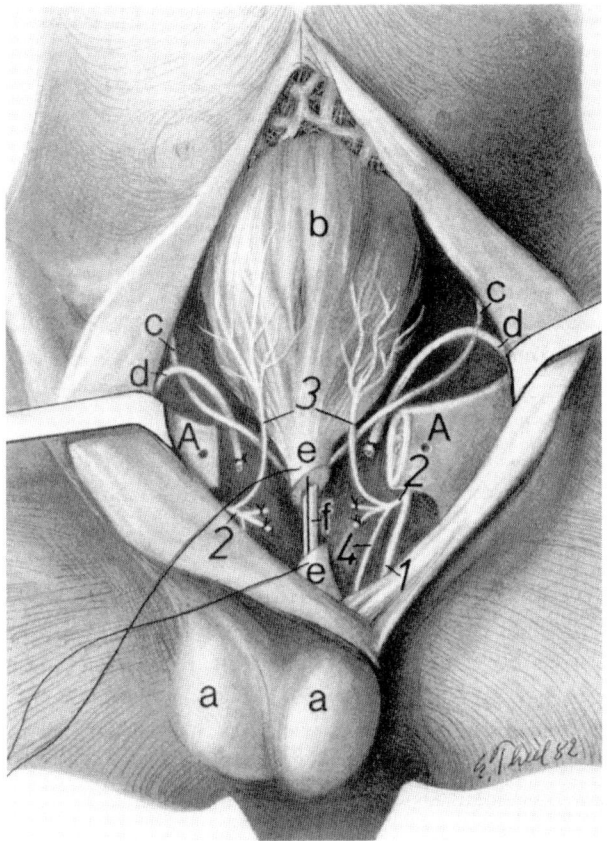

Abbildung 12.61 Prostatektomie
A Os pubis, mit Bohrlöchern für die Fixierung des entfernten Pfannen- und Fugenastes
a Scrotum; **b** Vesica urinaria; **c** Ureter; **d** Ductus deferens, abgesetzt und ligiert; **e** Urethra, schräg abgesetzte Stümpfe nach Prostatektomie; **f** Katheter in Urethra
1 A. pudenda interna, **2** A. prostatica, Äste an die Prostata abgesetzt und ligiert; **3** A. vesicalis caudalis; **4** A. rectalis media

cher verbindenden Transversalschnitt die Schambeinplatte gelöst.

Beiderseits der Sägeschnitte werden Löcher zur späteren Fixation der Platte mit Drahtligaturen gebohrt.

Nach Öffnen der Bauch- und evtl. der Beckenhöhle wird das Darmkonvolut abgedeckt und nach kranial geschoben. Das Lig. vesicoumbilicale wird durchtrennt, so daß die Harnblase frei bewegt werden kann. Zunächst werden die Ureteren in den freien Rändern der Ligg. lateralia vesicae identifiziert und mit dicken Fäden angeschlungen. Die zur Prostata führenden Gefäße werden in der Nähe der Drüse doppelt ligiert und zwischen den Ligaturen durchschnitten. Bei der Unterbindung der von dorsolateral an die Pro-

stata heranführenden Äste der Aa. und Vv. prostaticae ist darauf zu achten, daß die zur Blase führenden Aa. vesicae caudales intakt bleiben. Nach Retroflexion der Harnblase werden die Ductus deferentes ebenfalls doppelt ligiert und durchtrennt.

Der Blasenhals ist so weit wie möglich zur Prostata hin und die Urethra von kaudal her frei zu präparieren. Restharn in der Blase wird abgesaugt und der Katheter in den Beckenteil der Urethra zurückgezogen. Blasenhals und Urethra werden mit gummigepolsterten, weich fassenden oder Bulldog-Klemmen komprimiert und an der Prostata mit dem Skalpell durchtrennt. Die Prostata wird in toto von ihren Verbindungen mit dem umliegenden Gewebe gelöst und entfernt. Der Katheter wird wieder in das blasenhalsseitige Stück der Urethra eingeführt und in die Harnblase vorgeschoben.

Über dem Katheter erfolgt die Naht der Urethra. Zunächst werden in gleichen Abständen zirkulär 3 Fixationshefte gesetzt, um Verziehungen zu vermeiden (sehr dünnes atraumatisches, nicht oder langsam resorbierbares Nahtmaterial, etwa 0,5 metric). Zwischen diesen Fäden wird die Naht komplettiert Dabei sollte die Mukosa nicht perforiert werden Zusätzlich kann die Anastomose mit einem Netzzipfel übernäht werden.

Die die Urethra und den Blasenhals komprimierenden Klemmen werden abgenommen sowie die Zügel an den Ureteren entfernt. Nach Reposition und Fixation des knöchernen Beckenbodens werden die Wundränder der Aponeurosen (Mm. graciles und Mm. adductores) mit Knopfheften (resorbierbares Material) adaptiert.

Verschluß der Laparotomiewunde.

Der Katheter wird vor der Präputialöffnung in eine Heftpflasterduplikatur gelegt, die an die Haut angenäht wird.

Nachbehandlung ❑ Chemotherapie für etwa 2 Wochen mit Präparat, das hohen Urinspiegel gewährleistet. Der Katheter wird etwa 4 Tage belassen.

Drainage von Prostatazyste/-abszeß unter Sonographiekontrolle

Indikation ❑ Intra- und paraprostatische Zyste oder Abszess, die durch Chemotherapie, Antiandrogenbehandlung (z. B. Gestagen) oder Kastration nicht geheilt werden konnten.

Instrumente ❏ Ultraschallgerät, „Pigtail"-System[3] (7 French).

Vorbereitung ❏ Rückenlage mit locker gespreizt nach kaudal ausgebundenen Beckengliedmaßen.

Vorgehen ❏ Sonographisch wird der günstigste Zugang zur Punktion des größten ungekammerten Hohlraumes ermittelt. Unter Ultraschallkontrolle erfolgt zügig die Trokarierung der Bauchwand lateral des Präputiums und der identifizierten Kavität. Die Punktion sollte vor dem Erreichen des Hohlraumes durch Prostataparenchym geführt werden, da bei direkter Perforation einer dünnen Zystenwand die Gefahr von Sekretaustritt in die Bauchhöhle besteht.

Die Form des „Pigtail"-Katheters sowie die zusätzliche Befestigung mit Klebestreifen oder Naht eines durch Heftpflaster gebildeten Schmetterlingflügels an der Haut soll ein unbeabsichtigtes Herausgleiten verhindern.

Der Inhalt der Kavität wird mit einer Spritze abgesaugt und zur Keim- und Resistenzprüfung genutzt.

Nachbehandlung ❏ Halskragen zur Vermeidung des Herausreißen des Katheters. Spülung der Kavität mit physiologischer Kochsalzlösung oder Chemotherapeutikum über den Katheter während mehrerer Tage. Die Menge der Spülflüssigkeit muß geringer als die des initial abgesaugten Sekretes sein. Chemotherapie allgemein (systemisch). Entfernen des Katheters nach etwa 7 Tagen.

Marsupialisation

Indikation ❏ Prostata- oder paraprostatische Zysten, die durch Chemotherapie, Antiandrogenbehandlung (z. B. Gestagen) oder Kastration nicht geheilt werden konnten.

Vorbereitung ❏ Rückenlage mit gespreizt nach kaudal ausgebundenen Beckengliedmaßen.

Vorgehen ❏ Hautschnitt paramedian ein- bis zweifingerbreit parallel zum Präputium bis zur Höhe des Schambeinkamms. Bei seitlich weggezogenen Präputium Laparotomie in der Linea alba. Die Prostata, die vielfach infolge Vergrößerung und Gewicht bereits vor dem Beckenrand liegt, wird in die Laparotomiewunde verlagert. In manchen Fällen muß sie zur Mobilisierung zunächst von Verklebungen befreit werden. Die Wand der Zyste wird ohne Perforation beidseitig im Abstand von 1–2 cm auf einer Länge von 2–3 cm fortlaufend an die äußeren Blätter der Rektusscheide genäht. Die Laparotomiewunde wird in üblicher Weise bis an die angenähte Zystenwand geschlossen. Die Zyste wird im freiliegendem Bereich punktiert, ihr Inhalt abgesaugt. Sie wird anschließend inzidiert. Die freien Ränder der Zystenwand werden an den Hautwundrand durch Naht adaptiert.

Nachbehandlung ❏ Abdecken des Wundrandes mit Zinkoxid-Salbe. Spülung der Zyste mit antiseptischer Lösung täglich während etwa einer Woche. Spontaner Verschluß bei verminderter Sekretion ist innerhalb weniger Wochen zu erwarten.

Hoden

Kastration des Rüden

Indikation ❏ Hodentumor; Orchitis; Verletzung; Prostatahypertrophie; Beseitigung des Geschlechtstriebs.

Vorbereitung ❏ In Rückenlage sind die Schultergliedmaßen nach kranial und die Beckengliedmaßen gespreizt nach kaudal auszubinden.

Vorgehen ❏ Die Hoden können durch einen Hautschnitt in der Medianen kranial des Skrotums (Abb. 12.62 I) oder durch je eine Inzision über den Hoden dargestellt werden. Bei letzterem Vorgehen werden beide Hoden nach kranial gedrückt und in dieser Position manuell fixiert. Der Hautschnitt reicht etwa von der Mitte des Hodens bis über den Nebenhodenkopf. Schließlich kann auch eine Skrotektomie erfolgen, die Wundheilungsstörungen durch Skrotalödeme vorbeugt und kosmetisch vorteilhaft ist (Abb. 12.62 II). Dabei wird der Hodensack hautsparend mit konvexer Schnittführung an seiner Basis abgesetzt und das mediane Septum scroti durchtrennt. Nach stumpfem Abpräparieren des lockeren Fett-

---

[3] Trocar catheter Drainage Safety Lock System Set, PBN Medicals Denmark A/S, Stenloese

I

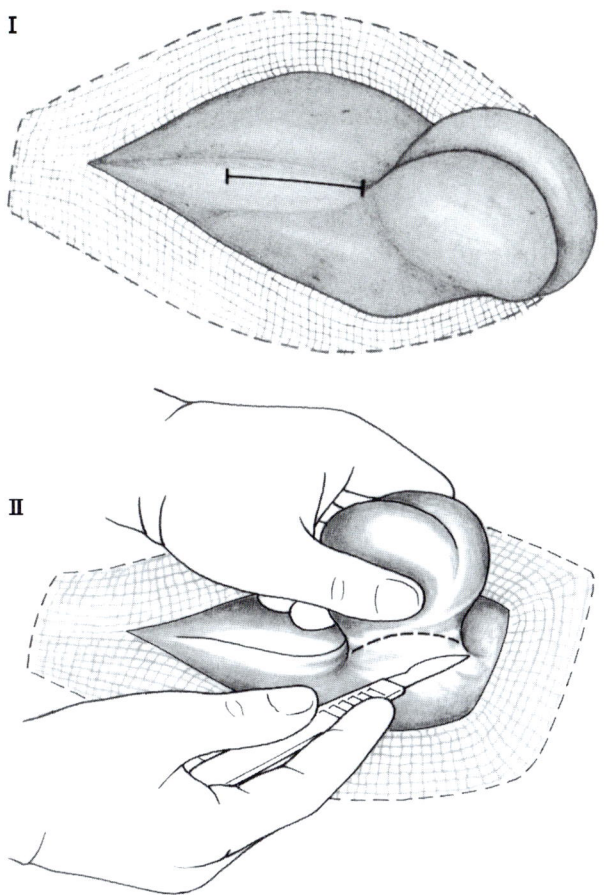

II

Abbildung 12.62 I–II **I** Hautschnitt in den Medianen; **II** Schnittführung zur Exzision des Scrotums

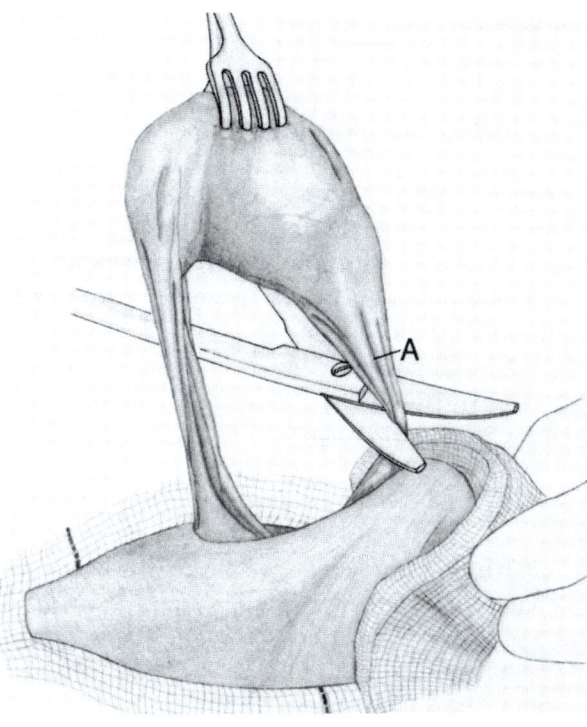

Abbildung 12.63 Der im Proc. vaginalis vorgelagerte Hoden
A Lig. scroti

und Bindegewebes wird der Proc. vaginalis gefaßt und mit dem Hoden vorgelagert. Jetzt ist das Lig. scroti zu durchtrennen (Abb. 12.63) und das lokkere Gewebe von der Fascia spermatica interna des Proc. vaginalis ausreichend weit nach proximal abzustreifen. Weit proximal, d. h. möglichst nahe am äußeren Leistenring, wird eine Ligatur (resorbierbares Nahtmaterial) auf den bedeckten Samenstrang gelegt und ggf. durch zusätzliches Durchstechen peripher der Ligatur vor dem Abrutschen gesichert. Das Legen der Ligatur und Absetzen des Samenstranges sind einfacher und sicherer, wenn zunächst eine Klemme auf den bedeckten Samenstrang gesetzt wird.

Nach Abschneiden der Fadenenden wird der Samenstrang peripher der Ligatur durchtrennt (Abb. 12.64).

Wundverschluß ⊔ Adaptation der Subkutis mit Einzelheften (resorbierbares Material). Hautnaht.

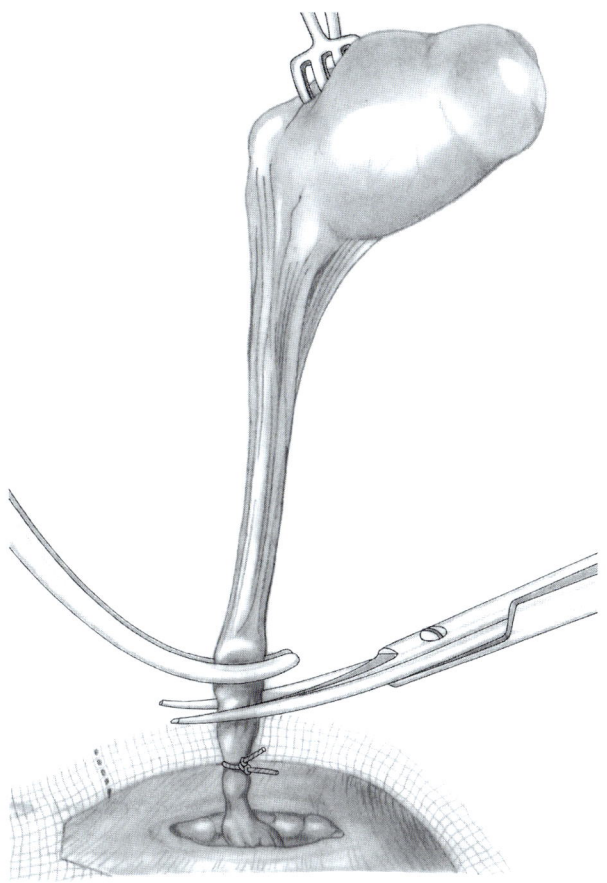

Abbildung 12.64 Durchtrennen des vom Proc. vaginalis bedeckten Samenstrangs

Kastration des Katers

Indikation ❏ Beseitigung des Geschlechtstriebs; Erkrankung oder Verletzung des Hodens.

Vorbereitung ❏ Die Beckengliedmaßen des in Rückenlage befindlichen Tieres sind gespreizt zu fixieren. Die Präputialöffnung ist mit einer Klemme zu verschließen.

Vorgehen ❏ Daumen und Zeigefinger der linken Hand fassen einen Hoden so, daß die Haut über dem Hoden straff gespannt ist (Abb. 12.65). Mit

einem kurzen, etwa 2 cm langen Schnitt parallel zur Raphe scroti werden Haut und Proc. vaginalis gerade so weit gespalten, daß der Hoden vorfällt. Nun wird der Hoden, zwischen Daumen und Zeigefinger gefaßt, etwas vorgezogen, der Proc. vaginalis mit einer Schere möglichst weit nach proximal eingeschnitten (Abb. 12.66) und das Lig. caudae epididymidis mit dem größten Teil des Proc. vaginalis abgesetzt (Abb. 12.67). Anschließend wird eine Klemme weit proximal auf den unbedeckten Samenstrang gesetzt, der Samenleiter distal der Klemme vom Gefäßstrang getrennt und der Nebenhoden vom Hoden ab-

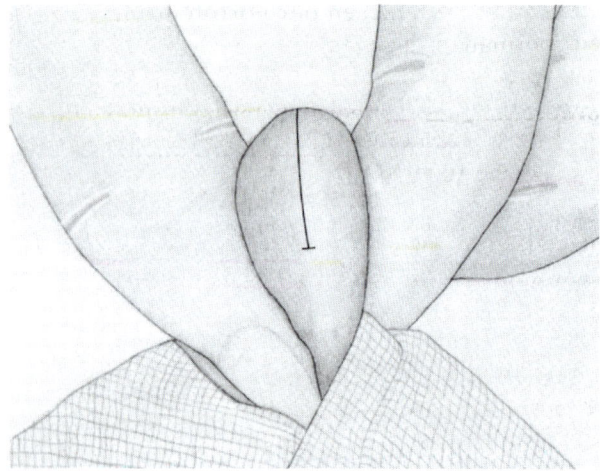

Abbildung 12.65 Halten des Hodens und Schnittführung

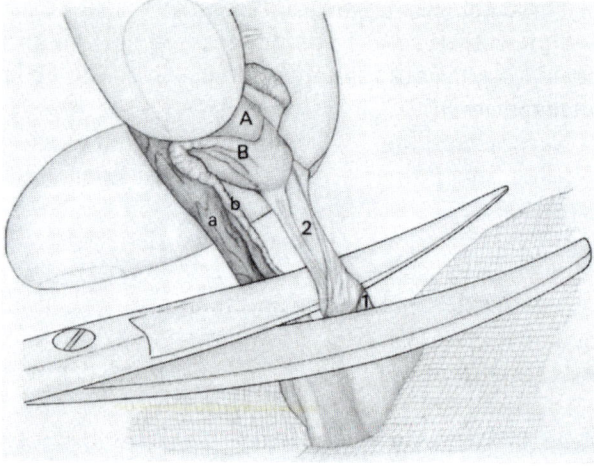

Abbildung 12.67 Absetzen des Lig. caudae epididymidis mit dem größten Teil des Proc. vaginalis

Abbildung 12.66–12.69 A Hoden; **B** Nebenhoden; **a** Gefäßstrang; **b** Samenleiter; **1** Scheidenhautfortsatz (Proc. vaginalis); **2** Nebenhodenschwanzband (Lig. caudae epididymidis)

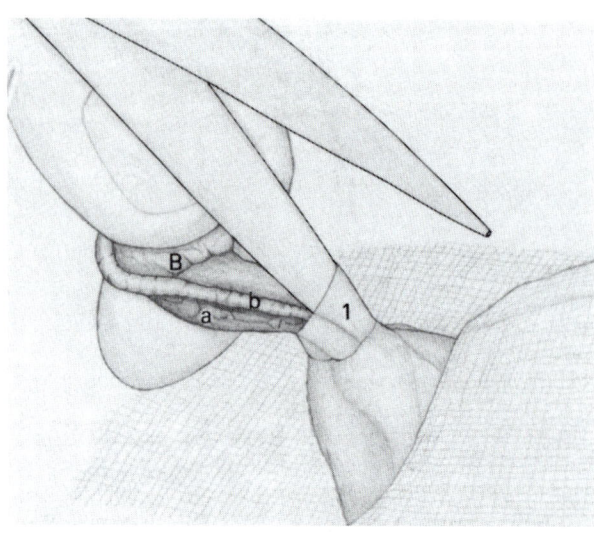

Abbildung 12.66 Einschneiden des Proc. vaginalis

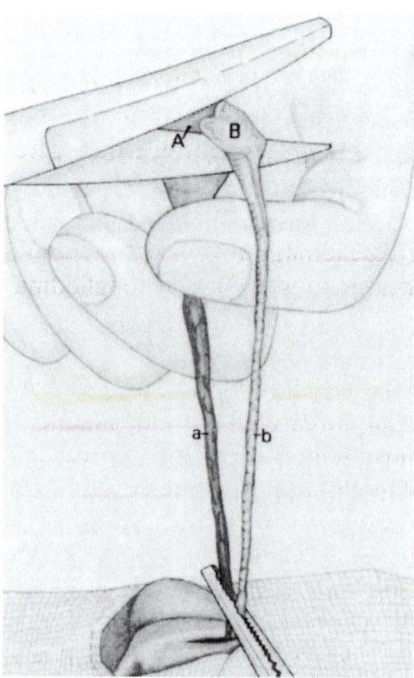

Abbildung 12.68 Absetzen des Nebenhodens vom Hoden

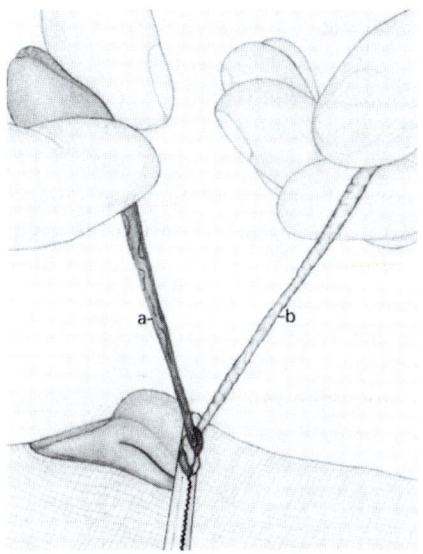

Abbildung 12.69 Verknoten des Gefäßstrangs und Samenleiters

gesetzt (Abb. 12.68). Samenleiter und Gefäßstrang werden schließlich miteinander verknotet (3 Schlingen – Abb. 12.69) und peripher des Knotens durchtrennt. In gleicher Weise wird der andere Hoden abgesetzt. Kein Wundverschluß.

Anstatt des mit Gefäßstrang und Samenleiter geschürzten Knotens kann der Samenstrang proximal der Klemme mit einem dünnen resorbierbaren Faden ligiert werden.

Kastration des Kryptorchiden (Rüde, Kater)

Indikation ❏ Entfernung des extraskrotal gelegenen Hodens.

Vorbereitung ❏ Rückenlage mit locker gespreizten nach kaudal ausgebundenen Beckengliedmaßen.

Vorgehen ❏ Bei extraabdominalem Kryptorchismus wird der Hoden durch Palpation im Inguinalbereich identifiziert. Über dem Hoden wird die Haut inzidiert. Durch stumpfe Präparation wird der Hoden mit seinem Nebenhoden im Proc. vaginalis entwickelt. Nach Spalten der Scheidenhaut werden der Samenstrang ligiert, ggf. der Ligaturfaden transfixiert und Hoden mit Nebenhoden abgesetzt. Das subkutane Gewebe wird zur Vermeidung von Hohlraum durch Naht (resorbierbares Material) adaptiert. Hautnaht.

Bei intraabdominal gelegenem Hoden Laparotomie postumbilikal in der Linea alba. Seitlich und dorsal von Blasenhals und Prostata wird, vom Samenleiter ausgehend, der Hoden, falls nicht sofort sichtbar, gesucht. Samenleiter und die den Hoden versorgenden Blutgefäße werden ligiert und Hoden mit Nebenhoden abgesetzt. Verschluß der Bauchwunde.

Ovar und Uterus

Ovariektomie der Hündin

Indikation ❏ Aufheben der Fortpflanzungsfähigkeit; permanente Verhinderung des Oestrus.

Vorbereitung ❏ Entleerung stark gefüllter Harnblase durch Katheterisierung. Der Patient wird in Rückenlage fixiert.

Vorgehen ❏ Laparotomie median vom Nabel ab nach kaudal. Mit dem leicht gekrümmten Zeige-

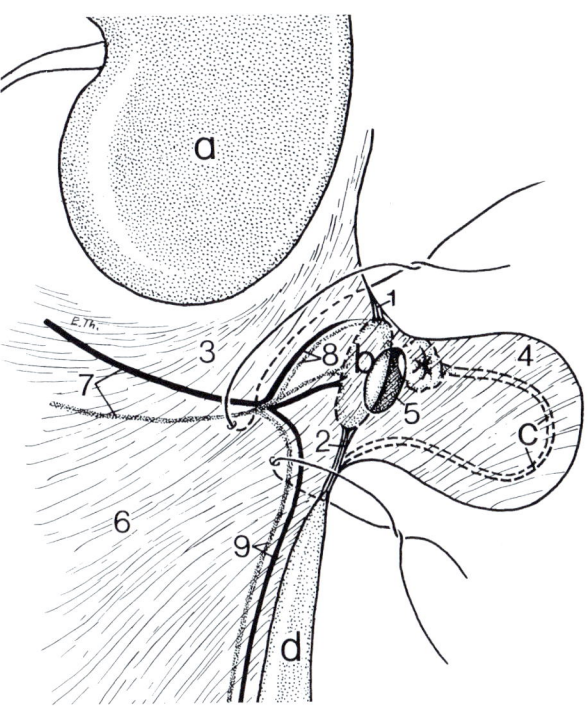

Abbildung 12.70 Ovariektomie der Hündin. Schematisch. Arterien Punktraster; Venen Vollstrich
a Niere mit Harnleiter; **b** Eierstock; **c** Eileiter, Verlauf in der Wand der Bursa ovarica gestrichelt; **d** Uterushorn
1 kraniales Keimdrüsenband; **2** Lig. ovarii proprium des kaudalen Keimdrüsenbandes; **3** Mesovar; **4** Bursa ovarica; **5** Zugang zur Bursa ovarica von der medialen Seite; **6** Mesometrium; **7** A. bzw. V. ovarica, **8** R. tubarius, **9** R. uterinus

finger oder dem zur Katzenkastration entwickelten Haken, der entlang der Bauchwand nach dorsal geführt wird, ist zunächst das linke Uterushorn zu erfassen und mit dem Ovar in die Laparotomiewunde vorzuziehen (Abb. 12.70). Falls durch stetigen vorsichtigen Zug der Eierstock mit der Eierstocktasche nicht ausreichend vorzulagern ist, kann das kraniale Keimdrüsenband durch Spannen über der Fingerkuppe des Zeigefingers gedehnt bzw. eingerissen werden. Mit einem DESCHAMPS wird ein resorbierbarer Faden über dem Lig. ovarii proprium zwischen Eierstocktasche und Hornspitze des Uterus durch das Mesovar geführt und das Band zusammen mit dem Ramus uterinus der A. und V. ovarica ligiert. Ein weiterer Faden wird ebenfalls in Form einer Massenligatur dorsal der Bursa ovarica mit dem DESCHAMPS zur Ligatur der A. und V. ovarica, evtl. proximal einer vorher gesetzten Arterienklemme, gelegt und im Abstand von etwa 1 cm von der Eierstocktasche geknüpft. Zwischen den Ligaturen wird im Abstand von mindestens je 0,5 cm das Ovar und meistens auch die Eierstocktasche mit der Schere exzidiert.

Das Entfernen des rechten Eierstocks mit gewöhnlich kürzerer Aufhängung erfolgt in analoger Weise. Verschluß der Laparotomiewunde.

Ovariektomie der Katze

Indikation ❏ Unterbindung der Fortpflanzungsfähigkeit.

Instrument ❏ Kastrationshaken.

Vorbereitung ❏ Entleerung der Harnblase, Fixation in Rücken-Hängelage.

Vorgehen ❏ Laparotomie in der Medianen. Der Schnitt sollte wenige Millimeter hinter dem Nabel beginnen und etwa 1,5 cm lang sein. Abtrennen der Reste des Lig. vesicoumbilicale medium mit Pinzette und Schere. Der Kastrierhaken wird durch die Wunde entlang der rechten bzw. linken Bauchwand schräg nach kaudodorsal geführt, das jeweilige Uterushorn in den Haken gebracht, aus der Bauchhöhle hervorgezogen und der Eierstock vorgelagert. Nach Anlegen je einer Ligatur über und unter der Bursa ovarica (resorbierbarer Faden) wird der Eierstock abgesetzt.

Wundverschluß ❏ Zwei Achternähte mit seitlicher Knüpfung oder schichtweise Adaptation.

Ovariohysterektomie

Anatomie ❏ Die Eierstöcke der Fleischfresser sind in Höhe des 3. bis 4. Lendenwirbels an einem häufig sehr kurzen, gelegentlich etwas längeren Mesovarium aufgehängt und beim Hund vollständig, bei der Katze zum Teil von der Bursa ovarica umhüllt. Nach kranial zieht das strangförmige kraniale Keimdrüsenband an den Nieren vorbei zum Zwerchfell; nach kaudal wird der Eierstock durch das beim Hund sehr kurze, bei der Katze etwas längere Lig. ovarii proprium mit der Uterushornspitze verbunden. Die Mesosalpinx bildet den Hauptanteil der Bursa ovarica; sie ist beim Hund zu einem „Fettkörper", bei der Katze zu einem weitgehend fettgewebsfreien Beutel ausgezogen; sie enthält den Eileiter.

Die Fleischfresser besitzen einen zweihörnigen Uterus. Die Hörner sind bei der Katze 10 cm lang und 4 mm dick, beim Hund 10–14 cm lang und 5–10 mm dick. Sie vereinigen sich zu einem kurzen Uteruskörper von 2–3 cm Länge, dem sich der mit 5–10 mm sehr kurze Gebärmutterhals anschließt, dessen Mündung, Ostium uteri externum, in das Scheidengewölbe noch im peritonealen Teil der Beckenhöhle erfolgt.

Das Mesometrium (Lig. latum uteri) wird durch zwei breite Bauchfellplatten repräsentiert, die bei gut genährten Hunden reichlich Fettgewebe enthalten. Ihnen ist lateral die gleichfalls breite Gekrösefalte für das Lig. teres uteri angefügt, das von der Gegend der Uterushornspitze in Richtung auf den inneren Leistenring zieht und bei der Hündin gelegentlich in einen hier ausgebildeten Scheidenhautfortsatz eintritt.

Der gravide Uterus zeigt die bekannten Größen-, Form- und Lageveränderungen. Die Fleischfresser gehören zu den deziduaten Vollplazentaliern; sie besitzen eine Gürtelplazenta, Placenta zonaria.

Die inneren Geschlechtsorgane der Hündin und der Katze werden durch die A. und V. ovarica (direkte Zweige der Aorta abdominalis bzw. Zuleitungen zur V. cava caudalis und zur V. renalis sinistra) sowie durch die A. und V. uterina (Abzweigungen der A. und V. vaginalis) versorgt.

Die Steuerung der Organe erfolgt neurohormonal; das vegetative Nervensystem bildet die Plexus ovaricus und Plexus uterovaginalis.

Indikation ❏ Zyklusstörungen mit Pyometra; glandulärzystische Hyperplasie des Endometriums; Dysfunktion der Ovarien mit Haut- und/

oder Fellveränderungen; Ovarial-, Uterus- oder Zervixtumor; Unterbindung der Fortpflanzungsfähigkeit; Unterbrechung der Trächtigkeit.

Vorbereitung ❏ Der Patient ist in Rückenlage zu fixieren und evtl. eine Tropfinfusion einzuleiten.

Vorgehen ❏ Laparotomie in der Linea alba. Der Schnitt in der Linea alba sollte etwa 1 cm kaudal des Nabels beginnen und bis etwa 2–3 fingerbreit kranial des vorderen Schambeinrands reichen. Ggf. ist der Schnitt nach kranial bis zum oder über den Nabel hinaus zu verlängern. Blutungen sind zu versorgen und Reste des Lig. vesicae medianum sowie das Nabelfett ausreichend abzusetzen.

Ist der Uterus stark vergrößert (Pyometra, Trächtigkeit), liegt er gelegentlich nicht vom Netz bedeckt der Bauchwand direkt an. Sollte die Harnblase stark gefüllt sein, ist sie durch Kompression zu entleeren und in der Bauchhöhle seitlich der Gebärmutter zu lagern. Nach Verlagern des Netzes nach kranial wird die Gebärmutter, am Corpus uteri beginnend, ganz aus der Bauchhöhle vorgelagert.

Ist die Gebärmutter nicht oder nur gering vergrößert, sucht man mit dem Finger zwischen Harnblase und Rektum vor dem Beckeneingang das Corpus uteri auf, gleitet mit der Fingerspitze zunächst am linken Uterushorn entlang, faßt das Horn im vorderen Drittel und lagert es vor. Auf die gleiche Weise wird das rechte Horn eventriert. Durch Einlegen einer Gazekompresse oder eines Tuches in den vorderen Wundwinkel kann der Darm weitgehend aus dem Operationsbereich zurückgedrängt werden.

Die erste Ligatur sollte am linken Mesovar gelegt werden, weil dieses in der Regel etwas länger als das rechte ist. Der Operateur erfaßt mit der rechten Hand die linke Hornspitze und streift das hier ansetzende Lig. teres uteri nach kaudal. Bei langem Eierstockband kann durch leichten Zug die Bursa ovarica vorgelagert werden. Bei kurzem Band sollte man zusätzlich die Eierstocktasche mit der linken Hand fassen, das kranial zum Eierstock verlaufende, straffe Lig. suspensorium ovarii vorsichtig zwischen Zeigefinger und Daumen durchtrennen und es unter leichtem gleichmäßigen Zug nach medial zunächst in den Wundspalt ziehen und dann bei gleichzeitigem Niederdrücken des linken Wundrands Bursa und Hornspitze vorlagern. In dieser Position ist das Mesovar gut überschaubar. Mit einer Klemme wird das Eier-

stockband kaudal des oberen Bursa-Ansatzes an einer hier deutlich fettärmeren Stelle durchstoßen, ein resorbierbarer Faden durchgezogen und an der medialen Seite des Bandes ca. 1 cm über dem Ansatz an der Eierstocktasche geknotet (Massenligatur). Dann wird eine Klemme oder eine Ligatur über die Hornspitze und das Lig. latum uteri gelegt. Es sollen die vom Uterus kommenden Gefäße komprimiert, nicht aber das Lig. teres uteri erfaßt werden. Dann wird das Mesovar ca. 1 cm distal der Ligatur von kaudal her mit der Schere durchtrennt. Blut ist sofort zu entfernen und jede, also auch eine geringe Blutung sorgfältig zu versorgen. Das Lig. latum uteri und das von diesem abzweigende Lig. teres uteri werden etwa in ihrer Mitte bis dicht an die Zervix stumpf durchtrennt.

Das rechte Uterushorn mit Eierstock und Eierstocktasche wird in gleicher Weise abgesetzt. Dann ist der Uterus so weit vorzulagern, daß mit einer Darmklemme die Vagina kaudal der Zervix fixiert werden kann. Kranial der Klemme wird eine Ligatur im Bereich der Vagina gelegt. Um ein Abgleiten der Ligatur zu vermeiden, kann der Faden mit einem Stich dorsal oder ventral durch die Tunica muscularis der Vagina geführt und dann geknüpft werden. Wichtig ist, daß beim Knüpfen die Klemme gelockert und nach Fertigstellung des Knotens wieder fixiert wird. Mit der Klemme kann nach der Amputation des Uterus der Stumpf ohne Zug an der Ligatur für die weitere Versorgung fixiert werden.

Etwas kranial der Ligatur wird eine 2. Klemme angelegt und der Uterus nach Abdecken der Bauchhöhle kaudal der Zervix abgesetzt. Am Vaginalstumpf werden die Schleimhaut exzidiert oder koaguliert, ggf. die restliche Schleimhaut mit Jodtinktur touchiert und die Wundflächen des Stumpfes durch Diagonalhefte adaptiert.

Bei einer Peritonitis wegen eines Pyometradurchbruchs sollte nach der Ovariohysterektomie die Bauchhöhle mit körperwarmer physiologischer Kochsalzlösung gespült und ggf. drainiert werden. Verschluß der Laparotomiewunde mit Achterrückstichheften (nicht resorbierbarer Faden) oder schichtweiser Wundverschluß.

Sectio caesarea conservativa

Indikation ❏ Geburtsstörungen im Austreibungsstadium; Übertragung; Einfrüchtigkeit.

Anästhesie ❑ Narkose (Beeinflussung der Welpen beachten!); Neuroleptanalgesie mit Infiltrations- oder Epiduralanästhesie.

Vorbereitung ❑ Der Patient ist in Rückenlage zu fixieren.

Vorgehen ❑ Laparotomie in der Linea alba. Die Laparotomiewunde sollte etwa 1 cm kaudal des Nabels beginnen und ausreichend weit nach kaudal reichen, um den Uterus gefahrlos vorlagern zu können. Blutungen sind zu versorgen. Die Reste des Lig. vesicae medianum und das Nabelfett sind abzusetzen.

Beide Uterushörner werden an der Bifurkation beginnend, und anschließend das Corpus uteri vorgelagert. Die Bauchhöhle wird dann mit Tüchern abgedeckt. Der Einschnitt in den Uterus sollte in der Mitte des Corpus uteri parallel zur Längsachse bis kurz vor die Zervix oder in der großen Kurvatur nahe des Corpus uteri, ggf. auch in beiden Uterushörnern erfolgen. Die Inzision sollte keine Plazentationsstelle treffen und so lang sein, daß beim Entwickeln der Welpen kein Einriß entsteht. Der zu entwickelnde Welpe wird an die Uteruswunde massiert und, nach Öffnen der Fruchtblase und Abfließen der Fruchtwässer, entwickelt.

Bei lebenden Welpen sind sofort die Fruchthüllen vom Kopf zu streifen. Die Nabelschnur ist durch weiteres Hervorziehen aus dem Uterus darzustellen, mit einer Klemme etwa 2 cm unterhalb des Nabelansatzes zu quetschen und mit der Schere abzusetzen. Der Welpe sollte sofort trockengerieben und in eine Wärmeschale (38 °C) gelegt werden.

Bei leicht zu lösender Plazenta sind die Fruchthüllen nach der Entbindung jedes Welpen zu entfernen. Eine zu kräftige Massage oder ein zu starker Zug beim Ablösen der Plazenta kann zu unstillbaren Blutungen führen, die nur durch die Hysterektomie zu beherrschen sind. Das Belassen noch festhaftender Plazenten verursacht nur selten Komplikationen. Nach Entbindung aller Welpen wird die Uteruswunde mit zwei Nahtreihen (SCHMIEDEN- und LEMBERT-Naht oder doppelte Lembert-Naht) geschlossen.

Vor Rücklagerung des Uterus sollten Blutkoagula durch Auftropfen von körperwarmer physiologischer Kochsalzlösung und durch schonendes Tupfen entfernt und bei ausbleibender Spontankontraktion 1–5 I.E. Oxytocin intramural injiziert werden. Nach der Reposition ist das Netz über den Uterus nach kaudal zu ziehen.

Verschluß der Laparotomiewunde.

Sectio caesarea radicalis

Indikation ❑ Tote, infizierte Feten; Uterusruptur; zur Fortpflanzung nicht geeignetes Muttertier.

Vorbereitung ❑ Der Patient ist in Rückenlage zu fixieren und evtl. eine Tropfinfusion einzuleiten.

Vorgehen ❑ Laparotomie in der Linea alba. Die Laparotomiewunde sollte etwa 1 cm kaudal des Nabels beginnen und bis nahe an den vorderen Schambeinrand geführt werden. Blutungen sind zu versorgen. Die Reste des Lig. vesicae medianum und das Nabelfett sind abzusetzen. Beide Uterushörner sollten an der Bifurkation beginnend und dann das Corpus uteri vorgelagert werden. Lebende Feten werden wie bei der Sectio caesarea conservativa entwickelt und versorgt. Bei toten, infizierten oder unerwünschten Feten wird der Uterus nicht geöffnet.

Die Amputation des Uterus sollte mit der Unterbindung der A. und V. uterina auf beiden Seiten im Bereich der Vagina begonnen werden. Danach sind das linke Ovar vorzulagern, die A. und V. ovarica oberhalb der Bursa ovarica zu ligieren, das Uterushorn und der Ramus uterinus der A. und V. ovarica abzuklemmen und von kaudal beginnend das Eierstockband oberhalb der Eierstocktasche abzusetzen. Das Lig. latum uteri und das Lig. teres uteri werden stumpf bis zur Zervix durchtrennt. In gleicher Weise werden rechtes Ovar und Uterushorn vorgelagert und abgesetzt. Zur Amputation sollte eine Darmklemme kaudal der Zervix in Höhe der anfangs gesetzten Ligaturen (A. und V. uterina) und eine Klemme zwei fingerbreit kranial davon gesetzt werden. Nach Abdecken der Bauchhöhle wird der Uterus dicht hinter der kranial liegenden Klemme abgesetzt. Die Schleimhaut des Stumpfes ist zu resezieren, mit Jodtinktur zu touchieren oder zu koagulieren. Danach werden die Wundränder mit LEMBERT-Naht adaptiert. Nach Versorgung des Stumpfes wird die Klemme abgenommen, der Stumpf reponiert und das Netz nach kaudal unter die Laparotomiewunde gezogen.

Verschluß der Laparotomiewunde.

Ovariohysterektomie bei Prolapsus uteri post partum

Indikation ❏ Erhebliche Verletzung, irreparable Stauung oder Infektion der vorgefallenen Gebärmutter.

Vorbereitung ❏ Der Patient ist in Rückenlage zu fixieren und evtl. eine Tropfinfusion einzuleiten.

Vorgehen ❏ Laparotomie in der Linea alba. Die Laparotomiewunde sollte etwa 1 cm kaudal des Nabels beginnen und ausreichend weit nach kaudal reichen. Blutungen sind zu versorgen. Reste des Lig. vesicae medianum und das Nabelfett sind abzusetzen.

Proximal der Bursa ovarica ist zunächst auf der einen, dann auf der anderen Seite auf das meist straff gespannte Mesovar eine Ligatur mit einem resorbierbaren Faden zu legen sowie das Band zwischen Bursa und Ligatur mit der Schere zu durchtrennen.

● **Intraabdominale Amputation:** Durch Ziehen an den Uterushornspitzen kann die Reposition des Organs versucht werden. Gelingt die Reposition, sollten kaudal der Zervix eine Darmklemme angelegt, etwas kranial dieser Klemme die A. und V. uterina beiderseits ligiert, der Uterus mit einer 2., auf den Bereich der Zervix gesetzten Klemme verschlossen und, nach Abdecken der Bauchhöhle, kaudal der Zervix abgesetzt werden. Danach sind die Schleimhaut des Stumpfes zu resezieren oder zu koagulieren und die Wundränder mit einer LEMBERT-Naht zu adaptieren. Nach der Versorgung des Stumpfes ist die Klemme abzunehmen und das Netz unter die Laparotomiewunde möglichst weit nach kaudal zu ziehen.

● **Extravaginale Amputation:** Ist die Reposition des prolabierten Uterus nicht möglich oder nicht zweckmäßig, sind die Uterushörner nacheinander, ggf. unter Zuhilfenahme eines stumpfen Instruments, vollkommen umzustülpen. Wenn sich beide Uterushornspitzen kaudal der Zervix befinden (Kontrolle durch Öffnen der prolabierten Uterushornabschnitte!), wird die Vagina am prolabierten Uterus möglichst weit nach kaudal gezogen, kaudal des äußeren Muttermunds eine Ligatur mit einem kräftigen, nicht resorbierbaren Faden gesetzt und durch Querdurchstechung gesichert, der Uterus ausreichend weit peripher der

Ligatur abgesetzt und schließlich der Stumpf in die Vagina zurückgestülpt.

Abschließend wird nochmals das Abdomen kontrolliert und das Netz möglichst weit nach kaudal unter die Laparotomiewunde gezogen.

Verschluß der Laparotomiewunde.

Bei extravaginaler Amputation sollte der Stumpf nach 10–14 Tagen demarkiert sein.

Vagina

Episiotomie bei der Hündin

Indikation ❏ Neubildung in der Vagina; Läufigkeitsprolaps.

Vorbereitung ❏ Der Patient ist in Rücken- oder Bauchlage mit Beckenhochlagerung zu fixieren und ggf. der Anus mit einer Tabaksbeutelnaht zu verschließen.

Vorgehen ❏ Das Vestibulardach wird von der dorsalen Kommissur der Vulva einige Zentimeter in Richtung des Afterschließmuskels mit Skalpell und Schere durchtrennt, um den Introitus vaginae zugänglich zu machen. Vor jedem weiteren Vorgehen sollte ein Harnröhrenkatheter zur Orientierung eingelegt werden.

Im perivaginalen Raum liegende Tumoren (meist Fibrome) werden nach Inzision der Schleimhaut entfernt. Ein Vaginalprolaps wird umschnitten und exzidiert. Nach Blutstillung wird die Mukosa tiefgreifend mit resorbierbarem Nahtmaterial genäht.

Wundverschluß ❏ Die Schleimhautwunden sind mit resorbierbarem Nahtmaterial zu adaptieren. Die Wunde des Perineums ist schichtweise – Subkutis, Haut – zu nähen.

Nachbehandlung ❏ Gelegentlich bestehen während der ersten Tage nach der Operation Beschwerden beim Harn- oder Kotabsatz. Sie sind ggf. symptomatisch zu behandeln.

Episioplastik

Indikation ❏ Intertriginöse Dermatitis lateral und dorsal der Schamlippen.

Vorbereitung ❏ Sternallage mit hochgebundenem Schwanz.

Vorgehen ❏ Die Abschätzung der Breite des Hautstreifens, dessen Entnahme erforderlich ist, um die seitlich und gelegentlich dorsal der Schamlippen ausgeprägten Falten zu straffen, erfolgt durch Hochziehen der peripher davon gelegenen Haut. Bei Entzündung lateral der Labien wird beiderseits ein halbmondförmiges Hautstück ausgeschnitten, das unterhalb der ventralen Kommissur beginnt und bis über die dorsale Kommissur reicht. Bei Faltenbildung oberhalb der dorsalen Kommissur werden die beiden halbmondförmigen Ausschnitte durch eine entsprechend breite Exzision vereinigt. Die Wundränder werden durch Naht der subkutanen Faszie mit resorbierbarem Material (3 oder 2 metric) adaptiert. Da der periphere Hautwundrand bei der halbmondförmigen Ausschneidung länger ist, kann er durch keilförmige Exzisionen, die getrennt zu vernähen sind, gekürzt werden. Der den Labien nächstliegende Wundrand kann evtl. durch kleine keilförmige Ausschnitte und subkutane Mobilisierung verlängert werden. Die Hautnaht erfolgt mit nicht resorbierbarem Nahtmaterial.

Nachbehandlung ❏ Schutz der Wunde vor dem Belecken.

Milchdrüse

Mastektomie

Indikation ❏ Abszeß; Zyste; Tumor.

Anmerkung ❏ Bei Abszeß oder Zyste wird der betroffene Drüsenkomplex exstirpiert.

Beim Mammatumor ist es zweckmäßig, die Gesäugeleiste zu entfernen. Sind Tumoren in beiden Gesäugeleisten vorhanden, sollte die zweite nach 4 bis 6 Wochen exstirpiert werden. Falls erforderlich, werden zunächst die drei kranialen Mammarkomplexe auf der einen und die zwei kaudalen Drüsenkomplexe auf der anderen Seite entfernt. Bei der zweiten Operation, 4 bis 6 Wochen später, werden die restlichen Drüsenkomplexe exstirpiert.

Vorbereitung ❏ Der Patient ist in Rückenlage auszubinden.

Vorgehen ❏ Die Haut wird elliptisch über dem Drüsengewebe durchtrennt. Der Schnitt verläuft medial 10–20 mm neben der Medianen und lateral über dem Rand der Drüsenkomplexe. In gleicher Länge wird die Fascia trunci superficialis durchtrennt. Der erste Mammarkomplex wird von kranial her vom M. pectoralis profundus abgelöst, mit einer BILLROTH-Zange gefaßt und nach kaudal gezogen. Die Gefäße – Rami mammarii der A. und V. epigastrica cranialis superficialis und Rami perforantes der A. und V. thoracica interna – sind zu ligieren bzw. zu koagulieren.

Die übrigen Mammarkomplexe können weitgehend stumpf von der Fascia trunci profunda abgelöst werden. Mit dem letzten Drüsenkomplex ist der Proc. vaginalis verbunden. Der Proc. vaginalis ist frei zu präparieren sowie die ihm anliegende V. pudenda externa zu isolieren, zu unterbinden (resorbierbares Material) und zu durchtrennen. Der Proc. vaginalis wird im Leistenspalt ligiert (langsam resorbierbarer Faden) und abgesetzt.

Beim Absetzen des kaudalen Drüsenkomplexes kommen die A. und V. epigastrica caudalis superficialis in die Schnittführung. Sie sind zu ligieren oder zu koagulieren.

Nach Exstirpation der Gesäugeleiste sind noch vorhandene Blutungen aus den feinen Gefäßen – Hautäste der Aa. intercostales und der A. abdominalis cranialis – sorgfältig zu stillen.

Wundverschluß ❏ Es ist zweckmäßig, zunächst die Wundränder der Haut mit einigen BACKHAUS-Klemmen zu adaptieren, so die Wunde zu unterteilen und vor dem Austrocknen zu schützen.

Adaptation der Wundränder der Fascia trunci superficialis mit Knopfheften (resorbierbares Material). Bei jedem zweiten oder dritten Heft ist die Bauchdecke oberflächlich mitzufassen, um der Bildung von Hohlraum vorzubeugen. Hautnaht.

Nachbehandlung ❏ Die Wunde sollte während einiger Tage durch aufgeklebte Gaze oder einen Verband geschützt werden.

Literatur

Brass W, Frey H (1959): Methodischer Beitrag zur Anlegung von Gallenfisterln beim Hund. Zschr ges exp Med 132:7.
Grauer GF, Twedt DC, Mero KN (1983): Evaluation of laparoscopy for obtaining renal biopsy specimens from dogs and cats. J Am Vet Med Assoc 183:677.

Grevel V, Schmidt S, Lettow E, Suter TF, Schmidt GU (1987): Der angeborene portosystemische Shunt bei Hund und Katze. Tierärztl Praxis Teil I: 15; 77; Teil II: 15:185.

Hager DA, Nyland TG, Fischer P (1985): Ultrasound guided biopsy specimens from dogs and cats. Radiology 26:82.

Hörauf A, Reusch C, Lechner J (1990): Technik und klinische Folgeerscheinung der Nierenbiopsie bei der Katze. Kleintierpraxis 35:521.

Jeraj K (1982): Evaluation of renal biopsy in 97 dogs and cats. J Am Vet Med Assoc 181:367.

Kersten, U (1997): Torsio ventriculi/akute Magendilatation. Persönl. Mitteilung.

Knecht CD (1979): Diseases of the canine prostate gland (Part II), surgical techniques. Comp Educ Pract Vet 1:426.

Lüerssen D (1993): Perkutane Drainage von Prostataabszessen unter sonographischer Darstellung anhand von zwei Fallbeispielen. Kleintierpraxis 38:14.

Meyer-Lindenberg A, Rahlfs I, Harder A, Fehr M (1993): Langzeituntersuchung zur konservativen und operativen Behandlung mit Rezidivprophylaxe bei der Magendilatation/-torsion des Hundes. Kleintierpraxis 38:71.

Matera, EA, Archibald (1965): Prostate gland. In Archibald J: Canine Surgery. American Veterinary Publication, Inc, Santa Barbara, Calif.

Osborne CA, Finco DR, Low DG, Perman V (1967): Percutanous renal biopsy in the dog and cat. J Am Vet Med Assoc 151:1474.

Prüfer A (1990): Diagnostik und Therapie von Prostataerkrankungen. Kleintierpraxis 35:633.

Schmidt, DH, DeHoff WD (1983): Diagnose und Operationstechnik zur Korrektur von Hiatushernien mit chronisch wiederkehrenden Einstülpungen des Magens in die Speiseröhre bei Hund und Katze. Kleintierpraxis 28:399.

Schunk CM (1990): Surgery of the pancreas. In Bojrab MJ: Current Techniques in Small Animal Surgery. 3. Aufl., Lea & Febiger, Philadelphia – London.

Röcken jun. FE (1993): Die operative Behandlung der Hernia perinealis mittels Transposition des Musculus obturatorius internus beim Hund. Operationstechnik und Behanldungsergebnisse. Kleintierpraxis 38:433.

Slatter DH (1993): Textbook of Small Animal Surgery, 2. Aufl. W.B. Saunders Comp. Philadelphia – London – Toronto – Montreal – Sydney – Tokio.

Spreull JSA, Frankland AL (1980): Transplanting the superficial gluteal muscle in the treatment of perineal hernia and flexure of the rectum in the dog. J Small Anim Pract 21:265.

Thissen H-J, Rahlfs I (1986): Zur Perinealhernie des Hundes – eine Erfolgskontrolle in 154 (72) Fällen. Kleintierpraxis 31:167.

Wirbelsäule

Halswirbelsäule

Stabilisierung des atlantoaxialen Gelenks

Indikation ❏ Atlantoaxiale Subluxation.

Instrumente ❏ Bohrer 1 mm, Hohlmeißelzange nach LÜER, Cerclagendraht bzw. Osteosynthesebesteck.

Vorbereitung ❏ Bei Einleitung der Intubationsnarkose Methylprednisolon (einmalige Injektion von 30 mg/kg KM). Bei dorsaler Stabilisierung: Sternallage mit Polster unter dem Hals. Bei ventraler Fixierung: Rückenlage mit kaudal ausgebundenen Schultergliedmaßen und gestreckt fixiertem Kopf. Unter den Hals ist ein Polster zu lagern.

● **Vorgehen bei dorsaler Stabilisierung:** Der Hautschnitt erfolgt in der dorsalen Medianlinie zwischen der Protuberantia occipitalis externa und dem 3. Halswirbel. Nach Inzision der Faszie und des Hautmuskels werden die paarigen Halsmuskeln weitgehend stumpf bis zu den Wirbelbögen von Axis und Atlas getrennt und seitlich gespreizt. In den Dornfortsatz des Axis werden von der Seite her zwei etwa 1 mm starke Löcher im Abstand von 5 bis 10 mm gebohrt. Der Wirbelbogen des Atlas wird einseitig von kaudolateral her

mit der Hohlmeißelzange nach LÜER bis zu etwa einem Drittel abgetragen. Danach wird die Membrana atlantooccipitalis kranial des Wirbelbogens des Atlas inzidiert. Von kaudal her wird eine etwas nach aufwärts gebogene Drahtschlinge zwischen Rückenmark und Wirbelbogen des Atlas bis zur Öffnung in der Membrana atlantooccipitalis vorgeschoben und dort herausgezogen. Die Drahtschlinge wird durchgeschnitten. Die bei Durchschneidung entstandenen Drahtenden werden durch das kraniale, die anderen durch das kaudale Bohrloch im Dornfortsatz des Axis geführt und verdrillt (Abb. 13.1 I, II). Dabei wird der dorsale Wirbelbogen des Atlas an den kranialen Rand des Proc. spinosus axis adaptiert, ohne das Halsmark zu komprimieren.

Die Halsmuskulatur wird durch die Naht der tiefen Faszie (resorbierbares Material) adaptiert. Naht des Hautmuskels und der oberflächlichen Faszie (resorbierbares Material). Hautnaht.

● **Vorgehen bei ventraler Stabilisierung:** Der Hautschnitt wird in der Medianen vom Larynx bis zur Mitte des Halses gelegt. Nach Durchtrennen des Hautmuskels werden die paarigen Mm. sternocephalici und sternohyoidei in der Mittellinie getrennt. Die Trachea wird mit dem Oesophagus nach links verlagert. Durch die stumpfe Präparation wird zwischen den Mm. longi capitis der paa-

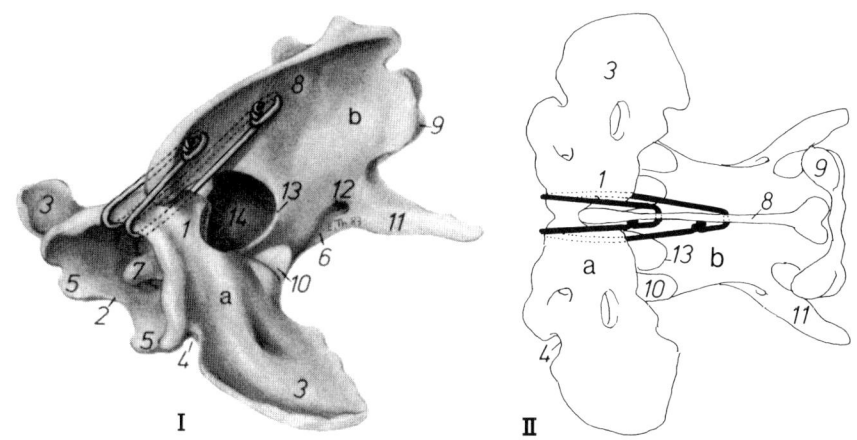

Abbildung 13.1 I, II Stabilisierung des atlantoaxialen Gelenks
I Ansicht von kraniolateral;
II Ansicht von dorsal, Schema
a Atlas; **b** Axis
1 Arcus dorsalis; **2** Arcus ventralis; **3** Ala atlantis; **4** Inc. alaris; **5** Fovea articularis cranialis; **6** Corpus vertebrae; **7** Dens; **8** Proc. spinosus (Kamm des Axis); **9** Proc. articularis caudalis; **10** Proc. articularis cranialis; **11** Proc. transversus; **12** For. transversarium; **13** Inc. vertebralis cranialis; **14** Canalis vertebralis

I   II

rige M. longus colli mit seinen schräg an den Halswirbeln inserierenden Muskelfasern erreicht und die Crista ventralis der vorderen Halswirbel ertastbar. Die V-förmig kaudal auseinanderstrebenden Fasern des M. longus colli werden vom Knochen gelöst. Dicht seitlich davon ist der ventrale Rand der kranialen Gelenkfortsätze des Axis sowie der Kaudalrand des Arcus ventralis atlantis gut palpierbar. Beidseitig wird ventral die Kapsel des Gelenks reseziert. Damit ist das Gelenk von ventral einsehbar. Beidseits wird der Gelenkknorpel mit einer Fräse oder einer Kürette abgetragen. Nach korrekter Reposition wird eine verstärkte Platte für 2.0-Kortikalisschrauben (mit 6 Löchern) an die Ventralfläche von Atlas und Axis modelliert und mit zwei Schrauben im Arcus ventrale des Atlas und mit vier Schrauben an der Ventralfläche des Axis fixiert. Die Platte ist in schräg kraniolateraler Richtung anzubringen, ohne das seitlich am Atlas gelegene Foramen transversarium zu tangieren. Zusätzlich müssen alle Schrauben schräg nach außen gerichtet sein, um das Rückenmark nicht zu verletzen. Bei sehr kleinen Wirbelkörpern ist eine T-Platte vorzuziehen. Der Querschenkel der T-Platte ist jeweils am Arcus ventralis des Atlas zu plazieren (Abb. 13.2).

• **Alternative:** Zwischen die entknorpelten Gelenkflächen wird autogene Spongiosa eingelagert. Nach Reposition und vorübergehender Fixation mit einer Zweipunktzange wird von der Mitte des Körpers des Axis, etwas seitlich der Crista ventralis, durch den Processus articularis cranialis des Axis und durch die Fovea articularis caudalis des

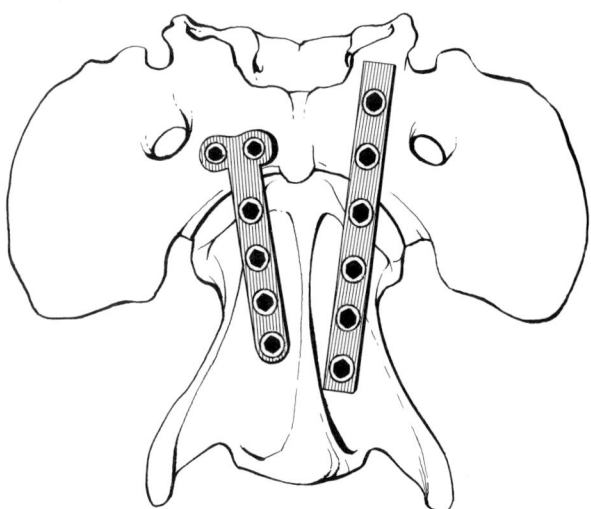

Abbildung 13.2 Stabilisierung des atlantoaxialen Gelenks mit gerader bzw. T-Platte von ventral, Schema

Atlas bis in die Ala atlantis ein mit Gewinde versehener Bohrdraht gesetzt. Das Gewinde soll ein Herauswandern des Bohrdrahtes vermeiden. Da der Atlasflügel sehr dünn ist, muß die Plazierung des Bohrdrahtes sowie dessen Länge zuvor sehr genau ausgemacht werden. Sind die Bohrdrähte plaziert, wird die Zweipunktzange entfernt, die Bohrdrähte werden gekürzt und die Enden umgebogen.

Wundverschluß ❏ Adaptation der Mm. sternohyoidei mit Knopfheften (resorbierbares Nahtmaterial). Vereinigung der Wundränder der oberflächlichen Faszie mit Knopfheften (resorbierbares Nahtmaterial). Hautnaht.

Nachbehandlung ❏ Verband.

Zervikale Wirbelkörperosteosynthese und Spondylodese

Indikation ❏ Wirbel(luxations)fraktur und Spondylolisthesis im Halsbereich.

Instrumente ❏ Osteosynthesebesteck, schmales oder lanzettförmiges Skalpell, kleiner Löffel nach VOLKMANN oder Exkavator, Hohlmeißelzange nach LÜER, Knochenfräse, Wundspreizer nach GELPI.

Vorbereitung ❏ Bei Einleitung der Narkose Methylprednisolon (einmalige Injektion von 30 mg/kg KM). Intubationsnarkose. Rückenlage mit nach kaudal ausgebundenen Schultergliedmaßen und gestreckt fixiertem Kopf. Unter den Hals ist ein Polster zu lagern.

Vorgehen ❏ Der Hautschnitt wird in der Medianlinie vom Larynx bis zum Sternum gelegt. Nach Durchtrennen des Hautmuskels werden die paarigen Mm. sternocephalici und die Mm. sternohyoidei in der Mittellinie getrennt. Die Trachea wird mit dem Oesophagus nach links verlagert. Durch stumpfe Präparation wird zwischen den Mm. longi capitis der paarige M. longus colli mit seinen schräg an den Halswirbeln inserierenden Muskelfasern erreicht. Die V-förmig auseinanderstrebenden Muskelfasern erlauben ebenso wie die Palpation der Querfortsätze die Bestimmung der Mittellinie mit den höckerartig hervortretenden kaudalen Enden der Crista ventralis der Halswirbel.

• **Weiteres Vorgehen bei Wirbelkörperfraktur:** Nach Ablösen der am verletzten Wirbel verbliebe-

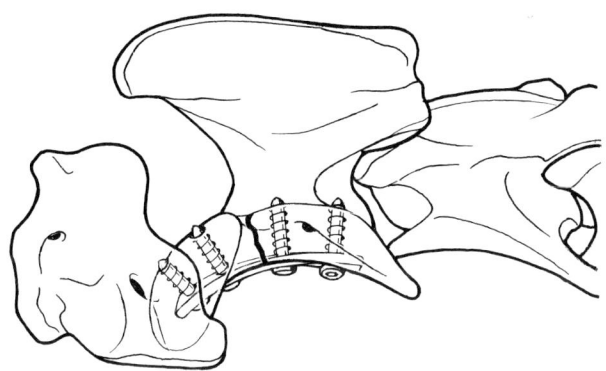

Abbildung 13.3 Fixation einer Wirbelkörperfraktur des Axis mit einer Kleinfragmentplatte von ventral, Schema

nen Fasern des M. longus colli wird das kaudale Fragment unter Extension des Halses durch kranial gerichteten Zug am Kopf mit einem vorsichtig in den Bruchspalt eingeschobenen HOHMANN-Hebel oder Raspatorium in seine korrekte Lage gehebelt und an der Ventralfläche des Wirbelkörpers eine Platte anmodelliert. Diese wird mit mindestens zwei Schrauben an jedem Fragment fixiert (Abb. 13.3). Ist das Fragment hierfür zu kurz, wird die Platte an dem daran anschließenden Wirbelkörper mit zwei oder drei Schrauben befestigt. Damit die Schrauben nicht in den Wirbelkanal vordringen und möglichst festen Halt finden, werden sie schräg (20° bis 35° zur Medianen) alternierend nach beiden Seiten in Richtung der Wirbelbogenwurzel plaziert.

Bohren, Messen der Schraubenlänge und Gewindeschneiden müssen vorsichtig erfolgen, ohne das Halsmark oder die seitlich verlaufende A. vertebralis zu verletzen.

Alternativ zur Plattenosteosynthese können durch Knochenzement (Polymethylmethacrylat) miteinander verbundene STEINMANN-Nägel oder Bohrdrähte mit Gewinde (!) verwendet werden. Die Gewindedrähte bzw. -nägel werden in der oben beschriebenen Schraubenrichtung eingedrillt, 2-4 cm vom Knochen entfernt gekürzt und an ihren freien Enden mit einem Seitenschneider an mehreren Stellen eingekerbt, damit der Knochenzement besseren Halt findet. Der Zement umschließt die Draht- bzw. Nagelenden vollständig. Er wird während der Polymerisation mit Ringer-Laktatlösung gekühlt, um das Gewebe vor thermischen Schäden zu schützen.

• **Weiteres Vorgehen bei Spondylolisthesis, dynamischer Diskopathie beim Wobbler-Syndrom:** Die Identifizierung der betroffenen Wirbel geschieht durch Abzählen vom Axis ab, dessen kraniale Begrenzung in Höhe des kaudalen Randes der tastbaren Atlasflügel liegt. Zur Orientierung kann auch der 6. Halswirbel mit seinen großen, nach ventral gerichteten Querfortsätzen dienen. An dem instabilen Zwischenwirbelspalt werden die über dem Lig. longitudinale ventrale und der Bandscheibe liegenden Muskelfasern stumpf getrennt und der ventrale Anteil des Anulus fibrosus sowie Reste des Nucleus pulposus mit einer lanzettförmigen schmalen Skalpellklinge, dem kleinen Löffel oder dem Exkavator möglichst vollständig entfernt. Sodann wird median mit der Knochenfräse ein Spalt in den Wirbelkörpern angebracht, dessen Zentrum etwas kranial des schräg verlaufenden Intervertebralspaltes liegt (Abb. 13.4).

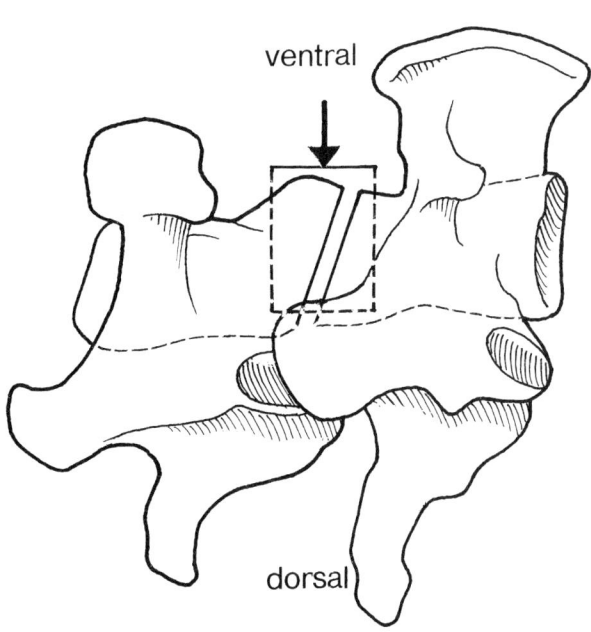

Abbildung 13.4 Kraniale und kaudale Begrenzung der Fräsrinne mit Zentrum (↓) vor dem schräg verlaufenden Intervertebralspalt; Schema

Die Spaltbreite beträgt höchstens die Hälfte der Wirbelkörperbreite. Die Präparation der Spaltlänge richtet sich nach der Stärke der Wirbelkörperendplatten und endet unmittelbar nachdem der Cortex der Endplatten entfernt worden ist. Dorsalwärts werden ca. drei Viertel der Wirbelkörperhöhe entfernt, bis die innere Kortikalis zum Vorschein kommt. Der dorsale Anteil des Anulus fibrosus bleibt erhalten, so daß der Wirbelkanal nicht eröffnet wird und das Rückenmark nicht verletzt werden kann. Die Dekompression erfolgt durch Fixation der Wirbelkörper bei maximaler Distraktion, die eine Streckung des zuvor in den Wirbelkanal sich wölbenden Anulus fibrosus und des Lig. longitudinale dorsale bewirkt. Die Distraktion geschieht unter Extension des Halses durch kranial gerichteten Zug am Kopf und mit Hilfe eines GELPI-Spreizers, dessen Haken in kleinen, mit der Fräse präparierten Löchern am Hinterende des davorliegenden und am Vorderende des kaudal sich anschließenden Wirbels verankert werden. Jetzt wird der Spalt mit einem kortikospongiösen Span aus dem Beckenkamm, einer Rippe und/oder autogener Spongiosa aus der proximalen Humerusmetaphyse aufgefüllt und die Fixation mit einer Platte und Schrauben (Abb. 13.5) oder Gewindenägeln und Knochenzement (Abb. 13.6) durchgeführt. In beiden Wirbeln müssen jeweils zwei Schrauben bzw. Nägel Halt finden. Diese werden schräg (20°–35°) alternierend nach beiden Seiten in Richtung der Bogenwurzel plaziert, ohne das Rückenmark oder die seitlich verlaufende A. vertebralis zu verletzen. Die Gewindenägel werden 2–4 cm vom Knochen entfernt gekürzt und an ihren freien Enden mit dem Seitenschneider eingekerbt, damit sie sich mit dem Zement stabil verbinden. Der Knochenzement umschließt die Na-

gelenden vollständig. Er wird während der Polymerisation mit Ringer-Laktat-Lösung gekühlt, um das Gewebe vor thermischen Schäden zu schützen.

Alternativ zur Wirbelverriegelung mit Knochenspan kann der Spalt mit Knochenzement ausgefüllt werden. Hierfür wird der Ventralrand der Wirbelendplatten unter Extension des Halses beim Fräsen überhängend präpariert, um die Zementplombe allseitig einzuschließen (Abb. 13.7). Bis zum Aushärten des Polymethylmethacrylats muß der Wirbelspalt maximal distrahiert werden. Da die Zementverriegelung eine relativ gute Primärstabilität bietet, kann auf eine zusätzliche Fixation der Wirbelkörper verzichtet werden. Zur Förderung der knöchernen Fusion wird jedoch ventral möglichst viel autogene Spongiosa angelegt.

Wundverschluß ❏ Adaptation der Mm. longi colli und sternohyoidei mit Knopfheften (resorbierbares Nahtmaterial). Vereinigung der Wundränder der oberflächlichen Faszie mit Knopfheften (resorbierbares Nahtmaterial). Hautnaht.

Nachbehandlung ❏ Verband. Bewegungseinschränkung bis zur Konsolidierung der Fraktur bzw. Fusion der Wirbel. Führen am Brustgeschirr.

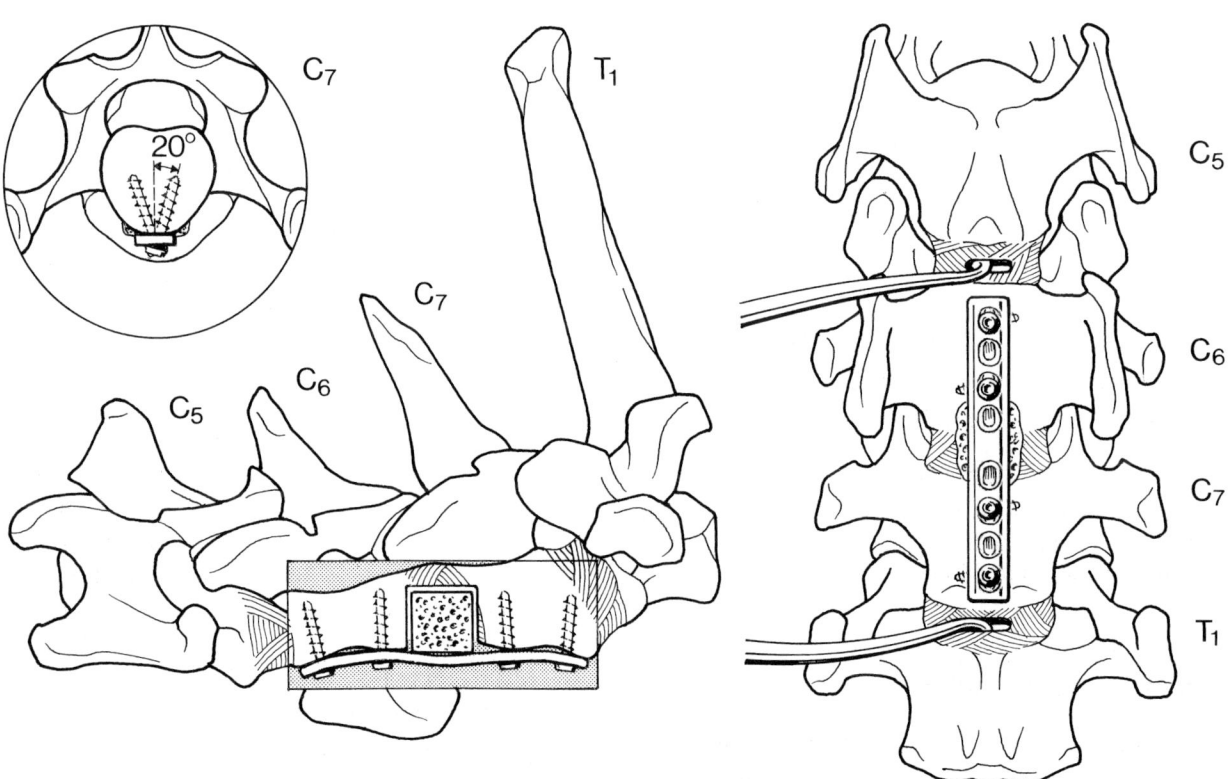

Abbildung 13.5 Spondylodese des 6. und 7. Halswirbels mit Platte und Schrauben; Schema

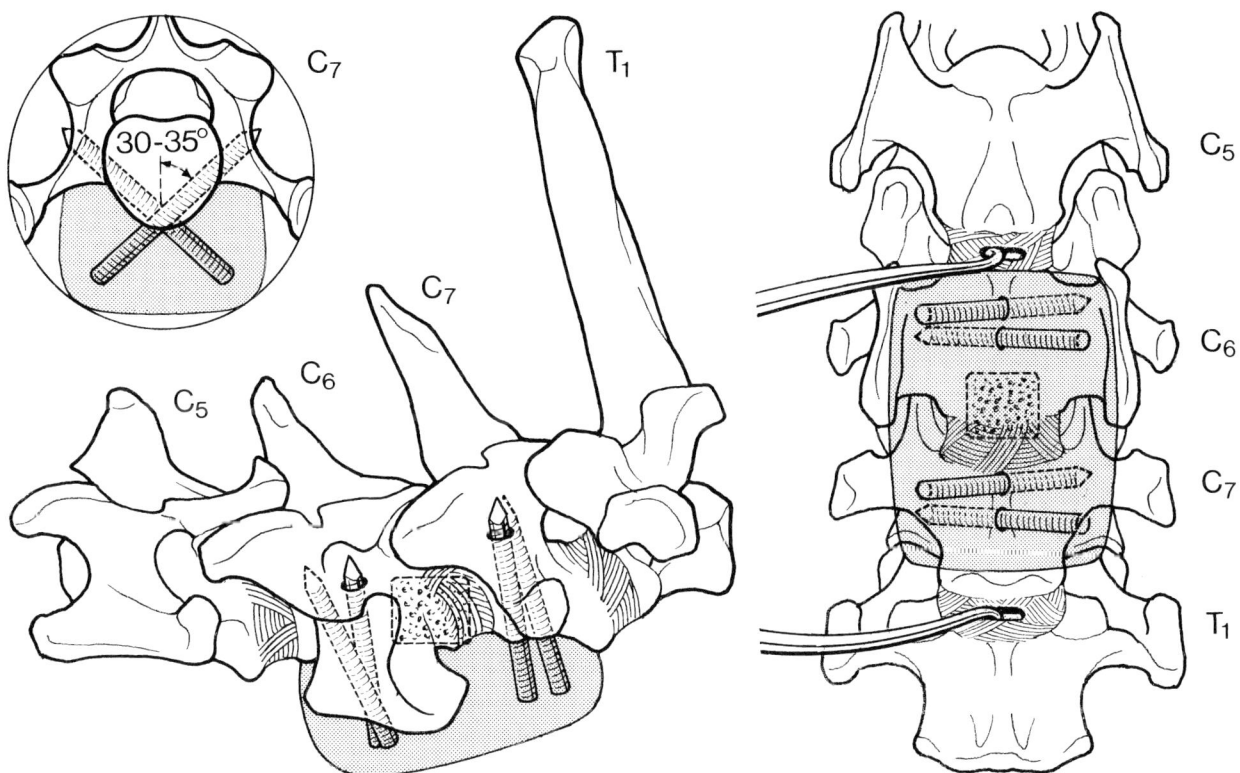

Abbildung 13.6 Spondylodese des 6. und 7. Halswirbels mit Gewindenägeln und Knochenzement; Schema

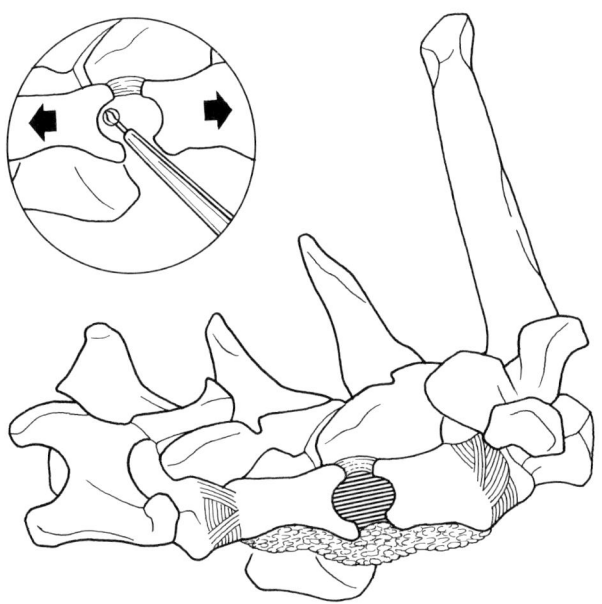

Abbildung 13.7 Spondylodese des 6. und 7. Halswirbels mit Knochenzementplombe und ventral aufgelegter autogener Spongiosa; Schema

Zervikale Diskusfenestration, partielle Spondyl- und Diskektomie

Indikation ❏ Diskopathie im Halsbereich ohne (Fenestration) bzw. mit Extrusion in den Wirbelkanal (partielle Spondyl- und Diskektomie).

Instrumente ❏ Schmales oder lanzettförmiges Skalpell, kleiner Löffel nach VOLKMANN oder Exkavator; Knochenfräse.

Vorbereitung ❏ Bei Einleitung der Intubationsnarkose Methylprednisolon (einmalige Injektion von 30 mg/kg KM). Voraussetzungen zur Wechseldruckbeatmung und Bluttransfusion müssen gegeben sein.

Rückenlage mit Polster unter dem Hals. Der Kopf wird gestreckt fixiert, die Schultergliedmaßen sind nach kaudal auszubinden.

Vorgehen ❏ Der Hautschnitt wird in der Medianlinie vom Larynx bis zum Sternum gelegt. Nach Durchtrennen des Hautmuskels werden die paarigen Mm. sternocephalici und die Mm. sternohyoidei in der Mittellinie getrennt. Die Trachea wird mit dem Oesophagus nach links verlagert. Durch stumpfe Präparation wird zwischen den Mm. longi capitis der paarige M. longus colli mit seinen schräg an den Halswirbeln inserierenden Muskelfasern erreicht. Die Identifizierung der betroffenen Bandscheibe geschieht durch Abzählen von Axis ab, dessen kraniale Begrenzung in Höhe des kaudalen Randes der tastbaren Atlasflügel liegt. Zur Orientierung kann auch der 6. Halswirbel mit seinen großen, nach ventral gerichteten Querfortsätzen dienen. Die V-förmig auseinanderstrebenden Muskelfasern erlauben ebenso wie die Palpation der Querfortsätze die Bestimmung der Mittellinie mit dem höckerartigen kaudalen Ende der Crista ventralis der Halswirbel. Unmittelbar kaudal dieses Höckers werden die über dem Lig. longitudinale ventrale und der Bandscheibe liegenden Muskelfasern stumpf getrennt.

● **Weiteres Vorgehen bei Diskopathie ohne Extrusion in den Wirbelkanal:** Mit einer schmalen oder lanzettförmigen Skalpellklinge wird in das Lig. longitudinale ventrale und den Anulus fibrosus des Discus eine transversal verlaufende Öffnung geschnitten und mit dem kleinen Löffel oder dem Exkavator der Nucleus pulposus möglichst vollständig entfernt (Abb. 13.8).

● **Weiteres Vorgehen bei Diskopathie mit Extrusion in den Wirbelkanal:** Nach Ausräumen von Resten des Nucleus pulposus wird median mit der Knochenfräse ein Spalt in den Wirbelkörpern angebracht, dessen Zentrum etwas kranial des

schräg verlaufenden Intervertebralspaltes liegt (Abb. 13.9). Die Spaltlänge beträgt jederseits etwa 1/4 bis 1/3 der Länge des Wirbelkörpers, die Breite je nach Größe des Hundes 3 bis 5 mm, maximal bis zur Hälfte der Breite des Wirbelkörpers. Die Tiefe reicht bis zum rückenmarkseitigen Anulus fibrosus bzw. Lig. longitudinale dorsale. Beim Fräsen wird unter Spülung mit Ringer-Laktatlösung zunächst die äußere (ventrale) Kortikalis, dann weiches spongiöses Knochengewebe und schließlich mit Vorsicht die innere (dorsale) Kortikalis des Wirbelkörpers entfernt. Dabei darf die Fräse nicht in den Wirbelkanal gedrückt werden. Der Anulus fibrosus und ggf. das Lig. longitudinale dorsale werden mit Hilfe einer Augenpinzette und eines feinen Einwegskalpells reseziert. Vorgefallenes Diskusmaterial wird vorsichtig unter Schonung des lateral extradural gelegenen Plexus venosus vertebralis internus mit dem Löffel entfernt.

Bei Blutung aus dem Plexus venosus vertebralis, die nicht spontan innerhalb weniger Minuten zum Stillstand kommt, kann es angebracht sein, die Operation zu beenden und das restliche Material einige Tage später zu entfernen. Keinesfalls sollten Manipulationen im Wirbelkanal unter kontinuierlichen Absaugen des Blutes fortgesetzt werden (Cave: hypovolämischer Schock!). Hält die Blutung längere Zeit an, ist eine Frischbluttransfusion indiziert und der Patient zu beatmen.

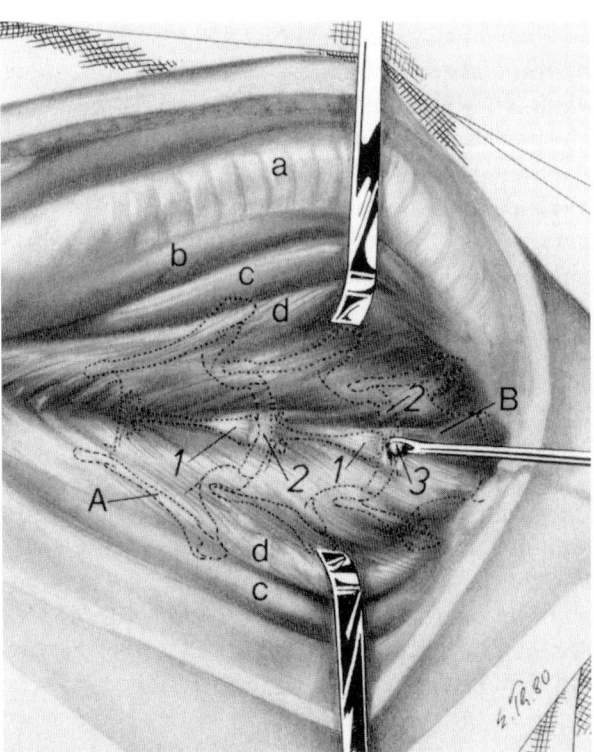

Abbildung 13.8 Zervikale Diskusfenestration
A 3. Halswirbel; **B** 5. Halswirbel
a Trachea; **b** Oesophagus; **c** M. longus capitis; **d** M. longus colli
1 höckerartig verstärktes kaudales Ende der Crista ventralis; **2** Discus intervertebralis; **3** im Löffel liegend: Anteil des Nucleus pulposus

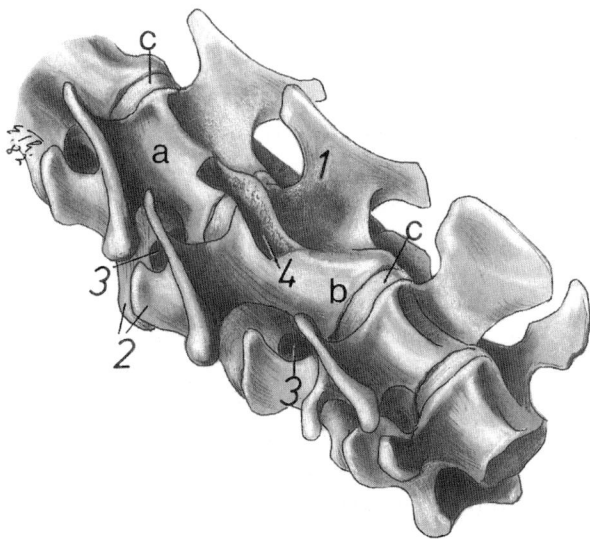

Abbildung 13.9 Partielle zervikale Spondyl- und Diskektomie, Ansicht von ventral
a 4. Vertebra cervicalis; **b** 5. Vertebra cervicalis; **c** Discus intervertebralis
1 Proc. transversus; **2** Procc. articulares cranialis et caudalis; **3** For. intervertebrale; **4** Fensterung des Corpus vertebrae des 4. und 5. Halswirbels

Damit es nicht zu einer Verletzung des Plexus venosus vertebralis internus kommt, sollte man neben der vorsichtigen Entfernung des vorgefallenen Material stets auf eine korrekte Lagerung des Patienten (ohne seitliche Kippung) und mediane Präparation unter Einhaltung der oben beschriebenen Spaltgröße achten.

Wundverschluß ❑ Adaptation der Mm. longi colli bzw. Mm. longi capitis und der Mm. sternohyoidei mit Knopfheften (resorbierbares Material). Vereinigung der Wundränder der oberflächlichen Faszie (resorbierbares Material). Hautnaht.

Nachbehandlung ❑ Verband für 8–10 Tage, Führen am Brustgeschirr.

Zervikale Laminektomie und Hemilaminektomie

Indikation ❑ Wobbler–Syndrom mit Spondylolisthesis über mehrere Wirbelsegmente und/oder dorsaler Einengung des Wirbelkanals, tumorbedingte Kompression des Halsmarkes, Nervenwurzelkompression.

Instrumente ❑ Knochensplitterzange nach LISTON, Hohlmeißelzange nach LÜER, Knochenfräse (Air-Drill®), kleiner Löffel nach VOLKMANN oder Exkavator.

Vorbereitung ❑ Bei Einleitung der Intubationsnarkose Methylprednisolon (einmalige Injektion von 30 mg/kg KM). Der Patient wird in Brust-Bauchlage verbracht und der Hals unterpolstert.

Vorgehen ❑ Der Hautschnitt erfolgt in der Medianen. Nach Inzision der fibrösen Raphe wird das Lig. nuchae freigelegt und nach einer Seite verlagert oder in der Mitte längs gespalten. Eine Durchtrennung ist nicht erforderlich. Zur besseren Orientierung sollte man zunächst den prominenten Proc. spinosus des 1. Brustwirbels lokalisieren, dann die nächstkürzeren kranial gelegenen Spinalfortsätze des 7., 6. und 5. Halswirbels. Anschließend wird entlang der Medianen in die Tiefe präpariert bis der Wirbelbogen erreicht ist. Das seitliche Ablösen der Muskeln mit einem Raspatorium von den Wirbelbögen sollte nicht über die Gelenkfortsätze hinausreichen, um die kräftigen Äste der A. vertebralis, die ventrolateral der

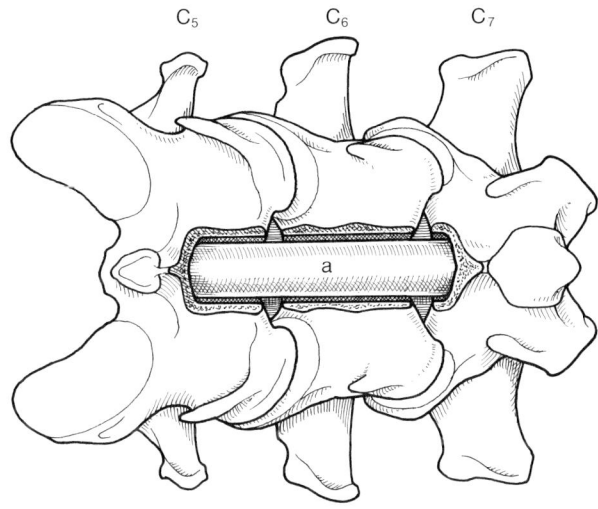

Abbildung 13.10 Dorsale Laminektomie im Bereich des 5. und 6. Halswirbels, Schema.
a Rückenmark von der Dura mater bedeckt.

Gelenkfortsätze verlaufen, zu schonen. Nur bei dorsolateraler Hemilaminektomie und Facettektomie wird unter vorsichtiger Gefäßdarstellung auch diese Region freipräpariert.

● **Weiteres Vorgehen bei Laminektomie:** Mit einer hochtourigen pressluftgetriebenen Fräse wird zunächst der Processus spinosus abgefräst, dann das davor und/oder dahinter liegende Spatium interarcuale nach kranial und kaudal mit der Fräse bzw. der LÜERschen Zange vergrößert. Dabei muß auch das hypertrophierte Lig. flavum exzidiert werden, so daß die Dura mater sichtbar wird (Abb. 13.10). Die Laminektomie kann bedarfsweise über mehrere Wirbelsegmente erfolgen, wenn die Wirbelgelenke unversehrt bleiben.

● **Weiteres Vorgehen bei tumorbedingter Kompression des Halsmarks:** Extradurale Neubildungen werden nach der Laminektomie möglichst vollständig entfernt. Bei subduralen Tumoren wird die Dura mater wenige Millimeter über den raumfordernden Prozeß hinaus mit dem Durotom oder einem sichelförmig gebogenen Skalpell, das mit der Schneide nach oben gehalten wird, inzidiert. Wenn der Tumor entfernt ist, wird der Defekt mit Fettgewebe oder resorbierbarem Gelatineschwamm abgedeckt.

● **Weiteres Vorgehen bei Hemilaminektomie und Facettektomie:** Bei lateraler Halsmarkskompression beschränkt sich die Entfernung der Lamina auf den entsprechenden Bereich. Ist die Nervenwurzel eingeengt, werden zur Freilegung des entsprechenden Foramen intervertebrale die Gelenkfortsätze mit der Fräse oder der Hohlmeißelzange nach LÜER mit entfernt.

Wundverschluß ❑ Adaptation der Muskulatur durch Naht der fibrösen Raphe mit Knopfheften (resorbierbares Material). Vereinigung der Wundränder der oberflächlichen Faszie (resorbierbares Material). Hautnaht.

Nachbehandlung ❑ Verband für 1-2 Wochen, Führen am Brustgeschirr.

Brust- und Lendenwirbelsäule sowie Kreuzbein

Thorakolumbale Diskusfenestration

Indikation ❑ Enchondrosis intervertebralis, abgesehen von Extrusionen in den Wirbelkanal, insbesondere der einer Hemilaminektomie benachbarten Bandscheiben.

Instrumente ❑ Schmales oder lanzettförmiges Skalpell, kleiner scharfer Löffel nach VOLKMANN oder Exkavator.

Vorbereitung ❑ Bei Einleitung der Narkose Methylprednisolon (einmalige Injektion von 30 mg/kg KM). Intubationsnarkose, da im Thoraxbereich eine akzidentelle Eröffnung der Brusthöhle nicht auszuschließen ist.

Bauchlage oder Halbseiten-Halbsternallage mit Sandsack unter dem betroffenen Wirbelsäulenabschnitt.

● **Vorgehen bei dorsolateralem Zugang:** Der Hautschnitt erfolgt 2 bis 3 cm paramedian der Dornfortsätze. Nach Inzision der oberflächlichen Faszie und stumpfer Freilegung der Fascia thoracolumbalis wird diese etwa 1 cm seitlich der Procc. spinosi durchtrennt. Wenn die Fascia lumbodorsalis durchtrennt ist, wird die Aponeurose des M. longissimus thoracis et lumborum inzidiert. Das intermuskuläre Septum zwischen der Multifidus- und Longissimusmuskulatur befindet sich im thorakalen Abschnitt nahe der Dornfortsätze und gewinnt weiteren Abstand von der dorsalen Mittellinie in Richtung des Lendenbereiches (Abb. 13.11). Es ist im Lendenabschnitt wegen zwischengelagerten Fetts leichter zu identifizieren. Daher sollte die stumpfe Trennung der Multi-

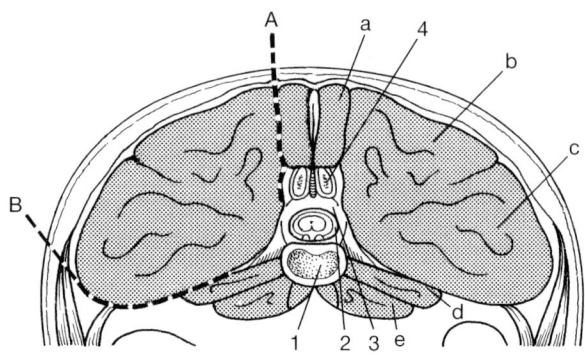

Abbildung 13.11 Querschnitt durch die Stammmuskulatur in Höhe des 3./4. Lendenwirbels
1 Discus intervertebralis; **2** Rückenmark; **3** Wirbelbogen; **4** Proc. articularis caudalis des 3. und Proc. mamillaris des 4. Lendenwirbels
a M. multifidus lumborum; **b** M. longissimus lumborum; **c** M. iliocostalis lumborum; **d** M. quadratus lumborum; **e** M. psoas maior
A dorsolateraler und **B** lateraler Zugang zur Lendenwirbelsäule

fidus- und Longissimusmuskeln bis zu den Querfortsätzen der Lendenwirbel tunlichst dort beginnen und nach kranial bis zu den Höckerchen der letzten Rippe, die seitlich mit den Querfortsätzen des gleichzahligen Brustwirbels artikulieren, fortgesetzt werden. Kranial werden dazu die kaudalen Ränder der Mm. spinales und semispinales thoracis zwischen der Fascia thoracolumbalis und der Aponeurose des M. longissimus thoracis inzidiert.

● **Vorgehen bei lateralem Zugang:** Der Hautschnitt verläuft von der palpierbaren lateralen Begrenzung des M. longissimus dorsi in Höhe der 10. Rippe in Richtung des ventralen Randes des Tuber coxae. Nach Durchtrennung der subkutanen Fettschicht und der oberflächlichen Faszie wird die Fascia thoracolumbalis in Verlaufsrichtung der Hautinzision eingeschnitten. Die Longissimusmuskulatur wird stumpf von der letzten Rippe bzw. den Querfortsätzen der Lendenwirbel abgehoben (Abb. 13.11).

Durch Muskelhaken oder Einsetzen eines Wundspreizers wird ein ausreichend breiter Zugang für die Manipulationen zur Durchführung der Fenestration gewährleistet.

Weiteres Vorgehen: ❑ Im Thoraxbereich liegt die Bandscheibe 1 bis 2 mm vor dem Rippen-Wirbelgelenk, im Lumbalbereich ist sie direkt kranial des Ansatzes des Proc. transversus am Wirbelkörper unterhalb des Proc. accessorius erreichbar. Die Bandscheibe wird durch vorsichtige stumpfe

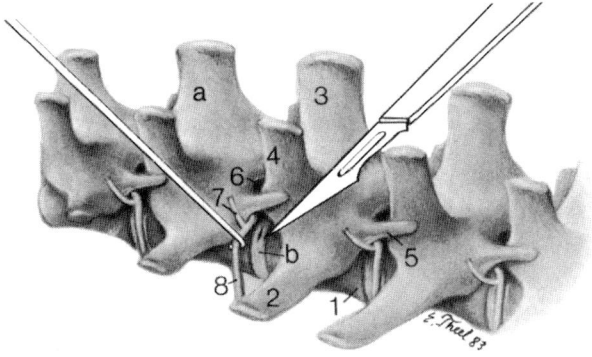

Abbildung 13.12 Dorsolaterale Diskusfenestration
a 1. Vertebra lumbalis; **b** Discus intervertebralis
1 Corpus vertebrae, **2** Proc. transversus; **3** Proc. spinosus; **4** Proc. mamillaris; **5** Proc. accessorius; **6** Inc. vertebralis caudalis; **7, 8** N. lumbalis: **7** Ramus dorsalis, **8** Ramus ventralis

Präparation freigelegt. Spinalnerv und -gefäß werden mit einem Häkchen nach kranial verschoben (Abb. 13.12). Der Anulus fibrosus des Discus wird von dorsolateral mit einem schmalen Skalpell, einer Injektionsnadel oder einem Exkavator perforiert. Mit dem scharfen Löffel oder dem Exkavator wird soviel wie möglich vom Nucleus pulposus entfernt.

Wundverschluß ❏ Nach Fenestration der betroffenen und tunlich auch verdächtigen Bandscheiben werden die Wundränder der Fascia thoracolumbalis und die der oberflächlichen Faszie mit Knopfheften (resorbierbares Material) adaptiert. Hautnaht.

Nachbehandlung ❏ Bewegungseinschränkung für 2 bis 3 Wochen.
(Cave: Wenn Harnblase gelähmt, liegt Rückenmarkkompression vor, dann Indikation zur Hemilaminektomie!).

Thorakolumbale Foraminotomie, Hemilaminektomie

Indikation ❏ Diskusprotrusion bzw. -extrusion; einseitige Dekompression des Rückenmarks bei traumatischer Schädigung; raumfordernder Prozeß im Wirbelkanal subdural.

Instrumente ❏ Knochenfräse oder Air-Drill®, Knochensplitterzange nach LISTON, schmale Hohlmeißelzange nach LÜER, Exkavator oder kleiner scharfer Löffel nach VOLKMANN.
Bei Einleitung der Narkose Methylprednisolon (einmalige Injektion 30 mg/kg KM). Intubations-

narkose. Sternallage oder Halbseiten-Halbsternallage mit Sandsack unter dem betroffenen Wirbelsäulenabschnitt.

Vorgehen ❏ Der Hautschnitt erfolgt 2 bis 3 cm paramedian der Dornfortsätze. Nach Inzision der oberflächlichen Faszie und stumpfer Freilegung der Fascia lumbodorsalis wird diese etwa 1 cm seitlich der Procc. spinosi durchtrennt.
Die Muskulatur wird an dieser Seite weitgehend stumpf von den Dorn- und Gelenkfortsätzen und deren Umgebung abgelöst. Dabei sind der aus dem For. intervertebrale austretende Spinalnerv und das Blutgefäß zu schonen.

● **Weiteres Vorgehen bei Foraminotomie:** Beschränkt sich die Kompression auf den ventrolateralen Rückenmark- und Nervenwurzelbereich, genügt eine Erweiterung des Foramen intervertebrale. Zunächst werden Spinalnerv und -gefäß identifiziert und mit einem Häkchen beiseite gehalten. Dann wird die Lamina kranioventral des Proc. mamillaris und articularis cranialis mit der Knochenfräse oder einer schmalen LÜERschen Zange soweit entfernt, bis die Kompressionsursache ausgeräumt werden kann.

● **Weiteres Vorgehen bei Hemilaminektomie:** Die Procc. mamillaris und articularis cranialis werden mit der LISTON-Zange oder der Hohlmeißelzange nach LÜER so tief wie möglich abgesetzt (Abb. 13.13). Auf dieser Stelle wird die Knochenfräse

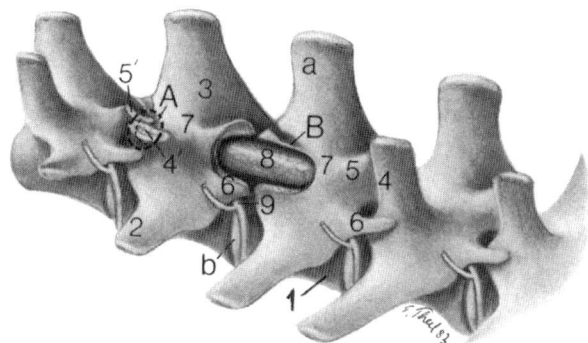

Abbildung 13.13 Lumbale Hemilaminektomie
A Situation nach partiellem Absetzen der Procc. mamillaris und articularis cranialis sowie des Proc. articularis caudalis; **B** nach Hemilaminektomie freigelegtes Rückenmark
a Vertebra lumbalis; **b** Discus intervertebralis
1 Corpus vertebrae; **2** Proc. transversus; **3** Proc. spinosus; **4** Proc. mamillaris und articularis cranialis, **4'** abgesetzt; **5** Proc. articularis caudalis, **5'** abgesetzt; **6** Proc. accessorius; **7** Arcus vertebrae; **8** Medulla spinalis; **9** N. spinalis; 2. N. lumbalis

angesetzt und vorsichtig im Winkel von etwa 45° zur Sagittalebene eine Öffnung von etwa 5 bis 10 mm Durchmesser zum Wirbelkanal geschaffen. Epidurales Fett oder auch prolabiertes Bandscheibenmaterial wird sichtbar. Mit der Fräse oder einer kleinen Hohlmeißelzange nach Lüer wird die Öffnung vor allem nach kranial und kaudal zur Schaffung einer besseren Übersicht über das Ausmaß der Rückenmarkschädigung erweitert. Dabei darf kein Druck auf das Rückenmark ausgeübt werden. Eine Erweiterung in ventraler Richtung birgt die Gefahr stärkerer Blutungen aus den Plexus vertebrales.

Im Ausnahmefall kann die Hemilaminektomie über drei Wirbel hinweg vorgenommen werden. Prolabierte Diskusanteile werden unter Schonung des am Boden des Wirbelkanals verlaufenden Venenplexus entfernt. Liegt eine ödematöse Schwellung des Rückenmarkes vor, wird die Dura mater inzidiert (siehe Durotomie, S. 294) ggf. der Tumor entfernt und die freigelegte Medulla einige Minuten mit einer Ringer-Laktatlösung umspült.

Veränderte Bandscheiben werden im Anschluß an die Hemilaminektomie unter Ausnutzung des geschaffenen Zugangs fenestriert (siehe dorsolaterale Diskusfenestration, S. 288).

Abschließend wird ggf. das freigelegte Rückenmark mit Fettgewebe oder resorbierbarem Gelatineschwamm abgedeckt.

Wundverschluß ❏ Die Wundränder der Fascia lumbodorsalis und die der oberflächlichen Faszie werden getrennt mit Knopfheften (resorbierbares Material) adaptiert. Hautnaht.

Nachbehandlung ❏ Bewegungseinschränkung für 2 bis 3 Wochen, Kontrolle der Harnblasenentleerung. Bei Paraplegie Physiotherapie.

Thorakolumbale Laminektomie

Indikation ❏ Ringförmige Diskusextrusion; dorsale Dekompression des Rückenmarks bei traumatischer Schädigung bzw. raumforderndem Prozess im Wirbelkanal oder subdural.

Instrumente ❏ Knochensplitterzange nach Liston, schmale Hohlmeißelzange nach Lüer, Knochenfräse (AirDrill®), kleiner Löffel nach Volkmann oder Exkavator.

Vorbereitung ❏ Bei Einleitung der Narkose Methylprednisolon (einm. Injektion von 30 mg/kg

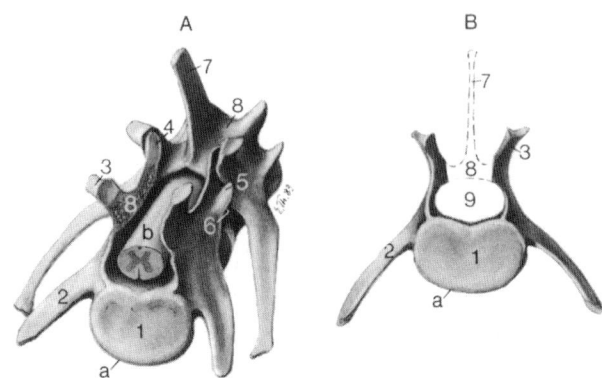

Abbildung 13.14 Lumbale Laminektomie
A Dornfortsatz, Teil des Wirbelbogens abgetragen;
B Lendenwirbel, abgetragene Wirbelteile gestrichelt
a 2. Vertebra lumbalis; **b** Medulla spinalis im Canalis vertebralis
1 Extremitas cranialis; **2** Proc. transversus; **3** Proc. mamillaris; **4** Proc. articularis caudalis; **5** Proc. accesorius; **6** For. intervertebrale; **7** Proc. spinosus; **8** Arcus dorsalis; **9** For. vertebrale

KM). Intubationsnarkose. Sternallage mit Unterpolsterung des betroffenen Wirbelsäulenabschnitts.

Vorgehen ❏ Der Hautschnitt erfolgt knapp paramedian der Dornfortsätze. Nach Inzision der oberflächlichen Faszie und stumpfer Freilegung der Fascia lumbodorsalis von Fettgewebe wird diese etwa 1 cm beiderseits der Procc. spinosi durchtrennt. Die Mm. multifidi und die Mm. longissimi thoracis et lumborum werden stumpf von den Dornfortsätzen bis lateral der Procc. articulares caudalis und der Procc. mamillares abgelöst. Die Rückenmuskulatur wird durch Wundspreizer auseinander gehalten.

Die kranial und kaudal des Krankheitsprozesses gelegenen Dornfortsätze werden mit der Knochensplitter- oder Hohlmeißelzange bis zu den Wirbelbögen abgetragen. Dabei sind stärkere Torsions- und Hebelkräfte auf die betroffenen Wirbel zu vermeiden. Mit der Knochenfräse oder einer Hohlmeißelzange nach Lüer werden median die Wirbelbögen abgetragen (Abb. 13.14). Zur Orientierung dient die rötliche Färbung der spongiösen Knochenschicht und die weißliche der darunter liegenden dünnen inneren Kortikalis. Das die Wirbelbögen dorsal verbindende und an dickerer Kortikalis inserierende Lig. flavum wird exzidiert. Die Festigkeit der bei dem schrittweisen Vorgehen dünner werdenden Knochenschicht wird durch leichten Druck mit einer Arterienklemme wiederholt geprüft. Spülungen mit kalter Ringerlösung reduzieren die beim Fräsen entstehende Hitze und dienen zur Beseitigung des entstehenden Knochenmehls.

Die schließlich hauchdünne Knochenlamelle wird mit einer Arterienklemme abgehoben.

Der dekomprimierende Spalt sollte annähernd die Breite des Abstands der medialen Gelenkflächen der kranialen Gelenkfortsätze haben. Die kaudalen Gelenkfortsätze sind daher bis auf einen schmalen artikulierenden Anteil oder vollständig zu entfernen. Die Dekompression muß so weit nach kranial und kaudal erfolgen, bis Fett im Epiduralraum sichtbar wird. Durch Drucksteigerung wird das Fettgewebe nach kranial und kaudal abgedrängt.

Vorgefallenes Bandscheibenmaterial oder Knochensplitter können mit einem kleinen Löffel, einem Exkavator oder einem Spatel nach vorsichtigem seitlichen Verschieben oder Anheben des Rückenmarks entfernt werden (Abb. 13.15).

Liegt eine ödematöse Schwellung des Rückenmarks oder ein subduraler Tumor vor, wird die Dura mater inzidiert (s. S. 294), ggf. der Tumor entfernt und die freiliegende Medulla einige Minuten mit Ringer-Laktatlösung umspült.

Anschließend wird das freigelegte Rückenmark mit Fettgewebe oder resorbierbarem Gelatineschwamm abgedeckt.

Wundverschluß ❏ Die Wundränder der Fascia lumbodorsalis und die der oberflächlichen Faszie werden getrennt mit Knopfheften (resorbierbares Material) adaptiert. Hautnaht.

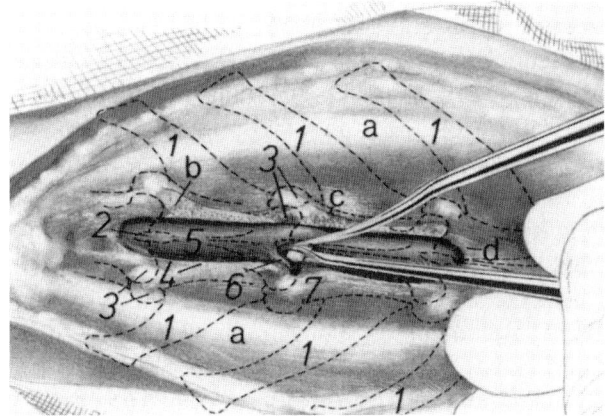

Abbildung 13.15 Lumbale Laminektomie
a Muskulatur der Stammzone; **b, c, d** 2., 3. bzw. 4. Vertebra lumbalis
1 Proc. transversus; **2** Proc. spinosus mit Arcus dorsalis entfernt; **3** Procc. articulares caudalis und cranialis; **4** Canalis vertebralis, dorsal geöffnet; **5** Medulla spinalis, von Dura mater spinalis bedeckt, **6** N. spinalis, Radix dorsalis, **7** Nucleus pulposus, mit Löffel nach VOLKMANN herausgehoben

Nachbehandlung ❏ Bewegungseinschränkung für 4-6 Wochen, Kontrolle der Harnblasenentleerung. Bei Paraplegie Physiotherapie.

Thorakolumbale Wirbelkörperosteosynthese und Spondylodese

Indikation ❏ Fraktur und/oder (Sub-)Luxation im Bereich der Brust- und Lendenwirbelsäule mit ausgeprägter oder progredienter Rückenmarkkompression

Instrumente ❏ Osteosynthesebesteck, Hohlmeißelzange nach LÜER, Knochenfräse (Air-Drill®), kleiner Löffel nach VOLKMANN oder Exkavator.

Vorbereitung ❏ Bei Einleitung der Intubationsnarkose Methylprednisolon (einmalige Injektion von 30 mg/kg KM). Sternallage mit Unterpolsterung kranial und kaudal des betroffenen Wirbelsäulenabschnitts.

Vorgehen ❏ Der Hautschnitt erfolgt 2 bis 3 cm paramedian der Dornfortsätze. Nach Inzision der oberflächlichen Faszie und Freilegung der Fascia lumbodorsalis wird diese etwa 1 cm seitlich der Procc. spinosi durchtrennt. Die Muskulatur wird an dieser Seite weitgehend stumpf von den Gelenkfortsätzen und deren Umgebung abgelöst. Dabei sind der aus dem Foramen intervertebrale austretende Spinalnerv und das Blutgefäß zunächst zu schonen.

Mit einer Tuchklemme (BACKHAUS-Klemme) werden die beiden dem instabilen Bereich benachbarten Wirbel an ihren Procc. spinosi gefaßt. Sodann wird durch Zug und Gegenzug an diesen Klemmen die Reposition ausgeführt, während die Wirbelsäule gleichzeitig von Helfern, die am Kopf und kaudalen Ende des Tieres ziehen, distrahiert wird.

Die Fixation kann unilateral an den Wirbelköpern mit einer Platte und Schrauben oder gekreuzten Gewindenägeln bzw. -drähten, zum anderen beidseitig mit durch Knochenzement verbundenen Gewindedrähten erfolgen. Bei unilateraler Technik genügt die einseitige Muskelablösung, bei Stabilisierung von beiden Seiten empfiehlt sich eine bilaterale Freilegung wie beim dorsalen Zugang zur Laminektomie (s.S. 290).

Grundsätzlich sollten möglichst wenige Wirbel aneinander fixiert werden, um das mit einer Überbrückung beweglicher Segmente zunehmende Risiko der Implantatlockerung gering zu halten: Bei

(Sub-)Luxationen und Frakturen im Intervertebralbereich werden nur die zwei betroffenen Wirbel stabilisiert. Handelt es sich um einen Bruch in Korpusmitte, schließt die Fixation kranial und kaudal der Fraktur jeweils einen unversehrten Wirbelkörper (insgesamt 3 Wirbel) mit ein.

Zur Spondylodese diskoligamentärer Läsionen sollten die Reste der verletzten Zwischenwirbelscheibe entfernt und die instabilen Wirbel auf Stoß miteinander befestigt werden, damit es zu einer raschen Fusion kommen kann. Erforderlichenfalls wird die Wirbelfixation in Verbindung mit einer Hemilaminektomie (bei einseitiger Stabilisierung mit Platte und Schrauben oder Kreuzspickung) oder Laminektomie (bei bilateraler Fixation mit Gewindenägeln und Knochenzement) durchgeführt.

● **Weiteres Vorgehen bei Plattenfixation:** Mit einem Raspatorium wird die Muskulatur im Thoraxbereich bis in Höhe der Rippenköpfe und im Bereich der Lendenwirbelsäule bis zu den Procc. transversi von den zu versorgenden Wirbeln abgelöst. Dann müssen die im Plattenlager verlaufenden Nervenwurzeln und Spinalgefäße unter vorsichtiger Koagulation mit einem bipolaren Thermokauter durchtrennt werden. An den Brustwirbeln erfordert die Plattenanbringung darüber hinaus eine Luxation von Rippen, weshalb hier meist die Fixierung mit gekreuzten Gewindenägeln (s. unten) favorisiert wird. Die Platte wird distal der Gelenkfortsätze bzw. des bei der Hemilaminektomie entstandenen Defektes angelegt und mit jeweils zwei Schrauben kranial und kaudal der Läsion verankert (Abb. 13.16). Damit die Schrauben nicht in den Wirbelkanal eindringen werden sie schräg nach ventral gesetzt (Abb. 13.17).

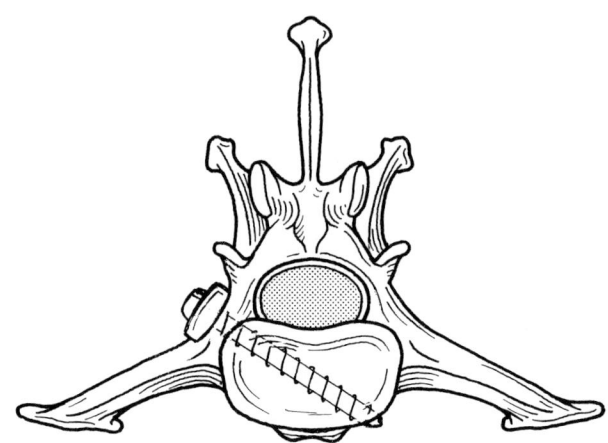

Abbildung 13.17 Schraubenrichtung bei Wirbelkörperfixation mit Platte; Schema

● **Weiteres Vorgehen bei Fixation mit gekreuzten Gewindenägeln:** Dieses Verfahren eignet sich vor allem zur Spondylodese der Wirbel im thorakalen Bereich. Hierbei wird der erste Nagel bzw. Bohrdraht mit Gewinde an der lateralen Kante der Facies terminalis caudalis des hinteren Wirbelkörpers angesetzt und diagonal über den zu stabilisierenden Intervertebralspalt in Richtung der kranialen Terminalplatte des vorderen Wirbels gedrillt. Der zweite Nagel wird umgekehrt vom Rand der Facies terminalis cranialis des vorderen Wirbels schräg nach kaudal gebohrt. Die gleichseitigen Eintrittslöcher der Nägel liegen auf der Höhe des Rippenkopfes bzw. der Querfortsatzbasis, ihre Kreuzungsstelle nach Möglichkeit nicht im Zwischenwirbelspalt, der durch Adaptation der Wirbelkörper klein gehalten wird. Abschließend werden die freien Nagelenden aufgebogen, gekürzt und durch Drehen dem Knochen angelegt (Abb. 13.18 I, II).

● **Weiteres Vorgehen bei Fixation mit Gewindenägeln und Knochenzement:** Nach bilateraler Muskelablösung werden kranial und kaudal der Läsion je zwei Nägel von dorsolateral durch die Wirbelbogenwurzel nach medioventral gesetzt. Die Eintrittslöcher der Nägel liegen im Thoraxbereich zwischen Proc. accessorius und Tuberculum costae, an der Lendenwirbelsäule zwischen Proc. accessorius und Proc. transversus. Die vorderen Nägel verlaufen schräg in kranialer, die hinteren schräg in kaudaler Richtung. Sie werden 3 bis 4 Millimeter unterhalb der dorsalen Begrenzung der Procc. spinosi gekürzt und an ihren freien Enden mit dem Seitenschneider mehrmals eingekerbt.

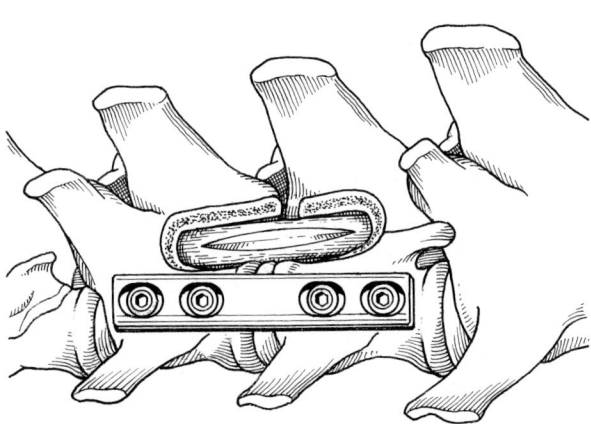

Abbildung 13.16 Lumbale Spondylodese mit Platte und Schrauben; Schema

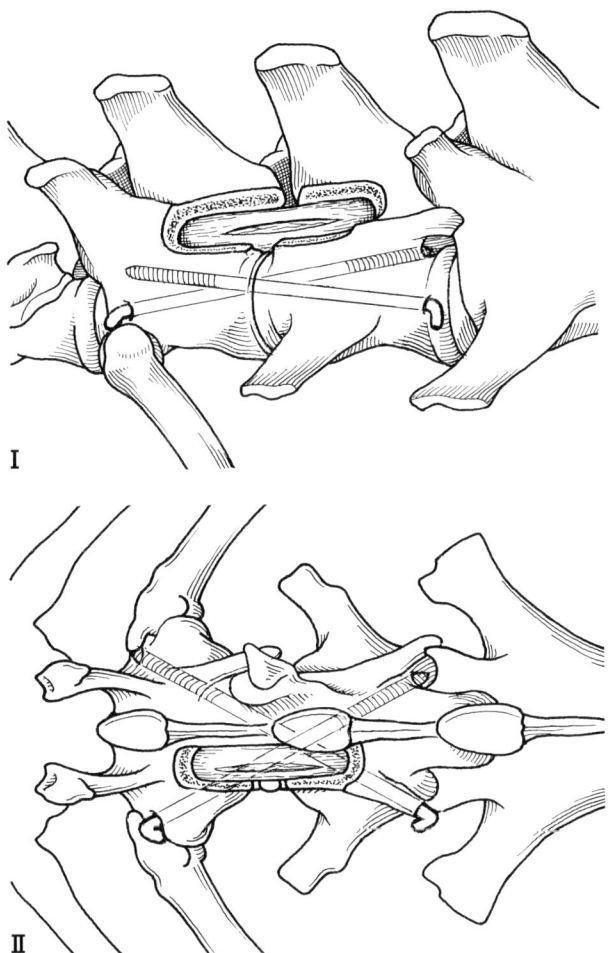

Abbildung 13.18 Thorakolumbale Spondylodese mit zwei gekreuzten Gewindenägeln; seitliche (**I**) und dorsale (**II**) Ansicht; Schema

Schließlich werden die Nagelenden untereinander mit Knochenzement (Polymethylmethacrylat) verbunden. Ging der Fixierung eine (Hemi-)Laminektomie voraus, muß der Zement ringförmig um den Defekt modelliert werden. Darüber hinaus muß das Rückenmark durch autogenes Fett abgedeckt und durch Auftropfen kühler Ringer-Laktatlösung vor der beim Aushärten entstehenden Hitze geschützt werden.

Wundverschluß ❏ Die Wundränder der tiefen (soweit möglich) und oberflächlichen Faszie werden getrennt mit Knopfheften oder fortlaufender Naht (resorbierbares Material) adaptiert. Hautnaht.

Nachbehandlung ❏ Käfigruhe für 4-6 Wochen und Bewegungseinschränkung bis zur Konsolidierung. Regelmäßige Verlaufskontrollen, um bei

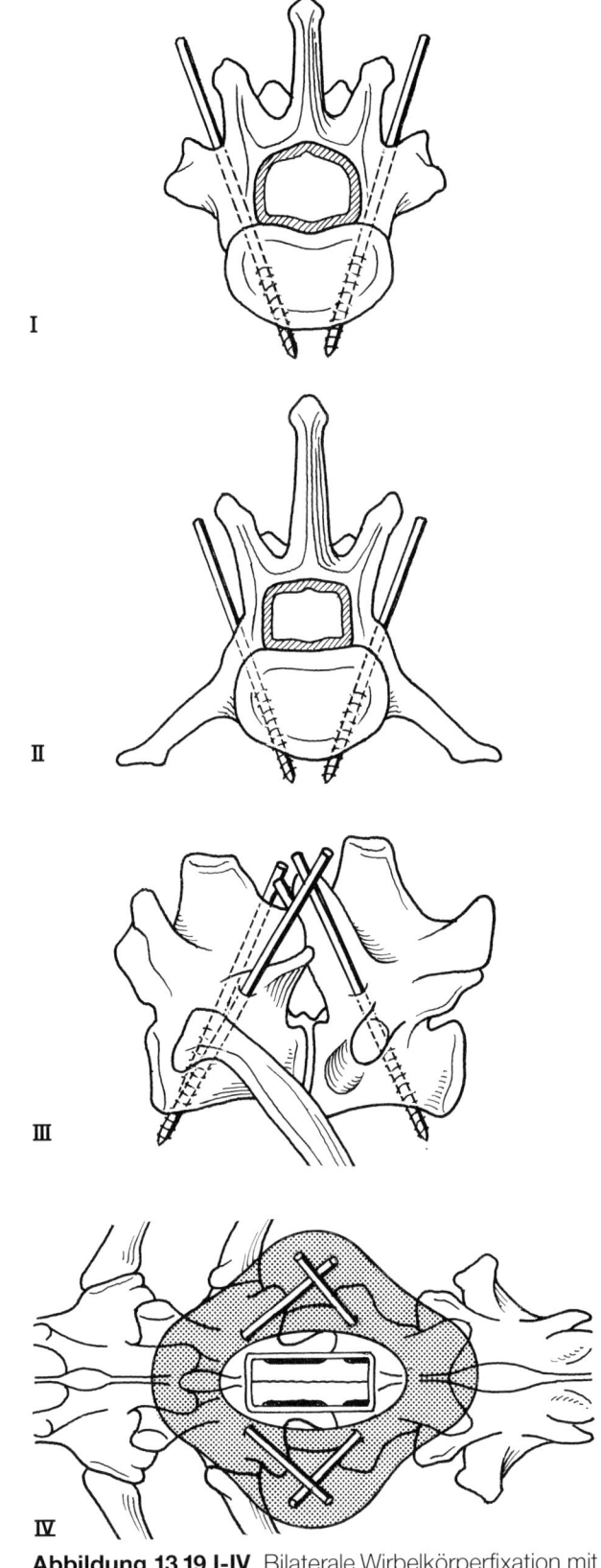

Abbildung 13.19 I-IV Bilaterale Wirbelkörperfixation mit Gewindenägeln und Knochenzement; Verlauf der Nägel bei kranialer (**I** Vertebra thoracica, **II** Vertebra lumbalis) und seitlicher (**III**) Ansicht; ringförmige Zementverbindung mit Knochenzement nach Laminektomie (**IV**); Schema

Sekundärkompression des Rückenmarks (z. B. durch Kallus) rechtzeitig zu intervenieren. Erforderlichenfalls Unterstützung der Harnblasenfunktion.

Durotomie und Myelotomie

Die Spaltung der Dura mater, der straffen Umhüllung des Rückenmarks, kann mit Hilfe eines Durotoms oder eines kleinen sichelförmig gebogenen Skalpells, das mit der Schneide nach oben gehalten wird, erfolgen. Die direkte Adspektion des Rückenmarks läßt einen Abriß bzw. eine Myelomalazie erkennen und erlaubt vielfach weiterführende prognostische Aussagen über das Ausmaß der traumabedingten Alterationen, die auf verschiedene Weise (Gefäßwandschädigung, Blutung, Thrombenbildung, Freisetzung lysosomaler Enzyme und gefäßaktiver Substanzen, Ödembildung u. a.) zur Ischämie Anlaß geben. Die Folge ist oftmals eine Myelomalazie fokaler oder auf- und absteigender Art. Oberflächliche begrenzte Malazieschäden schließen – insbesondere bei erhaltener Schmerzempfindung – eine funktionelle Wiederherstellung nicht aus.

Zur Klärung tiefer Rückenmarkveränderungen, auch Hohlraum- und Narbenbildung bei etwas länger bestehender Kompression, kann eine Myelotomie vorgenommen werden. Dabei wird das Rückenmark von der dorsalen Mittellinie bis zum Zentralkanal gespalten.

Der Wundverschluß geschieht nach Abdecken mit Fettgewebe oder resorbierbarem Gelatineschwamm schichtweise durch Naht der Fascia lumbodorsalis, des subkutanen Gewebes und der Haut.

Nachbehandlung ❑ Die Nachbehandlung erfolgt entsprechend der vorausgegangenen Hemilaminektomie oder Laminektomie.

Lumbosakrale Laminektomie, Foraminotomie und Facettektomie

Indikation ❑ Lumbosakrale Stenose oder Instabilität mit Kompression der Cauda equina.

Instrumente ❑ Knochensplitterzange nach LISTON, Hohlmeißelzange nach LÜER, Knochenfräse (Air-Drill®), kleiner Löffel nach VOLKMANN oder Exkavator, Wundspreizer nach GELPI.

Vorbereitung ❑ Keine Glukokortikoide, da bei Nervenwurzelläsionen keine gesicherte Wirkung. Intubationsnarkose. Sternallage mit abduzierten, locker zur Seite gezogenen Beckengliedmaßen. Ein Vakuumkissen erleichtert die stabile Lagerung.

Vorgehen ❑ Der Zugang erfolgt in der Medianen. Am besten orientiert man sich am gut zu palpierenden Proc. spinosus des 6. Lendenwirbels. Nach Präparation durch das subkutane Fett, wird der Dornfortsatz des 7. Lendenwirbels geortet und die Fascia lumbalis von dort bis zum kaudalen Ende des Os sacrum inzidiert. Die paravertebrale Muskulatur (Mm. multifidi) wird stumpf vom Dornfortsatz und der Lamina des 7. Lendenwirbels bis etwa zur Hälfte des Os sacrum mit einem Raspatorium abgelöst und durch einen Wundspreizer nach GELPI-SEILETZ auseinander gehalten. Danach werden mit einer LISTON-Knochensplitterzange oder besser mit einer hochtourigen preßluftgetriebenen Fräse die vorderen Procc. spinosi im Bereich der Crista sacralis mediana bis zur Mitte des Os sacrum entfernt, bedarfsweise auch der Proc. spinosus des 7. Lendenwirbels. Unter Fräsen einer längsovalen Rinne werden die kaudale Hälfte des dorsalen Wirbelbogens vom 7. Lendenwirbel sowie die Wirbelbögen der ersten Kreuzbeinsegmente bei ständiger Berieselung mit Ringer-Laktatlösung bis auf die innere kortikale Knochenschicht abgetragen. Dabei ist zu beachten, daß man axial der Forr. sacralia dorsalia bleibt, um die hier verlaufenden Gefäße und Nerven nicht zu verletzen. Zur Tiefenorientierung beim Fräsen dient die rötliche Färbung der Spongiosa und die weißliche der darunterliegenden dünnen Kortikalis. Anschließend wird das Lig. flavum im Foramen lumbosacrale exzidiert und die Kortikalislamelle abgehoben. Jetzt sollten außer dem mittleren Strang, links und rechts davon noch zwei Nervenstränge der Cauda equina sichtbar sein (Abb. 13.20).

Das sich in den Rückenmarkkanal vorwölbende hypertrophierte Lig. longitudinale dorsale wird nicht routinemäßig entfernt, sondern nur bei extremer Verdickung. Liegt eine Veränderung des lumbosakralen Discus vor, folgt eine dorsale Fenestration mit Ausräumen des Nucleus pulposus. Die Fenestration kann median oder jeweils seitlich erfolgen. Dabei muß die Cauda equina sorgfältig weggehalten werden.

Ist der 7. Spinalnerv im Bereich des Foramen intervertebrale komprimiert (meist durch einseitige Beschwerden oder elektrodiagnostisch, bzw.

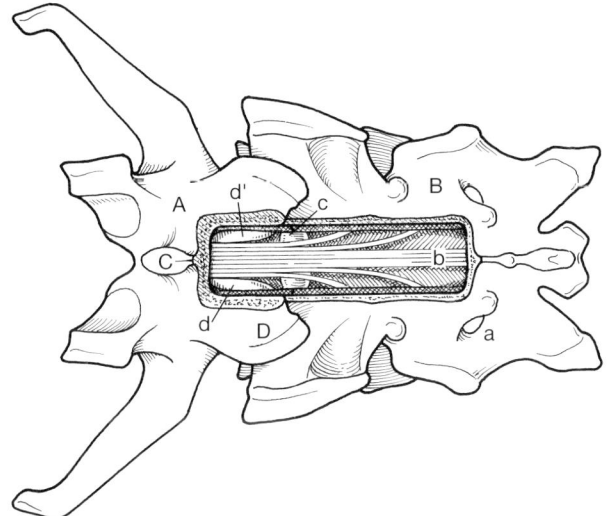

Abbildung 13.20 Dorsale Laminektomie zur Darstellung der Cauda equina, Schema
A 7. Lendenwirbel; **B** Kreuzbein; **C** Dornfortsatz des 7. Lendenwirbels; **D** Proc. articularis caudalis des 7. Lendenwirbels
a Foramina sacralia dorsalia; **b** Nervenstränge der Cauda equina; **c** Bandscheibe zwischen 7. Lendenwirbel und Kreuzbein; **d** und **d′** Hauptstrang des N. ischiadicus durch das Foramen intervertebrale ziehend

durch eine computer- oder magnetresonanztomographische Untersuchung erkennbar), dehnt man die Laminektomie zu einer Foraminotomie aus. Dabei werden die Wirbelgelenke erhalten.

Sind Zubildungen an den Gelenkflächen vorhanden, die tatsächlich für die Beschwerden verantwortlich gemacht werden können, wird eine Facettektomie durchgeführt (s. S. 287). Dieser Eingriff ist jedoch selten erforderlich. Er beeinträchtigt die lumbosakrale Stabilität, vor allem wenn er bilateral erfolgt. Bei nachweislicher Lateralisation der Symptome beschränkt sich die dorsale Dekompression auf eine Hemilaminektomie. Nach sorgfältigem Entfernen des beim Fräsen entstandenen Knochenmehls wird der Defekt mit Fettgewebe abgedeckt.

Wundverschluß ❏ Die Fascia lumbalis wird mit langsam resorbierbarem Kunststoffaden engmaschig fortlaufend oder mit Knopfheften adaptiert. Adaptation der subkutanen Faszie (resorbierbares Material), Hautnaht.

Nachbehandlung ❏ Bewegungseinschränkung für 2-3 Wochen, um der Entstehung eines Seroms vorzubeugen; bei Facettektomie für 4 – 6 Wochen, damit eine bindegewebige Konsolidierung erfolgen kann.

Lumbosakrale Immobilisierung

Indikation ❏ Luxationsfraktur des 7. Lendenwirbels.

Instrumente ❏ Osteosynthesebesteck, Hohlmeißelzange nach LÜER, Knochenfräse (Air-Drill®).

Vorbereitung ❏ Bei Paraparese oder -plegie einmalige Injektion von Methylprednisolon (30 mg/ kg KM) zum Zeitpunkt der Narkoseeinleitung.

Intubationsnarkose. Sternallage mit abduzierten, locker zur Seite gezogenen Beckengliedmaßen. Ein Vakuumkissen erleichtert die stabile Lagerung.

Vorgehen ❏ Der Zugang erfolgt in der Medianen. Zunächst orientiert man sich am tastbaren Dornfortsatz des 6. Lendenwirbels. Nach Präparation durch das subkutane Fett wird der Proc. spinosus des 7. Lendenwirbels lokalisiert und die Fascia lumbalis entlang der Spinalfortsätze bis zum kaudalen Ende des Os sacrum inzidiert. Sodann wird die paravertebrale Muskulatur beiderseits stumpf von den Dornfortsätzen und der Lamina gelöst und mit einem Wundspreizer auseinander gehalten. Der nach kranioventral dislozierte, hintere Wirbelsäulenabschnitt kann nun unter kaudodorsal gerichtetem Zug an zwei in der Crista iliaca der Darmbeinflügel befestigten Tuchklemmen sowie durch vorsichtiges Hebeln mit einem unter die kraniale Lamina des Os sacrum eingeführten und dorsal am Wirbelbogen des 7. Lendenwirbels abgestützten Raspatorium reponiert werden.

Wenn der Ursprung des M. glutaeus medius einer Seite von der Lateralfläche des Darmbeinflügels abpräpariert worden ist, erfolgt eine erste Stabilisierung mit einem beide Ossa ilii verbindenden Nagel (Abb. 13.21 I, II). Der transiliale Pin muß so plaziert werden, daß sein mittlerer Bereich auf der Lamina des 7.Lendenwirbels liegt. Er sollte zur Spitze hin ein Gewinde tragen und am anderen Ende vor dem Kürzen hakenförmig aufgebogen werden, damit er nicht wandern kann. Bei Mastdarm- und/oder Harnblasenlähmung erfolgt aus prognostischen Gründen eine Darstellung der Cauda equina, indem das Lig. flavum reseziert und das Foramen lumbosacrale nach kaudal mit der LÜERschen Zange oder dem Air-Drill® erweitert wird. Anschließend werden weitere Gewindenägel beiderseits durch die Bo-

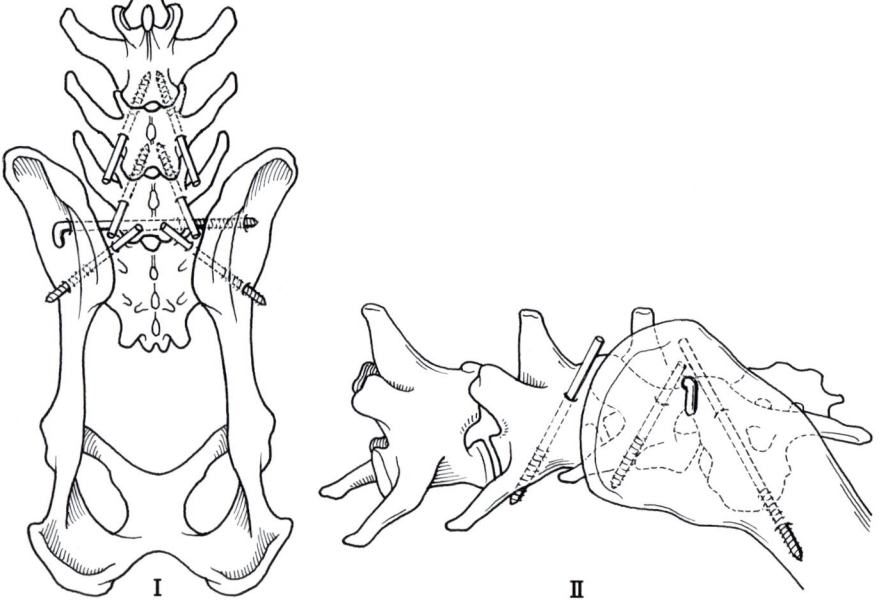

Abbildung 13.21 I, II
Lumbosakrale Immobilisierung
bei Luxationsfraktur von L7.
Primärfixation mit transilialem
Pin, Sekundärstabilisierung
mit transpedikulären Nägeln
und Knochenzement. Ansicht
von dorsal (**I**) und lateral (**II**);
Schema

genwurzeln in die Wirbelkörper von L6 und L7 und von den kranialen Gelenkfortsätzen des Kreuzbeines bis zur Lateralseite der Darmbeines gedrillt (Abb. 13.21 I, II). Ihre dorsalen Enden werden ca. 2 cm über dem Knochen gekürzt, mit dem Seitenschneider mehrmals eingekerbt und letztendlich durch Knochenzement miteinander verbunden, nachdem die Cauda equina erforderlichenfalls mit autogenem Fettgewebe abgedeckt worden ist. Der Zement schließt den transilialen Pin mit ein. Er wird während der Polymerisation mit Ringer- Laktatlösung gekühlt, um das Gewebe vor thermischen Schäden zu schützen.

Wundverschluß ❏ Die Fascia lumbalis wird – soweit möglich – mit langsam resorbierbaren Fäden fortlaufend oder mit Knopfheften adaptiert. Adaptation der subkutanen Faszie (resorbierbares Material). Hautnaht.

Nachbehandlung ❏ Käfigruhe für 2 Wochen und konsequente Bewegungseinschränkung bis zur röntgenologisch nachweisbaren Konsolidierung der Fraktur.

Schwanzwirbel

Kupieren der Rute

Indikation ❏ Rassestandard unter Beachtung gesetzlicher Bestimmungen; Schwanzspitzenne-

krose; Tumor; evtl. bei therapieresistenten Fisteln im Perianalbereich.

Vorgehen ❏ Beim Welpen wird in Höhe der vorgesehenen Rutenlänge die Haut gefaßt und in Richtung der Schwanzwurzel gezogen. Die Rute wird mit einem Scherenschlag im Discus intervertebralis abgesetzt. Ggf. ist ein Wirbelfragment bis zur Zwischenwirbelscheibe abzutragen. Blutungen werden durch Kauterisation oder durch komprimierende Naht der Hautwunde mit dünnen resorbierbaren Fäden gestillt.

Beim älteren Hund wird ein ESMARCH um den Schwanz gelegt. Nach Verschieben der Haut nach kranial wird in Höhe der Zwischenwirbelscheibe, an der die Amputation erfolgen soll, durch halbmondförmige Schnitte ein dorsaler und ventraler Hautlappen gebildet. Der für das Kupieren vor-

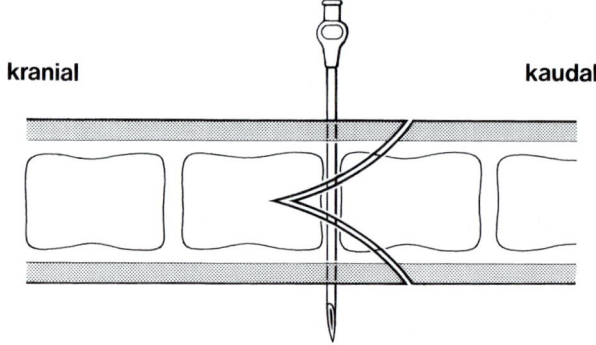

kranial   kaudal

Abbildung 13.22 Markierung des für die Amputation vorgesehenen Intervertebralspaltes und Führung der Hautschnitte; Schema

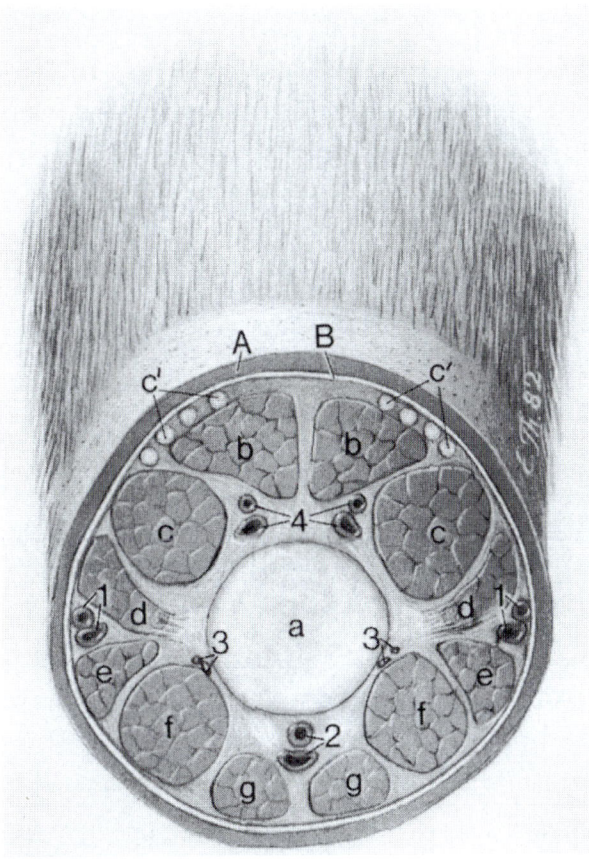

Abbildung 13.23 Kupierter Schwanz eines Hundes.
A Integumentum commune; **B** Fascia caudae
a Extremitas terminalis caudalis der 6. Vertebra caudalis;
b M. sacrocaudalis dorsalis medialis; **c** M. sacrocaudalis
dorsalis lateralis; **c'** Sehnenbündel von c; **d** Mm. intertransversarii dorsales caudae; **e** Mm. intertransversarii
ventrales caudae; **f** M. sacrocaudalis ventralis lateralis;
g M. sacrocaudalis ventralis medialis
1 A. und V. caudalis lateralis; **2** A. und V. caudalis mediana; **3** A. und V. caudalis ventrolateralis; **4** A. und V. caudalis dorsolateralis

gesehene Intervertebralspalt kann vorher mit einer Kanüle gekennzeichnet werden (Abb. 13.22).
　Die Rute wird im Discus intervertebralis abgesetzt (Abb. 13.23). Die Blutgefäße werden ligiert
oder koaguliert. Nach Abnahme des ESMARCH
werden die Hautlappen mit Knopfheften adaptiert.

Caudektomie des eingewachsenen Schwanzes

Indikation ❏ Korkenzieherartige Ankylose der
Schwanzwirbel bei kurzschwänzigen Hunden und
Katzen (z. B. Boston-Terrier, Französische und
Englische Bulldogge, Manx-Katze) mit Bildung

von Hautfalten an der Schwanzbasis, die zur Pyo-
dermie führen. Gelegentlich verursacht die Deformation des Schwanzes Beschwerden bei der
Defäkation.

Instrumente ❏ LISTON-Knochensplitterzange.

Vorbereitung ❏ Mehrtägige lokale antiseptische
oder chemotherapeutische Behandlung der Pyo-
dermie. Im Rahmen des Möglichen sorgfältige
Präparation des Operationsfeldes bis in die Tiefe
der Falten. Sternallage mit über die Tischkante
hängenden Beckengliedmaßen. Polster unter der
Regio abdominalis caudalis.

Vorgehen ❏ Die Schwanzbasis wird einschließlich der Hautfalten ellipsenförmig von der Sakral-
gegend ausgehend bis etwa ein- bis zwei fingerbreit dorsal des Anus umschnitten. Die umschnittene Haut wird zusammen mit der in enger Verbindung stehenden oberflächlichen Faszie abgelöst, ohne dabei die entzündlich veränderten
Hautfalten zu perforieren. Durch Palpation kann
der oft tief im Fettgewebe liegende Schwanz lokalisiert werden. Er wird durch weitgehend stumpfe
Präparation isoliert. Dabei werden die inserierenden Fasern der Mm. coccygei et levatores ani sowie der Fascia profunda zwischen Anus und
Schwanz durchtrennt. Bei ausgeprägter Ankylose
und nach ventral abgebogenen Schwanzwirbeln
wird durch Ansetzen einer Knochenzange die Manipulation zur Isolierung des Schwanzes erleichtert. Dieser wird kranial der Deformation, gewöhnlich kaudal des Kreuzbeines, mit der LISTON-
Zange abgesetzt.
　Die Schwanzgefäße werden ligiert. Die Muskeln
und die tiefe Faszie werden durch Naht (resorbierbares Material – 2 metric) adaptiert und an den
nach Amputation verbliebenen Rest der Mm. sac-
rococcygei ventralis genäht. Der nach Caudekto-
mie verbliebene Hohlraum sollte so eng wie möglich gestaltet werden. Ggf. wird eine Penrose-Drai-
nage eingelegt. Hautnaht mit medianem Verlauf.

Nachbehandlung ❏ Entfernung des Drains nach
etwa 3 – 4 Tagen.

Literatur

Bürger R (1991): Kinematische Studie über die Len-
　denwirbelsäule und den lumbosakralen Übergang
　beim Deutschen Schäferhund. Vet Med Diss Bern.

Denny HR, Gibbs C, Holt PE (1982): The diagnosis and treatment of cauda equina lesions in the dog. J Small Anim Pract 23:425.

Dixon BC, Tomlinson JL, Kraus KH (1996): Modified distraction-stabilisation techniques using an interbody polymethyl methacrylate plug in dogs with caudal cervical spondylomyelopathy. J Am Vet Med Assoc 208:61.

Fehr M, Thiet W (1990): Das Cauda-equina Syndrom beim Deutschen Schäferhund. Kleintierpraxis 35:49.

Funquist B (1962): Thoraco-lumbar disc protrusion with severe cord compression in the dog.
I. Clinical and patho-anatomic observations with special reference to the rate of development of the symptoms of motor loss.
II. Clinical observations with special reference to the prognosis ind conservative treatment.
III. Treatment by decompressive laminectomy.
Acta vet Scand 3:257.

Geary JC, Oliver JE, Hoerlein BF (1967): Atlantoaxial subluxation in the canine. Jour Small Anim Pract 8:577.

Grevel V (1995): Liquorzytologie und bildgebende Verfahren zur Diagnositk neurologischer Erkrankungen bei Hund und Katze. Habilitationsschrift FU Berlin.

Grevel V, Schwartau K (1997): Die Hemilaminektomie beim thorakolumbalen Bandscheibenvorfall des Hundes. 1. Teil: Klinische Befunde und Röntgendiagnostik. Kleintierpraxis 42:5.

Grevel V, Schwartau K (1997): Die Hemilaminektomie beim thorakolumbalen Bandscheibenvorfall des Hundes. 2. Teil: Operationsbefunde und Operationsergebnisse. Kleintierpraxis 42:173.

Heckmann R (1972): Beitrag zur Elektromyographie in der Veterinärmedizin. Vet Med Diss Zürich.

Jaggy A, Lang j, Schawalder P (1987): Cauda equina Syndrom beim Hund. Schweiz Arch Tierheilk 129:171.

Köppel E, Rein D (1992): Die lumbosakrale Instabilität; Ein Beitrag zum Cauda-equina-Kompressionssyndrom des Hundes. Tierärztl Prax 20:637.

Oliver JE, Lewis RE (1973): Lesions of the atlas and axis in dogs. Jour Am Anim Hosp Assoc 9:304.

Prata RG (1981): Neurosurgical treatment of thoracolumbar disks: the rationale and value of laminectomy with concomitant disk removal. Jour Am Anim Hosp Assoc 17:17.

Rentmeister K (1995): Zur lumbosakralen Stenose des Hundes („Cauda equina Kompressionssyndrom"). Behandlung und Ergebnisse in den Jahren 1986-1993. Vet Med Diss München.

Rist, G. (1982): Über das Schicksal prolabierten Bandscheibengewebes beim Hund. Vet Med Diss München.

Rössel C (1996): Untersuchungen zur Diagnostik kompressionsbedingter Rückenmarkerkrankungen des Hundes hinsichtlich der Indikation chirurgischer Behandlungsverfahren. Vet Med Diss Wien.

Sorjonen DC, Shires PK (1981): Atlantoaxial instability: A venral surgical technique for decompression, fixation, and fusion. Vet Surg 10:22

Suderland S (1990): Untersuchungen zur Präparationstechnik und histomorphologischen Bewertung von Nervenbioptaten bei Hund und Katze. Vet Med Diss München.

Tacke S, Schimke E, Kramer M, Gerwing M, Farag K, Tellhelm B (1997): Klinische, röntgenologische, operative und postoperative Befunde beim Cauda-equina-Kompressionssyndrom des Hundes. Kleintierpraxis 42:387.

Tassani-Prell M (1993): Der Bandscheibenvorfall beim Hund. Vet Med Diss München.

Thiess A. (1983): Frakturen, Luxationen und Luxationsfrakturen der Wirbelsäule beim Hund. Vet Med Diss München.

Thiet W (1990): Zur Therapie der kompressionsbedingten Erkrankungen des Rückenmarks. Vet Med Diss Hannover.

Thiet WP, Lüerssen D (1991): Nervale Miktionsstörungen beim Hund: Eine Übersicht anhand von fünf Fallbeispielen. Tierärztl Prax 19:669.

Walla L jun. (1986): Die Kompression der Cauda equina beim Hund. Kleintierpraxis 31:315.

Würsch W (1979): Elektromyographische Untersuchungen bei Laesionen peripherer Nerven beim Hund. Vet Med Diss Zürich.

Schultergliedmaße

Schulterblatt und Schultergelenk

Zugang zum Schulterblatt und Schultergelenk von lateral

Indikationen ❑ Fraktur des Akromions; Kontraktur des M. infraspinatus; Osteochondrosis dissecans; Fraktur des Tuberculum supraglenoidale scapulae; Fraktur der Scapula; Segmentalfraktur des Collum scapulae; Quer- oder Schrägfraktur des Collum scapulae; Fraktur des Tuberculum infraglenoidale scapulae.

Instrumente ❑ Osteotomie-, Osteosynthesebesteck.

Vorbereitung ❑ Der Hund ist in Seitenlage zu fixieren. Die zu versorgende (oben liegende) Schultergliedmaße wird nicht angebunden, damit passive Bewegungen und Lageveränderung möglich sind.

Vorgehen ❑ Der Hautschnitt reicht vom Übergang des proximalen zum mittleren Drittel der Spina scapulae bis zur Schaftmitte des Humerus (Abb. 14.1 und 14.2). Der Schnitt sollte über der Spina scapulae, im Schultergelenkbereich kranialwärts leicht geschwungen, lateral über

dem Schultergelenk und lateral über dem Humerus liegen. Die oberflächliche Faszie und das interfasziale Fett sind in gleicher Länge zu durchtrennen, zu mobilisieren und mit der Haut zu spreizen. Die tiefe Faszie wird über der Spina scapulae und über dem kaudalen Rand der Ursprungssehne der Pars acromialis des M. deltoideus inzidiert (Abb. 14.2).

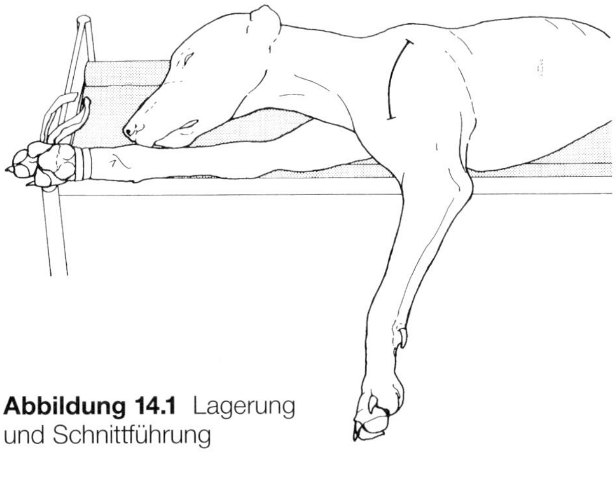

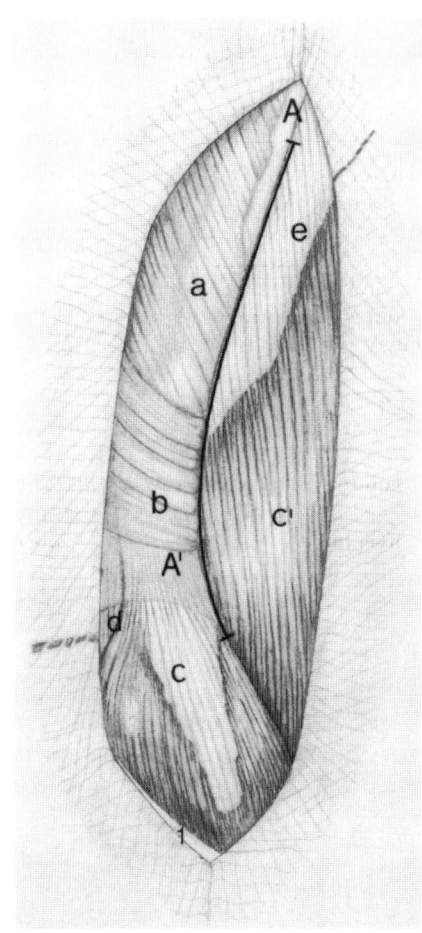

Abbildung 14.1 Lagerung und Schnittführung

Abbildung 14.2 Situation nach Haut- und Faszienschnitt
A Spina scapulae; **A'** Akromion
a M. trapezius cervicis; **b** M. omotransversarius; **c** M. deltoideus, Pars acromialis, **c'** Pars scapularis; **d** M. teres minor; **e** M. infraspinatus
1 V. omobrachialis

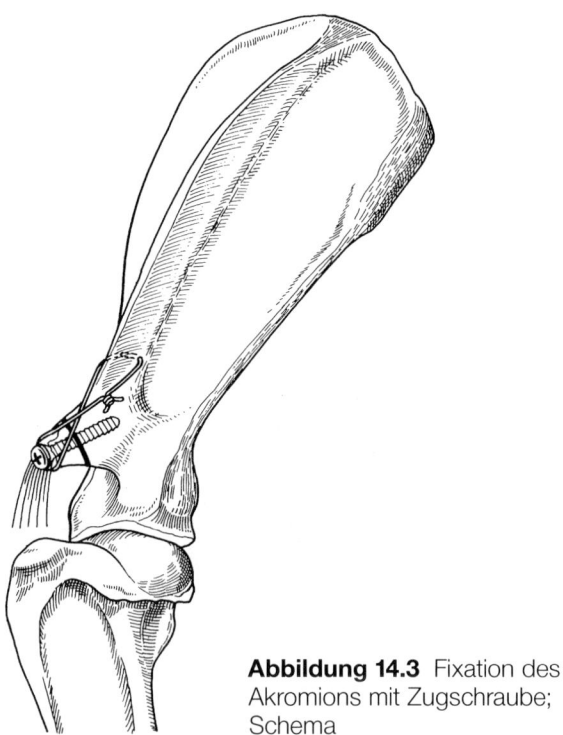

Abbildung 14.3 Fixation des Akromions mit Zugschraube; Schema

(Abb. 14.5) der gewöhnlich fibrotisch verändert ist, ist von kaudal her mit der gebogenen Schere stumpf in Höhe des Akromions zu unterfahren und am Übergang des Muskelbauches in seine Endsehne quer zum Faserverlauf zu durchschneiden. Der unter dem Akromion über dem Schulterblatthals liegende N. suprascapularis ist zu schonen.

● **Weiteres Vorgehen ohne Osteotomie des Akromions:** Nach Spreizen der Wundränder sind die beiden Anteile des M. deltoideus (Abb. 14.4), die kranial gelegene Pars acromialis mit der silbern glänzenden Sehnenplatte und die kaudal gelegene dunklere Pars scapularis, zu erkennen. Die beiden Anteile des M. deltoideus werden im intermuskulären Septum stumpf getrennt und gespreizt.

● **Weiteres Vorgehen bei Fraktur des Akromions:** An der Spina scapulae ist an der kranialen Seite die Insertion des M. omotransversarius und an der kaudalen Seite der Ursprung der Pars scapularis des M. deltoideus mit der Schere zu unterfahren, abzusetzen und zu spreizen. In das distale Fragment sollten zwei Bohrdrähte (ggf. nur ein Bohrdraht) für die Zuggurtung von der Bruchfläche aus eingedrillt werden. Nach Reposition des Fragments werden die Bohrdrähte in das proximale Fragment vorgetrieben und eine Zuggurtung angelegt. Ist die Adaptation bei ausreichend großem Fragment mit einer Zugschraube vorgesehen, wird das Gleitloch im Akromion von der Bruchfläche her angelegt. Nach Reposition des Fragments ist das Gewindeloch in die Spina scapulae zu bohren, mit dem Gewindeschneider herzurichten, die Zugschraube einzudrehen und mit einer Zuggurtung zu stabilisieren (Abb. 14.3).

● **Weiteres Vorgehen bei Kontraktur des M. infraspinatus:** Zur Darstellung der Sehne des M. infraspinatus wird die Pars scapularis des M. deltoideus mit der Schere an der kaudalen Seite der Spina scapulae abgelöst. Danach werden die beiden Anteile des M. deltoideus, die Pars acromialis und die Pars scapularis, im Muskelspalt getrennt, mobilisiert und gespreizt (Abb. 14.4). Der unter diesem Muskel liegende M. infraspinatus

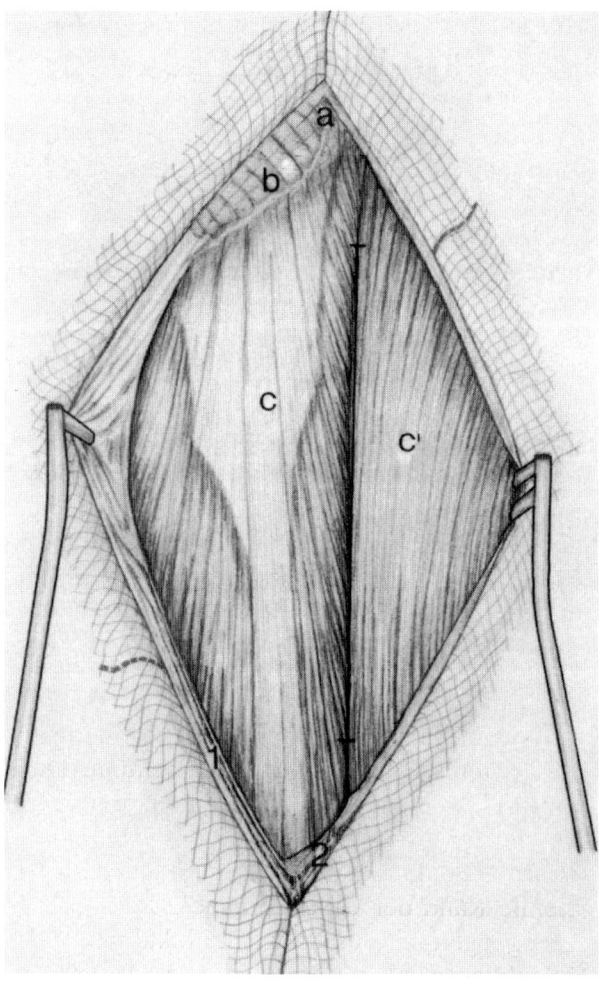

Abbildung 14.4–14.6 Zugang zum Schultergelenk ohne Osteotomie des Akromions (Legende bei Abb. 14.5)

Abbildung 14.4 Situation nach Haut- und Faszienschnitt, Zugang zwischen Pars acromialis (**c**) und Pars scapularis (**c'**) des M. deltoideus

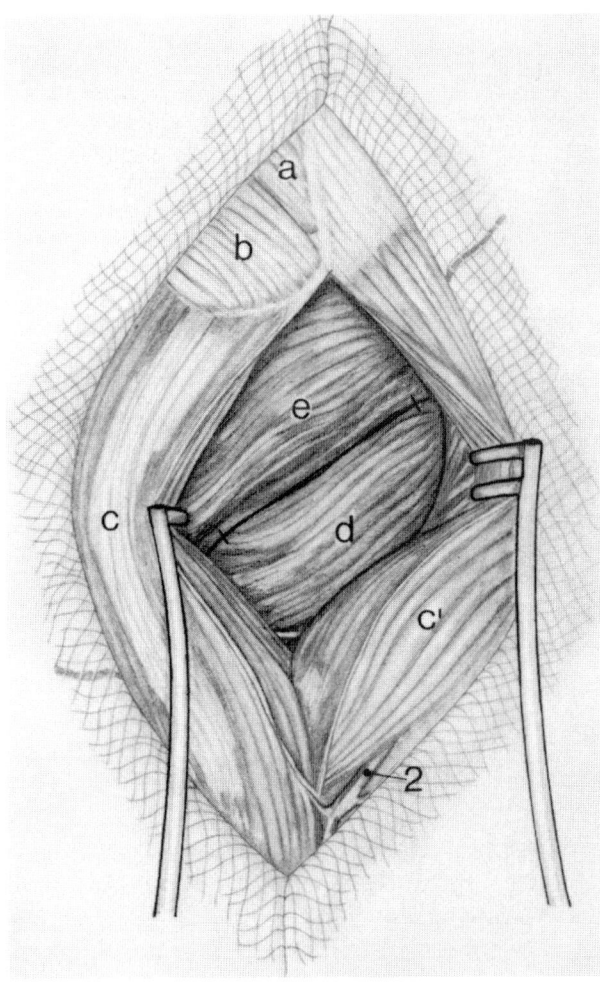

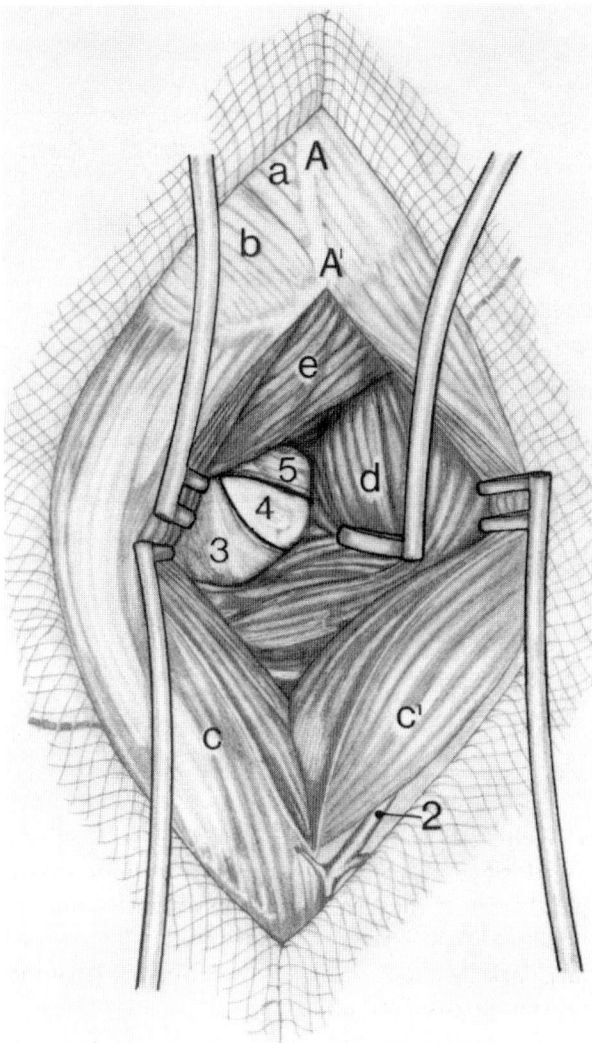

Abbildung 14.5 Situation nach Spreizen der Pars acromialis und der Pars scapularis des M. deltoideus; Zugang zwischen dem M. infraspinatus und M. teres minor
A Spina scapulae, **A'** Akromion
a M. trapezius cervicis; **b** M. omotransversarius; **c** M. deltoideus, Pars acromialis, **c'** Pars scapularis; **d** M. teres minor; **e** M. infraspinatus
1 V. omobrachialis; **2** V. axillobrachialis; **3** Gelenkkapsel; **4** Caput humeri; **5** Scapula, Pfannenrand

Abbildung 14.6 Situation nach Spreizen des M. infraspinatus sowie des M. teres minor und Inzision der Gelenkkapsel (Legende bei Abb. 14.5)

In der Tiefe sind nun der M. infraspinatus und der M. teres minor (Abb. 14.5) sichtbar. Durch stumpfes Trennen und Auseinanderspreizen dieser beiden Muskeln wird die hintere Hälfte der lateralen Gelenkkapsel dargestellt (Abb. 14.6). Der laterale Rand der Gelenkpfanne ist bei passiven Bewegungen mit dem Finger zu lokalisieren. Die Gelenkkapsel wird einige Millimeter distal und parallel zum Pfannenrand mit einer spitzen Schere durchtrennt. Zur Darstellung der kaudalen Gelenkfläche des Caput humeri sind eine angepaßte Innenrotation und Adduktion der Gliedmaße notwendig.

● **Weiteres Vorgehen bei Fraktur des Tuberculum supraglenoidale scapulae:** An der kranialen Seite der Spina scapulae sind die Insertionen des M. omotransversarius und die Pars cervicalis des M. trapezius mit der Schere zu unterfahren und abzusetzen. Nun ist der M. supraspinatus von kaudal und kranial her stumpf zu mobilisieren, mit dem Wundhaken anzuheben und nach kaudal zu ziehen (Abb. 14.7).

Kaudal des M. supraspinatus wird die Kapsel des Schultergelenks senkrecht zum Gelenkspalt inzidiert.

Ist das Fragment ausreichend dargestellt (Tuberculum supraglenoidale scapulae), wird es reponiert und mit einer Zweipunktzange am Schulterblatt fixiert. Die korrekte Position des Frag-

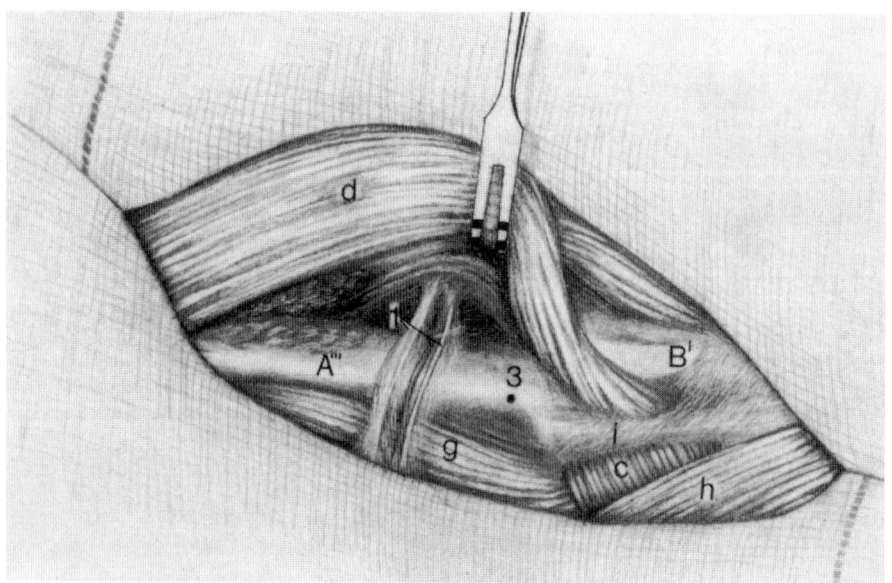

Abbildung 14.7 Linke
Schulter, kraniale Ansicht,
M. supraspinatus angehoben
A Spina scapulae; **A'** Akromion; **A''** Fossa supraspinata;
A''' Scapula, Margo cranialis;
B Caput humeri (in der Gelenkkapsel); **B'** Tuberculum
majus humeri
a M. trapezius, **b** M. omotransversarius; **c** M. deltoideus, Pars acromialis, **c'** Pars
scapularis; **d** M. supraspinatus; **e** M. infraspinatus;
f M. teres minor; **g** M. subscapularis; **h** M. brachiocephalicus; **i** Ursprungssehne des
M. biceps brachii
1 N. suprascapularis; **2** V.
omobrachialis; **3** Bohrloch

ments ist von der Cavitas glenoidalis scapulae aus
zu kontrollieren. Die endgültige Fixation des
Fragments erfolgt lateral am Schulterblatt durch
eine Plattenosteosynthese. Eine verstärkte T-
Platte für 2.0-Kortikalisschrauben wird mit dem
kurzen T-Schenkel (zwei Schrauben am Fragment) und mit dem langen Schenkel (vier Schrauben in der Fossa supraspinata) befestigt.

Bei sehr kleinem Fragment des Tuberculum
supraglenoidale scapulae sollte die Fixation mit

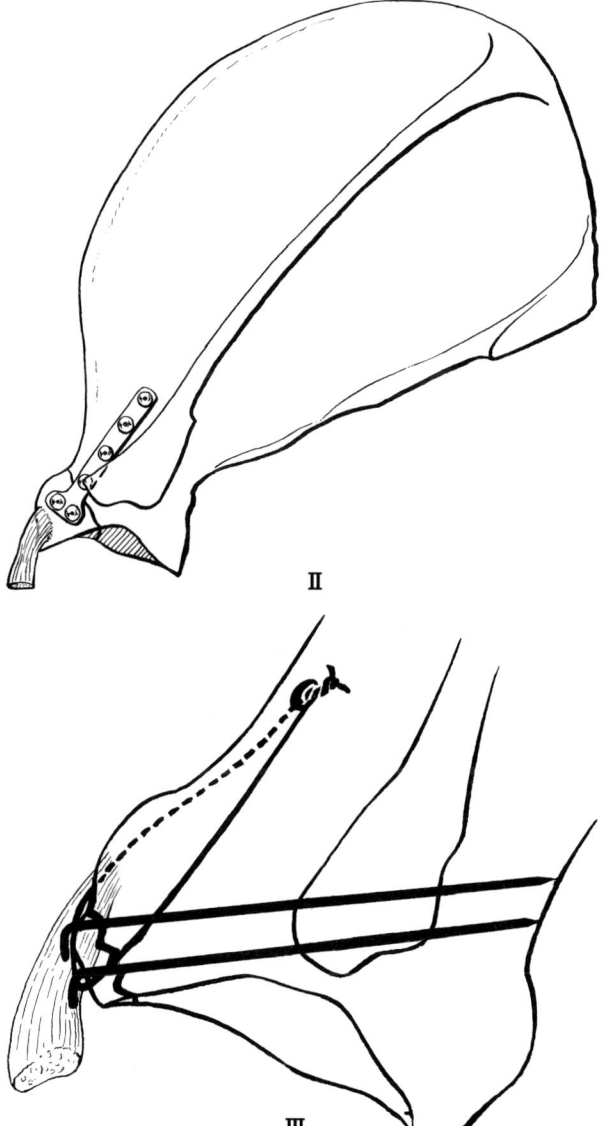

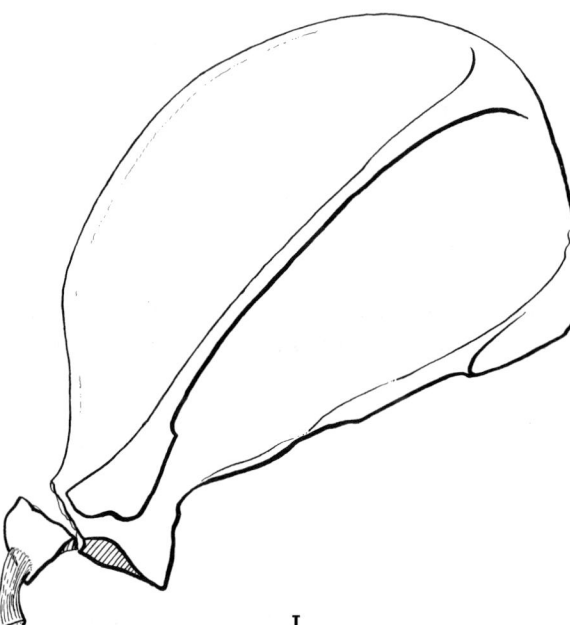

Abbildung 14.8 I-III Fraktur des Tuberculum supraglenoidale scapulae; **I** Fraktur, Schema; **II** Fixation mit
T-Platte, Schema; **III** Fixation durch Zuggurtung mit
zwei Kirschner-Bohrdrähten

zwei Kirschner-Bohrdrähten und einer Drahtschlinge in Achtertour erfolgen (Abb. 14.8).

● **Weiteres Vorgehen bei Fraktur des Schulterblatts, Fraktur des Collum scapulae und Osteochondrosis dissecans:** An der kranialen Seite der
Spina scapulae sind die Insertionen des M. omotransversarius und der Pars cervicalis des M. trapezius sowie auf der kaudalen Seite der Spina scapulae der Ursprung der Pars scapularis des M.
deltoideus mit der Schere zu unterfahren, abzusetzen und zu spreizen.

Von der Spina scapulae her sind nun der M. supraspinatus und der M. infraspinatus zu mobilisieren und mit einem Wundsperrer nach kranial bzw.
kaudal zu spreizen (Abb. 14.9).

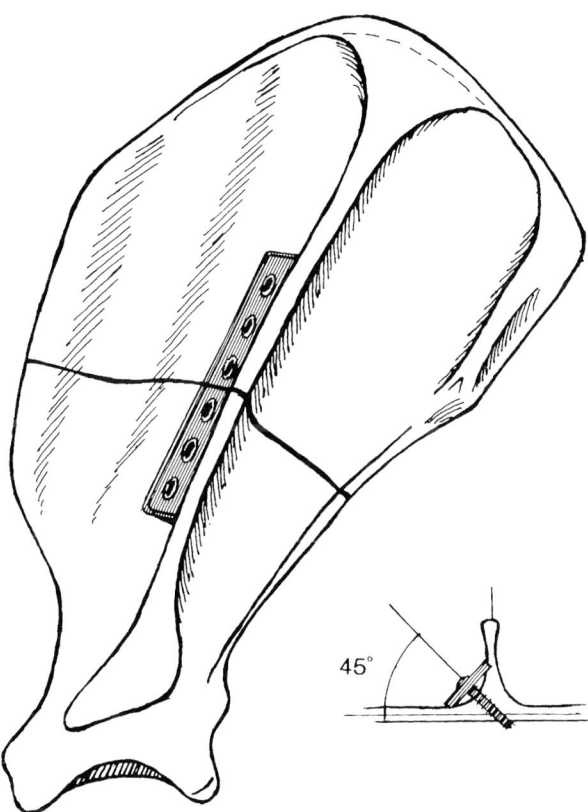

Abbildung 14.10 Fraktur der Scapula, Osteosynthese
mit Platte in der Fossa supraspinata; Schema

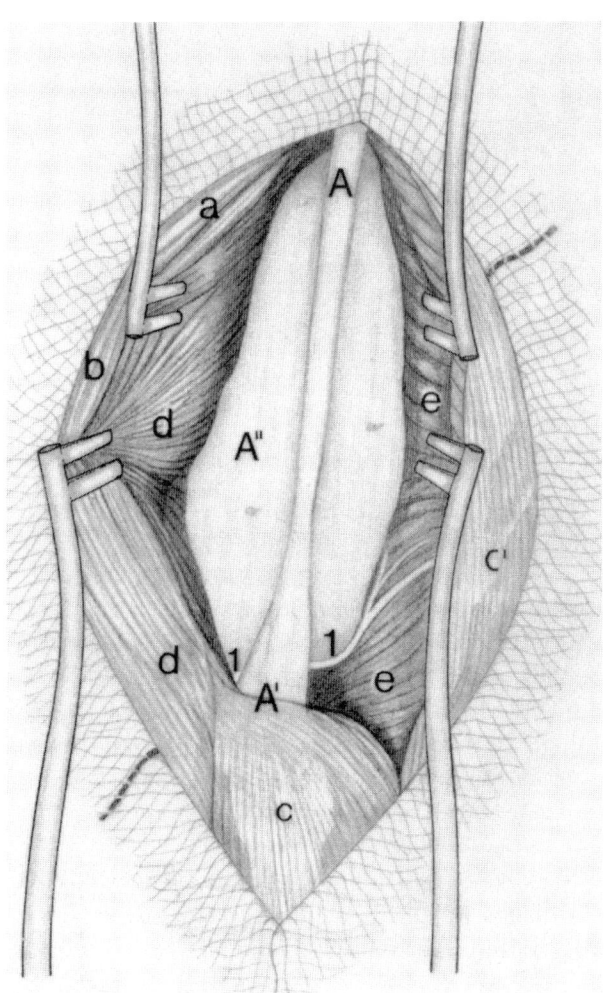

Abbildung 14.9 Darstellung der Scapula durch Spreizen der tiefen Faszie und der Muskeln nach Durchtrennen ihrer Ansätze an der Spina scapulae (Legende bei
Abbildung 14.7)

● **Weiteres Vorgehen bei Fraktur der Scapula:**
Die Fragmente sind zu reponieren und mit einer
an der Basis der Spina scapulae anmodellierten
Platte in der Fossa supraspinata zu fixieren
(Abb. 14.10). Die Bohrungen für die Schrauben
sind im Winkel von ca. 45° zum Corpus scapulae
zu legen, damit die Schrauben im dünnen Corpus
scapulae ausreichend Halt finden. In jedes Fragment sollten drei Schrauben gesetzt werden.

● **Weiteres Vorgehen bei Segmentalfraktur des
Collum scapulae mit Längsfraktur durch die
Fossa supraprinata:** Die Fragmente werden reponiert und fixiert. Nach Entfernen des Wundsper-
rers kann der M. supraspinatus von kranial her
stumpf mobilisiert, mit den Wundhaken angehoben und nach kaudal gezogen werden (Abb. 14.7).
Der Bohrkanal ist proximal des Ursprungsberei-
ches des M. biceps brachii am Tuberculum supraglenoidale scapulae senkrecht zur Fraktur zu
legen und die (Zug-)Schraube einzudrehen. Bei
Bestehenbleiben einer Dislokation der Skapulafragmente in der proximalen Hälfte der Scapula
sollte durch Anlegen einer Platte die Scapula sta-

bilisiert werden. Dazu wird die Spina scapulae an ihrer Basis etwa in der Mitte für die ausgewählte Platte untertunnelt (Meißel, Lüer-Zange), die Platte durch den Tunnel geschoben und jeweils in der Fossa supra- bzw. infraspinata mit Schrauben fixiert (Abb. 14.11).

● **Weiteres Vorgehen bei Quer- oder Schrägfraktur des Collum scapulae:** Der unter dem Akromion horizontal über den Schulterblatthals ziehende N. suprascapularis ist darzustellen und zu mobilisieren, damit die Platte bzw. die Platten unter dem Nerv angelegt werden können.

Ist die Darstellung des schultergelenknahen Bereichs der Scapula nicht ausreichend, kann das Akromion mit der Insertion des M. deltoideus osteotomiert werden (Abb. 14.12).

Osteosynthese: Nach Reposition der Fragmente sollte bei Hunden kleinwüchsiger Rassen eine 5-Loch-Winkelplatte in der Fossa supraspinata (Abb. 14.13), bei Hunden großwüchsiger

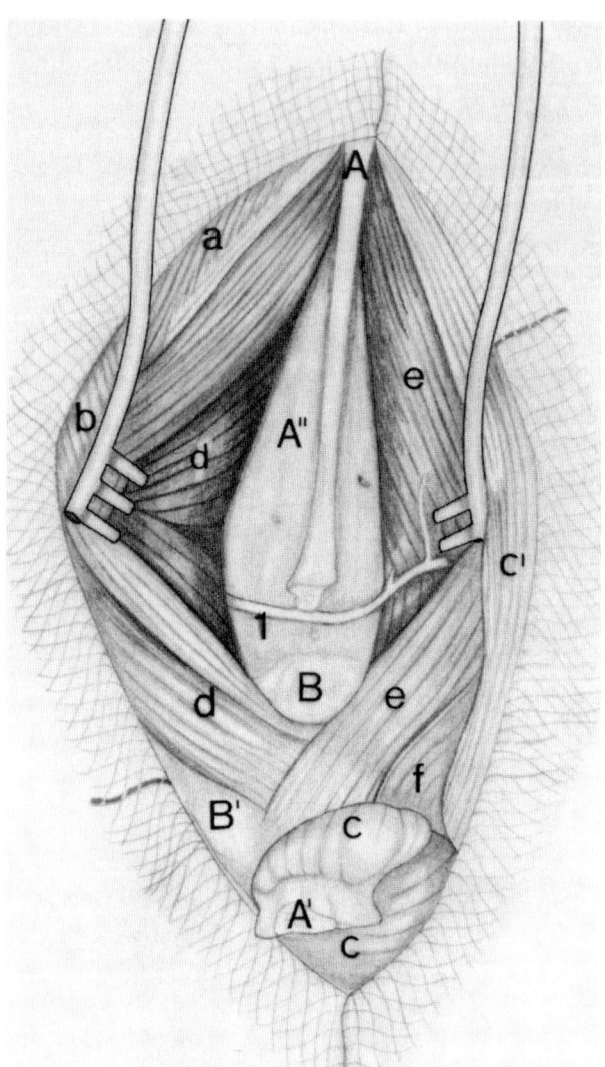

Abbildung 14.12 Darstellung des schultergelenknahen Bereichs der Scapula nach Osteotomie des Akromions (Legende bei Abbildung 14.7)

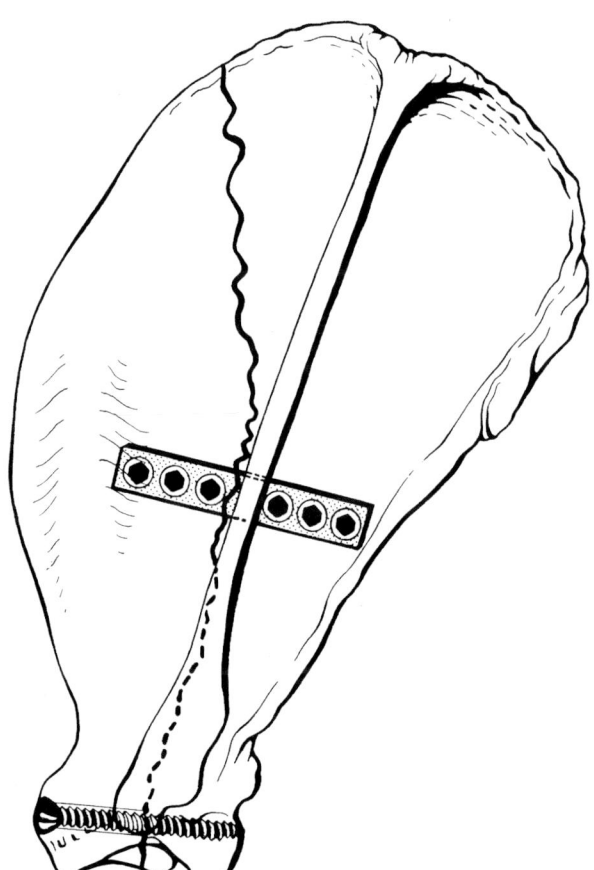

Abbildung 14.11 Skapulalängsfraktur in der Fossa supraspinata mit Gelenkbeteiligung, Osteosynthese mit Zugschraube und Platte durch Tunnel in der Spina scapulae; Schema

Rassen zusätzlich in der Fossa infraspinata je eine Platte (Abb. 14.14) anmodelliert und fixiert werden. Bei einer Schrägfraktur ist an der Seite, an der das Fragment kurz ist, eine Winkelplatte anzulegen. Wurde das Akromion osteotomiert, wird es nach Versorgung der Fraktur reponiert, fixiert und mit einer Zuggurtung stabilisiert.

● **Weiteres Vorgehen bei Y-förmiger Skapulafraktur in das Schultergelenk (biglenoidale Fraktur) mit Osteotomie des Akromions:** Nach Osteotomie des Akromions (Meißel, oszillierende Säge, Knochenschneidezange) proximal des Ursprungs der Pars acromialis des M. deltoideus wird das Akromion mit dem M. deltoideus distal weggeklappt (siehe Abb. 14.18). Der damit freiliegende

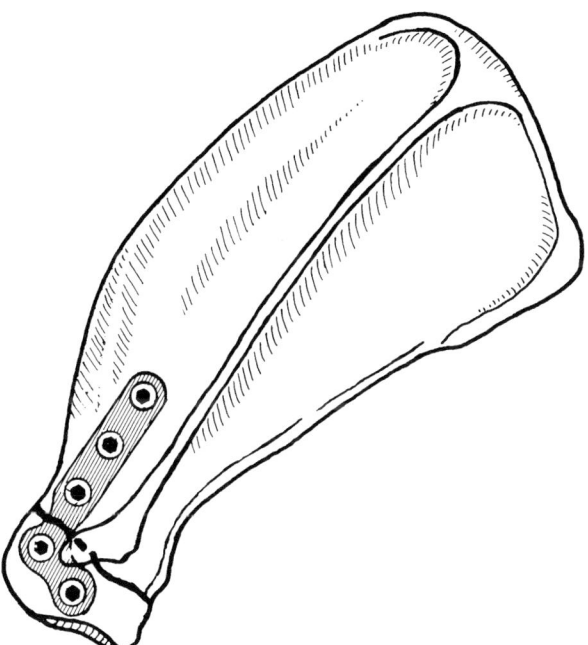

Abbildung 14.13 Fraktur des Collum scapulae; Osteosynthese mit Winkelplatte; Schema

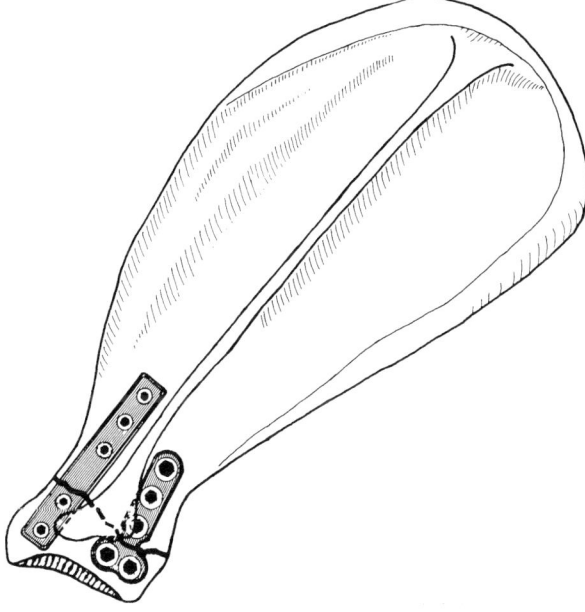

Abbildung 14.14 Fraktur des Collum scapulae; Osteosynthese mit 2 Platten; Schema

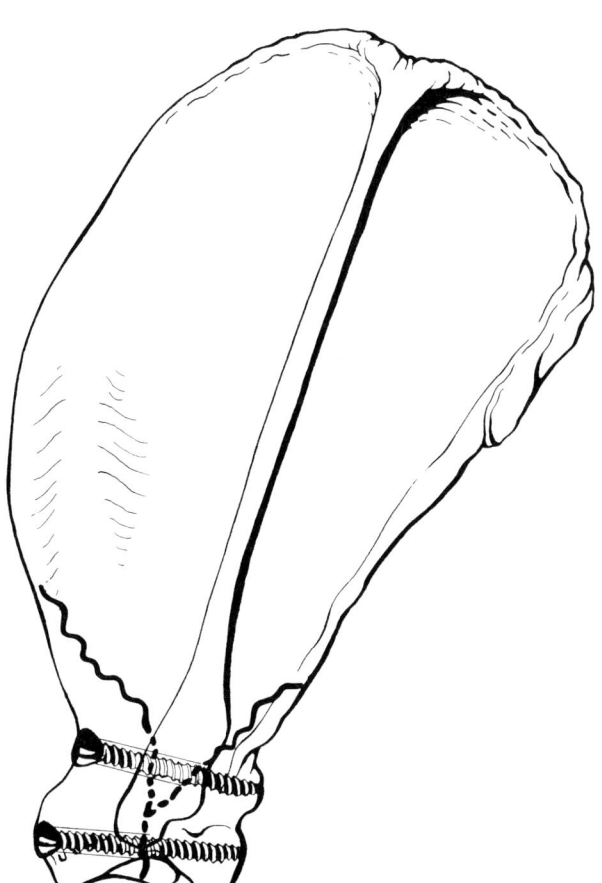

Abbildung 14.15 Y-förmige Skapulafraktur; Osteosynthese mit 2 Zugschrauben; Schema

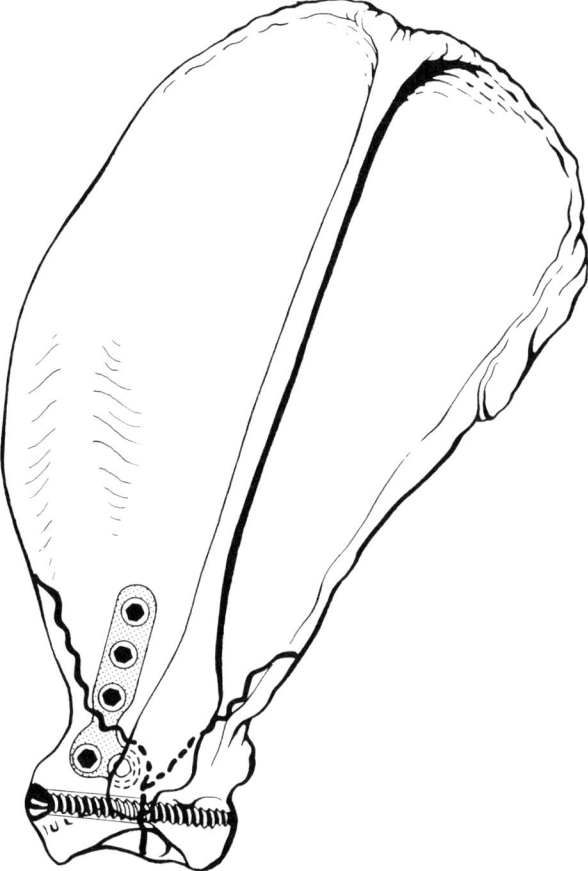

Abbildung 14.16 Y-förmige Skapulafraktur; Osteosynthese mit Zugschraube und L-Platte in der Fossa supraspinata; Schema

distale Anteil des M. infraspinatus mit seiner Endsehne wird direkt über der Gelenkspalte quer durchtrennt. Die Gelenkkapsel ist nun parallel zum Rand der Cavitas glenoidalis zu inzidieren. Die Skapulafragmente werden reponiert und vorläufig mit Zangen fixiert. Das Repositionsergebnis kann von der Gelenkhöhle aus kontrolliert werden. Nun wird der Bohrkanal für die Zugschraube proximal des Ursprungs des M. biceps brachii senkrecht zur Frakturlinie gelegt und die Schraube (Kortikalisschraube) eingedreht. Bieten die Fragmente ausreichend Raum, wird eine zweite Kortikalisschraube parallel in das Collum scapulae plaziert (Abb. 14.15). Bei ausreichend großen Fragmenten im distalen Bereich der Scapula können diese durch Fingerplättchen (L-, T-Plättchen) an das große proximale Fragment fixiert werden (Abb. 14.16). Situationsabhängig ist hierbei die Platte in die Fossa supraspinata oder in die Fossa infraspinata zu legen. Bei allen Manipulationen ist der Nervus suprascapularis zu schonen!

• **Weiteres Vorgehen bei Osteochondrosis bzw. Fraktur des Tuberculum infraglenoidale scapulae mit Osteotomie des Akromions:** In das Akromion sind die Kanäle für die Bohrdrähte zu legen bzw. ist das Gewindeloch für die Zugschraube zu bohren und mit dem Gewindeschneider herzurichten. Danach wird das Akromion oberhalb des Ursprungs der Pars acromialis des M. deltoideus mit dem Meißel abgesetzt (Abb. 14.17). Dabei darf der unter dem Akromion fast horizontal auf dem Schulterblatthals liegende N. suprascapularis nicht verletzt werden. Der nun herausklappbare M. deltoideus ist ausreichend zu isolieren und ggf. der Bohrkanal im abgesetzten Teil des Akromions zum Gleitloch zu erweitern.

Nach Vorlagern des mobilisierten M. deltoideus (Abb. 14.18) sind der über dem Schultergelenk liegende Anteil des M. infraspinatus und seine Sehne zugängig. Die Sehne des M. infraspinatus ist etwa in der Mitte quer zu durchtrennen. Die Gelenkkapsel ist bei Lagerung der Gliedmaße in geringer Abduktionsstellung mit der Pinzette zu fassen, anzuheben und mit einem kurzen Schnitt zu durchtrennen. Die Inzision ist mit der Schere parallel zum Rand der Cavitas glenoidalis kranial und kaudal zu verlängern.
a) Weiteres Vorgehen bei Osteochondrosis dissecans: Zur Darstellung des Knorpel-Knochendefekts am Caput humeri ist die Gliedmaße entsprechend zu lagern (Adduktion und Innenrotation).

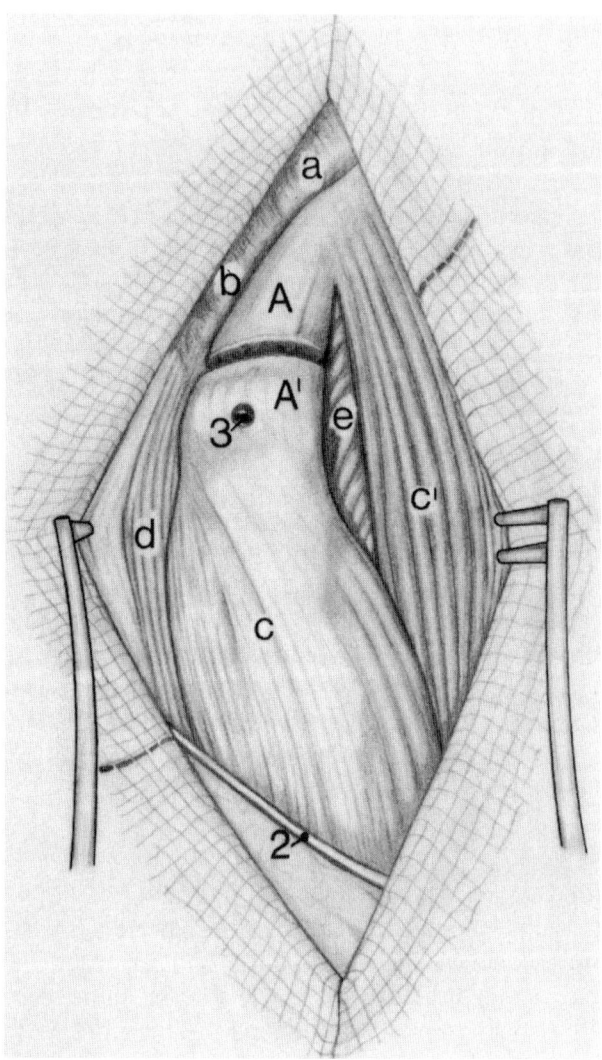

Abbildung 14.17 Situation nach Anlegen des Bohrloches und Osteotomie des Akromions

A Spina scapulae; **A'** Akromion
a M. trapezius; **b** M. omotransversarius; **c** M. deltoideus, Pars acromialis, **c'** Pars scapularis; **d** M. supraspinatus; **e** M. infraspinatus, **e'** Sehne (durchtrennt); **f** M. teres minor
1 N. suprascapularis; **2** V. omobrachialis; **3** Bohrloch; **4** Bursa subtendinea m. infraspinati

Der der Unterlage nicht fest aufsitzende Gelenkknorpelanteil ist zu entfernen und der Defekt am Knochen zu glätten.
b) Weiteres Vorgehen bei Fraktur des Tuberculum infraglenoidale: Nach Vorlagern des M. deltoideus werden der M. infraspinatus und der M. teres minor mobilisiert und zur Seite gespreizt. Jetzt wird das Fragment (Tuberculum infraglenoidale) reponiert und mit einer Zweipunktzange fixiert. Dann ist der Bohrkanal oberhalb des kaudalen Pfannenrands zu legen und die Spongiosa-

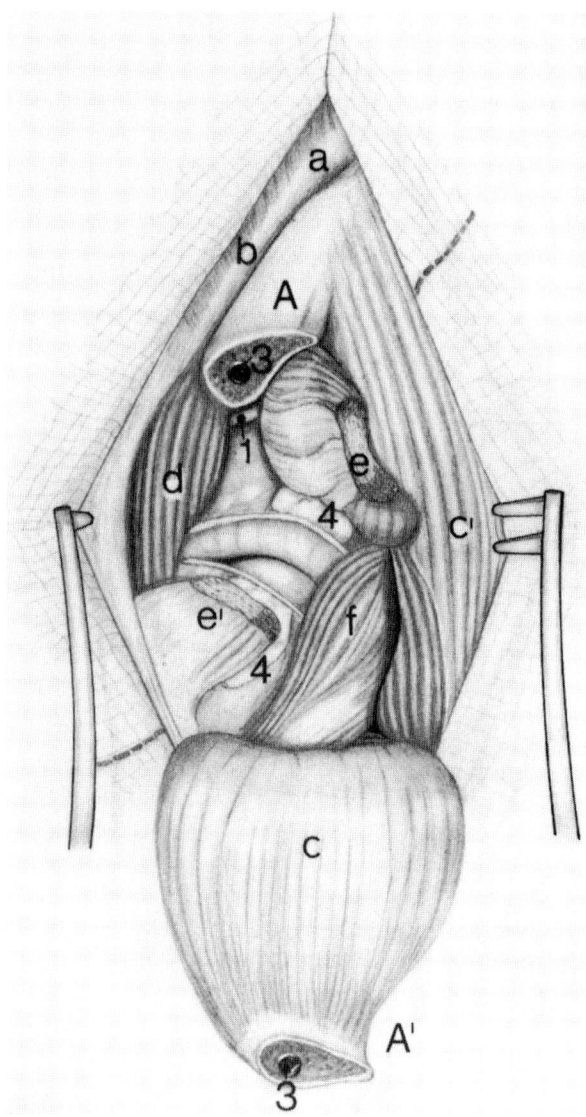

Abbildung 14.18 Situation nach Tenotomie der Sehne des M. infraspinatus und Inzision der Gelenkkapsel (Legende bei Abbildung 14.17)

schraube einzudrehen. Bei einem kleinen Fragment ist auch dessen Entfernung ausreichend.

Wundverschluß zu a und b: Naht der Gelenkkapsel mit Knopfheften (resorbierbares Material), die nur das Stratum fibrosum fassen.

Durchflochtene Naht der Sehne des M. infraspinatus mit nicht resorbierbarem Faden (Naht nach BUNNELL). Adaptation des abgesetzten Akromions mit einer (Zug-)Schraube bzw. mit zwei Bohrdrähten und Zuggurtung.

Wundverschluß ❏ Getrennte Naht der tiefen und oberflächlichen Faszie mit Knopfheften (resorbierbares Material). Hautnaht.

Die Wunde sollte für einige Tage durch aufgeklebte Gaze geschützt werden.

Zugang zum Schultergelenk von kraniomedial

Indikationen ❏ Luxation der Ursprungssehne des M. biceps brachii; Abriß der Ursprungssehne des M. biceps brachii am Tuberculum supraglenoidale; Luxatio humeri.

Instrumente ❏ Osteosynthesebesteck.

Vorbereitung ❏ Der Patient ist in Seitenlage mit oben liegender, zu versorgender Schultergliedmaße auszubinden und mit einem durch die Achselhöhle sowie über die Brustwand geführten Band zusätzlich zu fixieren (siehe Abb. 14.25). Alternativ kann in Rückenlage die Gliedmaße an einem Bügel befestigt werden (Abb. 14.19).

Abbildung 14.19 Lagerung und Hautschnittführung

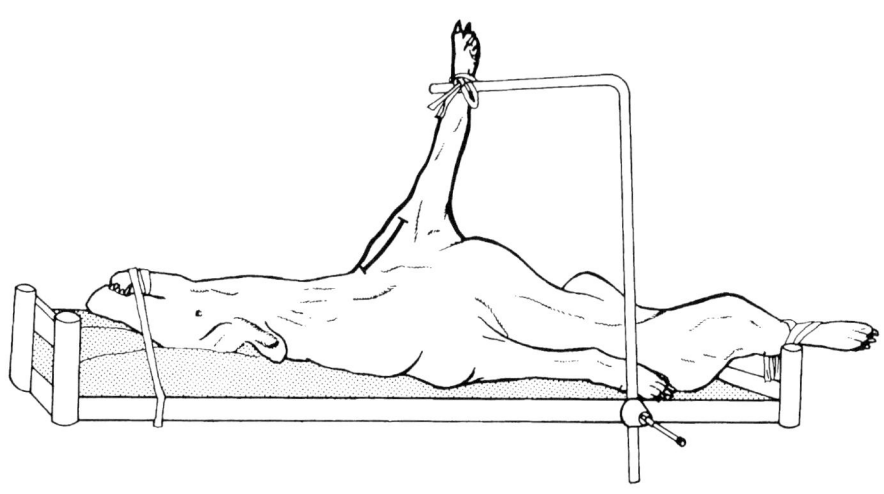

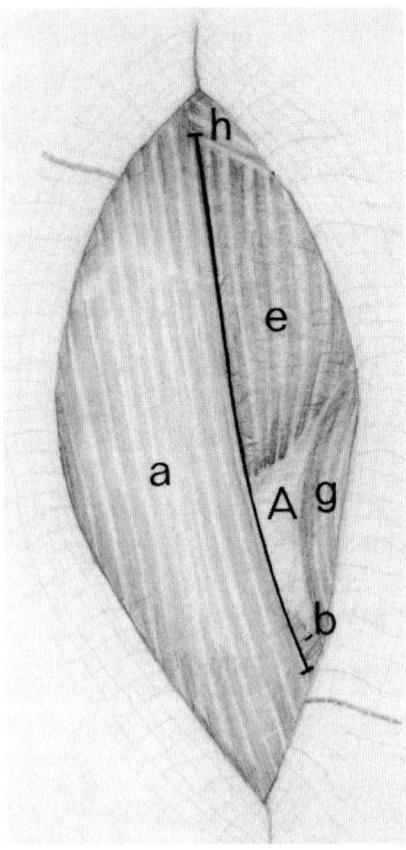 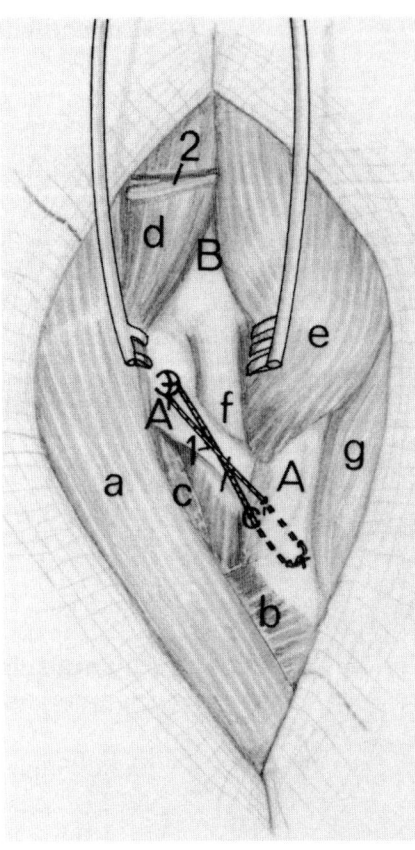

Abbildung 14.20 Haut und Faszien durchtrennt; Schnittführung zum Trennen der Muskeln eingezeichnet

Abbildung 14.21 Muskeln gespreizt; Naht und Verstärkung des Lig. transversum intertuberculare

A Tuberculum majus humeri; **A'** Tuberculum minus humeri; **B** Tuberculum supraglenoidale scapulae
a M. brachiocephalicus; **b** M. pectoralis superficialis; **c** M. pectoralis profundus, **c'** Ansatzfläche am Humerus; **d** M. subscapularis; **e** M. supraspinatus; **f** Ursprungssehne des M. biceps brachii; **g** M. deltoideus, Pars acromialis; **h** M. omotransversarius
1 Lig. intertuberculare transversum humeri; **2** N. suprascapularis mit Begleitgefäß

Vorgehen ❏ Der Hautschnitt ist kranial über dem distalen Drittel des Schulterblatts und dem proximalen Drittel des Oberarms zu legen. In gleicher Länge werden die oberfläche und die tiefe Faszie durchtrennt, mobilisiert und gespreizt (Abb. 14.20). In der Muskelspalte am kaudalen Rand des M. brachiocephalicus werden die Muskeln vom M. omotransversarius bis zu den Mm. pectorales superficiales getrennt und zur Seite gespreizt. Der unter dem M. brachiocephalicus quer verlaufende M. pectoralis profundus ist jetzt mit dem Skalpell am Humerus abzusetzen. Werden nun der M. pectoralis profundus zusammen mit dem distal ziehenden M. subscapularis und der M. supraspinatus gespreizt, ist der kraniomediale Bereich des Schultergelenks dargestellt.

● **Weiteres Vorgehen bei Luxation der Ursprungssehne des M. biceps brachii:** Nach Reposition der Bizepssehne in den Sulcus intertubercularis sind die Stümpfe des rupturierten Lig. transversum intertuberculare durch Naht zu adaptieren (atraumatisches, nicht resorbierbares Nahtmaterial) und die Naht mit zwei über das Band gespannten Fäden zu sichern. Zur Befestigung des Fadens werden 2 Bohrkanäle parallel zueinander

vom Ansatz des Lig. transversum intertuberculare durch das Tuberculum majus zum Ansatz der Endsehne des M. infraspinatus gelegt und am Tuberculum minus eine Spongiosaschraube senkrecht zur Längsachse des Humerus eingedreht. Nun wird ein Faden um die Schraube gelegt, über dem genähten Band gekreuzt und die Fadenenden durch die entsprechenden Bohrkanäle geführt und dort geknotet (Abb. 14.21).

● **Weiteres Vorgehen bei Abriß der Ursprungssehne des M. biceps brachii:** Durch das dargestellte Tuberculum supraglenoidale ist in lateromedialer Richtung ein Bohrkanal zu legen. Die rupturierte Ursprungssehne des M. biceps brachii ist zweimal mit einer Sehnennaht nach BUNNELL zu durchflechten (atraumatisches, nicht resorbierbares Nahtmaterial) und durch den vom Sulcus intertubercularis und dem Lig. intertuberculare transversum gebildeten Tunnel durchzuziehen. Zur Verankerung der Sehne am Tuberculum supraglenoidale wird ein Fadenende von medial, das andere von lateral her durch den Bohrkanal geführt und dann miteinander verknotet. Analog werden die Fadenenden der 2. Naht fixiert (Abb. 14.22).

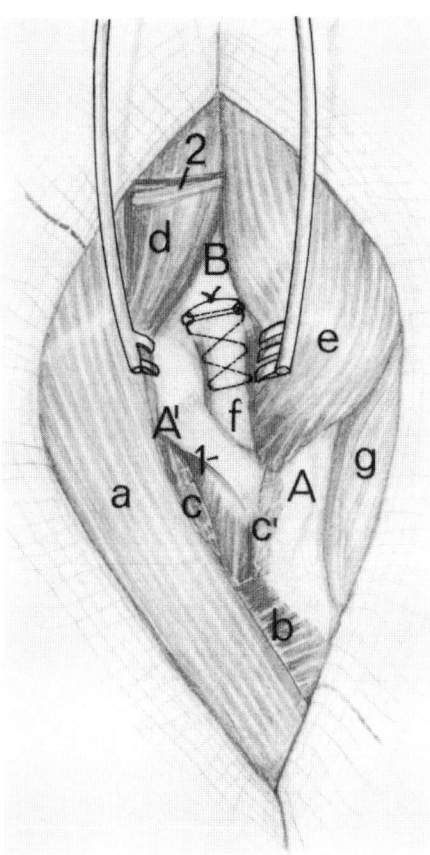

Abbildung 14.22 Muskeln gespreizt; Fixation der Ursprungssehne am Tuberculum supraglenoidale. Nur eine Sehnennaht ist eingezeichnet. (Legende bei Abbildung 14.20)

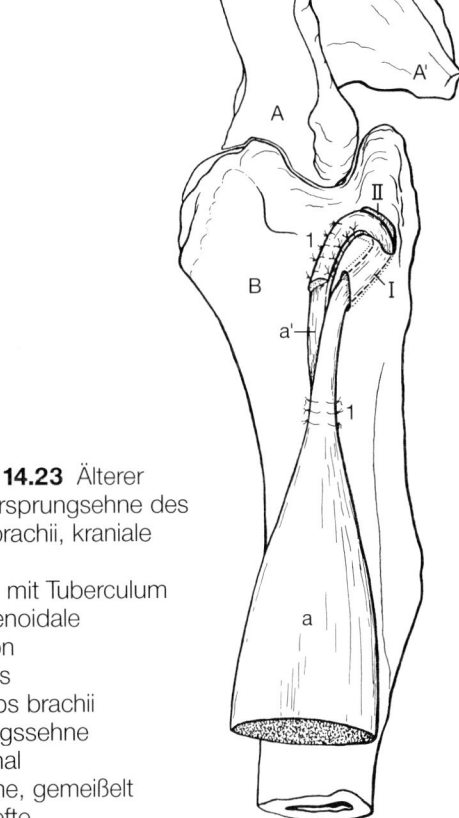

Abbildung 14.23 Älterer Abriß der Ursprungsehne des M. biceps brachii, kraniale Ansicht
A Scapula mit Tuberculum supraglenoidale
A′ Acromion
B Humerus
a M. biceps brachii
a′ Ursprungssehne
I Bohrkanal
II Querrinne, gemeißelt
1 Knopfhefte

● **Vorgehen bei älterem Abriß des M. biceps brachii:** Falls die Refixation der Ursprungssehne des M. biceps brachii wegen dessen Kontraktur nicht gelingt, sollte der distale Sehnenstumpf im Bereich des Sulcus intertubercularis am Humerus fixiert werden.

Das der Ursprungssehne aufliegende Ligamentum intertuberculare transversum humeri wird durchtrennt, die Sehne von der Gelenkkapsel befreit und längs gespalten. Nun wird von medial nach proximolateral die Basis des Tuberculum majus mit einem Bohrkanal untertunnelt. Am proximalen Ende des Bohrkanals wird eine Querrinne im Tuberculum majus mit dem Hohlmeißel gelegt. Der laterale Schenkel der Bizepssehne wird durch den Bohrkanal geführt und über die Querrinne an den medialen Schenkel angelegt. Die beiden überlappenden Sehnenteile werden durch Knopfhefte miteinander verbunden (Abb. 14.23).

Alternativ kann die Bizepssehne am distalen Ende des Sulcus intertubercularis durch ein oder zwei Schrauben mit Unterlegscheibe (spike washer) fixiert werden.

● **Weiteres Vorgehen bei chronischer, therapieresistenter (konservativ medikamentell) Tendovaginitis der Ursprungssehne des M. biceps brachii:** Die Bizepssehne wird, wie oben beschrieben, dargestellt (Abb. 14.20, 14.21). Die vorgeschädigte Ursprungssehne des M. biceps brachii wird dicht am Tuberculum supraglenoidale scapulae quer durchtrennt und entweder durch Tunnelung (s. o.) oder durch die oben beschriebene Schraubung am Humerus fixiert.

Wundverschluß ❑ Der M. pectoralis profundus wird an seinem Ansatz am Periost mit Knopfheften (langsam resorbierbarer Kunststoffaden) reinseriert. Die Wundränder der tiefen und der oberflächlichen Faszie sind getrennt mit Knopfheften (langsam resorbierbarer Kunststoffaden) zu adaptieren. Hautnaht.

Nachbehandlung ❏ Die Wunde sollte für einige Tage durch aufgeklebte Gaze geschützt werden. Die Fäden der Hautnaht sind zwischen dem 8. und 12. Tag zu entfernen.

Die Bewegung sollte für die Dauer von vier Wochen eingeschränkt werden (Käfigruhe, Leinenzwang).

● **Weiteres Vorgehen bei Luxatio humeri:**

a) Luxatio humeri lateralis

Nach Darstellung der Ursprungssehne des M. biceps brachii (s. o.) wird das Ligamentum intertuberculare transversum humeri quer durchtrennt. Das Tuberculum majus wird unter Schonung des Ansatzes des M. infraspinatus osteotomiert und mit dem Muskel proximal hochgeklappt. Nun läßt sich die Ursprungssehne des M. biceps brachii aus ihrer kraniomedialen Lage im Sulcus intertubercularis nach lateral verlagern. Jetzt wird mit dem Hohlmeißel eine Knochenrinne dicht vor der Ansatzfläche des M. infraspinatus in die verbleibende Basis des Tuberculum majus gelegt. In diese Führungsrinne wird die Ursprungssehne des M. biceps brachii lateral verlagert, das Tuberculum majus reponiert und vorübergehend mit einer Zweipunktzange fixiert. Nach Anlegen der entsprechenden Bohrkanäle wird das Tuberculum majus durch zwei Kortikalisschrauben als Zugschrauben fixiert.

b) Luxatio humeri medialis

Nach Durchtrennung des Ligamentum intertuberculare transversum humeri (wie oben beschrieben) wird im kranialen Drittel der Ansatzfläche des M. subscapularis am Tuberculum minus humeri mit dem Hohlmeißel eine senkrechte Knochenrinne gelegt. Hierzu ist vorher das kraniale Drittel der Ansatzfläche des M. subscapularis vom Knochen zu lösen, distal davon das Periost zu spalten und abzuheben. Die Ursprungssehne des M. biceps brachii wird in diese Rinne verlagert. Die neue Verlaufsrichtung der Ursprungssehne des M. biceps brachii wird durch Knopfhefte im gespaltenen Periost und durch Reinsertion des Ansatzes des M. subscapularis gesichert. Alternativ ist zur Sicherung der verlagerten Sehne eine Drahtschlinge über Sehne und neue Sehnenrinne zu spannen. Dazu wird je eine Schraube medial und lateral dieser Sehnenrinne gebohrt und eine Drahtschlinge an den Schrauben fixiert (Abb. 14.24). Der M. pectoralis profundus wird in seinem Ansatz am Periost mit Knopfheften (langsam resorbierbares Nahtmaterial) reinseriert. Die

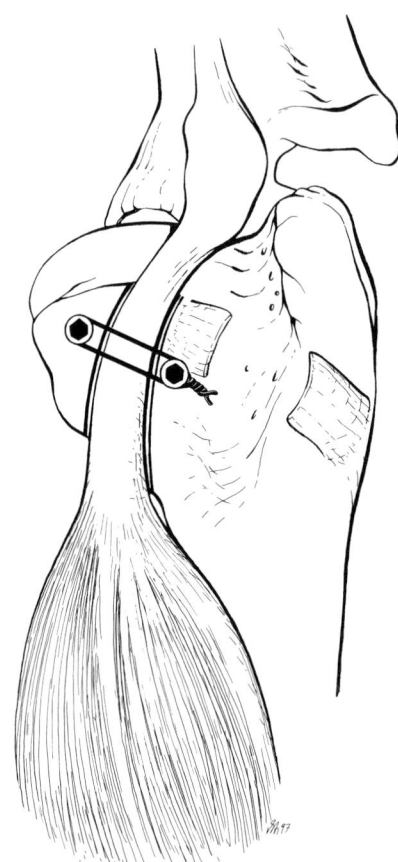

Abbildung 14.24 Verlagerung der Ursprungssehne des M. biceps brachii; Lig. intertuberculare transversum humeri durchtrennt; medial verlagerter Sehnenverlauf durch 2 Schrauben und Drahtschlinge gesichert; Schema

Wundränder der tiefen und der oberflächlichen Faszie sind getrennt mit Knopfheften (resorbierbares Nahtmaterial) zu adaptieren. Hautnaht.

Nachbehandlung ❏ Die Wunde sollte für einige Tage durch aufgeklebte Gaze geschützt werden.

Die Bewegung des Patienten sollte für die Dauer von vier Wochen eingeschränkt werden (Käfigruhe, Leinenzwang). Bei Luxatio humeri sollte die Gliedmaße über 8 Tage (VELPEAU-Schlinge) ruhiggestellt werden.

Arthrodese des Schultergelenks

Indikation ❏ Nichtrekonstruierbare intraartikuläre Trümmerfrakturen der Scapula und/oder des Humeruskopfes; Schultergelenkdysplasie; trotz Bizepssehnenverlagerung rezidivierende Schultergelenkluxation; hochgradige Arthropathia deformans des Schultergelenkes.

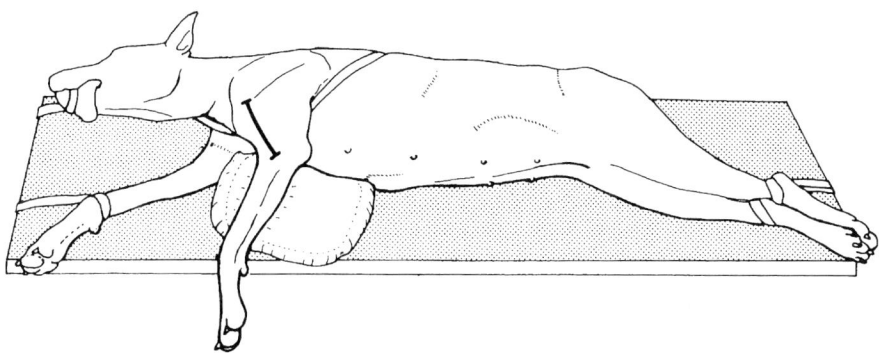

Abbildung 14.25 Lagerung des Hundes und Schnittführung

Instrumente ❏ Osteosynthesebesteck.

Vorbereitung ❏ Der Patient ist in Seitenlage auszubinden und mit einem durch die Achselhöhle und über die Brustwand geführten Band zusätzlich zu fixieren (Abb. 14.25). Die zu versorgende, oben liegende Gliedmaße wird nicht fixiert.

Vorgehen ❏ Der Hautschnitt wird vom proximalen Drittel der Spina scapulae bogenförmig über die Kranialseite des Schultergelenks bis zur Mitte des Humerus geführt. In gleicher Länge werden die oberflächliche und tiefe Faszie durchtrennt und gespreizt. Auf der Spina scapulae werden mit dem Skalpell der Ursprung des M. trapezius cervicis mit M. omotransversarius sowie die Pars scapularis des M. deltoideus längs getrennt und mit dem Raspatorium von der Scapula mobilisiert. Nun läßt sich das Akromion oberhalb des Ursprungs der Pars acromialis des M. deltoideus mit dem Meißel absetzen und unter Schonung des Nervus suprascapularis distal abklappen. Damit liegen das Tuberculum majus und die Endsehnen der Mm. infraspinatus und teres minor frei; diese werden quer durchtrennt. Mit der oszillierenden Säge wird nun das Tuberculum majus (mit der Endsehne des M. supraspinatus) osteotomiert. Jetzt läßt sich von lateral die Ursprungssehne des M. biceps brachii nahe am Tuberculum supraglenoidale scapulae durchtrennen. Die Gelenkkapsel wird parallel zum Rand der Cavitas glenoidalis scapulae in gesamter Länge eröffnet. Mit der oszillierenden Säge werden nun die Gelenkanteile des Humerus und der Scapula flächenparallel abgesetzt (Abb. 14.26). Hierbei sollte nach der Reposition von Humerus und Scapula eine Winkelung von 105° entstehen. Das Repositionsergebnis wird vorübergehend durch einen Bohrdraht, der von lateral Humerus und Scapula stabilisiert, aufrechterhalten. Nun läßt sich in der Fossa supraspi-

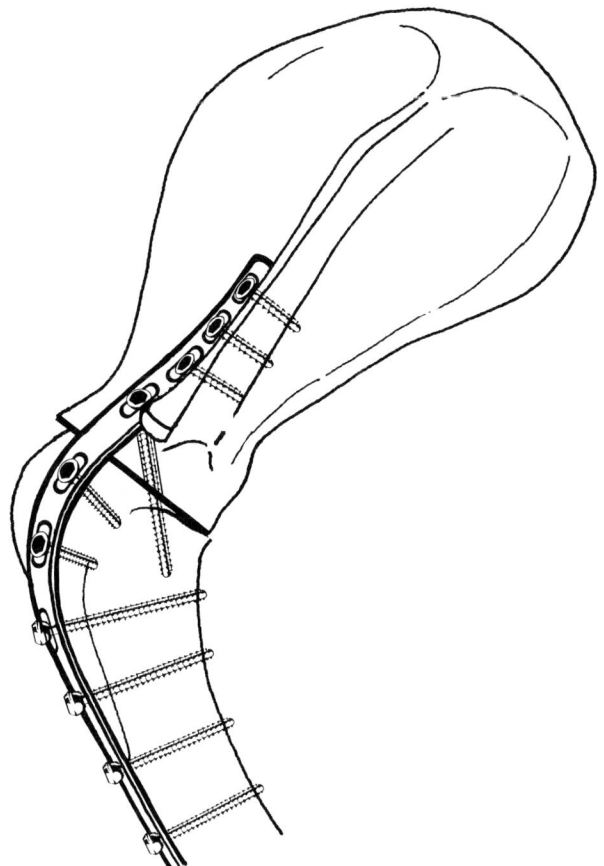

Abbildung 14.26 Resektionsarthodese des Schultergelenks mit kranial anmodellierter Platte; Schema

nata, nahe der Basis der Spina scapulae beginnend, über das proximale Humerusende bis zum kranialen Rand des Oberarmbeins reichend, eine Platte anmodellieren und diese durch Schrauben fixieren. Zu beachten ist, daß sowohl in der Scapula als auch im Humerus mindestens vier Schrauben fassen sollten. Bei der Fixation der Platte ist die erste Schraube nahe der Arthrodeselinie in den Humerus zu setzen. Zur Erzielung der notwendigen interfragmentären Kompression ist die zweite Schraube proximal der Arthrodeselinie als Zugschraube durch Scapula und Humeruskopf zu setzen. Beim weiteren Plazieren der Schrauben in der Scapula sollten die Bohrungen im Winkel von 45° an der Basis der Spina scapulae in das Korpus des Schulterblatts gelegt werden. Damit finden die Schrauben in der dünnen Scapula ausreichend Halt.

Wundverschluß ❏ Die Ursprungssehne des M. biceps brachii wird im Sulcus intertubercularis humeri fixiert (siehe S. 308 Abriß der Bizepssehne). Das osteotomierte Tuberculum majus humeri mit dem M. supraspinatus wird lateral der Platte mit Zugschraube und/oder Zuggurtung refixiert. Mit langsam resorbierbarem Nahtmaterial werden die durchtrennten Anteile der Endsehne des M. infraspinatus und des M. teres minor einzeln an ihren Tenotomiestumpf adaptiert. Nach Reposition des Akromions werden zwei Bohrdrähte über das Akromion in das proximale Fragment vorgetrieben und eine Zuggurtung angelegt. Getrennte Naht der tiefen und oberflächlichen Faszie mit Knopfheften. Hautnaht.

Nachbehandlung ❏ Die Gliedmaße sollte mit einem Verband über vier Wochen ruhiggestellt werden. Eine Implantatentfernung kann nach knöcherner Konsolidierung des Schultergelenks zweckmäßig sein.

Amputation der Schultergliedmaße

Indikation ❏ Unheilbare Schädigung infolge Verletzung, Infektion, Nekrose, Tumor oder Paralyse.

Vorbereitung ❏ Der Patient ist in Seitenlage, die zu amputierende Gliedmaße oben liegend, auszubinden.

Vorgehen ❏ Der Hautschnitt wird über der Spina scapulae gelegt und vom Akromion kranial um das Schultergelenk, in der Achselhöhle entlang und wieder zum Schnitt über dem Akromion verlängert. In der gleichen Schnittführung wird die oberflächliche Faszie durchtrennt, dann mo-

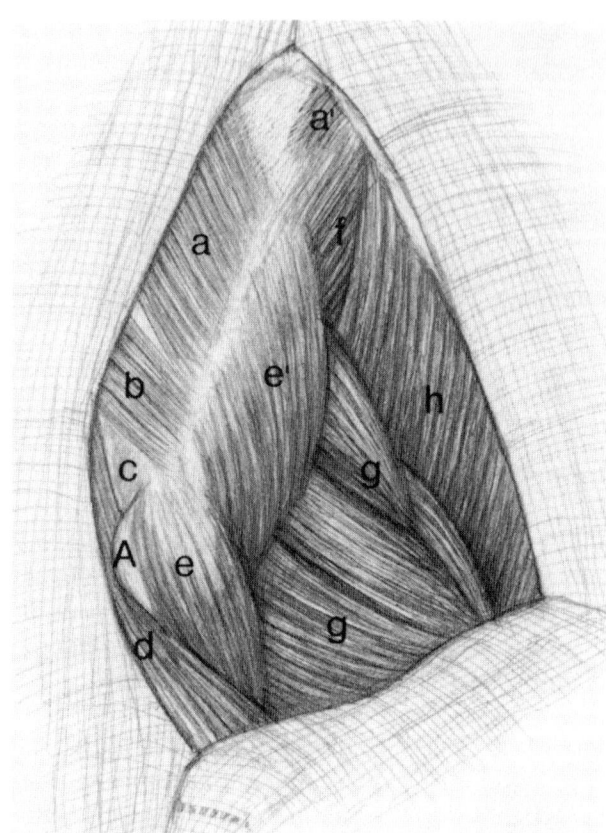

Abbildung 14.27 Haut und Faszie durchtrennt und gespreizt (Legende bei 14.29)

bilisiert und mit der Haut zur Seite gezogen (Abb. 14.27). Der M. omotransversarius (b) und der M. trapezius (a) werden mit der Schere unterfahren, im Bereich der Insertion an der Spina scapulae abgesetzt und die Stümpfe nach kranial bzw. dorsal gezogen. Danach wird der M. rhomboideus (m) am dorsalen Rand des Schulterblatts und, nach Abplatten des Schulterblatts, der M. serratus ventralis (I) im Insertionsbereich des Facies serrata durchtrennt. Bei Innenrotation des Schulterblatts stellen sich der M. cutaneus trunci (h) und der M. latissimus dorsi (g) dar. Sie werden am kaudalen Rand des Schulterblatts entlang und am Caput mediale des M. triceps brachii abgesetzt.

Nach Innenrotation und Abplatten (Abb. 14.28) sind jetzt Nerven und Gefäße unter dem Schulterblatt sichtbar und zugänglich. Die vom Plexus brachialis kommenden Nerven werden am Thorax durchgeschnitten. Die Gefäße – A. und V. axillaris, A. und V. cervicalis superficialis – werden doppelt ligiert und zwischen den Ligaturen durchtrennt.

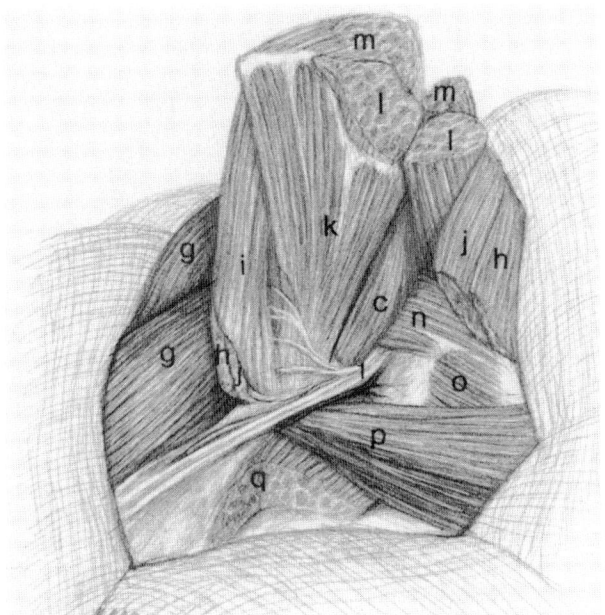

Abbildung 14.28 Schulterblatt abgeplattet, innenrotiert und zum Teil abgesetzt.

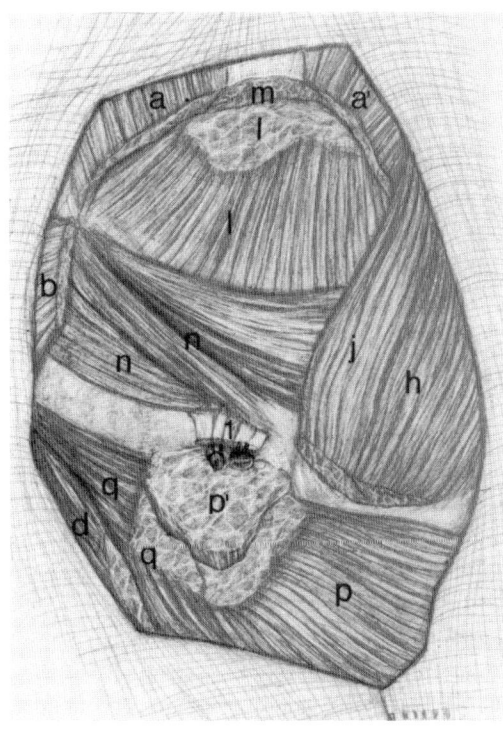

Abbildung 14.29 Muskelstümpfe am Thorax nach Absetzen der Gliedmaße

a M. trapezius, Pars cervicalis, **a'** Pars thoracalis; **b** M. omotransversarius; **c** M. supraspinatus; **d** M. cleidobrachialis; **e** M. deltoideus, Pars acromialis. **e'** Pars scapularis; **f** M. infraspinatus; **g** M. triceps brachii; **h** M. cutaneus trunci; **i** M. teres major; **j** M. latissimus dorsi; **k** M. subscapularis; **l** M. serratus ventralis; **m** M. rhomboideus, **n** M. scalenus; **o** M. rectus thoracis; **p** M. pectoralis profundus, Pars abdominalis. **p'** Pars humeralis; **q** M. pectoralis superficialis
1 Plexus brachialis mit A. u. V. axillaris

Nach starkem Abplatten werden jetzt die Mm. pectorales superficialis (g) und profundus (p) sowie der M. cleidobrachialis (d) im Bereich der Insertion am Humerus abgesetzt.

Wundverschluß ❏ Nach sorgfältiger Blutstillung werden die Muskelstümpfe mit Knopf- oder Diagonalheften (langsam resorbierbarer Faden) adaptiert (Abb. 14.29):
- der Stumpf des M. pectoralis profundus (p) auf den M. scalenus (n);
- der Stumpf des M. cleidobrachialis (d) an den M. pectoralis superficialis (q) und an den ventralen Abschnitt des M. latissimus dorsi (j);
- die Stümpfe des M. omotransversarius (b) und des M. trapezius (a) an den des dorsalen Bereichs des M. latissimus dorsi (j).

Zur Vermeidung von Hohlraumbildung sollten wiederholt Hefte das unterliegende Gewebe ausreichend mitfassen. Gegegebenenfalls ist eine REDON-Saugdrainage einzulegen.

Schichtweise Adaptation der Wundränder des Hautmuskels und der oberflächlichen Faszie mit Knopfheften (resorbierbares Material). Hautnaht.

Nachbehandlung ❏ Die Wunde sollte für einige Tage durch aufgeklebte Gaze oder durch einen

Brustverband geschützt werden. Die Saugdrainage ist nach 2 bis 3 Stunden zu entfernen.

Amputation der Schultergliedmaße im Schultergelenk

Indikation ❏ Nicht heilbare Schädigung infolge Verletzung, Infektion, Nekrose, Tumor oder Paralyse.

Vorbereitung ❏ Der Patient ist in Seitenlage, die zu amputierende Gließmaße oben liegend, auszubinden.

Vorgehen ❏ Der Hautschnitt wird zunächst auf der lateralen Seite gelegt. Er beginnt am kranialen Rand des Schultergelenks und wird in weit nach distal gerichtetem Bogen zum kaudalen Rand der Achselhöhle geführt. Nach Anheben der Gliemaße werden die Enden des Hautschnitts mit einem geraden Schnitt auf der medialen Seite verbunden. Die Haut wird nach proximal mobilisiert. Dabei wird die V. cephalica freigelegt, doppelt ligiert und zwischen den Ligaturen durchtrennt.

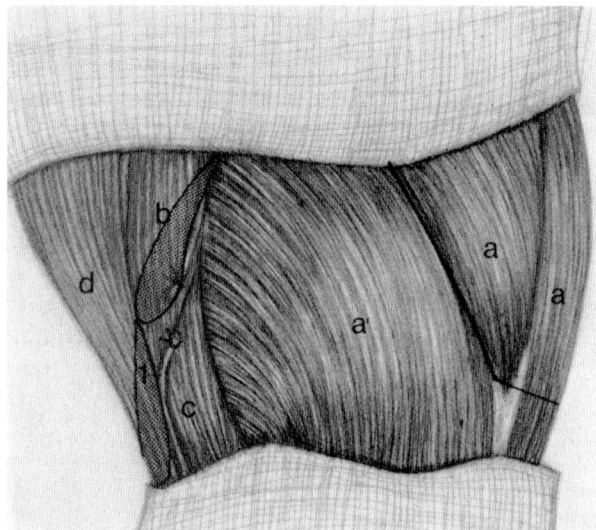

Abbildung 14.30 Haut und Fascia durchtrennt, laterale Seite

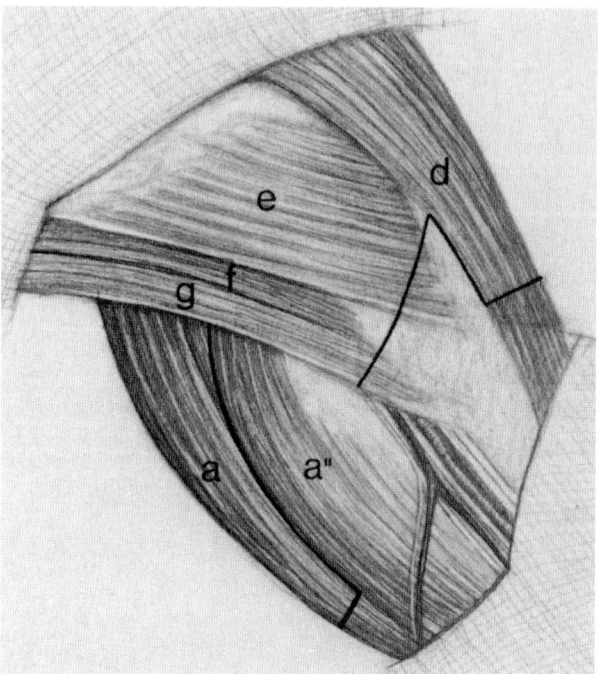

Abbildung 14.31 Haut und Fascia brachii durchtrennt, mediale Seite

A Cavitas glenoidalis
a M. triceps brachii, Caput longum, **a′** Caput laterale, **a″** Caput mediale; **b** M. deltoideus; **c** M. brachialis; **d** M. cleidobrachialis, **e** M. pectoralis superficialis; **e′** M. pectoralis profundus; **f** M. latissimus dorsi; **g** M. cutaneus trunci; **h** M. supraspinatus; **i** M. infraspinatus; **j** M. teres minor; **k** M. teres major mit M. latissimus dorsi; **l** M. coracobrachialis
l von oben nach unten: V. brachialis, N. musculocutaneus, N. medianus, A. brachialis; nahe der Cavitas glenoidalis: N. ulnaris, V. subcapsularis und N. radialis
1 V. cephalica; **2** V. axillobrachialis

Auf der lateralen Seite (Abb. 14.30) werden
1. der M. cleidobrachialis proximal seines Ansatzes am Humerus durchtrennt und bis zum Schultergelenk mobilisiert;
2. der M. deltoideus an der Insertion abgesetzt und bis zum Schultergelenk mobilisiert und
3. das Caput longum und Caput laterale des M. triceps brachii im Muskelspalt getrennt. Dann wird das Caput longum mit dem medial anliegenden M. tensor fasciae antebrachii, etwa am Übergang vom mittleren zum distalen Oberarmdrittel, durchtrennt. Nach Abduzieren der Gliedmaße werden auf der medialen Seite (Abb. 14.31) die A. und V. brachialis dargestellt, doppelt ligiert und zwischen den Ligaturen durchgeschnitten. In gleicher Höhe werden die Nerven (N. medianus, N. ulnaris, N. musculocutaneus) durchtrennt. Schließlich werden der M. cutaneus trunci, der M. latissimus dorsi und die Mm. pectorales superficialis et profundus im Bereich der Insertion am Humerus abgesetzt.

Die durchtrennten Muskeln werden nach proximal gezogen und der Humeruskopf exartikuliert. Dazu werden über dem Rand der Cavitas glenoidalis die Gelenkkapsel, der M. supraspinatus, der M. infraspinatus, kaudal des Gelenks die Mm. teres major und minor und der N. radialis sowie die medial dem Gelenk anliegenden Mm. subscapularis und coracobrachialis und die Ursprungssehne des M. biceps brachii am Tuberculum supraglenoidale scapulae durchgeschnitten. Die hierbei auftretenden Blutungen sind mit Ligatur bzw. durch Koagulation sorgfältig zu stillen. Schließlich wird die Cavitas glenoidalis nach Abtragen ihres Gelenkknorpels mit den Muskelstümpfen überdeckt (Abb. 14.32). Dabei wird der M. deltoideus (b) an den M. cleidobrachialis (d) und das Caput longum des M. triceps brachii (a)

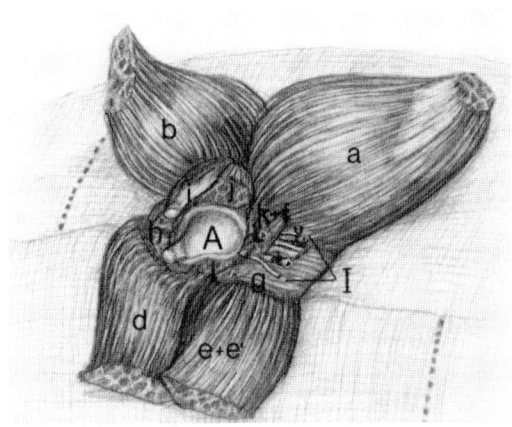

Abbildung 14.32 Zustand nach Exartikulation des Humerus

an den M. pectoralis superficialis (e) und den M. cutaneus trunci (g) unter Vermeidung von Hohlraumbildung mit Knopf- oder Diagonalheften (langsam resorbierbares Material) genäht. Die Wundränder der oberflächlichen Faszie und das subkutane Gewebe werden mit Knopfheften (langsam resorbierbares Material) adaptiert. Hautnaht.

Nachbehandlung ❑ Die Wunde sollte für einige Tage durch aufgeklebte Gaze geschützt werden.

Oberarm

Zugang zum proximalen und mittleren Drittel des Humerus von kraniolateral

Indikation ❑ Epiphysiolysis proximalis; Fraktur des Tuberculum majus; Entnahme autogener Spongiosa; Fraktur im proximalen Schaftdrittel; Fraktur im mittleren und distalen Schaftdrittel bei der Katze; Fraktur im mittleren Schaftdrittel, die zur Osteosynthese mit intramedullärem Kraftträger geeignet ist.

Instrumente ❑ Osteosynthesebesteck.

Vorbereitung ❑ Der Patient ist in Seitenlage auszubinden und mit einem durch die Achselhöhle und über die Brustwand geführten Band zusätzlich zu fixieren (Abb. 14.33, 14.34). Die zu versorgende oben liegende Gliedmaße sollte auf einem Polster gelagert, aber nicht fixiert werden.

Vorgehen ❑ Der leicht kranial geschwungene Hautschnitt reicht bei der Epiphysiolysis proximalis vom Akromion über das gut tastbare Tuberculum majus bis zum mittleren, bei einer Fraktur im proximalen Schaftdrittel bis zum distalen Drittel des Oberarms und bei einer Fraktur im mittleren oder distalen Schaftdrittel (Katze) bis zum Epicondylus lateralis. Die oberflächliche Faszie, das interfasziale Fettgewebe und die tiefe Faszie werden in gleicher Länge kraniolateral über dem Humerus durchtrennt, mobilisiert und mit der Haut zur Seite gespreizt (Abb. 14.35 bzw. 14.38). Die interfaszial gelegene V. omobrachialis und die V. axillobrachialis sind zu schonen. Nun werden

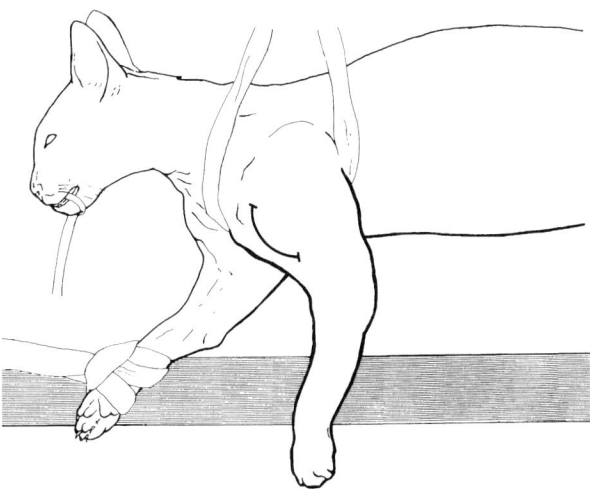

Abbildung 14.34 Lagerung der Katze und Schnittführung

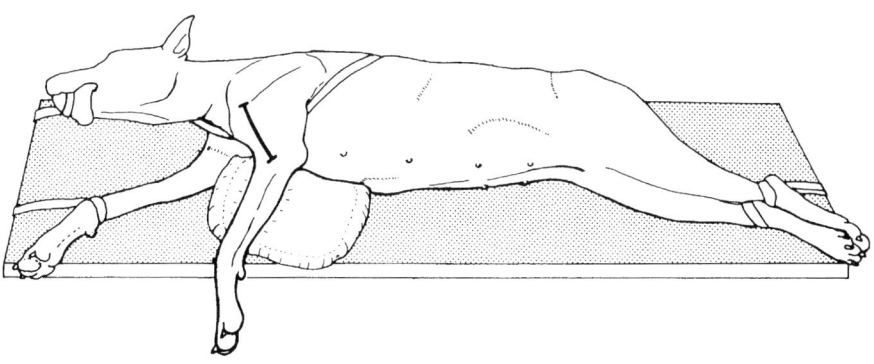

Abbildung 14.33 Lagerung des Hundes und Schnittführung

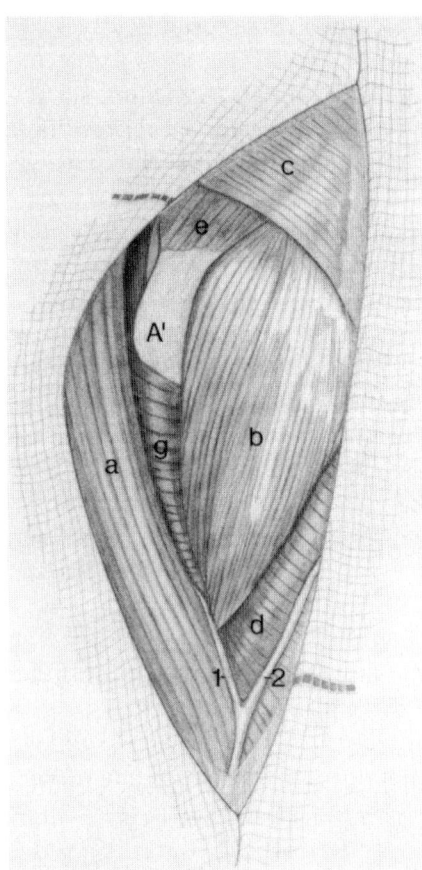

Abbildung 14.35 Haut und Faszie gespreizt, Hund

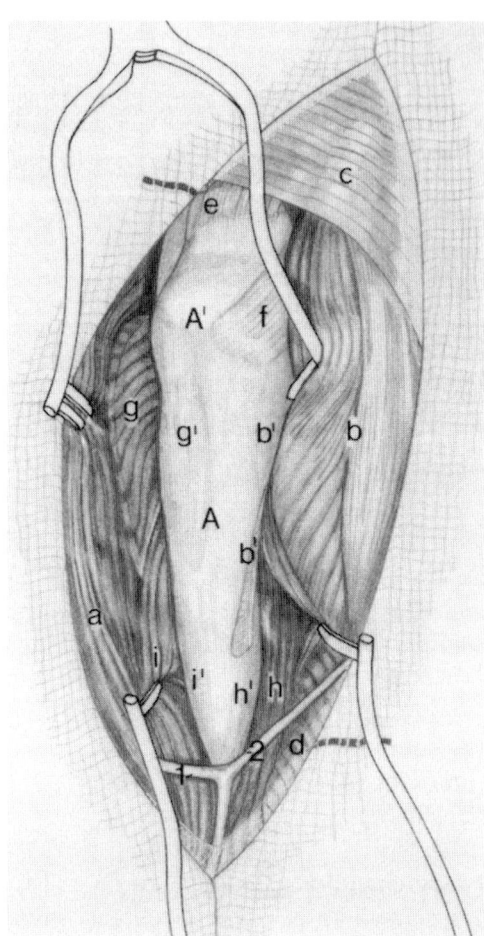

Abbildung 14.37 Muskeln nach Ablösen der Mm. deltoideus et pectoralis superficialis gespreizt, Hund

A Humerus, **A**′ Tuberculum majus
a M. cleidobrachialis des M. brachiocephalicus; **b** M. deltoideus, Pars acromialis, **b**′ Ansatz am Humerus; **c** M. omotransversarius; **d** M. triceps brachii, Caput laterale; **e** M. supraspinatus; **f** M. infraspinatus; **g** M. pectoralis superficialis, **g**′ Ansatz am Humerus; **h** M. brachialis, **h**′ Ansatz am Humerus; **i** M. biceps brachii, **i**′ Ansatz am Humerus
1 V. omobrachialis; **2** V. axillobrachialis

der M. cleidobrachialis des M. brachiocephalicus und die Pars acromialis des M. deltoideus im Muskelspalt getrennt und gespreizt (Abb. 14.36 bzw. 14.39).

● **Weiteres Vorgehen bei der Epiphysiolysis proximalis:** Das dislozierte distale Fragment wird reponiert, mit einer am Tuberculum majus und am kaudalen Rand des distalen Fragments angesetzten Zweipunktzange gehalten und mit zwei Bohrdrähten fixiert (Abb. 14.41). Die Bohrdrähte sind vom Tuberculum majus aus parallel zueinander bis an die Kortikalis der kaudalen Fläche des distalen Fragments zu bohren.

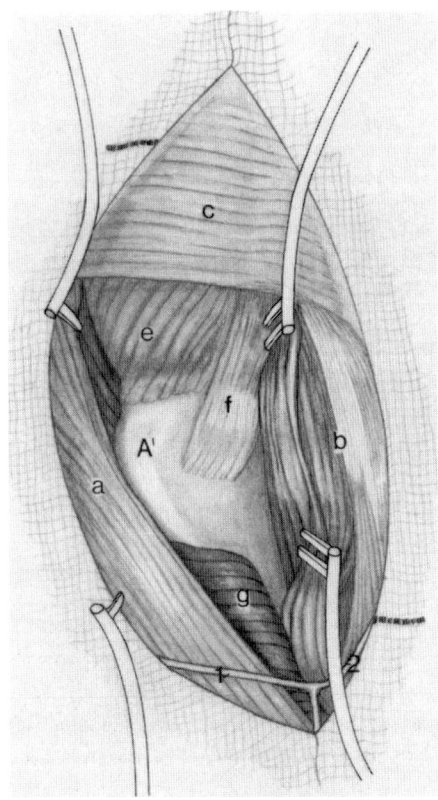

Abbildung 14.36 Muskeln gespreizt, Hund

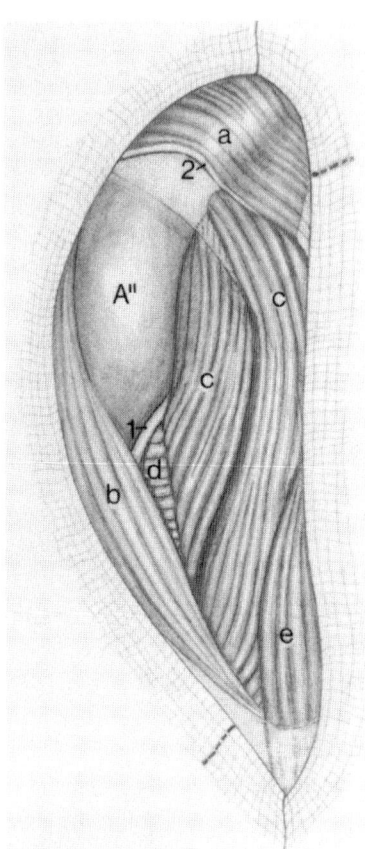

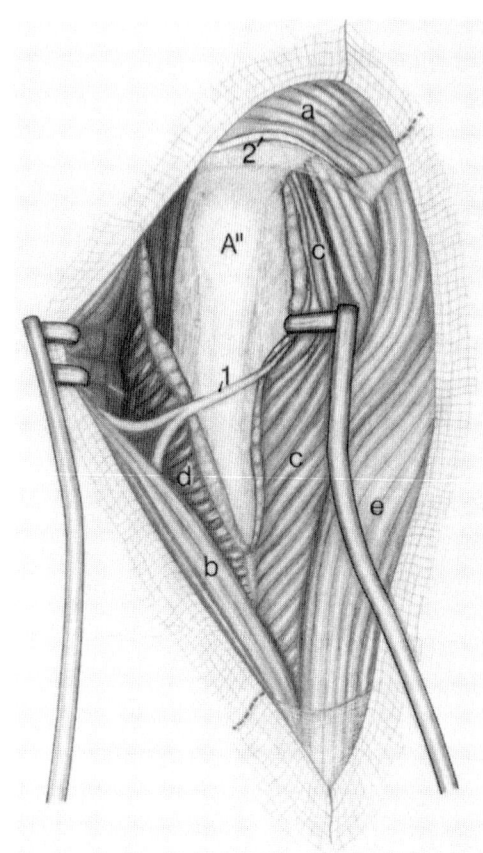

Abbildung 14.38
Haut, oberfläch-
liche und tiefe
Faszie durch-
trennt, Katze

Abbildung 14.39 Proximales Schaftdrittel nach Ablösen und Spreizen des M. pectoralis profundus und des
M. deltoideus (Pars acromialis), Katze

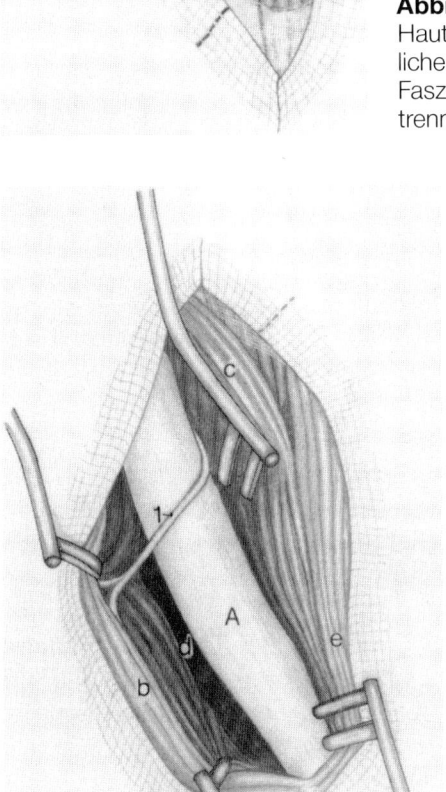

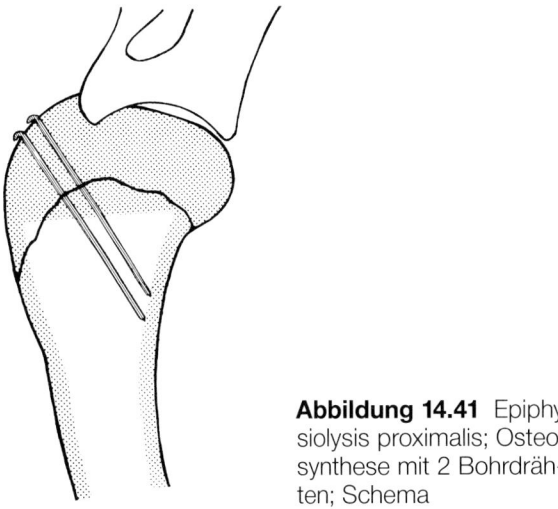

Abbildung 14.41 Epiphysiolysis proximalis; Osteosynthese mit 2 Bohrdräh-
ten; Schema

Abbildung 14.40 Proximales und mittleres Schaftdrittel
nach Mobilisieren und Spreizen der Muskeln, Katze
A Humerus, mittleres, **A″** proximales Schaftdrittel
a M. omotransversarius; **b** M. cleidobrachialis des M.
brachiocephalicus; **c** M. deltoideus; **d** M. pectoralis profundus; **e** M. triceps brachii, Caput laterale
1 N. axillaris; **2** V. omobrachialis

● **Weiteres Vorgehen bei einer Fraktur des Tuberculum majus:** Nach Fixation des reponierten Fragments mit einer Zweipunktzange wird das Fragment mit einer senkrecht zur Fraktur gesetzten
Zugschraube adaptiert. Um der Rotation des
Fragments sicher vorzubeugen, wird entweder

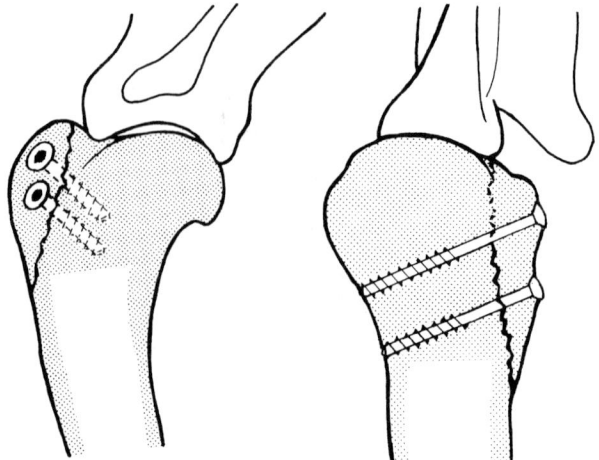

Abbildung 14.42 (links) und 14.43 (rechts) Fraktur des Tuberculum majus; interfragmentäre Kompression mit zwei Schrauben; Schema

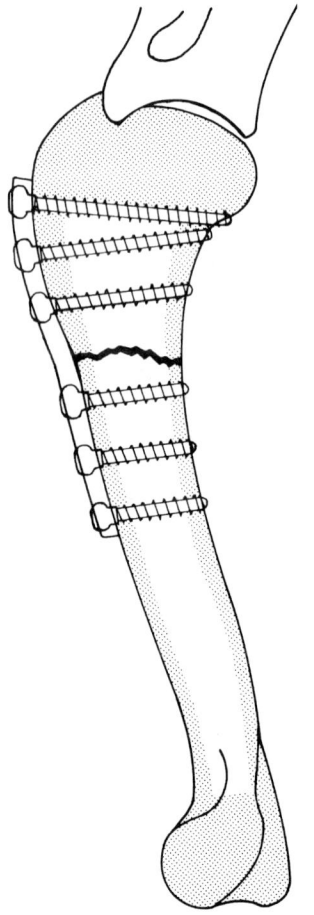

Abbildung 14.44 Fraktur im proximalen Schaftdrittel; Osteosynthese mit Abstützplatte; Schema

eine zweite Zugschraube gesetzt oder ein Bohrdraht eingedrillt (Abb. 14.42, 14.43).

● **Weiteres Vorgehen bei einer Fraktur im proximalen Schaftdrittel:** Die Insertion des M. pectoralis superficialis (Hund) bzw. des M. pectoralis profundus (Katze) und die der Pars acromialis des M. deltoideus werden subperiostal vom Humerus abgelöst und mit dem Wundsperrer gespreizt (Abb. 14.37 bzw. 14.39). Nun sind Koagula und Gewebsreste von den Bruchflächen zu entfernen, die Fragmente zu reponieren und mit einer kraniolateral anmodellierten Platte zu fixieren (Abb. 14.44).

Eine REDON-Saugdrainage sollte eingelegt werden.

● **Weiteres Vorgehen bei einer Fraktur im mittleren und distalen Schaftdrittel bei der Katze:** Der M. cleidobrachialis des M. brachiocephalicus, der M. pectoralis profundus, der M. deltoideus und das Caput laterale des M. triceps brachii sind im Muskelspalt zu trennen, subperiostal vom Humerus abzulösen und zur Seite zu spreizen (Abb. 14.40). Bei der Präparation ist auf den N. axillaris zu achten!

Da die Knochenoberfläche relativ plan ist, können die reponierten Fragmente mit einer kraniolateral anmodellierten Platte adaptiert werden. Mit intramedullärem Kraftträger sollte nur eine dafür geeignete Fraktur im mittleren Schaftdrittel versorgt werden. Vorgehen wie im folgenden beschrieben.

● **Weiteres Vorgehen bei einer Fraktur im Bereich des Übergangs vom mittleren zum distalen Drittel der Diaphyse beim Hund, die zur Osteosynthese mit intramedullärem Kraftträger geeignet ist:** Der M. brachialis und das Caput laterale des M. triceps brachii werden, unter sorgfältiger Schonung des N. radialis und seiner Äste, stumpf im Muskelspalt getrennt und zur Seite gespreizt (Abb. 14.45, 14.46). Dadurch ist die laterale Fläche des Humerus ausreichend dargestellt (Abb. 14.47).

Nach Darstellung der Fraktur kann die Markhöhle mit dem Pfriem am Tuberculum majus, dem Durchmesser des Nagels entsprechend, aufgebohrt werden. Bei den Manipulationen ist darauf zu achten, daß die aus dem Druck auf das Tuberculum majus resultierenden Bewegungen des proximalen Fragments keine zusätzlichen Alterationen im Frakturbereich verursachen. Die Öffnung

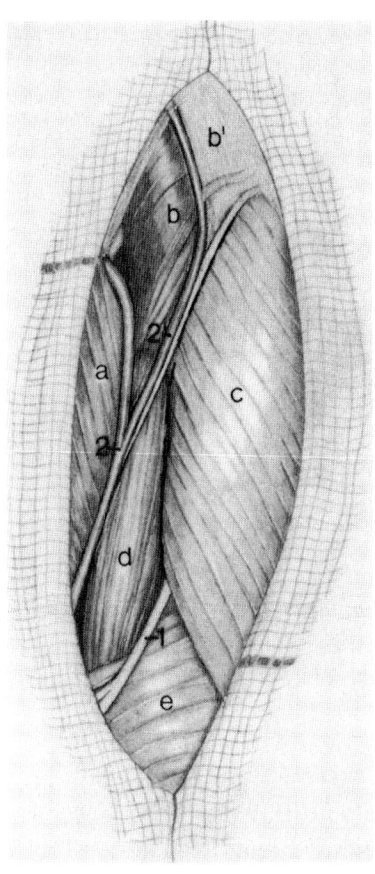

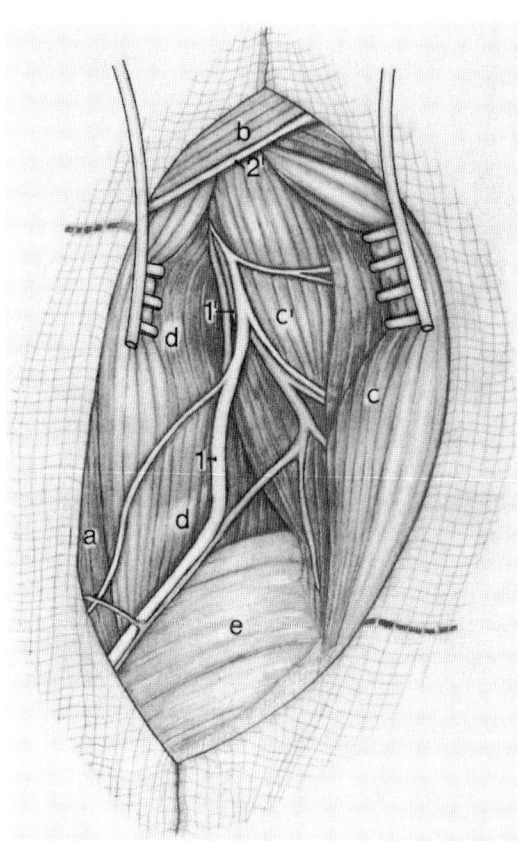

Abbildung 14.45–14.47 Zugang zum mittleren Schaftdrittel des Humerus beim Hund von kraniolateral

Abbildung 14.45 Haut und Faszien durchtrennt
A Humerus, Lateralfläche
a M. cleidobrachialis des M. brachiocephalicus; **b** M. deltoideus, **b'** von Faszie bedeckt; **c** M. triceps brachii, Caput laterale, **c'** Caput longum; **d** M. brachialis; **e** M. extensor carpi radialis
1 N. radialis; **2** V. cephalica humeri; **2'** V. axillobrachialis

Abbildung 14.46 Oberflächliche Muskelschicht gespreizt

kann auch mit einem von der Fraktur aus in die
Markhöhle eingeführten Markraumbohrer geschaffen werden.

Der Nagel wird zunächst bis zur Bruchfläche
eingeführt. Dann sind die Fragmente mit Kno-
chenfaßzangen zu reponieren, zu fixieren und
schließlich der Nagel ausreichend weit in das distale Fragment vorzutreiben (Abb. 14.48).

Zur Bündelnagelung können die Bohrdrähte
vom Tuberculum majus aus in die Markhöhle gedrillt oder von der Bruchfläche aus in die Markhöhle des proximalen Fragments eingeführt und

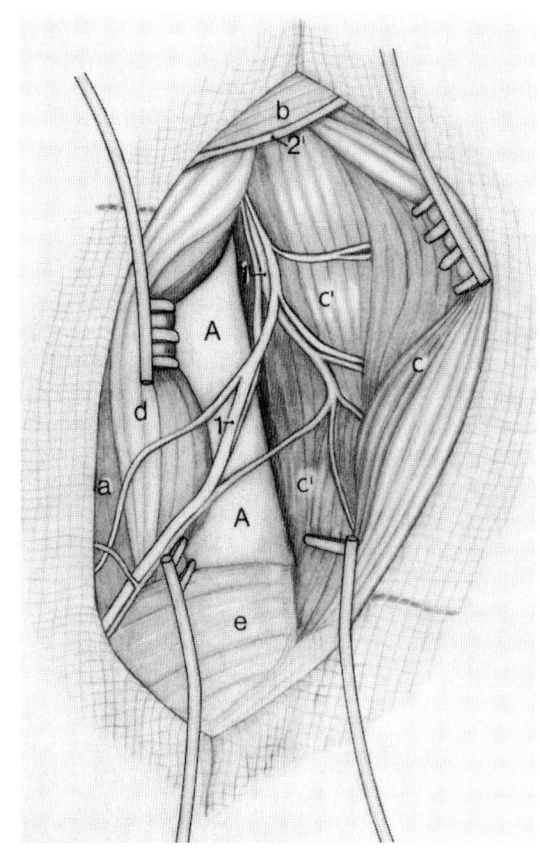

Abbildung 14.47 Laterale Fläche des Humerus nach
Spreizen des M. brachialis und des M. triceps brachii

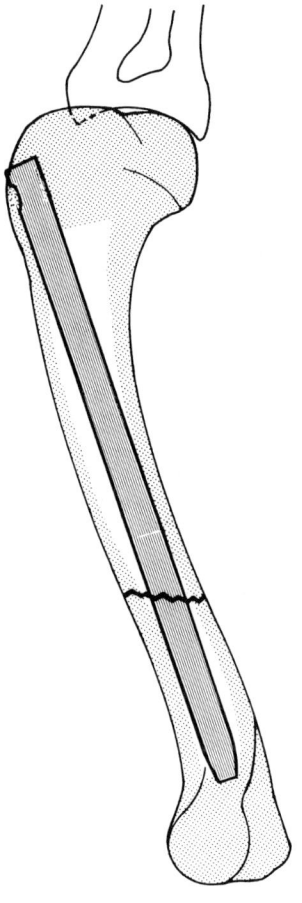

Abbildung 14.48
Querfraktur im Bereich zwischen mittlerem und distalem Drittel des Humerusschafts; Osteosynthese mit KÜNTSCHER-Nagel; Schema

durch das Tuberculum majus gebohrt werden. Nach Reposition der Fragmente werden dann die Bohrdrähte in das distale Fragment – beim Hund bis in den Bereich des For. supratrochleare, bei der Katze bis an das For. supracondylare – gedrillt.

Wundverschluß ❏ Reinsertion der subperiostal abgelösten Muskeln durch Adaptation der Wundränder des Periosts mit Knopfheften (resorbierbares Material). Die Wundränder der tiefen und der oberflächlichen Faszie sind getrennt mit Knopf-

heften (resorbierbares Material) zu adaptieren. Hautnaht.

Nachbehandlung ❏ Die Wunde sollte für einige Tage durch aufgeklebte Gaze geschützt werden. Die Saugdrainage ist nach einigen Stunden zu entfernen.

Zugang zum Humerus von medial

Indikation ❏ Fraktur im mittleren oder distalen Drittel der Diaphyse.

Instrumente ❏ Osteosynthesebesteck.

Vorbereitung ❏ Der Patient ist in Seitenlage auszubinden. Die zu versorgende, unten liegende Gliedmaße ist etwas vorzuziehen. Sie wird nicht fixiert, damit passive Bewegungen zur Reposition der Fragmente möglich sind. Die oben liegende Schultergliedmaße ist gestreckt nach kaudal über den Rücken hin zu fixieren. Außerdem sollte der Patient mit einem über die Brustwand, durch die Achselhöhle und über den Hals gespannten Band angebunden werden (Abb. 14.49).

● **Vorgehen beim Hund:** Der leicht kaudal geschwungene Hautschnitt reicht von der Ulna etwa fingerbreit distal des Ellbogengelenks bis zur Achselhöhle. Die oberflächliche Faszie, das interfasziale Fettgewebe und die tiefe Faszie sind in gleicher Länge entlang der gut tastbaren Vorderkante des Caput mediale des M. triceps brachii zu durchtrennen, zu mobilisieren und mit der Haut zur Seite zu spreizen. Zur besseren Darstellung sind im proximalen Wundbereich die Mm. pectorales superficialis und profundus zu inzidieren (Abb. 14.50).

Die unter der tiefen Faszie bzw. der Pektoralismuskulatur, zwischen dem Caput mediale des M.

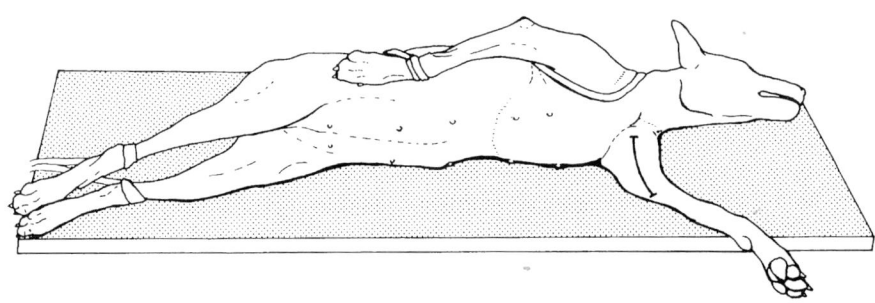

Abbildung 14.49 Lagerung und Hautschnitt

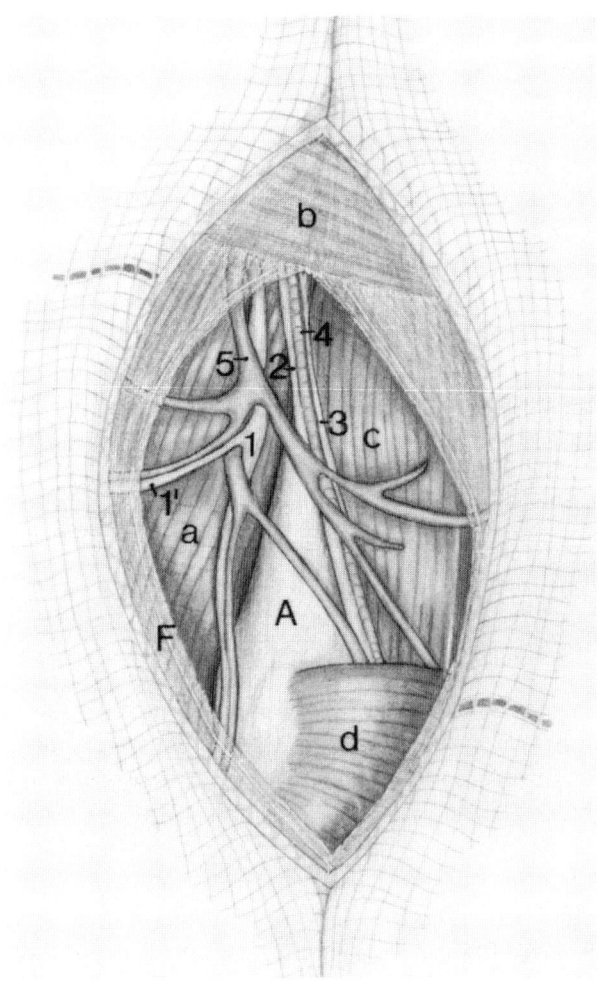

Abbildung 14.50, 14.51 Zugang zum mittleren und distalen Drittel des Humerus beim Hund von medial

Abbildung 14.50 Haut und Faszien durchtrennt

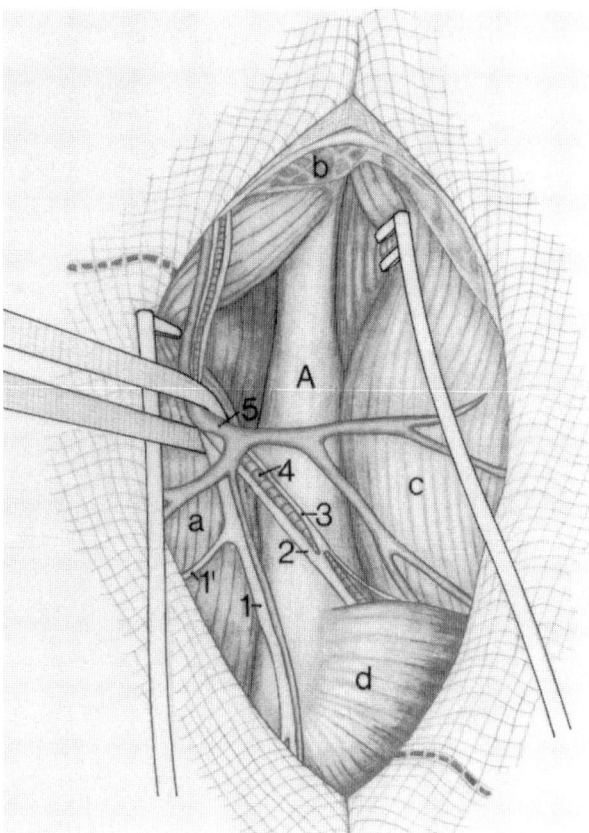

Abbildung 14.51 Blutgefäße und Nerven mit einem Band nach kaudal abgehoben

A Humerus, mediale Schaftfläche
a M. triceps brachii, sein Caput mediale; **b** Mm. pectorales, z. T. durchtrennt; **c** M. biceps brachii, **d** Karpal- und Zehenbeuger, Ursprünge
1 N. ulnaris, **1′** Hautast; **2** N. medianus; **3** N. musculocutaneus; **4** A. brachialis; **5** V. brachialis

triceps brachii und dem M. biceps brachii verlaufenden Nerven und Gefäße werden freipräpariert und gemeinsam mit einem Band angeschlungen. Sie können nun bei den folgenden Manipulationen, je nach Situation, schonend verlagert werden (Abb. 14.51). Nach Spreizen des Caput mediale des M. triceps brachii und des M. biceps brachii ist der Humerus dargestellt.

● **Vorgehen bei der Katze:** Der Hautschnitt wird über der kaudalen Kante des M. pectoralis descendens, über den Epicondylus medialis und bogenförmig über das Ellbogengelenk gelegt. Er liegt über dem mittleren und distalen Schaftdrittel und reicht bis zur Ulna etwa fingerbreit distal des Ellbogengelenks (Abb. 14.52). In gleicher Länge wird die oberflächliche Faszie und das interfasziale Fett durchtrennt, mobilisiert und gespreizt.

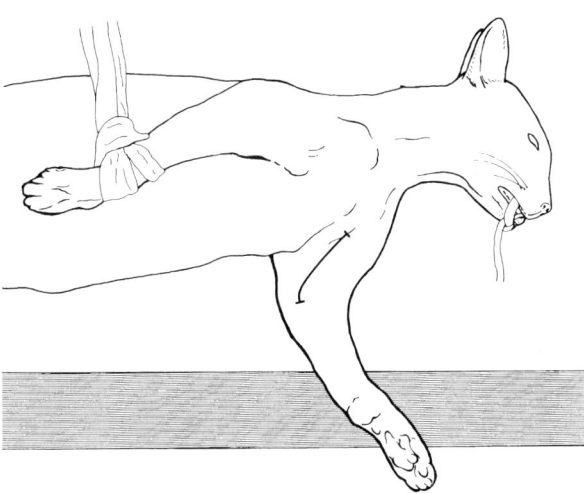

Abbildung 14.52 Lagerung und Hautschnitt

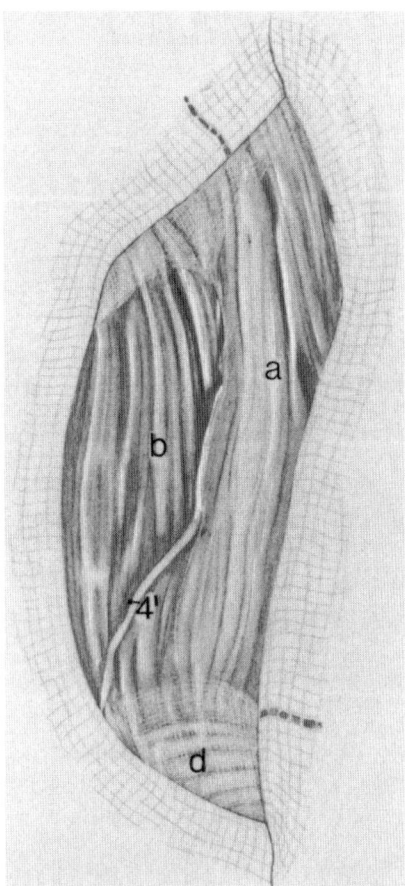

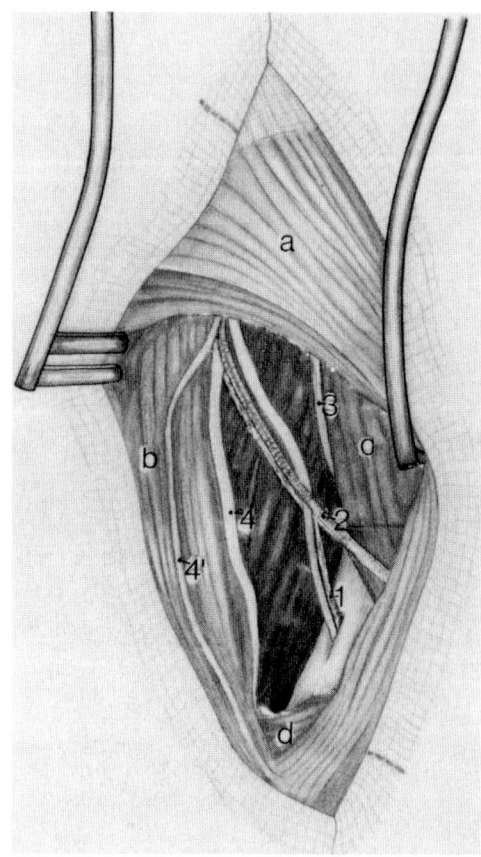

Abbildung 14.53–14.56 Zugang zum mittleren und distalen Schaftdrittel des Humerus bei der Katze von medial

Abbildung 14.53 Haut, oberflächliche und tiefe Faszie durchtrennt

Abbildung 14.54 M. pectoralis und Caput mediale des M. triceps brachii mobilisiert und gespreizt

A Humerus, mittleres und distales Schaftdrittel
a M. pectoralis descendens, **b** M. triceps brachii, in Abbildung 14.53 von M. tensor fasciae antebrachii überlagert; **c** M. biceps brachii, **d** Karpal- und Zehenbeuger
1 N. medianus und A. brachialis, **2** V. brachialis, **3** N. musculocutaneus, distale Muskeläste; **4** N. ulnaris, **4'** Hautast

Die tiefe Faszie wird über dem kranialen Rand des M. tensor fasciae antebrachii inzidiert (Abb. 14.53). Jetzt ist der M. pectoralis stumpf zu mobilisieren und nach kranial zur Seite zu ziehen (Abb. 14.54). Die Nerven (N. ulnaris, N. musculocutaneus, N. medianus) und Gefäße (A. und V. brachialis) werden vorsichtig mobilisiert, das Caput mediale des M. triceps brachii nach kaudal und der M. biceps brachii nach kranial zur Seite gespreizt. Durch das For. supracondylare ziehen der N. medianus und die A. brachialis (Abb. 14.55). Um ihre Verletzung bei der Rekonstruktion des Knochens und durch die anzubringende Platte zu vermeiden, wird der das For. supracondylare medial begrenzende Knochensteg durchgesägt sowie Nerv und Gefäß befreit (Abb. 14.56).

Osteosynthese (Hund, Katze): Blutkoagula und Gewebsreste werden von den Bruchflächen ent-

fernt, der Knochen wird rekonstruiert und mit einer an der nahezu planen medialen Fläche des Humerus anmodellierten Platte fixiert (Abb. 14.57).

Wundverschluß ❑ Beim Hund sind die Wundränder des M. pectoralis profundus und des M. pectoralis superficialis getrennt und jeweils zweischichtig (Abb. 14.58) mit Knopfheften (resorbierbares Material) zu adaptieren. Bei Hund und Katze werden die Wundränder der tiefen und der oberflächlichen Faszie schichtweise mit Knopfheften (resorbierbares Material) adaptiert. Hautnaht.

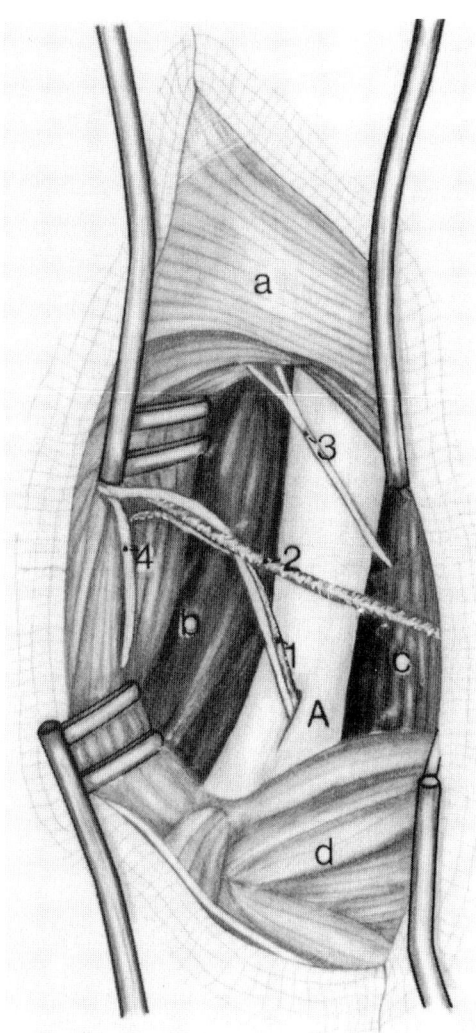

Abbildung 14.55 Situation im Bereich des For. supracondylare

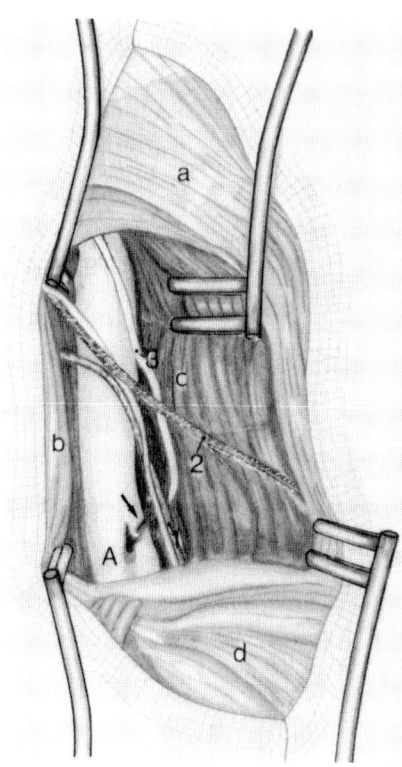

Abbildung 14.56 Situation im Bereich des For. supracondylare nach Osteotomie des Knochenstegs

Nachbehandlung ❑ Die Wunde sollte für einige
Tage durch aufgeklebte Gaze geschützt werden.
Die REDON-Saugdrainage ist nach einigen Stun-
den zu entfernen.

Ellbogengelenk

Zugang zum Ellbogengelenk von lateral

Indikation ❑ Ruptur des Lig. collaterale laterale; offene Reposition einer Luxatio antebrachii;
isolierter Proc. anconaeus; Corpus liberum im
kaudolateralen Rezessus; Fraktur des Capitulum
humeri.

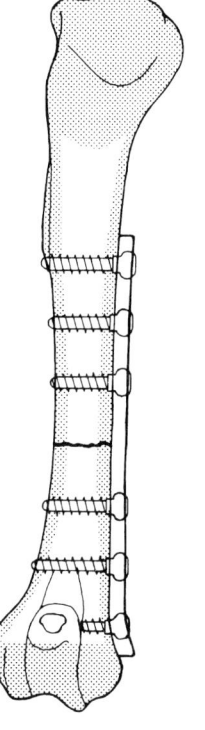

Abbildung 14.57
Querfraktur im mittle-
ren Drittel der Dia-
physe; Osteosyn-
these mit medial
angelegter Abstütz-
platte; Schema

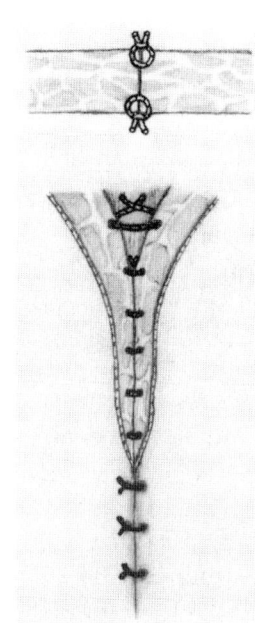

Abbildung 14.58
Zweischichtige Naht des
M. pectoralis profundus;
Schema

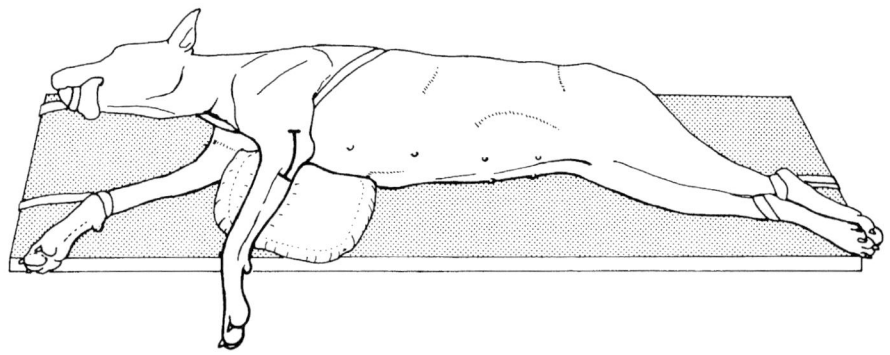

Abbildung 14.59 Lagerung und Hautschnittführung

Instrumente ❑ Osteosynthesebesteck bei Fraktur bzw. Osteotomie des Epicondylus lateralis.

Vorbereitung ❑ Der Patient ist in Seitenlage auszubinden. Die zu versorgende, oben liegende Gliedmaße sollte auf ein Polster gelagert, aber nicht fixiert werden, damit sie der jeweiligen Situation entsprechend gehalten werden kann (Abb. 14.59, 14.60).

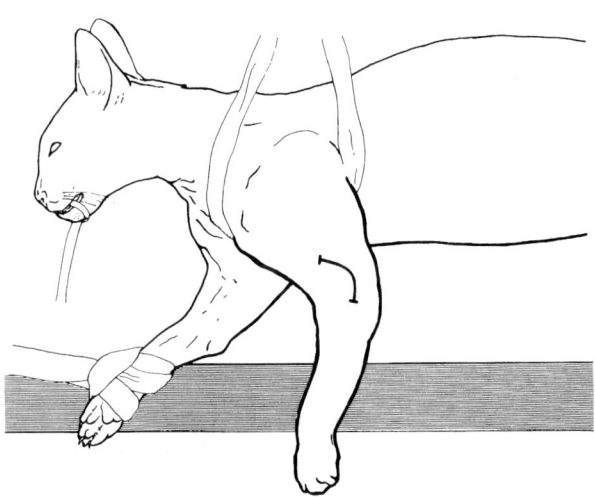

Abbildung 14.60 Lagerung und Hautschnittführung

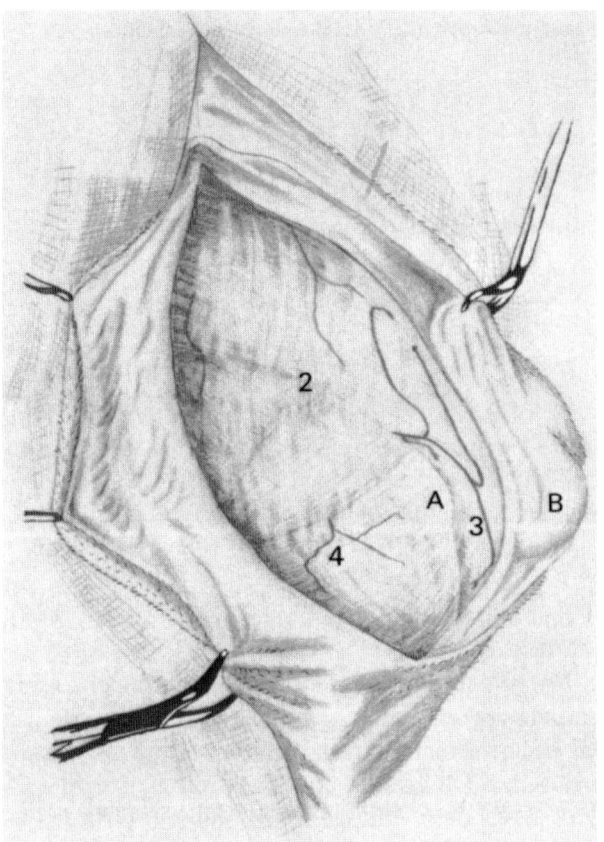

Abbildung 14.61 Hautwunde gespreizt (Hund) (Legende bei Abbildung 14.64)

Vorgehen ❑ Der Hautschnitt wird bogenförmig entlang der kranialen Kante des Caput laterale des M. triceps brachii sowie zwischen Epicondylus lateralis und Olecranon über das Gelenk geführt. Er liegt über dem ellbogengelenknahen Drittel des Ober- und Unterarms. Im gleichen Verlauf wird die subkutane Faszie und das interfasziale Gewebe durchtrennt. Wenn Haut und oberflächliche Faszie ausreichend mobilisiert und gespreizt sind, ist das Caput laterale des M. triceps brachii sichtbar (Abb. 14.61). An seiner Vor-

derkante wird die Fascia brachii inzidiert, dann das Caput laterale stumpf mobilisiert und nach kaudal beiseite gezogen. Durch das Hochklappen des Vorderrands des Caput laterale des M. triceps brachii werden der Epicondylus lateralis und der M. anconaeus (Abb. 14.62, 14.63) dargestellt.

● **Weiteres Vorgehen bei Ruptur des Lig. collaterale laterale und offener Reposition einer Luxatio antebrachii:** Zur Darstellung des Lig. collaterale laterale wird der M. extensor digitalis lateralis im

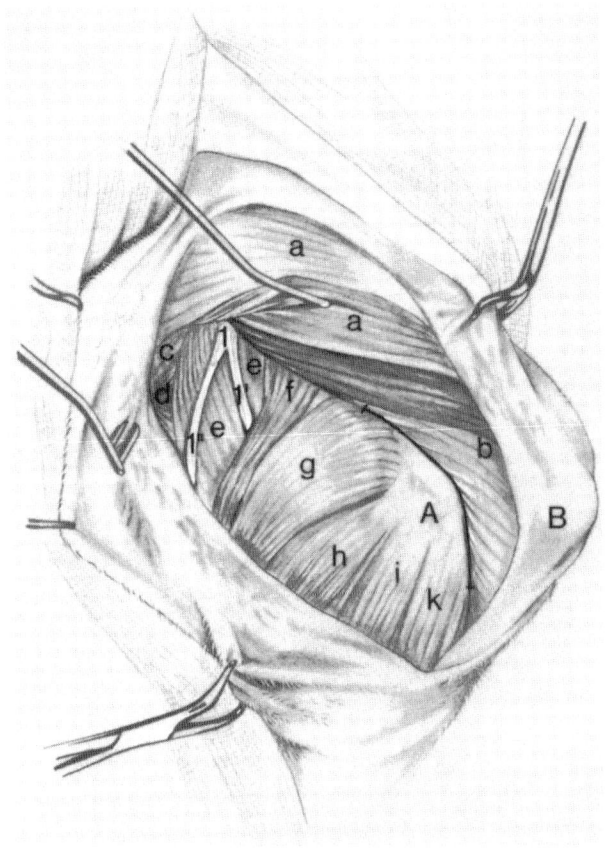

Abbildung 14.62 Haut- und Faszienschnitt (Hund) (Legende bei Abbildung 14.64)

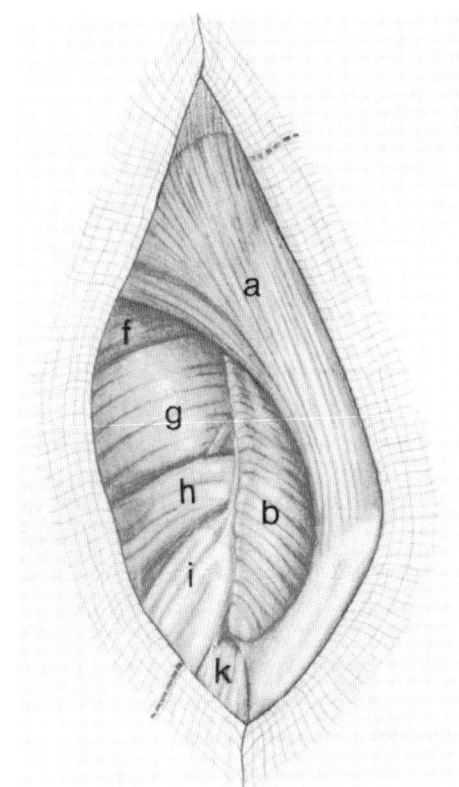

Abbildung 14.63 Haut und Faszien durchtrennt (Katze) (Legende bei Abbildung 14.64)

Muskelspalt vom M. extensor digitalis communis und/oder vom M. extensor carpi ulnaris getrennt und gespreizt.

Naht des Bandes mit atraumatischem, nicht resorbierbarem Material. Bei Bandausriß Reinsertion des nach BUNNELL durchflochtenen Bandes durch Verankerung des Fadens in einem quer durch den Epicondylus lateralis gebohrten Tunnel oder Knüpfen der Fadenenden über einer kurzen, senkrecht zur Knochenfläche eingedrehten Schraube; bei knöchernem Bandausriß Fixation des Fragments mit einem Bohrdraht und Zuggurtung.

Naht der Gelenkkapsel mit Knopfheften (resorbierbares Material).

● **Weiteres Vorgehen bei isoliertem Proc. anconaeus, Corpus liberum im kaudolateralen Rezessus und Fraktur des Capitulum humeri:** Der M. anconaeus wird an seinem Ansatz am Humerus subperiostal abgelöst bzw. zwischen Epicondylus lateralis und Olecranon myotomiert.

Um bei der Katze die laterale Fläche des distalen Schaftdrittels mit der Fraktur im Bereich des Epicondylus lateralis einsehen zu können, ist zusätzlich der M. extensor carpi radialis longus an seinem Ursprung abzusetzen und nach kranial zur Seite zu spreizen (Abb. 14.64).

Nach breiter Öffnung des Gelenks kann das Corpus liberum entfernt bzw. bei abgebeugtem Ellbogengelenk der Proc. anconaeus isolatus exstirpiert werden (s. hierzu auch Zugang zur Ulna von kaudolateral, der bei geplanter Osteosynthese des Proc. anconaeus vorzuziehen ist).

Bei der Fraktur des Capitulum humeri wird zunächst das Fragment herausgeklappt und in seinem Zentrum, von der Bruchfläche her, ein Gleitloch gebohrt; danach wird reponiert. Die anatomisch korrekte Lage der Fragmente ist am Bruchspalt oberhalb des Epicondylus lateralis zu überprüfen. Unter Wahrung der korrekten Reposition mit einer an den Epikondylen angesetzten Zweipunktzange ist das Gewindeloch zu bohren, mit dem Gewindeschneider herzurichten und schließlich die Zugschraube einzudrehen.

Bei Tieren im Alter bis zu etwa 8 Monaten ist das Knochengewebe relativ weich. Deshalb kann die Schraube leicht durchdrehen oder der Schraubenkopf zu tief eingedreht werden.

Tendiert das Capitulum humeri, sich um die Schraubenachse zu drehen, wird zusätzlich ein Bohrdraht von kaudodistal des Epicondylus lateralis in das proximale Fragment gedrillt (Abb. 14.67).

Das Ellbogengelenk wird durch Reinsertion bzw. Naht des M. anconaeus bzw. bei Myotomie mit Knopfheften (resorbierbares Material) ge-

schlossen. Bei der Katze sind außerdem die Wundränder des M. extensor carpi radialis mit Knopfheften zu adaptieren.

Alternativ kann bei Fraktur des Capitulum humeri die Articulatio humeroradialis von kraniolateral dargestellt werden. Hierzu wird der Ursprung des M. extensor carpi radialis unter Schonung des proximal verlaufenden N. radialis am Humerus abgesetzt und dieser Schnitt nach distal in das intermuskuläre Septum zwischen den Mm. extensor carpi radialis und extensor digitalis communis fortgeführt (Abb. 14.65). Nach Abheben des M. extensor carpi radialis liegt die Gelenkkapsel frei, die L-förmig parallel zum Vorderrand des lateralen Kollateralbandes und zur Gelenkwalze inzidiert wird. Ein hinter der Trochlea humeri verankerter HOHMANN-Hebel hält den medialen Wundrand der Kapsel zur Seite, so daß die Gelenkfläche unter Sicht rekonstruiert werden kann (Abb. 14.66). Der Bohrkanal für die transkondyläre Zugschraube wird nicht, wie oben beschrieben, von der Bruchfläche aus (retrograd), sondern antegrad präpariert. Zunächst wird unmittelbar kranial des äußeren Seitenbandes und distal des Epicondylus lateralis bis zur Fraktur das Gleitloch und, nach Sicherung der Reposition mit der Zweipunktzange und Einführen einer Bohrbüchse das Gewindeloch angelegt.

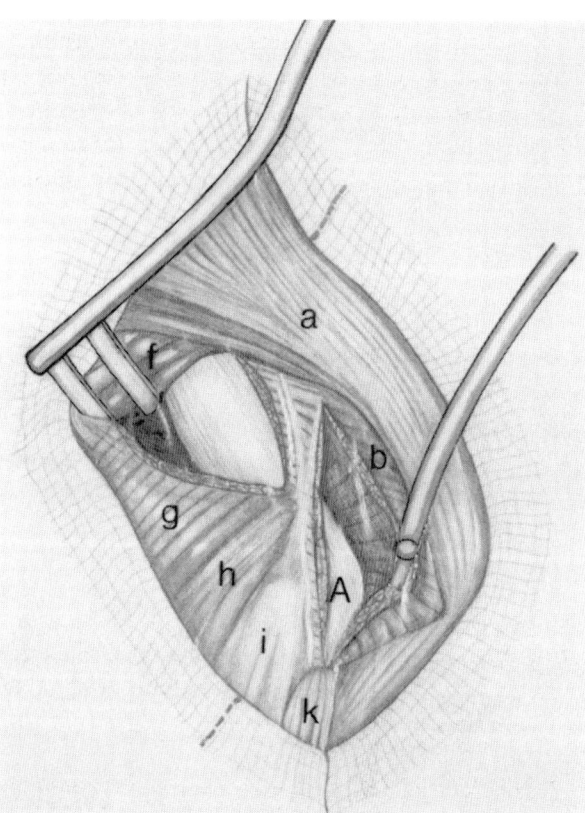

Abbildung 14.64 Muskeln durchtrennt und gespreizt (Katze)
A Epicondylus lateralis humeri; **B** Tuber olecrani; **C** Capitulum humeri
a Caput laterale des M. triceps brachii; **b** M. anconaeus (mit Schnittführung zur Öffnung der kaudolateralen Ausbuchtung des Ellbogengelenks); **c** M. cleidobrachialis; **d** M. biceps brachii; **e** M. brachialis; **f** M. brachioradialis (supinator longus); **g** M. extensor carpi radialis, bei der Katze M. extensor carpi radialis longus; **h** M. extensor digitalis communis, **i** M. extensor digitalis lateralis; **k** M. extensor carpi ulnaris
1 N. radialis, **1′** Ramus profundus, **1′′** Ramus superficialis; **2** Fascia brachii lateralis (an der Vorderkante des Caput laterale des M. triceps brachii); **3** Fascia antebrachii lateralis (über dem M. anconaeus); **4** Fascia antebrachii lateralis (über den Zehenstreckmuskeln); **5** Periostschnitt; **6** Gelenkkapsel

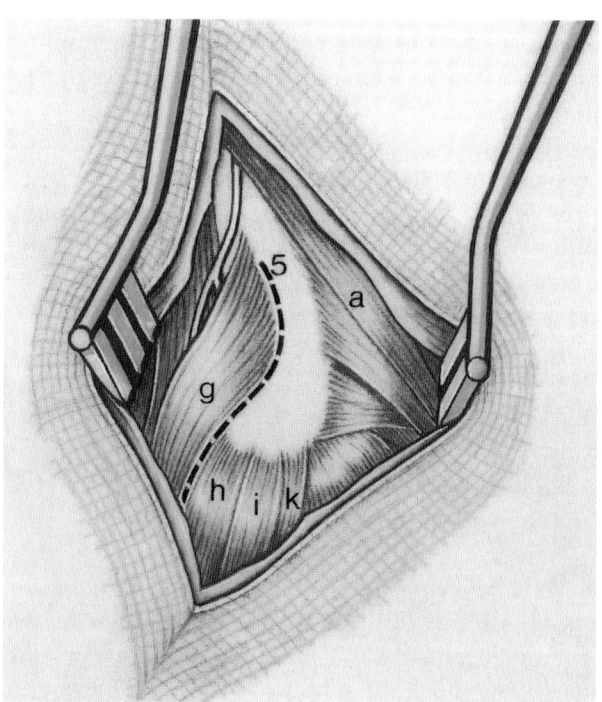

Abbildung 14.65 Schnittführung zum Absetzen des M. extensor carpi radialis bei kraniolateraler Darstellung des frakturierten Capitulum humeri

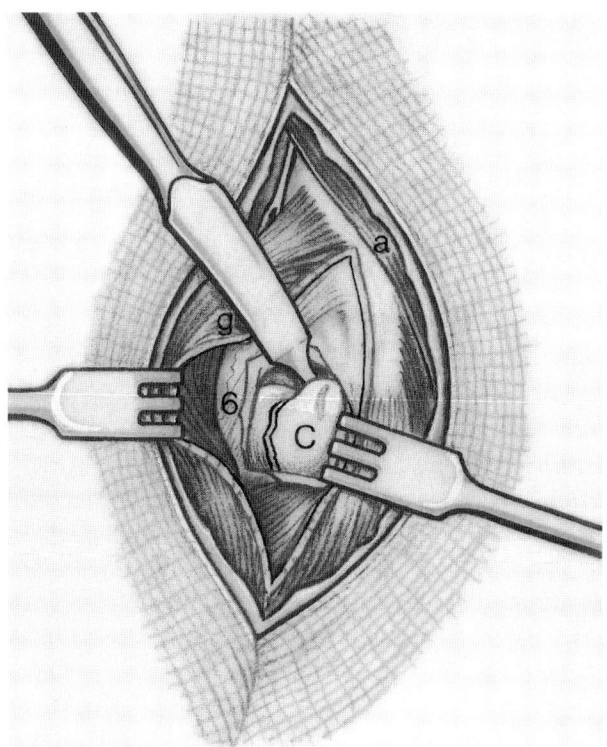

Abbildung 14.66 Situation nach Öffnen der Gelenk-kapsel und Spreizen der Wundränder

Danach wird entsprechend der anderen Technik verfahren.

Wundverschluß ❑ Die Wundränder der tiefen und der oberflächlichen Faszie werden getrennt mit Knopfheften (resorbierbares Material) adaptiert. Hautnaht.

Nachbehandlung ❑ Die Wunde sollte für einige Tage durch aufgeklebte Gaze geschützt werden.

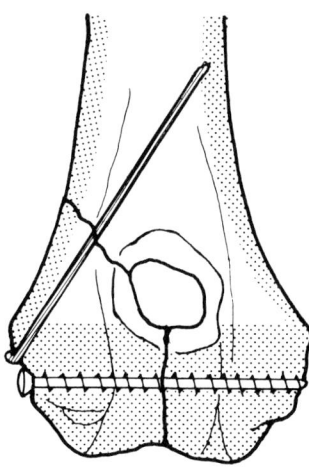

Abbildung 14.67
Fraktur des Capitulum humeri; interfragmentäre Kompression mit Korti-kalisschraube; Bohrdraht zur Rotationsstabilität, Schema

Zugang zum Ellbogengelenk von medial

Indikation ❑ Corpus liberum in der kaudome-dialen Ausbuchtung; Fraktur der Trochlea hu-meri; bi-(Y-, T-) und suprakondyläre Humerus-fraktur; fragmentierter Proc. coronoideus media-lis ulnae; Osteochondrosis dissecaus der Trochlea humeri; Ruptur oder knöcherner Bandausriß des Lig. collaterale mediale.

Instrumente ❑ Osteosynthesebesteck bei Frak-tur, Flachmeißel und Hammer bei fragmentiertem Proc. coronoideus med. ulnae.

Vorbereitung ❑ Der Patient ist auf der kranken Seite zu lagern. Die zu operierende Gliedmaße ist etwas vorzuziehen und provisorisch zu fixieren. Die oben liegende Schultergliedmaße sollte nach kaudal gezogen und über den Rücken hin ausge-bunden werden (Abb. 14.68, 14.69).

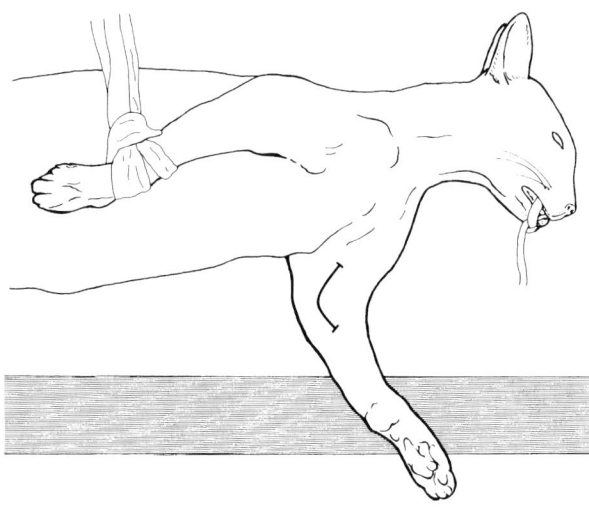

Abbildung 14.68 Lagerung und Hautschnittführung bei Corpus liberum in der kaudomedialen Ausbuchtung und distalen Humerusfrakturen mit Gelenkbeteiligung

● **Vorgehen bei Corpus liberum in der kaudome-dialen Ausbuchtung und distalen Humerusfraktu-ren mit Gelenkbeteiligung:** Der Schnitt durch Haut und subkutane Faszie ist im leichten Bogen über das ellbogengelenknahe Drittel von Ober- und Unterarm so zu legen, daß er dicht kaudal des Epicondylus medialis humeri den Gelenkspalt kreuzt. Nach Unterminieren der subkutanen Fas-zie wird die Wunde gespreizt (Abb. 14.70). Beim Hund ist die tiefe Faszie (Fascia brachii) am Rand des M. triceps brachii (Caput mediale) zu inzidie-ren, bei der Katze der M. tensor fasciae antebra-chii faserparallel zu durchtrennen. Im Schnittbe-

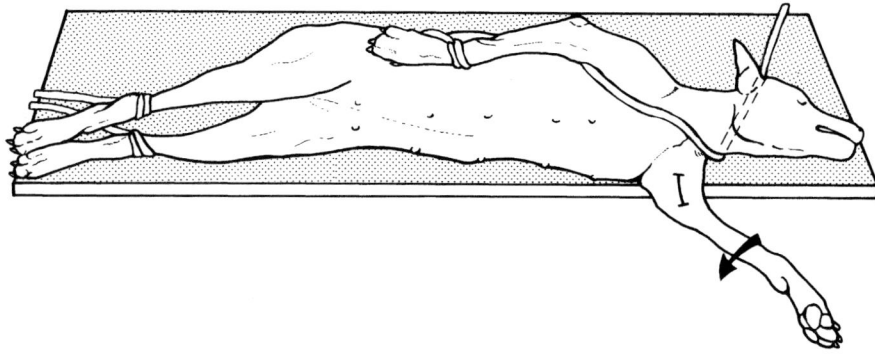

reich liegen unter der Faszie (Abb. 14.71) bzw. unter dem Muskel (Abb. 14.73) der N. ulnaris und die ihn begleitenden Gefäße. Um Nerv und Gefäße nicht zu verletzen, müssen sie isoliert und vorsichtig beiseite gezogen werden.

Das Caput mediale des M. triceps brachii ist so weit zu mobilisieren und nach kaudal zur Seite zu ziehen, daß die kaudomediale Ausbuchtung des Ellbogengelenks und das distale Viertel des Humerus dargestellt sind.

● **Weiteres Vorgehen bei Corpus liberum in der kaudomedialen Ausbuchtung:** Das Gelenk wird durch einen parallel zum Epicondylus medialis gelegten Schnitt, beim Hund durch den M. anconaeus (Abb. 14.72), bei der Katze durch die kurze Portion des Caput mediale (Abb. 14.74), geöffnet. Jetzt kann das Corpus liberum entfernt werden.

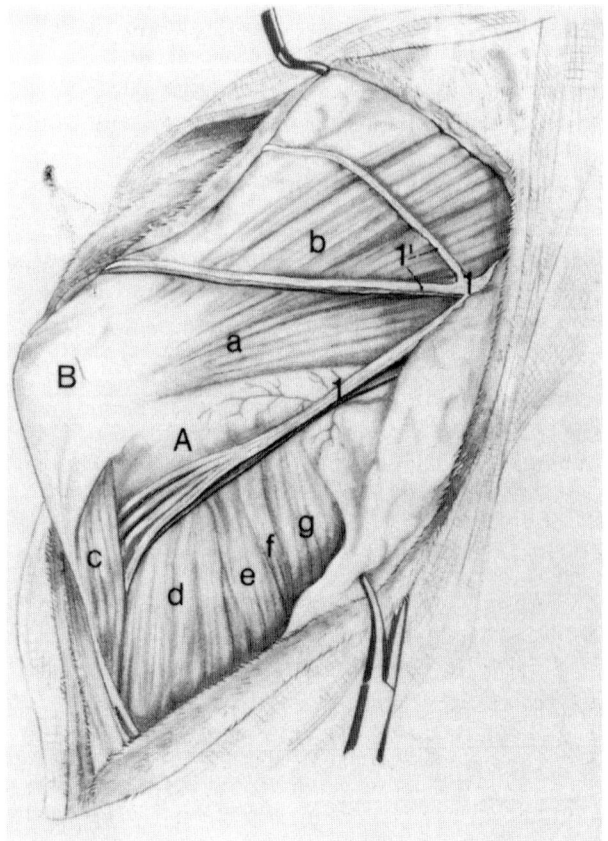

Abbildung 14.70 Zugang zum Ellbogengelenk des Hundes von medial bei Corpus liberum in der kaudomedialen Ausbuchtung und distale Humerusfraktur mit Gelenkbeteiligung; Haut über das Olekranon nach lateral mobilisiert und gespreizt
A Epicondylus medialis humeri; **B** Tuber olecrani
2, 3 Fascia antebrachii medialis: **2** an der Vorderkante des Caput mediale des M. triceps brachii, **3** über den Flexoren

Abbildung 14.71 Faszie gespreizt

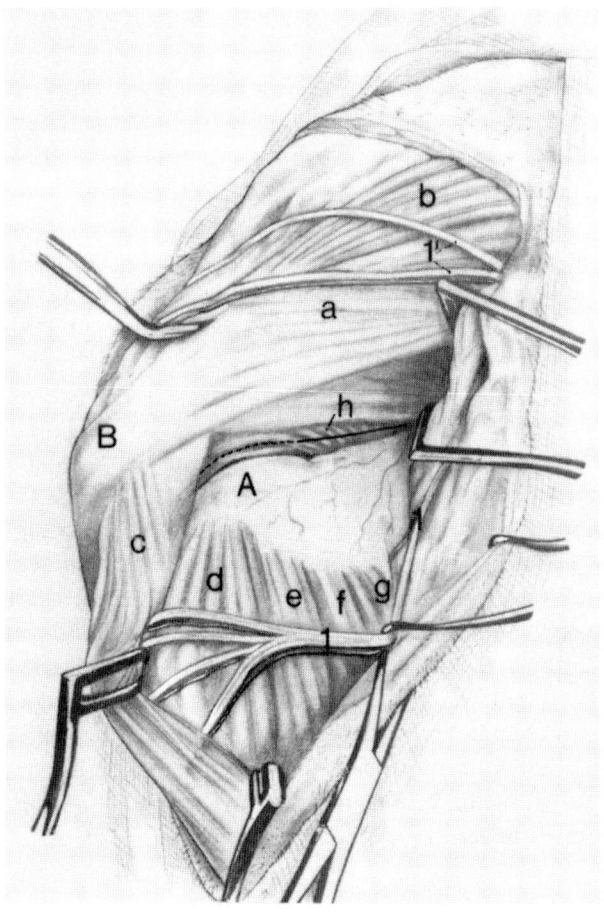

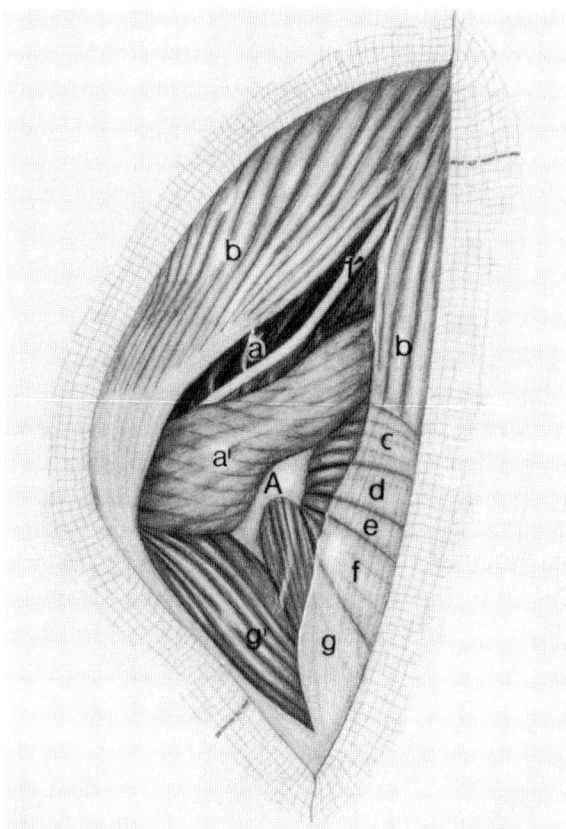

Abbildung 14.73

Abbildung 14.72 N. ulnaris mobilisiert und zur Seite gehalten; Verlauf des Gelenkkapselschnitts

A Epicondylus medialis humeri; **B** Tuber olecrani
a Caput mediale des M. triceps brachii; **b** Caput longum des M. triceps brachii; **c** M. flexor carpi ulnaris; **d** M. flexor digitalis superficialis; **e** M. flexor digitalis profundus; **f** M. flexor carpi radialis; **g** M. pronator teres; **h** M. anconaeus (mit Schnittführung)
1 N. ulnaris, **1'** Hautäste (N. cutaneus antebrachii caudalis)

Abbildung 14.73 Zugang zum Ellbogengelenk der Katze von medial bei Corpus liberum in der kaudomedialen Ausbuchtung und distaler Humerusfraktur mit Gelenkbeteiligung; Haut, Faszie und M. tensor fasciae antebrachii durchtrennt

Abbildung 14.74 M. triceps brachii, kurze Portion des Caput mediale durchtrennt

A Epicondylus medialis humeri
a M. triceps brachii, Caput mediale, **a'** kurze Portion des Caput mediale; **b** M. tensor fasciae antebrachii; **c** M. pronator teres; **d** M. flexor carpi radialis; **e** M. flexor digitorum profundus; **f** M flexor digitalis superficialis; **g** M. flexor carpi ulnaris. **g'** Caput ulnare
1 N. ulnaris; **2** N. medianus und A. brachialis

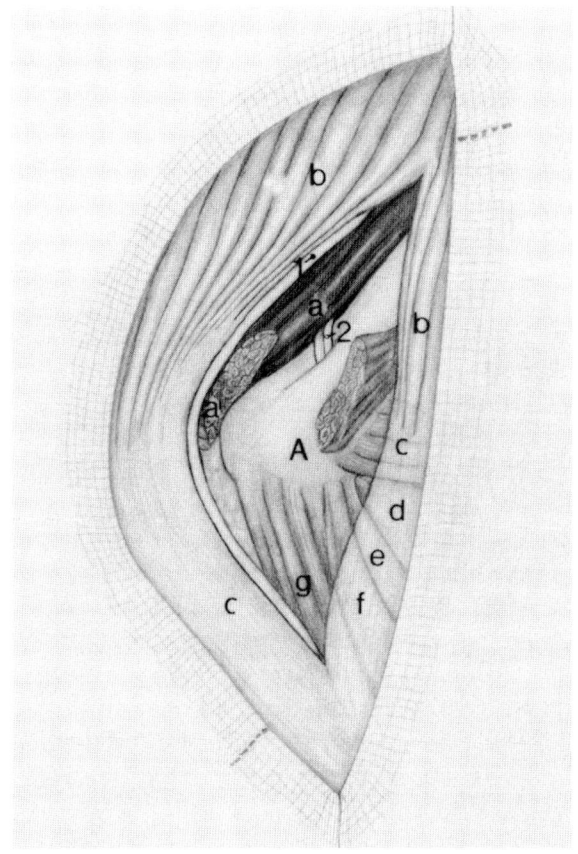

Abbildung 14.74

● **Weiteres Vorgehen bei Fraktur der Trochlea humeri, bi- (Y-, T-) und suprakondylärer Fraktur:** Zur Osteosynthese der **Trochlea humeri** wird das Trochleafragment seitlich herausgeklappt und retrograd von der Bruchfläche her, im Zentrum der Gelenkwalze, ein Gleitloch gebohrt; danach wird reponiert. Die anatomisch korrekte Lage der Fragmente ist am Bruchspalt oberhalb des Epicondylus medialis zu überprüfen. Unter Wahrung der korrekten Reposition mit einer an den Epikondylen angesetzten Zweipunktzange ist das Gewindeloch zu bohren, mit dem Gewindeschneider herzurichten und die Zugschraube einzudrehen. Tendiert die Trochlea humeri, sich um die Schraubenachse zu drehen, wird zusätzlich ein Bohrdraht vom Epicondylus medialis in das proximale Fragment gedrillt.

Beachte: Bei Tieren im Alter bis zu 8 Monaten ist das Knochengewebe relativ weich. Die Schraube muß hier vorsichtig angezogen werden, damit sich ihr Kopf nicht zu tief einsenkt.

Bei bi- (Y-, T-) und suprakondylärer Fraktur kann die Adaptation der Gelenkrolle an das proximale Fragment bei ausreichend langen, schrägen Bruchflächen durch interfragmentäre Kompression mit Schrauben erfolgen. Können 3 Zugschrauben (Abb. 14.75) angebracht werden, ist die Belastbarkeit ausreichend. In anderen Fällen sollte eine Platte medial angebracht werden (Abb. 14.76, 14.80).

Bei der T-Fraktur und der suprakondylären Fraktur mit kurzem distalen Fragment kommt anstelle der Plattenosteosynthese eine Fixation mit gekreuzten Bohrdrähten (Abb. 14.77) in Betracht. Nach Eindrillen des medialen Bohrdrahts bzw. Vortreiben des medialen Rush-Pin wird die Wunde verschlossen und das laterale Implantat nach Umlagern des Patienten über den Zugang zum Ellbogengelenk von lateral eingesetzt (Abb. 14.78). Verläuft die mediale Bruchlinie schräg bis in die Diaphyse kann bei kleinen und nicht übergewichtigen Tieren die Adaptation mit einer medialen Zugschraube vorgenommen werden. Nach Wundverschluß und Umlagern des Patienten wird dann die laterale Frakturlinie über den Zugang zum Ellbogengelenk von lateral dargestellt und mit einem vom Capitulum humeri in die Markhöhle des proximalen Fragments gedrillten Bohrdraht gesichert (Abb. 14.79).

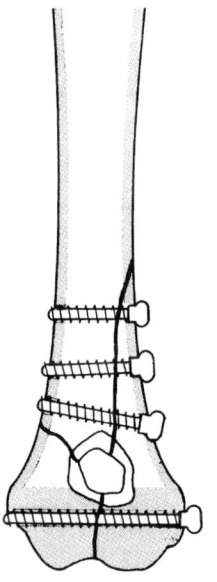

Abbildung 14.75
Y-Fraktur, interfragmentäre Kompression mit Kortikalisschrauben; Schema

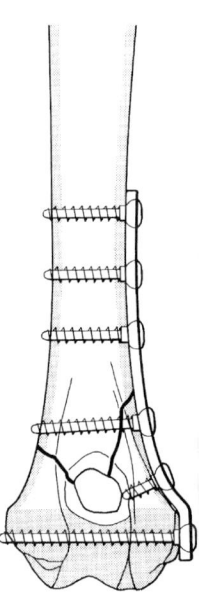

Abbildung 14.76
Suprakondyläre Fraktur, interfragmentäre Kompression, Neutralisationsplatte (medial angelegt); Schema

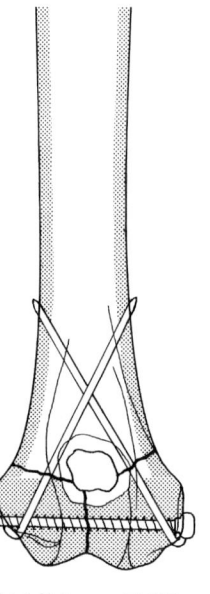

Abbildung 14.77
T-Fraktur; Gelenkrolle von medial her mit transkondylärer Zugschraube aufgebaut; Fixation an das proximale Fragment mit 2 gekreuzten Bohrdrähten; Schema

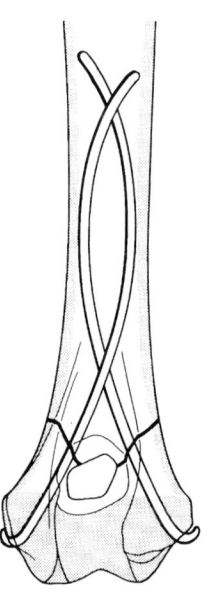

Abbildung 14.78
Suprakondyläre Fraktur; Osteosynthese mit 2 Rush-Pins; Schema

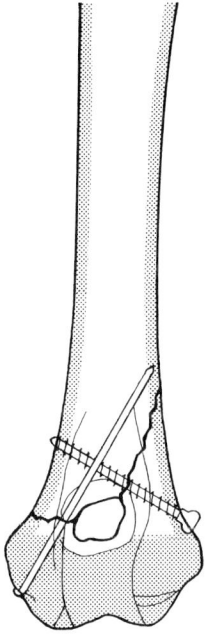

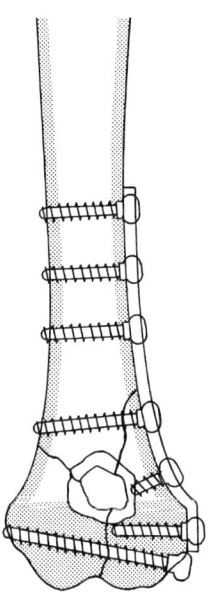

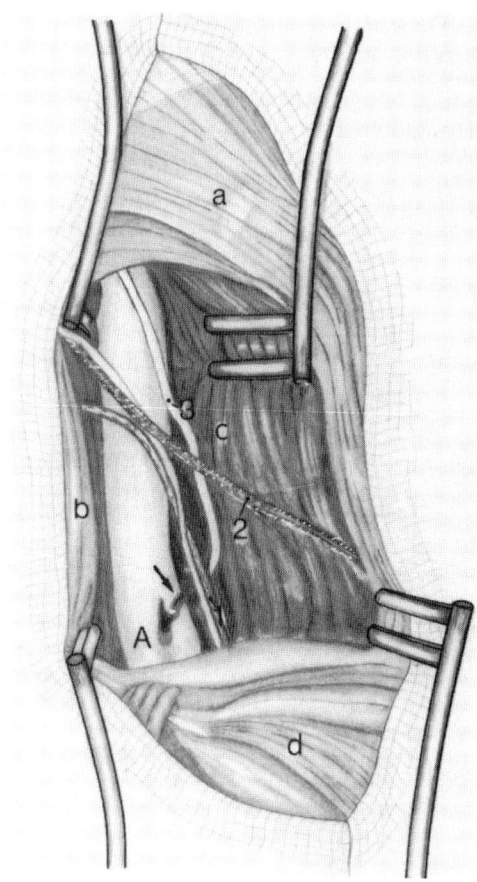

Abbildung 14.79
Suprakondyläre Fraktur mit einseitig langer Bruchfläche; interfragmentäre Kompression mit Kortikalisschraube, Rotationsstabilisierung mit Bohrdraht; Schema

Abbildung 14.80
Y-Fraktur; Osteosynthese mit transkondylärer Zugschraube und medialer Neutralisationsplatte; Schema

Abbildung 14.81 Situation im Bereich des For. supracondylare nach Osteotomie des Knochenstegs
A Humerus, mittleres und distales Schaftdrittel
a M. pectoralis descendens; **b** M. triceps brachii; **c** M. biceps brachii; **d** Karpal- und Zehenbeuger
1 N. medianus und A. brachialis; **2** V. brachialis; **3** N. musculocutaneus

Bei der Katze ziehen auf der medialen Seite der N. medianus und die A. brachialis durch das For. supracondylare. Um sie vor einer Verletzung durch das Anbringen einer Platte zu schützen, sind Nerv und Gefäß nach Entfernen des schmalen, das Foramen medial begrenzenden Knochenstegs, vorzulagern (Abb. 14.81). Die Platte wird darunter gelegt.

Am Oberarm der Katze können Platten auch lateral angebracht werden, weil die Außenfläche des Humerus relativ plan ist. Beim Hund ist das Anmodellieren einer Platte lateral komplizierter durch den hier tiefen Sulcus m. brachialis, der eine stärkere Biegung und Schränkung erfordert.

● **Vorgehen bei fragmentiertem Proc. coronoideus medialis ulnae und/oder Osteochondrosis dissecans der Trochlea humeri bzw. Ruptur oder Ausriß des Lig. collaterale mediale (Lagerung siehe Abb. 14.69):** Der Schnitt verläuft gerade vom Epicondylus medialis etwa 3 cm über die Gelenkspalte hinaus nach distal. In gleicher Länge wird die tiefe Faszie durchtrennt und gespreizt (Abb. 14.82).

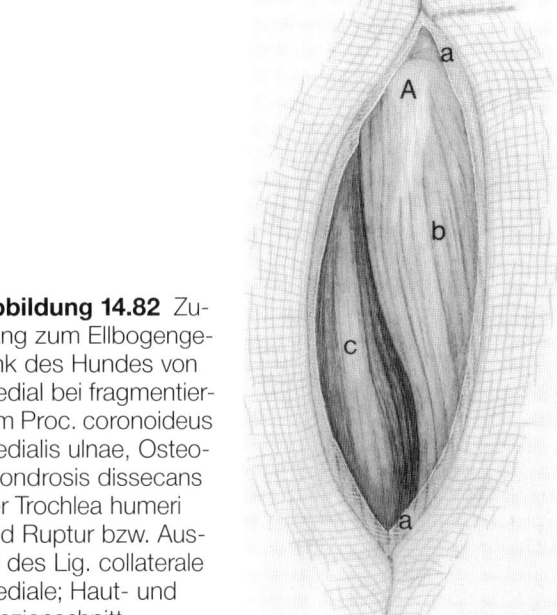

Abbildung 14.82 Zugang zum Ellbogengelenk des Hundes von medial bei fragmentiertem Proc. coronoideus medialis ulnae, Osteochondrosis dissecans der Trochlea humeri und Ruptur bzw. Ausriß des Lig. collaterale mediale; Haut- und Faszienschnitt

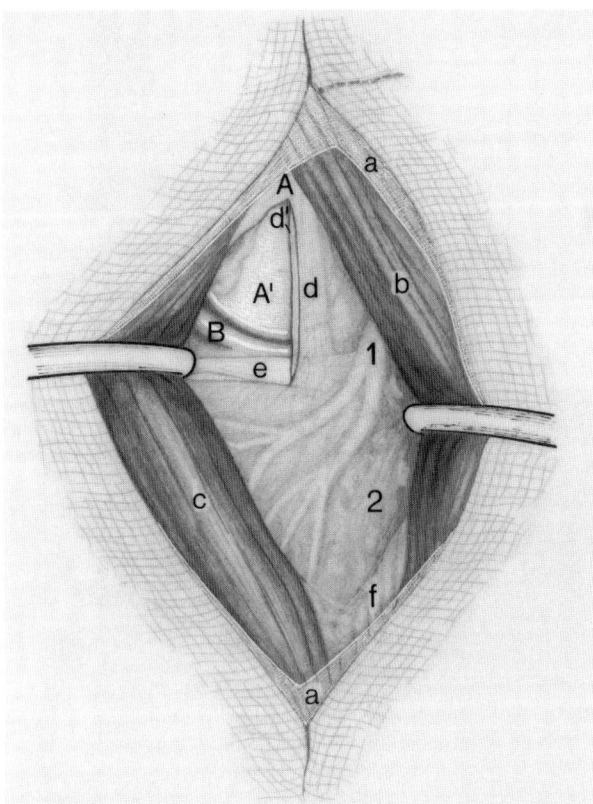

Abbildung 14.83 Haut, Faszie und M. pronator teres sowie M. flexor carpi radialis gespreizt: Gelenkkapsel wird kaudal des Lig. collaterale mediale durchtrennt

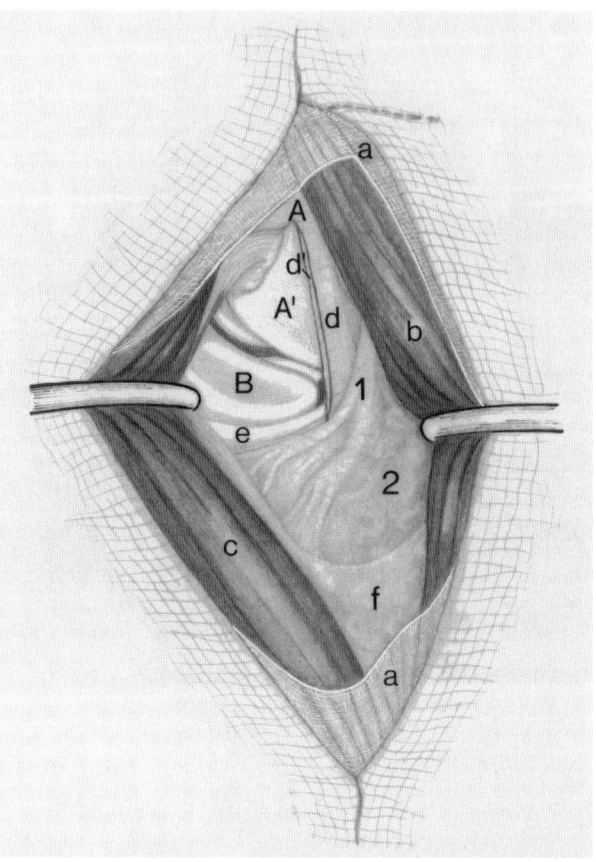

Abbildung 14.84 Situation nach Inzision der Gelenkkapsel und Erweiterung der Gelenkspalte
A Epicondylus medialis humeri; **A'** Trochlea humeri; **B** Proc. coronoideus med.
a Fascia antebrachii medialis; **b** M. pronator teres; **c** M. flexor carpi radialis; **d** Lig. collaterale mediale; **d'** Schnittkante am kaudalen Rand; **e** Lig. anulare radii; **f** Bindegewebe über Gefäße und Nerven
1 N. medianus mit seinen Ästen; **2** lockeres Bindegewebe über A. und V. mediana

● **Weiteres Vorgehen bei fragmentiertem Proc. coronoideus medialis ulnae und/oder Osteochondrosis dissecans der Trochlea humeri:** Die Muskelspalte zwischen M. pronator teres und M. flexor carpi radialis wird stumpf gespreizt und dann in der Tiefe die Gelenkkapsel längs am Kaudalrand des Lig. collaterale mediale inzidiert (Abb. 14.83). Hierbei sind die Äste des N. medianus und das Lig. anulare radii zu schonen. Durch Innenrotation des Unterarms und Hebeln der Gliedmaße über die Tischkante wird die Gelenkspalte erweitert und das mediale Coronoid sichtbar (Abb. 14.84). Bei ungenügender Darstellung darf das Lig. collaterale mediale eingeschnitten werden. Das Coronoid wird kaudal der vorliegenden Frakturlinie mit dem Meißel abgeschlagen und exstirpiert.

Bei Osteochondrosis dissecans wird die von der Trochlea humeri losgelöste Knorpelschuppe mit dem Skalpell soweit mobilisiert, daß sie mit der Mosquitoklemme gefaßt und entfernt werden kann. Die Defektränder werden mit der Kürette geglättet.

● **Weiteres Vorgehen bei Ruptur des Lig. collaterale mediale:** Das Seitenband ist dargestellt, wenn der M. flexor digitalis profundus im Muskelspalt vom M. flexor digitalis superficialis und/oder dem M. flexor carpi radialis getrennt und gespreizt wird.

Naht des Bandes mit atraumatischem, langsam resorbierbarem Material.

Bei Bandausriß: Reinsertion des nach Bunnel oder Krichmayer-Kessler durchflochtenen Bandes durch Verankerung des Fadens in einem quer durch den Epicondylus medialis gebohrten Kanal oder Knüpfen der Fadenenden über einer kurzen, senkrecht zur Knochenoberfläche eingedrehten Schraube. Bei knöchernem Bandausriß Fixation des Fragments mit einer Schraube (und Unterlegscheibe mit Spitzen) oder zwei divergierenden Bohrdrähten.

Wundverschluß ❏ Naht der Gelenkkapsel bzw. des M. anconaeus ggf. auch des inzidierten Seitenbandes, bei der Katze Naht des M. triceps brachii (kurze Portion des Caput mediale) mit Knopfheften (resorbierbares Material). Die Wundränder der tiefen Faszie – bei der Katze des M. tensor fasciae antebrachii – und der oberflächlichen Faszie werden getrennt mit Knopfheften (resorbierbares Material) adaptiert. Hautnaht.

Nachbehandlung ❏ Die Wunde sollte für 2 bis 3 Tage mit einem die Pfote einbeziehenden Verband geschützt werden.

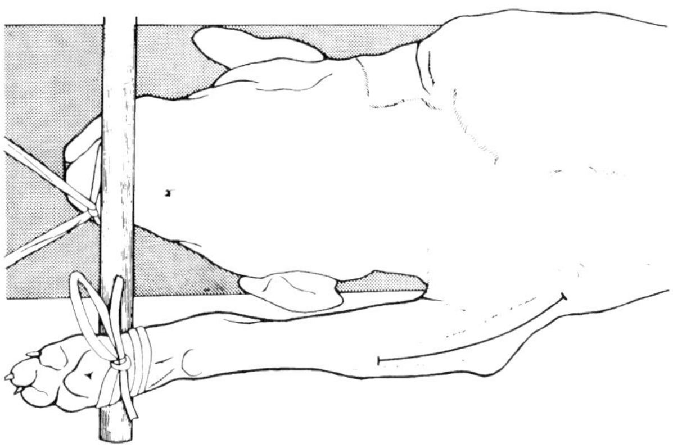

Abbildung 14.85 Lagerung und Hautschnittführung für kombinierten Zugang von medial und lateral

Zugang zum Ellbogengelenk von kaudal mit Osteotomie der Ulna

Allgemeines: Der Zugang ist mit einer zusätzlichen Traumatisierung des Gelenks verbunden. Er sollte deshalb nur bei Frakturen gewählt werden, die mit dem Zugang zum Ellbogengelenk von medial nicht ausreichend darstellbar sind.

Indikation ❏ Rekonstruktion der Gelenkwalze des Humerus bei bikondylären (Y-, T-)Frakturen mit kurzen distalen Fragmenten oder unübersichtlichen Splitterbrüchen und bei in Fehlstellung geheilter Fraktur.

Instrumente ❏ Osteosynthesebesteck, oszillierende Knochensäge oder GIGLI-Säge.

Vorbereitung ❏ Rückenlage. Die zu versorgende Gliedmaße ist leicht nach kranial gezogen und im Ellbogengelenk angebeugt auf einem Bügel zu fixieren. Die andere Schultergliedmaße wird seitlich dem Thorax anliegend nach kaudal gezogen und angebunden (Abb. 14.85).

Vorgehen ❏ Der Hautschnitt ist kaudal über dem ellbogengelenknahen Drittel des Ober- und Unterarms etwas medial von der Mitte zu legen. Die Schnittführung über dem Ellbogengelenk sollte im leichten Bogen zwischen dem Epicondylus medialis und dem Olekranon erfolgen. Im gleichen Verlauf ist die subkutane Faszie zu inzidieren. Nach ausgiebiger Mobilisierung kann der kaudale Wundrand bis über die Crista supracondylaris lateralis zur Seite gezogen werden.

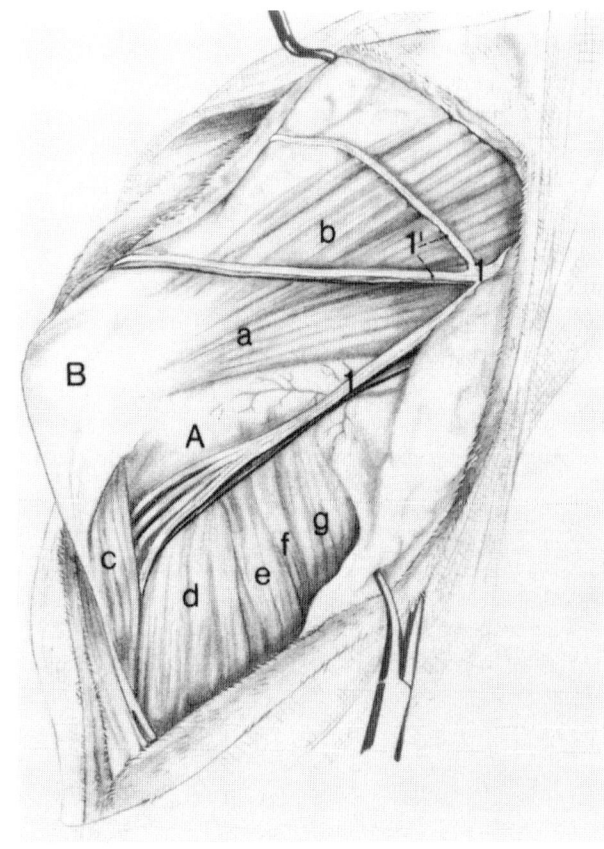

Abbildung 14.86 Zugang zum Ellbogengelenk von medial; Haut und Faszie gespreizt
A Epicondylus medialis humeri; **B** Tuber olecrani
a Caput mediale des M. triceps brachii; **b** Caput longum des M. triceps brachii; **c** M. flexor carpi ulnaris; **d** M. flexor digitalis superficialis; **e** M. flexor digitalis profundus; **f** M. flexor carpi radialis; **g** M. pronator teres
1 N. ulnaris, **1′** seine Hautäste (N. cutaneus antebrachii caudalis)

Die Fascia brachii wird an der kranialen Kante des Caput mediale des M. triceps brachii inzidiert (Abb. 14.86), der N. ulnaris und die ihn begleitenden Gefäße werden isoliert und nach distal gezogen. Schließlich ist das Caput mediale zwischen dem Epicondylus medialis und dem Olekranon zu mobilisieren. Jetzt wird die im Ellbogengelenk leicht gebeugte Gliedmaße etwas gekantet, um die Präparation an der lateralen Fläche zu erleichtern.

An der kranialen Kante des Caput laterale des M. triceps brachii ist die Fascia brachii zu inzidieren und das Caput laterale zwischen Crista supracondylaris lateralis und Olekranon zu unterminieren (Abb. 14.87).

Abhängig davon, wie der abzusetzende Teil des Olekranons wieder adaptiert werden soll, sind zunächst die Kanäle für die Bohrdrähte bzw. das Gewindeloch für die Schraube zu bohren. Danach wird das Olekranon oberhalb des Proc. anconaeus mit der Säge durchtrennt.

Der M. triceps brachii wird mit dem abgesetzten Teil des Olekranons nach proximal geklappt und das Gelenk – soweit erforderlich – mit einem Schnitt durch den M. anconaeus und die ihm anliegende Gelenkkapsel parallel zum Epicondylus medialis geöffnet (Abb. 14.88). Die über den Epicondylus medialis ziehenden Äste der A. und V. collateralis ulnaris sollten dargestellt und geschont werden, wenn der M. anconaeus zur Seite gezogen und der Unterarm im Ellbogengelenk abgebeugt wird.

Nach Fixation der Fragmente sollten zunächst die Wundränder des M. anconaeus mit Knopfheften (resorbierbares Material) adaptiert und damit

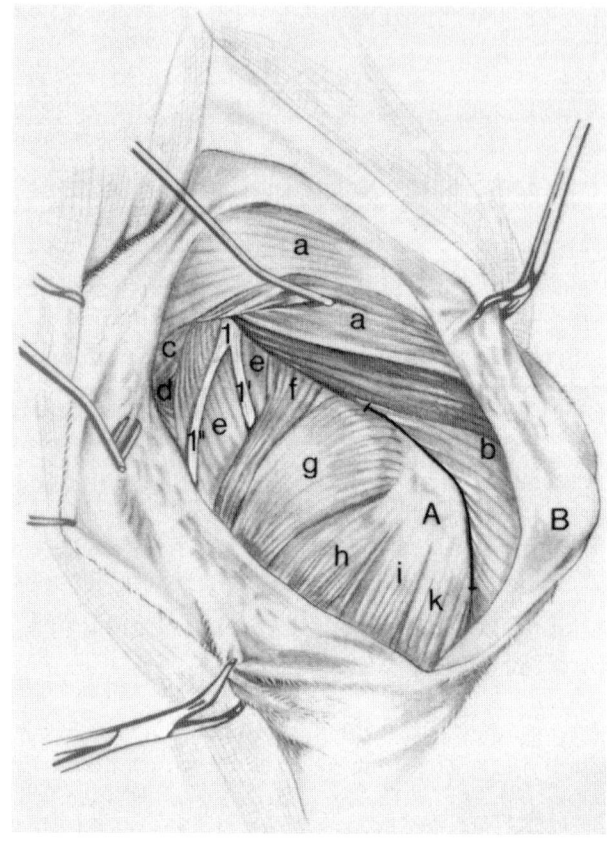

Abbildung 14.87 Zugang zum Ellbogengelenk von lateral; Haut- und Faszienschnitt (Hund)
A Epicondylus lateralis humeri; **B** Tuber olecrani
a M. triceps brachii, Caput laterale; **b** M. anconaeus (mit Schnittführung zur Öffnung der kaudolateralen Ausbuchtung des Ellbogengelenks); **c** M. cleidobrachialis; **d** M. biceps brachii; **e** M. brachialis; **f** M. brachioradialis (supinator longus); **g** M. extensor carpi radialis; **h** M. extensor digitalis communis; **i** M. extensor digitalis lateralis; **k** M. extensor carpi ulnaris
1 N. radialis, **1'** Ramus profundus

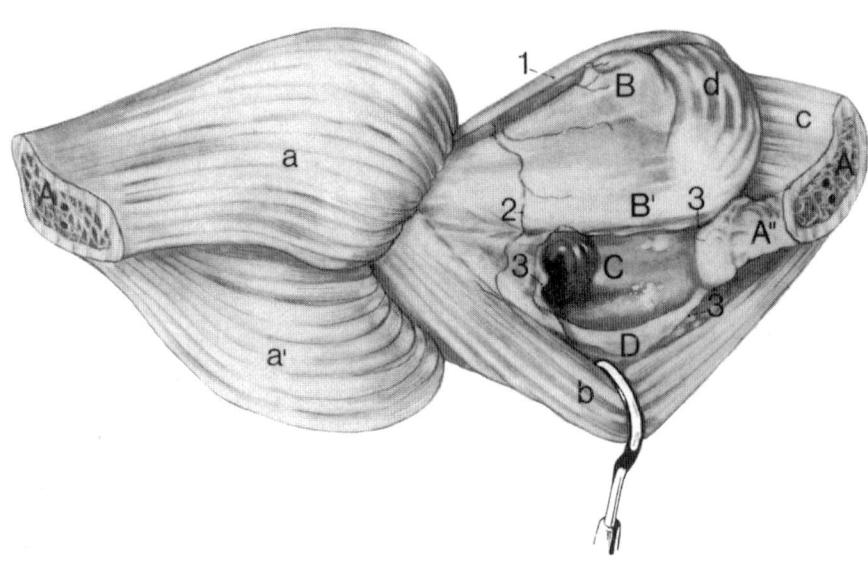

Abbildung 14.88 Zugang zum Ellbogengelenk von kaudal mit Osteotomie der Ulna
A Olekranon, proximale, **A'** distale Osteotomiefläche mit jeweils 2 Bohrlöchern; **A''** Proc. anconaeus olecrani; **B** Trochlea humeri mit Bandhöcker, **B'** Epicondylus medialis humeri; **C** Fossa olecrani; **D** Epicondylus lateralis humeri
a M. triceps brachii, Capita longum et mediale, **a'** Caput laterale; **b** M. anconaeus; **c** Ulnakopf des M. flexor carpi ulnaris; **d** Humerusköpfe der Zehen- und Karpalbeuger
1 N. ulnaris; **2** Vene aus der Fossa olecrani; **3** Rand der Gelenkkapsel

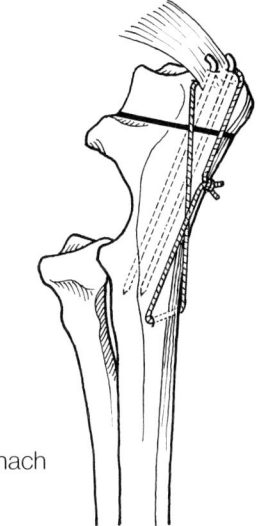

Abbildung 14.89 Zuggurtung nach Osteotomie des Tuber olecrani; Schema

die Gelenkkapsel geschlossen werden. Anschließend ist der abgesetzte Teil des Olekranons zu reponieren und zu fixieren (Abb. 14.89).

Wenn die osteotomierte Ulna rekonstruiert ist, werden die Wundränder der tiefen Faszie am Rand des M. triceps brachii auf der lateralen und medialen Seite mit Knopfnähten (resorbierbares Material) adaptiert. Nach Rückverlagerung der über das Olekranon gezogenen Haut wird bei gering gestreckter Gliedmaße die subkutane Faszie und schließlich die Hautwunde mit Knopfheften (resorbierbares Material) versorgt.

Nachbehandlung ❑ Die Wunde sollte für 2 bis 3 Tage durch Gaze und mit einem die Pfote einbeziehenden Verband geschützt werden.

Arthrodese des Ellbogengelenks

Indikation ❑ Irreparabel polytraumatisiertes Gelenk; Arthropathia deformans; chronische Luxatio antebrachii; angeborene oder erworbene Fehlstellung.

Instrumente ❑ Osteosynthesebesteck; Goniometer; oszillierende Säge.

Vorbereitung ❑ Bestimmung des individuellen, physiologischen Ellbogengelenkstandwinkels an der belasteten gesunden Gliedmaße.

Der Patient ist in Seitenlage auszubinden. Die zu versorgende, oben liegende Gliedmaße wird parallel zur Fläche des Operationstisches unter Vermeiden einer Achsenabweichung mit kleinen Sandsäcken abgepolstert. Anschließend wird sie im Bereich des Karpus–Metakarpus im Höhenniveau der Unterlagen an einem beweglichen Metallbügel fixiert, damit sie der jeweiligen Situation entsprechend im gewünschten Winkel gelagert werden kann (Abb. 14.90).

Vorgehen ❑ Der bogenförmige Hautschnitt wird über die distale Humerushälfte, das Ellbogengelenk und die proximale Hälfte der Ulna geführt. Er verläuft lateral etwa in der Mitte des Humerusschaftes am lateralen Kranialrand des Caput longum des M. triceps brachii und wird kaudolateral parallel zur Crista supracondylaris lateralis humeri über das Olekranon bis zur Mitte des Ulnaschaftes geführt. Nach Durchtrennen der subkutanen Faszie und Abdecken der Wundränder mit einem Gazestreifen erfolgt die Inzision der Fascia antebrachii und weiter proximal der Fascia brachii lateralis (Abb. 14.91). Der Condylus humeri wird damit zur Fixation durch eine Repositionszange zugänglich, wobei eine Quetschung des dort über den M. brachialis verlaufenden N. radialis zu vermeiden ist (siehe Abb. 14.62). Nach subperiostalem Absetzen des M. anconaeus von seinem Ansatz am Olekranon werden der M. extensor carpi ulnaris in seinem sehnigen Ursprung am Epicondylus lateralis humeri sowie das Lig. collaterale laterale des Ellbogengelenks durchtrennt. Nachdem medial des Ellbogengelenks der N. ulnaris isoliert und mit einem Silikonbändchen (Ethi-

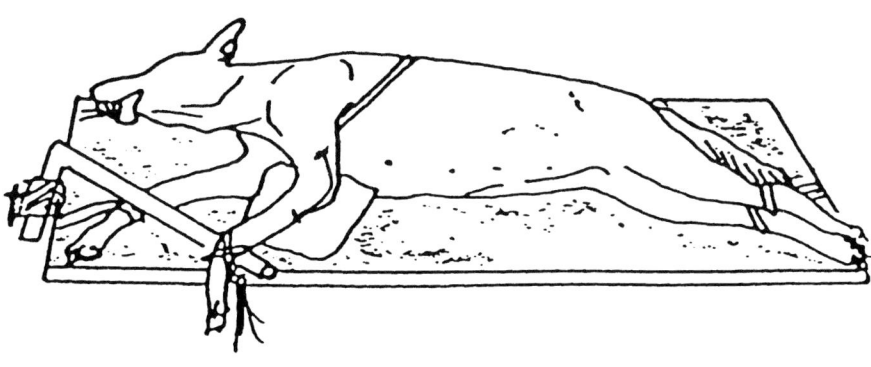

Abbildung 14.90 Lagerung des Hundes zur Arthrodese des Ellbogengelenks
Zu versorgende Gliedmaße obenliegend, Fixation im Bereich des Karpus – Metakarpus an beweglichem Metallbügel im Höhenniveau der Unterlagen

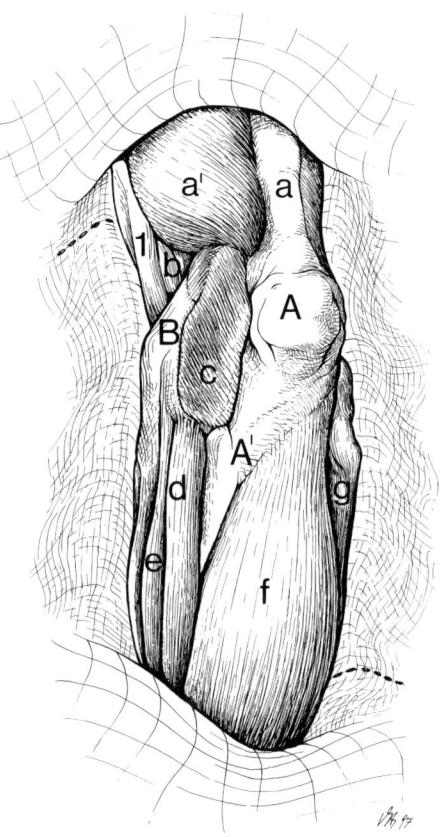

Abbildung 14.91 Linker Ellbogen des Hundes, kaudale Ansicht; Haut und Faszien gespreizt.
A Tuber olecrani, **A′** Basis olecrani; **B** Epicondylus humeri lateralis, proximal davon die Crista epicondyli lateralis
a Caput longum, **a′** Caput laterale des M. triceps brachii; **b** M. brachialis; **c** M. anonaeus; **d** M. extensor carpi ulnaris; **e** M. extensor digitalis lateralis; **f** M. flexor carpi ulnaris; **g** M. flexor digitalis superficialis
1 N. radialis, unter der Fascia brachii verdeckt

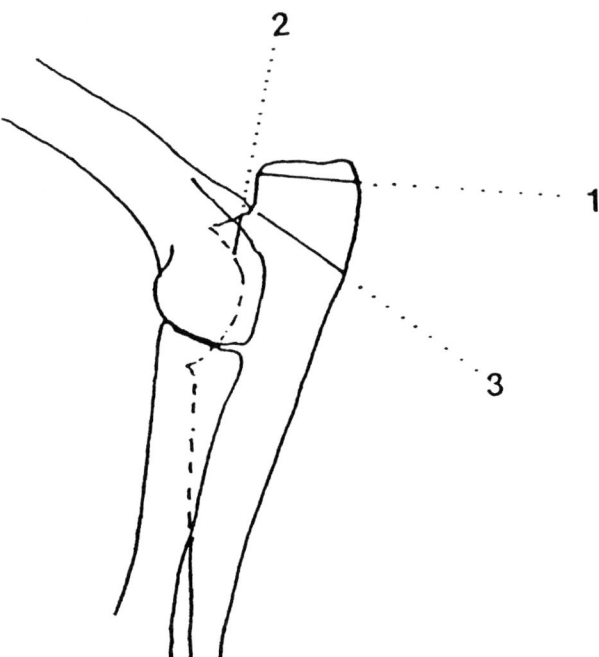

Abbildung 14.92 Schematische Darstellung der Vorgehensweise beim Zugang zu den Gelenkflächen, Aufbereiten des Plattenlagers und Gewinnen des Ausfüllfragments
Schnittführung:
1. Osteotomie der Insertionsstelle des M. triceps brachii
2. Osteotomie des Proc. anconaeus
3. Osteotomie nach Lagerung im vorgesehenen Arthrodesewinkel

loop®) angeschlungen wird, können der M. flexor carpi ulnaris medial und der M. extensor carpi ulnaris lateral vom proximalen Viertel der Ulna gelöst werden. Die nun durchgeführte transversale Osteotomie des Olekranons (Abb. 14.92/1) muß distal des Trizepsansatzes am Tuber olecrani erfolgen. Damit kann der M. triceps brachii mit seiner Insertion nach dorsal verlagert und das Ellbogengelenk aufgeklappt werden.

Nun wird der Gelenkknorpel an Radius, Ulna und Humerus mit Hilfe einer oszillierenden Säge, einer Knochenfräse (z.B. HALL Drill®) und eines scharfen Löffels sorgfältig entfernt. Es folgt eine Osteotomie des Proc. anconaeus ulnae etwa im Bereich seiner Basis (Abb. 14.92/2), bevor der Gelenkknorpel der vorgesehenen Fusionsflächen bis auf das subchondrale Knochengewebe abge-

tragen wird. Humerus und Ulna werden nun im vorgesehenen Winkel (Standwinkel der gesunden Gliedmaße) gelagert und die Platte der Kontur der Kaudalfläche von Humerus und Ulna vorläufig angepaßt. Anhand der Schraubenlochpositionen ist darauf zu achten, daß mindestens drei Schrauben proximal der Fossa olecrani im Humerusschaft fixiert werden können. Nach der Ostektomie des das Plattenlager überragenden Olekranon (Abb. 14.92/3) muß die korrekte Plattenposition endgültig überprüft werden. Das aus dem Olekranon entnommene Knochenstück (Transplantat) wird nun dem im Bereich der Fossa olcerani verbleibenden Hohlraum mit Hilfe der Hohlmeißelzange nach LÜER angepaßt (Abb. 14.93). Von der Fossa olecrani her wird die Humerusmarkhöhle durch mehrere 1 mm weite Bohrungen eröffnet, um die Revaskularisation des Ausfüllfragments zu erleichtern.

Nach vorläufiger Fixation der Platte mit Haltezangen erfolgt das Anlegen der Bohrlöcher

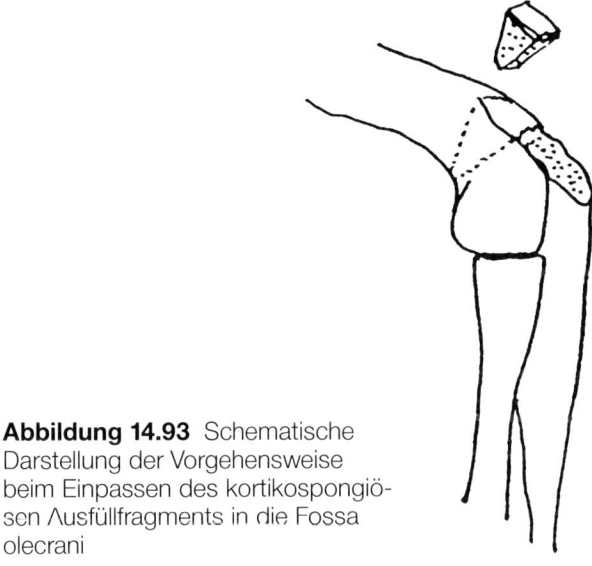

Abbildung 14.93 Schematische Darstellung der Vorgehensweise beim Einpassen des kortikospongiösen Ausfüllfragments in die Fossa olecrani

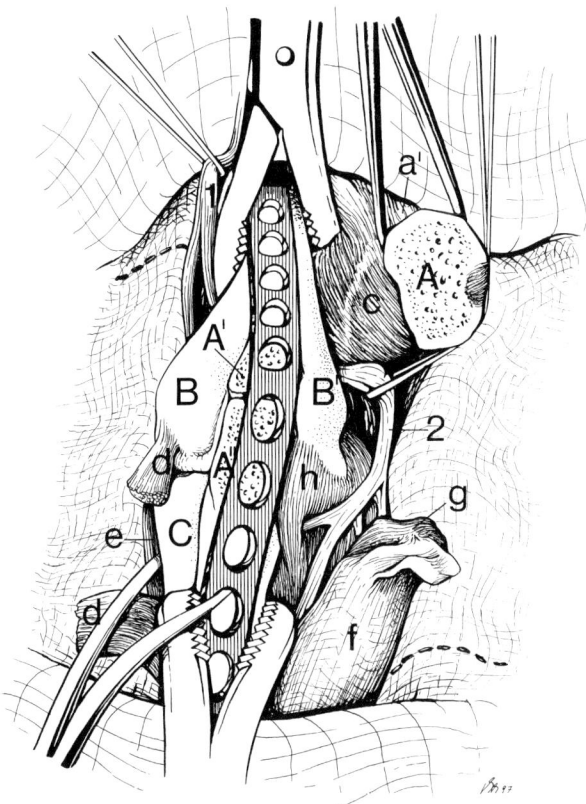

(Abb. 14.94). Zuerst werden für die das Humeroulnargelenk kreuzenden Zugschrauben die Gleit- und Gewindelöcher gebohrt und die Schrauben eingedreht. Die Zugschrauben werden vorübergehend gelöst, um beim exzentrischen Besetzen der benachbarten Schraubenlöcher eine Kompressionswirkung im Arthrodesespalt zu erreichen. Anschließend werden die Zugschrauben maximal eingedreht und alternierend die restlichen Schraubenlöcher in neutraler Position besetzt, z. B. bei Verwendung einer 10-Loch-DC-Platte (Abb. 14.95). Das Ausfüllfragment wird im vierten proximalen Schraubenloch durch eine Stellschraube (2,7 oder 3,5 mm) fixiert. Abschließend sollte der M. triceps brachii mit dem Tuber olecrani kaudomedial am Condylus humeri neben der Platte durch Zuggurtung oder Zugschraube und parallel gedrilltem KIRSCHNER-Bohrdraht reinseriert werden.

Wundverschluß ❏ Soweit möglich wird der Scheitelpunkt der Platte im Ellbogenbereich nach Schwenken des vom Olekranon abgesetzten M. anconaeus gedeckt und mit dem Caput humerale des M. flexor carpi ulnaris vernäht. Nach Fasziennaht und Unterhautnaht mit Knopfheften (langsam resorbierbarer Faden) erfolgt die Hautnaht.

Nachbehandlung ❏ Verband für die Dauer von 8 bis 10 Tagen, Verbandwechsel abhängig von der Situation. Bewegungseinschränkung für 8 Wochen; nach knöchernem Gelenkdurchbau (4–6 Monate) Implantatentfernung.

Abbildung 14.94 Linker Ellbogen des Hundes, kaudale Ansicht; Olekranon abgesetzt, Fossa olecrani mit Knochenfragment gefüllt, 10-Loch-DC-Platte mit Haltezangen fixiert.
A Tuber olecrani, abgesetzt und hochgeklappt, **A′** Basis olecrani, **A′′** Knochenscheibe aus dem Olekranon in die Fossa olecrani implantiert; **B** Epicondylus humeri lateralis, **B′** Epicondylus humeri medialis; **C** Kaudalrand des Radius
a′ Caput laterale des M. triceps brachii; **c** M. anonaeus; **d** M. extensor carpi ulnaris, durchtrennt; **e** M. extensor digitalis lateralis; **f** M. flexor carpi ulnaris mit **g** M. flexor digitalis superficialis, abgelöst; **h** M. flexor digitalis profundus
1 N. radialis; **2** N. ulnaris

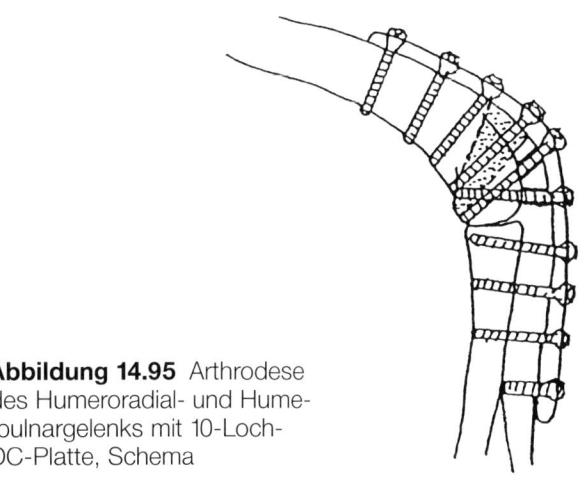

Abbildung 14.95 Arthrodese des Humeroradial- und Humeroulnargelenks mit 10-Loch-DC-Platte, Schema

Unterarm

Operation eines Tyloms und Hygroms am Ellbogen

Indikation ❏ Chronische Entzündung der Haut und/ oder des Schleimbeutels, bisweilen mit Fistelbildung; Tylom.

Vorbereitung ❏ Rückenlage mit vorgezogener Vordergliedmaße.

Vorgehen ❏ Die Liegeschwiele wird mit dem Skalpell umschnitten und die veränderte Haut abgetragen. Die Fascia profunda wird von den Hautheften miterfaßt. Ggf. können zur festeren Anlagerung der Haut an die tiefe Faszie Achternähte von Vorteil sein. Eine Drainage sollte eingelegt werden (Abb. 14.96).

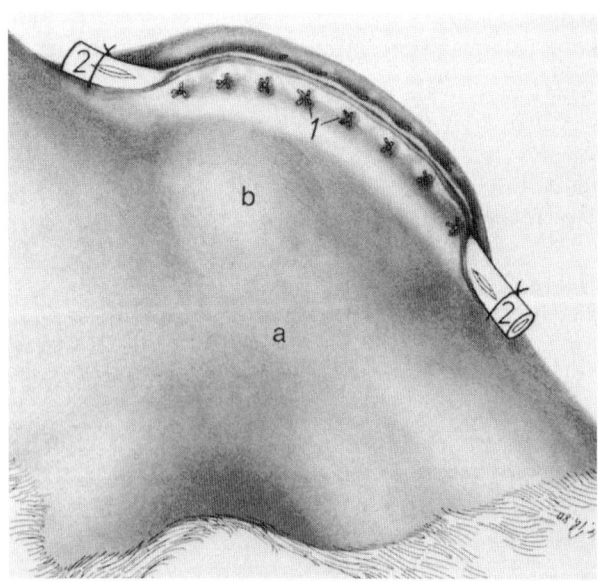

Abbildung 14.96 Drainage nach Entfernen eines Tyloms

Beim Hygrom erfolgt die Schnittführung durch die Haut medial des Olekranons. Die häufig gekammerte Bursa olecrani wird exstirpiert. Dann wird ein ellipsenförmiger Hautstreifen so breit ausgeschnitten, daß die Haut nach der Naht dem Olekranon anliegt. Ein Drain wird eingelegt und die tiefe Faszie, evtl. durch Achternähte, in die Hautnaht einbezogen. Anstelle eines Drains im medialen Wundbereich können durch Stichinzisionen Drains beiderseits des Olekranons eingelegt und an die Haut genäht werden (Abb. 14.97).

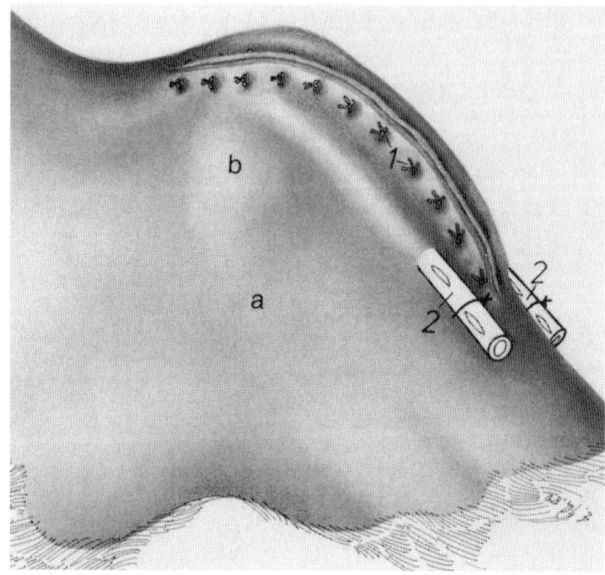

Abbildung 14.97 Drainage nach Exstirpation eines Hygroms
a mediale Seite des Ellbogengelenks; **b** Olekranon
1 rückläufige Hautnaht; **2** REDON-Drain

Zum Andrücken der Haut an die Unterlage ist eine Decknaht mit Einlage einer wattegepolsterten Metallfolie vorteilhaft.

Nachbehandlung ❏ Polsterverband mit häufigem Wechsel für 3 Wochen. Weiches Lager. Chemotherapie. Entfernen der Drains der Situation entsprechend, spätestens nach 2 Wochen.

Zugang zum Radius von kranial

Indikation ❏ Fraktur; Wachstumsstörung.

Instrumente ❏ Osteosynthesebesteck, oszillierende Säge.

Vorbereitung ❏ Bei den meisten Operationen wird der Patient in Bauchlage ausgebunden. Die zu versorgende Gliedmaße wird etwas nach vorn gezogen fixiert. Der Kopf ist, nach dorsal abgebogen, mit einer Kieferschlinge an einem Bügel fixiert (Abb. 14.98 I).
Zur medialen Plattenosteosynthese kann der Patient in Seitenlage ausgebunden werden. Die unten liegende, verletzte Schultergliedmaße wird dabei nach vorne, die oben liegende nach hinten gezogen und befestigt. Bei Korrekturosteotomien, die mit einem Fixateur externe rekonstruiert werden, kann die Rückenlage und Aufhängung der zu versorgenden Gliedmaße an einem

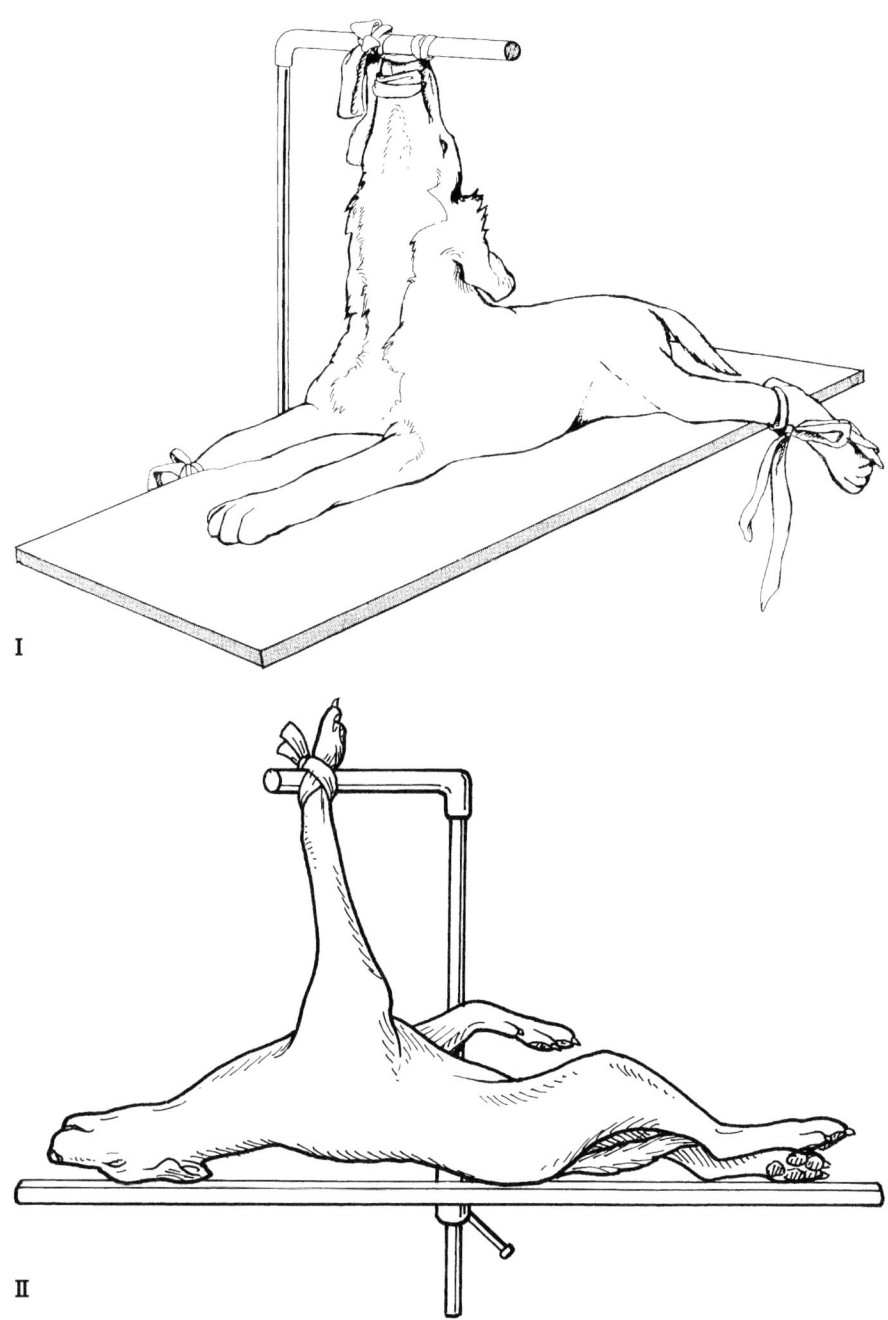

Abbildung 14.98 I, II
I Standardlagerung; II Lagerung für die Korrekturen mit Fixateur externe

I

II

Deckenhaken oder Bügel für die Achsenkorrektur vorteilhaft sein (Abb. 14.98 II).

Vorgehen ❏ Zur Darstellung der proximalen Schafthälfte wird der Hautschnitt kraniolateral vom Ellbogengelenk bis über das distale Drittel des Radius gelegt. In gleicher Länge wird die oberflächliche Faszie durchtrennt und mit der Haut gespreizt. Die Fascia antebrachii wird über dem M. extensor carpi radialis inzidiert (Abb. 14.99). Der M. extensor carpi radialis und der M. extensor digitalis communis werden im Muskelspalt getrennt, stumpf abgelöst und gespreizt (Abb. 14.100).

Zur Darstellung des proximalen Schaftdrittels werden der M. supinator und M. pronator teres subperiostal abgesetzt (Abb. 14.101, 14.102).

Zur Darstellung der distalen Hälfte des Radius wird der Hautschnitt kraniomedial vom proximalen Drittel bis über das Karpalgelenk gelegt. In gleicher Länge wird die oberflächliche Faszie durchtrennt und mit der Haut gespreizt (Abb. 14.103). Die Fascia antebrachii bzw. die Karpalfaszie wird über der medialen Kante des

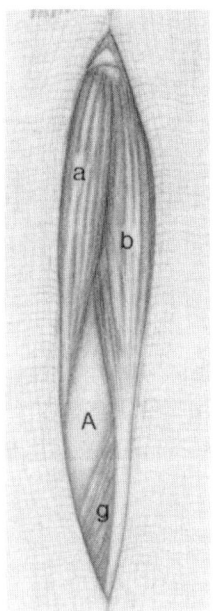
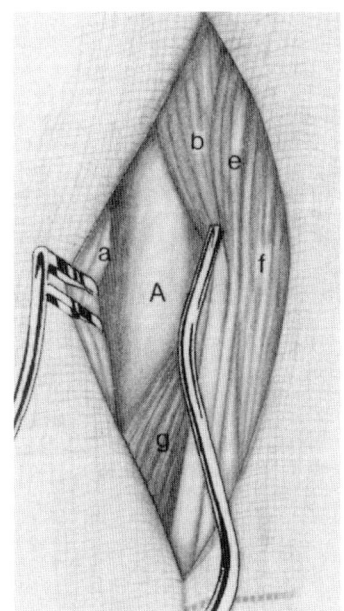
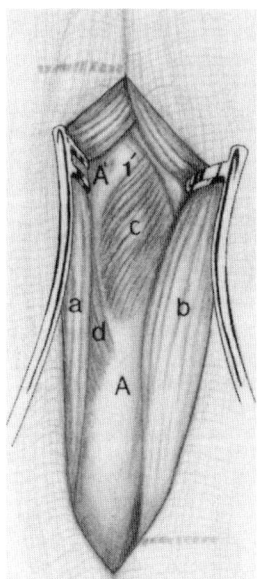
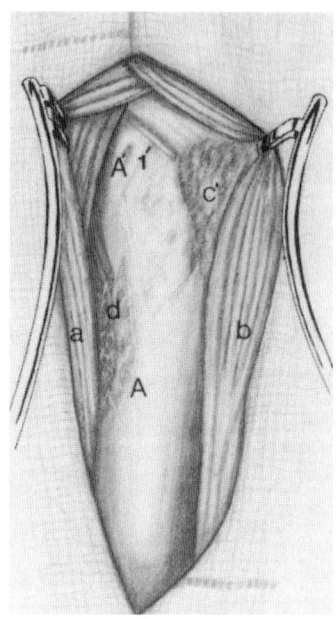

Abbildung 14.101 (links) Muskeln mit proximalem Schaftdrittel gespreizt (Legende bei Abbildung 14.99)

Abbildung 14.102 (rechts) Proximale Schafthälfte des Radius nach Ablösen des M. supinator und des M. pronator teres (Legende bei Abbildung 14.99)

Abbildung 14.99-14.102 Zugang zum Radius von kranial

Abbildung 14.99 (links) Proximale Schafthälfte des Radius, kraniolateral; Haut und Faszie gespreizt

Abbildung 14.100 (rechts) Muskeln über der Facies cranialis im mittleren Schaftdrittel des Radius gespreizt
A Radius, Facies cranialis
a M. extensor carpi radialis; **b** M. extensor digitalis communis; **c** M. supinator, **c'** Ansatzfläche am Radius; **d** M. pronator; **e** M. extensor carpi ulnaris; **f** M. extensor digitalis lateralis; **g** M. abductor pollicis longus

M. extensor carpi radialis und seiner Endsehne durchtrennt, die Wundränder werden gespreizt. Die V. cephalica, der M. abductor pollicis longus und die Sehne des M. extensor carpi radialis werden mobilisiert und abgehoben bzw. zur Seite gezogen (Abb. 14.104).

Weiteres Vorgehen bei Fraktur

Bei glatten Brüchen werden Blutkoagula und Gewebsreste von den Bruchflächen entfernt, die Fragmente reponiert und fixiert. Bei Trümmerbrüchen erfolgt eine indirekte Reposition ohne Darstellung der Bruchspalten unter Distraktion der Hauptfragmente. Im mittleren Schaftbereich wird die Fraktur mit einer an der nahezu planen Kranialfläche anmodellierten (Neutralisations-, Zuggurtungs-, Abstütz-)Platte versorgt (Abb. 14.105).

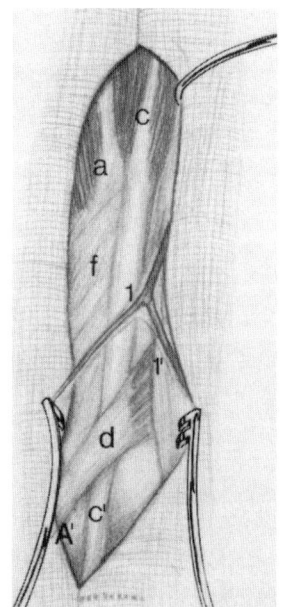
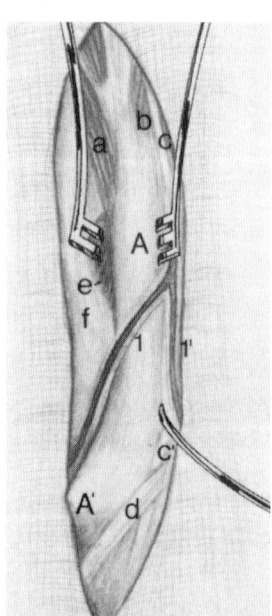

Abbildung 14.103 (links) Distales Drittel des Radius, kraniomedial; Haut und Faszie gespreizt

Abbildung 14.104 (rechts) Distales Drittel des Radius nach Inzision der Unterarmfaszie und Mobilisieren der Endsehne des M. extensor carpi radialis
A Radius, **A'** Proc. styloideus radii
a M. pronator teres; **b** M. supinator longus; **c** M. extensor carpi radialis, **c'** Endsehne; **d** M. abductor pollicis longus; **e** Caput radiale des M. flexor digitalis profundus; **f** Fascia antebrachii
1 V. cephalica, **1'** N. radialis, Muskelast für den M. extensor digitalis lateralis und den M. extensor carpi ulnaris

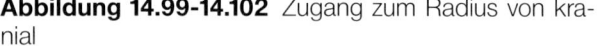

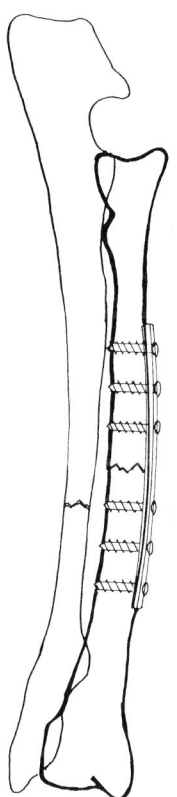 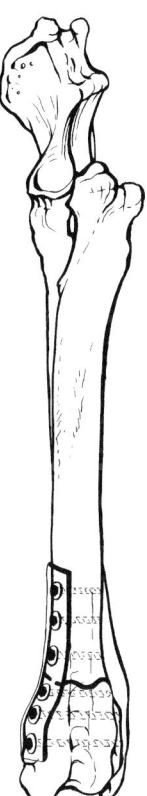 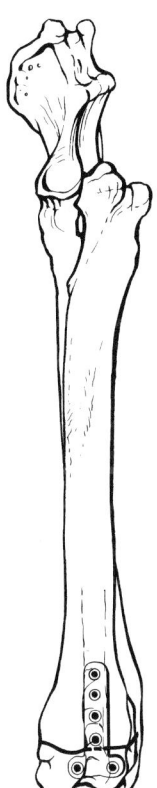 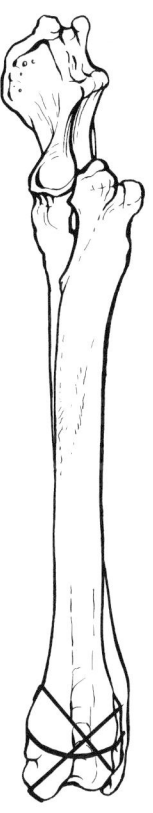 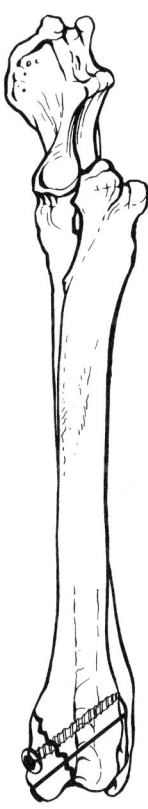

Abbildung 14.105
Querfraktur im
mittleren Schaft-
drittel, Osteosyn-
these mit Zug-
gurtungsplatte;
Schema

Abbildung 14.106
Querfraktur im di-
stalen Schaftdrittel
des Radius;
Osteosynthese
mit kraniomedial
fixierter Platte;
Schema

Abbildung 14.107
Distale Radius-
fraktur quer durch
die Sehnenrinne
des M. extensor
carpi radialis;
Osteosynthese
mit T-Platte,
Schema

Abbildung 14.108
Epiphysiolysis
distalis radii;
Osteosynthese
mit 2 KIRSCHNER-
Bohrdrähten
(Kreuzspickung);
Schema,

Abbildung 14.109
Fraktur des Proc.
styloideus radii
(med.); Osteo-
synthese mit Zug-
schraube und
KIRSCHNER-Bohr-
draht; Schema.

Bei distalen Schaftfrakturen empfiehlt es sich, die Platte medial anzubringen, wenngleich der Knochen hier nur eine schmale Auflage bietet (Abb. 14.106). Die mediale Plattenlage hat den Vorteil, daß die kranial verlaufenden Strecksehnen nicht beeinträchtigt werden. Bei wachsenden Tieren darf die Epiphysenfuge nicht mit der Platte überbrückt werden.

Bei Radiusquerfrakturen mit kurzem distalen Fragment wird eine T-Platte kranial in der Sehnenrinne des M. extensor carpi radialis angebracht (Abb. 14.107). Bei Epiphysiolysis distalis radii sollten die Fragmente mit zwei KIRSCHNER-Bohrdrähten fixiert werden. Dabei wird ein Bohrdraht vom Proc. styloideus radii nach proximolateral bis in die laterale Kompakta des Radius eingebracht. Der zweite Kirschner-Bohrdraht wird von medioproximal nach laterodistal in das kurze Fragment gedrillt (Kreuzspickung, Abb. 14.108).

Bei frakturiertem Proc. styloideus radii erfolgt eine interfragmentäre Kompression mit Zugschraube und bedarfsweise zusätzlichem KIRSCHNER-Bohrdraht zur Rotationsstabilisierung (Abb. 14.109).

Weiteres Vorgehen bei Wachstumsstörung

● **Radiusverkürzung ohne Verkrümmung (symmetrischer vorzeitiger Schluß der distalen – selten proximalen – Radiusfuge):** Beim ausgewachsenen Tier und geringer Längendiskrepanz zur Ulna kann der Radius in einer Sitzung verlängert werden. Nach Querosteotomie in Schaftmitte werden die Segmente bis zur Beseitigung der Ellbogeninkongruenz distrahiert und mit einer kranial angebrachten Platte fixiert. Der Knochendefekt wird mit autogener Spongiosa ausgefüllt. Alternativ

kann die Ulna mit einer proximalen Segmentresektionsosteotomie (s. Zugang zur Ulna im proximalen Drittel von kaudolateral) entsprechend gekürzt werden.

Bei ausgeprägter Stufenbildung im Ellbogengelenk empfiehlt sich eine Kombination dieser
beiden Verfahren oder eine allmähliche Radius-
verlängerung mit einem Fixateur externe. Dabei
werden die Segmente nach den Regeln der Kallusdistraktion 1 mm pro Tag auseinandergedrängt
(Abb. 14.110).

Beim noch wachsenden Tier wird die Kallusdistraktion mit externem Fixateur bevorzugt. Dabei
beginnt man schon einen Tag nach der Kortikotomie bzw. Osteotomie mit der Distraktion, damit
sich der Radius ausreichend dehnen läßt und
nicht vorzeitig konsolidiert. Liegt eine erhebliche
Stufe im Ellbogengelenk vor, muß die Inkongruenz darüber hinaus durch proximale Segmentre-
sektion der Ulna unter Sicht korrigiert werden
(Zugang zur Ulna im proximalen Drittel).

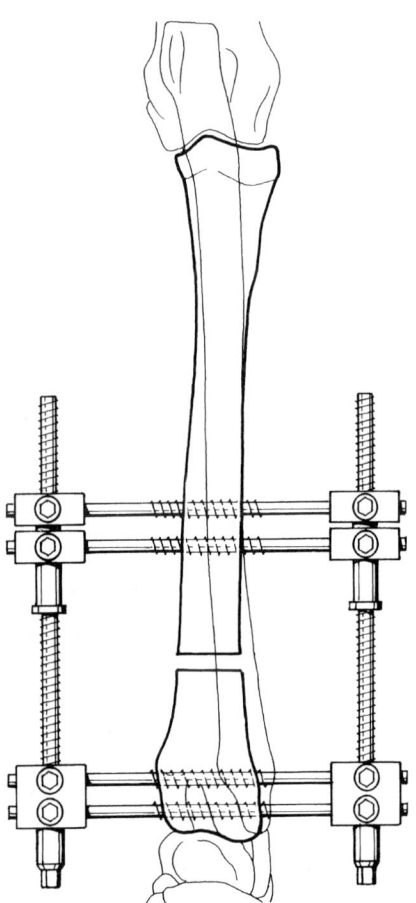

Abbildung 14.110 Verlängerungsosteotomie des Radius mit bilateralem Fixateur externe

In den meisten Fällen ist der Proc. coronoideus
medialis ulnae durch Überlastung frakturiert, so
daß dieser mit der Ulnaosteotomie oder über den
Zugang zum Ellbogengelenk von medial (s. S.
327) zu entfernen ist. Besteht eine erhebliche Verkürzung beider Ossa antebrachii, wird die Distraktion des Radius auch nach Korrektur der Ellbogeninkongruenz fortgesetzt. Bei noch offener
distaler Ulnafuge kann diese mit der Dehnung
des Radius gesprengt werden. Anderenfalls wird
eine distale Segmentresektionsosteotomie der
Ulna (s. Zugang zur Ulna im distalen Drittel)
durchgeführt, damit sich die Ulna der Radiuslänge dynamisch anpassen kann.

● **Radiusverkrümmung mit und ohne Verkürzung
(asymmetrischer – vorzeitiger – Schluß der distalen Radiusfuge):** Verkrümmungen mit lateraler
Deviation der Pfote im Sinne eines Carpus *valgus*
können auf einer Ulnaverkürzung durch vorzeitigen Schluß ihrer Epiphysenfuge oder auf einem
lateralen Trauma der distalen Radiusfuge beruhen.

Bei primärer Ulnaverkürzung erfolgt zunächst
eine distale Segmentresektionsosteotomie (s. Zugang zur Ulna im distalen Drittel). Danach wird
der Radius im Bereich seiner stärksten Krümmung mit einem parallel zur distalen Gelenkfläche verlaufenden Knochenschnitt durchtrennt.
Proximal davon erfolgt eine zweite Radiusosteo-
tomie, die parallel zur proximalen Gelenkfläche
liegt und lateral mit der distalen zusammentrifft.
So entsteht ein isolierter Knochenkeil, dessen
Größe der erforderlichen Achsenkorrektur entspricht und entfernt wird (Keilosteotomie,
Abb. 14.111). Soll die damit verbundene Knochenverkürzung vermieden werden, wird ein halb
so großer Keil unter bestmöglicher Weichteilscho-
nung reseziert und umgekehrt wieder eingesetzt
(Keilumkehrosteotomie, s. S. 68 f.).

Häufig muß bei der Valgusdeformität das distale Segment auch einwärtsgedreht werden, um
die begleitende Exorotation zu korrigieren. Die
Fixation erfolgt mit einer kranial anmodellierten
Platte, bei metaphysären Osteotomien mit zwei
gekreuzten Bohrdrähten, die zur Optimierung
der Stabilität und/oder zur Epiphysiodese medial
mit einer achterförmigen Drahtschlinge verbunden werden können (Abb. 14.112).

Soll der Radius in Verbindung mit der Achsenkorrektur verlängert werden, genügt ein Knochenschnitt, der parallel zur karpalen Gelenkebene des Radius verläuft. Nach Ausrichten der

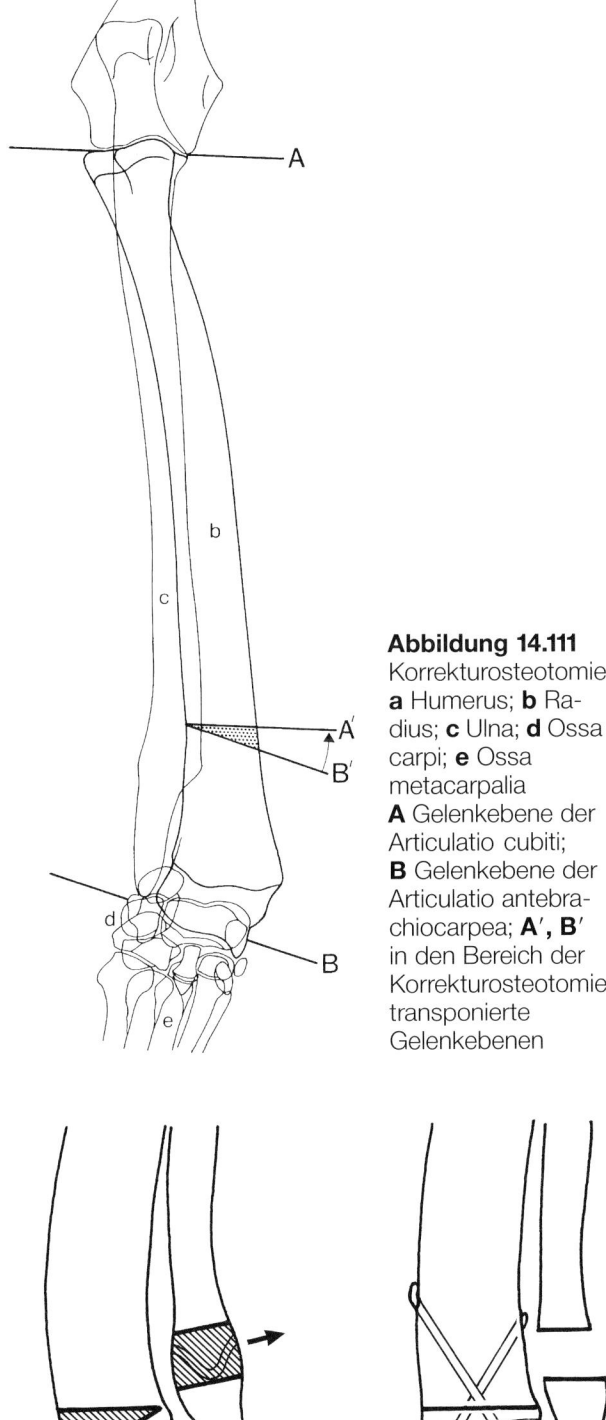

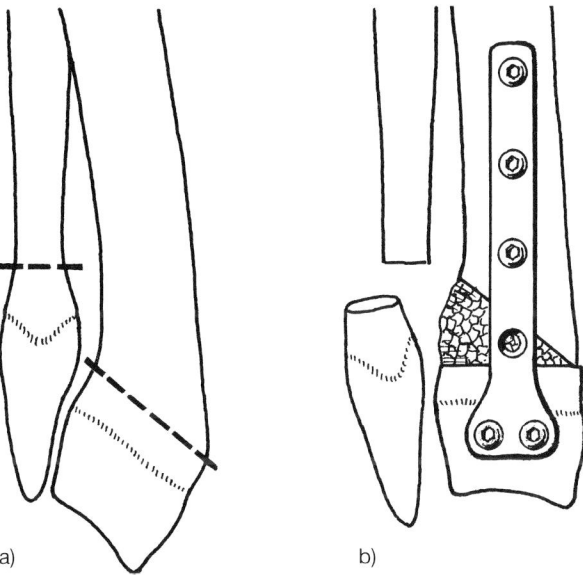

Abbildung 14.113 Plattenosteosynthese des Radius nach Osteotomie und Achsenkorrektur; keilförmiger Knochendefekt mit autogener Spongiosa ausgefüllt

Abbildung 14.111
Korrekturosteotomie
a Humerus; **b** Radius; **c** Ulna; **d** Ossa carpi; **e** Ossa metacarpalia
A Gelenkebene der Articulatio cubiti;
B Gelenkebene der Articulatio antebrachiocarpea; **A′**, **B′** in den Bereich der Korrekturosteotomie transponierte Gelenkebenen

Abbildung 14.112 Osteosynthese des Radius mit gekreuzten Bohrdrähten (und medialer Drahtschlinge) nach Carpus-valgus-Korrektur durch Keilosteotomie

Segmente verbleibt ein keilförmiger Knochendefekt, der im Anschluß an die Fixation mit autogener Spongiosa ausgefüllt wird. Die Fixierung kann mit einer Platte (in Gelenknähe T-Platte; Abb. 14.113) oder einem lateralen Fixateur externe erfolgen.

Beim Fixateur externe werden die peripheren Steinmann-Nägel (mit Mittelgewinde) noch vor der Osteotomie, jeweils parallel zur proximalen und distalen Gelenkebene gesetzt und später zueinander ausgerichtet. Das Verfahren bietet die Möglichkeit, auch nachträglich noch Achsenkorrekturen vorzunehmen, darüber hinaus den Radius bedarfsweise durch Kallusdistraktion zu verlängern.

Bei noch vorhandener Wachstumspotenz und nur geringer Valgusdeformität kommt eine (temporäre) Epiphyseodese in Betracht. Hierbei wird das Wachstum der distalen Radiusfuge kraniomedial mit einer Knochenklammer nach SCHEDE oder einer achterförmigen Drahtschlinge, die an zwei Schrauben ober- und unterhalb der Fuge verankert wird, gebremst (Abb. 14.114). Das Verfahren wird meistens mit einer distalen Segmentresektionsosteotomie der Ulna kombiniert (s. Zugang zur Ulna im distalen Drittel).

Die wesentlich seltenere *Varus*deformität nach medialer Verletzung der distalen Radiusfuge wird nach denselben Prinzipien korrigiert, jedoch in umgekehrter Richtung.

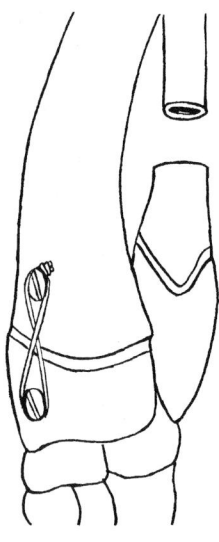

Abbildung 14.114 Arretierung des Längenwachstums mit Schrauben und Drahtschlinge; Schema

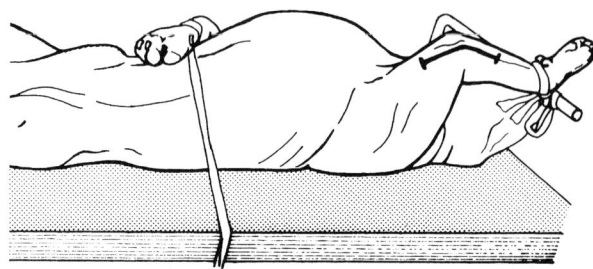

Abbildung 14.115 Lagerung und Hautschnittführung

Wundverschluß ❑ Wurden der M. supinator und/oder der M. pronator teres abgesetzt, sind sie mit Knopfheften (langsam resorbierbares Material) zu reinserieren. Wurde der M. abductor pollicis longus durchtrennt, sind die Wundränder, soweit möglich, mit Knopfheften (langsam resorbierbares Material) zu adaptieren.

Die Wundränder der tiefen und der oberflächlichen Faszie dürfen nur verschlossen werden, wenn eine spannungsfreie Adaptation möglich ist (Kompartmentsyndrom!). Hautnaht.

Nachbehandlung ❑ Die Wunde sollte für einige Tage durch aufgeklebte Gaze oder einen Verband geschützt werden. Bei nicht belastungsstabiler Rekonstruktion ist ein ruhigstellender Verband erforderlich.

Zugang zur Ulna im proximalen Drittel von kaudolateral

Indikation ❑ Apophysiolyse (Tuber olecrani), Fraktur des Olekranons, isolierter Proc. anconaeus, Wachstumsstörungen.

Instrumente ❑ Osteosynthesebesteck, oszillierende Säge.

Vorbereitung ❑ Der Patient ist in Rückenlage auszubinden. Die zu versorgende Gliedmaße wird im Ellbogengelenk abgebeugt etwas nach vorn gezogen und an einen Bügel gebunden (Abb. 14.115).

Um eine störende Lageveränderung des Patienten während der Manipulationen zu verhindern, wird die andere Schultergliedmaße nach hinten, der Brust- und Bauchwand anliegend, festgebunden.

Vorgehen ❑ Der Hautschnitt liegt über dem distalen Drittel des Oberarms und der proximalen Hälfte des Unterarms. Er wird zwischen Epicondylus lateralis humeri und Olekranon kaudal leicht bogenförmig über dem Gelenk und entlang der hinteren Kante der Ulna gelegt. In gleicher Länge werden die oberflächliche Faszie und das interfasziale Fettgewebe gespalten, mobilisiert und mit der Haut zur Seite gespreizt. Die tiefe Faszie wird zwischen dem M. extensor carpi ulnaris und dem M. flexor carpi ulnaris durchtrennt (Abb. 14.116). Der M. extensor carpi ulnaris wird stumpf mobilisiert und der M. flexor carpi ulnaris wegen des auf dem Periost verlaufenden N. ulnaris subperiostal abgelöst. Nach Spreizen der beiden Muskeln ist der proximale Abschnitt der Ulna dargestellt (Abb. 14.117). Koagula und Gewebereste werden von den Bruchflächen und ggf. aus dem Gelenk entfernt.

● **Weiteres Vorgehen bei Apophysiolyse (Tuber olecrani) und Quer- oder kurzer Schrägfraktur des Olekranons:** Das proximale Fragment wird reponiert, mit einer Zweipunktzange provisorisch fixiert und mit 2 Bohrdrähten am distalen Fragment adaptiert. Die Bohrdrähte sollten gleich weit von der hinteren Kante parallel und möglichst weit auseinander eingedrillt werden. Jeder Bohrdraht sollte etwa dreimal so lang wie das proximale Fragment sein. Bei der Fraktur des Olekranons wird ausreichend weit distal der Bruchstelle ein Bohrkanal gelegt und der Zuggurtungsdraht durchgezogen. Die Kreuzung des in Achtertour geführten Drahtes sollte distal des Frakturspalts liegen. Die Zuggurtung wird am proximalen Fragment einfach oder doppelt verdrillt.

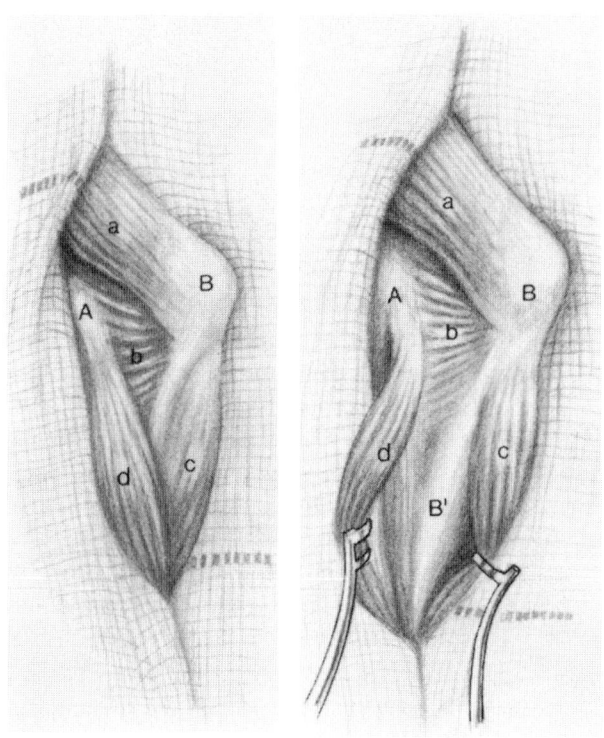

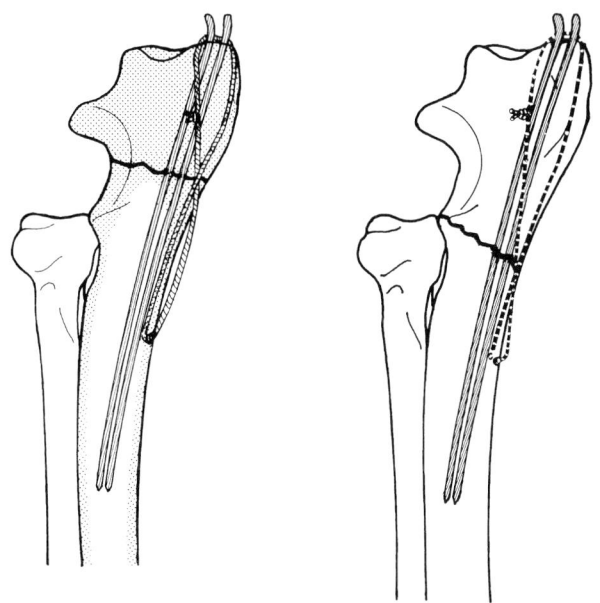

Abbildung 14.116-14.117 Zugang zur Ulna im proximalen Drittel von kaudolateral

Abbildung 14.116 (links) Haut und Faszie durchtrennt und gespreizt

Abbildung 14.117 (rechts) M. extensor carpi ulnaris und M. flexor carpi ulnaris mobilisiert und zur Seite gespreizt
A Epicondylus lateralis humeri; **B** Tuber olecrani; **B′** proximaler Abschnitt der Ulna
a Caput laterale des M. triceps brachii; **b** M. anconaeus; **c** M. flexor carpi ulnaris; **d** M. extensor carpi ulnaris

Abbildung 14.118 (links) Fraktur des Olekranons in Höhe der Inc. trochlearis; interfragmentäre Kompression mit einfach verdrillter Zuggurtung; Schema

Abbildung 14.119 (rechts) Fraktur des Olekranons distal der Inc. trochlearis; interfragmentäre Kompression mit einfach verdrillter Zuggurtung; Schema.

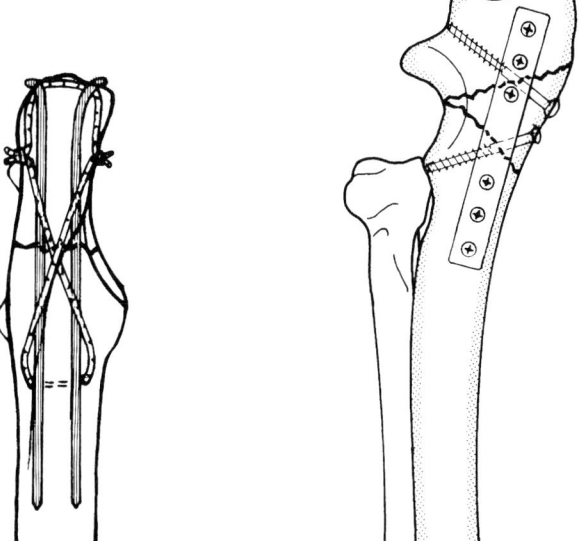

Die Spannung im Zuggurtungsdraht ist so zu bemessen, daß der Frakturspalt nicht klafft (Abb. 14.118-120).

● **Weiteres Vorgehen bei Olekranonfraktur mit Fissur(en) und/oder Splitter:** Mit Zugschraube(n) ist eine Fissur zu sichern und/oder ein ausgesprengtes Knochenstück an ein Fragment zu fixieren. Danach wird das proximale Fragment reponiert, provisorisch mit der Zweipunktzange adaptiert und eine Platte kaudolateral am Olekranon angeschraubt (Abb. 14.121).

● **Weiteres Vorgehen bei isoliertem bzw. frakturiertem Proc. anconaeus:** Der Proc. anconaeus wird reseziert, wenn eine alte Fugenlösung bzw.

Abbildung 14.120 (links) Fraktur des Olekranons in Höhe der Inc. trochlearis; Ansicht von kaudal; interfragmentäre Kompression mit doppelt verdrillter Zuggurtung; Schema

Abbildung 14.121 (rechts) Fraktur des Olekranons mit keilförmigem Fragment; interfragmentäre Kompression mit 2 Zugschrauben, Neutralisationsplatte; Schema

Fraktur mit Pseudarthrosenbildung vorliegt. Beim Junghund (5.–8. Lebensmonat und frischen Verletzungen) sollte er möglichst fixiert werden (Ausnahme Basset, da i. d. R. Spontanheilung). Der M. anconaeus und die Gelenkkapsel werden am Ansatz an der Ulna subperiostal abgelöst und/oder zwischen Epicondylus lateralis humeri und Olekranon durchtrennt. Bei gebeugtem Ellbogengelenk kann der Knochenfortsatz unter Sicht reponiert und mit einer Zweipunktzange provisorisch fixiert werden. Nun wird von der kaudalen Fläche des Olekranons her, senkrecht zur Fraktur, das Gleitloch und im Fragment das Gewindeloch gebohrt, mit dem Gewindeschneider hergerichtet und die Zugschraube eingedreht. Um eine optimale Rotationsstabilität zu erreichen, sollte eine 2. Zugschraube oder ein Bohrdraht gesetzt werden (Abb. 14.122). Bei 5–6 Monate alten Hunden und geringer Fugenlockerung genügen zwei KIRSCHNER-Bohrdrähte. Der fehlende Fugenschluß des Proc. anconaeus beruht meist auf einer relativen Ulnaverkürzung mit Inkongruenz im Ellbogengelenk. Dann ist eine gleichzeitige Verlängerungsosteotomie der Ulna indiziert (s. unten).

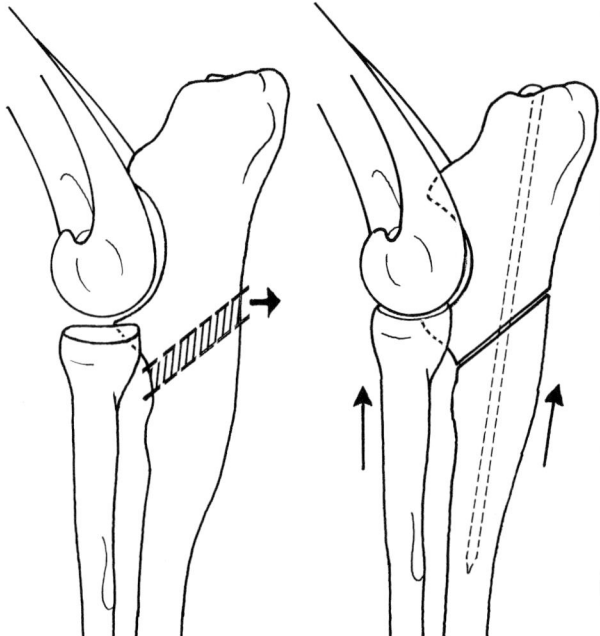

Abbildung 14.123 Proximale Segmentresektionsosteotomie der Ulna mit zwei parallelen Schrägschnitten zur (dynamischen) Verkürzung; Fixation mit STEINMANN-Nagel (ohne Gewinde); Schema

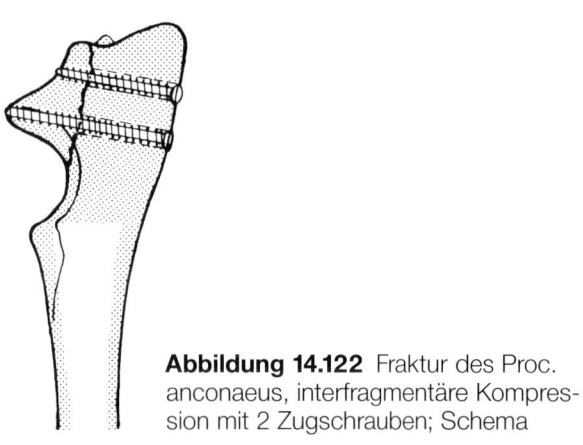

Abbildung 14.122 Fraktur des Proc. anconaeus, interfragmentäre Kompression mit 2 Zugschrauben; Schema

● **Weiteres Vorgehen bei Wachstumsstörungen:** Bei Wachstumsstörungen des **Radius**, d. h. relativ zu langer Ulna, wird die Elle unmittelbar distal der Incisura trochlearis gekürzt. Mit der oszillierenden Säge werden in kraniodistaler Richtung zwei Parallelschnitte gelegt, deren Abstand voneinander der Distanz des Proc. coronoideus lateralis ulnae von der Gelenkfläche des Radiuskopfes entspricht. Nach Entfernen des mittleren Knochensegmentes werden die Osteotomieflächen adaptiert und die Ulna mit einem STEINMANN-Nagel oder dicken Bohrdraht ohne Gewinde intramedullär fixiert (Abb. 14.123). Beim ausgewachsenen Tier kann zusätzlich ein Zuggurtungsdraht

angebracht werden. Das Spannen des Drahtes erfolgt unter Prüfung der Ellbogengelenkkongruenz. Ist mit einem weiteren Wachstum des Radius zu rechnen, unterbleibt die Zuggurtung, damit sich die Ulna entlang des Marknagels dynamisch der Radiuslänge anpassen kann.

Bei Wachstumsretardierungen der Ulna kann die Elle mit einem Schrägschnitt in kraniodistaler Richtung unterhalb der Incisura trochlearis durchtrennt und der Radiuslänge angepaßt werden. Dabei werden die Segmente soweit auseinandergezogen bis der Proc. coronoideus lateralis ulnae auf Höhe der Gelenkfläche des Caput radii liegt. Schließlich wird ein STEINMANN-Nagel oder dicker Bohrdraht (ohne Gewinde) in die Markhöhle eingeführt, damit das proximale Ulnasegment nicht durch die Zugkraft des M. triceps brachii abkippt (Abb. 14.124). Der Nagel erlaubt eine dynamische Anpassung der Ulna an das Längenwachstum des Radius. Er muß ausreichend dick sein, damit er nicht infolge der hier vor allem bei kurzbeinigen Hunderassen starken Biegebeanspruchung ermüdet und bricht. Beim Dackel und Basset wird aufgrund dieses Risikos die distale Verlängerungsosteotomie der Ulna (s. Zugang zur Ulna im distalen Drittel) gegenüber der proximalen vorgezogen. Das freie Nagelende ist

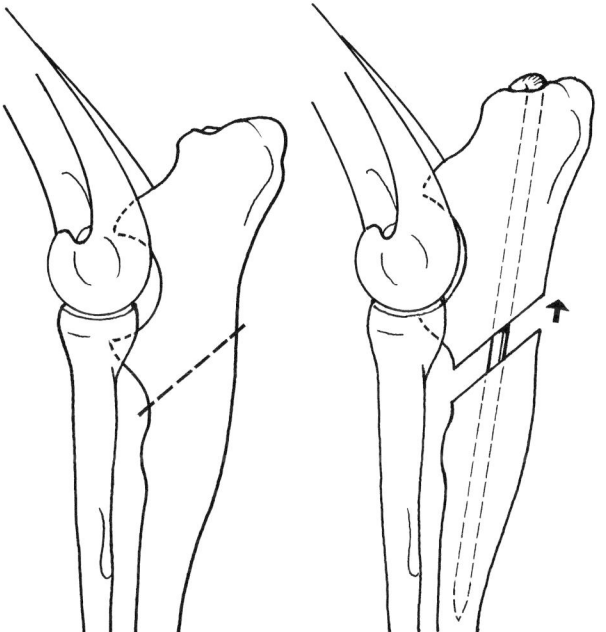

Abbildung 14.124 Proximale Schrägosteotomie der Ulna zur dynamischen Verlängerung; Fixation mit Stein-mann-Nagel (ohne Gewinde); Schema

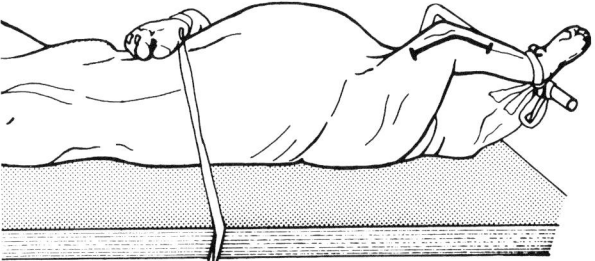

Abbildung 14.125 Lagerung und Hautschnittführung

gliedmaße nach hinten, der Brust- und Bauch-wand anliegend, festgebunden.

Vorgehen ❏ Der Hautschnitt liegt über dem di-stalen Drittel des Oberarms und der proximalen Hälfte des Unterarms. Er wird zwischen Epicon-dylus lateralis humeri und Olekranon kaudal leicht bogenförmig über das Gelenk entlang der hinteren Kante der Ulna gelegt. In gleicher Länge werden die oberflächliche Faszie und das interfas-

– wenn möglich – umzubiegen, danach zu kürzen und zu drehen, so daß es in der Endsehne des M. triceps brachii versenkt werden kann.

Adaptation der Wundränder des M. anconaeus bzw. Reinsertion des Muskels mit Knopfheften soweit möglich.

Wundverschluß ❏ Die Wundränder der tiefen und oberflächlichen Faszie werden getrennt mit Knopfheften (resorbierbares Material) adaptiert. Hautnaht. Die Wunde sollte für einige Tage durch aufgeklebte Gaze oder einen Verband geschützt werden.

Zugang zur Ulna von kaudolateral (proximale Schafthälfte)

Indikation ❏ Fractura ulnae ohne oder mit Luxa-tio radii (Monteggia-Fraktur).

Instrumente ❏ Osteosynthesebesteck.

Vorbereitung ❏ Der Patient ist in Rückenlage auszubinden. Die zu versorgende Gliedmaße ist im Ellbogengelenk abgebeugt und etwas nach vorn gezogen an einem Bügel zu fixieren (Abb. 14.125). Um eine störende Lageverände-rung zu unterbinden, wird die andere Schulter-

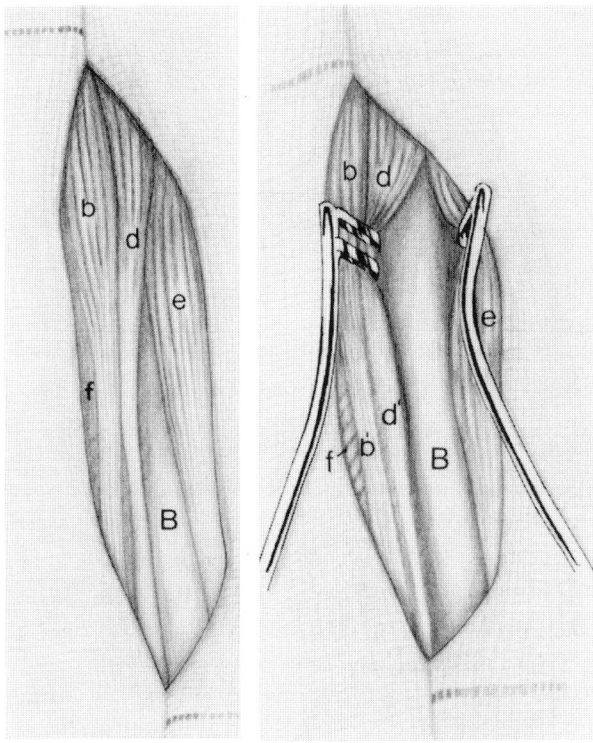

Abbildung 14.126 (links) Zugang zum Schaft der Ulna beim Hund, Haut und Faszie gespreizt

Abbildung 14.127 (rechts) Corpus ulnae nach Sprei-zen der Muskeln
B Ulna, Schaft
b M. extensor digitalis communis, **b′** Endsehne; **d** M. ex-tensor digitalis lateralis, **d′** Endsehne; **e** M. extensor carpi ulnaris; **f** M. abductor pollicis longus

ziale Fettgewebe gespalten, mobilisiert und mit
der Haut zur Seite gespreizt. Am kranialen Rand
des M. extensor carpi ulnaris und dessen Sehne
wird die Unterarmfaszie durchtrennt (Abb. 14.126).
Jetzt wird der M. extensor carpi ulnaris im Muskelspalt vom M. extensor digitalis lateralis getrennt, stumpf mobilisiert und zur Seite gespreizt
(Abb. 14.127). Damit ist die kaudolaterale Fläche
der Ulna dargestellt.

Osteosynthese bei Hund und Katze: Nach Reposition der Fragmente und Fixation mit Zangen
wird an der kaudolateralen Fläche der Ulna eine
Platte anmodelliert (Neutralisations-, Zuggur-
tungs- oder Abstützplatte) und angeschraubt.
Kann eine Platte wegen der geringen Dimension
der Ulna nicht angebracht werden, dies trifft insbesondere bei der Katze zu, wird die Fraktur mit
einem intramedullären Kraftträger (KIRSCHNER-
Bohrdraht) stabilisiert. Der Bohrdraht wird von
der Bruchfläche aus in die Markhöhle des proximalen Fragments eingeführt, durch das Olekranon gebohrt und nach Reposition der Fragmente
in das distale Fragment gedrillt (Abb. 14.128,
14.129). Der Bohrdraht wird am Olekranon umgebogen, gekürzt und gedreht, so daß er in der
Ansatzsehne des M. triceps brachii versenkt werden kann.

Zu beachten ist: Das Caput radii liegt unter
dem Lig. anulare radii. Bei der Luxatio radii ist
dieses Band zumeist zerrissen. Dann erfolgt
schon bei der Osteosynthese der Ulna zumeist
eine spontane Reposition des Caput radii. Bei Luxatio radii und intaktem Lig. anulare radii kann es
zu keiner spontanen Reposition des Radiuskopfes
kommen, da sich das Band zwischen Radius und
Ulna legt. Dann muß unter Einsicht in das Gelenk das Ringband von kaudolateral über den Radiuskopf gehoben werden. Gelingt es nicht, ist
das Band zu durchtrennen. Bei Tendenz zur Reluxation des Radiuskopfes sollte die Funktion des
Ringbandes von einer Drahtschlinge um Radius
und Ulna übernommen werden. Dabei muß die
Drahtschlinge beiden Knochen direkt anliegen,
ohne daß Nerven, Gefäße oder Muskeln miterfaßt werden.

Wundverschluß ❏ Die Wundränder der Unterarmfaszie und die der oberflächlichen Faszie werden getrennt mit Knopfheften (resorbierbares
Material) adaptiert. Hautnaht.

Nachbehandlung ❏ Die Wunde sollte durch einen Verband für einige Tage geschützt werden.

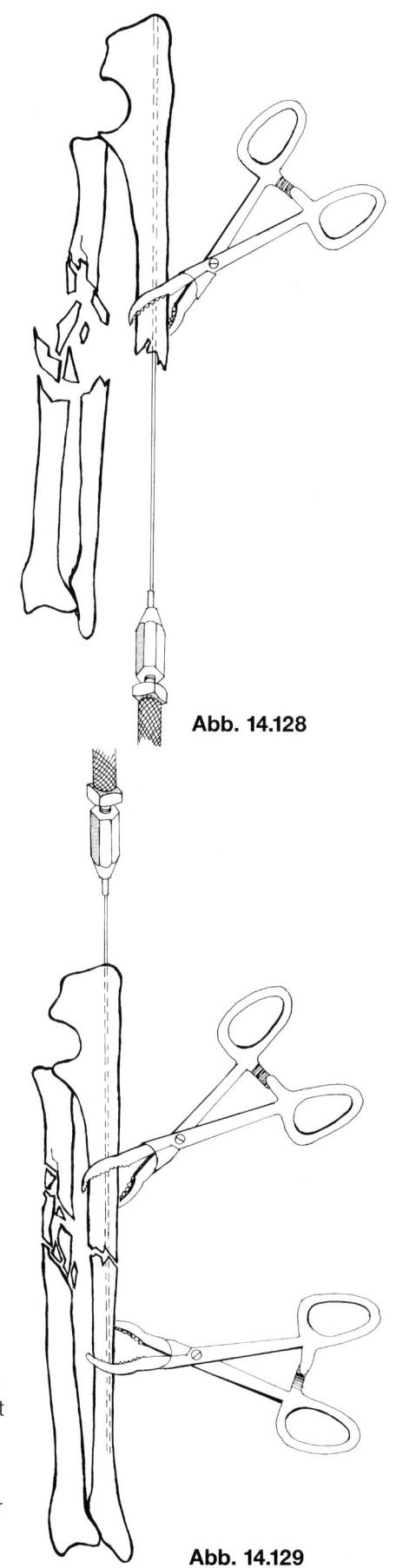

Abb. 14.128

Abbildung 14.128, 14.129
Fractura radii et ulnae; Osteo-synthese mit intramedullä-rem Kraftträger (Bohrdraht); Schema

Abb. 14.129

Zugang zur Ulna im distalen Drittel

Indikation ❏ Fractura ulnae im distalen Drittel; Fraktur des Proc. styloideus; Wachstumsstörungen.

Instrumente ❏ Osteosynthesebesteck, oszillierende Säge.

Vorbereitung ❏ Der Hund ist in Seitenlage auszubinden. Die zu versorgende Gliedmaße liegt oben. Sie wird auf einem Polster gelagert und fixiert.

Vorgehen ❏ Der Hautschnitt liegt über der distalen Hälfte der Ulna. Er wird auf der lateralen Fläche der Ulna gelegt und über das Gelenk verlängert. In gleicher Länge wird die oberflächliche Faszie gespalten und mit der Haut gespreizt

(Abb. 14.130). Zwischen der Endsehne des M. extensor carpi ulnaris und der des M. extensor digitalis communis werden die Fascia antebrachii und die Fascia pedis profunda durchtrennt. Nach Spreizen der Wundränder ist der distale Abschnitt der Ulna dargestellt (Abb. 14.131).

● **Weiteres Vorgehen bei Ulnafraktur im distalen Drittel:** Nach Reposition der Fragmente wird auf der lateralen Fläche des Knochens eine anmodellierte (Zuggurtungs-, Abstütz-, Neutralisations-) Platte fixiert (Abb. 14.132).

● **Weiteres Vorgehen bei Fraktur des Proc. styloideus ulnae:** Der Proc. styloideus wird reponiert, mit zwei Bohrdrähten am proximalen Fragment fixiert und mit einer Zuggurtung stabilisiert (Abb. 14.133).

● **Weiteres Vorgehen bei Wachstumsstörung:** Zwei Querosteotomien im Abstand von 0,5–2 cm und Entnahme des dazwischen liegenden Segments erlauben bei noch wachsenden Tieren eine dynamische, dem Wachstum des Radius sich anpassende Längenkorrektur der Ulna (Abb. 14.134). Das Knochenstück wird in Höhe der distalen Ulnafuge entfernt. Das proximale Segment bleibt über die Membrana interossea mit dem Radius verbunden, damit es unter Trizepszug nicht abkippen kann. Nur bei erheblicher Stufenbildung wird

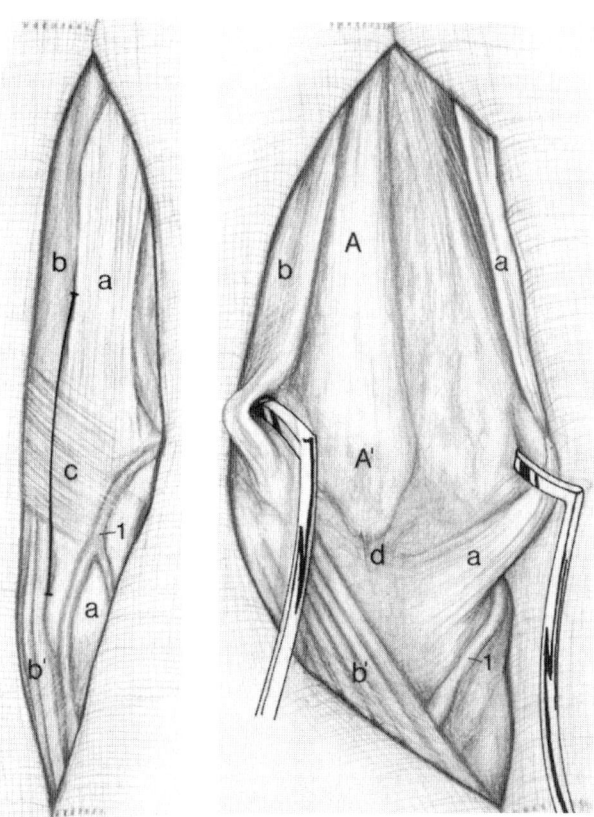

Abbildung 14.130 (links) Haut und subkutane Faszie durchtrennt

Abbildung 14.131 (rechts) Dorsal gelegene Sehnen gespreizt
A Corpus ulnae, **A′** Proc. styloideus
a Endsehne des M. extensor carpi ulnaris; **b** Endsehne des M. extensor digitalis communis, **b′** Aufteilung; **c** Fascia manus profunda; **d** Lig. collaterale laterale breve proximale
1 Ramus dorsalis des N. ulnaris

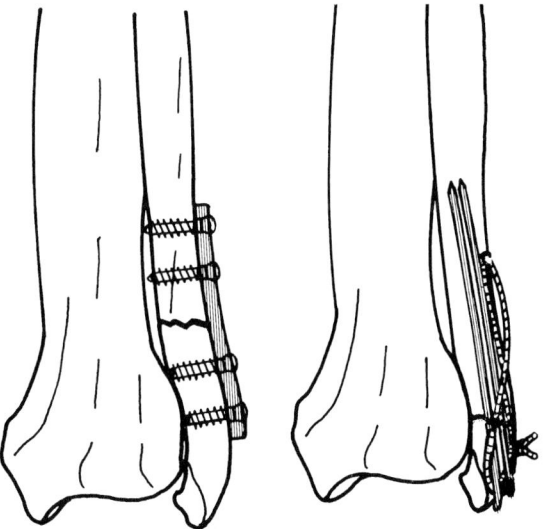

Abbildung 14.132 (links) Fractura ulnae; Osteosynthese mit Zuggurtungsplatte; Schema

Abbildung 14.133 (rechts) Fraktur des Proc. styloideus ulnae; Osteosynthese mit zwei Bohrdrähten und Zuggurtungsdraht; Schema

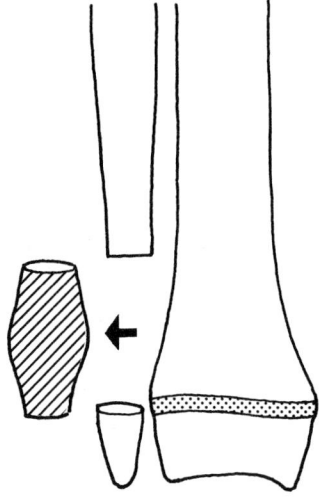

Abbildung 14.134
Proximale Segmentre-
sektionsosteotomie der
Ulna mit zwei parallelen
Sägeschnitten zur (dy-
namischen) Verkürzung;
Fixation mit STEINMANN-
Nagel (ohne Gewinde);
Schema

es mobilisiert oder eine proximale Ulnaosteotomie mit anschließender Marknagelung durchgeführt (s. Zugang der Ulna im proximalen Drittel
von kaudolateral). Bei der distalen Segmentresektionsosteotomie ist eine Fixation weder erforderlich noch indiziert. Distale Ulnaosteotomien
werden sowohl bei Ulnaverkürzungen als auch
bei Verkürzung und/oder Verkrümmung des Radius durchgeführt. Bei erwachsenen Tieren kann
zur Dynamisierung der Ulna eine einfache Durchtrennung ausreichend sein.

Wundverschluß ❏ Die Wundränder der tiefen
und der oberflächlichen Faszie werden schichtweise mit Knopfheften (resorbierbares Material)
adaptiert. Hautnaht.

Nachbehandlung ❏ Durch einen die Pfote einbeziehenden Verband sollte die Wunde für einige
Tage geschützt und das Karpalgelenk ruhiggestellt
werden.

Vorderfußwurzelgelenk

Frakturen des Os carpi accessorium

Indikation ❏ Frakturen des Os carpi accessorium
treten isoliert oder in Kombination mit Verletzung des Band- und Sehnenapparates auf. Sie
können am distalen oder proximalen Rand, mit
oder ohne Gelenkbeteiligung vorkommen.

Instrumente ❏ Osteosynthesebesteck

Vorbereitung ❏ Ausbindung in Seitenlage. Die
zu versorgende oben liegende Gliedmaße wird
auf einem Polster gelagert.

Vorgehen ❏ Der Hautschnitt erfolgt proximal
am kaudolateralen Rand der Ulna und endet distal auf der palmaren Seite des Os metacarpale V.
Die Trennung der subkutane Faszie erfolgt in der
gleichen Schnittführung. Das laterale Retinaculum flexorum, das zwischen dem freien Ende des
Os carpi accessorium und der Sehne des M. extensor carpi ulnaris verläuft, wird nahe am Os
carpi accessorium durchtrennt und zur Seite gespreizt. Der Ansatz des M. abductor digiti V wird
von den Ligg. accessoriometacarpea IV und V abgelöst und nach distal geklappt. Durch Retraktion
der Ligg. accessoriometacarpea kann nun der dis-
tomediale Bereich des Os carpi accessorium dargestellt werden.

Ist die Einsicht auf die Gelenkfläche des Os
accessorium erforderlich, muß die Gelenkkapsel
inzidiert werden. Der Schnitt beginnt am Proc.
styloideus ulnae, verläuft um das Os carpi accessorium und endet am palmaren Vorsprung des Os
carpi ulnare.

Da intraartikuläre Frakturen meistens zu klinisch relevanten arthrotischen Veränderungen führen, sollte bei größeren Fragmenten möglichst eine
korrekte Reposition und eine stabile Fixation mit
einer Zugschraube (∅ 2,0 mm) erfolgen. Kleinere
Bruchstücke werden dagegen meistens entfernt.

Nachbehandlung ❏ Postoperativ ist eine Ruhigstellung des Karpalgelenkes mit abnehmender
Beugestellung für 6–8 Wochen erforderlich. Bei
konservativer Behandlung – der selten vorkommenden Trümmerfraktur des Os accessorium –
wird die Ruhigstellung auf 12 Wochen ausgedehnt.

Frakturen des Os carpi intermedioradiale

Indikation ❏ Diese Frakturen zeichnen sich da-
durch aus, daß nur eine geringe Dislokation der
Fragmente vorkommt, da nicht immer beide Kor-
tikales betroffen sind. Durch das Eindringen von
Synovia in den Frakturspalt führt die konservative
Therapie meistens nicht zur Heilung.

Instrumente ❏ Osteosynthesebesteck

Vorbereitung ❏ Ausbindung in Seitenlage. Die zu versorgende unten liegende Gliedmaße wird etwas vorgezogen, die oben liegende gestreckt nach kaudal über den Rücken fixiert.

Vorgehen ❏ Therapie der Wahl ist eine Fixation mit einer Zugschraube, die von mediopalmar nach dorsolateral plaziert wird.

Abrißfrakturen an der palmaren Fläche des Os carpi intermedioradiale werden bei ausreichender Größe des Fragmentes meistens auch mit Zugschraube(n) versorgt.

Bei kleinen Absprengfrakturen an der Dorsal- oder Palmarfläche werden die Fragmente operativ entfernt.

Luxation des Os carpi intermedioradiale

Vorbereitung ❏ Ausbindung in Bauchlage. Die zu versorgende Gliedmaße wird etwas nach vorn gezogen fixiert. Der Kopf ist, nach dorsal abgebogen, mit einer Kieferschlinge an einen Bügel zu binden.

Vorgehen ❏ Die korrekte Reposition gelingt aufgrund der Weichteilinterposition (Gelenkkapsel und Sehnen) meist nur operativ. Nach Reposition wird die Gelenkkapsel, soweit möglich, mit langsam resorbierbarem Faden genäht. Eine zusätzliche Fixation des Knochens ist meist nicht erforderlich. Sollte sie erforderlich sein, wird das Os carpi intermedioradiale an das Os carpi ulnare mit einem von medial eingedrehten KIRSCHNER-Bohrdraht fixiert. Da bei dieser Verletzung nicht selten auch die Seitenbänder rupturiert sind, müssen diese sorgfältig überprüft werden.

Sowohl bei Fraktur als auch Luxation des Os carpi intermedioradiale wird ein immobilisierender Verband in neutraler Gelenkstellung für 3–4 Wochen angelegt.

Ruptur des Lig. collaterale mediale

Vorbereitung ❏ Seitenlage. Die oben liegende Schultergliedmaße wird nach kaudal gezogen und über den Rücken ausgebunden.

Indikation ❏ Die belastungsstabile Naht des Bandes ist meist nicht möglich. Ein Bandersatz wird aus diesem Grund vorgezogen. Dabei sollte berücksichtigt werden, daß das Karpalgelenk in dor-

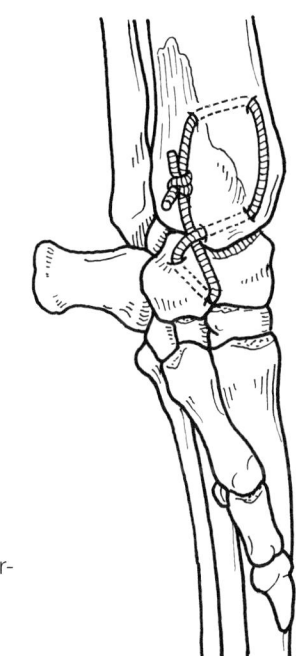

Abbildung 14.135 Führung des Fadens im Os carpi intermedioradiale und distalen Radius beim Ersatz des Lig. collaterale mediale

sopalmarer Richtung gleitet und somit der Bandersatz eine komplexe Aufgabe zu erfüllen hat.

Zum Ersatz des medialen Seitenbandes wird je eine Querbohrung von dorsal nach palmar durch den Proc. styloideus radii sowie das Os carpi intermedioradiale gelegt. Durch diese Bohrkanäle wird ein langsam resorbierbarer oder nicht resorbierbarer Faden bzw. eine Drahtcerclage durchgezogen (Abb. 14.135). Vor dem Anziehen und Verknoten bzw. Verdrillen sollte die Beweglichkeit des Gelenkes nochmals überprüft werden.

Nachbehandlung ❏ Das Karpalgelenk wird für 4–6 Wochen in einer Beugehaltung von 10–15° ruhiggestellt. Dabei sollte die Bewegung im Ellbogengelenk nicht beeinträchtigt werden.

Abschliffverletzung des Karpalgelenkes

Indikation ❏ Meistens fehlen die Seitenbänder vollständig und mehrere Gelenkabteilungen sind eröffnet.

Eine frühzeitige Stabilisierung des Gelenkes, die eine schmerzfreiere offene Wundbehandlung ermöglicht, sollte alsbald erfolgen.

Instrumente ❏ Osteosynthesebesteck.

Vorbereitung ❏ Bauch- oder Seitenlage in Abhängigkeit von der Lokalisation.

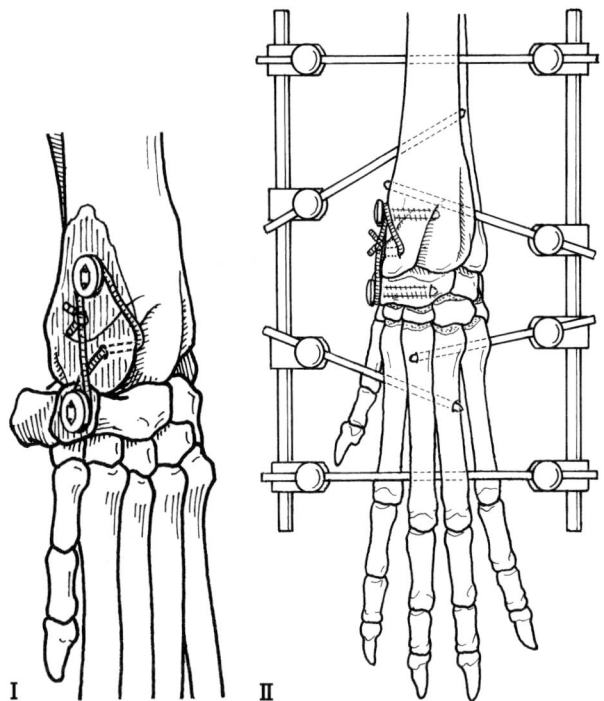

Abbildung 14.136 I, II **I** Führung des Fadens und Positionierung der Schrauben mit Unterlegscheiben im Os carpi intermedioradiale sowie distalen Radius; Ersatz des Lig. collaterale mediale nach einer Abschliffverletzung; **II** Ruhigstellung des Karpalgelenks mit einem bilateralen Fixateur externe nach Versorgung einer Abschliffverletzung mit oder ohne Bandersatz

Vorgehen ❑ Meistens wird zunächst ein gründliches Wunddebridement unter ständiger Spülung mit Ringerlösung durchgeführt. Ist ein Bandersatz notwendig, werden Schrauben in den Proc. styloideus radii und das Os carpi intermedioradiale gesetzt und durch Schlingen aus langsam resorbierbarem Nahtmaterial oder Naht verbunden (Abb. 14.136 I).

Die Wundränder der Haut dürfen nur dort vernäht werden, wo sie sich spannungsfrei adaptieren lassen. Für einen ungehinderten Wundsekretabfluß muß gesorgt werden. Zusätzlich wird das Gelenk mit einem bilateralen Fixateur externe ruhiggestellt (Abb. 14.136 II).

Nachbehandlung ❑ Auf die Wunde wird in den ersten postoperativen Tagen eine sterile, nicht haftende mit Betaisodona® getränkte Gaze aufgelegt und die Gliedmaße mit einem ROBERT-JONES-Verband versehen. An den ersten Tagen muß ein täglicher Verbandwechsel erfolgen. Später können die Abstände je nach Bedarf vergrößert werden.

Der Fixateur externe kann meistens nach 4 Wochen entfernt werden, sofern die Wunde mit ge-

sundem Granulationsgewebe überzogen ist. Bis zur vollständigen Epithelisierung wird ein Polsterverband angelegt. Beim Zurückbleiben einer funktionsbeeinträchtigenden Instabilität kann nach 3–4 Monaten eine partielle Arthrodese oder eine Panarthrodese durchgeführt werden.

Panarthrodese des Karpalgelenks

Indikation ❑ Instabilität im Arm-Vorderfußwurzelgelenk; polytraumatisiertes Gelenk; Arthropathia deformans. Sie wird bei großwüchsigen Hunden auch bei weiter distal gelegenen Instabilitäten (Artt. carpometacarpeae et Art. mediocarpea) der partiellen Arthrodese vorgezogen.

Instrumente ❑ Osteosynthesebesteck.

Vorbereitung ❑ Der Patient ist in Bauchlage auszubinden. Die zu versorgende Gliedmaße wird etwas nach vorn gezogen fixiert. Der Kopf ist, nach dorsal abgebogen, mit einer Kieferschlinge an einen Bügel zu binden (Abb. 14.137).

Zur Transplantation in die ausgefrästen Gelenkspalten sind Spongiosaspäne ausreichend zu entnehmen.

Eine Staubinde ist unterhalb des Ellbogengelenks anzulegen.

Vorgehen ❑ Der Hautschnitt wird auf der Vorderfläche des Radius und des Karpalgelenks lateral neben der V. cephalica accessoria gelegt. Er liegt über dem distalen Drittel des Radius und dem Os metacarpale tertium. In gleicher Länge wird die oberflächliche Faszie durchtrennt und

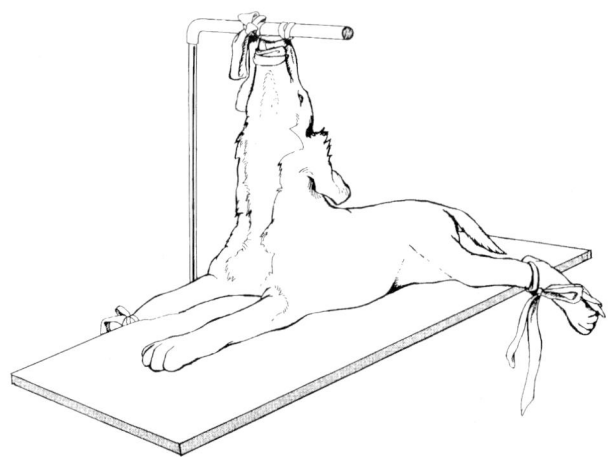

Abbildung 14.137 Lagerung

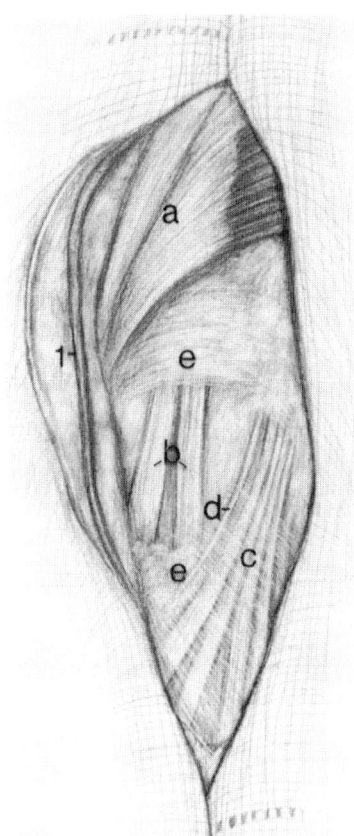

Abbildung 14.138
Haut und oberflächliche Faszie durchtrennt und gespreizt

chenstück aus dem Os carpi intermedioradiale entnommen und die Entnahmestelle zur Aufnahme des aus dem Radius gewonnenen Knochenspans hergerichtet.

Anschließend werden die ausgefrästen Gelenkspalten mit autogener Spongiosa ausgefüllt, bei gestrecktem Vorderfußwurzelgelenk der aus dem Radius entnommene Knochenspan zur Verriegelung in die Entnahmestelle am Os carpi intermedioradiale und des Radius gelegt (Abb. 14.141), die Entnahmestelle proximal des eingelegten Knochenspans mit autogener Spongiosa ausgefüllt und eine Platte aufgeschraubt. Die Platte wird mit je 3 bis 4 Schrauben am Os metacarpale tertium und am Radius befestigt. Die Platte ist so vorzubiegen, daß das Os metacarpale tertium nach kranial im Winkel von ca. 10° zum Radius steht (Abb. 14.142). Inzwischen verfügt man über Distraktionsplatten die proximal Löcher für Schrauben von 3,5 mm und distal für Schrauben von 2,7 mm haben.

Wundverschluß ❏ Mußte der M. abductor pollicis longus durchtrennt werden, sollten die Wundränder mit Knopf- oder Diagonalheften (langsam resorbierbarer Faden) adaptiert werden.

Adaptation der Wundränder der oberflächlichen Faszie mit fortlaufender Naht (langsam resorbierbarer monofiler Kunststoffaden). Hautnaht.

mobilisiert (Abb. 14.138). Nach Spreizen der Wundränder wird der M. abductor pollicis longus mobilisiert und zur Seite gezogen. Danach werden die Fascia dorsalis manus und die Sehnenscheide der beiden Endsehnen des M. extensor carpi radialis sowie die Sehnenscheide der Endsehne des M. extensor digitalis communis inzidiert, die Sehnen nach medial und lateral zur Seite gezogen und die Gelenkkapseln des Arm-Vorderfußwurzelgelenks, des Vorderfußwurzel-Mittelgelenks und der Karpo-Metakarpalgelenke horizontal durchtrennt. Bei maximal gebeugtem Vorderfußwurzelgelenk werden Gelenkknorpel und ein Teil der Knochenendplatte aller Gelenkreihen abgefräst (Abb. 14.139). Danach wird aus der Kranialfläche der Epi- und Metaphyse des Radius ein Knochenspan entnommen: Die Gleittrinne der Sehnen des M. extensor carpi radialis wird an drei Seiten mit der Säge tief umschnitten (Abb. 14.140) und der Knochenspan mit dem an der Gelenkfläche angesetzten Meißel abgesetzt. Seine Länge sollte das Vierfache der Dicke des Os carpi intermedioradiale betragen.

In Verlängerung der Entnahmestelle am Radius wird ein entsprechend breites und dickes Kno-

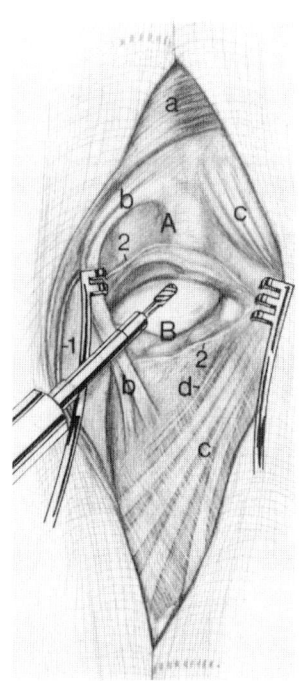

Abbildung 14.139 Arm-Vorderfußwurzelgelenk geöffnet und zum Abfräsen des Gelenkknorpels abgebeugt
A Radius; **B** Os carpi intermedioradiale
a M. abductor pollicis longus; **b** Endsehnen des M. extensor carpi radialis; **c** Endsehnen des M. extensor digitalis communis; **d** Endsehne des M. extensor pollicis longus et indicis; **e** Fascia dorsalis manus
1 V. cephalica accessoria; **2** Schnittrand des Gelenksacks der Art. antebrachiocarpea

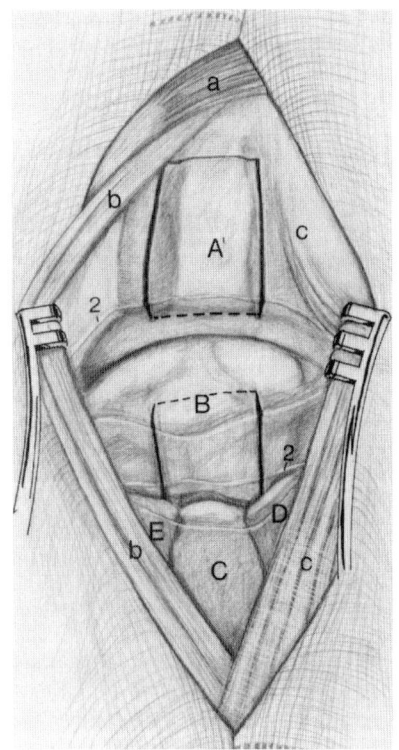

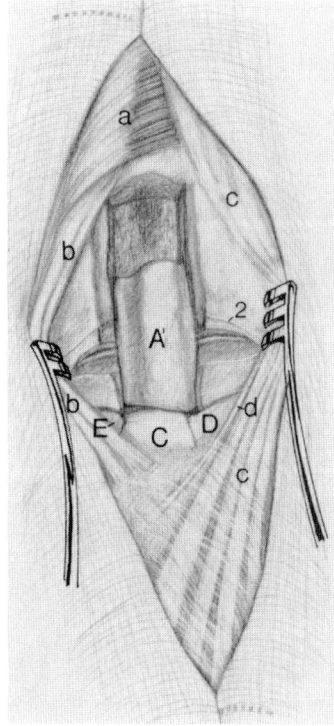

Abbildung 14.140 Führung der Säge-schnitte zur Entnahme des Knochenspans an Radius und Os carpi intermedioradiale

Abbildung 14.141 Knochenspan zur Ver-riegelung eingelegt
A Radius, **A'** Verriegelungsfragment; **B** Os carpi intermedioradiale; **C** Os carpale ter-tium; **D** Os carpale quartum; **E** Os carpale secundum
a M. abductor pollicis longus; **b** Endseh-nen des M. extensor carpi radialis; **c** End-sehnen des M. extensor digitalis commu-nis; **d** Endsehne des M. extensor pollicis longus et indicis; **e** Fascia dorsalis manus **1** V. cephalica accessoria; **2** Schnittrand des Gelenksacks der Art. antebrachiocar-pea

Nachbehandlung ❑ Stützverband, bis beginnende Konsolidierung röntgenologisch nachweisbar ist (ca. 6 Wochen). Erster Verbandwechsel am Tage nach der Operation. Weitere Verbandwechsel ab-hängig von der Situation. Nach Durchbau der Ge-lenkspalten sollten die Implantate entfernt werden.

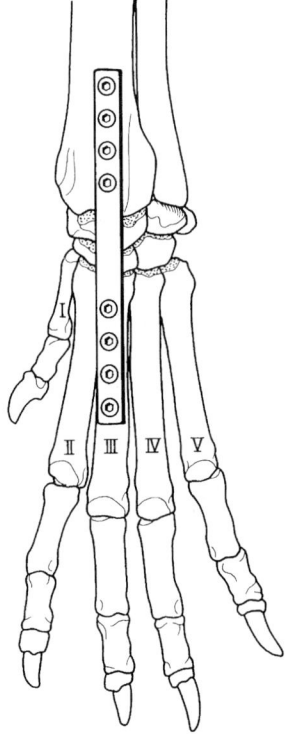

Abbildung 14.142 Ar-throdese des Vorderfuß-wurzelgelenks nach Aus-fräsen der Gelenkspalten; Stabilisierung mit Wagner-Platte nach Spongiosa- und Knochenspantrans-plantation; Schema

Partielle Arthrodese des Karpalgelenks

Arthrodese der Vorderfußwurzel-Mittelfußgelenke (Articulationes carpometacarpeae) und des Vorderfußwurzel-Mittelgelenks (Articulatio mediocarpea)

Indikation ❑ Hyperextension infolge Ruptur der Gelenkkapselfibrosa an der Beugeseite sowie der palmaren Fußwurzel-Mittelfußbänder (Ligg. car-pometacarpeae palmaria) und/oder der palmaren Fußwurzelbänder (Ligg. intercarpeae palmaria). Bei Ruptur des Lig. accessoriometacarpeum be-steht keine Indikation zu der im folgenden be-schriebenen Arthrodese.

Vorbereitung ❑ Der Patient ist in Bauchlage aus-zubinden. Die zu versorgende Gliedmaße wird et-was nach vorn gezogen fixiert. Der Kopf ist, nach dorsal abgebogen, mit einer Kieferschlinge an ei-nen Bügel zu binden (Abb. 14.143). Zur Trans-plantation in die ausgefrästen Gelenkspalten sind Spongiosaspäne zu entnehmen. Eine Staubinde ist unterhalb des Ellbogengelenks anzulegen.

Vorgehen ❑ Der Hautschnitt wird auf der Vor-derfläche lateral neben der V. cephalica accessoria gelegt. Er reicht vom Zusammenfluß der V. ce-

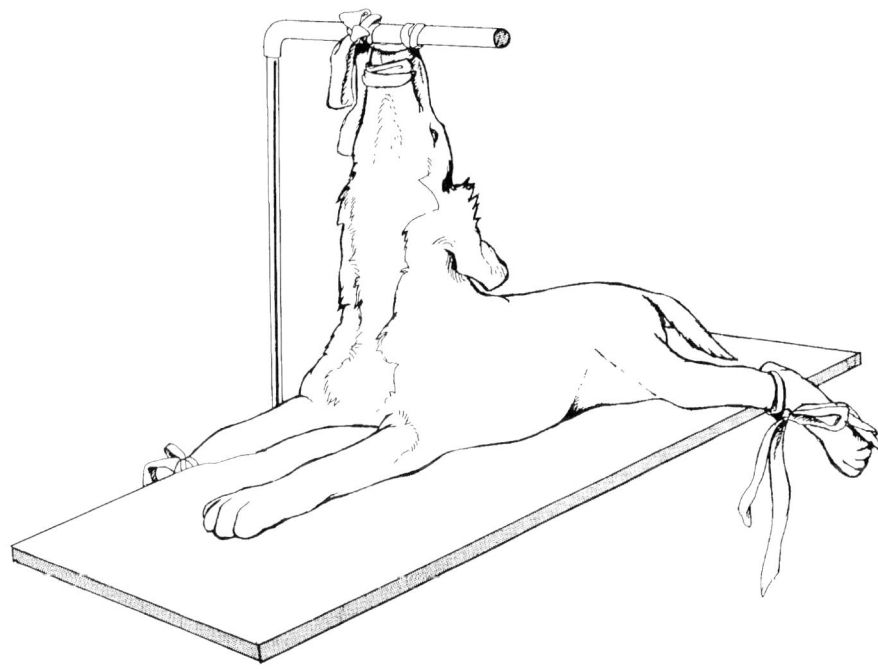

Abbildung 14.143 Lagerung

phalica mit der V. cephalica accessoria bis zum distalen Ende des Mc III. In gleicher Länge wird die
oberflächliche Faszie durchtrennt, mobilisiert und
gespreizt. Zwischen den Sehnenscheiden des M.
extensor carpi radialis und der des M. extensor digitalis communis wird die tiefe Faszie vertikal
durchtrennt und mobilisiert, die Sehnen werden
nach lateral und medial zur Seite gezogen. Über
der mittleren und distalen Spalte der zu ankylo-
sierenden Gelenke wird die Gelenkkapsel horizontal inzidiert und der Gelenkknorpel abgefräst.
Danach wird im distalen Drittel des Mc II und Mc
III dorsal die Markhöhle im Winkel von ca. 20°
zur Knochenlängsachse angebohrt, ein Bohrdraht
eingeführt und durch die Markhöhle, die proximale Gelenkfläche und das Os carpale (II bzw.
III) in das Os carpi intermedioradiale gedrillt
(Abb. 14.144). Damit das Os carpi intermedio-
diale und die Karpalknochen aufgerichtet über
die Metakarpalia zu liegen kommen, muß das
Vorderfußwurzelgelenk beim Eindrillen der Bohrdrähte stark abgebeugt (über 90°) werden.

Der Bohrdraht wird am Knochen aufgebogen,
mit dem Seitenschneider abgesetzt und das Ende
durch Drehen dem Knochen angelegt. Vor und,
soweit möglich, nach dem Eindrillen der Bohrdrähte wird autogene Spongiosa an und in die
ausgefrästen Gelenkspalten transplantiert.

Alternativ zur Fixation mit Bohrdrähten kann,
insbesondere bei großwüchsigen Hunderassen,
die Fixation mit einer T-Platte erfolgen

(Abb. 14.145). Dabei sollten die Schrauben des
waagerechten Teils der Platte im Os carpi intermedioradiale und die des senkrechten Teils im Os
metacarpale III guten Halt finden. Bevor die
Platte endgültig fixiert wird, wird die autogene
Spongiosa angelagert. Darüber hinaus ist zu beachten, daß die Platte ausreichend weit nach

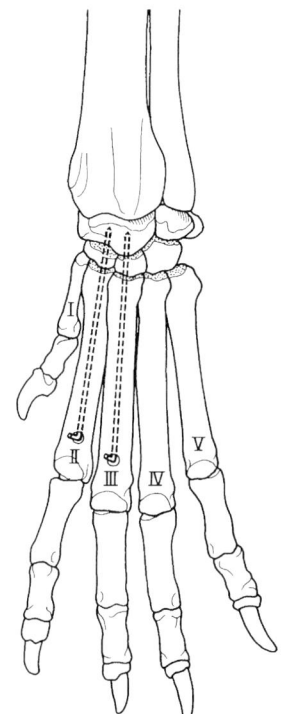

Abbildung 14.144 Arthrodese mit zwei Bohrdrähten
nach Ausfräsen der Gelenkspalten und Transplantation
von Spongiosa; Schema

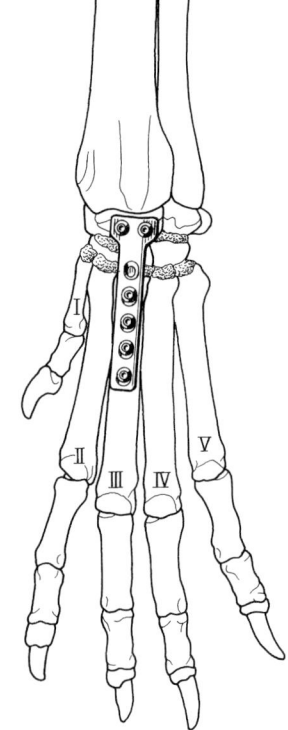

Abbildung 14.145 Arthrodese mit Fixation durch T-Platte

der oberflächlichen Faszie mit fortlaufender Naht (langsam resorbierbarer monofiler Kunststoffaden). Hautnaht.

Nachbehandlung ❑ Die Fäden der Hautnaht sind zwischen dem 8. und 10. Tag zu entfernen. Das Vorderfußwurzelgelenk ist mit Verband ca. vier Wochen ruhig zu stellen. Erster Verbandwechsel am Tage nach der Operation. Weitere Verbandwechsel abhängig von der Situation.

Nach knöchernem Durchbau der Gelenkspalten sind die Bohrdrähte zu entfernen.

Ossa metacarpalia und Zehengelenke

Zugang zu den Ossa metacarpalia

Indikation ❑ Gedeckt nicht ausreichend reponierbare oder mit Verband nicht fixierbare Fragmente.

Instrumente ❑ Osteosynthesebesteck.

Vorbereitung ❑ Der Patient ist in Bauchlage auszubinden. Die zu versorgende Gliedmaße wird etwas vorgezogen fixiert. Der Kopf wird nach dorsal abgebogen und mit der Kieferschlinge an einen Bügel gebunden (Abb. 14.146). Eine Staubinde ist unterhalb des Ellbogengelenks anzulegen.

distal fixiert wird, so daß sie bei Streckung der Articulatio antebrachiocarpea nicht den Radius berührt.

Wundverschluß ❑ Adaptation der Wundränder der tiefen Faszie mit Knopfheften (langsam resorbierbares Material). Adaptation der Wundränder

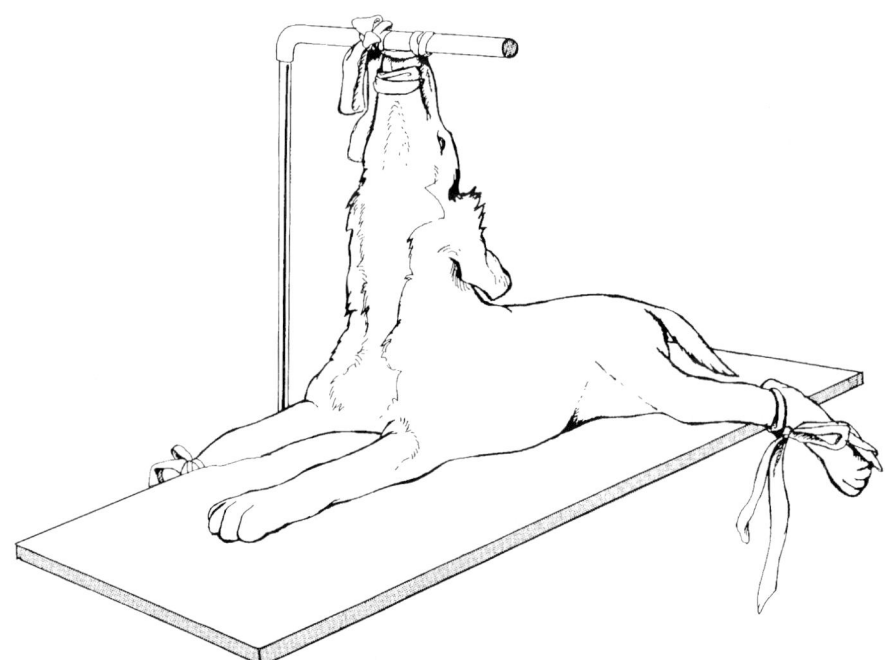

Abbildung 14.146 Lagerung

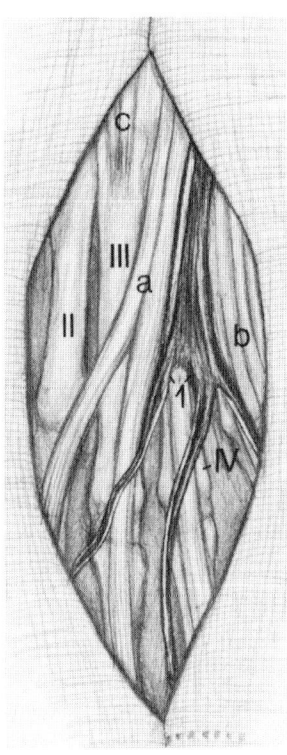

Abbildung 14.147 Haut und Faszie durchtrennt und gespreizt
II Os metacarpale secundum; **III** Os metacarpale tertium; **IV** Os metacarpale quartum
a Endsehnen des M. extensor digitalis communis; **b** Endsehne des M. extensor digitalis lateralis; **c** Endsehne des M. extensor carpi radialis **1** dorsales Gefäßbündel (aus A. antebrachialis superficialis cranialis und V. cephalica accessoria)

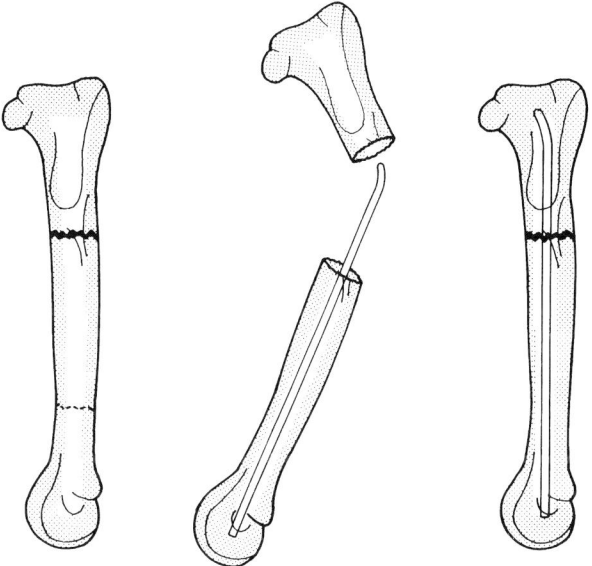

Abbildung 14.148 Querfraktur; Osteosynthese durch Aufstülpen des kurzen Fragments auf Bohrdraht; Schema

Vorgehen ❑ Der Hautschnitt wird zur Darstellung eines Metakarpalknochens über diesem und zur Darstellung von zwei benachbarten Ossa metacarpalia zwischen diesen gelegt. Sind drei oder vier Metakarpalknochen darzustellen, wird der Hautschnitt im Bogen gelegt. Er beginnt über der Basis von Mc II, liegt in der Mitte über dem Mc V und endet über dem Caput von Mc II.

Die tiefe Faszie wird über dem Mc II zur Darstellung von Mc II und/oder III und über Mc V zur Darstellung von Mc IV und/oder V inzidiert.

Bei der Inzision über dem Mc II werden die Sehnen des M. extensor digitalis communis und das dorsale Gefäßbündel mobilisiert und nach lateral zur Seite gezogen (Abb. 14.147). Zu beachten sind die Insertionen der Endsehnen des M. extensor carpi radialis an der Basis von Mc II und III. Bei Inzision der tiefen Faszie über dem Mc V sind die Sehnen des gemeinsamen Zehenstreckers und das Gefäßbündel nach medial, die Sehnen des seitlichen Zehenstreckers nach lateral zur Seite zu spreizen.

Osteosynthese: Nach Entfernen von Koagula und Gewebsresten werden die Fragmente reponiert. Bei Metakarpalserienfraktur ohne Splitterung sollten die Markhöhlen der einzelnen Ossa metacarpalia von der Frakturfläche aus mit einem dünnen Bohrer aufgebohrt werden. Ein entspre-

chend ausgewählter Bohrdraht sollte in die Markhöhle des längeren Fragmentes vorgeschoben werden. Dann wird der Bohrdraht auf unter Knochenlänge gekürzt, so daß das kürzere Fragment unter Kippung über den Bohrdraht gestülpt (intramedulläre Bolzung) werden kann (Abb. 14.148).

Alternativ wird zur Stabilisierung mit einem intramedullären Kraftträger ein Bohrdraht etwa 5 mm proximal des Caput in die Markhöhle gedrillt oder, nach Anbohren der Markhöhle, im Winkel von ca. 20° zur Knochenlängsachse eingeführt und in das proximale Fragment vorgetrieben. Der Bohrdraht wird am Knochen aufgebogen, mit dem Seitenschneider gekürzt und das hakenförmige Ende durch Drehen dem Knochen angelegt (Abb. 14.149).

Bei Serienfraktur mit Splitterung sollten die Metakarpalia mit dorsal angebrachten Platten versorgt werden, wenn in beide Hauptfragmente zwei Schrauben gesetzt werden können (Abb. 14.150, 14.151).

Die Osteosynthese einzelner Metakarpalknochen ist notwendig bei dorsaler Dislokation des distalen Fragments in Richtung auf die entsprechenden Strecksehnen.

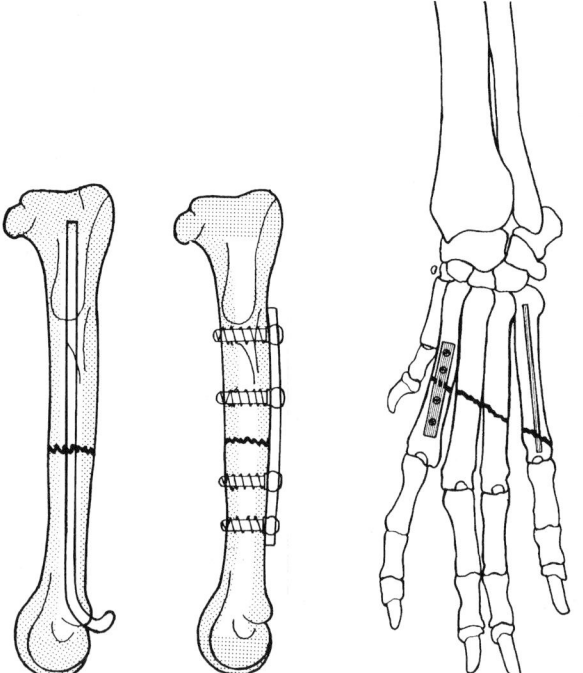

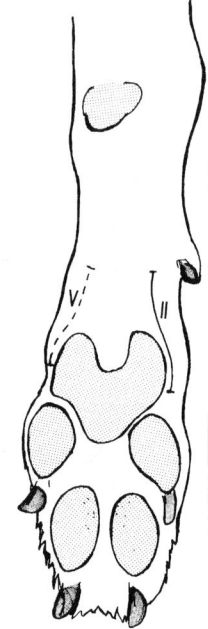

Abbildung 14.152 Schnittführung
II Os metacarpale secundum;
V Os metacarpale quintum

Abbildung 14.149 (links) Querfraktur; Osteosynthese mit intramedullärem Kraftträger (Bohrdraht); Schema

Abbildung 14.150 (Mitte) Querfraktur; Osteosynthese mit Platte; Schema

Abbildung 14.151 (rechts) Serienfraktur Mc II–V; Osteosynthese mit Platte (Mc II) und Aufstülpen des kurzen Fragments (Mc V); Schema

Wundverschluß ❑ Adaptation der Wundränder der tiefen Faszie mit Knopfheften (resorbierbares Material). Hautnaht.

Nachbehandlung ❑ Ruhigstellender Verband für die Dauer von ca. 4 Wochen. Erster Verbandwechsel am Tage nach der Operation. Weitere Verbandwechsel abhängig von der Situation.

Die Implantate (mit Ausnahme bei Aufstülpen des kurzen Fragments) werden nach knöcherner Konsolidierung der Fraktur entfernt.

Zugang zu den Ossa sesamoidea proximalia

Indikation ❑ Fraktur des Gleichbeins.

Vorbereitung ❑ Der Patient ist in Rückenlage und die zu versorgende Pfote auf einem Bügel auszubinden. Eine Staubinde ist unterhalb des Ellbogengelenks anzulegen.

Vorgehen ❑ Für den Zugang zur zweiten oder dritten Zehe wird der Hautschnitt medial, für den Zugang zur vierten oder fünften Zehe lateral im Bogen um den Sohlenballen gelegt. Er liegt über der distalen Hälfte des Os metacarpale und der proximalen Hälfte der Phalanx proximalis (Abb. 14.152). In gleicher Länge wird die oberflächliche Faszie durchtrennt, das Ballenpolster etwas mobilisiert und nach medial bzw. lateral zur Seite gezogen (Abb. 14.153).

Über den Sesambeinen des betreffenden Zehengrundgelenks wird ein vertikaler Schnitt durch das proximale Ringband und die oberflächliche Beugesehne gelegt. Die Wundränder werden gespreizt (Abb. 14.154). Danach wird die tiefe Beugesehne etwas zur Seite gezogen und das Fragment bzw. das Sesambein exstirpiert. Dazu sind der das Sesambein bzw. das Fragment proximal fixierende M. interosseus und die Bänder (Lig. palmare und die Ligg. sesamoidea collaterale, rectum und cruciatum) durchzuschneiden.

Liegt die Fraktur im mittleren Drittel, sollten beide Fragmente entfernt werden. Nur das kurze Fragment wird exstirpiert, wenn die Fraktur im proximalen oder distalen Drittel des Gleichbeins liegt.

Wundverschluß ❑ Adaptation der Wundränder der oberflächlichen Beugesehne sowie der des proximalen Ringbands mit Knopfheften (langsam resorbierbares, atraumatisches Nahtmaterial).

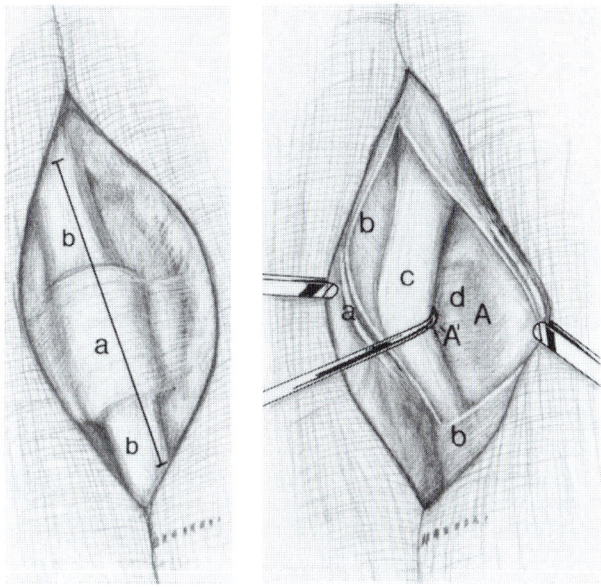

Abbildung 14.153 Haut und Faszie gespreizt

Abbildung 14.154 Tiefe Beugesehne dargestellt
A, A′ Proximale Sesambeine
a Lig. anulare palmare; **b** oberflächliche Beugesehne; **c** tiefe Beugesehne; **d** Lig. palmare

Adaptation der Wundränder der oberflächlichen Faszie mit Knopfheften (resorbierbares Material). Hautnaht.

Nachbehandlung ❏ Die Pfote wird in Beugestellung mit einem Verband ruhiggestellt.

Arthrodese des 2. Zehengelenks

Indikation ❏ Arthropathia deformans; Gelenkfraktur.

Instrumente ❏ Kleine Hohlmeißelzange nach LÜER oder Knochenfräse.

Vorbereitung ❏ Der Patient ist in Bauchlage auszubinden. Der Kopf wird nach dorsal abgebogen und mit einer Kieferschlinge an einen Bügel gebunden (s. Abb. 14.143). Eine Staubinde ist unterhalb des Ellbogengelenks anzulegen.

● **Vorgehen bei Resektionsarthrodese:** Über dem 2. Zehengelenk wird ein in der Längsachse der Zehe verlaufender Hautschnitt gelegt. Die dorsal liegende Strecksehne wird unter Schonung der seitlich liegenden Aa., Vv. und Nn. digitales dorsales propriae axialis und abaxialis isoliert, ange-

schlungen und zur Seite gezogen. Nach Öffnung des Gelenks wird der Gelenkknorpel einschließlich der Knochenendplatte so abgetragen oder ausgefräst, daß die Enden der proximalen und der mittleren Phalanx in Mittelstellung aufeinander passen. Die Phalangen werden mit einem von proximal nach distal eingedrillten Bohrdraht adaptiert. Der über das proximale Zehenglied hinausragende Abschnitt des Bohrdrahtes wird in Knochennähe gekürzt, der verbleibende Anteil in die Corticalis eingetrieben.

Naht der oberflächlichen Faszie und Haut durch Knopfhefte. Es wird ein gepolsterter Pfotenverband angelegt.

Nachbehandlung ❏ Verbandwechsel in zwei- bis dreitägigem Intervall, bis beginnende Konsolidierung röntgenologisch nachweisbar ist.

● **Vorgehen bei Sine-Sine-Arthrodese:** Die Gelenkknorpel im zweiten Zehengelenk werden ausgefräst oder mit der oszillierenden Knochensäge abgetragen. Die Knochenstümpfe werden ohne Fixation belassen, so daß sich eine Syndesmose entwickeln kann.

Nachbehandlung ❏ Ruhigstellender Verband, der regelmäßig gewechselt werden muß, für ca. 6 Wochen.

Zehenamputation

Indikation ❏ Fraktur des Krallenbeins (Hund); Fraktur der Phalanx media und/oder proximalis; Arthropathia deformans eines Zehengelenks; therapieresistentes Panaritium; Krallendeformation; Tumor.

Vorbereitung ❏ Seiten- oder Bauchlage. Eine ESMARCH-Binde ist anzulegen.

Vorgehen ❏ Die Haut wird einige Millimeter peripher des Krallenbetts zirkulär durchtrennt. Der Zehenballen wird nach Möglichkeit geschont, wenn die Phalangen III und II entfernt werden sollen (Abb. 14.155).

Bei Amputation unter Einschluß der Phalanx I erfolgt der Hautschnitt zirkulär proximal des Zehenballens. Falls der Zugang nicht ausreicht, wird dorsal in Richtung der Zehenachse die Inzision weitergeführt. Sie muß wenigstens bis zur Höhe des zu exartikulierenden Gelenks reichen.

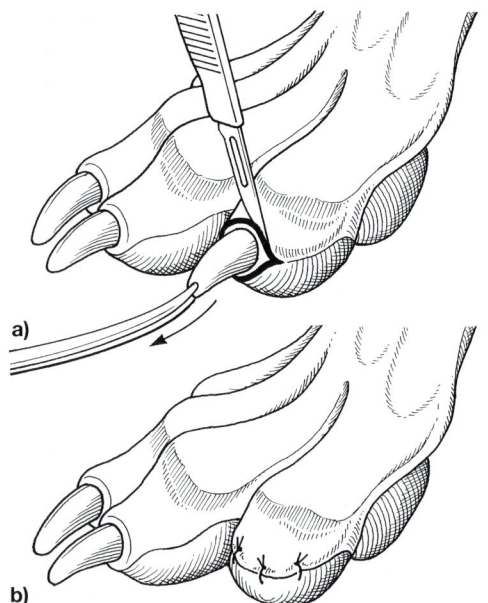

Abbildung 14.155 a), b) Schnittführung und Hautnaht bei Krallenbeinexzision

Nach Durchtrennen der Haut (Abb. 14.156) werden die zu amputierenden Zehenknochen mit den Sehnen bis zu dem betreffenden Gelenk durch stumpfe Präparation dargestellt. In Höhe des Gelenks werden Sehnen, Bänder und Gelenkkapsel zur Amputation durchschnitten. Die Es-MARCH-Binde wird gelöst. Blutende Gefäße werden ligiert.

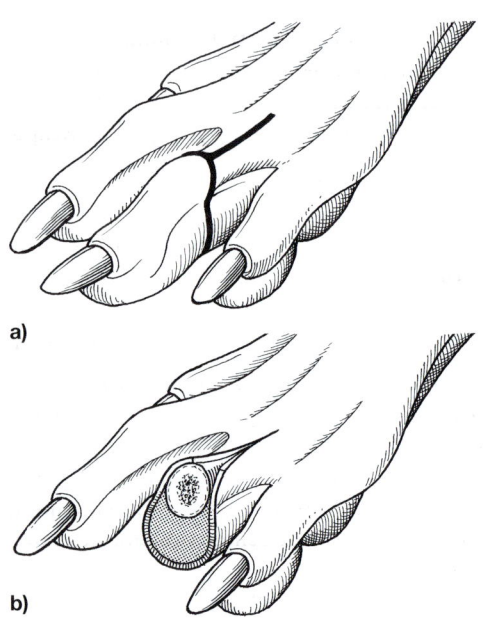

Abbildung 14.156 a), b) Schnittführung bei Zehenamputation des Phalanx I

Wundverschluß ❑ Das subkutane Gewebe wird zur Vermeidung von Hohlraumbildung mit resorbierbaren Fäden adaptiert, ggf. wird ein Drain eingelegt. Hautnaht. Polsterverband.

Amputation der „Wolfskralle" (1. Zehe)

Indikation ❑ Panaritium; Tumor; Verletzung.

Vorbereitung ❑ Rücken- oder Seitenlage.

Vorgehen ❑ In den ersten Lebenstagen kann die Zehe durch einen Scherenschlag entfernt werden. Vielfach erübrigt sich dabei eine Hautnaht.

Bei rudimentär angelegter Kralle älterer Hunde ohne gelenkige Verbindung zum Metatarsus bzw. Metakarpus wird die Zehe angehoben und mit einem schmalen, elliptischen Hautstreifen mit der Schere abgetragen. Nach Blutstillung werden die Hautwundränder mit Knopfheften adaptiert.

Bei gelenkiger Verbindung der Zehe wird die Kralle angehoben und die Haut elliptisch umschnitten. Durch Präparation wird die Zehe bis zum Metatarsal- bzw. Metakarpalgelenk freigelegt und die dorsale Zehenarterie ligiert. Die Zehe wird dann mit Skalpell oder Schere exartikuliert. Vorhandene Sehnen werden durchtrennt. Bei vorstehenden Metatarsalknochen wird der Vorsprung mit der Hohlmeißelzange nach LÜER abgeschrägt.

Wundverschluß ❑ Hautnaht. Polsterverband.

Krallenbeinamputation bei der Katze

Indikation ❑ Fraktur des Krallenbeins; Krallendeformation; therapieresistentes Panaritium, Tumor.

Vorbereitung ❑ Seiten- oder Bauchlage.

Vorgehen ❑ Durch Druck auf den Zehenballen bei gleichzeitigem Zurückziehen der Haut im dorsalen Bereich der Kralle wird das Zehenendglied dargestellt (Abb. 14.157). Das Krallenbein wird dann an seiner Basis mit einer Krallenschere abgesetzt, ohne dabei den Zehenballen zu verletzen. Wesentlich ist, daß bei der Amputation die dorsal gelegene Crista unguicularis mit erfaßt

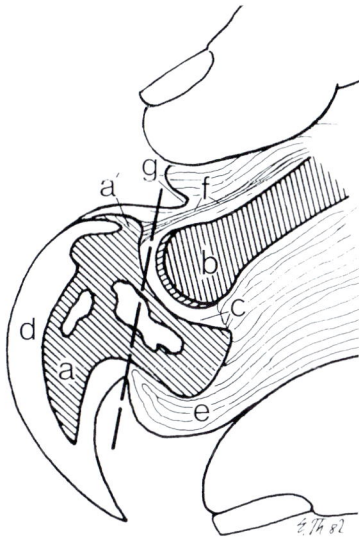

Abbildung 14.157 Krallenamputation bei der Katze. Distaler Zehenbereich mit Kralle im Längsschnitt. Schematisiert

a Phalanx distalis, Os unguiculare, **a'** Crista unguicularis, darunter Sulcus unguicularis; **b** Phalanx media, Os coronale; **c** Art. interphalangea distalis, Krallengelenk; **d** epidermale Kralle; **e** Pulvinus distalis; **f** elastisches langes Lig. dorsale der Art. interphalangea distalis; **g** Tasche und Hautfalte zum Schutz der nicht ausgefahrenen Kralle; gestrichelte Linie: Schnittlinie nach Ausfahren der Kralle durch Fingerdruck

wird, da dort das Stratum germinativum der Kralle bis in den Krallenfalz, Sulcus unguicularis, reicht. Nach der Amputation liegt die Gelenkfläche der Phalanx media sichtbar frei. Reste der Phalanx distalis sind zu entfernen.

Hautnaht. Polsterverband.

Literatur

Baumer K (1992): Wachstumsstörungen und Fehlstellungen der Ossa antebrachii beim Hund. Formen, Therapie und Ergebnisse. Vet Med Diss München.

Beardsley SL, Schrader SC (1995): Treatment of dogs with wounds of the limbs caused by shearing forces: 98 cases (1975–1993). J Am Vet Med Assoc 207:1071.

Behrends I (1996): Arthroskopische Untersuchung des Knie-, Schulter- und Ellbogengelenkes des Hundes. Vet Med Diss Hannover.

Bennet RA (1986): Contracture of the infraspinatus muscle in dogs: A review of 12 cases. J Am Anim Hosp Assoc 22, 481.

Berli H (1979): Ein Beitrag zur Ätiologie der Osteochondritis dissecans im Schultergelenk des Hundes. Vet Med Diss Zürich.

Bidlingmaier B (1988): Klinische Untersuchungen und Erhebungen zur Luxatio antebrachii und Monteggia-Fraktur bei Hund und Katze in den Jahren 1978–1987. Vet Med Diss München.

Boemo CM, Eaton-Wells RD (1995): Medial displacement of the tendon of origin of the biceps brachii muscle in 10 Greyhounds. J Small Anim Pract 36:69.

Bouck GR, Miller CW, Taves CL (1995): A comparison of surgical and medical treatment of fragmented coronoid process and osteochondritis dissecans of the canine ellbow joint. Vet Comp Orthop Traumatol 8:177.

Brinker W, Piermatteei DL, Flo, GL (1990): Arthrodesis. In: Small animal Orthopedics and Fracture Treatment. 2nd ed. Verlag WB Saunders, Philadelphia.

Brown, SG (1976): Elbow Arthrodesis. Presented at the 5th Annual Surgical Forum, Am. Coll. Vet. Surgeons, Chicago, 1976 zit. nach Brinker W, Piermatteei DL, Flo GL (1990).

Brugger S (1987): Funktionell-anatomische Untersuchungen an den Articulationes membri thoracici der Hauskatze (Felis catus s. silvestris domestica). Vet Med Diss München.

Brunnberg K, Timmermann C, Waibl H, Kassianoff I (1993): Zur Behandlung fehlgewachsener Gliedmaßenabschnitte beim Hund. Kleintierpraxis 38:229.

Cake MA, Read RA (1995): Canine and human sesamoid disease. Vet Com Orthop Traumatol 8:70.

Denny, HR (1996): Arthrodese des Ellbogengelenks. In: Denny, HR Orthopädische Chirurgie an Hund und Katze. Enke Verlag, Stuttgart

Denny HR, Gibbs C (1980): The surgical treatment of osteochondritis dissecans and ununited coronoid process in the canine elbow joint. J small Anim Pract 21:323.

Earley T (1978): Canine carpal ligament injuries. Vet Clin North Am 8: 183.

Ebel H (1990): Dokumentationsanalyse von Ober- und Unterarmfrakturen bei Hund und Katze in den Jahren 1985–1989. Vet Med Diss Hannover.

Euler B (1979): Unterarmfrakturen bei der Katze. Behandlung und Ergebnisse in den Jahren 1970–1978. Vet Med Diss München.

Fehr M (1993): Arthrodese zur Behandlung unheilbar chronisch schmerzhafter Erkrankungen des Ellbogengelenks des Hundes. Habil.-Schrift, Hannover.

Fowler DJ, Presnell KR, Holmberg DL (1988): Scapulohumeral arthrodesis: Results in seven dogs. J Am Anim Hosp Assoc 24:667.

Fox SM (1984): Premature closure of distal radial and ulnar physes in the dog. Part I. Pathogenesis and diagnosis. Comp Cont Educ 6:127.

Fox SM (1984): Premature closure of distal radial and ulnar physes in the dog. Part II. Treatment. Comp Cont Educ 6:211.

Fox STM, Burbidge HM, Bray JC, Guerin SR (1996): Ununited anconeal process: Lag screw fixation. J Am Anim Hosp Assoc 32:52.

Gansberger K, Forstenpointner G, König HE (1995): Untersuchungen zur Morphologie des Ligamentum glenohumerale mediale am Schultergelenk des Hundes. Tierärztl Prax 23:75.

Gilson SD, Piermattei DL, Schwarz P (1989): Treatment of humeroulnar subluxation with a dynamic proximal ulnar osteotomy. A review of 13 cases. Vet Surg 18:114.

Goring RL, Parker RB, Dee L, Eaton-Wells RD (1984): Medial displacement of the tendon of origin of the biceps brachii muscle in the racing Greyhound. J Am Anim Hosp Assoc 20:933.

Grüll F, Henschel E (1973): Distractio cubiti beim Bassethound. Kleintierpraxis 18:217.

Henschel E (1972a): Zur Anatomie und Klinik der wachsenden Unterarmknochen. Arch exp Vet Med 26:741.

Henschel E (1972b): Das Lig. radioulnare der Karnivoren als Stabilisator des Karpalgelenks. Zbl Vet Med C 1:269.

Henschel E (1973): Funktion und vergleichend-anatomische Bedeutung des Lig. radioulnare der Karnivoren. Anat Anz 133:445.

Henschel E, Grüll F (1975): Zur Therapie der Distractio cubiti beim Bassethound. Kleintierpraxis 20:267.

Henschel E (1977): Asynchrones Längenwachstum der Ossa antebrachii und seine Wirkung auf die Art. cubiti beim Hund. Tierärztl Prax 5:227.

Hitz D. (1974): Ulnadysplasie beim Bassethound. Schweiz Arch Tierheilk 116:285.

Huibregtse BA, Johnson AL, Muhlbauer MC, Pijanowski GJ (1994): The effect of treatment of fragmented coronoid process on the development of osteoarthritis of the ellbow. J Am Anim Hosp Assoc 30:190.

Johnson KA (1987): Accesory carpal bone fracture in the racing Greyhound: Clasification and pathology. Vet Surg 16:60.

Johnson KA, Dee DF, Piermattei DL (1989): Screw fixation of accessory carpal bone fractures in racing Greyhounds: 12 cases (1981–1986). J Am Vet Med Assoc 194:1618.

Johnston SA (1993): Articular fractures of the scapula in the dog: A clinical retrospective study of 26 cases. J Am Anim Hosp Assoc 29:157.

Kammermeier C (1981): Wachstumsstörungen nach Verletzungen im Bereich der Epiphysenfugen beim Hund. Vet Med Diss München.

Kaspar W, Tietz E, Gutbrod F (1995): Der transulnare Zugang zum Ellbogengelenk. Tierärztl Prax 23:287.

Klein F, Klein H, Pardemann K (1981): Zur Arthrodese von Ellbogen- und Sprunggelenk bei kleinen Hunden und Katzen. Prakt. Tierarzt 10:883–886.

Kramer M, Schimke E, Schachenmayr W, Gerwing M (1996): Diagnostik und Therapie ausgewählter Sehnen- und Muskelerkrankungen beim Hund. Kleintierpraxis 41:889.

Kümmel H (1984): Ein Beitrag zur Distractio cubiti beim Teckel. Vet Med Diss Berlin.

Lechleitner E (1991): Tendopathien der Ursprungssehne des M. biceps brachii und Erkrankungen ihrer Sehnenscheide beim Hund – röntgenologische, pathoanatomische und pathologische Befunde. Vet Med Diss Wien.

Lesser, AS (1985): Arthrodesis. In: Slatter DH, Textbook of small animal surgery. Vol I + II. Verlag WB Saunders, Philadelphia.

Lincoln JD, Potter K (1984): Tenosynovitis of the biceps brachii tendon in dogs. J Am Anim Hosp Assoc 20:385.

Mai MHP (1995): Funktionell-anatomische Untersuchungen an den Articulationes membri thoracici von Deutscher Schäferhund, Dobermann, Deutscher Dogge, Rauhaar- und Langhaar-Teckel. Vet Med Diss München.

Matis U, Böhmer E, Baumer K, Köstlin RG (1992): Treatment of ununited anconeal process (Abstract). Proceedings of the 6th Annual ESVOT Congress, S. 16, Rom.

Matis U (1993): Der klinische Fall. Tierärztl Prax 21:501.

Meyer H (1977): Unterarmfrakturen des Hundes. Behandlung und Ergebnis (1970–1974). Vet Med Diss München.

Meyer-Lindenberg A, Puß M, Fehr M, Brunnberg L (1996): Stabilisierung von Frakturen der langen Röhrenknochen bei kleinen Hunden und Katzen. Prakt Tierarzt 77:987.

Meyer-Lindenberg, A (1991): Angeborene und erworbene Erkrankungen des Ellbogengelenkes beim Hund. Häufigkeit, Diagnostik und Behandlungsergebnisse der Jahre 1985 bis 1989. Vet Med Diss Hannover.

Meyer-Lindenberg A, Fehr M, Nolte I (1991): Der isolierte Processus anconaeus des Hundes – Vorkommen, Behandlung und Ergebnisse. Kleintierpraxis 36:671.

Meyer-Lindenberg A, Fehr M, Brunnberg L, Nolte I (1993): Fragmentierter Processus coronoideus medialis der Ulna beim Hund. Vorkommen und Therapieergebnisse: Erfahrungen an 101 Patienten. Mh Vet Med 48:457.

Müller-Rohrmoser M (1997): Arthrodese des Karpal- und Tarsalgelenkes bei Hund und Katze. Behandlung und Ergebnisse in den Jahren 1985–1996. Vet. Med. Diss München.

Newton, C. D. (1985) Arthrodesis of the shoulder, elbow, and carpus. In: Newton, C. C., Nunamker, D. M. Textbook of Small Animal Orthopedics. Verlag JB Lippincott, Philadelphia.

O'Brien TR, Morgan JP, Suter PF (1971): Epiphyseal plate injury in the dog: a radiographic study of growth disturbance in the forelimb. J small Anim Pract 12:19.

Olson NC, Carring CB, Brinker WO (1979): Asynchronous growth of the canine radius and ulna: Effects of retardation of longitudinal growth of the radius. Am J Vet Res 40:351.

Parker RB, Brown SG, Wind AP (1981): Pancarpal arthrodesis in the dog: A review of forty-five cases. Vet Surg 10:35.

Parrisius A (1985): Processus anconaeus isolatus. Behandlung und Ergebnisse in den Jahren 1975–1983. Vet Med Diss München.

Penwick, RC (1987): Arthrodesis. Vet. Clin. North. Am. Small Anim. Pract. 17:821–840.

Pichard, R (1968) Les Arthrodeses du Coude chez le chien. Revue Med. vet. (Toulouse) 129:57–65.

Puglisi TA (1986): Canine humeral joint instability. Part I. Comp Cont Educ 8:593.

Puglisi TA (1986): Canine humeral joint instability. Part II. Comp Cont Educ 8:741.

Punzet G (1973): Ellbogengelenksdysplasie mit isoliertem Processus anconaeus eine neue Möglichkeit der chirurgischen Behandlung. Kleintierpraxis 18:121.

Radzikowski A (1971): Die Humerusfrakturen beim Hund, Behandlung, Komplikationen und Ergebnisse in den Jahren 1959–1969. Vet Med Diss München.

Read RA, Armstrong SJ, O'Keefe JD, Eger CE (1990): Fragmentation of the medial coronoid process of the ulna in dogs: A study of 109 cases. J Small Anim Pract 31:330.

Roos H, Brugger S (1993): Zur funktionellen und angewandten Anatomie der Schultergelenkes der Hauskatze. Tierärztl Prax 21:265.

Simpson D, Goldsmid S (1994): Pancarpal arthrodesis in a cat: A case report and anatomical study. Vet Com Orthop Traumatol 7:45.

Sjöström L, Kasström H, Källberg M (1995): Ununited anconeal process in the dog. Pathogenesis and treatment by osteotomy of the ulna. Vet Comp Ortho Traumatol 8:170.

Staimer MS (1980): Humerusfrakturen bei der Katze. Behandlung und Ergebnisse in den Jahren 1970–1978. Vet Med Diss München.

Tobias TA, Myyabayashi T, Olmstead ML, Hedrick LA (1994): Surgical removal of fragmented coronoid process in the dog: Comparative effects of surgical approach and age at time of surgery. J Am Anim Hosp Assoc 30:360.

Turner TM (1989): Treatment of Fracture & Orthopedic Diseases – Arthrodesis. Elbow and stifle Arthrodesis. In: 49th Ann. Meeting Proceed., Am. Anim. Hosp. Ass., S. 313.

Van Bree H (1993): Comparison of diagnostic accuracy of positive-contrast arthrography and arthrotomy in evaluation of osteochondrosis lesions in scapulohumeral joints in dogs. J Am Vet Med Assoc 203:84.

Van Ryssen B, van Bree H, Simoens P (1993): Elbow arthroscopy in clinically normal dogs. Am J Vet Res 54:191.

Vollmerhaus B, Roos H, Brugger S (1993): Anatomische Grundlagen und atypische Bewegungen im Ellbogen und proximalen Radioulnargelenk der Hauskatze. Tierärztl Prax 21:163.

Walde I, Tellhelm B (1991): Der fragmentierte Processus coronoideus medialis ulnae (FPC) und die Osteochondritis dissecans (OCD) im Ellbogengelenk und Sprunggelenk des Hundes – Literaturübersicht, Diagnose und Therapie. Wien Tierärztl Mschr 78:414.

Weis M (1983): Knochenwachtumsuntersuchungen mittels fluoreszenzmikroskopischer, mikroradiographischer und phasenkontrastmikroskopischer Techniken am Ellbogengelenk sowie distal an Radius und Ulna beim jungen Hund. Ein Beitrag zur Aetiologie und Pathogenese der Osteochondrosis des Ellbogengelenkes. Vet Med Diss Zürich.

Wernitz U (1987): Knochen-, Band- und Gelenkkapselverletzungen im Bereich des Karpalgelenkes beim Hund. Vet Med Diss München.

Willer RL, Johnson KA, et al. (1990): Partial carpal arthrodesis for third degree carpal sprains: A review of 45 carpi. Vet Surg 19:334.

Winhart S (1991): Zur Fraktur des Processus coronoideus medialis ulnae beim Hund. Vet Med Diss München.

Beckengliedmaße

Becken

Zugang zum Darmbeinflügel von kraniodorsal

Indikation ❏ Entnahme von Kortikalis-Spongiosa–Spänen; Diastase im Iliosakralgelenk, Kreuzbeinflügelfraktur.

Instrumente ❏ Hohlmeißel und Hammer, Osteosynthesebesteck.

Vorbereitung ❏ Der Patient ist in Seitenlage oder in Brust-Bauchlage auszubinden und wird zusätzlich mit einem durch die Leistenfurche über Rücken und Rute geführten Band fixiert. Der Operationstisch wird zum ventral des Tieres stehenden Operateur hin gekippt.

Vorgehen ❏ Der 10–15 cm lange Hautschnitt liegt über der Spina iliaca dorsalis cranialis (Abb. 15.1). Nach Durchtrennen von Hautmuskel, glutäalem Fettgewebe sowie Fascia glutaea werden die Wundränder gespreizt (Abb. 15.2).

● **Weiteres Vorgehen bei Entnahme von Kortikalis-Spongiosa-Spänen.** Die Knochenentnahmestelle liegt frei, wenn an der lateralen Kante der Spina iliaca dorsalis cranialis der M. glutaeus su-

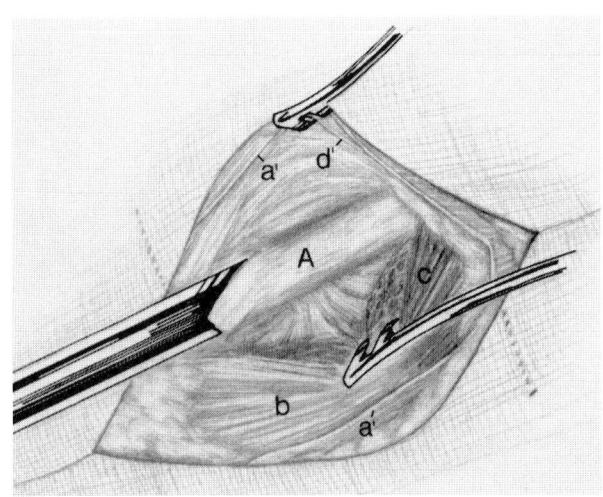

Abbildung 15.3 Fascia glutaea durchtrennt und M. glutaeus medius am Ursprung mobilisiert

A Tuber sacrale
a M. cutaneus trunci, **a'** Schnittkante; **b** M. glutaeus medius; **c** M. glutaeus superficialis; **d** Fascia glutaea, **d'** Schnittkante

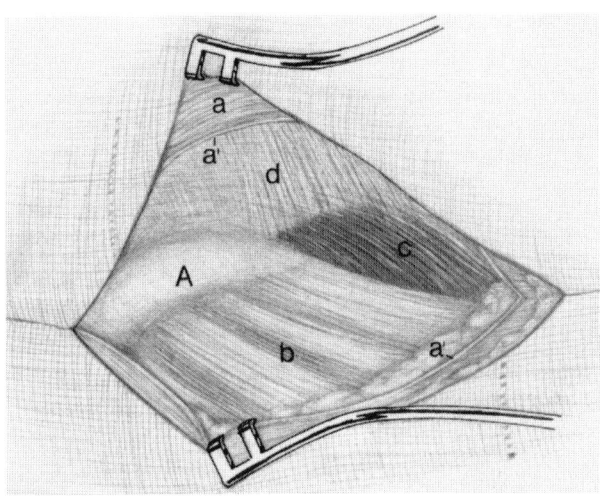

Abbildung 15.2 Hautmuskel, Fett- und Bindegewebe gespreizt

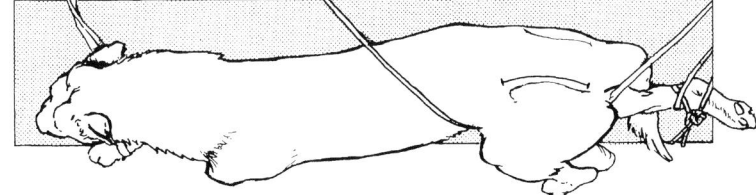

Abbildung 15.1 Lagerung und Schnittführung durch die Haut

perficialis inzidiert und der M. glutaeus medius an seinem Ursprung abgelöst ist (Abb. 15.3). Mit dem Hohlmeißel wird die Kompakta des Tuber sacrale abgetragen und mit dem scharfen Löffel Spongiosa entnommen.

● **Weiteres Vorgehen bei Diastase im Iliosakralgelenk und Kreuzbeinflügelfraktur:** Der M. glutaeus medius wird lateral vom Darmbeinflügel abpräpariert und das medial zwischen Darmbein- und Kreuzbeinflügel liegende Gewebe – soweit noch intakt – durchtrennt. Nach Entfernen des Gelenkknorpels (bei Diastase) sowie von Geweberesten und Koagula wird das Darmbein (bei Fraktur mit dem Kreuzbeinflügel) an das Corpus ossis sacri geschraubt. Um eine stabile Fixation zu erreichen, sollte eine möglichst weit in den Kreuzbeinkörper reichende Zugschraube gesetzt werden (Abb. 15.4). Es empfiehlt sich, zuerst das Gewindeloch im Kreuzbein und dieses durch ventrolaterale Verlagerung des Darmbeins unter Sicht zu bohren. Dabei wird die Bohrerspitze kaudal des eingezogenen Kranialrandes über der sichelförmigen Gelenkfläche der Facies auricularis angesetzt (Abb. 15.5).

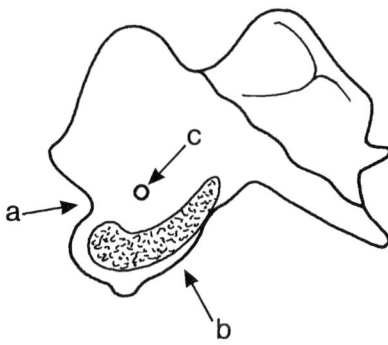

Abbildung 15.5 Seitenansicht der Ala ossis sacri
a kraniale Einziehung; **b** Gelenkfläche; **c** Bohrloch; Schema

Der Bohrer muß senkrecht zur Medianebene auf das kontralaterale Iliosakralgelenk gerichtet werden, ohne den dorsal verlaufenden Wirbelkanal zu durchqueren. Bei Kreuzbeinfrakturen wird für eine optimale Verankerung der Schraube auch der gegenseitige Darmbeinflügel durchbohrt. Sodann wird die Länge des Bohrkanals gemessen und das Gewinde geschnitten, anschließend im Darmbein das Gleitloch kranioventral der Spina iliaca dorsalis caudalis präpariert. Wenn auch die Länge des Bohrkanals im Darmbein bestimmt ist, wird die Zugschraube in das Gleitloch eingeführt, bis ihre Spitze das Darmbein medial mit drei bis vier Gewindegängen überragt. Schließlich wird die Schraubenspitze unter gleichzeitiger Reposition in das Gewindeloch gebracht und die Schraube festgedreht. Zum Reponieren drückt man das Darmbein mit einer kranial angesetzten Zange in kaudale Richtung, während das Kreuzbein von kaudal mit einem HOHMANN-Hebel gestützt wird. Dabei darf der unmittelbar kaudal des Kreuzbeins verlaufende N. ischiadicus nicht verletzt werden.

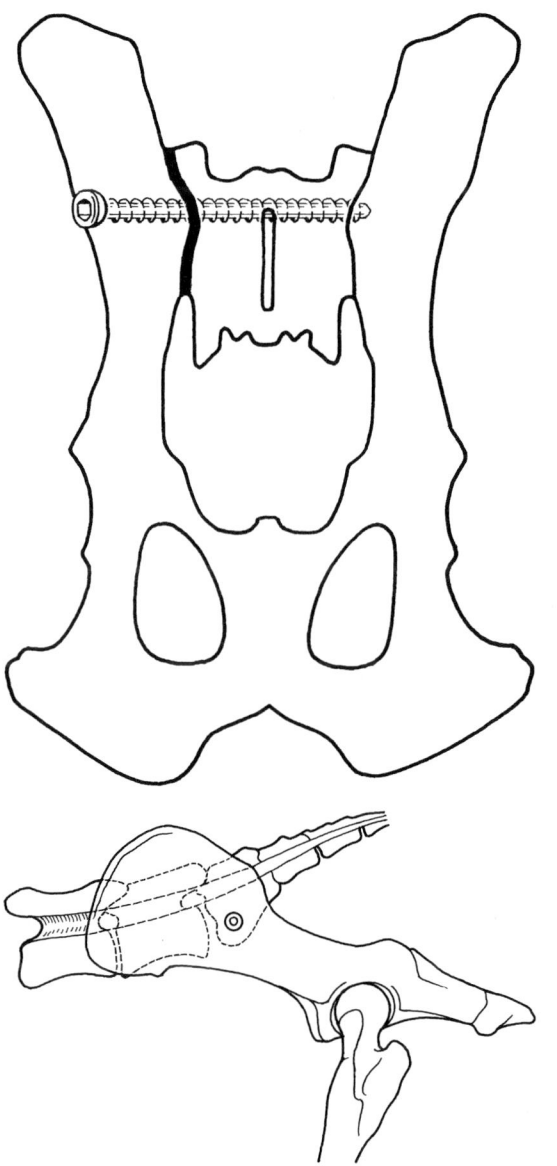

Abbildung 15.4 I, II Diastase; Arthrodese mit Zugschraube; Schema
I Ansicht von ventral; **II** Ansicht von lateral.

Wundverschluß ❑ Schichtweise Adaptation der Wundränder der Fascia glutaea und des Hautmuskels sowie der subkutanen Faszie mit Knopfheften (resorbierbares Material). Hautnaht.

Nachbehandlung ❏ Durch aufgeklebte Gaze sollte die Hautwunde für einige Tage geschützt werden. Nach Stabilisierung (Arthrodese) des Iliosakralgelenks und Osteosynthese einer Kreuzbeinfraktur Bewegungseinschränkung (Leinenzwang, Zimmerruhe) über 4 bis 6 Wochen.

Zugang zum Darmbein von lateral

Indikation ❏ Fraktur des Os ilium; dreifache Beckenosteotomie zur Korrektur der azetabulären Hüftgelenkdysplasie beim Junghund (5. bis 7. Lebensmonat).

Instrumente ❏ Osteosynthesebesteck, oszillierende Säge.

Vorbereitung ❏ Der Patient ist in Seitenlage auszubinden und zusätzlich mit einem durch die Leistenfurche über Rücken und Rute geführten Band zu fixieren. Der Opertionstisch wird zum ventral des Tieres stehenden Operateur hin gekippt.

Vorgehen ❏ Der Hautschnitt verläuft, gering nach ventral geschwungen, vom kranialen Rand des Darmbeinflügels bis etwas distal und kaudal des Trochanter major (Abb. 15.6). In gleicher Länge werden oberflächliche Faszie, Hautmuskel und glutäales Fettgewebe durchtrennt und mit der Haut gespreizt (Abb. 15.7). Über dem Muskelspalt zwischen dem M. tensor fasciae latae und dem M. glutaeus medius wird die Fascia glutaea vom Tuber sacrale bis zum kranialen Rand des M.

glutaeus superficialis gespalten, der M. glutaeus medius, an der Spina iliaca ventralis beginnend, subperiostal von der Darmbeinsäule gelöst und mit dem HOHMANN-Hebel nach dorsal verlagert (Abb. 15.8). Der jetzt dargestellte M. glutaeus profundus wird am Darmbein abgesetzt und nach kaudal gezogen (Abb. 15.9).

Die über dem M. glutaeus profundus zum M. tensor fasciae latae ziehenden Gefäße sind, wenn der Bereich des Darmbeins vor dem Azetabulum darzustellen ist, zu koagulieren.

Am ventralen Rand der Darmbeinsäule, etwas kaudal des Darmbeinflügels, zieht eine A. nutricia in das Darmbein. Das Gefäß sollte beim Ablösen des M. iliopsoas zur Darstellung des ventralen Darmbeinrands geschont werden. Medial der Darmbeinsäule verläuft der N. ischiadicus! Er darf im folgenden nicht verletzt werden und muß vor dem Ansetzen einer Knochenfaßzange bzw. bei der Osteotomie zur Medianen hin abgedrängt werden.

Zur Reposition wird eine Repositionszange am kaudalen Fragment angesetzt.

● **Weiteres Vorgehen bei Darmbeinfraktur:** Da die Fixation im Iliosakralgelenk meist erhalten oder zumindest noch ausreichend ist, also das kraniale Fragment nicht dirigiert werden kann, erübrigt sich meist eine weitere Faßzange am Darmbeinflügel. Stattdessen wird das kaudale Fragment mit einem in den Bruchspalt eingeschobenen HOHMANN-Hebel oder Raspatorium in die korrekte Lage gebracht. Bei langen Schrägbrüchen kann eine senkrecht zum Frakturspalt plazierte Knochenfaßzange dienlich sein. Sie darf jedoch den N. ischiadicus keinesfalls quetschen. Die oft schwierige Reposition gelingt am besten,

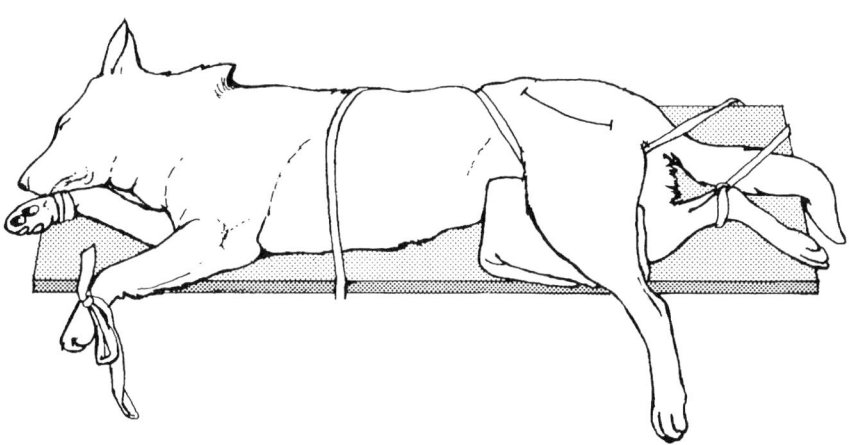

Abbildung 15.6 Lagerung und Schnittführung durch die Haut

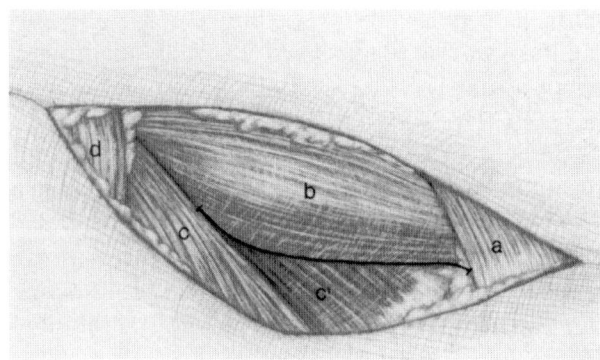

Abbildung 15.7 Haut und Hautmuskel durchtrennt, Schnittlinie am ventralen Rand des M. glutaeus medius

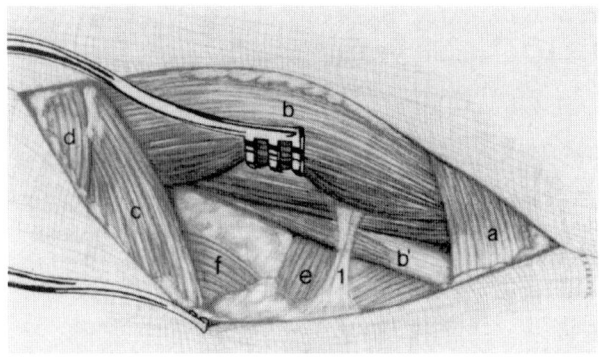

Abbildung 15.8 Fascia glutaea durchtrennt, M. glutaeus medius und kaudale Portion des M. tensor fasciae latae gespreizt

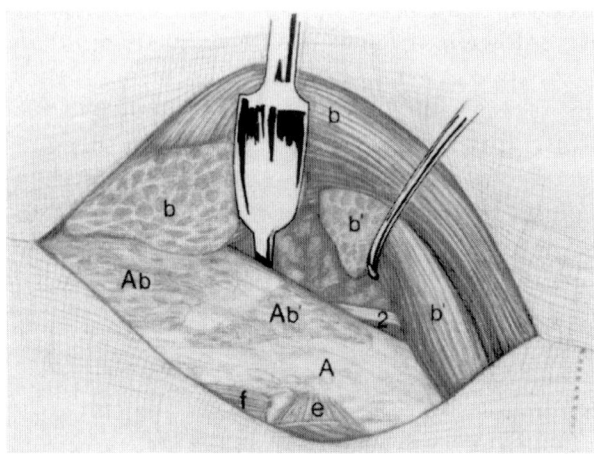

Abbildung 15.9 Mm. glutaeus medius und profundus mobilisiert, zum Teil abgesetzt und zur Seite gezogen

A Corpus ossis ilii; **Ab** Ursprungsfläche des M. glutaeus medius, **Ab′** Ursprungsfläche des M. glutaeus profundus
a M. glutaeus superficialis; **b** M. glutaeus medius, **b′** M. glutaeus profundus; **c** M. tensor fasciae latae, kraniale, **c′** kaudale Portion; **d** M. sartorius; **e** M. rectus femoris; **f** M. iliopsoas
1 Endäste von A., V. und N. glutaeus cranialis; **2** N. ischiadicus

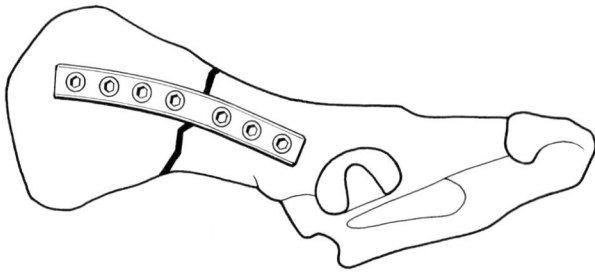

Abbildung 15.10 Querfraktur der Darmbeinsäule; Osteosynthese mit einer vorgebogenen Platte; Schema

wenn auch das Os femoris – nach partiellem Ablösen des M. vastus lateralis von seinem Ursprung – distal des Trochanter major mit einer Reduktionszange gefaßt und nach kaudolateral gezogen wird.

Die Fixation erfolgt bei Quer- und kurzen Schrägfrakturen mit einer Platte (Abb. 15.10). Es empfiehlt sich, die Platte an einem Knochen entsprechender Größe vorzubiegen. Die Plattenschrauben müssen an der Darmbeinschaufel sehr vorsichtig eingedreht werden, da sie in den dünnen Kompaktalamellen dieses Bereichs wenig Halt finden. Deshalb wird eine Schraube möglichst auch durch die Ala ossis sacri in das Kreuzbein gesetzt.

Lange Schrägfrakturen des Darmbeins lassen sich allein mit Schrauben fixieren (Abb. 15.11), wenn die Fraktur so lang ist, daß sie mindestens zwei Schrauben Platz bietet und der Bruch in Azetabulumnähe liegt. Nur in diesem Bereich ist genügend feste Knochensubstanz für eine Stabilisierung mit Zugschrauben vorhanden.

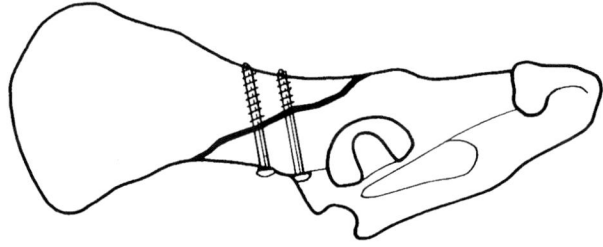

Abbildung 15.11 Schrägfraktur der Darmbeinsäule; Osteosynthese mit zwei Zugschrauben; Schema

● **Weiteres Vorgehen bei dreifacher Beckenosteotomie:** Nach Durchtrennen des Schambeins (s. Zugang zum Hüftgelenk und Schambein von ventral, S. 385) und des Sitzbeins (s. Zugang zum Tuber ischiadicum, S. 384) wird das Darmbein unmittelbar kaudal des Iliosakralgelenkes osteo-

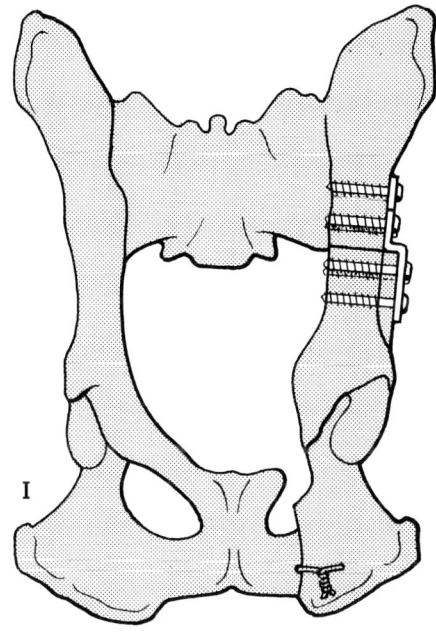

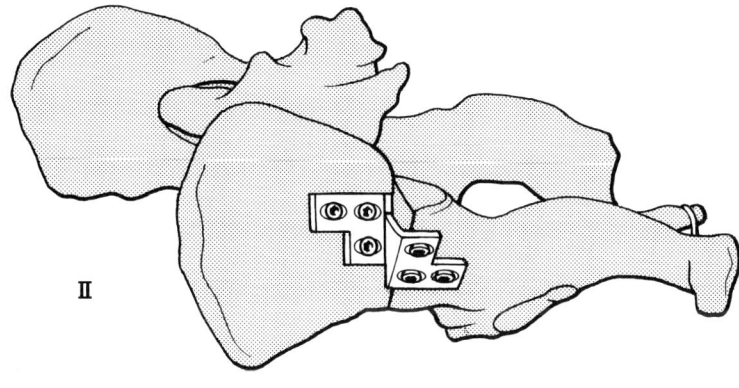

Abbildung 15.12 I, II Fixation des Darmbeins nach dreifacher Beckenosteotomie mit stufenförmiger Spezialplatte; Schema **I** Ventral-, **II** Seitenansicht

tomiert. Der Sägeschnitt erfolgt – unter sorgfältiger Schonung des N. ischiadicus – senkrecht zu einer imaginären Linie, die von der dorsalen Kante des Tuber ischiadicum kranialwärts zum ventralen Drittel der Crista iliaca zieht (Rotationsachse des Azetabulums). Sodann wird das kaudale, pfannentragende Segment mit einer Repositionszange nach kraniolateral gezogen und dabei der Hüftlaxität entsprechend um 20 bis maximal 40° (durchschnittlich 30°) über die Dorsalfläche des Femurkopfes rotiert. Das Ausmaß der erforderlichen Drehung orientiert sich am ORTOLANI-Zeichen, das nicht oder kaum mehr auslösbar sein sollte.

Zur Fixation dient eine stufenförmige Spezialplatte[1]. Sie verstärkt durch Verlagerung der Pfanne nach außen (Lateralisation) und Neigung nach hinten (Retroversion) den mit der Drehung erzielbaren azetabulären Überdachungseffekt (Abb. 15.12).

Die Platte wird zuerst am kaudalen Darmbeinsegment angeschraubt, dann mit einer Zange am kranialen Segment provisorisch befestigt. Wenn der richtige Rotationswinkel gefunden ist, wird der am Sitzbeinschnitt vorgelegte Draht verdrillt (s. Zugang zum Tuber ischiadicum, S 384), danach die Platte am Darmbein endgültig fixiert. Abschließend wird die kraniodorsal vorstehende Knochenspitze des kaudalen Darmbeinsegments mit der Säge entfernt, damit sie nicht in die Glutäalmuskulatur spießt.

Wundverschluß ❏ Schichtweise Adaptation der Mm. glutaei profundus und medius mit Knopf- oder Diagonalheften (resorbierbares Nahtmaterial) sowie der Wundränder der Fascia glutaea, des Hautmuskels und der subkutanen Faszie mit Knopfheften (langsam resorbierbares Material). Hautnaht.

Nachbehandlung ❏ Die Hautwunde sollte durch aufgeklebte Gaze während einiger Tage geschützt werden. Einschränkung der Bewegung (Zimmerruhe, Leinenzwang) für etwa 4–6 Wochen.

Zugang zum Hüftgelenk von kraniolateral

Anmerkung ❏ Bei der Katze findet sich zwischen dem M. glutaeus superficialis und dem M. biceps femoris der langgestreckte M. caudofemoralis. Im übrigen bestehen keine wesentlichen anatomischen Unterschiede zu den im folgenden beschriebenen Verhältnissen beim Hund.

Indikation ❏ Rezidivierende Luxatio ossis femoris; Epiphysiolysis capitis ossis femoris; Femurkopf- oder Femurhalsfraktur; Resektionsarthroplastik (bei therapieresistenter Coxitis bzw. kleinwüchsigen Hunden und Katzen mit anhaltender schmerzhafter Coxarthrose oder Nearthrose).

Instrumente ❏ Reduktionszange, HOHMANN-Hebel; Osteosynthesebesteck; oszillierende Säge oder Hammer und Meißel.

---

[1] Slocum Enterprises

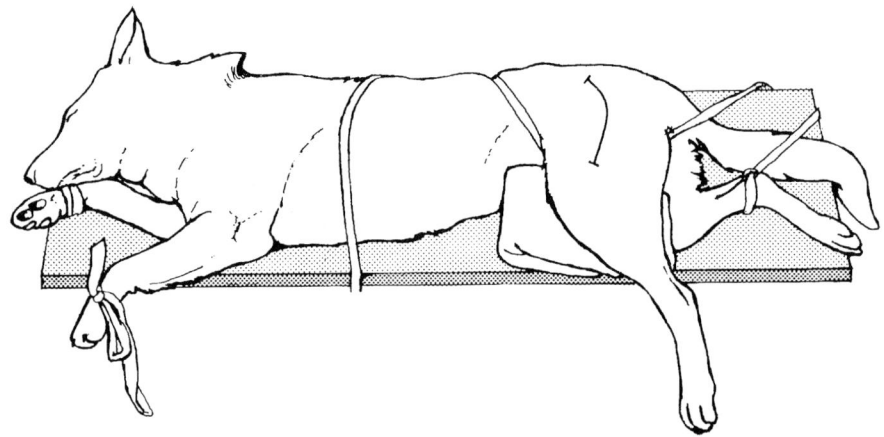

Abbildung 15.13 Lagerung und Hautschnittführung

Vorbereitung ❏ Der Patient ist in Seitenlage auszubinden und zusätzlich mit einem durch die Leistenfurche über Rücken und Rute geführten Band zu fixieren. Die zu versorgende, oben liegende Gliedmaße wird auf einem Polster gelagert.

Vorgehen ❏ Der leicht kaudal geschwungene Hautschnitt beginnt kurz vor der dorsalen Medianlinie, verläuft über den Trochanter major und endet auf halber Höhe des Oberschenkels (Abb. 15.13). Oberflächliche Faszie, interfasziales Fettgewebe und tiefe Faszie werden in gleicher Länge am kranialen Rand des M. biceps femoris durch

trennt (Abb. 15.14). Nach Mobilisieren und Spreizen der Wundränder wird das darunter liegende Blatt der Fascia lata über dem M. vastus lateralis inzidiert und dieser Schnitt nach proximal zwischen Glutäen und M. tensor fasciae latae fortgesetzt. Nun sind die Fascia lata und ihr Spannmuskel, der M. tensor fasciae latae, mit dem Spreizer nach kranial zu ziehen (Abb. 15.15).

Für das weitere Vorgehen ist es zweckmäßig, das Os femoris zu fixieren. Hierzu wird die kaudolaterale Portion des M. vastus lateralis subperiostal gelöst und der Knochen kurz unterhalb des Trochanter major mit einer Reduktionszange

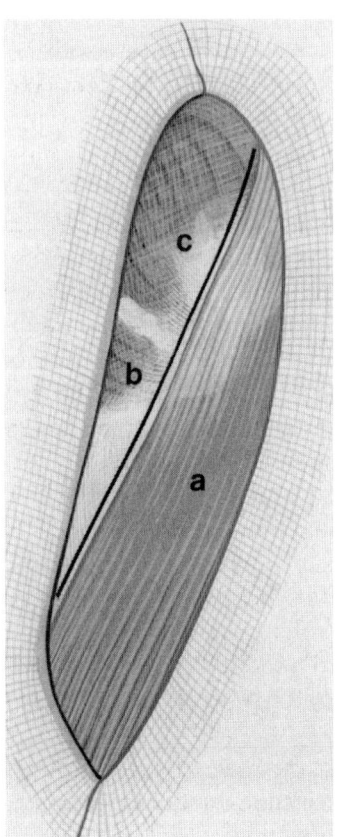

Abbildung 15.14 Haut und oberflächliche Faszie gespreizt; Schnittführung am kranialen Rand des M. biceps femoris
A Trochanter major; **B** Collum ossis femoris; **C** Caput ossis femoris
a M. biceps femoris; **b** M. tensor fasciae latae; **c** M. glutaeus superficialis; **d** M. glutaeus medius; **e** M. glutaeus profundus; **f** M. vastus lateralis, **f'** Ursprungssehne; **g** M. rectus femoris; **h** M. articularis coxae
1 Hüftgelenkkapsel; **2** Gefäßäste der A. und V. circumflexa femoris lateralis

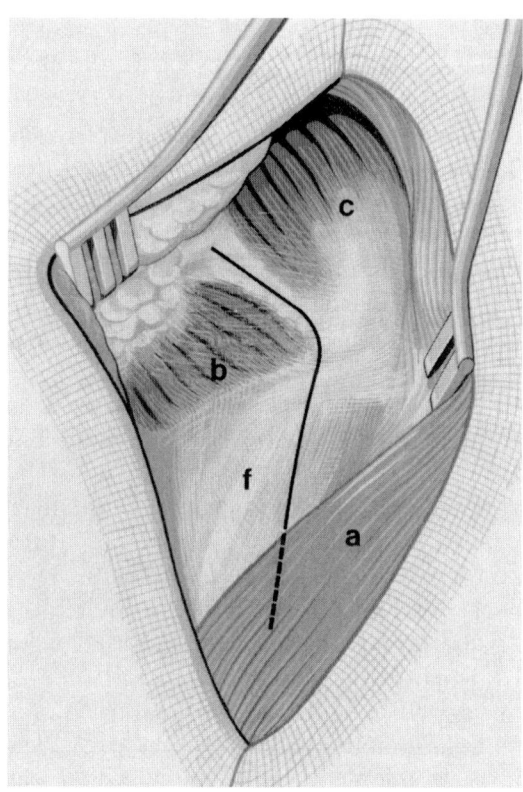

Abbildung 15.15 Schnittführung im tiefen Blatt der Fascia lata und um den M. tensor fasciae latae

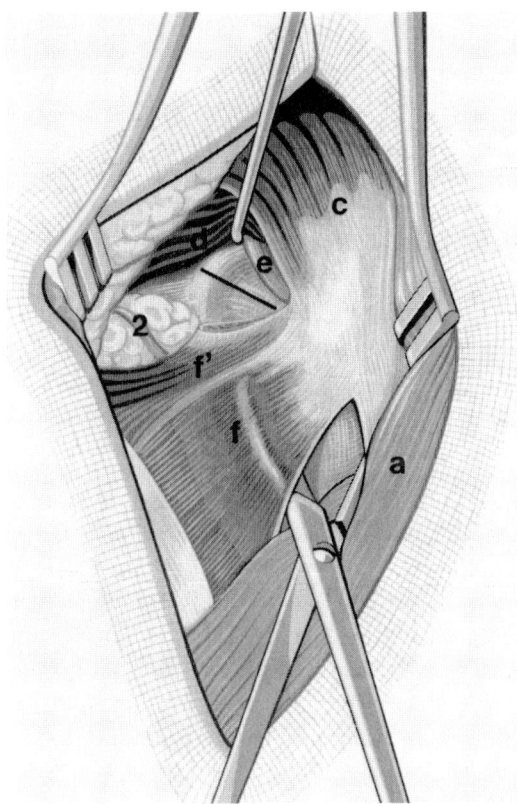

Abbildung 15.16 Muskeln gespreizt, Gelenkkapsel und Femurhals dargestellt; Schnittführung in der Gelenkkapsel

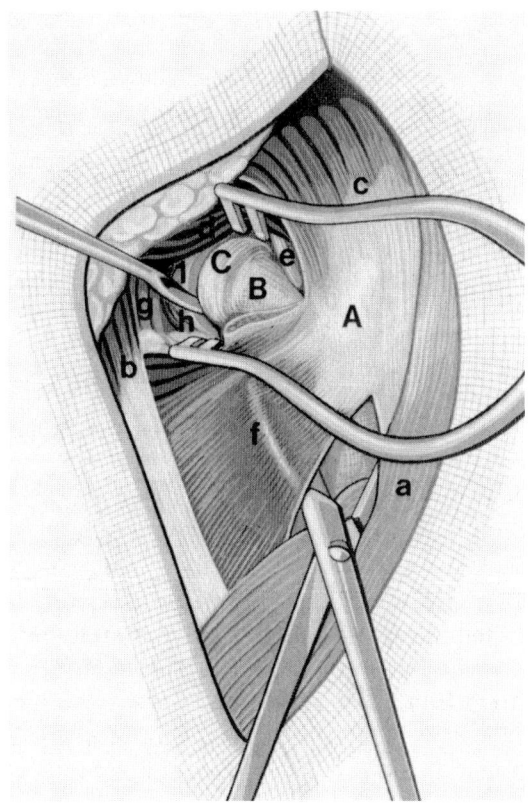

Abbildung 15.17 Gelenkkapsel gespreizt. Femurkopf mit Raspatorium unterstützt

gefaßt. Zur Darstellung des Hüftgelenks werden die Mm. glutaei mit einem Wundhaken nach dorsal gezogen und das der Gelenkkapsel locker aufliegende Fettgewebe unter Schonung der Gefäßäste der A. und V. circumflexa femoris lateralis stumpf abpräpariert. Der Femurhals liegt frei, wenn die gemeinsame Ursprungssehne des M. vastus lateralis und M. vastus intermedius kranial eingekerbt und zur Seite verlagert ist (Abb. 15.16).

• **Weiteres Vorgehen bei Luxatio ossis femoris:** Mit einem kaudal des Azetabulum angesetzten HOHMANN-Hebel wird das Os femoris beiseite gehalten, damit das Azetabulum eingesehen und von Gewebstrümmern und Bandresten befreit werden kann. Danach wird mit Hilfe der Reduktionszange reponiert und der Sitz des Gelenkkopfes in der Pfanne sowie die Lage und das Ausmaß der Gelenkkapselläsion geprüft.

Besteht keine übermäßige Reluxationstendenz und ist die Gelenkkapsel vorwiegend im kranialen Bereich rupturiert, ist dieser Zugang für die Versorgung ausreichend. Andernfalls sollte die Dar-

stellung des Hüftgelenks durch faserparalleles Spalten der Mm. glutaei oder Osteotomie des Trochanter major erweitert werden.

Der Kapselriß wird mit 3 bis 5 nicht oder langsam resorbierbaren Kunststoffheften genäht. Ist die Gelenkkapsel in ihrer Mitte gerissen, erfolgt der Verschluß durch Knopfnaht. Liegt ein Abriß vom Pfannenrand oder Schenkelhals vor, werden rückläufige Nähte gesetzt, die in den Ursprungs- und Ansatzsehnen der angrenzenden Muskulatur und im Periost verankert werden. Bieten Periost und Sehnen nicht genügend Halt, sind die Fäden durch einen horizontal in die obere Kortikalis des Pfannendachs gelegten Bohrkanal bzw. durch eine Querbohrung an der Basis des Schenkelhalses zu führen. Anschließend wird die nicht ausreichend stabil rekonstruierbare Gelenkkapsel kraniodorsal mit vier kräftigen Fäden (nicht resorbierbares Nahtmaterial) überspannt. Dazu werden zwei Fäden rückläufig sowie zwei in Achtertour geführt. Die Fäden werden bei gering abduziertem und einwärts gedrehtem Femur verknotet (Abb. 15.18). Weiterer Wundverschluß siehe unten.

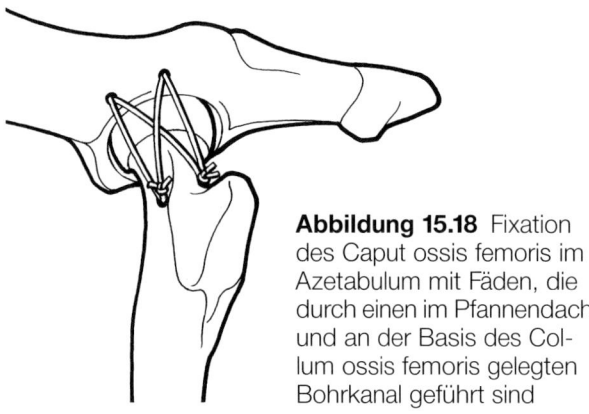

Abbildung 15.18 Fixation des Caput ossis femoris im Azetabulum mit Fäden, die durch einen im Pfannendach und an der Basis des Collum ossis femoris gelegten Bohrkanal geführt sind

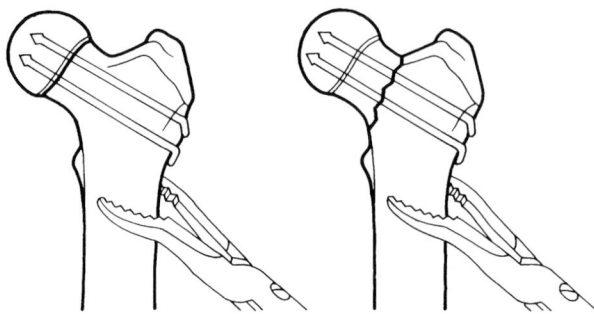

Abbildung 15.20 Epiphysiolysis capitis ossis femoris und Fraktur des Collum ossis femoris, Osteosynthese mit zwei Bohrdrähten; Schema

● **Weiteres Vorgehen bei Epiphysiolysis, Femurkopf- oder Femurhalsfraktur:** Zur Darstellung der Fraktur werden Gelenkkapsel und/oder Periost des Schenkelhalses längs inzidiert, so daß möglichst wenige Äste des epiphysären Gefäßsystems durchtrennt werden. Nach Absaugen des Hämatoms bzw. Entfernen der Gewebsreste und Koagula von den Bruchflächen erfolgt die Reposition. Hierzu wird das distale Fragment mit der Reduktionszange nach unten gezogen, während das proximale Bruchstück mit Hilfe eines zwischen Azetabulum und Caput ossis femoris eingeführten Raspatoriums in seine korrekte Lage gebracht wird (Abb. 15.17, 15.19).

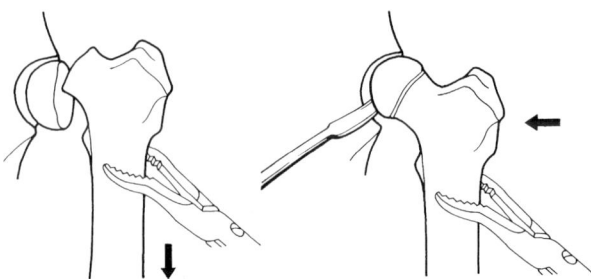

Abbildung 15.19 Epiphysiolysis capitis ossis femoris; Reposition; Schema

Die Reposition ist ohne Zuhilfenahme weiterer Zangen, d.h. nur durch Drücken des distalen Fragments gegen das proximale aufrecht zu halten.

Zur Fixation genügen zwei KIRSCHNER-Bohrdrähte, die etwas kranial ober- und unterhalb der dem Trochanter tertius entsprechenden Rauhigkeit eingedrillt werden (Abb. 15.20). Die Drähte sollen parallel, möglichst weit voneinander entfernt bis an die Knochenendplatte des proximalen Bruchstückes gebohrt werden, ohne den Gelenkknorpel zu perforieren.

Bei lateralem Schenkelhalsbruch großwüchsiger Tiere oder Pseudarthrose kann eine interfragmentäre Kompression mittels Zugschraube vorteilhaft sein. Man beachte, daß für die erforderliche Rotationsstabilität zusätzlich ein Bohrdraht eingedrillt werden muß. Es ist zweckmäßig, zuerst den Bohrdraht zu plazieren, damit sich das proximale Fragment beim Gewindeschneiden und Eindrehen der Schraube nicht verdreht (Abb. 15.21). Die Schraube wird unterhalb des Bohrdrahts in den Bereich des Calcar femorale gesetzt.

Um einer Subluxation vorzubeugen, ist auf eine sorgfältige Naht der Gelenkkapsel Wert zu legen. Der Verschluß erfolgt mit Knopf- oder rückläufigen Heften (langsam resorbierbares, synthetisches Material). Weiterer Wundverschluß siehe unten.

● **Weiteres Vorgehen zur Resektionsarthroplastik:** Nach Darstellung des Schenkelhalses wird die Hüftgelenkkapsel von ihrem Ansatz am Collum ossis femoris gelöst. Dann wird eine schmale, gebogene Schere in den Gelenkspalt eingeführt und das Lig. capitis ossis femoris – sofern noch intakt – durchtrennt. Die Osteotomie soll an der Basis des Schenkelhalses, d.h. auf einer die me-

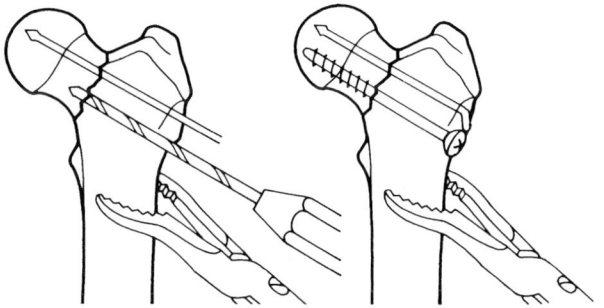

Abbildung 15.21 Fraktur des Collum ossis femoris; Osteosynthese mit Bohrdraht und Zugschraube; Schema

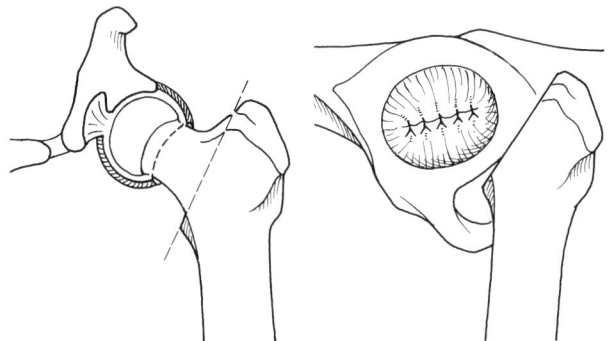

Abbildung 15.22 I, II Resektion des Caput und Collum ossis femoris.
I Absetzen der Gelenkkapsel am Collum ossis femoris und Knochenschnittführung; **II** Verschluß der Gelenkkapsel über dem Azetabulum als Weichteilinterponat; Schema

diale Begrenzung des Trochanter major mit dem Trochanter minor verbindenden Linie erfolgen (Abb. 15.22 I). Sie wird bei nach außen gedrehtem Os femoris mit Meißel und Hammer oder einer oszillierenden Säge ausgeführt. Dabei wird nicht senkrecht zum Schenkelhals, sondern in kaudolateraler Richtung osteotomiert und darauf geachtet, daß eine glatte Schnittfläche entsteht. Scharfe Kanten und Spitzen werden nach der Resektion des Femurkopfes und -halses entfernt. Sodann werden die Wundränder der Gelenkkapsel als Weichteilinterponat miteinander vernäht (Abb. 15.22 II). Außerdem werden zwei kräftige Fadenzügel aus langsam resorbierbarem Nahtmaterial von den Endsehnen der Gluten zur Ursprungssehne des M. rectus femoris gelegt, um einem Trochanterhochstand entgegenzuwirken.

Wundverschluß ❏ Die inzidierte Ursprungssehne der Mm. vastus medialis und intermedius sowie die kaudolaterale Portion des M. vastus lateralis werden mit rückläufigen Heften (resorbierbares Material) am Periost und den angrenzenden Muskeln reinseriert.

Die Wundränder der tiefen und der oberflächlichen Faszie werden schichtweise mit Knopfheften (resorbierbares Material) adaptiert. Hautnaht.

Nachbehandlung ❏ Die Wunde sollte für einige Tage durch aufgeklebte Gaze geschützt werden.

Bei zweifelhafter Gelenkstabilität empfiehlt sich die Ruhigstellung mit einer EHMER-Schlinge. Nach Rekonstruktion des Gelenkes durch Osteosynthese und/oder Naht der Gelenkkapsel Bewegungseinschränkung (Leinenzwang, Käfig- oder Zimmerhaltung) für 4 bis 6 Wochen, nach Resektionsarthroplastik passive und aktive Bewegung, sobald die Fäden der Hautnaht entfernt sind (8.-10. Tag p.op.).

Zugang zum Hüftgelenk von kraniolateral mit partieller Tenotomie der Endsehne des M. glutaeus profundus

Indikation ❏ Hüftgelenkersatz (bei anhaltend schmerzhafter Arthropathia deformans, persistierender Luxatio ossis femoris bzw. nicht rekonstruierbarer Femurkopffraktur).

Instrumente ❏ Instrumentarium für Hüftgelenkersatz; mit Antibiotikum versetzter Knochenzement; GELPI-Spreizer; Osteosynthesebesteck.

Vorbereitung ❏ Die Gliedmaße wird vom Sprunggelenk bis zur dorsalen Medianen geschoren und mit einer jodhaltigen Lösung (z. B. Betaisadona) gewaschen. Liegen Hautveränderungen vor, ist der Eingriff bis zu deren Ausheilung zu verschieben!

Im Operationsraum wird der Patient mit dem Becken auf einem styroporgefüllten Vakuumkissen in Seitenlage so ausgebunden, daß die Dornfortsätze der Lendenwirbel und des Kreuzbeins sowie die mediane Sagittalebene des Beckens parallel zum Operationstisch liegen und, von kaudal gesehen, die Sitzbeinhöcker senkrecht übereinanderstehen (Abb. 15.23).

Zur endgültigen Vorbereitung wird die Gliedmaße mit einem an der Pfote fixierten Band angehoben, desinfiziert und von der Pfote bis zum Kniegelenk steril eingebunden. Schließlich werden Operationstisch und Patient mit wasserdichten Tüchern sowie das Operationsgebiet (Ober-

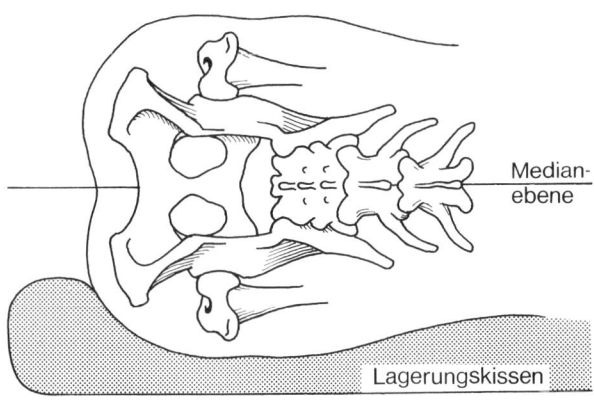

Abbildung 15.23 Lagerung auf dem Vakuumkissen

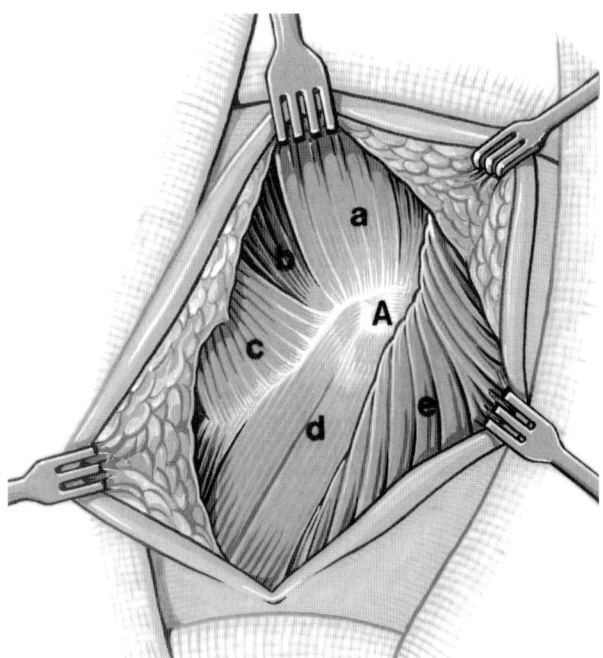

Abbildung 15.24 Haut und oberflächliche Faszie durchtrennt und M. biceps femoris nach kaudal gehalten
A Trochanter major; **B** Caput ossis femoris, **B'** Kopf der Endoprothese; **C** Sägefläche am Collum ossis femoris; **D** Azetabulum, **D'** Kunststoffpfanne
a M. glutaeus superficialis; **b** M. glutaeus medius; **c** M. tensor fasciae latae; **d** M. vastus lateralis, **e** M. biceps femoris; **f** M. glutaeus profundus
1 N. ischiadicus; **2** Naht der Gelenkkapsel

schenkel und Beckenhälfte) mit einer Folie abgedeckt.

Dauertropfinfusion während der Operation und perioperative Applikation eines Breitbandantibiotikums (z. B. Cephalothin 25 mg/kg/KM intravenös).

Vorgehen ❏ Über dem Os femoris wird ein leicht kranial geschwungener Hautschnitt gelegt. Er beginnt in der Mitte zwischen dorsaler Medianen und dem Trochanter major und endet auf halber Höhe des Oberschenkels. In gleicher Länge werden die oberflächliche Faszie sowie das interfasziale Fett gespalten und mit der Haut gespreizt (Abb. 15.24). Nach Durchtrennen der Fascia lata an ihrem Ursprung werden mit Wundhaken der M. tensor fasciae latae nach kranial (Abb. 15.25), der M. biceps femoris nach kaudal und der M. glutaeus medius nach dorsal (Abb. 15.26) gezogen. Anschließend wird der M. glutaeus profundus mit einem Raspatorium von der Hüftgelenkkapsel gelöst und dessen Endsehne mit einem Winkelschnitt inzidiert. Dazu wird die Sehne von kranial her, also quer zum Faserverlauf, zu einem Drittel durchtrennt, dann der Schnitt im rechten Winkel, d. h. im Faserverlauf fortgesetzt und so weit in den Muskel verlängert, daß sein vorderes

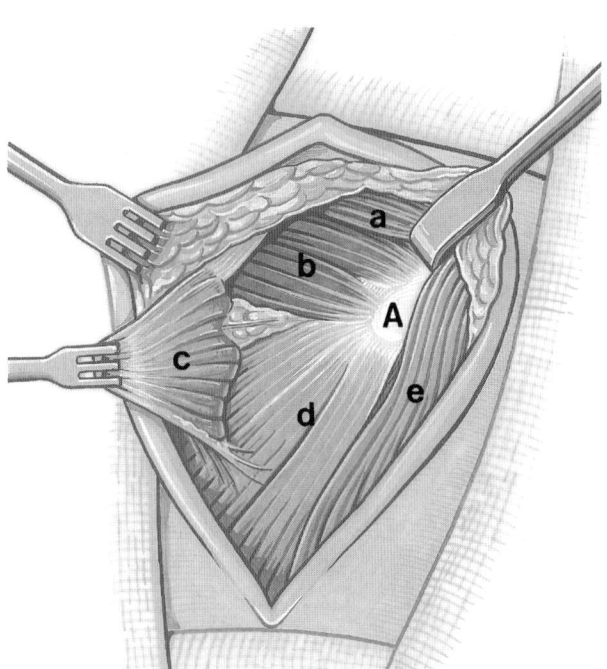

Abbildung 15.25 Nach Durchtrennen der Fascia lata am Ursprung werden der M. tensor fasciae latae nach kranial und der M. biceps femoris nach kaudal gezogen (Legende bei Abbildung 15.24)

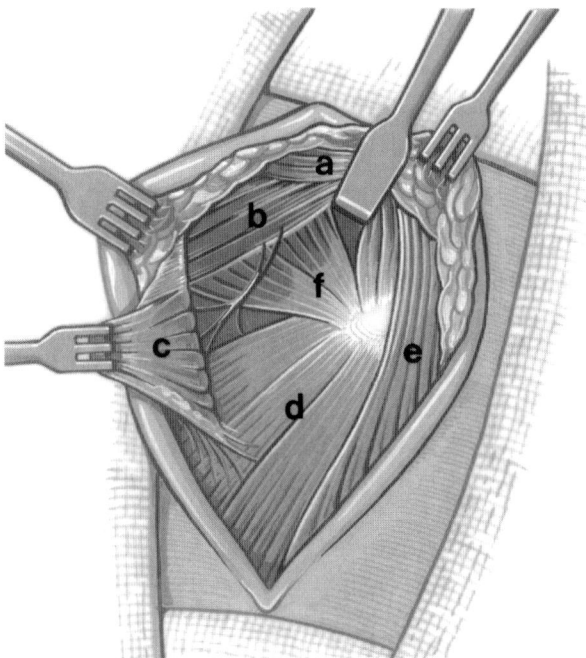

Abbildung 15.26 M. glutaeus medius zur Darstellung des M. glutaeus profundus nach dorsal gezogen (Legende bei Abbildung 15.24)

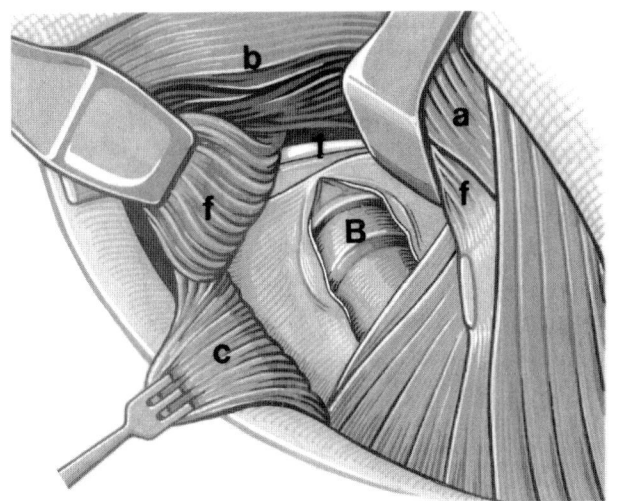

Abbildung 15.27 Situation nach Absetzen eines Drittels des M. glutaeus profundus und Durchtrennen der Gelenkkapsel (Legende bei Abbildung 15.24)

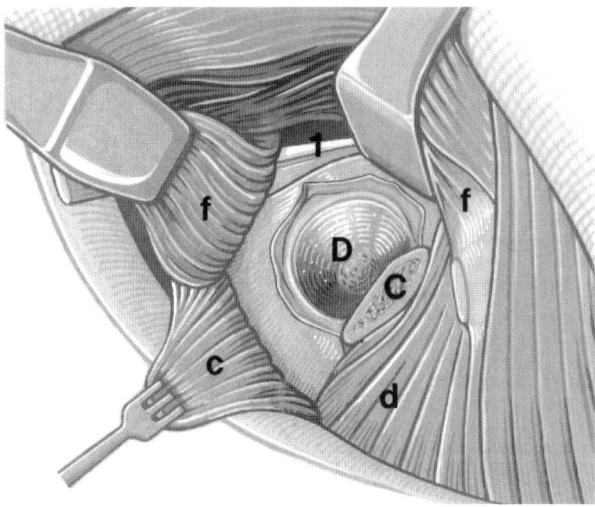

Abbildung 15.29 Situation nach Osteotomie des Schenkelhalses und Ausfräsen der Gelenkpfanne (Legende bei Abbildung 15. 24)

Drittel nach kraniodorsal umgeschlagen werden kann (Abb. 15.27).

Die Kapsel des Hüftgelenks wird parallel zur Längsachse des Schenkelhalses inzidiert. Der Schnitt wird nach peripher verlängert und das Stratum fibrosum am Schenkelhals mobilisiert. Zur Darstellung der kranialen Fläche des Schenkelhalses und des Trochanter major werden die dort entspringenden Muskeln (Mm. vastus lateralis und intermedius) partiell abgelöst (Abb. 15.27).

Sodann wird das Lig. capitis ossis femoris – falls noch intakt – durchtrennt, der Gelenkkopf durch Außenrotation der Gliedmaße um 90° luxiert und das Bein über die Tischkante nach unten ziehend

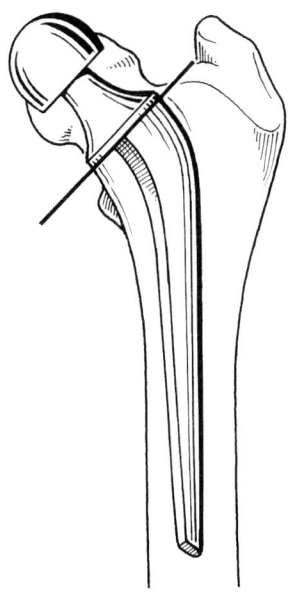

Abbildung 15.28 Anlegen der Testprothese zur Markierung des Sägeschnitts; Schema

adduziert. Danach wird die Testprothese so angelegt, daß ihr Stiel parallel zur Längsachse des Femurschafts und ihr Hals über dem Collum ossis femoris liegen. Die Osteotomie des Schenkelhalses erfolgt an der Basis des Trochanter major parallel zum Prothesenkragen (Abb. 15.28). Dabei wird die Säge senkrecht zur Transversalebene des Femurs geführt.

Präparation des Pfannenbetts: Zur Darstellung der Gelenkpfanne werden der proximale Abschnitt des Os femoris nach kaudal und die Mm. glutaei medius und profundus nach dorsal gezogen (Abb. 15.29). Nach Entfernen von Resten des Lig. capitis ossis femoris wird das Azetabulum mit einer Fräse passender Größe bis zur medialen Kortikalis des Beckens ausgefräst. Dann werden zur Verankerung des Knochenzements im Pfannendach sowie Darm- und Sitzbeinkörper 3 bis 4 größere (∅ 4,5–6 mm) und im Pfannenboden mehrere kleinere (∅ 1,5–2 mm) Bohrungen gelegt. Damit sich der Zement pilzförmig im Knochen ausbreiten kann, werden die größeren Öffnungen in der Tiefe mit einer gebogenen Kürette erweitert (Abb. 15.30). Schließlich wird mit der Testpfanne geprüft, ob die Präparation des Pfannenbetts ausreichend ist. Das endgültige Implantat darf nicht zur Probe verwendet werden.

Präparation des Os femoris: Von der Osteotomiefläche her wird die Markhöhle möglichst weit lateral aufgebohrt, die Öffnung mit der Ahle erweitert und die endgültige Form mit der Raspel präpariert (Abb. 15.31). Dabei ist die Öffnung so herzurichten, daß der Prothesenkragen bündig

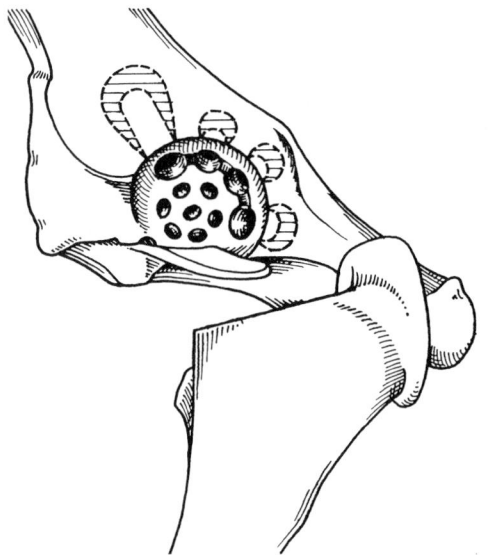

Abbildung 15.30 Zur Verankerung des Knochenzements angebrachte und in der Tiefe erweiterte (schraffiert) Hohlräume; Schema

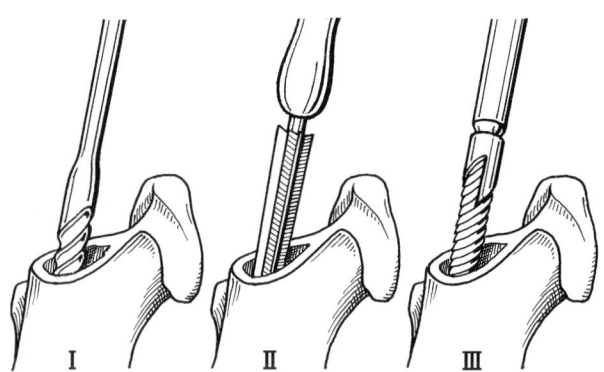

Abbildung 15.31 I-III Präparation der Markhöhle mit Bohrer **(I)**, Ahle **(II)** und Raspel **(III)**; Schema

dem Calcar femorale aufliegen kann und der Prothesenschaft im Zentrum der Markhöhle liegt. Um einer Fraktur des Femurschafts vorzubeugen, darf weder beim Aufbohren der Markhöhle noch beim Einführen der Endoprothese Gewalt angewendet und die Kompakta des Femurs nicht durchbohrt werden. Nachdem mit der Testprothese sichergestellt wurde, daß die Endoprothese korrekt positioniert werden kann, wird der Azetabulumbereich wieder dargestellt. Die Wundränder der Gelenkkapsel werden mit einem GELPI-Spreizer beiseitegehalten und das Pfannenbett zur Applikation des Knochenzements sorgfältig ausgetupft.

10 g Polymer werden mit 5 ml Monomer angerührt. Unter Beachtung der Verarbeitungsvor-

schriften wird der Zement ohne Lufteinschlüsse mit einer Spritze in die Verankerungslöcher des Pfannenbetts gedrückt. Wenn der Zement das Pfannenbett in einer Schicht von etwa 5 mm Dicke auskleidet, wird die Prothesenpfanne mit dem Positionshalter eingesetzt. Um die Pfanne so zu plazieren, daß der Prothesenkopf nicht luxieren kann, ist der Positionshalter bei der Einbettung wie folgt zu halten (Abb. 15.32):
- Von kaudal gesehen, steht der Stiel senkrecht zur Sagittalebene des Beckens (I).
- Von dorsal gesehen, steht der Stiel des Positionshalters um 10–20° zum Sitzbein hin geneigt (III).
- Von der Seite her gesehen, steht die Querstange des Positionshalters parallel zu einer dorsal am Tuber sacrale und am Tuber ischiadicum angelegten Orientierungsstange (II).

In dieser Stellung wird die Pfanne bis zum Abbinden des Knochenzements konstant in das Pfannenbett gedrückt und überflüssiger Zement sorgfältig entfernt.

Nach der Implantation der Kunststoffpfanne wird die Testprothese in den Femurschaft eingesetzt und probeweise reponiert. Gelingt die Reposition nicht oder nur mit Gewalt, ist der Femurhals zu lang. In diesem Fall sind wenige Millimeter am Schenkelhals mit der Säge abzutragen.

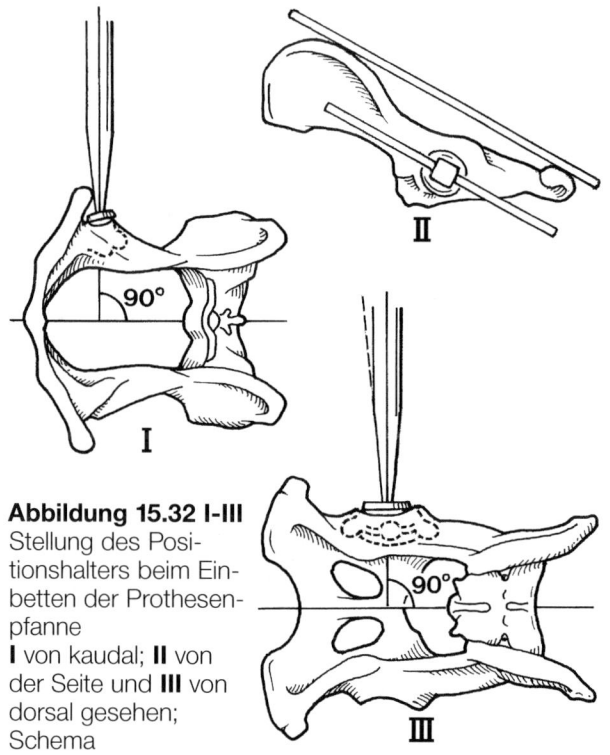

Abbildung 15.32 I-III Stellung des Positionshalters beim Einbetten der Prothesenpfanne **I** von kaudal; **II** von der Seite und **III** von dorsal gesehen; Schema

Läßt sich der Prothesenkopf subluxieren, wird eine Endoprothese mit längerem Hals gewählt. Bei modularen Modellen kann die endgültige Prothese sofort einzementiert und die passende Halslänge mit Testköpfen, die unterschiedlich tief angebohrt sind, bestimmt werden. Auch am Femur dürfen die verbleibenden Implante nicht zur Probe verwendet werden, damit sie nicht beschädigt werden und keine, die Zementbindung störende Verunreinigung mit Blut oder Fett erfolgt.

Vor dem Einbringen des Zements muß die Prothesenpfanne mit einem Gazetupfer geschützt und die Markhöhle des Femurs sorgfältig mit Ringerlösung gespült und ausgesaugt werden. Hierzu wird die Gliedmaße wieder um 90° nach außen rotiert, über die Tischkante adduziert und der proximale Abschnitt des Os femoris mit dem HOHMANN-Hebel vorgelagert. Anschließend werden je nach Größe des Hundes 10–40 g Polymer mit der entsprechenden Menge Monomer gemischt. Der Zement wird ohne Luft- und Blutbeimengung mit einer Spritze in die Markhöhle gepresst. Um den dabei entstehenden Überdruck im Markraum (Cave: Thromboembolie!) zu mindern, wird vorher ein 2,7 mm Urinkatheter möglichst weit in die Markhöhle vorgeschoben und dieser unmittelbar vor dem Einführen des Prothesenschaftes wieder entfernt. Nach Entfernen hervorquellenden Knochenzements wird überprüft, ob der Prothesenhals dem Calcar femorale direkt aufliegt und die Endoprothese in neutraler Position, allenfalls um 10 bis 20° antevertiert ist. Bis zum Aushärten des Zements werden Gliedmaße und Endoprothese nicht bewegt. Schließlich wird der die Pfannen-

prothese schützende Gazetupfer entfernt, bei modularen Prothesen ein fest sitzender Kopf ausgewählt und der Prothesenkopf in die Pfanne gebracht (Abb. 15.33). Störende Osteophyten ventral am Pfannenbett, die bei Adduktion der Gliedmaße den Prothesenhals berühren, werden abschließend mit Meißel und Hammer bzw. der LÜER'schen Zange entfernt.

Wundverschluß ❑ Die Gelenkkapsel wird überlappend mit rückläufigen Heften (nicht oder langsam resorbierbares, atraumatisches Nahtmaterial vernäht (Abb. 15.34). Adaptation der Wundränder des M. glutaeus profundus nach KIRCHMAYR–KESSLER sowie Reinsertion der Mm. vastus lateralis und intermedius mit Knopf– bzw. rückläufigen Heften (langsam resorbierbares Nahtmaterial) .

Adaptation der Wundränder von tiefer und oberflächlicher Faszie mit Knopfheften (resorbierbares Material). Hautnaht.

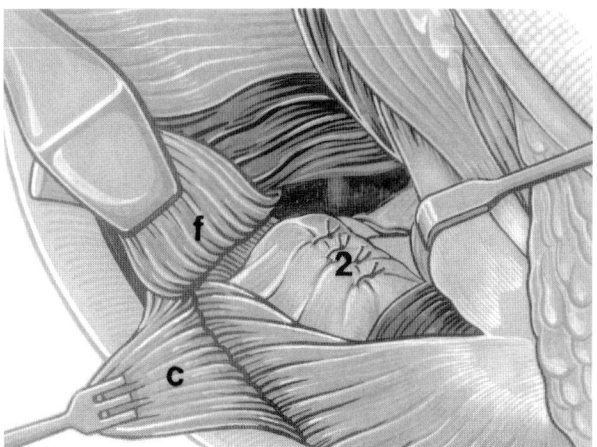

Abbildung 15.34 Situation nach Naht der Gelenkkapsel (Legende bei Abb. 15.24)

Nachbehandlung ❑ Die Hautwunde sollte für einige Tage durch aufgeklebte Gaze geschützt werden.

Zwei bis drei Tage Käfigruhe und weitere sechs Wochen Bewegungseinschränkung (Leinenzwang, kein Treppensteigen). Danach langsam angepaßte Steigerung der Bewegung. Kontrolluntersuchung nach drei Monaten, anschließend jährlich einmal zur frühzeitigen Erkennung einer Komplikation. Falls auch das andere Hüftgelenk ersetzt werden muß, sollte dies frühestens zwei Monate nach dem ersten erfolgen.

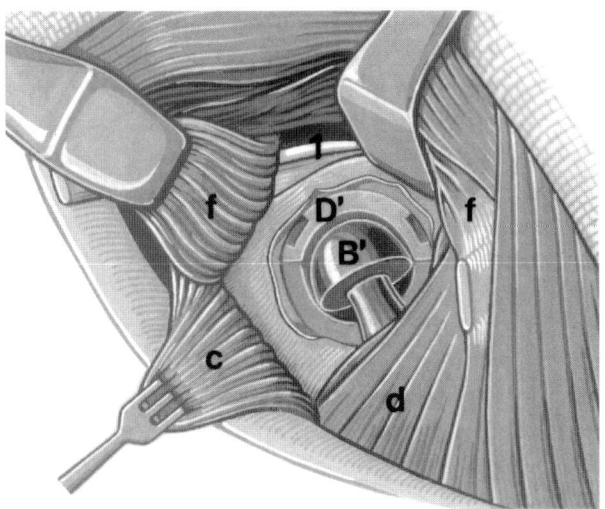

Abbildung 15.33 Situation nach Einbetten der Endoprothese und Deponieren des Prothesenkopfes in der Pfanne (Legende bei Abb. 15.24)

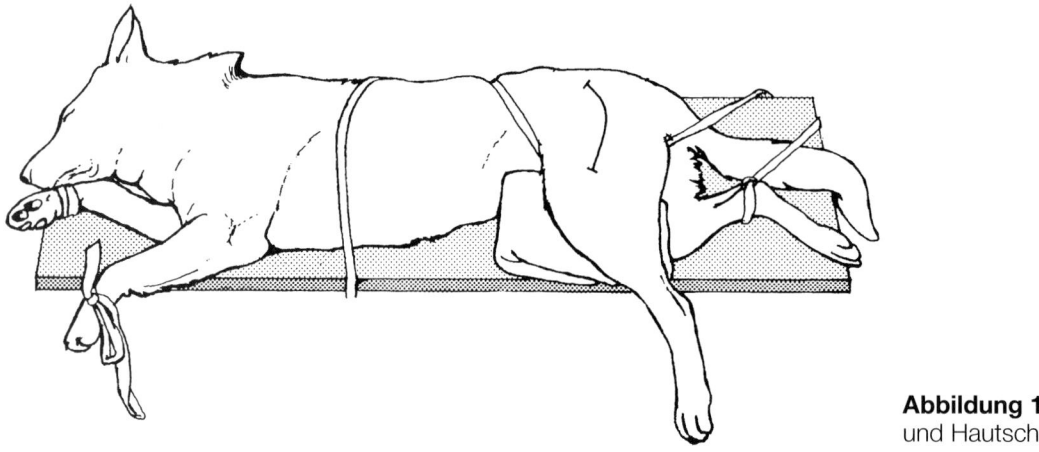

Abbildung 15.35 Lagerung
und Hautschnittführung

Zugang zum Hüftgelenk von dorsolateral mit Osteotomie des Trochanter major

Anmerkung ❑ Bei der Katze findet sich zwischen dem M. glutaeus superficialis und dem M. biceps femoris der langgestreckte M. caudofemoralis. Im übrigen bestehen keine wesentlichen anatomischen Unterschiede zu den im folgenden beschriebenen Verhältnissen beim Hund.

Indikation ❑ Rezidivierende Luxatio ossis femoris; Fractura acetabuli.

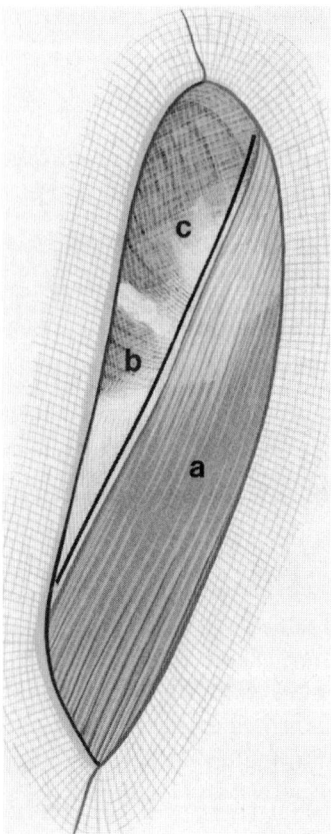

Abbildung 15.36
Haut und oberfläche
Faszie gespreizt;
Schnittführung am
kranialen Rand des
M. biceps femoris
a M. biceps femoris,
b M. tensor fasciae
latae; **c** M. glutaeus
superficialis

Instrumente ❑ Osteosynthesebesteck, Meißel und Hammer.

Vorbereitung ❑ Der Patient ist in Seitenlage auszubinden und zusätzlich mit einem durch die Leistenfurche über Rücken und Rute geführten Band zu fixieren (Abb. 15.35). Die zu versorgende, oben liegende Gliedmaße wird auf einem Polster gelagert. Der Operationstisch wird zum ventral des Tieres stehenden Operateur hin gekippt.

Vorgehen ❑ Der leicht kaudal geschwungene Hautschnitt beginnt kurz unterhalb der dorsalen Medianlinie, verläuft über den Trochanter major und endet auf halber Höhe des Oberschenkels. Oberflächliche Faszie und interfasziales Fettgewebe werden in gleicher Länge am kranialen Rand des M. biceps femoris durchtrennt (Abb. 15.36). Nach Mobilisieren und Spreizen der Wundränder wird das darunter liegende Blatt der Fascia lata über dem M. vastus lateralis inzidiert und dieser Schnitt nach proximal zwischen den Kruppenmuskeln und dem M. tensor fasciae latae fortgesetzt (Abb. 15.37). Nun sind die Fascia lata und der M. tensor fasciae latae nach kranial zu ziehen. Für das weitere Vorgehen ist es zweckmäßig, das Os femoris zu fixieren. Hierzu wird die kaudolaterale Portion des M. vastus lateralis subperiostal gelöst und der Knochen distal der dem Trochanter tertius entsprechenden Rauhigkeit mit einer Reduktionszange gefaßt (Abb. 15.38). Nach Darstellung des sorgfältig zu schützenden N. ischiadicus wird der M. glutaeus superficialis an seiner Insertion tenotomiert und nach dorsal verlagert.

Die sich jetzt anschließende Osteotomie des Trochanter major wird mit einem Flachmeißel durchgeführt, der unmittelbar distal der Endsehne des M. glutaeus profundus angesetzt wird und zur Schonung des Femurhalses und der Hüftgelenkkapsel schräg nach oben zu richten ist.

● **Weiteres Vorgehen bei Luxatio ossis femoris:** Der Gelenkbereich ist ausreichend dargestellt, wenn der abgesetzte Trochanter major mit den Glutäen nach dorsal gezogen wird (Abb. 15.39).

Ist die Gelenkkapsel in ihrer Mitte gerissen, folgt der Verschluß durch Knopfhefte (langsam resorbierbares atraumatisches Nahtmaterial).

Ist die Gelenkkapsel vom Pfannenrand oder vom Schenkelhals abgerissen, werden rückläufige Hefte gesetzt, sofern sie in den Ursprungs- bzw. Ansatzsehnen der angrenzenden Muskulatur und im Periost fest zu verankern sind. Bieten Periost

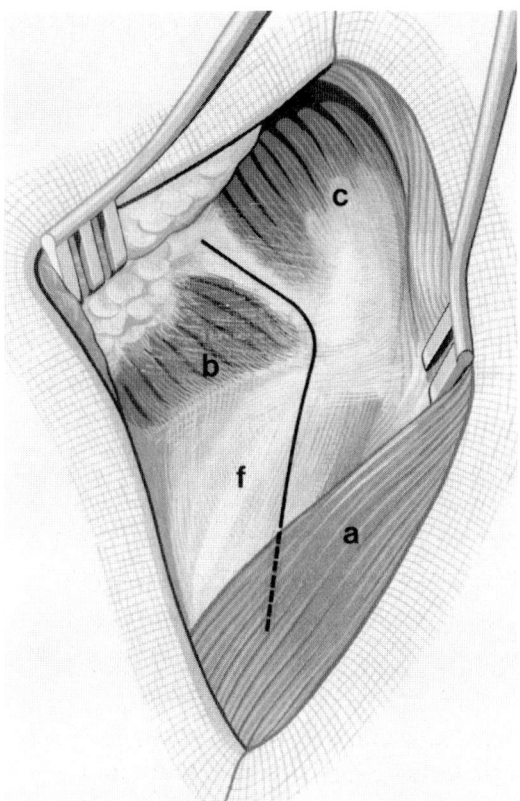

Abbildung 15.37 Schnittführung im tiefen Blatt der Fascia lata und um den M. tensor fasciae latae (Legende bei Abb. 15.39)

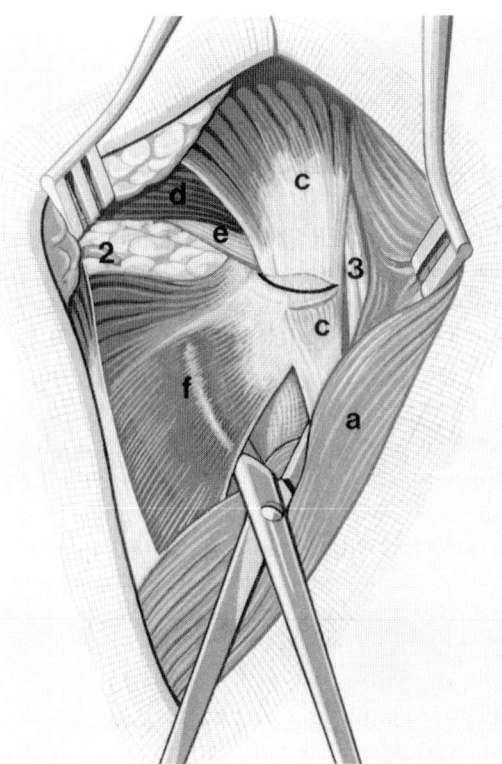

Abbildung 15.38 Os femoris mit Reduktionszange fixiert, M. glutaeus superficialis durchtrennt; Schnittführung zur Osteotomie (Legende bei Abbildung 15.39)

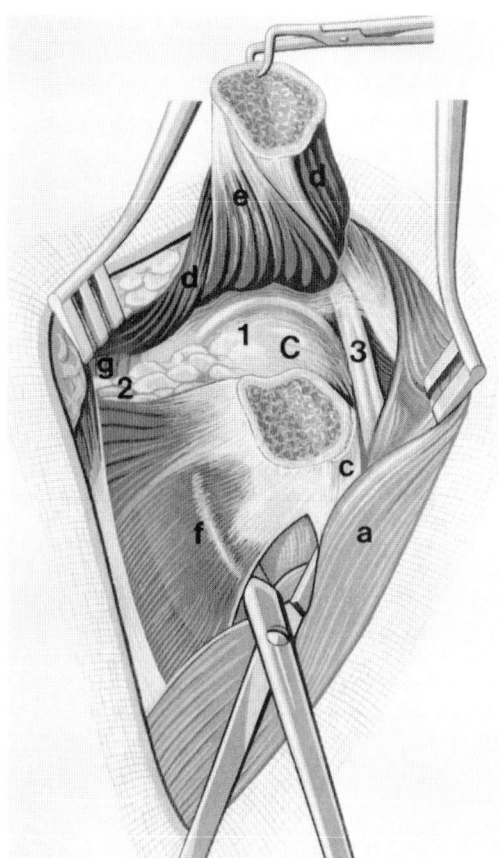

Abbildung 15.39 Dorsaler Pfannenrand nach Verlagerung des abgesetzten Trochanter major dargestellt
A Trochanter major; **B** Collum ossis femoris; **C** Caput ossis femoris
a M. biceps femoris; **b** M. tensor fasciae latae; **c** M. glutaeus superficialis; **d** M. glutaeus medius; **e** M. glutaeus profundus; **f** M. vastus lateralis; **g** M. rectus femoris; **i** M. obturatorius internus; **j** M. gemellus caudalis
1 Hüftgelenkkapsel; **2** Gefäße der A. und V. circumflexa femoris lateralis; **3** N. ischiadicus; **4** A. und V. glutaea caudalis

und Sehnen nicht genügend Halt, ist in der oberen Kortikalis des Pfannendachs und an der Basis des Schenkelhalses eine Querbohrung zu legen. Anschließend wird die nicht ausreichend stabil rekonstruierbare Gelenkkapsel kraniodorsal mit vier kräftigen Fäden (nicht resorbierbares Nahtmaterial) überspannt. Dazu führt man zwei Fäden rückläufig sowie zwei in Achtertour und verknotet ihre Enden bei geringer Abduktion und Innenrotation der Gliedmaße seitlich am Schenkelhals (Abb. 15.18, s.S. 372).

● **Weiteres Vorgehen bei Fractura acetabuli:** Zur Darstellung des kranialen und dorsalen Pfannenabschnitts werden der abgesetzte Trochanter major und die Kruppenmuskeln nach oben verlagert, wobei die Mm. glutaei profundus und medius schonend von der Gelenkkapsel abzupräparieren und ausreichend vom Darm- bzw. Sitzbein zu lösen sind (Abb. 15.40). Der hintere Pfannenbereich wird durch Tenotomie und Kaudalverlagerung der mobilisierten Mm. gemelli und des M. obturatorius internus freigelegt (Abb. 15.41). Bei

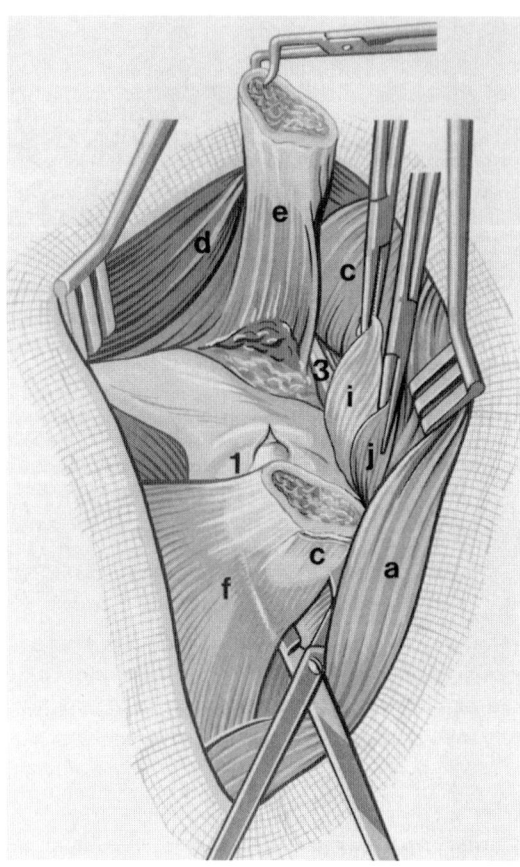

Abbildung 15.41 Situation nach Kaudalverlagerung der Mm. gemelli und des M. obturatorius internus (Legende bei Abbildung 15.39)

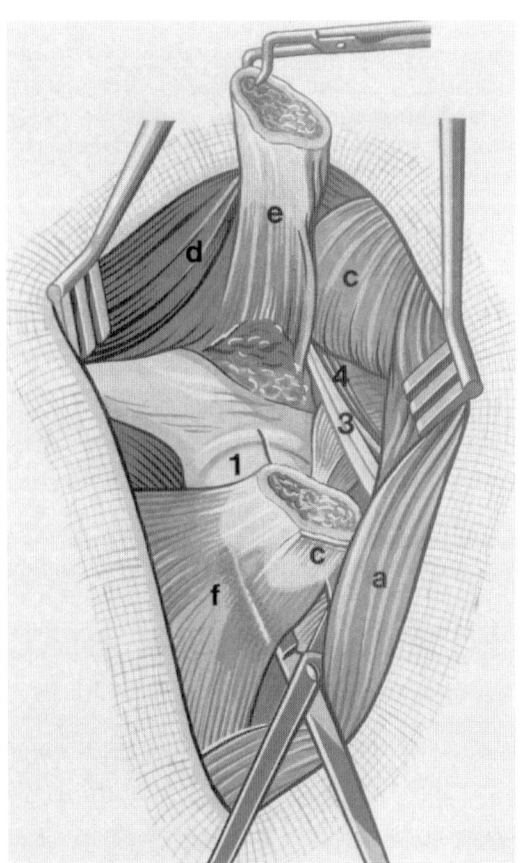

Abbildung 15.40 Dorsaler und kranialer Bereich des Hüftgelenks freiliegend nach Dorsalverlagerung der subperiostal abgelösten Glutäen. Schnittführung zur Inzision der Gelenkkapsel (Legende bei 15.39)

jeder Manipulation muß der N. ischiadicus sorgfältig geschont werden. Er sollte entweder mit den Mm. gemelli und dem M. obturatorius internus nach hinten oder bei Überdehnungsgefahr von der A. und V. glutaea caudalis getrennt und mit einem Halteband nach vorn verlagert werden.

Zur Reposition kann man sich einer am kranialen und kaudalen Ende des Pfannendachs angesetzten Zweipunktzange, zum Einrichten des kaudalen Fragments auch eines temporär über Stichinzision in den Sitzbeinhöcker eingedrillten Bohrdrahts bedienen. Vorteilhaft ist, eine passende, d.h. an einem Knochen entsprechender Größe vormodellierte Platte (Rekonstruktions-, Azetabulum-, Minifragmentplatte) zu verwenden (Abb. 15.42). Sie wird zunächst an einem (meist dem hinteren) Fragment angeschraubt, dann unter Reposition so am anderen fixiert, daß die Gelenkfläche stufenlos rekonstruiert ist.

Bei langer Schrägfraktur im kaudalen Pfannenbereich kann die Osteosynthese auch mit einem vom Sitzbeinhöcker bis ins Darmbein reichenden

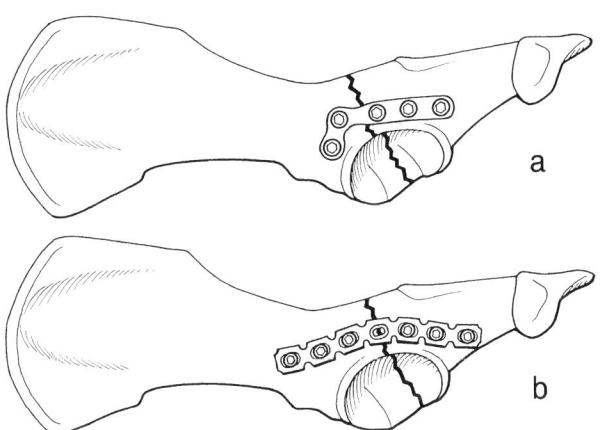

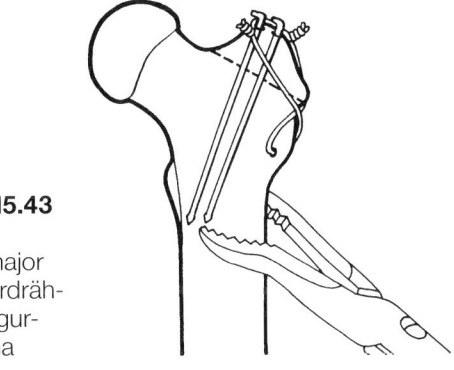

Abbildung 15.43
Fixation des
Trochanter major
mit zwei Bohrdräh-
ten und Zuggur-
tung; Schema

Abbildung 15.42 a, b Fractura acetabuli; Osteosynthese mit vormodellierter **a** Finger-L-Platte; **b** Rekonstruktionsplatte; Schema

Bohrdraht und zusätzlicher Draht(hemi)cerclage
erfolgen.

Um die Fragmentlage an der Gelenkfläche prüfen zu können (Beurteilung des Pfannendachs genügt nicht!) muß die meist intakte Gelenkkapsel
inzidiert werden. Der Kapselschnitt sollte, am
Frakturspalt beginnend, in der Längsachse des
Schenkelhalses erfolgen. Bei dieser Schnittführung wird die arterielle Versorgung des Hüftkop-
fes nur wenig beeinträchtigt und die biomechanisch wichtige Stabilität der Gelenkkapsel weitgehend wiederhergestellt.

Zur Wiederbefestigung des Trochanter major
(auch bei Apophysiolyse und Abrißfraktur) werden zwei KIRSCHNER-Bohrdrähte und – sofern
diese nicht ausreichen – eine Zuggurtungsdrahtschlinge verwendet (Abb. 15.43).

Wundverschluß ❏ Vor der Trochanter-Fixierung
sind der Kapselschnitt mit rückläufigen Heften zu

verschließen und die Mm. gemelli sowie der
M. obturatorius internus durch KIRCHMAYR-
KESSLER-Naht (ggf. transossär) zu reinserieren
(nicht oder langsam resorbierbares Nahtmaterial).
Der Trochanter-Osteosynthese folgt die Reinsertion des M. glutaeus superficialis mit Diagonal-
oder rückläufigen Heften (langsam resorbierbares
Material). Danach werden die Wundränder des
M. vastus lateralis, der tiefen und der oberflächlichen Faszie schichtweise mit Knopfheften (resorbierbares Material) adaptiert. Hautnaht.

Nachbehandlung ❏ Die Wunde sollte für einige
Tage durch aufgeklebte Gaze geschützt werden.
Bei zweifelhafter Gelenkkapselstabilität empfiehlt sich die Ruhigstellung mit einer EHMER-
Schlinge für ca. 6 Tage. Im übrigen Bewegungseinschränkung (Leinenzwang oder Zimmerhaltung) über 4 bis 6 Wochen.

Zugang zum Sitzbein von lateral

Anmerkung ❏ Bei der Katze findet sich zwischen dem M. glutaeus superficialis und dem M.

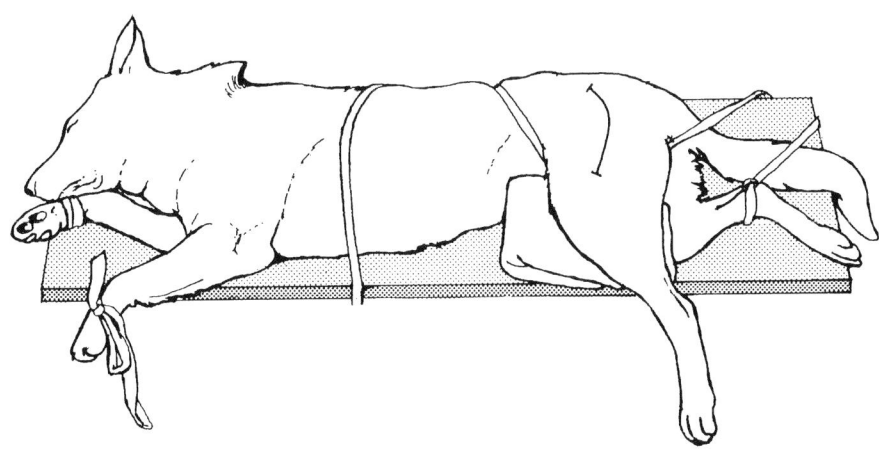

Abbildung 15.44
Lagerung; Schnittführung
durch die Haut

biceps femoris der langgestreckte M. caudofemoralis. Im übrigen bestehen keine wesentlichen Unterschiede zu den im folgenden beschriebenen Verhältnissen beim Hund.

Indikation ❑ Fractura corporis ossis ischii.

Instrumente ❑ Osteosynthesebesteck.

Vorbereitung ❑ Der Patient ist in Seitenlage auszubinden und zusätzlich mit einem durch die Leistenfurche über Rücken und Rute geführten Band zu fixieren (Abb. 15.44).

Die oben liegende Beckengliedmaße liegt auf einem Polster. Der Operationstisch wird zum ventral des Tieres stehenden Operateur hin gekippt.

Vorgehen ❑ Der Hautschnitt beginnt kurz unterhalb der dorsalen Medianen. Er läuft über dem Trochanter major und endet im proximalen Drittel des Oberschenkels. Oberflächliche Faszie, interfasziales Fettgewebe (Abb. 15.45) und tiefe Faszie werden in gleicher Länge am kranialen Rand des M. biceps femoris durchtrennt (Abb. 15.46).

Nach Mobilisieren und Spreizen der Wundränder wird der N. ischiadicus durch vorsichtiges Abpräparieren des ihn umgebenden, lockeren Binde- und Fettgewebes dargestellt (Abb. 15.47).

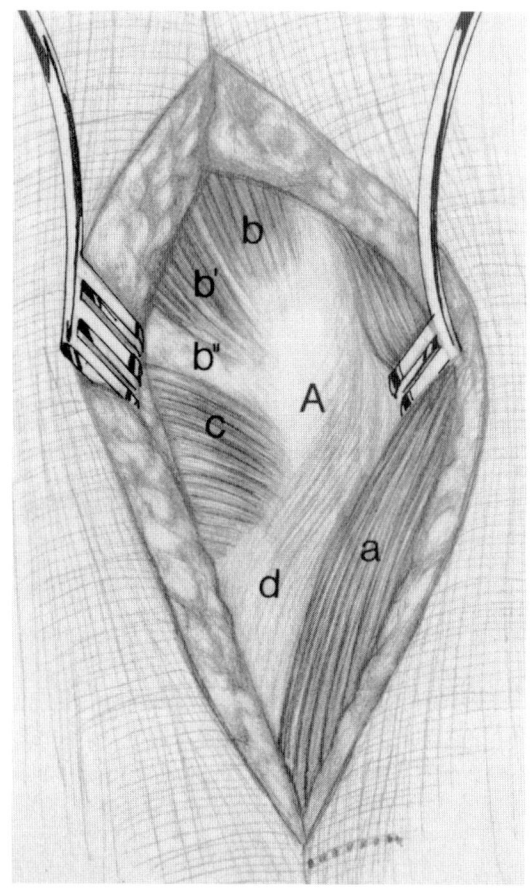

Abbildung 15.46 Situation nach Spreizen der tiefen Faszie nach kranial und des M. biceps femoris nach kaudal

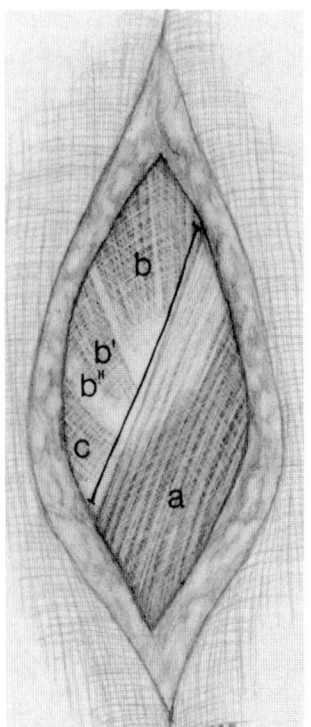

Abbildung 15.45
Wundränder der Haut und der oberflächlichen Faszie gespreizt; Schnittlinie am kranialen Rand des M. biceps femoris
A Trochanter major ossis femoris; **B** Corpus ossis ischii
a M. biceps femoris; **b** M. glutaeus superficialis, **b′** M. glutaeus medius, **b″** M. glutaeus profundus; **c** M. tensor fasciae latae, kaudale Portion; **d** M. vastus lateralis; **e** Mm. adductores magnus und brevis; **f** M. quadratus femoris; **g** M. obturatorius externus, Seitenrand; **h** M. gemellus caudalis, **h′** M. gemellus cranialis; **i** M. obturatorius internus
1 N. ischiadicus; **2** A. und V. glutaea caudalis

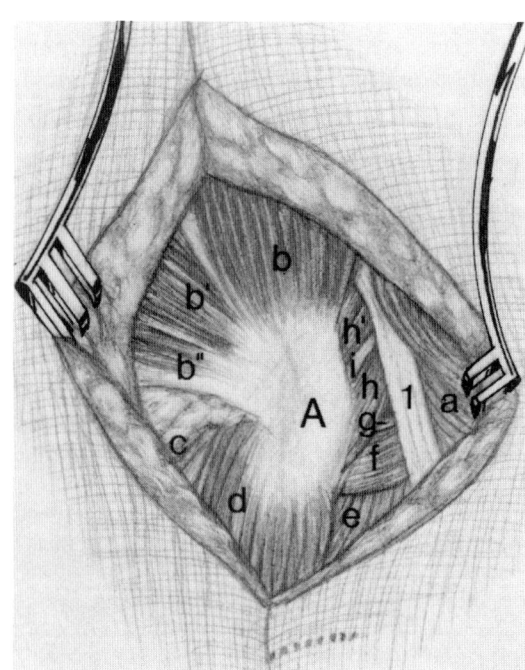

Abbildung 15.47 N. ischiadicus und Mm. gemelli sowie M. obturatorius internus durch Abpräparieren von Binde- und Fettgewebe dargestellt

Die sich anschließende Tenotomie der Mm. gemelli und des M. obturatorius internus erfolgt bei
gestrecktem Hüftgelenk dicht an der Fossa trochanterica. Wenn die Mm. gemelli subperiostal
von ihrem Ursprung am Sitzbein gelöst und gemeinsam mit dem M. obturatorius internus durch
einen medial am Knochen angesetzten HOHMANN-
Hebel nach oben verlagert sind, liegen Dorsal-
und Lateralfläche des Corpus ossis ischii frei
(Abb. 15.48).

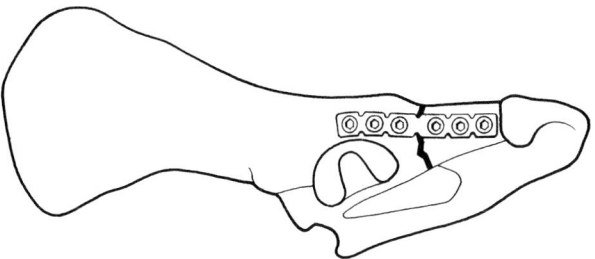

Abbildung 15.49 Fraktur des Sitzbeinkörpers; Osteosynthese mit Platte; Schema

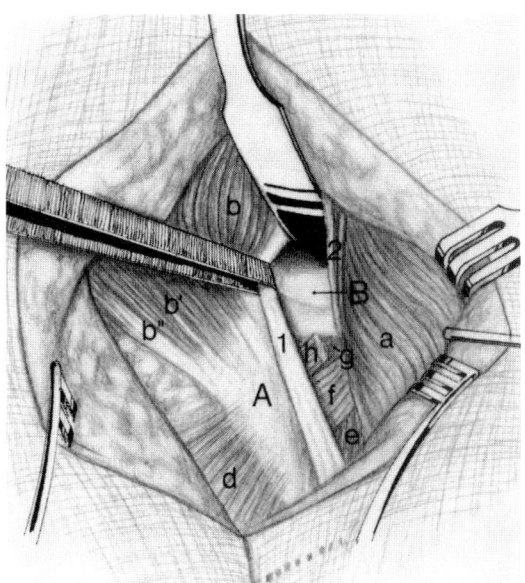

Abbildung 15.48 Dorsal- und Lateralfläche des Corpus
ossis ischii freiliegend

Der Bohrdraht wird, sofern sich die kaudale
Bruchfläche ausreichend vorlagern läßt, retrograd, andernfalls antegrad von einem kaudomedial des Sitzbeinhöckers gelegenen Punkt eingedreht. Dabei ist zu beachten, daß der Bohrdraht
nicht das Hüftgelenk durchquert.

Da das Implantat bei Kontraktion der Mm. biceps femoris (kaudale Portion), semitendinosus
und semimembranosus auf Biegung beansprucht
wird, sollte ein möglichst dicker Bohrdraht verwendet werden (Abb. 15.50). Die Stabilität läßt
sich ggf. mit einer Draht(hemi)cerclage (bei
Schrägfraktur) bzw. Drahtnaht (bei Querfraktur)
verbessern. Der Cerclagendraht ist um bzw. durch
den Knochen zu führen, bevor reponiert und der
Bohrdraht in das kraniale Fragment eingedreht
wird. Er wird abschließend lateral verdrillt und
gekürzt, der KIRSCHNER-Bohrdraht an seinem
freien Ende umgebogen und nach dem Kürzen
durch Drehen dem Knochen angelegt.

Diese Darstellung kann nach kranial durch Tenotomie des M. glutaeus superficialis und partielle Lösung des M. glutaeus profundus vom
Pfannendach sowie nach kaudal durch Einschnitt
des M. biceps femoris an seinem Ursprung am
Lig. sacrotuberale erweitert werden. Der sorgfältig zu schützende N. ischiadicus wird nach stumpfer Trennung von den ihn begleitenden Gefäßen
(A. und V. glutaea caudalis) mit einem Nabelband
umschlungen, so daß er bei der Osteosynthese
ohne Überdehnung nach kranial bzw. kaudal verlagert werden kann.

Die Fixation erfolgt je nach Größe des Tieres,
Bruchlage und -form mit Platte oder Bohrdraht.

Die Platte (Rekonstruktions- oder rigide Minifragmentplatte) sollte an einem Knochen entsprechender Anatomie vorgebogen und mit wenigstens zwei Schrauben im kürzeren kaudalen Fragment zu verankern sein (Abb. 15.49).

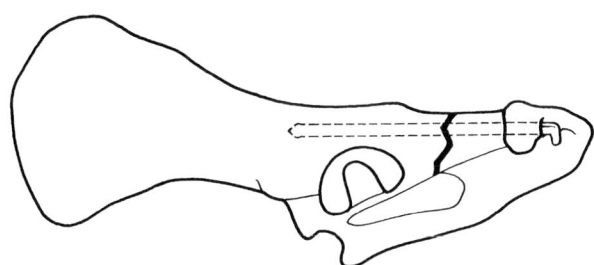

Abbildung 15.50 Fraktur des Sitzbeinkörpers; Osteosynthese mit Bohrdraht; Schema

Wundverschluß ❏ Die Mm. gemelli und der M.
obturatorius internus sind mit einer modifizierten
KIRCHMAYR-KESSLER-Naht zu reinserieren (langsam resorbierbares, atraumatisches Nahtmaterial). Wenn die Naht dieser Muskeln an ihre kurzen Sehnenstümpfe und die benachbarten Weich-

teile nicht ausreichend haltbar ist, werden die Fadenenden vor dem Verknoten durch 2 Bohrkanäle im Trochanter major geführt. Ist die Endsehne des M. glutaeus superficialis und der Ursprung des kranialen Anteils des M. biceps femoris zu reinserieren, erfolgt dies mit rückläufigen Heften (langsam resorbierbares, atraumatisches Nahtmaterial). Die Wundränder der tiefen und der oberflächlichen Faszie werden schichtweise mit Knopfheften (resorbierebares Material) adaptiert. Hautnaht.

Nachbehandlung ❑ Die Wunde sollte für einige Tage durch aufgeklebte Gaze geschützt werden. Bewegungseinschränkung (Leinenzwang, Käfig- oder Zimmerhaltung) für 4 bis 6 Wochen.

Zugang zum Sitzbein von kaudal

Indikation ❑ Osteotomie der Sitzbeinplatte bei dreifacher Beckenosteotomie zur Korrektur der azetabulären Hüftgelenksdysplasie beim Junghund (5.–7. Lebensmonat), Fraktur des Sitzbeinhöckers.

Instrumente ❑ Osteosynthesebesteck, GIGLI-Draht- oder Stichsäge.

Vorbereitung ❑ Der Patient wird in Seitenlage ausgebunden. Die oben liegende Beckengliedmaße wird nicht fixiert (Abb. 15.51).

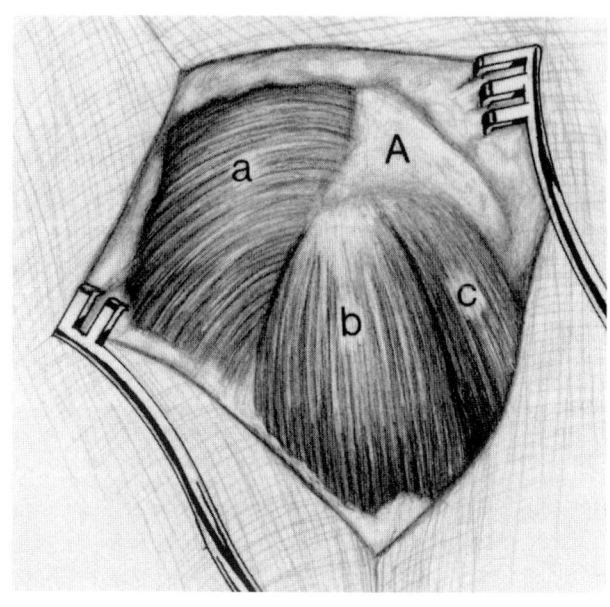

Abbildung 15.52 Zugang zum Sitzbein von kaudal, Haut und Faszien durchtrennt und gespreizt
A Tuber ischiadicum
a M. biceps femoris; **b** M. semitendinosus; **c** M. semimembranosus

Vorgehen ❑ Der Hautschnitt wird über die mediale Begrenzung des Sitzbeinhöckers bogenförmig bis zum Trochanter major ossis femoris gelegt. In gleicher Länge werden die oberflächliche Faszie, das interfasziale Fettgewebe und die tiefe Faszie durchtrennt, mobilisiert und zur Seite gespreizt (Abb. 15.52).

● **Weiteres Vorgehen bei Sitzbeinosteotomie:** Nach Ablösen des M. obturatorius internus auf

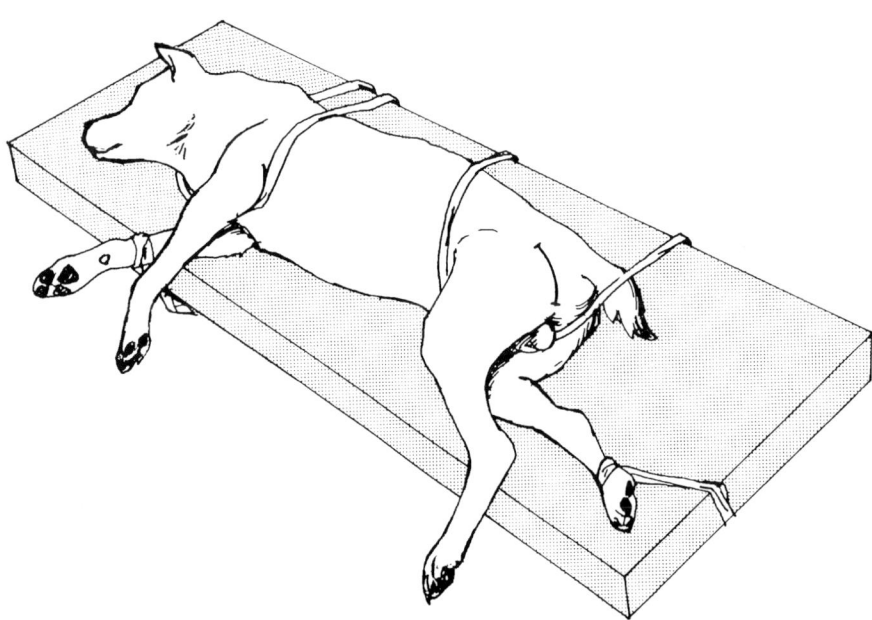

Abbildung 15.51 Lagerung und Schnittführung durch die Haut

der dorsalen sowie der Mm. semimembranosus und quadratus auf der ventralen Seite liegt die Tabula ossis ischii frei. Sie wird entweder mit einer durch das Foramen obturatum geführten GIGLI-Drahtsäge oder mit einer Stichsäge am lateralen Rand des Foramens durchtrennt. Anschließend wird beidseits der Osteotomie im Abstand von ca. 5 mm ein Bohrloch präpariert und ein ca. 1 mm dicker Cerclagendraht durchgeführt. Die Drahtenden werden erst nach Vollendung der dreifachen Beckenosteotomie und Umstellung des pfannentragenden Segments miteinander verdrillt und gekürzt (s. hierzu auch Zugang zum Hüftgelenk und Schambein von ventral, unten und Zugang zum Darmbein von lateral, S. 367).

● **Weiteres Vorgehen bei Fraktur des Sitzbeinhöckers:** Gewebereste und Koagula werden entfernt, anschließend der nach distal dislozierte Sitzbeinhöcker reponiert. Er wird mit zwei in den Sitzbeinkörper bzw. die Sitzbeinplatte vorgetriebenen Bohrdrähten fixiert. Wenn die Stabilität nicht genügt, kann außerdem kranial der Fraktur ein Bohrkanal durch die Spina ischiadica und ein Zuggurtungsdraht angebracht werden, der nach Überkreuzen um die freien Bohrdrahtenden geführt und am Sitzbeinhöcker verdrillt wird. Die freien Bohrdrahtenden werden aufgebogen, mit dem Seitenschneider abgeschnitten und durch Drehen dem Knochen angelegt (Abb. 15.53). Als Alternative kommt am Sitzbeinhöcker auch die Fixation mit einer Zugschraube in Betracht.

Wundverschluß ❏ Adaptation der Wundränder der tiefen und der oberflächlichen Faszie mit Knopfheften (resorbierbares Material). Hautnaht.

Nachbehandlung ❏ Die Hautwunde wird einige Tage durch aufgeklebte Gaze geschützt. Bewe-

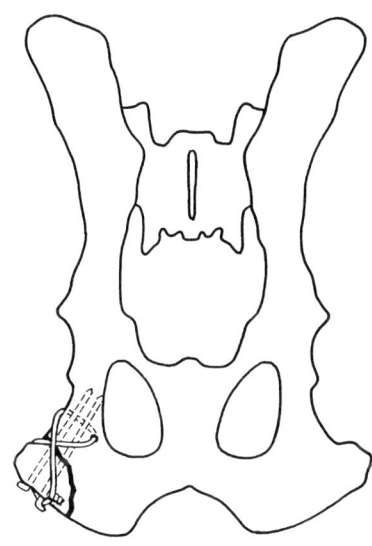

Abbildung 15.53 Fraktur des Tuber ischiadicum; Osteosynthese mit Zuggurtung; Schema

gungseinschränkung (Käfigruhe, Leinenzwang) während 4 bis 6 Wochen. Röntgenkontrolle nach 8 bis 12 Wochen, ggf. Implantatentfernung.

Zugang zum Hüftgelenk und Schambein von ventral

Indikation ❏ Pektinektomie zur (temporären) Schmerzlinderung bei Hüftgelenkdysplasie (HD), Schambeinsegmentresektion bei dreifacher Beckenosteotomie zur Korrektur der azetabulären HD beim Junghund (5. bis 7. Lebensmonat), Resektion des Femurkopfes und -halses (bei anhaltend schmerzhafter Arthropathia deformans des Hüftgelenks kleiner Hunde sowie der Katze); Fraktur am ventralen Rand der Beckenpfanne; rezidivierende oder mit ossärem Bandausriß verbundene Luxatio ossis femoris infraglenoidalis.

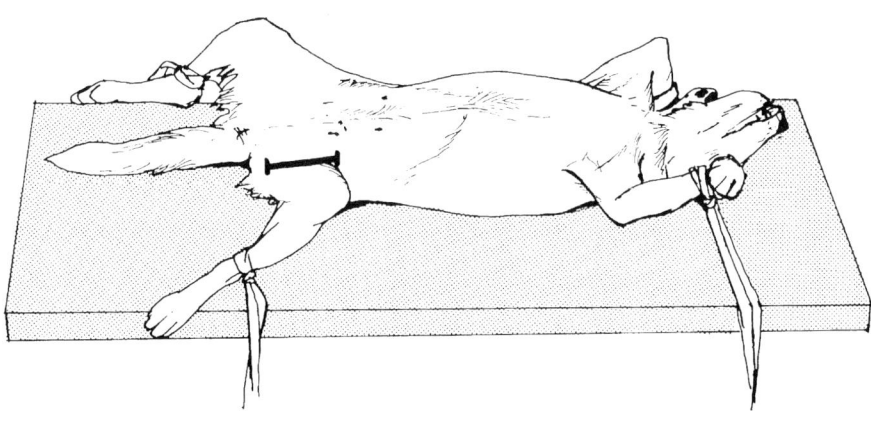

Abbildung 15.54 Lagerung und Schnittführung durch die Haut

Instrumente ❏ Osteosynthesebesteck, oszillierende Säge.

Vorbereitung ❏ Der Patient wird in Rückenlage mit extrem abduzierten und im Kniegelenk abgebeugten Beckengliedmaßen ausgebunden (Abb. 15.54). Zusätzlich wird das Becken mit einem Polster hochgelagert.

Vorgehen ❏ Der Hautschnitt wird vom Ventralrand des Azetabulums längs über dem Bauch des M. pectineus oder von der Basis des Skrotums bzw. von der Vulva quer in der Leistenfurche bis fingerbreit kranial der A. femoralis gelegt. In gleicher Länge werden die oberflächliche Faszie und das interfasziale Fett gespalten und mit den Wundrändern der Haut gespreizt (Abb. 15.55).

Zur Darstellung der Gelenkkapsel und des ventralen Hüftgelenkrandes werden der M. abductor longus und der M. iliopsoas im Muskelspalt getrennt und nach kranial bzw. kaudal gespreizt (Abb. 15.56).

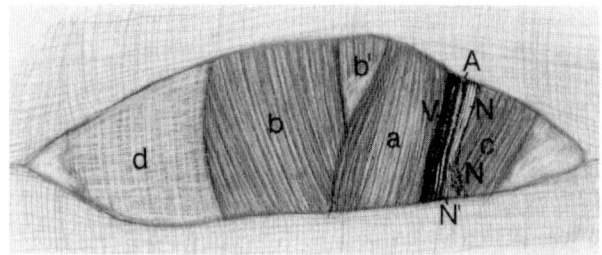

Abbildung 15.55 Haut und oberflächliche Faszie durchtrennt und gespreizt
A A. femoralis; **V** V. femoralis, **V′** Seitenast der V. circumflexa femoris medialis; **N** N. femoralis, **N′** N. saphenus; **C** Caput ossis femoris; **K** Schnittrand der Hüftgelenkkapsel
a M. pectineus; **b** M. adductor magnus, **b′** M. adductor longus; **c** M. sartorius, kaudale Portion; **d** M. gracilis; **e** M. iliopsoas

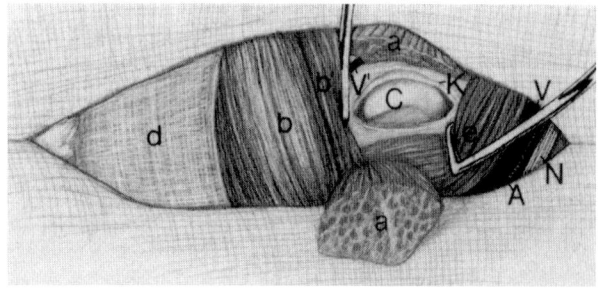

Abbildung 15.56 Caput ossis femoris dargestellt

● **Weiteres Vorgehen bei Pektinektomie:** Nachdem die am kranialen Rand des M. pectineus verlaufende A. und V. sowie der N. femoralis von ihm abgelöst, mit einem Band umschlungen und zur Seite gezogen sind, wird der M. pectineus proximal im Bereich des Ursprungs mobilisiert, quer durchtrennt und der Muskelbauch nach distal gezogen.

Die distale Durchtrennung erfolgt am Übergang des Muskels in seine Endsehne, unterhalb eines hier kreuzenden Gefäß- und Nervenstranges. Anschließend werden alle Blutungen sorgfältig gestillt.

● **Weiteres Vorgehen bei Schambeinosteotomie:** Der Ramus cranialis ossis pubis liegt frei, wenn der M. abductor longus nach kaudal und der M. iliopsoas nach kranial mit je einem HOHMANN-Hebel abgedrängt worden sind. Mit dem ersten Knochenschnitt wird das Schambein azetabulumnah, an der Eminentia iliopubica, mit dem zweiten an der medialen Begrenzung des Foramen obturatum durchtrennt und das dazwischen liegende Segment entfernt. Dabei muß der unmittelbar kaudal des ersten Schnitts verlaufende N. obturatorius geschont werden. Abschließend werden die Bauchmuskeln und der Tendo praepubicus mit dem M. gracilis vernäht (zur dreifachen Beckenosteotomie s. auch Zugang zum Darmbein von lateral S. 367 und Zugang zum Sitzbein von kaudal S. 384)

● **Weiteres Vorgehen bei Resektion des Femurkopfes und -halses:** Nach Inzision der Gelenkkapsel und Mobilisieren ihrer femoralen Insertion mit einem Raspatorium wird der Trochanter minor bei leicht nach außen rotierter Gliedmaße aufgesucht. Die sich anschließende Osteotomie soll an der Basis des Schenkelhalses, d. h. auf einer das Proximalende des Trochanter minor mit der medialen Begrenzung des Trochanter major verbindenden Linie erfolgen. Sie wird mit einem Flachmeißel oder mit einer oszillierenden Säge ausgeführt. Wenn das Lig. capitis ossis femoris durchtrennt ist, kann das abgesetzte Fragment entfernt werden. Scharfe Kanten und Spitzen an der Osteotomiefläche werden reseziert. Verschluß der Gelenkkapsel mit rückläufigen, ggf. Periost und Muskelfasern fassenden Heften (langsam resorbierbares, atraumatisches Nahtmaterial).

● **Weiteres Vorgehen bei Fraktur am ventralen Rand der Beckenpfanne:** Mit je einem kranial und kaudal am Schenkelhals angesetzten HOH-MANN-Hebel kann der dargestellte Bereich vergrößert werden. Die Gelenkkapsel wird am Frakturspalt inzidiert und dieser Schnitt parallel zur Längsachse des Schenkelhalses verlängert. Unter Sicht wird das Fragment reponiert und mit wenigstens zwei Implantaten (Bohrdraht und/oder Zugschraube) fixiert.

Adaptation der Wundränder der Gelenkkapsel mit nur das Stratum fibrosum fassenden Knopf- oder rückläufigen Heften (langsam resorbierbares, atraumatisches Nahtmaterial).

● **Weiteres Vorgehen bei Luxatio ossis femoris infraglenoidalis:** Die Wundränder der rupturierten Gelenkkapsel werden geglättet sowie Koagula und Gewebereste aus der Gelenkpfanne entfernt, desgleichen kleine, mit dem Lig. capitis ossis femoris ausgerissene Hüftkopffragmente. Größere Bruchstücke werden nach Möglichkeit in Verbindung mit dem Band durch im Gelenkknorpel versenkte KIRSCHNER-Bohrdrähte fixiert. Danach wird der Oberschenkelkopf reponiert und die Gelenkkapsel mit nur das Stratum fibrosum fassenden Knopf- oder rückläufigen Heften (langsam resorbierbares, atraumatisches Nahtmaterial) vernäht.

Wundverschluß ❑ Adaptation der Wundränder der oberflächlichen Faszie mit Knopfheften (resorbierbares Material). Hautnaht.

Nachbehandlung ❑ Die Hautwunde sollte für einige Tage durch aufgeklebte Gaze geschützt werden. Nach Pektinektomie und Resektionsarthroplastik passive und aktive Bewegung, sobald die Fäden der Hautnaht entfernt sind (8.–10. Tag p.op.), im übrigen strikte Bewegungseinschränkung (Käfigruhe, Leinenzwang) für die Dauer von 4 bis 6 Wochen.

Zugang zum Becken von ventral

Indikation ❑ Abriß des M. rectus abdominis; Osteotomie bei Harnröhrenruptur und/oder Prostatektomie.

Instrumente ❑ Osteosynthesebesteck, oszillierende Säge.

Vorbereitung ❑ Der Patient wird in Rückenlage ausgebunden (Abb. 15.57).

Vorgehen ❑ Bei der Hündin und bei der Katze wird der Hautschnitt in der Medianen, beim Rüden paramedian etwa fingerbreit und parallel zum Präputium gelegt. Er reicht von der Vulva bzw. dem Skrotum bis zweifingerbreit kranial des Schambeinkamms. In gleicher Länge werden die subkutane Faszie und das interfasziale Fettgewebe durchtrennt, mobilisiert und mit der Haut gespreizt (Abb. 15.58). Die die Schnittführung kreuzenden Äste der A. pudenda externa werden ligiert oder koaguliert und die tiefe Faszie in der Linea alba und über der Beckensymphyse durchtrennt.

● **Weiteres Vorgehen bei Abriß des M. rectus abdominis:** Durch den Schambeinkamm werden mehrere Bohrkanäle gelegt. Mit rückläufigen Heften, deren Fäden durch je zwei Bohrkanäle geschlauft werden, wird der abgerissene Muskel mit dem Peritoneum reinseriert. Die Fäden (nicht oder langsam resorbierbares Nahtmaterial) werden über der jeweiligen Knochenbrücke verknotet.

● **Weiteres Vorgehen zur Osteotomie:** Die Inzision in der Linea alba wird bis zur Beckensymphyse verlängert und dabei das Lig. pubicum craniale durchtrennt.

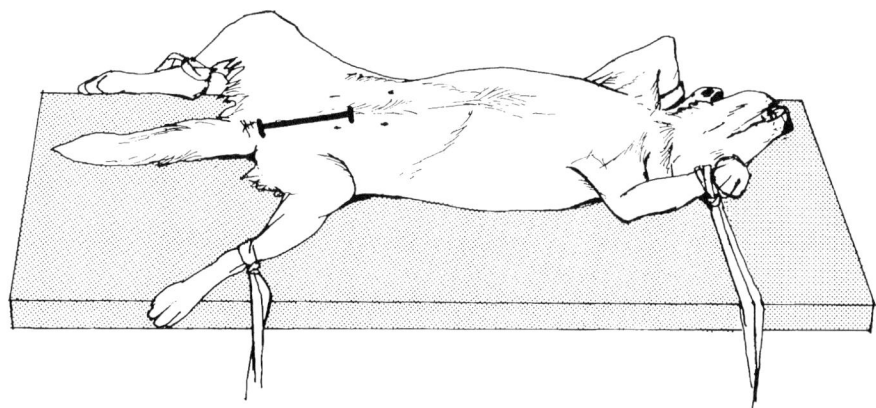

Abbildung 15.57 Lagerung und Schnittführung

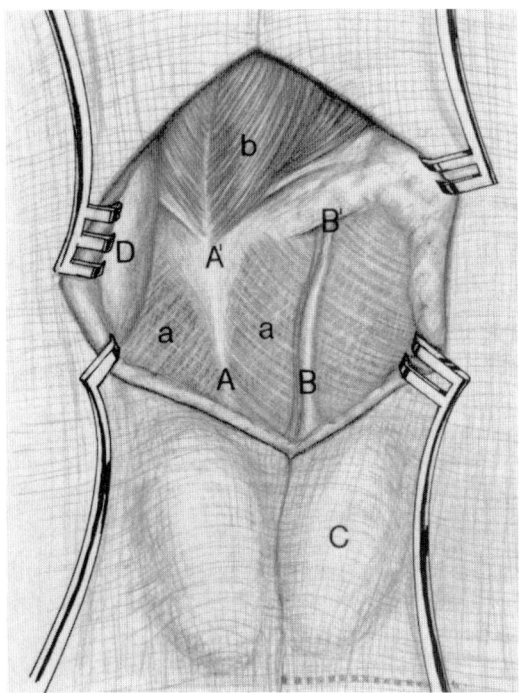

Abbildung 15.58 Haut und Faszien durchtrennt und gespreizt
A Symphysis pelvina, **A'** kraniales Ende, **A''** medialer Rand des For. obturatum; **B** Funiculus spermaticus im Proc. vaginalis, **B'** am Anulus inguinalis superficialis; **C** Skrotum (abgedeckt); **D** Penis
a Mm. graciles und adductores; **b** M. rectus abdominis

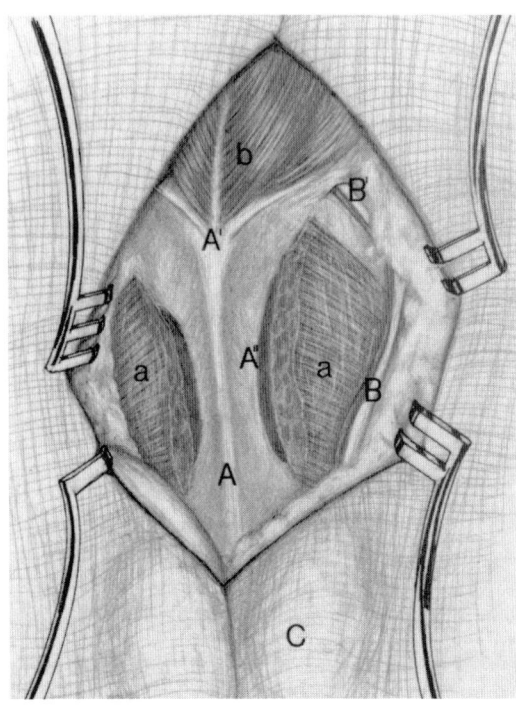

Abbildung 15.59 Mm. graciles und adductores bis zum medialen Rand der Forr. obturata abgesetzt

Symphysiotomie. Die Mm. graciles und die Mm. adductores werden mit dem Raspatorium von der Symphysis pelvina abgehoben (Abb. 15.58). Mit der oszillierenden Säge werden die Beckenhälften in der Symphyse getrennt und dann, ohne die Iliosakralgelenke zu überdehnen, auseinandergedrückt.

Die Fixation der wieder adaptierten Beckenhälften erfolgt mit Cerclagen, deren Draht durch den jeweiligen Bohrkanal auf beiden Seiten der Symphyse geführt wird. Die Wundränder der Mm. graciles und adductores werden mit Knopfheften (langsam resorbierbares Nahtmaterial) adaptiert.

Osteotomie mit Entnahme einer Knochenplatte. Die Mm. graciles und die Mm. adductores werden beidseits bis zum For. obturatum stumpf von der Symphysis pelvina abgelöst. Auf beiden Seiten wird das Schambein 2 bis 3 cm neben der Symphyse durchgesägt. Ein weiterer Sägeschnitt wird vom kaudalen Drittel des For. obturatum der einen Seite zu dem der anderen Seite geführt. Zur späteren Wiederbefestigung werden beiderseits der Schnittführungen jeweils 2 Bohrkanäle auf gleicher Höhe gelegt. Danach wird die Knochenplatte entfernt und in Elektrolytlösung aufbewahrt.

Nach der Reimplantation wird das Fragment mit Cerclagen fixiert, deren Draht durch zuvor angelegte Bohrkanäle geführt wird. Die Wundränder der Mm. graciles und adductores werden mit Knopfheften (langsam resorbierbares Nahtmaterial) adaptiert.

Wundverschluß ❏ Die Wundränder der tiefen und der subkutanen Faszie werden getrennt mit Knopfheften (resorbierbares Material) adaptiert. Hautnaht.

Nachbehandlung ❏ Bewegungseinschränkung während 2 bis 3 Wochen (Käfigruhe, Leinenzwang). Weitere Maßnahmen richten sich nach der Operationsindikation.

Oberschenkel

Zugang zum Femurschaft

Anmerkung ❏ Dieser Zugang kann zur vollständigen Darstellung des Os femoris mit den Zugängen zum Hüft- und Kniegelenk kombiniert werden.

Bei der Katze verläuft unter dem Vorderrand des M. biceps femoris der langgestreckte M. caudofemoralis. Im übrigen bestehen keine wesentlichen anatomischen Unterschiede zu den im folgenden beschriebenen Verhältnissen beim Hund.

Indikation ❏ Femurschaftfraktur, intertrochantere Varisations- und Derotationsosteotomie zur Korrektur der Coxa valga antetorta, diaphysäre Varisations- und Derotationsosteotomie zur Korrektur des Genu valgum mit lateraler Patellaluxation.

Instrumente ❏ Osteosynthesebesteck, oszillierende Säge.

Vorbereitung ❏ Der Patient ist in Seitenlage auszubinden und zusätzlich mit einem durch die Leistenfurche über Rücken und Rute geführten Band zu fixieren. Die zu versorgende, oben liegende Gliedmaße wird auf einem Polster gelagert.

Vorgehen ❏ Der Hautschnitt beginnt am Trochanter major und verläuft entlang der Vorderkante des Os femoris zum Kniegelenk (Abb. 15.60). Oberflächliche Faszie, interfasziales Fettgewebe und tiefe Faszie werden in gleicher Länge am kranialen Rand des M. biceps femoris durchtrennt (Abb. 15.61). Nach Spreizen der Wundränder ist das kaudolateral am Os femoris ansetzende Zwischenmuskelblatt der Fascia lata an seiner Insertion zu inzidieren, dann der M. vastus lateralis vom Knochen zu lösen und mit dem Spreizer nach kranial zu ziehen (Abb. 15.62) . Die hierbei mögliche Blutung aus den Muskelästen der A. und V. femoralis im distalen Schnittbereich wird durch Unterbindung oder Koagulation versorgt.

Mit dem Spreizen der Mm. biceps femoris und vastus lateralis gewinnt man eine gute Übersicht

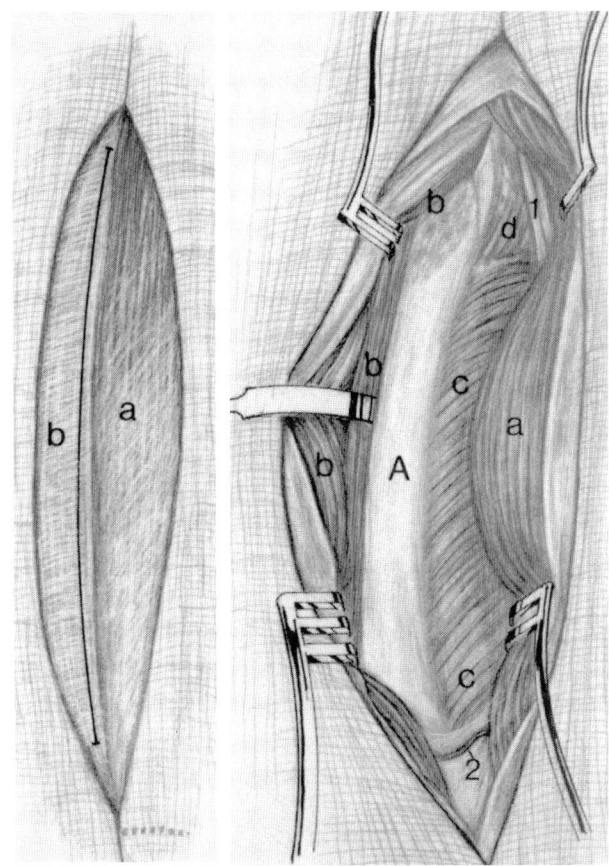

Abbildung 15.61
Haut und oberflächliche Faszie durchtrennt und gespreizt
A Os femoris
a M. biceps femoris; **b** M. vastus lateralis unter der Fascia lata, **b**′ M. vastus intermedius; **c** Mm. adductores magnus und brevis; **d** M. quadratus femoris
1 N. ischiadicus; **2** Muskelgefäße

Abbildung 15.62
Femurdiaphyse dargestellt

über die laterale Fläche des Femurschafts. Die Darstellung kann, soweit erforderlich, nach kranial durch Mobilisieren des M. vastus intermedius

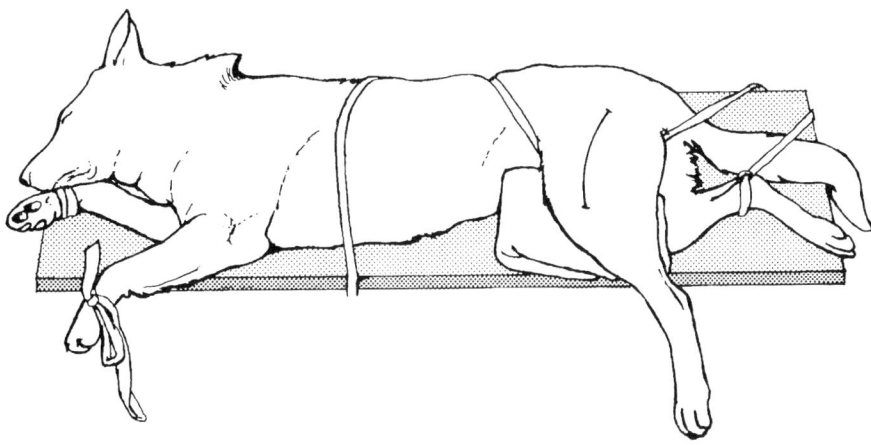

Abbildung 15.60 Lagerung und Schnittführung durch die Haut

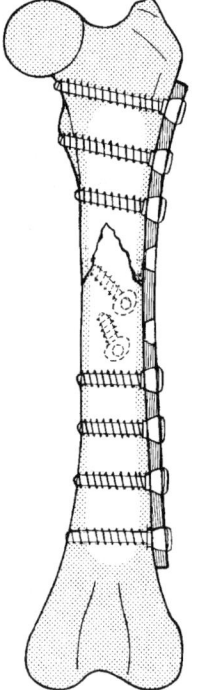

Abbildung 15.63
Schrägfraktur; Osteo-
synthese mit interfrag-
mentärer Kompression
durch Zugschrauben
und Neutralisations-
platte; Schema

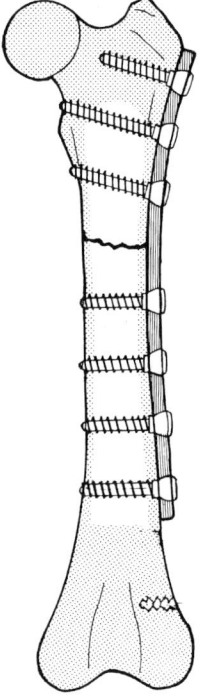

Abbildung 15.64
Querfraktur; Osteosyn-
these mit Zuggurtungs-
platte; Schema

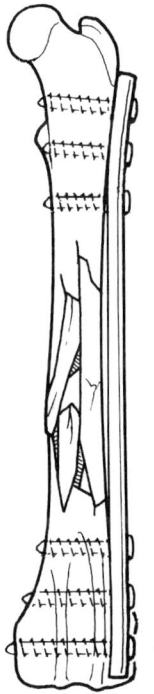

Abbildung 15.65
Trümmerfraktur; Osteo-
synthese mit Abstütz-
platte; Schema

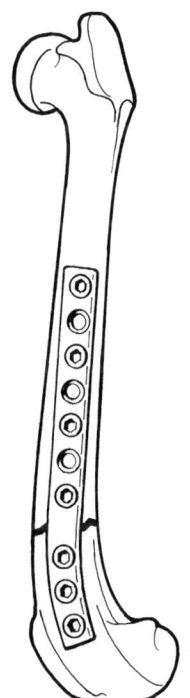

Abbildung 15.66
distale Fraktur; Osteo-
synthese mit gebogener
Platte; Schema

und nach kaudal durch subperiostales Abheben
der Mm. adductores erweitert werden.

● **Weiteres Vorgehen bei Femurschaftfraktur:**
Das Os femoris ist ein langer, starken Biegekräf-
ten ausgesetzter Knochen, dessen Rekonstruktion hohen Stabilitätsansprüchen genügen muß.

Plattenosteosynthese: Die (Neutralisations-,
Zuggurtungs- oder Abstütz-)Platte wird kraniolateral angebracht (Abb. 15.63–15.66). Die Platte
wird an jedem Hauptfragment mit wenigstens
drei, an langen Bruchstücken besser mit vier
Schrauben befestigt. Nur bei Frakturen am Übergang zur Metaphyse können zwei Schrauben im
kurzen Fragment zur Verankerung ausreichend
sein. Bei Mehrfragmentbrüchen mit avaskulären,
von Periost und Muskelansätzen getrennten Splittern ist auf eine optimale Auflage der Bruchfläche
medial (mediale Abstützung) zu achten. Diese
wird durch exakte Reposition und korrekte Plat-
tenbiegung erreicht. Verbleibende Defekte werden mit autogener Spongiosa ausgefüllt.

Bei Splitter- und Trümmerfrakturen mit Weich-
teilverbindung wird die Bruchzone nach dem
Prinzip der biologischen Osteosynthese (s. S. 61)
nicht freigelegt, sondern indirekt, unter Distraktion der Hauptfragmente mit einer langen, nur
peripher festgeschraubten Platte größerer Rigidi-
tät (Abstützfunktion!) überbrückt (Abb. 15.65).

Bis ans Kniegelenk reichende Platten müssen
der Antekurvatur des Femurs angepaßt werden
(Abb. 15.66). Die Platte darf nicht auf der lateralen Ausbuchtung der femoropatellaren Gelenkkapsel liegen, sondern wird dicht am Kaudalrand
des distalen Fragmentes befestigt.

Schraubenosteosynthese: Das Verfahren ist nur
für lange Schräg- oder Spiralfrakturen bei Hunden
kurzbeiniger Rassen und nur dann geeignet, wenn
konsequente Bewegungseinschränkung (Käfigruhe) sichergestellt ist. Die Bruchflächen müssen
mindestens die doppelte Länge der Schaftbreite
besitzen und wenigstens für zwei Schrauben Platz
bieten.

Markraumschienung: Bei Quer– und kurzer
Schrägfraktur im Bereich der Markhöhlenenge
kommt die Fixierung mit intramedullärem Kraftträger in Betracht (Abb. 15.67). Sie wird nach minimaler Darstellung der Bruchenden und, zur
Schonung der Medullargefäße ohne Aufweiten
der Markhöhle durchgeführt. Bohrdrähte und
STEINMANN-Nägel können entweder an der Fossa
trochanterica oder retrograd, vom Bruchspalt
aus, eingeführt werden. Letzteres wird bei

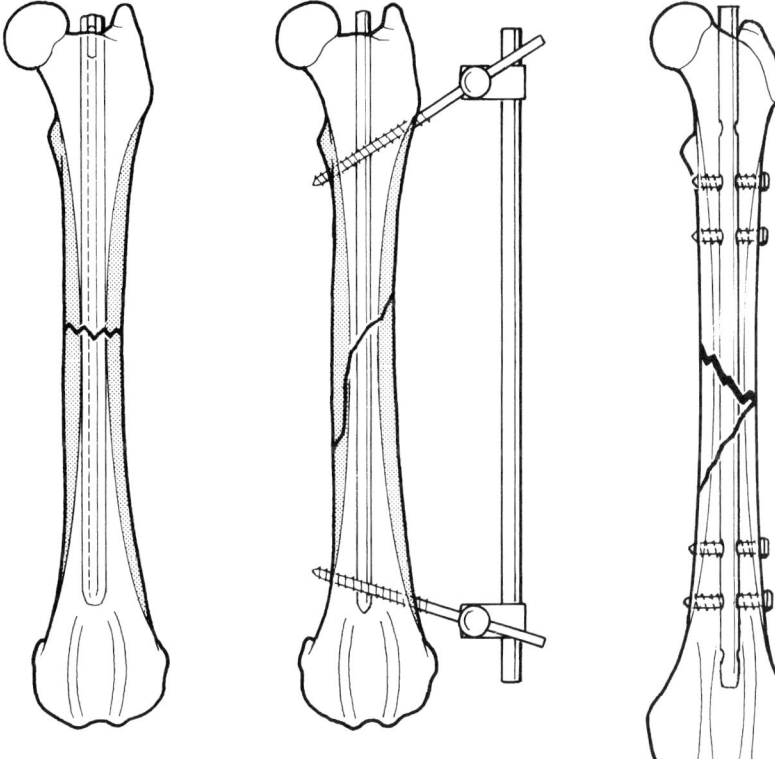

Abbildung 15.67 (links) Querfraktur; Osteosynthese mit KÜNTSCHER-Nagel; Schema

Abbildung 15.68 (Mitte) Schrägfraktur; Osteosynthese mit dünnem STEINMANN-Nagel und rotationsstabilisierender externer Fixation; Schema

Abbildung 15.69 (rechts) Splitterfraktur; Osteosynthese mit Verriegelungsnagel; Schema

geringer Adduktion des proximalen Fragments vorgenommen, damit das austretende Nagelende nicht den N. ischiadicus verletzt. Ein den Markraumquerschnitt ausfüllender KÜNTSCHER-Nagel hat sich besser bewährt als die Bündelnagelung mit mehreren, zur Wanderung (Lockerung) neigenden KIRSCHNER-Bohrdrähten. Bei Verwendung von einem STEINMANN-Nagel oder RUSH-Pin ist bei ungenügender Rotationsstabilität die Nagelung mit einer perkutanen Transfixation zu kombinieren (Abb. 15.68). Dabei wird in jedem Hauptfragment peripher ein Gewindedraht gesetzt und mit Haltebacken an einer Verbindungsstange befestigt (s.S. 62).

Gute Drehstabilität bieten Verriegelungsnägel, die unilateral (dynamische Verriegelung) oder in beiden Hauptfragmenten (statische Verriegelung) mit Querbolzen bzw. Schrauben verankert werden. Mit der statischen Verriegelung können auch Splitter- und Trümmerbrüche achsen- und längengerecht fixiert werden (Abb. 15.69).

Für bis zur vier Monate alte Tiere kommt ferner eine Adaptationsosteosynthese mit zwei bis drei in der Markhöhle verspannten Bohrdrähten in Frage. Die leicht gebogenen Bohrdrähte werden durch ein Fenster distal der Apophysenfuge des Trochanter major eingebracht. Die Fixation erfordert zusätzlich Käfigruhe für mindestens zwei Wochen.

● **Weiteres Vorgehen bei intertrochanterer Varisations- und Derotationsosteotomie:** Nach Erweiterung des Zugangs zum Femurschaft nach proximal mit dem Zugang zum Hüftgelenk von kraniolateral (s.S. 373) wird das Os femoris direkt oberhalb des Trochanter minor mit der oszillierenden Säge quer durchtrennt. Mit einem zweiten Sägeschnitt wird medial von der Basis des Schenkelhalses ein Knochenkeil entfernt, dessen Größe vor dem Eingriff an einwandfreien Röntgenaufnahmen im mediolateralen (Voux-Profil) und ventrodorsalen Strahlengang mit einem biplanaren Meßverfahren bestimmt worden ist (Abb. 15.70). Sodann wird das proximale Segment durch Kippung nach medial auf einen Inklinationswinkel von 135° eingestellt und zur Kompensation der vergrößerten Antetorsion nach kaudal gedreht. Die Fixation erfolgt mit einer Platte, die im proximalen Segment wenigstens mit 2 Haken (Hakenplatte, Abb. 15.71) oder zwei Schrauben zu verankern ist. Bei kleinwüchsigen Hunden kann anstelle der Plattenosteosynthese mit drei bis in die mediale Kompakta des distalen Segments gedrillten Bohrdrähten und einer lateralen Zuggurtungsdrahtschlinge fixiert werden.

● **Weiteres Vorgehen bei diaphysärer Varisations- und Derotationsosteotomie:** Zur Korrektur des Genu valgum mit lateraler Patelluxation wird

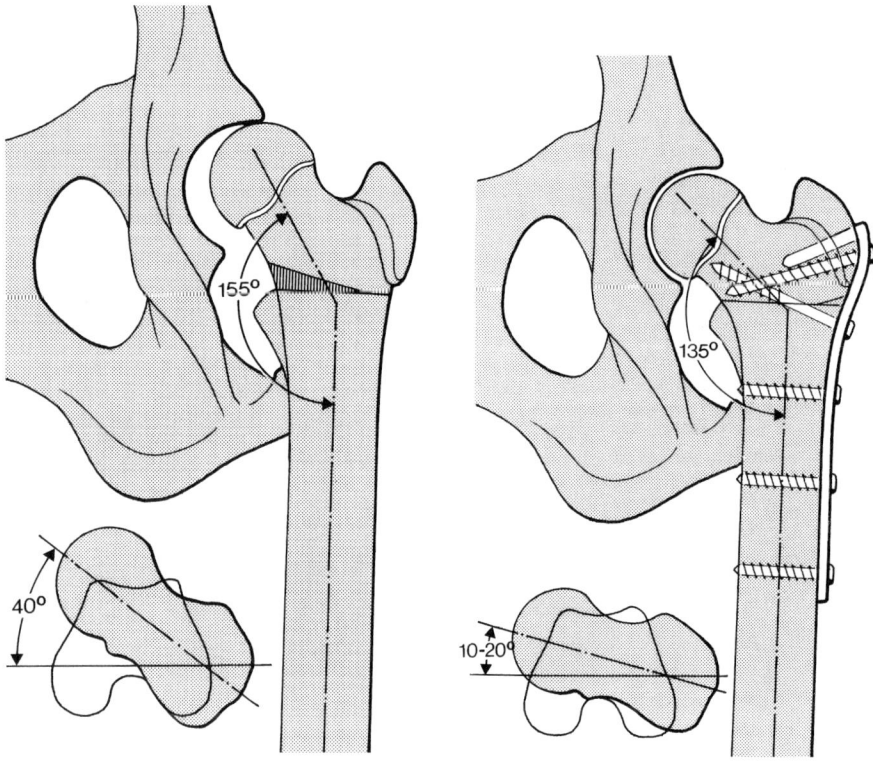

Abbildung 15.70 Subluxation des Femurkopfes durch vergrößerten Inklinations- (155°) und Antetorsionswinkel (▷ zu entfernender Knochenkeil); Schema

Abbildung 15.71 Situation nach intertrochanterer Varisations- und Derotationsosteotomie (Inklinationswinkel 135°, Antetorsionswinkel 10°–20°); Schema

das Os femoris in Schaftmitte quer durchtrennt und mit einer nach lateral konvexen Platte soweit varisiert bis die Patella stabil in ihrer Gleitrinne liegt (Abb. 15.72). Erforderlichenfalls wird das distale Segment auch nach innen rotiert. Der lateral an der Osteotomiestelle verbleibende Defekt

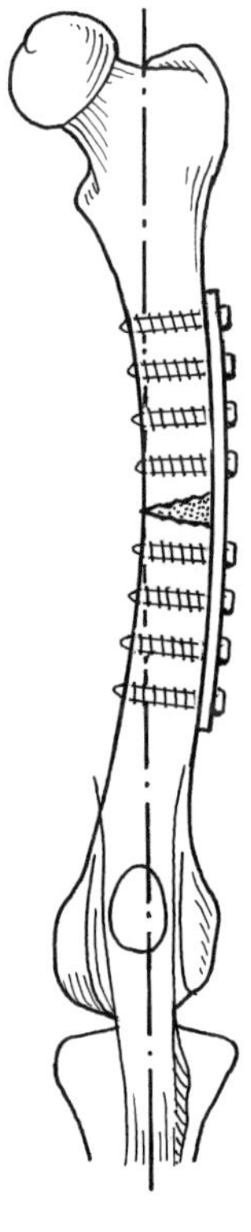

Abbildung 15.72 Situation nach varisierender Schaftosteotomie zur Korrektur des Genu valgum mit lateraler Patellaluxation; Schema

wird bei erwachsenen Tieren mit autogener Spongiosa aus der proximalen Femurmetaphyse ausgefüllt.

Wundverschluß ❑ Nach Reinsertion des Zwischenmuskelblatts der Fascia lata werden die Wundränder der tiefen und oberflächlichen Faszie schichtweise mit Knopfheften (resorbierbares Material) adaptiert. Bei zusätzlicher Darstellung des Hüft- oder Kniegelenks erfolgt der weitere Wundverschluß wie dort beschrieben. Hautnaht.

Nachbehandlung ❑ Bewegungseinschränkung (Leinenzwang, Käfig oder Zimmerhaltung) bis zur weitgehenden Konsolidierung der Fraktur bzw. Osteotomie.

Zugang zum Os femoris im distalen Drittel

Indikation ❑ Epiphysiolysis distalis; supra- und bikondyläre Fraktur; Kondylusfraktur.

Instrumente ❑ Osteosynthesebesteck.

Vorbereitung ❑ Der Patient ist in Rückenlage auszubinden (Abb. 15.73). Während der Operation wird die zu versorgende Beckengliedmaße gehalten.

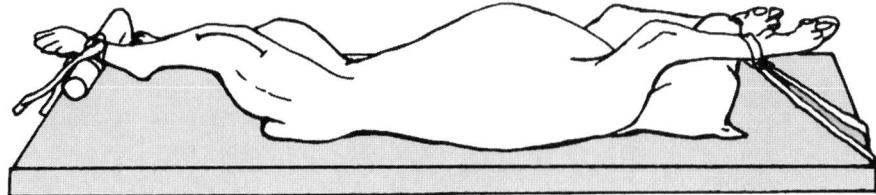

Abbildung 15.73 Lagerung und Schnittführung durch die Haut

Vorgehen ❏ Der Hautschnitt wird über dem Kniegelenk und dem distalen Drittel des Os femoris gelegt. Er liegt fingerbreit lateral der Patella und des Lig. patellae. In gleicher Länge werden die oberflächliche Faszie und das interfasziale Fettgewebe durchtrennt, stumpf gelöst und gespreizt (Abb. 15.74). Nun wird die Fascia lata am kranialen Rand des M. biceps femoris durchtrennt und der Schnitt bogenförmig seitlich des lateralen Rollkamms bis zur Tuberositas tibiae durch die Fascia genus verlängert. Der Abstand zum Rand der Patella sollte wenigstens 2 mm betragen. Wenn die Fascia genus einerseits sowie der M. vastus lateralis andererseits mobilisiert und gespreizt sind, wird lateral der Fibrocartilago parapatellaris ein Schnitt durch die Gelenkkapsel geführt und die Patella nach medial luxiert (Abb. 15.75, 15.76).

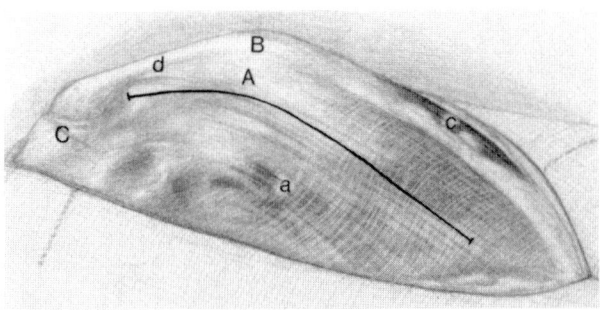

Abbildung 15.74 Haut und oberflächliche Faszie durchtrennt, mobilisiert und gespreizt; Schnittführung durch die Fascia lata und Fascia genus
A Trochlea, lateraler Rollkamm; **B** Patella; **C** Tuberositas tibiae
a M. biceps femoris; **b** M. quadriceps, M. vastus lateralis; **c** M. sartorius, kranialer Bauch; **d** Lig. patellae

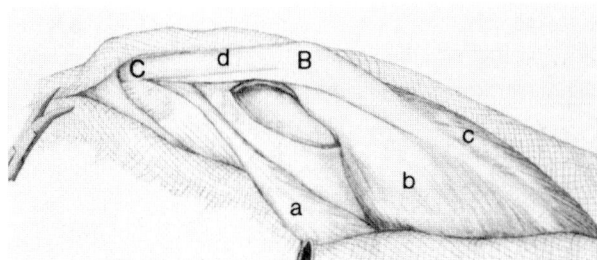

Abbildung 15.75 Gelenkkapsel inzidiert (Legende bei 15.74)

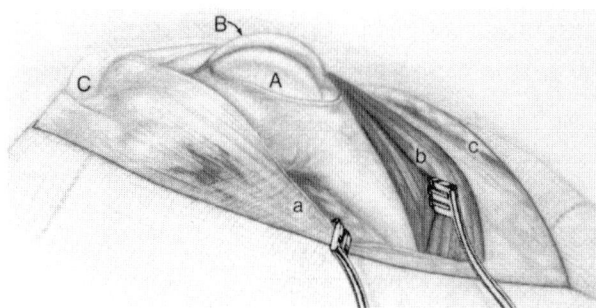

Abbildung 15.76 M. biceps femoris und M. vastus lateralis gespreizt, Patella nach medial luxiert (Legende bei 15.74)

● **Weiteres Vorgehen bei Epiphysiolysis distalis:** Nach Reposition und temporärer Fixation der Fragmente mit einer Zweipunktzange (Abb. 15.77) wird die Epiphyse mit zwei parallel oder gering divergierend eingedrillten Bohrdrähten adaptiert. Die Bohrdrähte werden von proximal nach distal bis an die Kompakta der Epiphyse eingedrillt (Abb. 15.78a). Ihr proximal aus dem Knochen ragendes Ende wird etwas aufgebogen, abgeschnitten und durch Drehen dem Knochen angelegt.

Bei einer Epiphysiolyse mit großem metaphysären Keil kann die Stabilität der so adaptierten

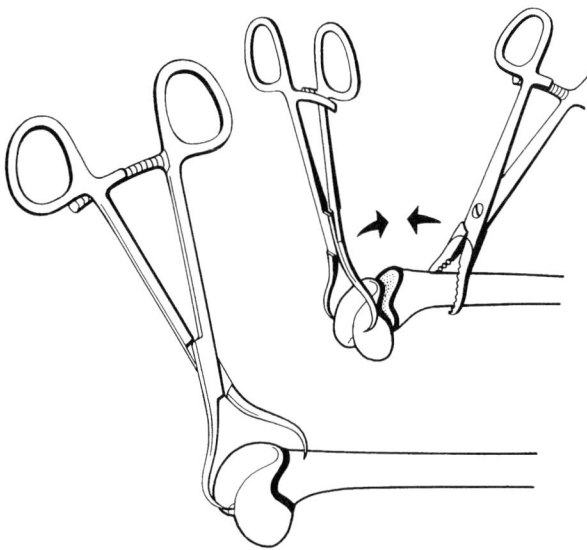

Abbildung 15.77 Reposition und temporäre Fixation der Epiphyse; Schema

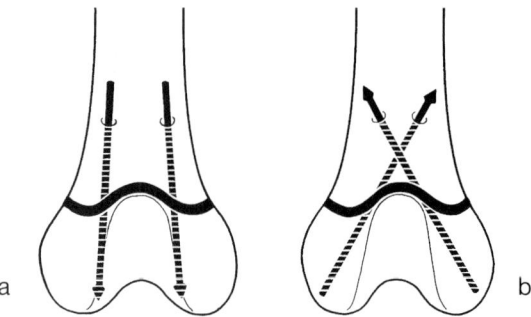

Abbildung 15.78 a, b Epiphysiolysis distalis ossis femoris, Osteosynthese; Schema
a mit zwei von proximal eingedrillten Bohrdrahten, **b** mit Kreuzspickung von distal

Fragmente ungenügend sein. Hier bietet sich die zusätzliche Fixierung mit einer horizontal durch den metaphysären Keil gesetzten, die Fuge nicht kreuzenden Zugschraube an (Abb. 15.79).

Ist die beschriebene Parallelspickung beim kurzbeinigen, stark bemuskelten Hund nicht möglich, wird die Epiphyse mit zwei diagonal eingedrillten, sich kreuzenden Bohrdrähten adaptiert (Abb. 15.78b). Die Bohrdrähte werden von distal (seitlich der Rollkämme) durch die Kortikalis der Epiphyse und die Kompakta des proximalen Fragments gebohrt. Dabei sollten sie sich oberhalb der Bruchlinie – nicht in der Fuge! – kreuzen. Ihr distales Ende wird an der Epiphyse abgeschnitten und in ihr versenkt. Die proximal aus dem Knochen ragenden Bohrdrahtenden werden nach geringem Aufbiegen gekürzt und durch Drehen dem Knochen angelegt.

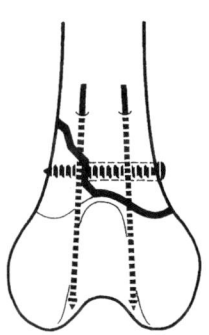

Abbildung 15.79 Epiphysiolysis distalis ossis femoris mit metaphysärem Fragment; Osteosynthese mit zwei Bohrdrähten und Zugschraube; Schema

● **Weiteres Vorgehen bei suprakondylärer Fraktur:** Nach Reposition und temporärer Fixation können die Fragmente

a) mit zwei Bohrdrähten adaptiert werden, wie bei Epiphysiolysis distalis beschrieben. Erscheint die Fixierung nicht ausreichend stabil, weil im

Gegensatz zur Epiphysiolyse keine „Verzapfung" der Fragmente erfolgt, kann zusätzlich eine Zuggurtungsdrahtschlinge angebracht werden. Hierzu wird die Epiphyse kranial der Bohrdrähte quer durchbohrt und durch diesen Bohrkanal ein Cerclagendraht geführt, der um die proximal herausstehenden KIRSCHNER-Drähte gelegt und durch Verdrillen seiner Enden neben dem lateralen Bohrdraht gespannt wird (Abb. 15.80).

b) mit einer Zugschraube stabilisiert werden (Abb. 15.81a). Hierfür wird am proximalen Fragment je nach Bruchlinienverlauf dorsolateral oder dorsomedial, der Epiphysengröße und Epiphysenwinkelung entsprechend, 1 bis 3 cm oberhalb der Fraktur zunächst mit einem Pfriem die Bohrstelle markiert. Anschließend wird mit einem schräg nach distal gerichteten Bohrer der gegenüberliegende Kondylus der Epiphyse bis an die Kortikalis aufgebohrt, das Schraubengewinde geschnitten und die Zugschraube gesetzt.

c) mit einer lateral anmodellierten Platte adaptiert werden, wenn das distale Fragment so lang

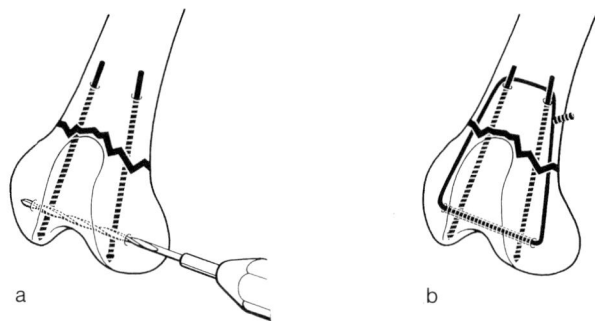

Abbildung 15.80 a, b Suprakondyläre Fraktur; Osteosynthese mit zwei Bohrdrähten und Zuggurtungsdraht; Schema
a Querdurchbohrung der Epiphyse kranial der Bohrdrähte; **b** nach Anlegen der Drahtschlinge

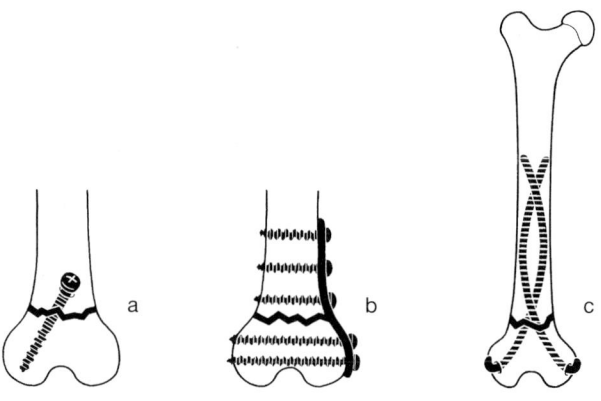

Abbildung 15.81 a-c Suprakondyläre Fraktur; Osteosynthese
a Zugschraube; **b** Platte; **c** zwei RUSH-Pins; Schema

ist, daß es wenigstens für zwei Schrauben Platz bietet (Abb. 15.81b). Bei Katzen und kleinwüchsigen Hunden haben sich Finger-L-Platten bewährt. Für größere Hunde ist eine der Krümmung des distalen Femurendes angepaßte Rekonstruktionsplatte geeignet. Die Platte sollte möglichst weit kaudal angebracht werden, um schmerzhafte Irritationen der Kniescheibengelenkkapsel zu vermeiden.

d) mit je einem vom lateralen und medialen Kondylus aus vorgetriebenen RUSH-Pin adaptiert werden (Abb. 15.81c). Dazu wird die Kortikalis unmittelbar seitlich der Rollkämme durchbohrt, dann auf beiden Seiten ein vorgebogener, dem Durchmesser des Bohrkanals entsprechender RUSH-Pin eingeführt und nach Reposition der Fragmente in das proximale Bruchstück vorgetrieben.

● **Weiteres Vorgehen bei bikondylärer (Y-, T-) Fraktur:** Zuerst wird die vertikal verlaufende Bruchlinie mit einer diakondylären Zugschraube fixiert. Die stufenlos aneinanderzubringenden Femurkondylen werden hierzu dicht oberhalb der Seitenbandinsertionen quer durchbohrt. Nach Präparation des Bohrkanals mit dem Gewindeschneider wird entweder eine Spongiosa-, Navikular- bzw. Malleolarschraube eingedreht, deren gewindefreier Hals bis über den Bruchspalt reicht, oder es wird eine Schraube mit durchgehendem Gewinde verwendet, für die der Bohrkanal im schraubenkopfnahen Fragment zum Gleitloch erweitert werden muß.

Die Fixation der rekonstruierten Epiphyse an das proximale Fragment erfolgt bei noch offener Wachstumsfuge mit KIRSCHNER-Bohrdrähten (siehe Vorgehen bei Epiphysiolysis distalis), im übrigen wie bei einer suprakondylären Fraktur (siehe dort).

● **Weiteres Vorgehen bei Kondylusfraktur:** Nach anatomisch korrekter Reposition wird je nach Frakturverlauf entweder eine Querbohrung durch beide Kondylen (Abb. 15.82b) oder ein diagonaler (Abb. 15.82a), bis an die Kortikalis des frakturierten Kondylus reichender Bohrkanal angelegt und das Schraubengewinde geschnitten. Zur Fixierung dient entweder eine Schraube mit gewindefreiem Hals, der bis über die Bruchlinie reichen muß, oder es wird der schraubenkopfnahe Bohrkanal zum Gleitloch erweitert und eine Schraube mit durchgehendem Gewinde eingedreht. Bei Rotationstendenz ist parallel dazu ein Bohrdraht oder eine zweite Zugschraube zu setzen.

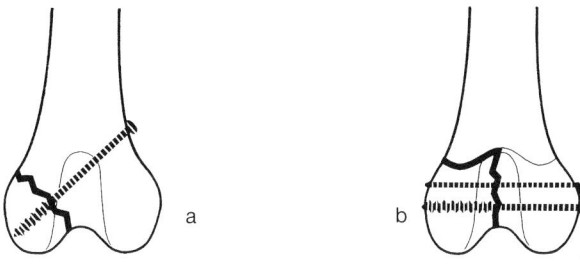

Abbildung 15.82 a, b Kondylusfraktur; Osteosynthese mit **a** Zugschraube, **b** Zugschraube und Bohrdraht; Schema

Wundverschluß ❏ Adaptation der Wundränder der Gelenkkapsel mit nur das Stratum fibrosum fassenden Knopfheften (resorbierbarer Kunststoffaden). Schichtweise Adaptation der Wundränder der Fascia genus mit Knopfheften (resorbierbares Material).

Adaptation der Wundränder der oberflächlichen Faszie mit Knopfheften (resorbierbares Material). Hautnaht.

Nachbehandlung ❏ Für einige Tage sollte die Hautwunde durch aufgeklebte Gaze geschützt werden. Bewegungseinschränkung (Leinenzwang, Zimmerhaltung) für 3 bis 4 Wochen.

Kniegelenk

Zugang zum Kniegelenk bei Meniskusläsion und/oder Ruptur des Lig. cruciatum craniale

Indikation ❏ Ruptur des Lig. cruciatum craniale mit und ohne Meniskusschaden. Ersatz des vorderen Kreuzbandes durch einen Streifen aus der Fascia lata, durch synthetische Fäden, durch einen Streifen aus der Fascia lata mit Verstärkung durch einen Teil (laterales Drittel) des Lig. patellae und zur extrakapsulären Stabilisierung des Kniegelenks durch Fibulakopftransposition.

Instrumente ❏ Bohrer, HOHMANN-Hebel, bei Fibulakopftransposition Osteosynthesebesteck bzw. Zweipunktzange und Gewindedraht.

Vorbereitung ❏ Der Hund ist in Rückenlage auszubinden. Die zu versorgende Gliedmaße wird, um ca. 20° nach innen rotiert und im Kniegelenk gebeugt, distal des Sprunggelenks auf einen schwenkbaren Bügel gebunden (Abb. 15.83).

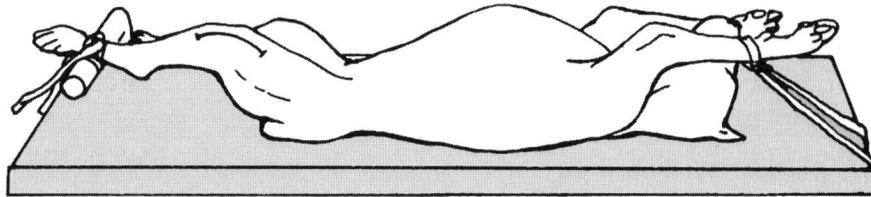

Abbildung 15.83 Lagerung und Schnittführung durch die Haut

Vorgehen ❏ Der gerade Hautschnitt wird über der distalen Hälfte des Oberschenkels und über dem kniegelenknahen Drittel des Unterschenkels gelegt. Er liegt fingerbreit lateral des Margo cranialis tibiae, des Lig. patellae und der Patella. In gleicher Länge werden die subkutane Faszie und das interfasziale Fettgewebe durchtrennt, stumpf von den Fasciae lata und genus gelöst und gespreizt (Abb. 15.84).

Die jetzt freiliegende Fascia genus wird lateral parapatellar bzw. direkt an der Kniescheibe inzidiert (Abb. 15.85) und der Schnitt nach distal bis zur Tuberositas tibiae und dann nach proximal am M. rectus femoris entlang bis zum oberen Wundwinkel verlängert. Nach Spreizen der Faszie wird die dargestellte Gelenkkapsel lateral der Fibrocartilago parapatellaris eingeschnitten und die Inzision nach distal sowie nach proximal 1 bis 3 cm

in den M. vastus lateralis verlängert. Jetzt wird die Gliedmaße im Kniegelenk zunächst gestreckt und dann, nachdem die Patella aus der Trochlea ossis femoris gehoben und nach medial luxiert worden ist, auf ca. 90° gebeugt. Mit einem Wundhaken wird der Kniefettkörper (Corpus adiposum infrapatellare) nach kranial gezogen.

In dieser Position können Reste des gerissenen Bandes exzidiert werden. Anschließend werden beide Menisken und insbesondere das Kaudalhorn des Innenmeniskus sorgfältig auf Verletzungen untersucht. Hierfür wird das Kniegelenk auf etwa 120° gestreckt und mit Hilfe eines HOHMANN-Hebels, dessen Spitze hinter dem Tibiaplateau eingesetzt wird, in „vordere Schubladenposition" gebracht (Abb. 15.86).

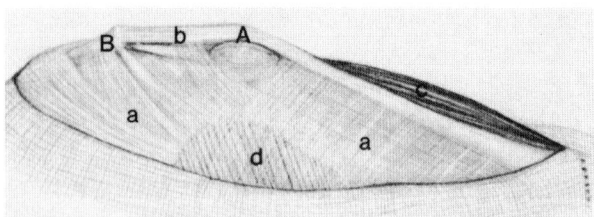

Abbildung 15.84 Haut und oberflächliche Faszie durchtrennt und gespreizt
A Patella; **B** Tuberositas tibiae; **C′** Trochlea ossis femoris, lateraler Rollkamm
a Fasciae lata und genus; **b** Lig. patellae; **c** M. sartorius, **c′** M. vastus lateralis; **d** M. biceps femoris, kraniodistaler Teil; **e** Kapsel des Kniegelenks

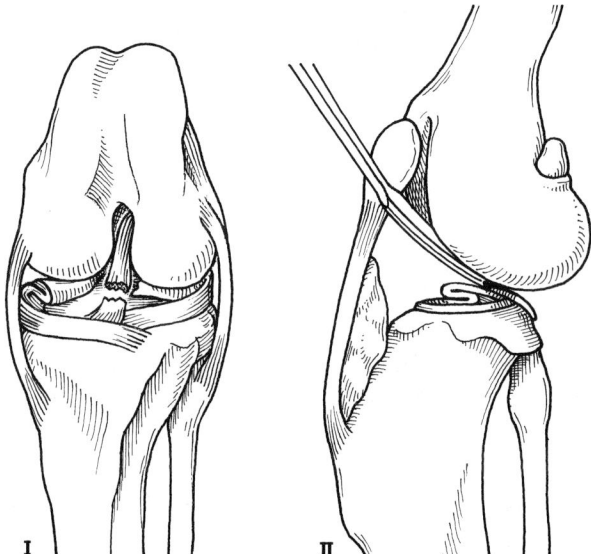

Abbildung 15.86 I, II Kreuzbandriß und Meniskusläsion
I Kniegelenk auf 90° gebeugt; Kreuzbandriß mit Vorlagerung des kaudalen Meniskushorns; **II** Einsatz eines HOHMANN-Hebels zur Darstellung des medialen Meniskus

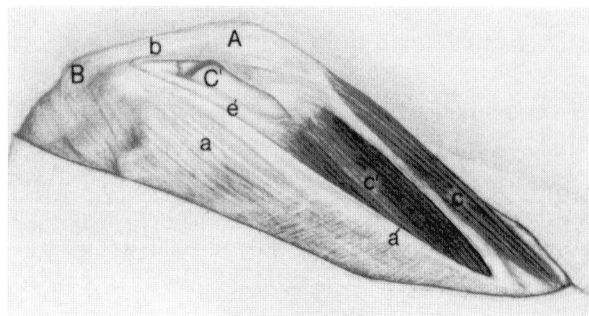

Abbildung 15.85 Fasciae lata und genus sowie Gelenkkapsel durchtrennt

● **Weiteres Vorgehen bei Meniskusläsion**: Liegt ein Ab- oder Einriß des medialen Hinterhorns vor, wird der gelöste Anteil mit einer Mosquitoklemme gefaßt und exzidiert. Dabei ist auf eine stufenlosen Schnittführung peripher, am verbleibenden Meniskusrand zu achten (*„partielle Meniskektomie"*). Eine *„totale Meniskektomie"* wird nur bei Meniskusluxation mit vollständigem Abriß von der Gelenkkapsel durchgeführt. In zugänglichen Bereichen werden abgerissene Menisken nach Möglichkeit reinseriert.

● **Weiteres Vorgehen bei Ersatz des Bandes durch einen Streifen aus der Fascia lata** (Abb.15.87). Es werden zwei Bohrkanäle gelegt.
1. durch den Condylus lateralis ossis femoris. Der Bohrer wird lateral extrakapsulär. in Höhe der halben Trochlealänge angesetzt und so gerichtet, daß er im Ursprung des Lig. cruciatum craniale an der interkondylären Fläche austritt.
2. durch den Condylus medialis tibiae. Der Bohrer wird am Tibiaplateau in der Area intercondylaris centralis an der Insertion des Lig. cruciatum craniale angesetzt und so gerichtet, daß er medial an der Basis des Margo cranialis etwas proximal des Ansatzes der Endsehne des M. sartorius austritt.

Aus den Fasciae lata und genus wird ein 10 bis 20 mm breiter Streifen vom proximalen Wundwinkel her und parallel zum M. rectus femoris geschnitten. Der Streifen bleibt ca. 15 mm distal des

Bohrlochs am Condylus lateralis ossis femoris verankert. Das freie Ende des Transplantats wird mit einem Faden eingefesselt und mit einer geraden Nadel durch den Bohrkanal im Condylus lateralis ossis femoris und im Condylus medialis tibiae gezogen.

Bei gestreckter Gliedmaße werden die Patella reponiert und dann die Wundränder der Gelenkkapsel mit nur das Stratum fibrosum fassenden Knopfheften sowie die Wundränder des M. vastus lateralis zweischichtig mit Knopfheften (langsam resorbierbares, atraumatisches Nahtmaterial) adaptiert.

Bei im Kniegelenk auf ca. 45 ° gebeugter Gliedmaße und in anatomisch korrekter Position gehaltener Tibia (Druck nach kaudal und geringe Außenrotation) wird der Faszienstreifen gespannt und am Ansatz des Lig. patellae an der Tuberositas tibiae mit Knopfheften verankert (langsam resorbierbares atraumatisches Material). Die Spannung ist richtig dosiert, wenn sich die Tibia im Kniegelenk nicht mehr nach kranial („Schubladenphänomen") dislozieren läßt.

Wundverschluß und Nachbehandlung siehe unten.

● **Weiteres Vorgehen bei Ersatz des Bandes durch synthetische Fäden:** Es werden 4 Bohrkanäle gelegt (Abb. 15.88):
1. Durch den Condylus lateralis ossis femoris. Der Bohrer wird extrakapsulär dorsolateral des Condylus lateralis angesetzt und so gerich-

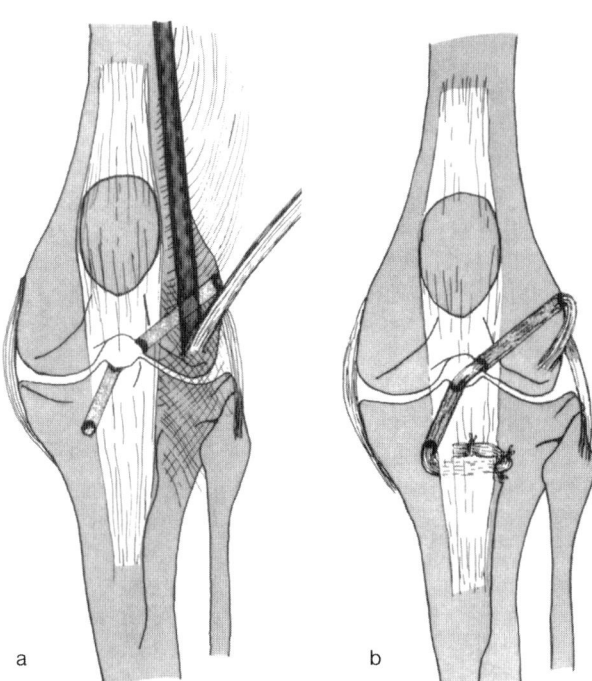

Abbildung 15.87 a, b Ersatz des vorderen Kreuzbandes durch einen Streifen aus den Fasciae lata und genus; Schema
a Bohrkanäle gelegt und Faszienstreifen isoliert; **b** Faszienstreifen durch die Bohrkanäle gezogen und am Lig. patellae fixiert

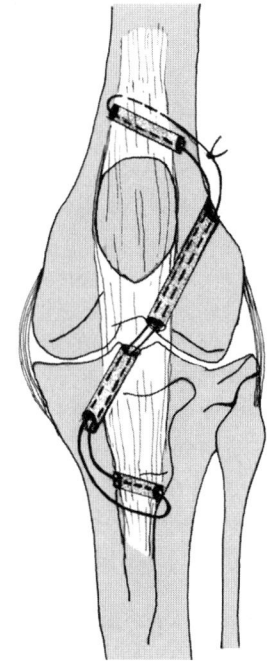

Abbildung 15.88 Ersatz des vorderen Kreuzbandes mit Kunststoff-Fäden; ein Faden als „Fadenbündel" durch die Bohrkanäle geführt und geknüpft; Schema

tet, daß er im Ursprung des Lig. cruciatum craniale an der interkondylären Fläche austrat.

2. Durch den Condylus medialis tibiae. Der Bohrer wird bei spitzwinkelig abgebeugtem Kniegelenk an der Insertion des Lig. cruciatum craniale am Tibiaplateau angesetzt und so gerichtet, daß er medial an der Basis des Margo cranialis tibiae etwas oberhalb des Ansatzes der Endsehne des M. sartorius austrat.

3. Durch die Tuberositas tibiae. Nach stumpfem Ablösen des M. tibialis cranialis von der Tuberositas tibiae im proximalen Bereich wird der Bohrer kranial neben der Bohröffnung an der Basis des Margo cranialis tibiae angesetzt und nach lateral so gerichtet, daß der Bohrkanal durch die Tuberositas tibiae etwa im Winkel von 90° zur Bohrung durch den Condylus medialis tibiae liegt. Es wird ein schwächerer Bohrer verwendet, weil der Bohrkanal nur den halben Durchmesser der beiden ersten Bohrungen benötigt.

4. Durch das Os femoris. Der Bohrer wird dorsokranial des Bohrlochs am Condylus lateralis angesetzt und so gerichtet, daß der Bohrkanal durch das Os femoris etwa im Winkel von 90° zur Bohrung durch den Condylus lateralis ossis femoris liegt. Es wird auch hier der dünnere Bohrer verwendet.

Nun wird ein Fadenbündel, abhängig von Größe und Gewicht des Patienten, mit bis zu acht kräftigen, nicht resorbierbaren Fäden an beiden Enden mit je einem Faden eingefesselt. Ein Ende wird mit einer geraden Nadel von lateral nach medial durch die Querbohrung in der Tuberositas tibiae geführt und bis zur halben Fadenlänge durchgezogen. Danach werden beide Enden des Fadenbündels durch den Bohrkanal im Condylus medialis tibiae und weiter durch den Bohrkanal im Condylus lateralis ossis femoris gezogen. Ein Ende des Fadenbündels wird weiter durch die Schrägbohrung in der Femurmetaphyse und von dort subperiostal zurück nach lateral geführt.

Durch Zug an den Fäden werden die zusammengehörigen Fadenenden identifiziert, jeder Faden straff angezogen und die Enden mit einer Mosquitoklemme gesichert.

Nach Strecken im Kniegelenk und Reposition der Patella wird die Gliedmaße im Kniegelenk auf ca. 45° gebeugt. Bei in anatomisch korrekter Position gehaltenem Unterschenkel (Druck nach kaudal und geringe Außenrotation) werden die Fäden einzeln gespannt und geknotet. Die Span-

nung ist richtig dosiert, wenn sich die Tibia im Kniegelenk nicht mehr nach kranial („Schubladenphänomen") dislozieren läßt. Die Wundränder der Gelenkkapsel werden mit nur das Stratum fibrosum fassenden Knopfheften sowie die des M. vastus lateralis zweischichtig mit Knopfheften (langsam resorbierbares, atraumatisches Nahtmaterial) adaptiert.

Wundverschluß und Nachbehandlung siehe unten.

● **Weiteres Vorgehen bei Ersatz des Bandes durch einen mit dem lateralen Drittel des Lig. patellae verstärkten Faszienstreifen:** Die Fascia genus wird lateral an der Kniescheibe inzidiert. Der Schnitt wird zunächst nach distal unter Einbeziehung des lateralen Drittels des Lig. patellae bis zu dessen Insertion an der Tuberositas tibiae und dann nach proximal am M. rectus femoris entlang bis zum oberen Wundwinkel verlängert. Die Faszie wird stumpf von der Unterlage gelöst und in Höhe der Patella am Ansatz des M. biceps femoris eingeschnitten. Die Inzision wird unter Beibehaltung der Streifenbreite dem ersten Faszienschnitt entsprechend nach distal und proximal verlängert. Dann wird der Faszienstreifen im proximalen Wundwinkel abgesetzt und nach distal umgeschlagen (Abb. 15.89). Die Gelenkkapsel wird lateral der Fibrocartilago parapatellaris eingeschnitten und die Inzision nach distal sowie nach proximal 1 bis 3 cm in den M. vastus lateralis verlängert (Abb. 15.90).

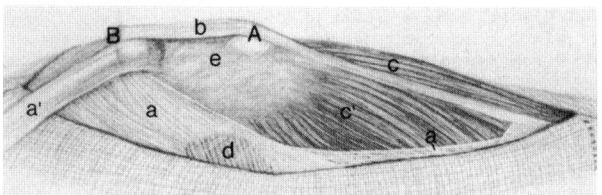

Abbildung 15.89–15.93 Ersatz des vorderen Kreuzbandes durch einen mit einem Teil des Lig. patellae verstärkten Faszienstreifen

Abbildung 15.89 Gestieltes Transplantat vorbereitet

A Patella; **B** Tuberositas tibiae; **C** Trochlea ossis femoris, **C'** lateraler Rollkamm, **C''** medialer Rollkamm; **D** Os femoris, Schaft; **E** Os sesamoideum laterale m. gastrocnemii

a Fasciae lata und genus, **a'** Faszienstreifen mit einem Drittel des Lig. patellae; **b** Lig. patellae; **c** M. sartorius, kranialer Bauch; **c'** M. vastus lateralis; **d** M. biceps femoris, kraniodistaler Teil; **e** Kapsel des Kniegelenks; **f** Corpus adiposum genus; **g** Lig. cruciatum craniale; **h** Ursprungssehne des M. extensor digitalis longus; **i** lateraler Kopf des M. gastrocnemius

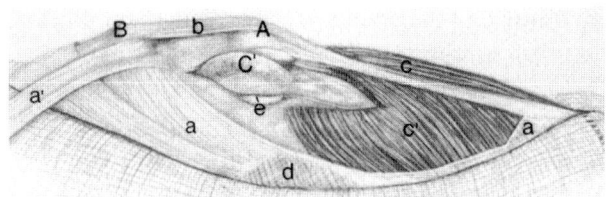

Abbildung 15.90 Kniegelenkkapsel durchtrennt, M. vastus lateralis distal inzidiert

Nach Strecken der Gliedmaße im Kniegelenk und Luxation der Patella nach medial wird die Gliedmaße im Kniegelenk um ca. 90° gebeugt. Mit einem Wundhaken wird der Kniefettkörper zurückgezogen. In dieser Position ist das Gelenk ausreichend einzusehen, so daß der laterale Meniskus beurteilt und ggf. mit dem Rest des gerissenen Kreuzbandes exzidiert werden kann. Zur Beurteilung und ggf. Resektion des medialen Meniskus ist die Gliedmaße im Kniegelenk auf etwa 120° zu strecken! (s. S. 396)

Vom Gelenk her wird eine gebogene Mosquitoklemme unter und durch den Kniefettkörper vorgeschoben und mit ihr die Gelenkkapsel und Fascia genus nahe der Tuberositas tibiae am medialen

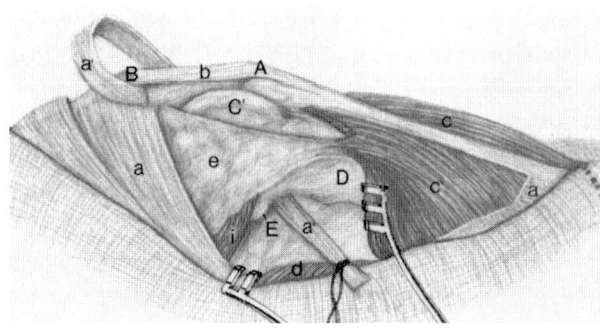

Abbildung 15.92 Transplantat durch die Gelenkhöhle bis zum Os sesamoideum laterale m. gastrocnemii gezogen

Rand des Lig. patellae perforiert. Mit der Klemme wird der am freien Ende des Faszienstreifens fixierte Faden gefaßt und mit diesem das Transplantat durch das Gewebe in das Gelenk gezogen (Abb. 15.91).

Jetzt ist das Os sesamoideum laterale m. gastrocnemii darzustellen. Bei gestreckter Gliedmaße wird der M. biceps femoris entlang der Schnittkante stumpf von der Unterlage abgelöst. Danach kann der distale Bereich des M. vastus lateralis vom Os femoris unter Schonung der Gefäße (Muskelzweige der A. und V. poplitea, sowie der A. und V. caudalis femoris distalis) mobilisiert werden. Nach Spreizen der Muskeln ist das vom Caput laterale m. gastrocnemii zum Teil überdeckte Os sesamoideum laterale m. gastrocnemii ausreichend dargestellt (Abb. 15.92). Nach Beugen der Gliedmaße im Kniegelenk auf ca. 45° wird eine an der Spitze abgestumpfte, starke und etwas gebogene Nadel mit dem am Transplantat fixierten Faden lateral am Lig. cruciatum caudale vorbei an der interkondylären Fläche des lateralen Femurknorrens entlang in den kaudalen Rezessus geführt (Abb. 15.91). Unter Kontrolle des Zeigefingers wird die Nadel in Höhe des proximalen

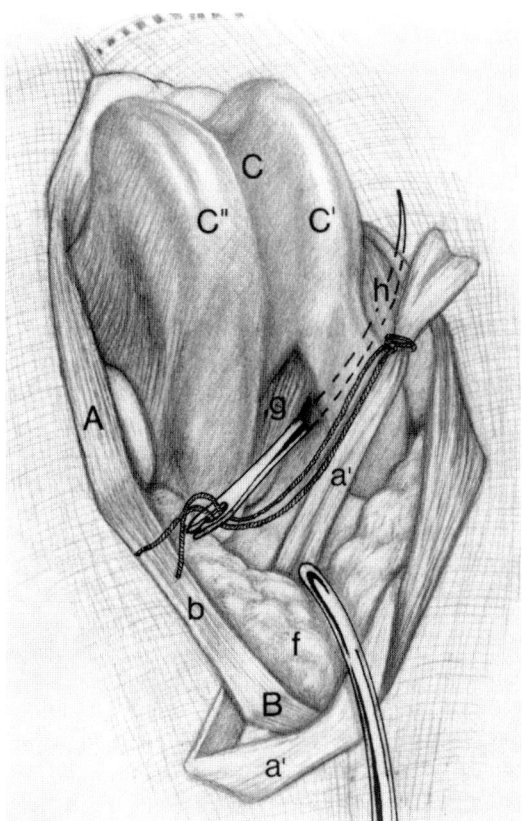

Abbildung 15.91 Transplantat z. T. in das Gelenk gezogen, Nadel in den kaudalen Rezessus geführt

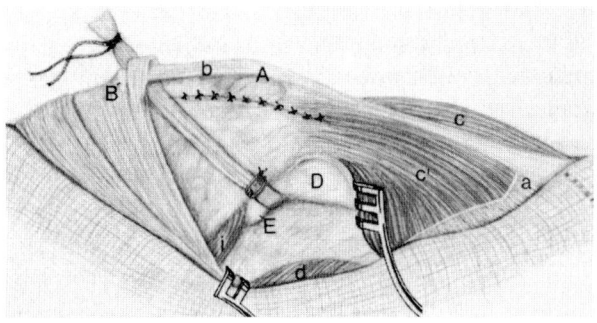

Abbildung 15.93 Transplantat unter dem Lig. patellae und distal seines Zugangs in das Gelenk geführt

Randes des lateralen Vesalischen Sesambeins und unter Schonung der Ursprungssehne des Caput laterale m. gastrocnemii durch die Gelenkkapsel gestoßen und das Transplantat durchgezogen (Abb. 15.92). Bei im Kniegelenk gestreckter Gliedmaße werden die Patella reponiert und dann die Wundränder der Gelenkkapsel mit nur das Stratum fibrosum fassenden Knopfheften, die des M. vastus lateralis zweischichtig mit Knopfheften (langsam resorbierbares, atraumatisches Nahtmaterial) adaptiert.

Bei im Kniegelenk auf ca. 45° gebeugter Gliedmaße und in anatomisch korrekter Position gehaltener Tibia (Druck nach kaudal und geringe Außenrotation) wird der Faszienstreifen gespannt. Er wird mit zwei durch das Periost und das straffe Sehnengewebe im Bereich des Os sesamoideum laterale m. gastrocnemii geführten Diagonalheften (nicht resorbierbares, atraumatisches Nahtmaterial) fixiert (Abb. 15.93).

Die Spannung ist richtig dosiert, wenn sich die Tibia im Kniegelenk nicht mehr nach kranial („Schubladenphänomen") dislozieren läßt.
Das freie Ende des Transplantats wird unter dem Lig. patellae und distal seines Zugangs in das Gelenk geführt, nach lateral über das Lig. patellae zurückgeschlagen und am Lig. patellae sowie am Transplantat mit einigen Knopfheften (atraumatisches, nicht resorbierbares Nahtmaterial) fixiert.

• **Weiteres Vorgehen bei extrakapsulärer Stabilisierung durch Fibulakopftransposition:** Nach Verschluß der Gelenkkapsel oder schon vor Eröffnung des Gelenkes wird der Fibulakopf palpatorisch aufgesucht und die darüber liegende tiefe Unterschenkelfaszie gespalten und gespreizt. Zum Schutz des kaudal am Fibulakopf vorbeiziehenden N. fibularis communis wird das umliegende Bindegewebe von kranial nach kaudal vorsichtig abpräpariert und der Nerv dabei mit einem kleinen stumpfen Wundhaken nach kaudal gehalten. Danach wird das Lig. collaterale laterale durch Unterfahren mit einer gebogenen Schere dargestellt. Mit dem Skalpell und einem gebogenen Raspatorium wird der M. fibularis longus an seinem Ursprung von der Tibia abgesetzt. Anschließend wird mit dem Skalpell das Lig. capitis fibulae craniale und caudale entlang der äußeren Schienbeinkante durchtrennt und damit die Syndesmose zwischen Tibia und Fibulakopf gelöst. Der jetzt bewegliche Fibulakopf wird bei leicht gestreckter Gliedmaße und maximaler Außenrotation der Tibia mit einer kaudal des Wadenbeins und an der Tuberositas tibiae angesetzten Zweipunktzange soweit nach kranial gezogen, bis sich das Schubladenphänomen nicht mehr auslösen läßt. An dieser Stelle wird das Caput fibulae schließlich mit einem gewindetragenden STEIN-MANN-Nagel oder einer Zugschraube – ggf. mit Unterlegscheibe – fixiert (Abb. 15.94). Bei Verwendung eines STEINMANN-Nagels, sollte das freie Ende aufgebogen und nach kranial rotiert wer-

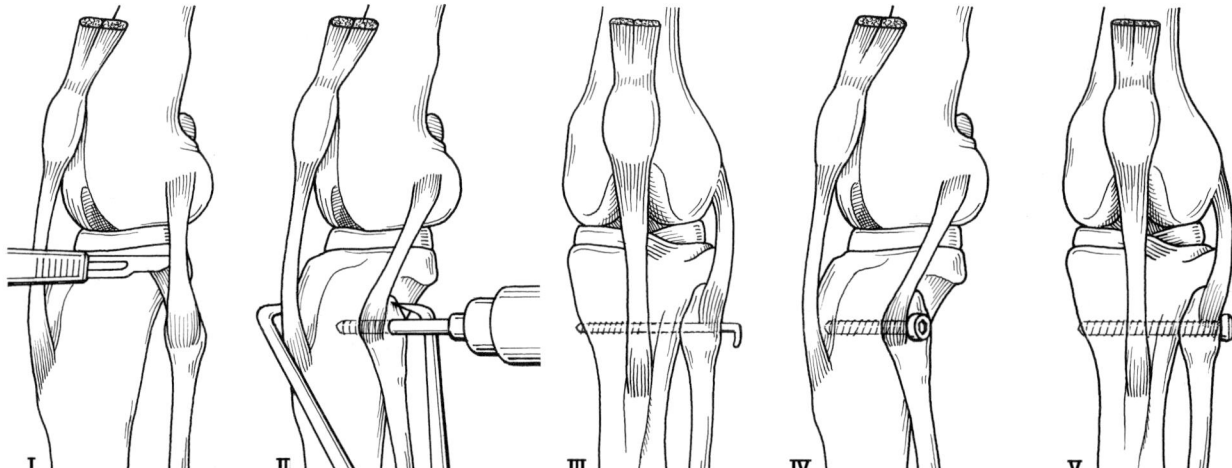

I   II   III   IV   V

Abbildung 15.94 I-V Transposition (Versetzung) des Fibulakopfes nach kranial zur Aufhebung des kraniellen Schubladenphänomens bei Ruptur des vorderen Kreuzbandes; Schema
I Durchtrennung der Ligg. capitis fibulae cranialis et caudalis; **II** Versetzung des Caput fibulae nach kranial, bis die vordere Schublage aufgehoben ist, vorübergehende Fixierung mit einer Zweipunktzange und endgültige Fixation mit einem gewindetragenden STEINMANN-Nagel; **III** STEINMANN-Nagel in situ; **IV** und **V** alternative Fixation mit einer Zugschraube

den. Damit wird der Fibulakopf in situ gehalten und der N. fibularis zugleich vor Irritationen geschützt.

Wundverschluß ❏ Nachdem die Gelenkkapsel mit nur das Stratum fibrosum fassenden Knopfheften verschlossen wurde, werden die Wundränder der tiefen und oberflächlichen Faszie schichtweise mit langsam resorbierbarem Nahtmaterial adaptiert. Hautnaht.

Nachbehandlung ❏ Der Patient sollte wenigstens sechs Wochen lang ruhig gehalten werden (Leinenzwang, Käfigruhe).

Zugang zum Kniegelenk bei Luxatio patellae

Indikation ❏ Luxatio patellae traumatica; Luxatio patellae congenita.

Instrumente ❏ Osteosynthesebesteck, Säge.

Vorbereitung ❏ Der Patient wird in Rückenlage ausgebunden. Die zu versorgende Gliedmaße wird, gering nach kaudal gezogen, fixiert (Abb. 15.95).

Vorgehen ❏ Der Hautschnitt wird über dem kniegelenknahen Drittel von Ober- und Unterschenkel gelegt. Er verläuft neben dem lateralen Rollkamm und der Tuberositas tibiae. In gleicher Länge wird die oberflächliche Faszie durchtrennt, mobilisiert und gespreizt (Abb. 15.96).

● **Weiteres Vorgehen bei Luxatio patellae traumatica:** Das oberflächliche Blatt der Oberschenkelfaszie wird parapatellar durchtrennt. Danach werden die Wundränder der rupturierten Faszie, des Lig. femoropatellare sowie der Gelenkkapsel revidiert.

● **Weiteres Vorgehen bei Luxatio patellae congenita:** Das Vorgehen wird vom Ausmaß der Veränderungen bestimmt. Bewährt hat sich die Trans-

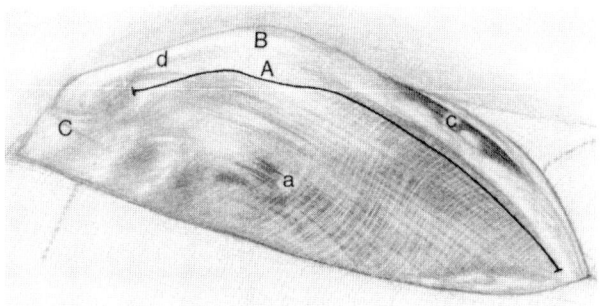

Abbildung 15.96 Ansicht von lateral; Haut und oberflächliche Faszie durchtrennt, mobilisiert und gespreizt **A** Trochlea. lateraler Rollkamm; **B** Patella; **C** Tuberositas tibiae
a M. biceps femoris; **c** M. sartorius, kranialer Bauch; **d** Ligamentum patellae

position der Tuberositas tibiae allein oder in Kombination mit einem der nachstehend beschriebenen Verfahren. Bei der lateralen Luxation großwüchsiger Hunderassen mit ausgeprägtem genu valgum geht diesen i. d. R. eine varisierende Femurosteotomie voraus (s. Zugang zum Femurschaft, S. 388). Nur in ungünstigen Situationen, wenn eine Erhaltung der Kniescheibe aufgrund tiefer Defekte nicht mehr sinnvoll ist, wird eine Patellektomie durchgeführt.

Die Fascia genus wird lateral bzw. medial parapatellar inzidiert. Die Inzision wird nach distal bis zur Tuberositas tibiae und nach proximal über dem M. vastus lateralis bzw. medial zwischen dem kranialen und kaudalen Bauch des M. sartorius fortgesetzt. Danach wird die Gelenkkapsel seitlich der Fibrocartilago parapatellaris inzidiert und der Schnitt nach distal und proximal verlängert. Bei gestrecktem Kniegelenk kann die Patella jetzt nach medial bzw. lateral luxiert werden.

a) Transposition der Tuberositas tibiae: Zur Darstellung der Tuberositas tibiae wird der M. tibialis cranialis subperiostal abgelöst und mit dem darunter liegenden M. extensor digitalis longus zur Seite gespreizt (Abb. 15.97 I). Danach wird die Tuberositas tibiae mit einem unter dem Lig. patellae durchgeführten Sägeblatt oder mit einem Flachmeißel so abgesetzt, daß die distale Kante des Knochenstücks noch über das Periost und die

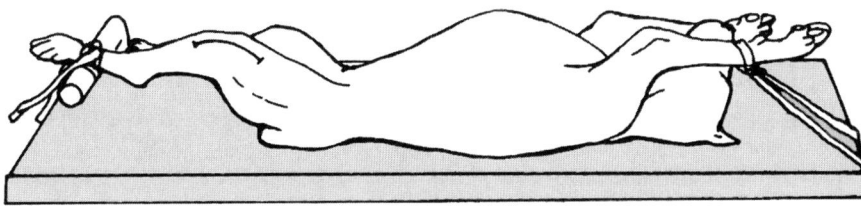

Abbildung 15.95 Lagerung und Schnittführung durch die Haut

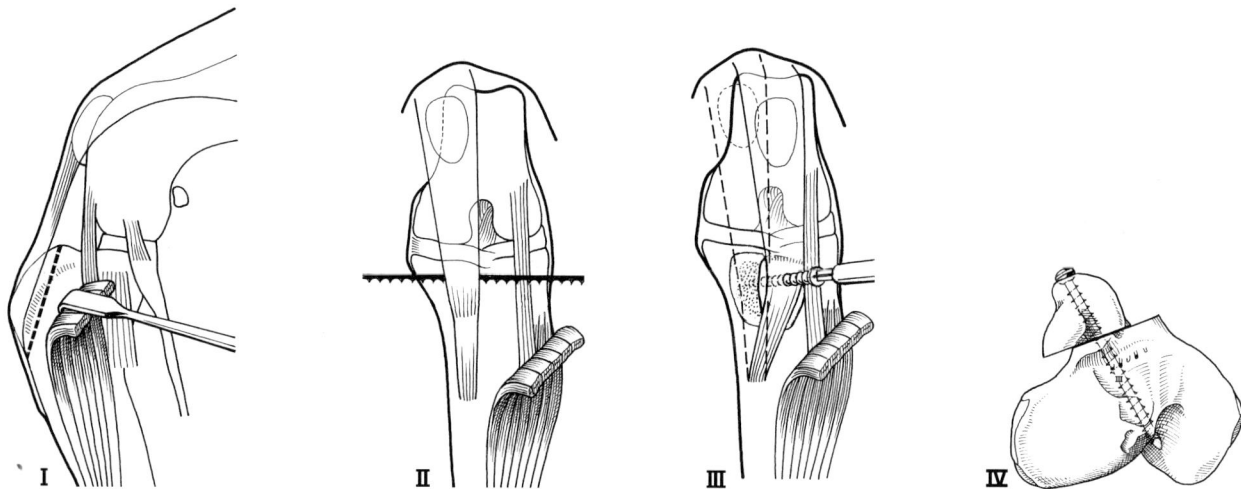

Abbildung 15.97 I-IV Transposition der Tuberositas tibiae; Schema **I** M. tibialis cranialis, subperiostal abgesetzt; **II** Absetzen der Tuberositas tibiae mit Sägeblatt; **III** Fixation des Transponats mit einer Schraube; **IV** seitliche Verschiebung der Tuberositas tibiae ohne Rotation

Bandinsertion mit der Unterlage verbunden bleibt (Abb. 15.97 II). Das abgesetzte Knochenstück wird jetzt mit dem Lig. patellae um 90° gekippt, um es zentral, von der Osteotomiefläche her, an seiner stärksten Stelle zu durchbohren. Durch dieses Bohrloch wird temporär ein KIRSCHNER-Bohrdraht geführt mit dem die Tuberositas tibiae in ihre ursprüngliche Lage gebracht und dann seitlich verschoben wird bis sie in der Zugrichtung des M. quadriceps femoris liegt. An dieser Stelle wird das Transponat vorübergehend mit einer Zweipunktzange befestigt und nach Vollendung der Bohrung und Präparation des Gewindes schließlich mit einer Schraube fixiert (Abb. 15.97 III). Damit es nicht zur einer unphysiologischen Druckverteilung im Femoropatellargelenk kommt, sollte die Tuberositas möglichst parallel zur Osteotomieebene verschoben und nicht an die Seite der Crista tibiae rotiert werden (Abb. 15.97 IV).

b) Lappenplastik: Muß zur spannungsfreien Reposition der Patella die Gelenkkapsel auf der Seite, nach der die Kniescheibe luxiert ist, durch-

trennt werden, ist der entstehende Kapseldefekt mit einer Lappenplastik zu decken (Abb. 15.98). Hierzu wird auf beiden Seiten der dislozierten Patella die Fascia genus mit der Gelenkkapsel neben der Fibrocartilago parapatellaris so weit inzidiert, daß die mobilisierte Kniescheibe widerstandslos reponiert werden kann. Nun wird ein dem entstandenen Defekt entsprechend breiter Streifen aus der überdehnten Gelenkkapsel und Fascia genus der anderen Seite geschnitten, distal abgesetzt und der erhaltene Lappen in den Defekt der Gelenkkapsel genäht.

Die Wundränder von Kapsel und Faszie werden einschichtig mit Knopfheften (langsam resorbierbares, atraumatisches Nahtmaterial) adaptiert. Dabei wird von der Kapsel nur das Stratum fibrosum zur Naht gefaßt.

c) Einschränkung der Rotation im Kniegelenk: Durch die Tuberositas tibiae werden zwei horizontale Bohrkanäle wenig unterhalb des Tibiaplateaus gelegt. Dann wird die laterale Fabella zwischen dem M. biceps femoris und dem M. vastus lateralis bzw. die mediale zwischen dem kranialen

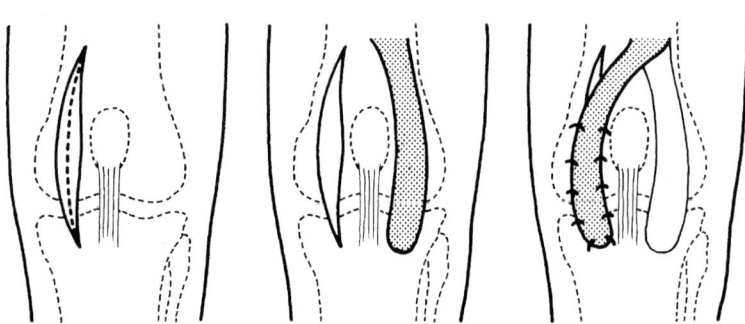

Abbildung 15.98 Lappenplastik zur Deckung des Kapseldefekts; Schema

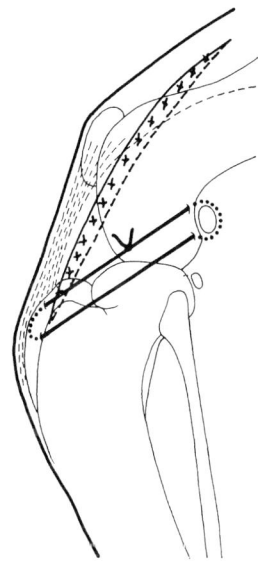

Abbildung 15.99 Rotationsstabilisierung durch Fadenzügel zwischen Tuberositas tibiae und Vesalischem Sesambein; Schema

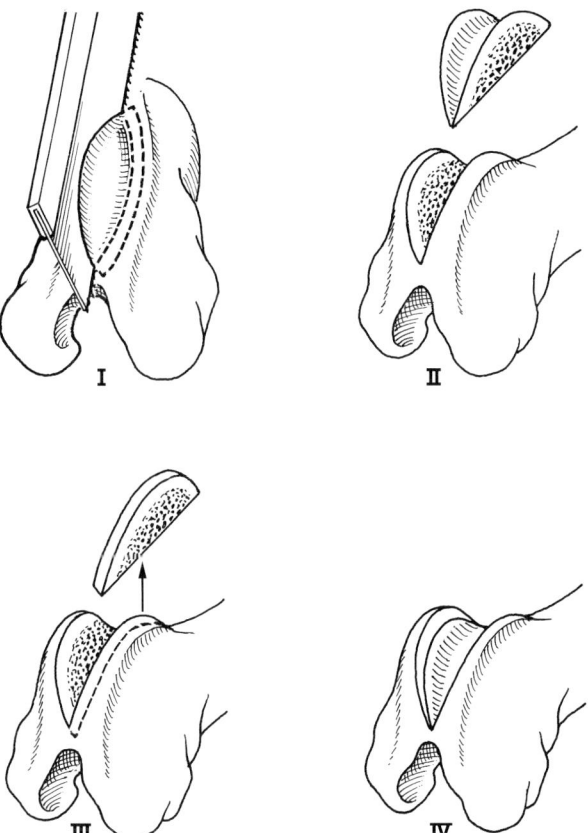

Abbildung 15.100 I-IV Vertiefung der Trochlea
I 1. Schnittführung; **II** Keilresektion; **III** 2. Schnittführung zur Resektion eines scheibenförmigen Segments; **IV** keilförmiges Segment reimplantiert

und kaudalen Bauch des M. sartorius eingehend dargestellt. Nach Spreizen der Muskeln ist bei gebeugtem Kniegelenk ein nicht oder langsam resorbierbarer Faden um das vom M. gastrocnemius teilweise überdeckte Vesalische Sesambein zu legen. Die Fadenenden werden anschließend unter der Fascia genus bis zur Tuberositas tibiae und dort durch die Bohrkanäle geführt, schließlich unter Kontrolle der Rotationsstabilität mit Spannung verknotet (Abb. 15.99).

d) Vertiefung der Trochlea: Zur Vertiefung der Trochlea wird zunächst aus der Rollfurche ein keilförmiges Knorpel-Knochen-Segment herausgesägt (Abb. 15.100 I, II). Hierfür werden zwei an der Innenkante jedes Rollkamms beginnende Schrägschnitte gelegt, die in der Mitte des proximalen Gelenkrands und knapp oberhalb der Fossa intercondylica aufeinandertreffen. Danach entfernt man an dem der Luxationsrichtung abgewandten Rollkamm mit einem weiteren Sägeschnitt, der parallel zu dem vorausgegangenen geführt wird, ein scheibenförmiges Segment (Abb. 15.100 III), dessen Dicke das Ausmaß der Trochleavertiefung bestimmt. Schließlich wird der zuerst herausgeschnittene Keil in die tiefer gewordene Furche reimplantiert (Abb. 15.100 IV).

Die Tiefe der Trochlea sollte der halben Kniescheibendicke entsprechen. Die Rollkämme müssen ausreichend weit voneinander entfernt sein, damit die Patella nicht über der Rollfurche schwebt, sondern in jeder Gelenkstellung auf dem Knorpel gleitet. Ggf. sind die Rollkämme im proximalen Abschnitt zusätzlich abzuschrägen.

Wundverschluß ❏ Bei dilatierter Gelenkkapsel ist zur Raffung ein der Situation entsprechend breiter Kapselstreifen zu exzidieren. Die Wundränder werden mit nur das Stratum fibrosum fassenden Knopfheften (langsam resorbierbares, atraumatisches Nahtmaterial) adaptiert.
Die Fascia genus wird zur Verstärkung mit rückläufigen Heften aus langsam resorbierbarem atraumatischen Nahtmaterial überlappend genäht (Fasziendoppelung Abb. 15.101).

e) Patellektomie: Zur Entfernung wird die Kniescheibe mit dem Skalpell aus der Endsehene des M. quadriceps femoris geschält. Sie wird direkt am Knochen exzidiert. Der zurückbleibende, längsovale Sehnendefekt kann mit rückläufigen Heften aus langsam resorbierbarem, atraumatischen Nahtmaterial verschlossen werden (Abb. 15.102).

Weiterer Wundverschluß ❏ Adaptation der Wundränder der oberflächlichen Faszie mit Knopfheften. Hautnaht.

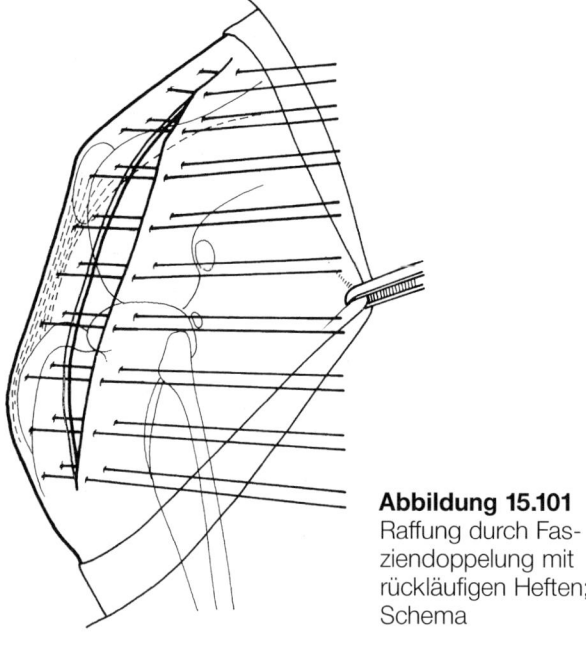

Abbildung 15.101 Raffung durch Faszendoppelung mit rückläufigen Heften; Schema

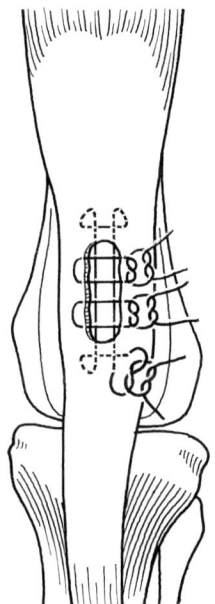

Abbildung 15.102 Verschluß des Sehnendefektes nach Patellektomie; Schema

Nachbehandlung ❏ Für einige Tage sollte die Wunde durch aufgeklebte Gaze geschützt und bei Lappenplastik die Gliedmaße bis zum Entfernen

der Hautnaht durch einen hohen Verband ruhig gestellt werden. Bewegungseinschränkung (Leinenzwang, Zimmerhaltung) für 4–6 Wochen.

Zugang zum Kniegelenk von medial

Indikation ❏ Ruptur des Lig. collaterale mediale; Osteochondrosis dissecans am medialen Condylus ossis femoris; Corpus liberum im kaudalen Rezessus; Epiphysiolysis proximalis tibiae.

Instrumente ❏ Osteosynthesebesteck, Winkelbohrgerät.

Vorbereitung ❏ Der Patient ist in Rückenlage auszubinden. Die zu versorgende Gliedmaße wird gering nach außen rotiert, etwas im Kniegelenk gebeugt und distal des Sprunggelenks auf einen schwenkbaren Bügel gebunden (Abb. 15.103).

Vorgehen ❏ Der Hautschnitt ist über dem distalen Drittel des Os femoris und dem proximalen Drittel der Tibia zu legen. Er wird auf der medialen Seite parapatellar gelegt. In gleicher Länge wird die oberflächliche Faszie gespalten, mobilisiert und mit der Haut gespreizt (Abb. 15.104). Das tiefe Blatt der Fascia genus wird am kranialen Rand des kaudalen Bauches des M. sartorius durchtrennt, der Muskel in seinem Ansatz proximal ausreichend abgelöst und nach kaudal sowie distal gezogen (Abb. 15.105). Jetzt ist die mediale Fläche des Kniegelenks bei leichter Beugung ausreichend dargestellt.

● **Weiteres Vorgehen bei Ruptur des Lig. collaterale mediale:** Falls die Verwachsung des Außenrandes des medialen Meniskus mit der Gelenkkapsel und dem medialen Kollateralband gerissen ist, sind diese Strukturen durch Naht zu fixieren. Bei dieser Naht ist nur die Außenkante des Meniskus mit langsam resorbierbarem Material zu fassen und nicht die Gelenkfläche (Knopfhefte; langsam resorbierbares Material).

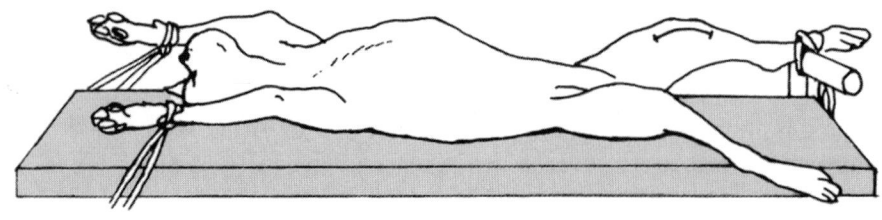

Abbildung 15.103 Lagerung und Schnittführung durch die Haut

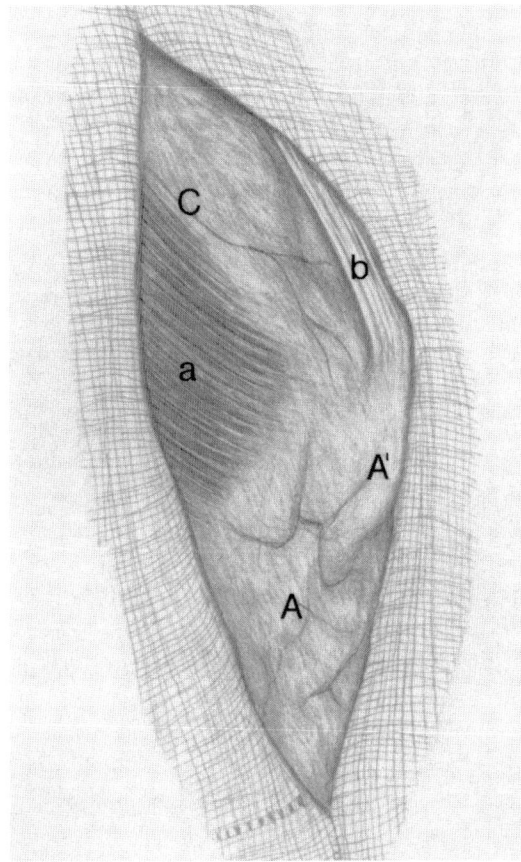

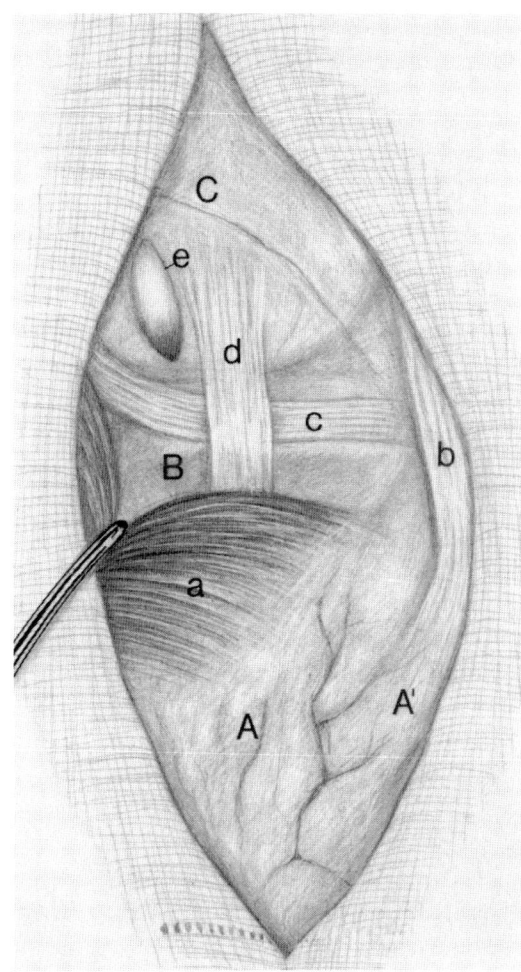

Abbildung 15.104 Zugang zum Kniegelenk von medial;
Haut und oberflächliche Faszie durchtrennt
A Tibia, **A'** Tuberositas tibiae; **B** Condylus medialis tibiae,
C Condylus medialis ossis femoris
a M. sartorius, kaudaler Bauch; **b** Lig. patellae; **c** medialer Meniskus; **d** Lig. collaterale mediale; **e** Gelenkkapsel
zur Entfernung eines Corpus liberum aus dem kaudalen
Rezessus, inzidiert

Abbildung 15.105 Zugang zum Kniegelenk, mediale
Gelenkseite dargestellt

Bei Ruptur des medialen Seitenbandes am proximalen oder distalen Bandende ist der Bandstumpf am Knochen zu inserieren. Dazu wird ein Bohrkanal (Winkelbohrgerät) am proximalen Bandursprung (Epicondylus medialis ossis femoris) bzw. an der Bandinsertion distal am Condylus medialis tibiae gelegt. Das rupturierte Band wird mit einem langsam resorbierbaren Faden im Muster nach BUNNELL oder KIRCHMAYR-KESSLER proximal bzw. distal durchflochten. Die Fadenenden werden durch den Knochenkanal geführt und geknotet (Abb. 15.106 I). Bei Ruptur im mittleren Bereich des Lig. collaterale mediale werden die Bandstümpfe durch Knopfhefte adaptiert (langsam resorbierbares Nahtmaterial).

Sicherung des reinserierten bzw. genähten oder Ersatz der zerrissenen Bandes: Hierzu wird eine Schraube knapp proximal des Bandursprungs am

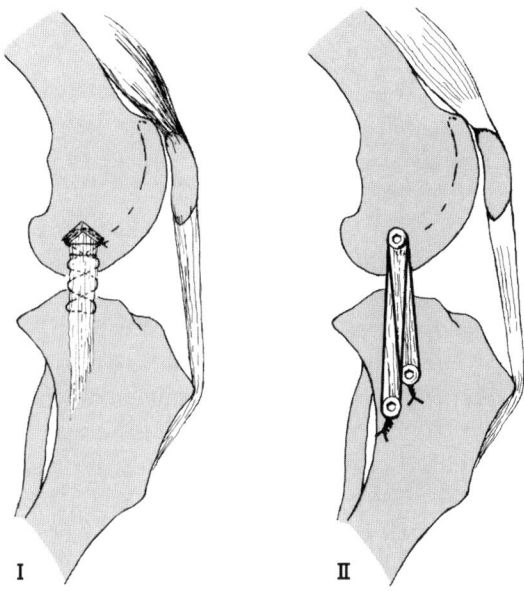

Abbildung 15.106 I, II Abriß des Lig. collaterale mediale;
I Verankerung des Fadens in einem Bohrkanal; Schema
II Sicherung der Bandnaht durch zwei Drahtschlingen, fixiert an drei Schrauben

Oberschenkelbein und dicht distal des langen
Bandansatzes an der Tibia sowie kranioproximal
davon am kurzen Bandansatz an der Tibia eingebracht. In Beugestellung des Kniegelenks wird
zuerst eine Drahtschlinge um die Schraube proximal (im Oberschenkelbein) und um die proximale
Schraube in der Tibia verdrillt. In Streckstellung
des Kniegelenks wird eine weitere Drahtschlinge
um die Schraube proximal (Epicondylus medialis
ossis femoris) und um die distale am Bandende in
die Tibia eingeführte Schraube gedrillt (Abb.
15.106 II). Beide Drahtschlingen sichern die
Bandfunktion in Beugung bzw. Streckung des Gelenks. Die Verdrillung der beiden Drahtschlingen
an der proximalen Schraube erleichtert die spätere Implantatentfernung.

● **Weiteres Vorgehen bei Osteochondrosis dissecans des medialen Condylus ossis femoris**: Die
Gelenkkapsel wird seitlich der Fibrocartilago parapatellaris durchtrennt und die Patella nach lateral verlagert. Sodann wird das Kniegelenk maximal gebeugt, der abgehobene Gelenkknorpel entfernt und der Defektrand geglättet.

● **Weiteres Vorgehen bei Corpus liberum im kaudalen Rezessus des Kniekehlgelenks**: Die Gelenkkapsel wird kaudal des Lig. collaterale mediale
durchtrennt und das Corpus liberum entfernt.

● **Weiteres Vorgehen bei Epiphysiolysis proximalis tibiae**: Bei praller Füllung ist die Gelenkkapsel zum Abfluß der blutigen Synovia zu indi-
zieren.
1. Nach Reposition des Tibiaschafts wird die Epiphyse mit zwei Bohrdrähten fixiert (Abb.
   15.107).
   a) Entweder werden die Bohrdrähte von der
   Kante des Condylus medialis kranial und kaudal des Lig. collaterale mediale angesetzt, parallel und schräg nach distal bis an die gegenseitige Kompakta eingedrillt (Abb. 15.107 I),
   b) oder ein Bohrdraht wird von der medialen
   Kante des Condylus medialis schräg nach distal und der andere von der Facies medialis
   nach proximal bis in den Condylus lateralis gedrillt (Abb. 15.107 II).
   Das verletzte Periost sollte mit Knopfheften
   (resorbierbares Material) adaptiert werden.
2. Bei ausreichend großem metaphysären Keil ist
   die Stabilisierung mit einer Zugschraube möglich. Nach Reposition des Tibiaschafts und Fixation der Fragmente mit Zangen wird der

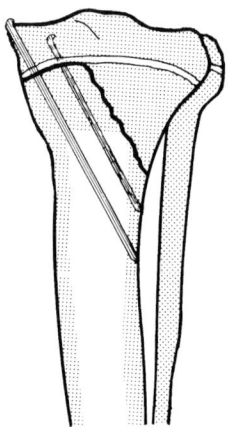
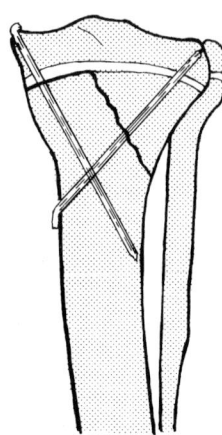

Abbildung 15.107 I, II Epiphysiolysis proximalis tibiae
I und **II** Osteosynthese mit zwei Bohrdrähten; Schema

Bohrer distal der Fuge unter Schonung des
Lig. collaterale mediale senkrecht zur Facies
medialis tibiae angesetzt, der Bohrkanal parallel zur Fuge gelegt, hergerichtet und die Zugschraube eingedreht (Abb. 15.108).

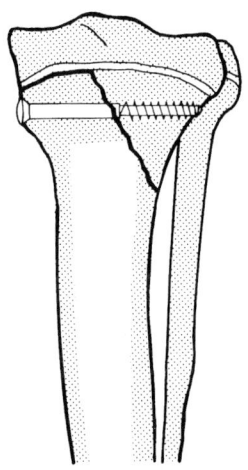

Abbildung 15.108 Epiphysiolysis proximalis tibiae mit
großem metaphysären Keil;
Osteosynthese mit Zug-
schraube; Schema

Wundverschluß ❏ Die Wundränder der Gelenkkapsel werden mit nur das Stratum fibrosum fassenden Knopfheften (resorbierbares, atraumatisches Nahtmaterial) adaptiert. Der M. sartorius
ist an seinem Ansatz an das Periost zu reinserieren (langsam resorbierbarer Faden). Die Wundränder der tiefen und oberflächlichen Faszie werden schichtweise mit Knopfheften (resorbierbares
Material) adaptiert. Hautnaht.

Nachbehandlung ❏ Für einige Tage sollte die
Wunde durch aufgeklebte Gaze geschützt und die
Gliedmaße mit einem Verband ruhiggestellt wer-

den. Bei Ruptur des Seitenbandes und Tibiafraktur Bewegungseinschränkung (Leinenzwang,
Zimmerruhe) für 4–6 Wochen.

Zugang zum Kniegelenk von lateral

Indikation ❑ Ruptur des Lig. collaterale laterale; Ausriß bzw. Luxation der Ursprungssehne
des M. extensor digitalis longus; Osteochondrosis
dissecans am lateralen Condylus ossis femoris.
Fraktur des Condylus lateralis tibiae; Luxation
des Kniegelenks; Biopsie des N. fibularis.

Zur differentialdiagnostischen Klärung neurologischer Krankheitsbilder; generalisierte Stoff-
wechselstörungen mit überwiegend zentralnervö-
ser Symptomatologie; Amyloidose; Leukodystro-
phie; Ausschluß einer hereditären Neuropathie.

Instrumente ❑ Bohrer und Winkelbohrgerät
(Ruptur); Osteosynthesebesteck (Fraktur).

Vorbereitung ❑ Der Patient wird in Seitenlage
ausgebunden. Die zu versorgende oben liegende
Gliedmaße wird auf ein Polster gelagert und nicht
fixiert (Abb. 15.109).

Vorgehen ❑ Der Hautschnitt wird lateral über
das kniegelenknahe Drittel von Ober- und Unterschenkel gelegt. In gleicher Länge werden die
oberflächliche und tiefe Faszie durchtrennt, mobilisiert und gespreizt (Abb. 15.110).

● **Weiteres Vorgehen bei Ruptur des Lig. collaterale laterale:** Bei ausreichend langen Bandstümpfen werden diese mit einem langsam resorbierbaren Faden nach BUNNELL oder KIRCHMAYR-KESS-
LER adaptiert. Bei kurzem proximalen bzw. distalen Bandstumpf wird in dessen Insertionsgebiet
ein V-förmiger Bohrkanal mit dem Winkelbohrgerät angelegt und der lange Bandstumpf mit

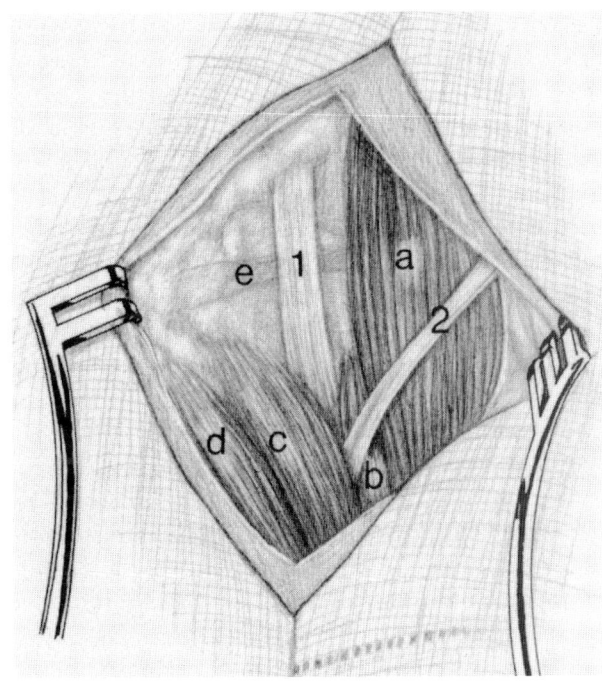

Abbildung 15.110 Haut und Faszien durchtrennt und
gespreizt; laterale Gelenkseite dargestellt
a M. gastrocnemius; **b** M. flexor hallucis longus; **c** M.
fibularis longus; **d** M. tibialis cranialis; **e** Gelenkkapsel
1 Lig. collaterale laterale; **2** N. fibularis

einem langsam resorbierbaren Faden durchflochten. Die Fadenenden werden gegeneinander
durch den V-förmig angelegten Bohrkanal geführt
und über der Knochenbrücke verknotet.

In jedem Fall wird zur Sicherung der Bandnaht
eine Drahtschlinge angebracht, die proximal um
eine dicht oberhalb des Bandursprungs plazierte
Schraube und distal zwischen Tibia und Caput fibulae geführt wird. Die Drahtenden werden bei
gestrecktem Gelenk neben dem Schraubenkopf
verdrillt.

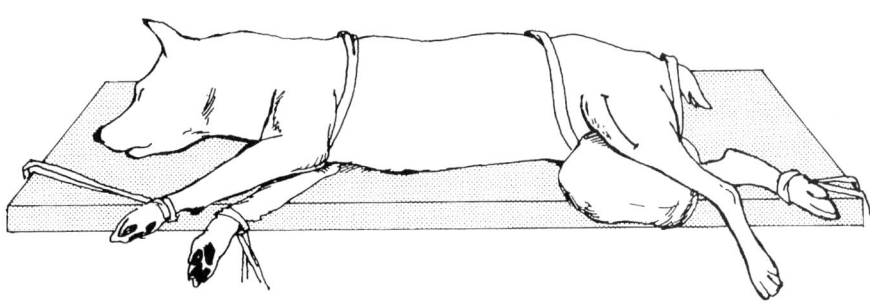

Abbildung 15.109 Lagerung
und Schnittführung

● **Weiteres Vorgehen bei Ausriß bzw. Luxation des M. extensor digitalis longus:** Nach Inzision der Gelenkkapsel seitlich der Fibrocartilago parapatellaris wird bei frischen Ausriß das Hämarthros abgesaugt. Das Fragment wird nach Möglichkeit an seiner ursprünglichen Stelle mit einer Schraube und Unterlegscheibe mit Spitzen oder mit einer transössären Drahtnaht fixiert. Gelingt die Reinsertion nicht oder liegt ein alter Ausriß mit Hypertrophie des Fragments vor, wird dieses reseziert und die Sehne mit rückläufigen Heften aus langsam resorbierbarem Nahtmaterial am Ursrpung des M. tibialis cranialis verankert.

Bei *Luxation* der Ursprungssehne des M. extensor digitalis longus aus dem Sulcus extensorius der Tibia wird die Sehne nach ihrer Reposition mit rückläufigen, die Sehenrinne überbrückenden Heften aus langsam resorbierbarem Material in Position gehalten. Der Sulcus extensorius muß hierfür gelegentlich vertieft werden, damit die Fäden nicht an der Sehne reiben. Bei chronischen Luxationen mit weiter Verlagerung empfiehlt es sich, die Sehne mit einem aus der Fascia lata und genus präparierten Faszienstreifen zu fixieren. Der an der Tibia noch mit der Umgebung verbundene (gestielte) Streifen wird zunächst über das Lig. patellae nach medial, dann unter dem Kniescheibenband wieder nach lateral um die Ursprungssehne des langen Zehenstreckers geschlungen, um schließlich mit dem Lig. patellae vernäht zu werden.

● **Weiteres Vorgehen bei Osteochondrosis dissecans am lateralen Condylus ossis femoris:** Nach parapatellarer Inzision der Gelenkkapsel wird die Patella nach medial verlagert. Unter maximaler Beugung des Knieglenks wird die demarkierte Knorpelschuppe entfernt und der Defektrand geglättet. Bei verändertem Meniskus wird dieser partiell exzidiert.

● **Weiteres Vorgehen bei Fraktur des Condylus lateralis tibiae:** Nach Inzision der Gelenkkapsel wird das Fragment unter Sicht reponiert und mit der Zweipunktzange fixiert. Der Bohrer wird kranial des Lig. collaterale laterale unter der Gelenkfläche angesetzt und der Bohrkanal direkt unterhalb des Tibiaplateaus horizontal angelegt. Danach wird der Bohrkanal hergerichtet und eine Zugschraube eingedreht (Abb. 15.111).

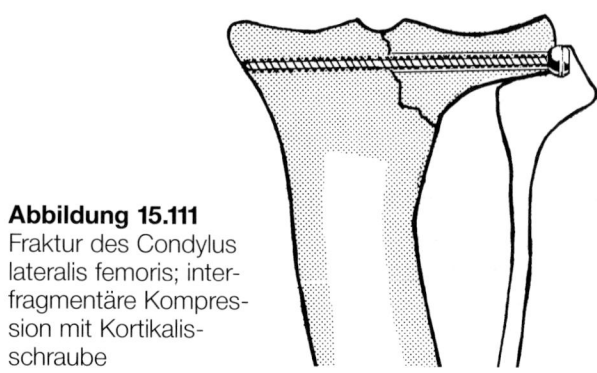

Abbildung 15.111
Fraktur des Condylus lateralis femoris; interfragmentäre Kompression mit Kortikalisschraube

● **Weiteres Vorgehen zur Biopsie des N. fibularis:**

Instrumente ❑ Mikrochirurgisches Instrumentarium (Augensinstrumente).

Meistens wird nur die sog. „Faszikularbiopsie" durchgeführt. Darunter versteht man die Gewinnung von Nervenfaserbündeln (nicht mehr als ein Drittel des Gesamtbündels), die vom Nervenstamm freipräpariert werden, wobei die Kontinuität des übrigen Nervengewebes erhalten bleiben sollte.

In der Regel wird sie beim Hund am N. fibularis (Abb. 15.110) durchgeführt Die Faszikularbiopsie wird erleichtert, wenn der Nerv proximal und distal mit einem monofilen Faden der Stärke 1–1,5 metric gezügelt wird. Während mit einer Hand einer der Fäden gehalten wird, kann mit der anderen unter Zuhilfenahme einer feinen Federschere, zunächst proximal des Zügels quer zur Verlaufsrichtung der Nervenfasern und dann ca. 2–3 cm in Verlaufsrichtung und schließlich distal wieder quer zum Verlauf der Nervenfasern das Bioptat vom Nervenstamm abgetrennt werden. Der Assistent sollte während des Schneidvorganges den zweiten Zügel ruhighalten.

Unmittelbar nach der Entnahme soll das Bioptat in einer 2–6 %igen Glutaraldehydlösung für ca. 10 Minuten anfixiert werden. Entscheidend ist, daß die entnommenen Nervenfasern gestreckt bleiben. Hierzu kann ein Stück Papier hilfreich sein, auf das die Gewebeprobe gelegt wird. Unterlage und Bioptat werden anschließend zusammen in die Fixationslösung verbracht und alsbald einer feingeweblichen Untersuchung unterzogen.

In bestimmten Fällen kann eine kombinierte Nerven- und Muskelbiopsie erforderlich sein. Im Falle der N. fibularis-Biopsie wird die Muskelprobe aus dem M. gastrocnemius entnommen.

Wird eine N. ulnaris-Biopsie durchgeführt, kann die Muskelbiopsie vom medialen Kopf des M. triceps brachii und des M. flexor digitalis superficialis genommen werden.

Wundverschluß ❏ Schichtweise nach sorgfältiger Blutstillung. Es darf kein Elektrokauter in der Nähe des Nervenstammes eingesetzt werden! Leichter Kompressionsverband für 48 Stunden.

Wundverschluß ❏ Bei eröffnetem Gelenk Naht der Gelenkkapsel mit nur das Stratum fibrosum fassenden Knopfheften (atraumatisches, langsam resorbierbares Nahtmaterial). Adaptation der Wundränder der tiefen und oberflächlichen Faszie getrennt mit Knopfheften. Hautnaht.

Nachbehandlung ❏ Bei Seitenbandverletzung, Ausriß bzw. Luxation des Zehenstreckers und Tibiafraktur Bewegungseinschränkung (Leinenzwang, Zimmerhaltung) für 4–6 Wochen.

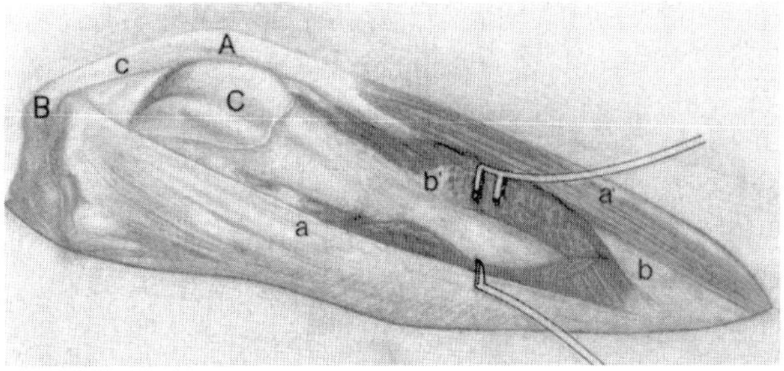

Abbildung 15.112 Kniegelenk geöffnet, Patella zur besseren Darstellung luxiert und M. vastus lateralis weit eingeschnitten

A Patella, **A′** Fibrocartilago suprapatellaris; **B** Tuberositas tibiae, **B′** aus der Tuberositas tibiae entnommenes Fragment, **B′′** Knochenspan am Margo cranialis; **C** Trochlea ossis femoris, **C′** aus der Trochlea ossis femoris entnommenes »Verriegelungs-Fragment«
a Fascia lata, **a′** M. sartorius, kranialer Bauch; **b** M. rectus femoris, von der Faszie bedeckt, **b′** M. vastus lateralis; **c** Lig. patellae; **d** Ursprungssehne des M. extensor digitalis longus; **e** Lig. cruciatum craniale; **f** M. tibialis cranialis
1 Sägeschnitte in der Trochlea ossis femoris; **2** Sägeschnitte im Tibiaplateau

Kniegelenkarthrodese

Indikation ❏ Irreparabel polytraumatisiertes Gelenk; schmerzhafte degenerative Gelenkerkrankungen; Schlottergelenke; angeborene oder erworbene Fehlstellung; Luxatio patellae 4. Grades mit ausgeprägter Muskelkontraktur.

Instrumente ❏ Osteosynthesebesteck; Goniometer und oszillierende Säge.

Vorbereitung ❏ An der belasteten gesunden Gliedmaße ist der Kniegelenkwinkel zu bestimmen.

Der Patient wird in Rückenlage ausgebunden. Die zu versorgende Gliedmaße wird, da Lageveränderungen (Beugen, Strecken, Distraktion) erforderlich sind, von einem Helfer gehalten.

Vorgehen ❏ Der Hautschnitt wird über der distalen Hälfte des Os femoris, dem Kniegelenk und der proximalen Hälfte der Tibia gelegt. Er verläuft entlang der Vorderkante des Os femoris und im leicht nach lateral gerichteten Bogen kranial über das Kniegelenk und den Unterschenkel. In gleicher Länge werden oberflächliche Faszie sowie interfasziales Gewebe gespalten und mit der Haut gespreizt. Die Fascia lata wird am kranialen Rand des M. biceps femoris inzidiert. Der Schnitt wird nach proximal bis zum oberen Wundwinkel

und nach distal parapatellar durch die Fascia genus bis zur Tuberositas tibiae verlängert. Nach Spreizen der Wundränder wird die Gelenkkapsel eingeschnitten und die Inzision nach proximal in den M. vastus lateralis bis annähernd zum oberen Wundwinkel verlängert (Abb. 15.112).

● **Weiteres Vorgehen bei Verriegelunsarthrodese:** Das Lig. patellae wird an der Tuberositas tibiae abgesetzt, mit der Patella nach medial verlagert und die Gelenkkapsel im kranialen Bereich sowie das Corpus adiposum infrapatellare und die Bursa infrapatellaris reseziert. Danach wird der M. tibialis cranialis subperiostal abgelöst und mit dem darunter liegenden M. extensor digitalis longus zur Seite gespreizt (Abb. 15.113). Außerdem wird zur Auflage für die Platte eine Scheibe vom Margo cranialis mit dem Meißel abgetragen.

Bei maximal gebeugtem Kniegelenk wird jetzt mit der oszillierenden Säge ein tiefer Schnitt auf den Rollkämmen von der Fossa suprapatellaris bis zur. Linea intercondylaris und, in Verlängerung sowie gleicher Länge und Breite, an der Basis der Tuberositas tibiae gelegt (Abb. 15.114). Nach Durchschneiden der Ligg. cruciata werden die Menisken reseziert und der Gelenkknorpel sowie die subchondralen Knochenplatten abge-

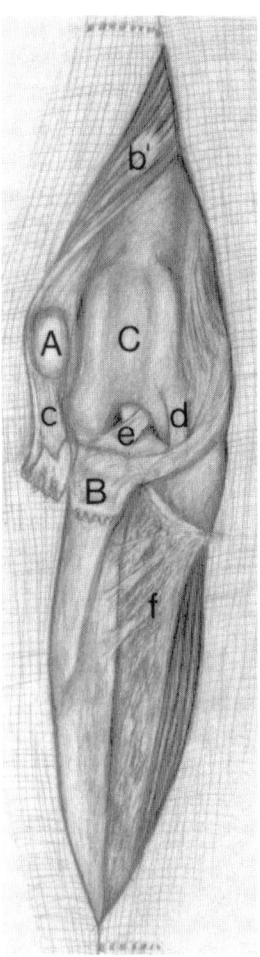

Abbildung 15.113 Ansicht von kranial nach Absetzen des Lig. patellae und Ablösen des M. tibialis cranialis (Legende bei Abb. 15.112)

fräst. Dabei ist die Ursprungssehne des M. extensor digitalis longus mit dem Wundhaken zur Seite zu ziehen, um einer Verletzung vorzubeugen. Danach werden die Trochlea mit dem an der Fossa suprapatellaris angesetzten und auf die Linea intercondylaris gerichteten Meißel sowie die Tuberositas tibiae mit am kranialen Rand der Gelenkfläche angesetzten und im Winkel von 45° zur Knochenachse gerichteten Meißel abgesetzt. Die in Länge und Breite entsprechenden Segmente werden bis zur Implantation in isotoner Elektrolytlösung oder Eigenblut aufbewahrt.

Os femoris und Tibia werden nun im vorgesehenen Winkel (Winkel der belasteten gesunden Gliedmaße) gelagert, das aus dem Os femoris entnommene Verriegelungsegment über dem ausgefrästen Gelenk in die durch die Knochenentnahme geschaffene Rinne gelegt (Abb. 15.115) und die vorgebogene Platte mit Fixationszangen provisorisch befestigt. Das aus der Tibia entnommene Knochenstück wird zur Ausfüllung der Rinne distal und proximal des Verriegelungssegments entsprechend geteilt und eingelegt. Nach Überprüfen der Gelenkwinkelung, der Adaptation der knöchernen Anteile und der Plattenauflage wird die Platte an beiden Knochen mit mindestens je 3, besser 4 oder sogar 5, die Kompakta zweimal fassenden Schrauben fixiert (Abb. 15.116).

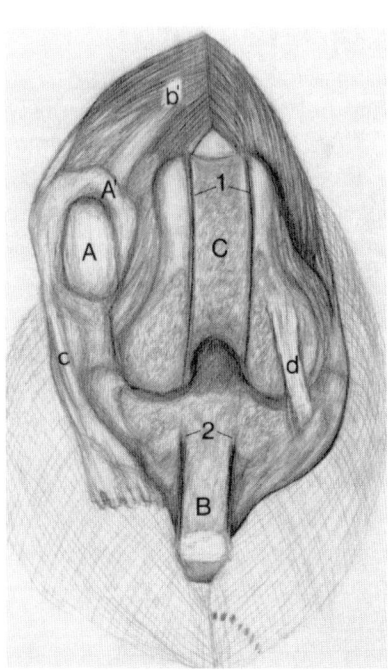

Abbildung 15.114 Sägeschnitte im Os femoris und in der Tibia zur Entnahme der Verriegelungssegmente (Legende bei Abb. 15.112)

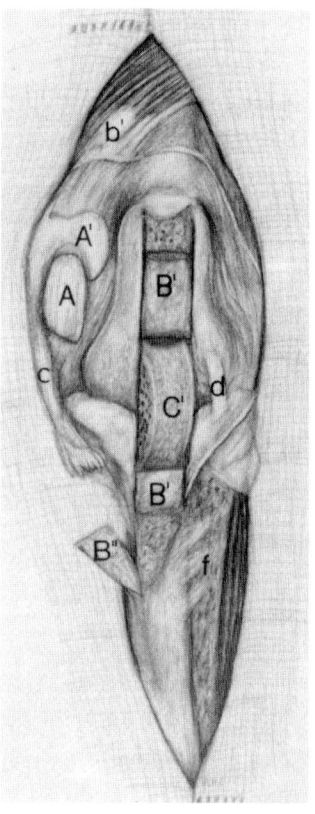

Abbildung 15.115 Verriegelungs- und Ausfüllungssegmente in die durch die Knochenentnahme entstandenen Rinnen eingelegt (Legende bei Abbildung 15.112)

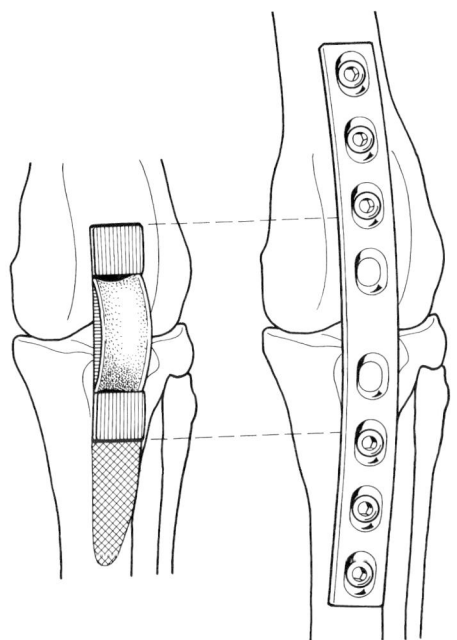

Abbildung 15.116 Verriegelungsarthrodese; Schema

Danach wird die Patella exstirpiert (Patellektomie) und das an der Tuberositas tibiae abgesetzte Lig. patellae an den M. tibialis cranialis genäht.

● **Weiteres Vorgehen bei Resektionsarthrodese:** Da die Resektionsarthrodese mit einer Verkürzung der Knochen einhergeht, werden dem Standwinkel der kontralateralen Gliedmaße bei

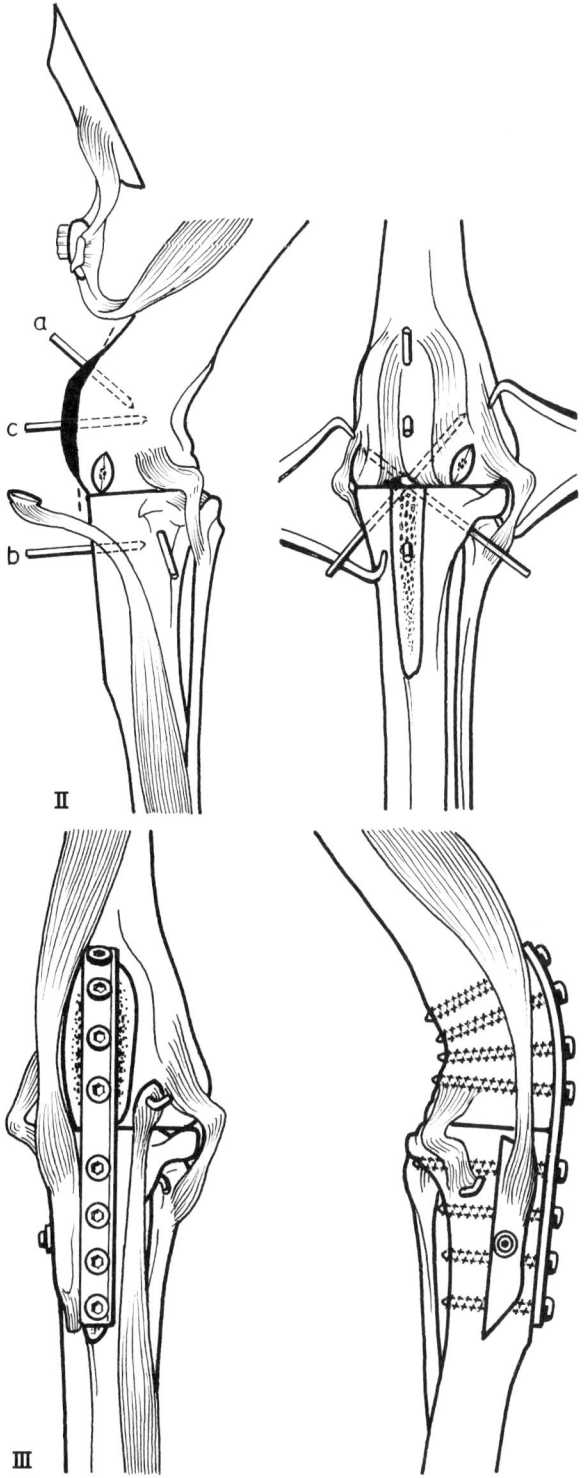

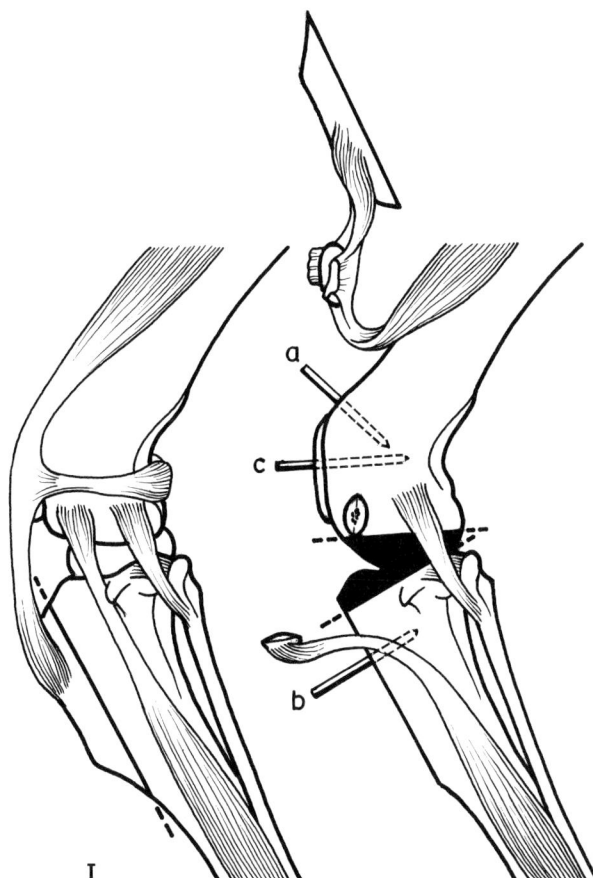

Abbildung 15.117 I-III Resektionsarthrodese; Schema **a, b, c** KIRSCHNER-Bohrdrähte

kleinwüchsigen Hunderassen 10°, bei großwüchsigen 5° hinzugerechnet. Der Fusionswinkel sollte beim Hund zwischen 135°–140° und bei der Katze zwischen 120° und 125° liegen.

Danach werden der Ansatz des Lig. patellae und der Ursprung des M. extensor digitalis longus jeweils mit einer Knochenschuppe abgesetzt. Nach beidseitigem Eröffnen der Gelenkkapsel mit zwei parapatellaren Schnitten kann der M. quadriceps femoris mit der Crista tibiae nach proximal umgeschlagen werden. Dann werden zwei KIRSCHNER-Bohrdrähte (a und b) senkrecht zur Längsachse von Os femoris und Tibia sowie ein dritter Bohrdraht c (Abb. 15.117 I und II) in einem zuvor errechneten Winkel zum Bohrdraht a in das Os femoris plaziert. Dieser Winkel ergibt sich aus der Subtraktion des gewünschten Fusionswinkels von 180°.

Anschließend erfolgt die distale Femurosteotomie parallel zum Bohrdraht c und die Tibiaosteotomie parallel zum Bohrdraht b unter Schonung der Kollateralbänder. Die Knochensegmente mit den Kreuzbändern und Menisken werden entfernt, die Osteotomieflächen aufeinander gestellt und so eingerichtet, daß die Bohrdrähte b und c parallel zueinander stehen. Mit zwei Zweipunktzangen werden die Knochenenden adaptiert und mit zwei gekreuzten Bohrdrähten temporär in dieser Stellung gehalten (Abb. 15.117 II).

Danach wird die Trochlea ossis femoris kranial abgetragen, um eine Auflagefläche für die Platte zu schaffen. Die Platte sollte möglichst lang sein, damit an ihren Enden keine zu Frakturen prädisponierenden Spannungsspitzen entstehen. Schließlich werden die Crista tibiae medial mit einer Zugschraube an das Schienbein und der Ursprung des langen Zehenstreckers mit einem Bohrdraht am Femur fixiert. Um die durch Knochenverkürzung reduzierte Sehnenspannung zu kompensieren, wird der Ursprung nach proximal verlagert und hierfür mit dem Meißel ein entsprechendes Knochenbett präpariert (Abb. 15.117 III).

Wundverschluß ❑ Adaptation der Wundränder der tiefen und oberflächlichen Faszie mit Knopf-

heften (langsam resorbierbarer Faden). Hautnaht und hoher Polsterverband für die Dauer von 2 Wochen, Verbandwechsel abhängig von der Situation.

Nachbehandlung ❑ Bewegungseinschränkung (Leinenzwang) für 8 Wochen. Nach knöcherner Konsolidierung (4–6 Monate) können die Implantate entfernt werden.

Unterschenkel

Zugang zur Tuberositas tibiae und zur Patella von kranial

Indikation ❑ Apophysiolysis tibiae; Ruptur des Lig. patellae; Fractura patellae.

Instrumente ❑ Osteosynthesebesteck.

Vorbereitung ❑ Der Patient wird in Rückenlage ausgebunden und die zu versorgende Gliedmaße, gering nach kaudal gezogen, fixiert (Abb. 15.118).

Vorgehen ❑ Der Hautschnitt wird über dem kniegelenknahen Drittel von Ober- und Unterschenkel gelegt. Er verläuft lateral parapatellar und seitlich der Tuberositas tibiae. In gleicher Länge wird die oberflächliche Faszie durchtrennt, mobilisiert und gespreizt (Abb. 15.119).

● **Weiteres Vorgehen bei Apophysiolysis der Tuberositas tibiae:** Nach vorsichtigem Entfernen von Gewebsresten und Blutkoagula wird die nach proximal dislozierte Apophyse bei gestrecktem Kniegelenk reponiert und mit einem dünnen Bohrdraht fixiert. Der Bohrdraht wird im Zentrum der Apophyse aufgesetzt und, so weit wie möglich nach distal gerichtet, bis an die hintere Kompakta der Tibiadiaphyse eingedrillt (Abb. 15.120). Anschließend wird das aus dem Knochen ragende Bohrdrahtende an der Apophyse etwas aufgebogen, mit dem Seitenschneider gekürzt und durch Drehen dem Knochen angelegt.

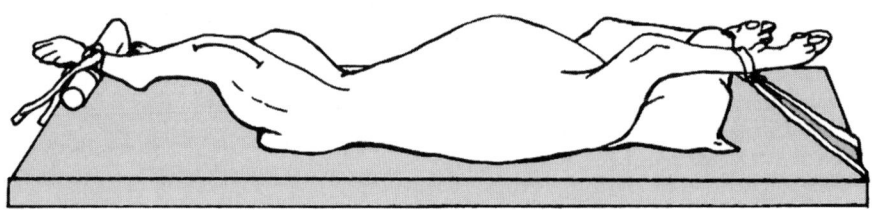

Abbildung 15.118 Lagerung und Schnittführung durch die Haut

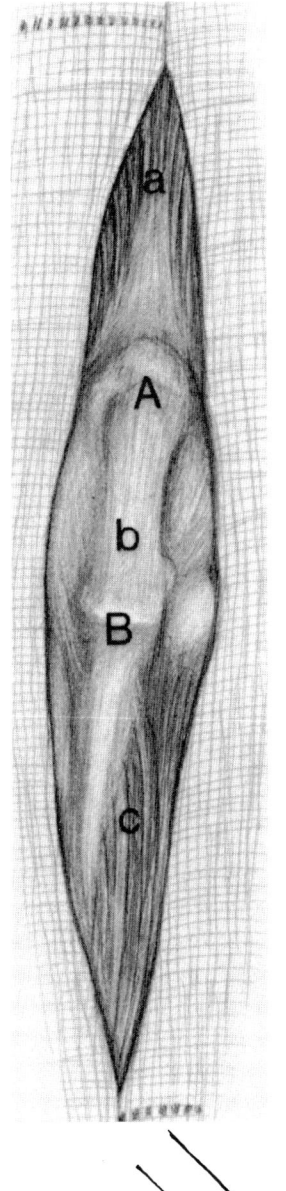

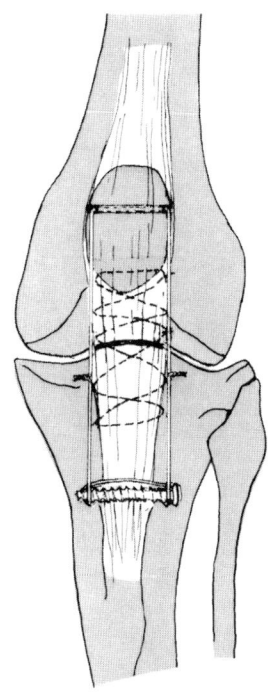

Abbildung 15.121
Ruptur des Lig. patellae;
Bandstümpfe mit Naht nach
Bunnell adaptiert und mit
Cerclagendraht entlastet;
Schema

Abbildung 15.119 Zugang
zum Kniegelenk von kraniolateral; Haut und oberflächliche Faszie gespreizt
A Patella; **B** Tuberositas
tibiae
a M. quadriceps femoris;
b Lig. patellae; **c** M. tibialis
cranialis

● **Weiteres Vorgehen bei Ruptur des Lig. patellae:** Die Patella wird auf halber Höhe mit einem
dünnen und die Tuberositas tibiae mit einem
dickeren Bohrer quer durchbohrt, nachdem der
M. tibialis cranialis im vorderen Bereich seines
Ursprungs subperiostal abgehoben worden ist.
Der Bohrkanal durch die Tuberositas tibiae ist mit
dem Gewindeschneider herzurichten. Hier wird
anschließend eine Schraube eingedreht, die zur
Verankerung der Drahtschlinge beiderseits einige
Gewindegänge aus dem Knochen ragt. Mit einem
nicht resorbierbaren Faden werden die Bandstümpfe nach Bunnell oder Kirchmayr-Kessler
durchflochten und die Fadenenden bei gestrecktem Kniegelenk unter leichter Spannung verknotet.

Schließlich ist zur Entlastung des genähten
Bandes eine Drahtschlinge anzubringen. Dazu
wird ein Cerclagedraht durch den Bohrkanal in
der Kniescheibe geführt und mit einem zweiten,
der um die überstehenden Enden der Schraube
gelegt wird, bei gestrecktem Kniegelenk straff gespannt und verdrillt (Abb. 15.121).

● **Weiteres Vorgehen bei Fractura patellae:** Beim
Querbruch wird zur Darstellung der Patella die
Fascia genus medial und lateral inzidiert. Auf der
lateralen Seite wird der Schnitt bis zur Tuberositas
tibiae verlängert, die Gelenkkapsel neben der
Fibrocartilago parapatellaris durchtrennt und die
Inzision nach distal verlängert. Nun werden die

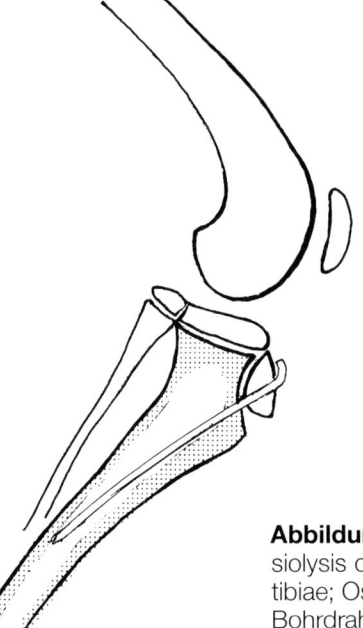

Abbildung 15.120 Apophysiolysis der Tuberositas
tibiae; Osteosynthese mit
Bohrdraht; Schema

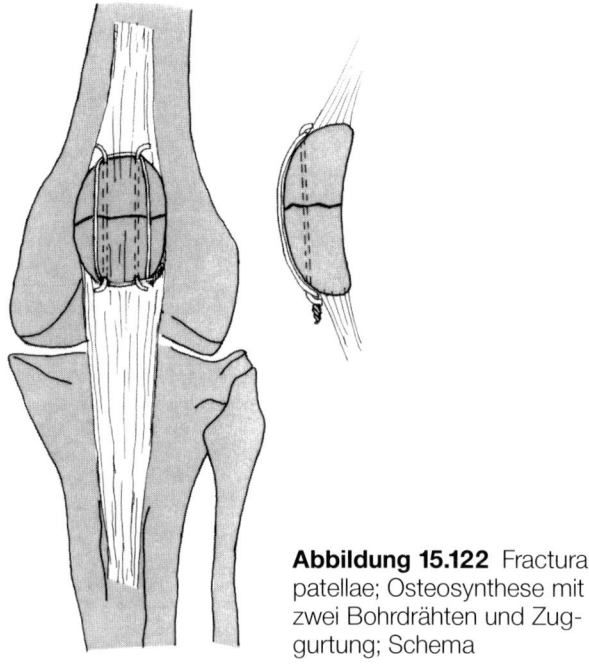

Abbildung 15.122 Fractura patellae; Osteosynthese mit zwei Bohrdrähten und Zuggurtung; Schema

Fragmente zunächst mit einer Zweipunktzange und dann mit zwei dünnen Bohrdrähten adaptiert. Die korrekte Lage der Fragmente ist an der Gelenkfläche zu überwachen. Die Bohrdrähte werden in Längsrichtung parallel flach durch die Patella gedrillt (Abb. 15.122).

Zur Stabilisierung wird ein Zuggurtungsdraht unter den Bohrdrahtenden über die Patella gelegt, gespannt und verdrillt. Danach werden die Bohrdrähte etwas aufgebogen, die Enden mit dem Seitenschneider gekürzt und durch Drehen der Kniescheibe angelegt.

Bei der Patellarandfraktur ohne Beeinträchtigung des Streckmechanismus genügt es, das abgebrochene Fragment zu exzidieren. Bei irreparablen Splitter- und Trümmerbrüchen ist eine vollständige Entfernung der Kniescheibe angezeigt. Hierbei wird die Patella direkt am Knochen aus der Endsehne des M. quadriceps femoris ge-

schnitten. Der zurückbleibende längsovale Sehnendefekt kann mit rückläufigen Heften aus langsam resorbierbarem Material verschlossen werden (s. Abb. 15.102, S. 404).

Wundverschluß ❑ Die Wundränder der Gelenkkapsel werden mit nur das Stratum fibrosum fassenden Knopfheften (resorbierbares, atraumatisches Nahtmaterial) adaptiert. Adaptation der Wundränder der Fascia genus und der oberflächlichen Faszie mit Knopfheften. Hautnaht.

Nachbehandlung ❑ Die Wunde sollte für einige Tage durch aufgeklebte Gaze geschützt werden. Bewegungseinschränkung (Käfigruhe, Leinenzwang) über 4 bis 6 Wochen. Bei Apophysiolysis tibiae wird die Gliedmaße für 2 bis 3 Wochen mit einem hohen Polsterverband, bei Ruptur des Lig. patellae bzw. Patellafraktur ggf. länger und mit einem Kunststoffschalenverband oder einem Fixateur externe ruhiggestellt .

Zugang zur Tibia zur gedeckten Markraumfixation

Indikation ❑ Tibiafraktur im mittleren Diaphysendrittel.

Instrumente ❑ Osteosynthesebesteck.

Vorbereitung ❑ Der Patient wird in Rückenlage ausgebunden. Die zu versorgende Gliedmaße wird im Kniegelenk stark abgebeugt und auf einem in der Kniekehle liegenden Bügel fixiert (Abb. 15.123).

Vorgehen ❑ Der Hautschnitt liegt über dem Kniegelenk und dem proximalen Drittel der Tibia. Er wird medial neben dem Rollkamm und der Tuberositas tibiae geführt. In gleicher Länge

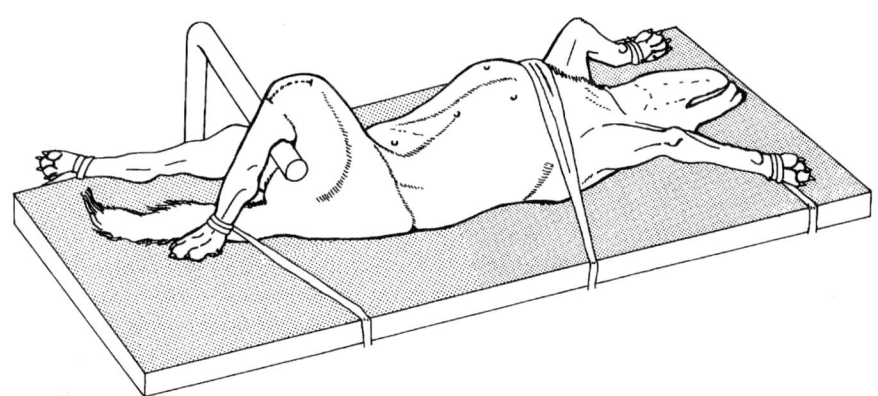

Abbildung 15.123 Lagerung und Schnittführung (medial punktiert)

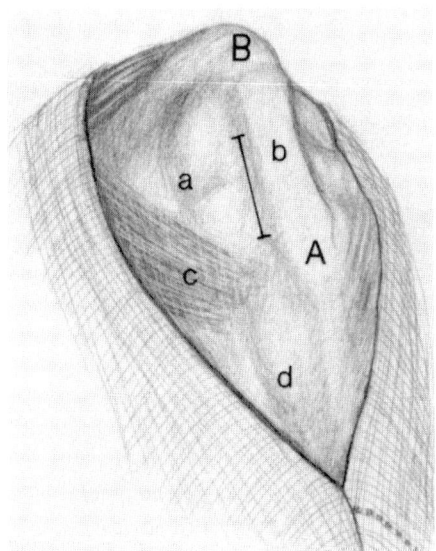

Abbildung 15.124 Oberflächliche Faszie durchtrennt und mit der Haut gespreizt

A Tuberositas tibiae; **B** Patella
a Fascia genus; **b** Lig. patellae; **c** M. sartorius, kaudaler Bauch; **d** Fascia cruris

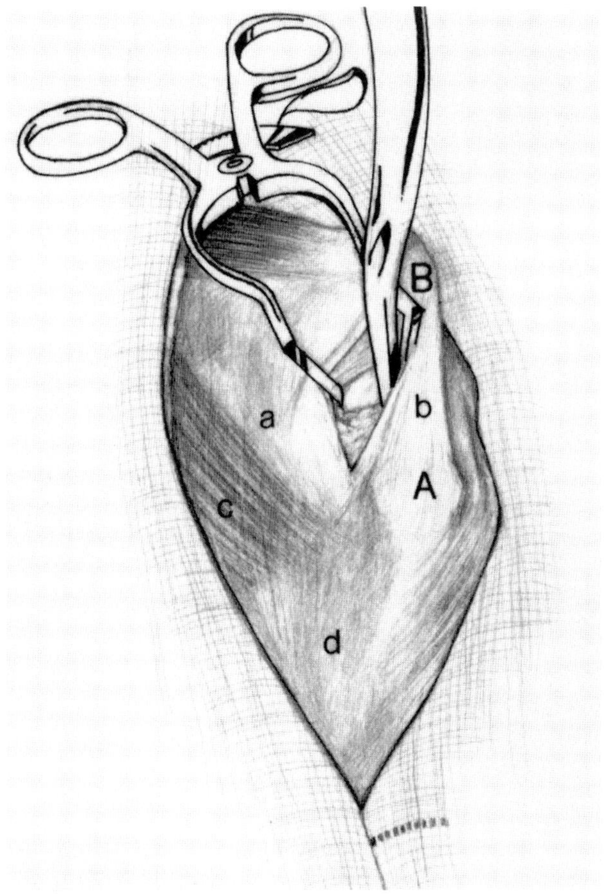

werden die oberflächliche Faszie und das interfasziale Bindegewebe gespalten, mobilisiert und mit der Haut gespreizt (Abb. 15.124).

Die tiefe Faszie wird von der Patella, am medialen Rand des Lig. patellae entlang, bis zur Tuberositas tibiae durchtrennt. Nach Spreizen der Wundränder ist der kraniale Bereich des Tibiaplateaus ausreichend dargestellt (Abb. 15.125).

Nagelung ❏ Mit dem in Verlängerung der Markhöhle auf dem Tibiaplateau angesetzten Pfriem wird das Einschlagloch bis zur Markhöhle gebohrt, dann der dem Bohrloch im Durchmesser entsprechende Nagel in das proximale Fragment bis zur Fraktur und nach Reposition der Fragmente bis zur distalen Metaphyse eingeschlagen (Abb. 15.126).

Bei Verwendung eines Verriegelungsnagels wird der Patient nach dem Wundverschluß umgelagert und über mediale Stichinzision im Bereich der Nagellöcher (s. Zugang zur Tibia von medial, S. 416) die Verschraubung durchgeführt.

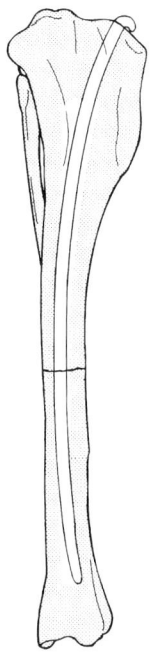

Abbildung 15.126 Querfraktur im mittleren Drittel; Osteosynthese mit Rush-Pin; Schema

Wundverschluß ❏ Die Wundränder der tiefen und der oberflächlichen Faszie werden schichtweise mit Knopfheften adaptiert. Hautnaht.

Nachbehandlung ❏ Für einige Tage sollte die Wunde durch aufgeklebte Gaze geschützt und bei fraglicher Rotationsstabilität die Gliedmaße für 3 bis 4 Wochen mit einem Verband ruhiggestellt werden.

Abbildung 15.125 Tiefe Faszie durchtrennt und gespreizt; Pfriemspitze auf dem Tibiaplateau angesetzt

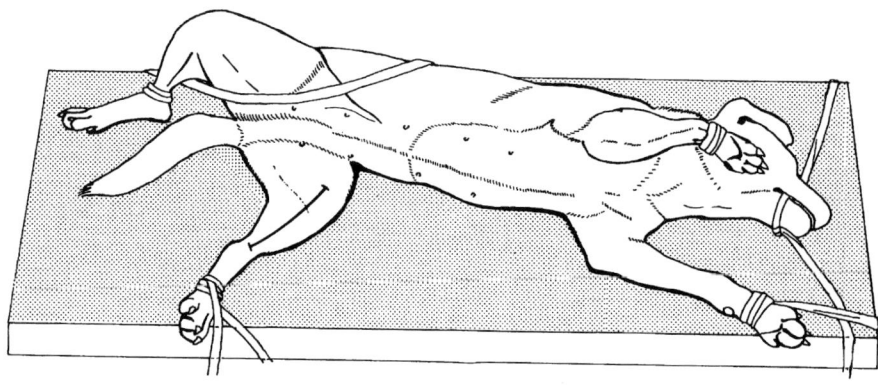

Abbildung 15.127 Lagerung und Schnittführung durch die Haut

Zugang zur Tibia von medial

Indikation ❏ Fraktur im Bereich der Diaphyse; Osteotomie zur Korrektur einer Fehlstellung.

Instrumente ❏ Osteosynthesebesteck, oszillierende Säge.

Vorbereitung ❏ Der Patient ist in Seitenlage, die zu versorgende Gliedmaße unten liegend, auszubinden (Abb. 15.127).

Die oben liegende Beckengliedmaße wird abduziert nach hinten und die oben liegende Schultergliedmaße über den Hals nach vorn hin fixiert. Durch ein zwischen den Beckengliedmaßen geführtes und hinter dem Rücken am Tisch fixiertes Band wird die Lagerung stabilisiert.

Vorgehen ❏ Der Hautschnitt wird über der medialen Fläche der Tibia gelegt. Er reicht vom Condylus medialis bis zum Malleolus tibiae. In gleicher Länge wird die oberflächliche Faszie inzidiert, mobilisiert und mit der Haut gespreizt. Die A. und V. saphena medialis und der sie begleitende feine Ast des N. saphenus, die in Schaftmitte die Tibia kreuzen, werden von der Unterlage abgelöst und mit einem Band zur Seite gezogen. Das tiefe Blatt der Fascia cruris wird über der Tibia gespalten, mobilisiert und gespreizt (Abb. 15.128). Wenn erforderlich, können der M. tibialis cranialis, der M. popliteus und der M. flexor digitalis longus subperiostal abgelöst und zur Seite gespreizt werden.

● **Weiteres Vorgehen bei Fraktur:** Nach Rekonstruktion des Knochens werden die Fragmente mit einer an der Facies medialis anmodellierten (Neutralisations-, Zuggurtungs-, oder Abstütz-) Platte fixiert (Abb. 15.129).

Bei Splitter- und Trümmerbrüchen sollten zugunsten der an der Tibia besonders gefährdeten Fragmentdurchblutung auf eine präzise Rekon-

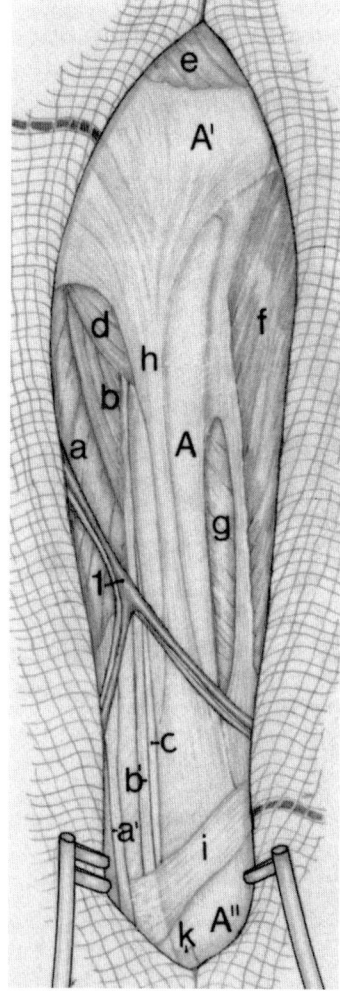

Abbildung 15.128
Haut und Faszien durchtrennt
A Tibia, Schaftmitte, **A'** Tuberositas tibiae, **A''** Malleolus medialis **a** M. flexor hallucis longus, **a'** Endsehne; **b** M. flexor digitalis longus, **b'** Endsehne; **c** M. tibialis caudalis, **d** M. popliteus; **e** M. sartorius, distales Ende der Pars caudalis; **f** M. tibialis cranialis; **g** M. extensor digitalis longus; **h** Fascia cruris, „sehniger" Ansatz medial am Schaft der Tibia; **i** Retinaculum extensorum proximale; **k** Lig. collaterale mediale longum
1 V. und A. saphena medialis und Ast des N. saphenus

struktion verzichtet und die Bruchzone im Sinne der „biologischen" Osteosynthese (s. S. 61) ohne Ablösen von Weichteilen mit einer langen Abstützplatte überbrückt werden (Abb. 15.130).

● **Weiteres Vorgehen bei Fehlstellung:** Tibia und Fibula werden am Krümmungsscheitel der Deformität mit der oszillierenden Säge durchtrennt und nach Achsenkorrektur mit einer der Facies media-

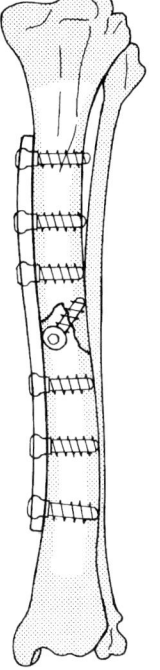

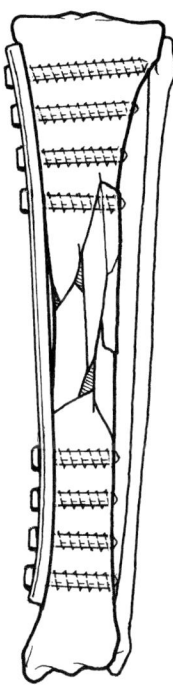

Abbildung 15.129
Schrägfraktur; Osteo-
synthese mit Zug-
schraube und Neutrali-
sationsplatte; Schema

Abbildung 15.130
Splitterfraktur; bio-
logische Osteosynthese
mit Abstützplatte;
Schema

lis tibiae anmodellierten Platte fixiert. Größere
Knochendefekte werden mit autogener Spongiosa
ausgefüllt.

Wundverschluß ❑ Adaptation der Wundränder
des tiefen Blattes der Fascia cruris mit Knopfheften. Adaptation der Wundränder der oberflächlichen Faszie mit Knopfheften. Hautnaht.

Nachbehandlung ❑ Die Wunde sollte für einige
Tage durch einen Verband geschützt werden.

Sprunggelenk

Zugang zum Sprunggelenk von lateral

Anmerkung ❑ Im Gegensatz zum Hund verbindet bei der Katze keines der lateralen Seitenbänder alle drei Abschnitte des Tarsalgelenks. Das
Tarsokruralgelenk des Hundes wird außen von
den Ligg. collateralia lateralia longum und breve
stabilisiert. Das lange Seitenband zieht vom Malleolus lateralis unter Verbindung mit den lateralen
Tarsalknochen zum proximalen Ende des Os metatarsale V. Das kurze Seitenband verbindet mit
zwei Anteilen Calcaneus und Fibula (proximaler
und distaler Schenkel der Pars calcaneofibularis),
mit einem dritten Anteil Calcaneus und Os metatarsale V (Pars calcaneometatarsea). Letzterer
Teil fehlt bei der Katze. Ebenso fehlt bei der
Katze das Lig. collaterale laterale longum, dessen
Funktion hier vom distalen, den Malleolus lateralis und die Basis des Calcaneus verbindenden Anteil des kurzen Seitenbandes (Pars calcaneofibularis) übernommen wird.

Indikation ❑ Fraktur des Malleolus lateralis;
Osteochondrosis dissecans bzw. Fraktur am late-
ralen Rollkamm des Talus; Seitenbandläsion;
Panarthrodese der Tarsalgelenke.

Instrumente ❑ Osteosynthesebesteck, oszillierende Säge oder Hammer und Meißel, Knochenfräse
und Goniometer.

Vorbereitung ❑ Bei beabsichtigter Panarthrodese ist der Standwinkel an der belasteten gesunden
Gliedmaße mit dem Goniometer zu bestimmen.
Der narkotisierte Patient ist in Seitenlage auszubinden. Die zu versorgende, oben liegende Gliedmaße wird auf einem Polster gelagert (Abb.
15.131).

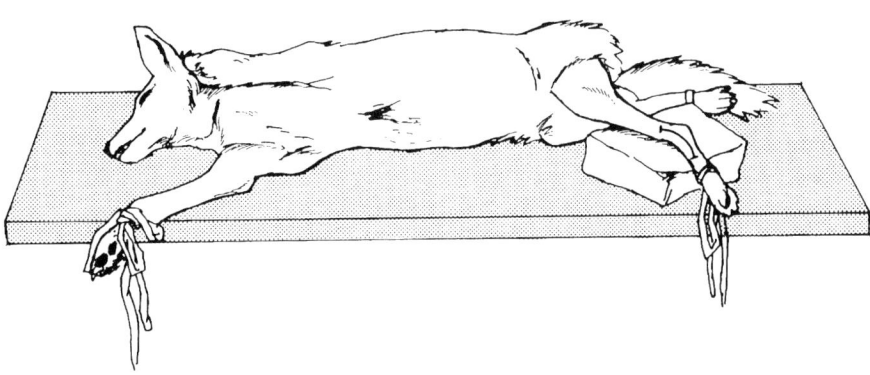

Abbildung 15.131 Lagerung;
Schnittführung durch die Haut

Vorgehen ❏ Der leicht kaudal geschwungene Hautschnitt beginnt distal des Ramus cranialis der V. saphena lateralis. Er verläuft kranial ihres Ramus caudalis und endet in Höhe der Artt. tarsometatarseae. Nach Inzision der subkutanen Faszie und Spreizen der Wundränder wird zur Darstellung des Malleolus lateralis das als Halteband dienende Retinaculum der Sehnen der Mm. extensor digitalis lateralis, fibulares longus und brevis durchtrennt (Abb. 15.132).

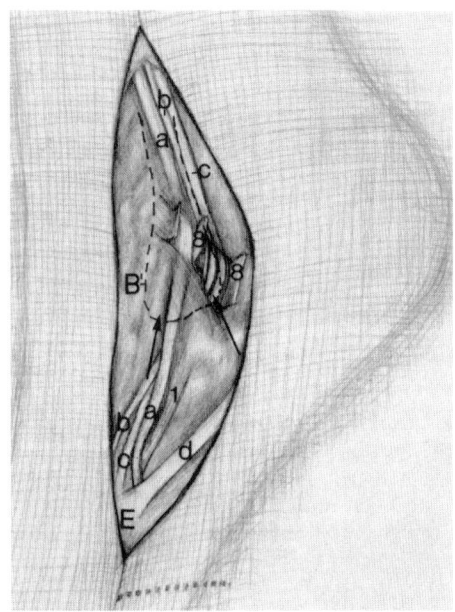

Abbildung 15.132–15.135 Zugang zum Sprunggelenk von lateral

Abbildung 15.132 Situation nach Spreizen der Haut und oberflächlichen Faszie

A Tibia; **B** Fibula, **B'** Malleolus lateralis; **C** Talus; **D** Calcaneus; **E** Ossa metatarsalia
a M. fibularis longus; **b** M. extensor digitalis lateralis; **c** M. fibularis brevis; **d** M. abductor digiti V
1 Lig. collaterale laterale longum; **2** Lig. collaterale laterale breve, distaler Schenkel der Pars calcaneofibularis; **3** Lig. collaterale laterale breve, proximaler Schenkel der Pars calcaneofibularis; **4** Lig. collaterale laterale breve, Pars calcaneometatarsea; **5** Lig. plantare longum; **6** Lig. tarsi dorsale; **7** Lig. centrodistale dorsale; **8** Retinaculum (durchtrennt)
⇧ Einführungsstelle des kranialen Bohrdrahtes

● **Weiteres Vorgehen bei Malleolusfraktur:** Der Knöchel wird bei korrekter Stellung der Gelenkflächen nach Entfernen von Koagula und Geweberesten reponiert und mit einem, besser zwei KIRSCHNER-Bohrdrähten adaptiert. Die Bohrdrähte sind nach Möglichkeit in die Markhöhle der Fibula, andernfalls unter Schonung der Art.

tarsocruralis bis in die Tibia vorzutreiben. Ein Bohrdraht wird kranial des Sulcus tendinis m. fibularis longi, der zweite kaudodistal des Sulcus tendinum mm. extensoris digitalis lateralis und fibularis brevis eingeführt (Abb. 15.132, Pfeil). Hierzu werden die Sehnen vorübergehend aus dem Sulcus nach kranial verlagert.

Anschließend wird zur Neutralisation der Seitenbandzugkraft eine Zuggurtungsdrahtschlinge angebracht. Der Cerclagendraht wird proximal der Fraktur in einem quer durch die Tibia gebohrten Kanal geführt. Er ist unter den Sehnen zu kreuzen, wird dann um das distale Ende der Bohrdrähte geschlungen und kranial verdrillt (Abb. 15.133).

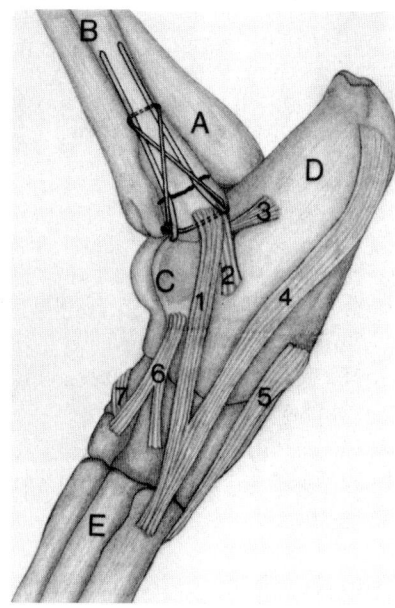

Abbildung 15.133 Fraktur des Malleolus lateralis; Osteosynthese mit zwei Bohrdrähten und Zuggurtung; Schema (Legende bei Abbildung 15.132)

Abschließend sind die Bohrdrahtenden hakenförmig aufzubiegen, zu kürzen und durch Drehen dem Knochen so anzulegen, daß das Gelenk nicht irritiert wird. Das Retinaculum wird mit Knopfheften (langsam resorbierbares Kunststoffmaterial) rekonstruiert.

● **Weiteres Vorgehen bei Osteochondrosis dissecans bzw. Fraktur am lateralen Rollkamm des Talus:** Kleine, nicht fixierbare Fragmente können meist über eine Gelenkkapselinzision dorsal und/oder plantar des langen Seitenbandes entfernt werden. Im übrigen empfiehlt sich eine übersichtliche Darstellung. Hierfür wird die Fibula 1,5 bis

2 cm über ihrem distalen Ende mit der oszillierenden Säge oder Hammer und Meißel osteotomiert und nach Durchtrennen ihrer Bandverbindung zur Tibia mit den lateralen Kollateralbändern nach unten geklappt. Jetzt lassen sich größere Fragmente in ursprünglicher Position mit jeweils zwei konvergierenden Bohrdrähten fixieren. Die Spickdrähte werden nach dem Kürzen im Gelenkknorpel versenkt (s. hierzu Abb. 15.133).

Das distale Fibulasegment wird nach korrekter Reposition – wie oben für den frakturierten Malleolus beschrieben – mit zwei KIRSCHNER-Bohrdrähten und einer Zuggurtungsdrahtschlinge wieder befestigt.

● **Weiteres Vorgehen bei Seitenbandläsion:** Bei Ruptur mit ausreichend langen Bandstümpfen werden diese mit der Naht nach BUNNELL oder nach KIRCHMAYR-KESSLER (atraumatisches, langsam resorbierbares Material) adaptiert.

Liegt eine Ruptur in der Nähe oder ein Abriß an der Insertionsstelle vor, wird das Band durchflochten und ein Fadenende vor dem Verknoten transossär durch einen quer verlaufenden Bohrkanal geführt (Abb. 15.134).

Beim knöchernen Ausriß dient zur Reinsertion ein Cerclagendraht, der zwischen den Bandfasern um das Ausrißfragment gelegt und nach Führung durch zwei in Zugrichtung gebohrte Knochenkanäle verdrillt wird (Abb. 15.135).

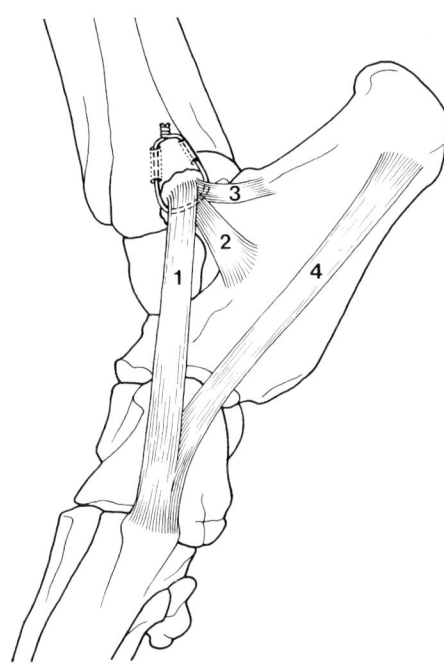

Abbildung 15.135 Knöcherner Bandausriß der Ligg. collateralia lateralia longum und breve; Reinsertion mit Cerclagendraht; Schema (Legende bei Abbildung 15.132)

Der Ersatz eines nicht mehr rekonstruierbaren Bandes erfolgt mit transossär oder um Schrauben verankerten Achterschlingen aus Draht bzw. monofilen, langsam resorbierbaren Kunststofäden.

Die Bohrkanäle bzw. Schrauben zur Verankerung werden möglichst an den Insertionsstellen des zu ersetzenden Bandes angebracht. Bei Verwendung von Schrauben (Abb. 15.136) wird eine

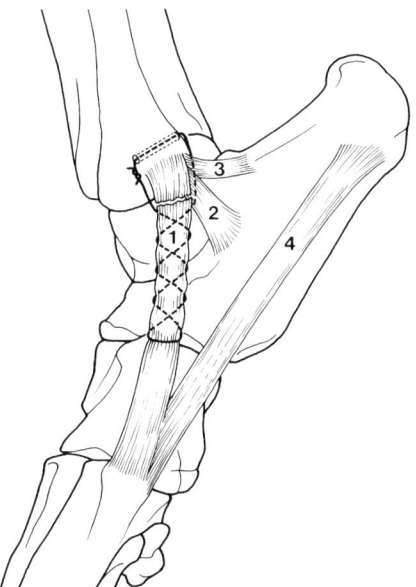

Abbildung 15.134 Ruptur des Lig. collaterale laterale longum; Naht und transossäre Reinsertion; Schema (Legende bei Abbildung 15.132)

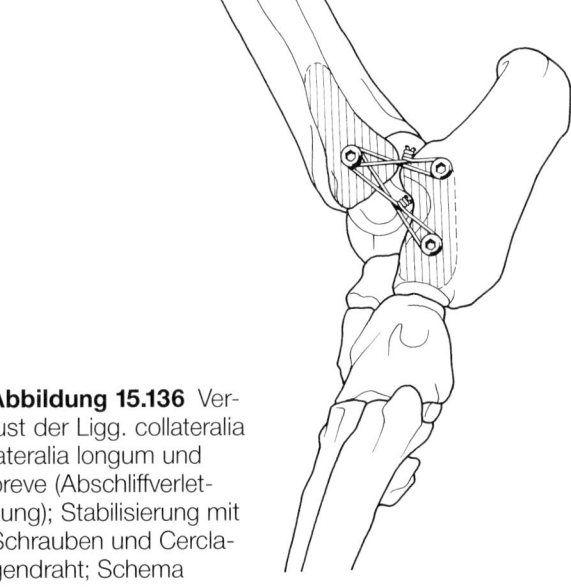

Abbildung 15.136 Verlust der Ligg. collateralia lateralia longum und breve (Abschliffverletzung); Stabilisierung mit Schrauben und Cerclagendraht; Schema

Schraube proximal durch den Malleolus lateralis oder, sofern dieser fehlt (Abschliffverletzung), direkt oberhalb der Cochlea tibiae eingedreht. Eine Schraube ist distal zwischen der Basis des Proc. coracoideus und der distalen Gelenkfläche des Calcaneus zu plazieren. Wenn die kurzen Bandzüge zwischen Malleolus lateralis und Calcaneus mitbetroffen sind, wird eine weitere Schraube an der Basis des Proc. coracoideus gesetzt. Der Ersatz dieses Bandes erfolgt durch Verbindung der proximalen und mittleren Schraube mit Draht bzw. kräftigem Kunststoffaden, der unter mäßiger Spannung bei gebeugtem Gelenk zu verdrillen bzw. zu verknoten ist. Die das lange Seitenband (Hund) bzw. den distalen Anteil der Pars calcaneofibularis des Lig. collaterale laterale breve (Katze) ersetzende Draht- oder Fadenschlinge wird um die proximale und distale Schraube geführt und bei gestrecktem Gelenk verdrillt bzw. geknüpft. Diese Stabilisierung ist auch bei Abschliffverletzungen mit umfangreichem Weichteildefekt anwendbar.

● **Weiteres Vorgehen bei Panarthrodese der Tarsalgelenke:** Bei irreparablem Gelenktrauma werden die lateralen Seitenbänder unter Schonung der Sehnen der Mm. fibularis longus, extensor digitalis lateralis und fibularis brevis durchtrennt. Die Gelenkkapsel wird lateral und kranial inzidiert oder entfernt und das Gelenk seitlich aufgeklappt. Jetzt ist der Gelenkknorpel der Trochlea tali sowie der Cochlea tibiae und zumindest partiell auch der Intertarsal- und Tarsometatarsalgelenke abzufräsen und autogene Spongiosa einzulagern. Wenn das Gelenk in eine funktionsgerechte Winkelstellung (beim Hund ca. 130°, bei der Katze 110°) gebracht und die Strecksehnen von der Kranialfläche des Tarsus abgehoben sind, wird es mit einer kranial anmodellierten Platte,

die vom distalen Drittel der Tibia bis zum distalen Drittel des Os metatarsale III reicht, fixiert (s. hierzu Abb. 15.160, S. 431).

Wundverschluß ❏ Die Wundränder der Gelenkkapsel und subkutanen Faszie werden schichtweise mit Knopfheften adaptiert (langsam resorbierbares Nahtmaterial). Hautnaht. Bei Abrasionsverletzungen sollte nur die Haut genäht werden und nur insoweit dies spannunsgfrei gelingt.

Nachbehandlung ❏ Schutz der Hautwunde durch sterile Gaze.

Die postoperative Ruhigstellung beschränkt sich bei stabiler Malleolarosteosynthese und Versorgung der Osteochondrose bzw. Fraktur am lateralen Rollkamm des Talus auf einen Polsterverband für zwei Wochen und Leinenzwang (Hund) bzw. Zimmerhaltung (Katze) bis zur röntgenologisch nachweisbaren Konsolidierung der Fraktur (6 bis 8 Wochen).

Bei Bandverletzung und Arthrodese wird über 3 bis 4 Wochen ein ruhigstellender (Schienen- oder Schalen-)Verband angebracht, der bis zum Kniegelenk reicht, danach für weitere 2 Wochen ein Polsterverband. Ferner Leinenzwang oder Zimmerhaltung bis zur narbigen Verfestigung (Band) bzw. Ankylosierung (Arthrodese) des Gelenkes (3–6 Monate).

Zugang zum Calcaneus und zur distalen Gelenkreihe

Indikation ❏ Luxation der Fersenkappe, Fraktur des Calcaneus; Arthrodese der Artt. calcaneoquartalis, talocalcaneocentralis und/oder tarsometatarseae.

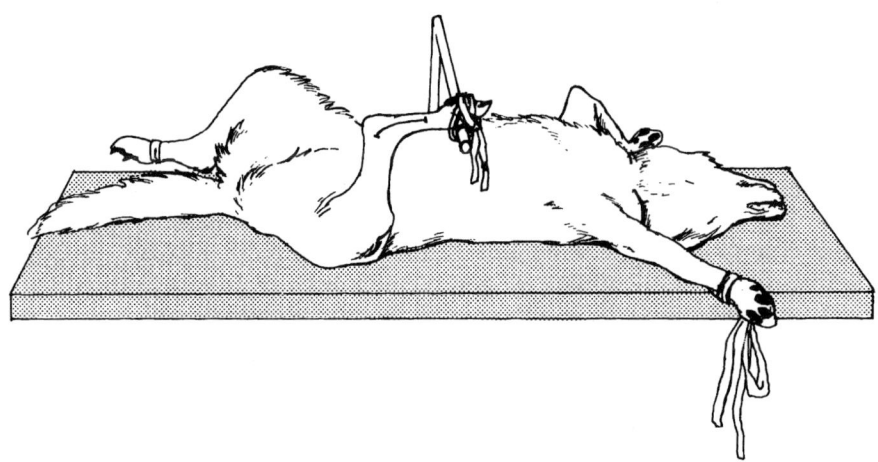

Abbildung 15.137 Lagerung und Schnittführung durch die Haut

Instrumente ❏ Osteosynthesebesteck, Knochen-fräse.

Vorbereitung ❏ Zur Calcaneusosteosynthese und zur Arthrodese der distalen Gelenkreihen mit einer Drahtzuggurtung wird der Patient in Rückenlage ausgebunden, die zu versorgende Gliedmaße nach kranial gezogen und ihre Pfote an einem Bügel fixiert (Abb. 15.137). Für die Gelenkversteifung mit einer Platte ist der Patient in Seitenlage auszubinden und das Sprunggelenk auf einem Polster zu lagern (s. Abb. 15.131).

Vorgehen ❏ Der leicht kaudal geschwungene Hautschnitt beginnt 1 bis 3 cm proximal des Tuber calcanei. Er verläuft am lateralen Rand des Fersensehnenstrangs und endet, abhängig vom weiteren Vorgehen, in Höhe der Artt. tarsometatarsea bzw. über dem distalen Drittel des Os metatarsale V. Nach Inzision der subkutanen Faszie in gleicher Länge wird der kaudale Wundrand mobilisiert und über den Tuber calcanei nach medial verlagert (Abb. 15.138).

● **Weiteres Vorgehen bei Luxation der Fersenkappe:** Wenn eine Reinsertion der i.d.R. medial abgerissenen Fersenkappe durch einfache Knopf-

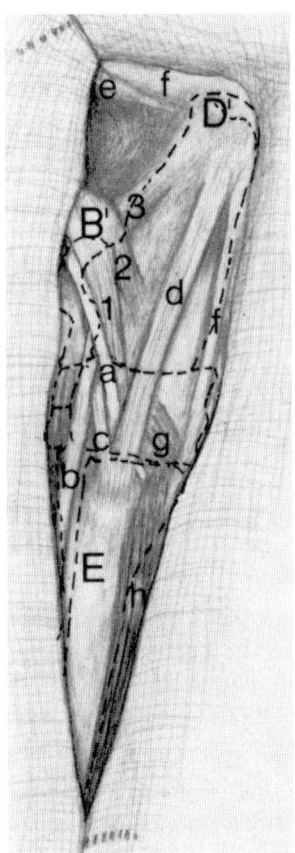

Abb 15.138 Zugang zu den Artt. calcaneoquartalis und tarsometatarseae; Haut und subkutane Faszie gespreizt; Knochenkonturen eingezeichnet; (Legende bei Abbildung 15.140)

oder rückläufige Hefte nicht gelingt, werden 2 Schrauben von medial in die Pars proximalis calcanei gesetzt und an diesen 2 bis 4 Haltefäden verankert.

● **Weiteres Vorgehen bei Fraktur des Calcaneus:** Quer- und kurze Schrägbrüche sind vorzugsweise mit Drahtzuggurtung zu fixieren. Um schmerzhaften Sehnenirritationen vorzubeugen, kann es zweckmäßiger sein, hierfür die Fersenkappe an ihrer lateralen Anheftung zu inzidieren (Abb. 15.139) und nach Mobilisierung der kaudal dem Fersenbein anliegenden Sehnenplatte des M. flexor digitalis superficialis nach medial zu luxieren (Abb. 15.140).

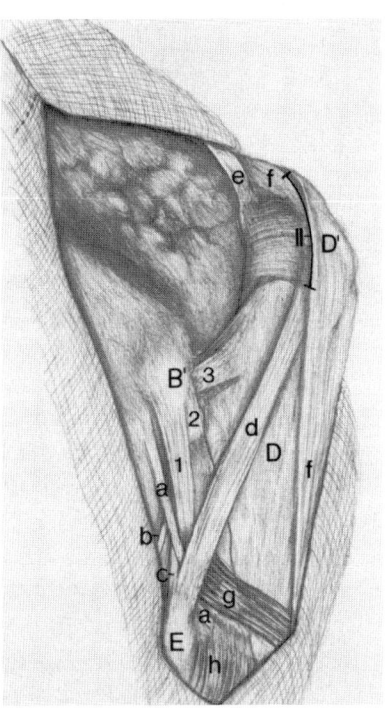

Abbildung 15.139 Kaudaler Wundrand der Haut und subkutanen Faszie nach medial verlagert; Schnittlinie am Ansatz der Fersenbeinkappe (Legende bei Abb. 15.140)

a) Fraktur des Tuber calcanei: Das kurze Abrißfragment wird in korrekter Position mit zwei seitlich in der Sagittalrinne eingedrillten KIRSCHNER-Bohrdrähten an den Proc. calcanei adaptiert. Anschließend ist die Zugkraft der Achillessehne mit einer um die Proximalenden der Bohrdrähte und durch eine Querbohrung im distalen Fragment geführten Achter-Drahtschlinge zu neutralisieren (Abb. 15.141). Der lateral verdrillte Zuggurtungsdraht sollte nicht über der Sehne verlaufen, sondern muß direkt dem Tuber calcanei anliegen, wie

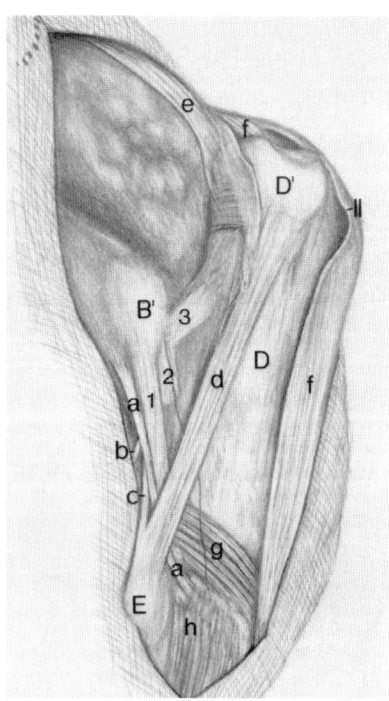

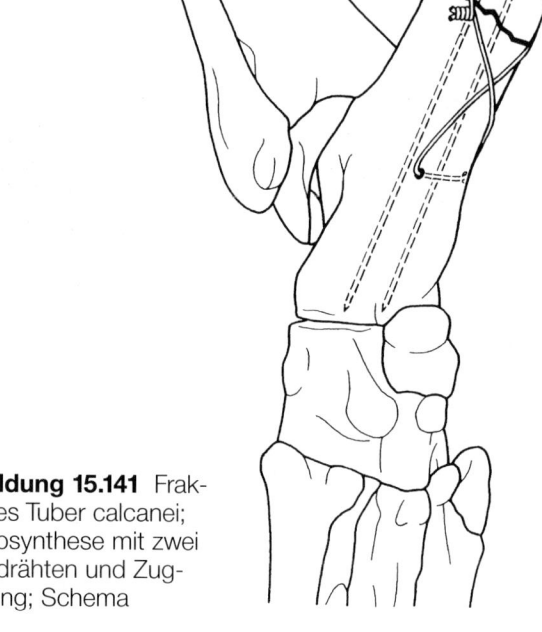

Abbildung 15.141 Fraktur des Tuber calcanei; Osteosynthese mit zwei Bohrdrähten und Zuggurtung; Schema

Abbildung 15.140 Situation nach medialer Luxation der Fersenbeinkappe
B′ Malleolus fibulae; **D** Calcaneus, **D**′ Tuber calcanei; **E** Ossa metatarsalia
a M. fibularis longus; **b** M. extensor digitalis lateralis; **c** M. fibularis brevis; **d** M. abductor digiti V; **e** M. gastrocnemius; **f** M. flexor digitalis superficialis; **g** M. quadratus plantae; **h** Mm. interossei
1 Lig. collaterale laterale longum; **2** Lig. collaterale laterale breve, distaler Schenkel der Pars calcaneofibularis; **3** Lig. collaterale laterale breve, proximaler Schenkel der Pars calcaneofibularis
II Schnittführung zur Verlagerung der Fersenbeinkappe

auch die herausragenden Bohrdrahtenden nach Aufbiegen, Kürzen und Drehen mit sanften Hammerschlägen dem Knochen eng anzulegen sind.

b) Fraktur des Proximal- bzw. Basalteiles: Liegt der Bruch weiter distal, finden Bohrdrähte im proximalen Fragment besseren Halt. Hier können sie zur Schonung der Sehne im Knorpel des Tuber calcanei versenkt werden. Der Zuggurtungsdraht

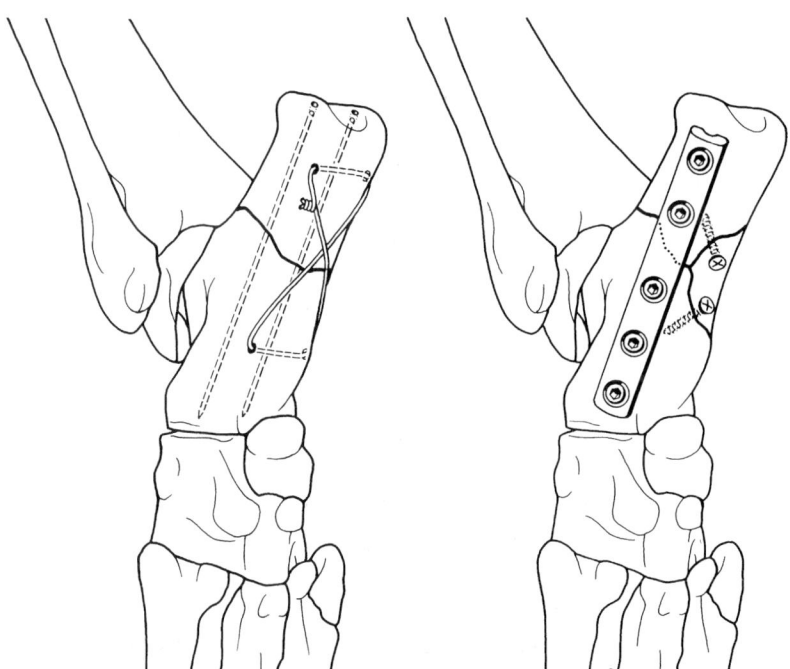

Abbildung 15.142 Calcaneusfraktur im unteren Proximalteil; Osteosynthese mit versenkten Bohrdrähten und Zuggurtung; Schema

Abbildung 15.143 Splitterfraktur des Calcaneus; Osteosynthese mit Platte; Schema

ist dann nicht nur im distalen Bruchstück, sondern auch proximal transossär durch einen unterhalb der Fersenkappe gebohrten Kanal zu führen (Abb. 15.142).

c) Wenn die Fraktur nahe der Art. calcaneoquartalis verläuft, wird ein Bohrdraht größeren Durchmessers bis in das Os tarsale IV eingedrillt und die Drahtschlinge distal durch das Os tarsale IV geführt (Abb. 15.144 a, b).

d) Bei Splitterbrüchen kommt eine Plattenosteosynthese in Betracht (Abb. 15.143). Sie kann, wenngleich biomechanisch nicht optimal, an der Lateralfläche des Calcaneus befestigt werden, da bei plantarer Anbringung eine Irritation der oberflächlichen Beugesehne und der Art. talocalcanea durch die Implantate riskiert wird. Die Platte ist wenigstens mit je zwei Schrauben ober- und unterhalb der Fraktur zu fixieren. Liegt der Bruch im Basalteil, können die distalen Plattenschrauben ins Os tarsale quartum bzw. Os metatarsale V eingedreht werden.

● **Weiteres Vorgehen bei Arthrodese der Artt. calcaneoquartalis, talocalcaneocentralis und/oder tarsometatarseae:** Nach Durchtrennen des M. abductor digiti V und der darunter liegenden Pars calcaneometatarsea des Lig. collaterale laterale breve sind die Gelenke zum Abfräsen des Knor-

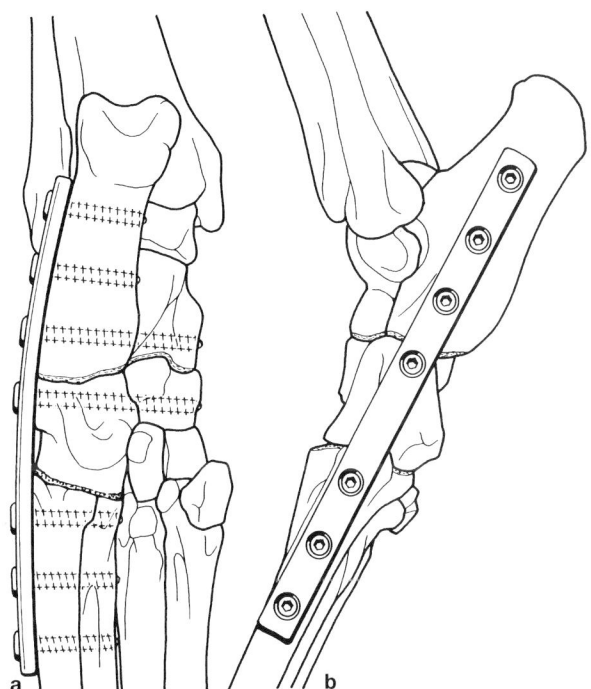

Abbildung 15.145 a, b Arthrodese der Artt. calcaneoquartalis, talocalcaneocentralis und tarsometatarseae; Stabilisierung mit Platte
a Ansicht von plantar, **b** von lateral; Schema

pels zugänglich. Das Fräsen erfolgt unter Kühlung mit Ringerlösung. Anschließend werden autogene Spongiosa eingelagert und die Knochen achsengerecht reponiert. Zur Stabilisierung dient bei spannungsfrei verschließbarer Haut eine Platte. Andernfalls ist ein Bohrdraht kombiniert mit einer Zuggurtungsdrahtschlinge in Erwägung zu ziehen.

Die Platte wird lateral nach Planierung der Auflagefläche mit wenigstens zwei Schrauben am Calcaneus, einer am Os tarsale IV sowie Os tarsi centrale und zwei an den Ossa metatarsalia V und IV fixiert (Abb. 15.145 a, b) .

Für die Zuggurtung sollte ein möglichst dicker Bohrdraht oder ein STEINMANN-Nagel gewählt werden, der nach Verlagerung der Fersenbeinkappe vom Tuber calcanei aus eingeführt und in dessen Knorpel versenkt wird. Die Bohrdrahtspitze reicht bei Arthrodese der Art. calcaneoquartalis bis an das distale Ende des Os tarsale IV (Abb. 15.144), bei Versteifung der Art. tarsometatarsea bis in das Os metatarsale IV. Die zur Neutralisation der Biegekräfte erforderliche Drahtschlinge wird mit zwei Drähten gelegt, plantar unter der Sehnenplatte des M. flexor digitalis superficialis bzw. des M. flexor hallucis longus gekreuzt und beiderseits verdrillt. Ihre transossäre Füh-

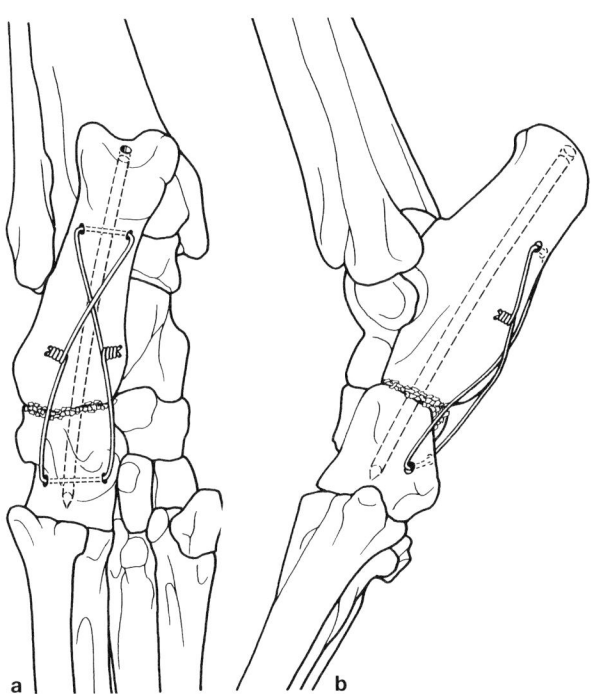

Abb 15.144 a, b Arthrodese der Art. calcaneoquartalis mit starkem Bohrdraht und Zuggurtung; Ansicht **a** von plantar, **b** von lateral; Schema

rung erfolgt bei Arthrodese des oberen Gelenks im mittleren Calcaneus– und distalen Os tarsale IV-Bereich, zur Ankylosierung der unteren Gelenkreihe im Basalteil des Fersenbeins und Basisbereich der Ossa metatarsalia II bis V. Bei der Durchbohrung der Metatarsalia ist zu beachten, daß der Mittelfuß eine dorsal konvexe Querwölbung aufweist. Der Bohrer wird deshalb möglichst weit dorsal am Os metatarsale V angesetzt.

Wundverschluß ❏ Reinsertion der Fersenbeinkappe mit Knopf- bzw. rückläufigen Heften (langsam resorbierbares Material). Die Wundränder der subkutanen Faszie werden mit Knopfheften adaptiert. Hautnaht.

Nachbehandlung ❏ Schutz der Hautwunde durch sterile Gaze und Polsterverband.
Konsequente Bewegungseinschränkung (Leinenzwang, Zimmerhaltung) für 2–3 Monate. Bei Luxation der Fersenkappe und Arthrodese 3–4 Wochen ruhigstellender Verband bis distal des Kniegelenks.

Zugang zum Sprunggelenk von medial

Anmerkung ❏ Im Gegensatz zum Hund verbindet bei der Katze keines der medialen Seitenbänder alle drei Abschnitte des Sprunggelenks. Die Art. tarsocruralis des Hundes wird innen von den Ligg. collateralia medialia longum und breve stabilisiert. Das lange Seitenband zieht vom Malleolus medialis unter Verbindung mit den medialen Tarsalknochen zum proximalen Ende des Os metatarsale II, während das zweiteilige kurze Seitenband Tibia und Talus (Pars tibiotalaris) bzw. Calcaneus (Pars tibiocalcanea) verbindet. Letzterer Teil fehlt bei der Katze. Ebenso fehlt bei dieser Tierart das Lig. collaterale mediale longum, dessen Funktion von der den Malleolus medialis und das Os tarsi centrale verbindenden Pars tibiocentralis des Lig. collaterale mediale breve übernommen wird.

Indikation ❏ Osteochondrosis dissecans bzw. Fraktur am medialen Rollkamm des Talus; Fraktur des Malleolus medialis; Seitenbandläsion, Panarthrodese der Tarsalgelenke.

Instrumente ❏ Osteosynthesebesteck, Knochenfräse, Goniometer.

Vorbereitung ❏ Bei beabsichtigter Panarthrodese ist der Standwinkel an der belasteten gesunden Gliedmaße mit dem Goniometer zu bestimmen. Der Patient ist in Seitenlage auszubinden. Die zu versorgende Gliedmaße liegt unten; die oben liegende Beckengliedmaße wird nach kaudodorsal gezogen und fixiert (Abb. 15.146).

Vorgehen ❏ Der leicht kaudal geschwungene Hautschnitt beginnt im distalen Viertel des Unterschenkels und endet in Höhe der Artt. tarsometatarseae. Nach Inzision der subkutanen Faszie und Spreizen der Wundränder liegen der Innenknöchel und die hier ansetzenden Seitenbänder frei.

● **Weiteres Vorgehen bei Osteochondrosis dissecans, Fraktur am medialen Rollkamm des Talus:** Kleine, nicht fixierbare Fragmente im vorderen Bereich des Tarsokruralgelenkes (Corpora libera) werden über eine längsverlaufende Gelenkkapselinzision dorsal der medialen Seitenbänder entfernt. Größere, meist im hinteren Abschnitt des medialen Talusrollkammes lokalisierte, osteochondrale Fragmente sind über eine plantare Inzision zugänglich. Hierbei wird die Gelenkkapsel plantar, nach Durchtrennen des medialen Retinakulum und Spreizen der Sehnen des M. tibialis

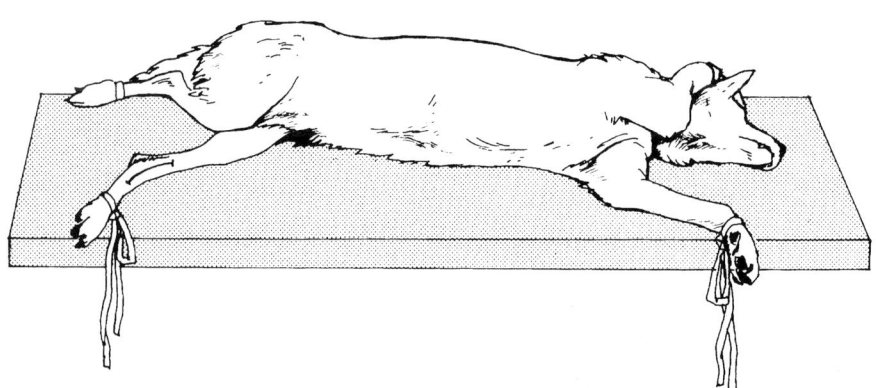

Abbildung 15.146 Lagerung und Schnittführung durch die Haut

caudalis sowie der Mm. digitalis lateralis und medialis, längs oder quer inzidiert und das Fragment bei maximaler Flexion des Tarsokruralgelenks dargestellt. Ältere Absprengungen und kleine Fragmente, deren Verlust die Gelenkstabilität nicht beeinträchtigt, werden entfernt, große nach Möglichkeit mit zwei im Gelenkknorpel versenkten Bohrdrähten fixiert (s. hierzu Abb. 15.158). Zur Fixation kann eine Erweiterung des Zuganges durch Osteotomie des Malleolus medialis erforderlich sein (s. Zugang zum Sprunggelenk mit Osteotomie des Malleolus medialis, S. 428)

● **Weiteres Vorgehen bei Malleolusfraktur:** Koagula sowie abgesprengte Knorpel- und Knochenteile werden aus dem Gelenk entfernt. Der Knöchel ist bei stufenloser Gelenkfläche zu reponieren und mit zwei parallel in die laterale Kompakta der Tibia eingedrillten Bohrdrähten zu adaptieren. Zur Neutralisation der Seitenbandzugkraft wird eine Drahtschlinge angebracht. Der Zuggurtungsdraht wird proximal der Fraktur durch einen

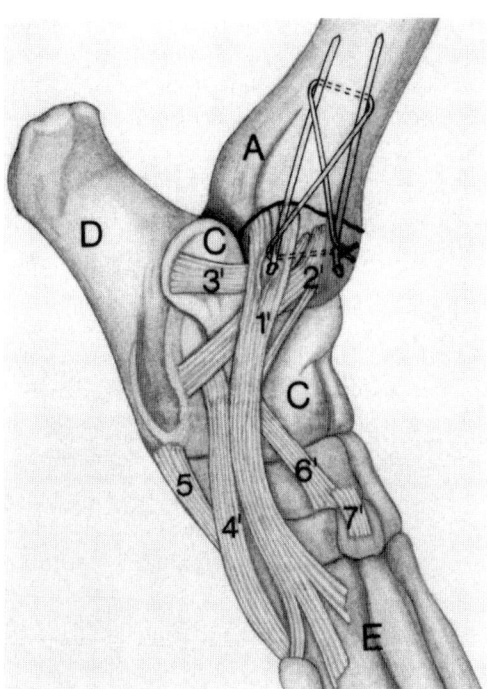

Abbildung 15.147 Fraktur des Malleolus medialis; Osteosynthese mit zwei Bohrdrähten und Zuggurtung; Schema
A Tibia; **C** Talus; **D** Calcaneus; **E** Ossa metatarsalia
1′ Lig. collaterale mediale longum; **2′** Lig. collaterale mediale breve, Pars tibiocalcanea; **3′** Lig. collaterale mediale breve, Pars tibiotalaris; **4′** Lig. collaterale mediale breve, Pars calcaneometatarsea; **5′** Lig. plantare longum; **6′** Längsband zwischen Talus und Os tarsi centrale; **7′** Lig. centrodistale dorsale zwischen Os tarsi centrale und Os tarsale tertium

Bohrkanal geführt, über dem Knochen gekreuzt, dann zwischen den Bandfasern um das distale Ende der Bohrdrähte geschlungen und kranial verdrillt (Abb. 15.147).

Die Bohrdrahtenden sind hakenförmig aufzubiegen, zu kürzen und durch Drehen dem Knochen so anzulegen, daß sie das Gelenk nicht irritieren.

● **Weiteres Vorgehen bei Seitenbandläsion:** Bei einer Ruptur mit ausreichend langen Stümpfen wird das Band mit der Naht nach BUNNELL oder nach KIRCHMAYR-KESSLER (atraumatisches, nicht oder langsam resorbierbares Material) rekonstruiert.

Liegt eine Ruptur in der Nähe oder ein Abriß an der Insertionsstclle vor, wird das Band durchflochten und ein Fadenende vor dem Verknoten transossär durch einen quer verlaufenden Bohrkanal geführt (Abb. 15.134).

Beim knöchernen Ausriß dient zur Reinsertion ein Cerclagendraht, der zwischen den Bandfasern um das Ausrißfragment gelegt und nach Führung durch zwei in Zugrichtung gebohrte Knochenkanäle verdrillt wird (Abb. 15.135).

Der Ersatz eines nicht mehr rekonstruierbaren Bandes erfolgt mit transossär oder um Schrauben verankerten Achterschlingen aus Draht bzw. monofilen, nicht oder langsam resorbierbaren Kunststofffäden.

Die Bohrkanäle bzw. Schrauben zur Verankerung werden möglichst an den Insertionsstellen des zu ersetzenden Bandes angebracht. Bei Verwendung von Schrauben (Abb. 15.148) wird eine proximal durch den Malleolus medialis oder, so-

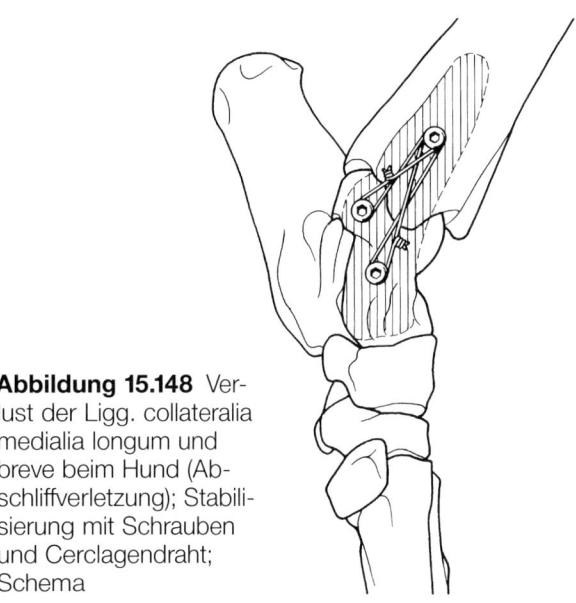

Abbildung 15.148 Verlust der Ligg. collateralia medialia longum und breve beim Hund (Abschliffverletzung); Stabilisierung mit Schrauben und Cerclagendraht; Schema

fern dieser fehlt (Abschliffverletzung), direkt oberhalb der Cochlea tibiae eingedreht. Die andere Schraube wird beim Hund distal in der Mitte des Talus, am Übergang seines Collum in das Caput, und bei der Katze ins Os tarsi centrale plaziert. Wenn die kurzen Bandzüge zwischen Malleolus medialis und Talus mitbetroffen sind, wird eine weitere Schraube am Corpus tali gesetzt. Der Ersatz dieses Seitenbandes erfolgt durch Verbindung der oberen und mittleren Schraube mit Draht bzw. kräftigem Kunststoffaden, der unter mäßiger Spannung bei gebeugtem Gelenk zu verdrillen bzw. zu knoten ist.

Die das lange Seitenband (Hund) bzw. die Pars tibiocentralis des Lig. collaterale mediale breve (Katze) ersetzende Draht- oder Fadenschlinge wird um die proximal und die distal gesetzte Schraube geführt und bei gestrecktem Gelenk verdrillt bzw. geknüpft. Diese Stabilisierung ist auch bei einer Abschliffverletzung mit umfangreichem Weichteildefekt indiziert.

● **Weiteres Vorgehen bei Panarthrodese der Tarsalgelenke:** Bei irreparablen Gelenkläsionen werden die medialen Seitenbänder – soweit noch intakt – durchtrennt. Die Gelenkkapsel wird medial und kranial inzidiert oder entfernt und das Gelenk seitlich aufgeklappt. Jetzt ist der Gelenkknorpel der Trochlea tali und Cochlea tibiae und wenigstens partiell auch an den Intertarsal- und Tarsometatarsalgelenken unter Kühlung mit Ringerlösung abzufräsen und autogene Spongiosa einzulagern. Wenn das Gelenk in der funktionsgerechten Winkelstellung (beim Hund ca. 130°, bei der Katze 110°) gebracht ist und die Strecksehnen von der Kranialfläche abgehoben sind, wird mit einer kranial anmodellierten Platte, die vom distalen Drittel der Tibia bis zum distalen Drittel des Os metatarsale III reicht, fixiert (s. hierzu Abb. 15.160, S. 431)

Wundverschluß ❏ Die Wundränder der Gelenkkapsel und subkutanen Faszie werden schichtweise mit Knopfheften adaptiert (langsam resorbierbares Nahtmaterial). Hautnaht.

Nachbehandlung ❏ Schutz der Hautwunde durch sterile Gaze.

Die postoperative Ruhigstellung beschränkt sich bei Versorgung der Osteochondrose bzw. Fraktur am medialen Rollkamm des Talus und stabiler Malleolarosteosynthese auf einen Polsterverband für 2 Wochen und Leinenzwang (Hund)

bzw. Zimmerhaltung (Katze) bis zur röntgenologisch nachweisbaren Konsolidierung der Fraktur (6 bis 8 Wochen). Bei Bandverletzung und Arthrodese wird für 3 bis 4 Wochen ein bis zum Kniegelenk reichender Schienen- oder Schalenverband angebracht, danach für weitere 2 Wochen ein Polsterverband. Ferner Leinenzwang bzw. Zimmerhaltung bis zur narbigen Verfestigung bzw. Ankylosierung des Gelenks (3–6 Monate).

Zugang zum Sprunggelenk von kraniomedial

Indikation ❏ Fraktur und/oder Luxation des Talus; Fraktur und/oder Luxation des Os tarsi centrale.

Instrumente ❏ Osteosynthesebesteck.

Vorbereitung ❏ Der Patient ist in Rückenlage auszubinden. Die zu versorgende Gliedmaße wird bei leichter Außenrotation mit der Pfote an einem schwenkbaren Bügel fixiert, so daß das Gelenk intra operationem durch Bewegen des Bügels gebeugt und gestreckt werden kann (15.149).

Vorgehen ❏ Der kraniomedial in der Sprunggelenkbeuge verlaufende Hautschnitt reicht vom distalen Unterschenkel- bis zum proximalen Mittelfußbereich. Nach Durchtrennen der subkutanen

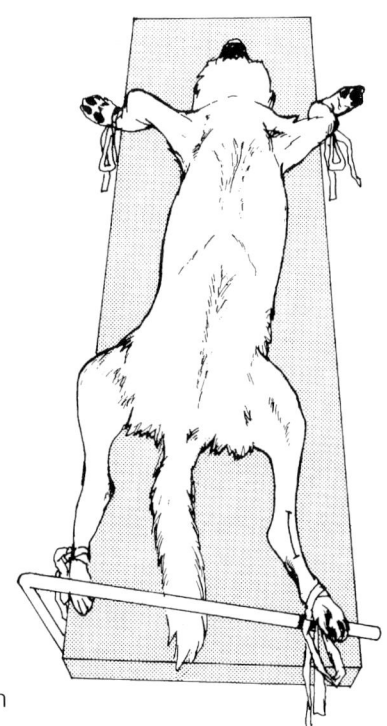

Abbildung 15.149
Lagerung und
Schnittführung durch
die Haut

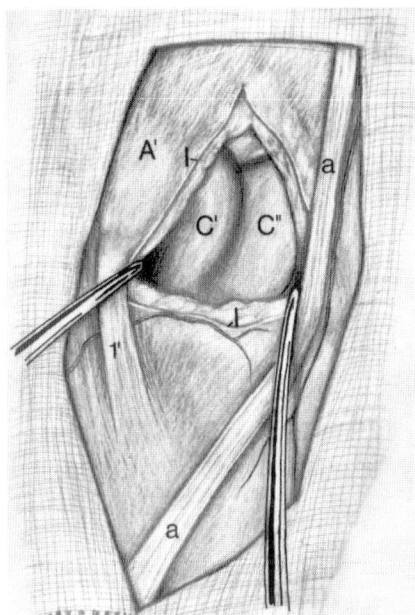

Abbildung 15.150 Wundränder der Gelenkkapsel mit der Endsehne des M. tibialis cranialis und dem Lig. collaterale mediale longum gespreizt
A′ Malleolus tibiae; **C**′ Talus, medialer Rollkamm, **C**′′ lateraler Rollkamm;
I Schnittrand der Gelenkkapsel
1′ Lig. collaterale mediale longum
a Endsehne des M. tibialis cranialis

Faszie und Spreizen der Wundränder wird die Endsehne des M. tibialis cranialis nach lateral verlagert und die Vorderkante des Sagittalkamms der Cochlea tibiae aufgesucht. Die Inzision der Gelenkkapsel erfolgt parallel zum physiologischen Sehnenverlauf des M. tibialis cranialis vom proximalen bis zum distalen Kapselansatz. Wenn die Sehne des M. tibialis cranialis und das Lig. collaterale mediale longum mit den Wundrändern der Gelenkkapsel gespreizt sind, liegt der kraniale Bereich der Trochlea tali frei (Abb. 15.150).

Das sich nach distal anschließende Collum und Caput tali sowie das Os tarsi centrale sind weitgehend stumpf, unter Schonung der dorsalen Längsbänder, darzustellen.

● **Weiteres Vorgehen bei Fraktur und/oder Luxation des Talus:**
a) Trochlea tali: Kleine, nicht fixierbare Absprengungen werden entfernt. Bei größerem Fragment sollte eine stufenlose Rekonstruktion der Gelenkfläche durch Adaptation des exakt reponierten Bruchstücks mit zwei oder mehreren im Knorpel versenkten Bohrdrähten erfolgen.

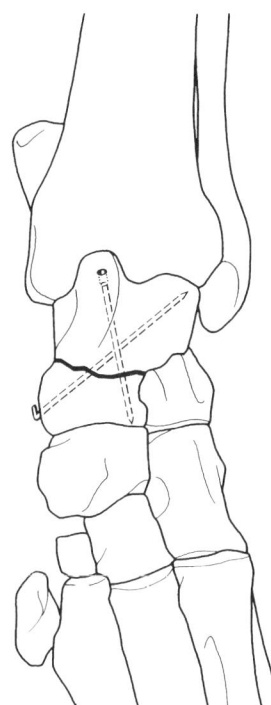

Abbildung 15.151 Fraktur des Collum tali, Osteosynthese mit zwei Bohrdrähten; Schema

b) Corpus oder Collum tali: Die Fragmente werden bei langer Schrägfraktur mit einer Zugschraube und bei Querbrüchen mit einer kranial bzw. medial befestigten Platte oder zwei Bohrdrähten (Abb. 15.151), ggf. unter Einbeziehung des Os tarsi centrale, fixiert. Die Implantate müssen so angebracht werden, daß sie das Tarsokruralgelenk nicht behindern. Ein seitlich aus dem Rollkamm ragendes Bohrdrahtende ist zu versenken, da es beim Beugen die Knöchelgelenkfläche irritieren kann.
c) Ist das distale Rollbeinfragment oder der ganze Knochen in der Art. talocalcaneocentralis luxiert, wird das Caput tali nach der Reposition mit einer Schraube an den Basalteil des Calcaneus fixiert (Abb. 15.152). Roll- und Fersenbein sind in diesem Bereich durch einen Zwischenraum getrennt. Hier ist eine Schraube mit durchgehendem Gewinde einer bruchgefährdeteren Schraube mit gewindefreiem Hals vorzuziehen. Um eine Kompression der Gelenkflächen zwischen Talus und Calcaneus zu vermeiden, ist die Schraube nicht als Zug-, sondern Stellschraube anzulegen.

● **Weiteres Vorgehen bei Fraktur und/oder Luxation des Os tarsi centrale:** Abgesehen von einem Trümmerbruch, der konservativ bzw. mit einer kranial am Talus, am Os tarsale tertium und ggf. am Os metatarsale III angeschraubten Abstützplatte und Transplantation autologer Spongiosa zu versorgen ist, genügen hier eine oder zwei

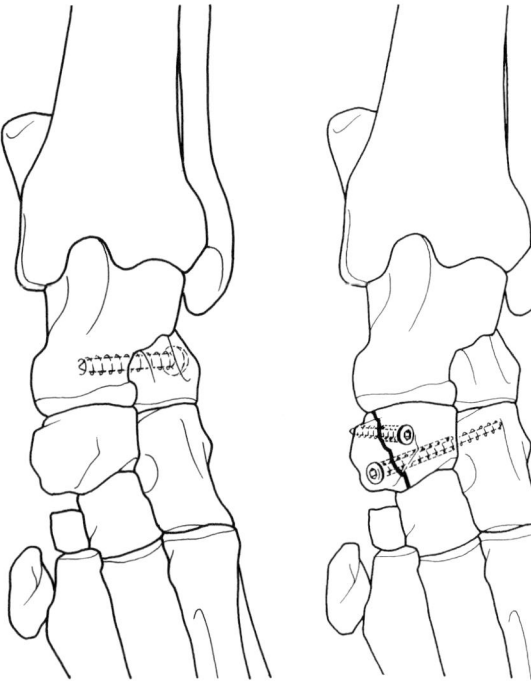

Abbildung 15.152 Luxation des Caput tali in der Art. talocalcaneocentralis; Fixation mit einer Schraube; Schema

Abbildung 15.153 Transversalfraktur und Luxation des Os tarsi centrale; Fixation mit zwei Zugschrauben; Schema

heften (atraumatisches, langsam resorbierbares Material) zu verschließen. Die Wundränder der subkutanen Faszie werden ebenfalls mit Knopfheften adaptiert. Hautnaht.

Nachbehandlung ❏ Schutz der Hautwunde durch sterile Gaze, ruhigstellender Verband. Der bis zum Kniegelenk reichende Schienen- oder Schalenverband kann nach 3 bis 4 Wochen durch einen Polsterverband ersetzt werden, der das Gelenk für weitere 2 Wochen schützen sollte. Leinenzwang (Hund) bzw. Zimmerhaltung (Katze) bis zur knöchernen (Fraktur) bzw. bindegewebigen (Luxation) Konsolidierung.

Zugang zum Sprunggelenk mit Osteotomie des Malleolus medialis

Indikation ❏ Fraktur bzw. Osteochondrosis dissecans der Trochlea tali; Panarthrodese der Tarsalgelenke.

Instrumente ❏ Osteosynthesebesteck, oszillierende Säge oder Hammer und Meißel, Knochenfräse, Goniometer.

Vorbereitung ❏ Bei beabsichtigter Panarthrodese ist der Standwinkel an der belasteten gesunden Gliedmaße mit dem Goniometer zu bestimmen.

Der anschließend narkotisierte Patient ist in Seitenlage auszubinden. Die zu versorgende Gliedmaße liegt unten; die oben liegende Beckengliedmaße wird nach kaudodorsal gezogen und fixiert (Abb. 15.154).

Vorgehen ❏ Der leicht kaudal geschwungene Hautschnitt reicht vom distalen Viertel (für die Arthrodese distales Drittel) des Unterschenkels bis in Höhe der Artt. tarsometatarseae (für die Arthrodese metatarsophalangeae). Nach Inzision

Zugschrauben zur Fixation. Bei transversaler Fraktur werden die Bruchstücke mit einer von dorsal eingedrehten Schraube aneinandergezogen. Bei sagittalem Bruch und/oder Luxation wird die Schraube von medial, gering nach plantar gerichtet, in das Os tarsale IV gedreht. Liegt eine Kombination dieser Verletzungsformen vor, ist die Schraube medial dicht über der Art. centrodistalis und die von dorsal zu setzende knapp unterhalb der Art. talocalcaneocentralis zu plazieren (Abb. 15.153).

Wundverschluß ❏ Die Gelenkkapsel ist mit feinen, nur das Stratum fibrosum fassenden Knopf-

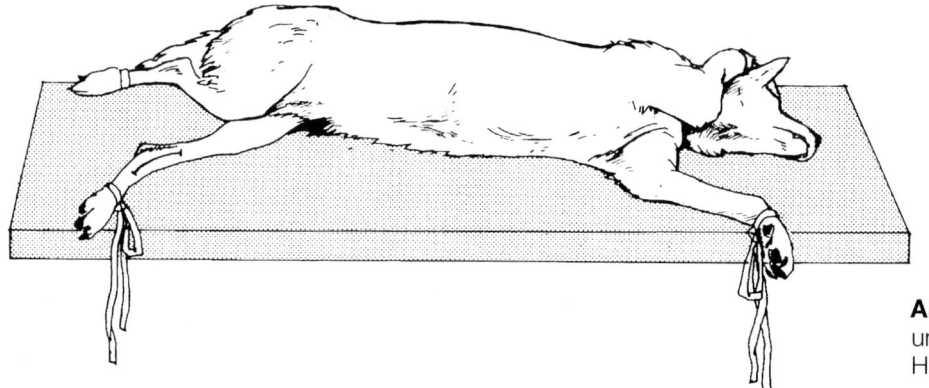

Abbildung 15.154 Lagerung und Schnittführung durch die Haut

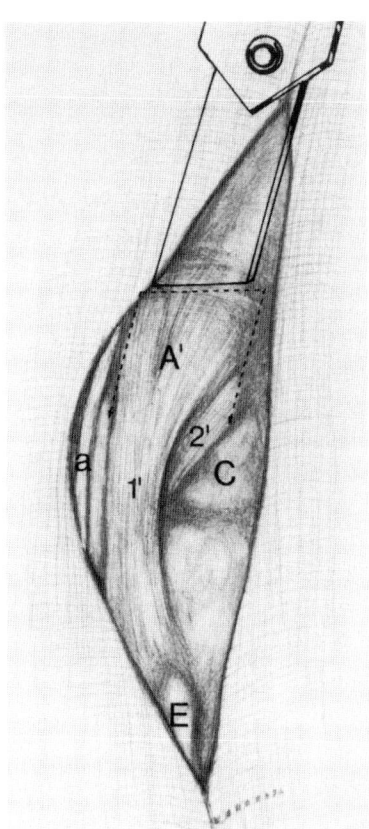

Abbildung 15.155 Haut und subkutane Faszie gespreizt, Flachmeißel zur Osteotomie angesetzt (Legende bei Abbildung 15.157)

der subkutanen Faszie und Spreizen der Wundränder liegt im mittleren Wundbereich der Malleolus medialis frei. Er wird mit einem Flachmeißel, der oberhalb der Seitenbandinsertionen so angesetzt wird, daß die Schnittlinie in dem von Cochlea tibiae und Malleolus medialis gebildeten Winkel mündet, abgesetzt (Abb. 15.155 und 15.156). Zuvor sollten für die spätere Refixation erforderliche Bohrkanäle angelegt werden, um eine anatomisch korrekte Rekonstruktion zu gewährleisten. Wenn die Gelenkkapsel dorsal und plantar der Seitenbänder unter Schonung der Sehne des M. flexor digitalis longus eingeschnitten ist, kann der Knöchel nach distal verlagert und die Art. tarsocruralis medial weit aufgeklappt werden (Abb. 15.157).

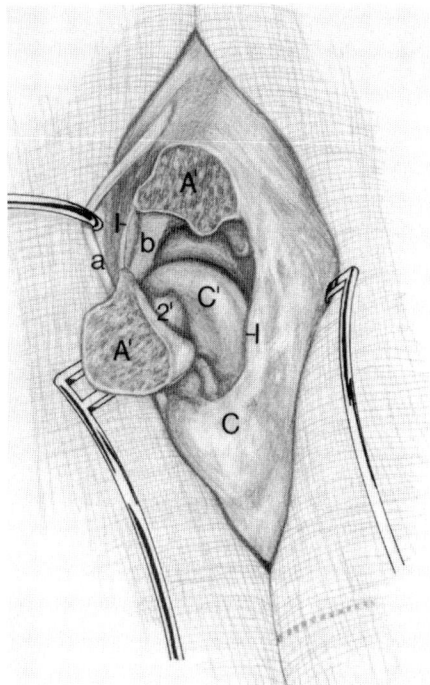

Abbildung 15.157 Situation nach Absetzen des Malleolus medialis
A' Malleolus medialis; **C** Talus, **C'** Talus, medialer Rollkamm; **E** Os metatarsale I
I Schnittrand der Gelenkkapsel
1' Lig. collaterale mediale longum; **2'** Lig. collaterale mediale breve, Pars tibiocalcanea;
a M. flexor digitalis longus; **b** M. flexor hallucis longus

● **Weiteres Vorgehen bei Fraktur bzw. Osteochondrose der Trochlea tali:** Jedes fixierbare Fragment sollte stufenlos reponiert und mit zwei konvergierenden, dem Drehpunkt der Trochlea tali zugewandten Bohrdrähten fixiert werden. Die

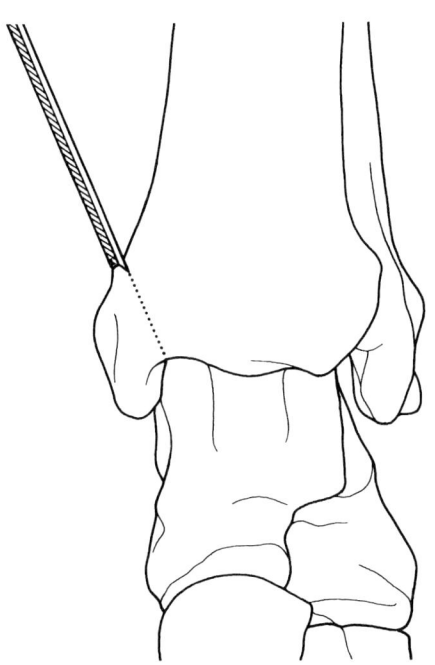

Abbildung 15.156 Osteotomie des medialen Malleolus; Schnittführung; Schema

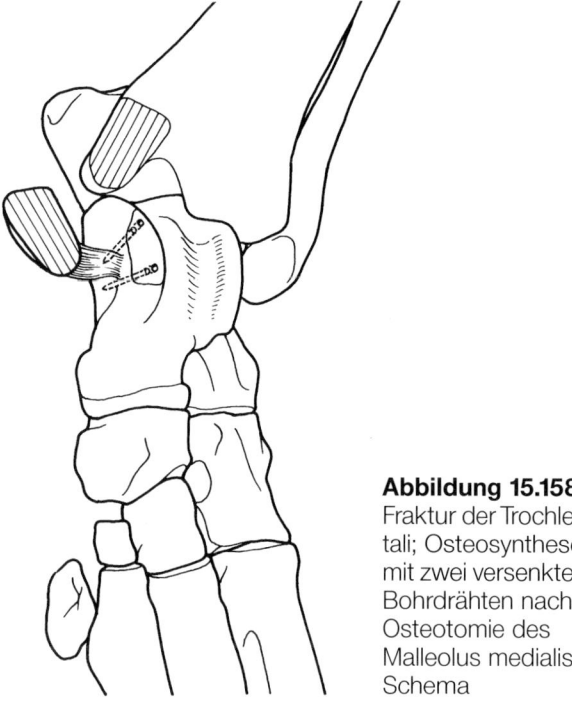

Abbildung 15.158
Fraktur der Trochlea
tali; Osteosynthese
mit zwei versenkten
Bohrdrähten nach
Osteotomie des
Malleolus medialis;
Schema

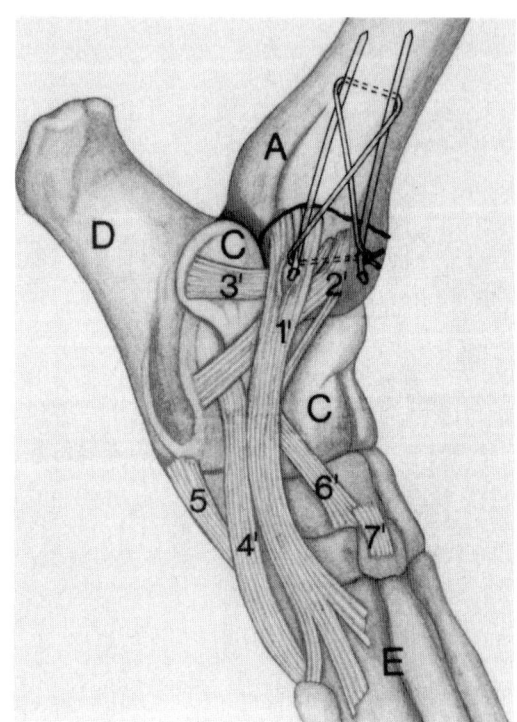

Abbildung 15.159 Fixation des Malleolus medialis mit
zwei Bohrdrähten und Zuggurtungsdraht, Schema
A Tibia; **C** Talus; **D** Calcaneus; **E** Ossa metatarsalia
1′ Lig. collaterale mediale longum; **2**′ Lig. collaterale mediale breve, Pars tibiocalcanea, **3**′ Lig. collaterale mediale breve, Pars tibiotalaris; **4**′ Lig. collaterale mediale
breve, Pars calcaneometatarsea; **5** Lig. plantare longum;
6′ Längsband zwischen Talus und Os tarsi centrale;
7′ Lig. centrodistale dorsale zwischen Os tarsi centrale
und Os tarsale tertium

herausragenden Bohrdrahtenden sind kurz abzuschneiden und danach im Knorpel zu versenken
(Abb. 15.158). Nicht zu befestigende Bruchstücke
und Knorpelschuppen werden entfernt.

Osteosynthese des Malleolus medialis: Der
Malleolus medialis wird in den vorgebohrten
Knochenkanälen mit einer Zugschraube oder
zwei KIRSCHNER-Bohrdrähten und einer achterförmigen Drahtschlinge wieder befestigt. Der Zuggurtungsdraht wird proximal der Osteotomiestelle
durch einen Bohrkanal geführt, über dem Knochen gekreuzt, dann zwischen den Bandfasern um
das distale Ende der Bohrdrähte geschlungen und
kranial verdrillt (Abb. 15.159). Die Bohrdrahtenden sind hakenförmig aufzubiegen, zu kürzen und
durch Drehen dem Knochen so anzulegen, daß
sie das Gelenk nicht irritieren. Die Gelenkkapsel
wird mit Knopfheften, die nur das Stratum fibrosum fassen, adaptiert (langsam resorbierbares,
atraumatisches Material).

● **Weiteres Vorgehen bei Panarthrodese:** Bei irreparablem Gelenktrauma gewährleistet mitunter
nur die Versteifung eine schmerzfreie Gliedma-
ßenfunktion.

Nach Absetzen des Malleolus medialis wird der
Gelenkknorpel der Trochlea tali und Cochlea
tibiae sowie der Artt. intertarseae und tarsometatarseae unter Kühlung mit RINGER-Lösung abgefräst. Darüber hinaus wird die Knochenendplatte

mit einen kleinen Bohrer an mehreren Stellen
perforiert und autogene Spongiosa eingelagert.
Wenn das Gelenk in eine funktionsgerechte Winkelstellung (Richtwert beim Hund 130°, bei der
Katze 110°) gebracht ist, wird es mit einer kranial
angelegten Platte, die vom distalen Drittel der Tibia bis zum distalen Drittel des Os metatarsale III
reicht, fixiert (Abb. 15.160). Hierfür werden die
kranial verlaufenden Strecksehnen mobilisiert
und vom Knochen abgehoben. Es kann vorteilhaft sein, das Tarsokruralgelenk zusätzlich mit einer von kaudal durch das distale Endstück der Tibia in den Talus plazierten Zugschraube zu stabilisieren. Der abgesetzte Malleolus medialis wird reseziert oder – wie oben beschrieben – refixiert.

Wundverschluß ❏ Die Wundränder der Gelenkkapsel und subkutanen Faszie sind schichtweise
mit Knopfheften zu adaptieren (langsam resorbierbares Nahtmaterial). Hautnaht.

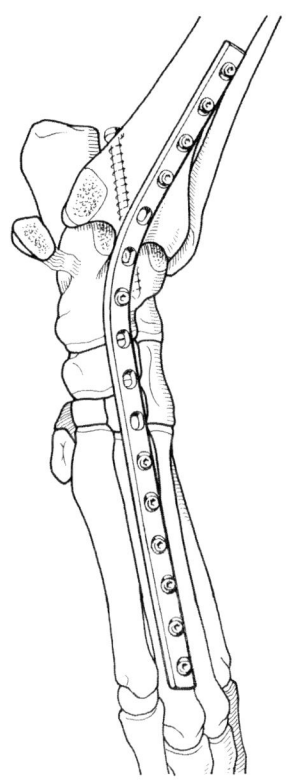

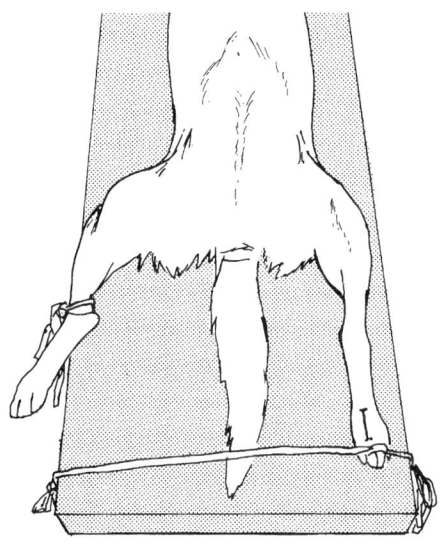

Abbildung 15.161 Lagerung und Schnittführung durch die Haut

Abbildung 15.160
Arthrodese des Tarsokruralgelenks mit Zugschraube und kranial angelegter Platte; Schema

Nachbehandlung ❑ Schutz der Hautwunde durch sterile Gaze. Bei Fraktur der Trochlea talis bzw. Osteochondrosis dissecans wird für zwei Wochen ein Polsterverband, bei Arthrodese für etwa 6 Wochen ein bis zum Kniegelenk reichender, ruhigstellender Verband angebracht.

Bis zur knöchernen Konsolidierung (Fraktur) bzw. Ankylosierung (Arthrodese) ist Leinenzwang (Hund) bzw. Zimmerhaltung (Katze) zu empfehlen.

Ossa metatarsalia

Zugang zu den Ossa metatarsalia II-V

Indikation ❑ Gedeckt nicht ausreichend reponierbare oder mit Verband nicht fixierbare Fraktur(en).

Instrumente ❑ Osteosynthesebesteck.

Vorbereitung ❑ Der Patient ist in Rückenlage auszubinden. Die zu versorgende Gliedmaße wird mit einer an den Zehen fixierten Schlinge ausgebunden (Abb. 15.161).

Vorgehen ❑ Der Hautschnitt wird zur Darstellung eines Metatarsalknochens über diesem und zur Darstellung von zwei benachbarten Ossa metatarsalia zwischen diesen gelegt. Sind drei oder vier Metatarsalknochen darzustellen, wird der Hautschnitt zwischen den Ossa metatarsalia III und IV geführt und nach proximal und distal verlängert. In Länge des Hautschnitts wird die oberflächliche Faszie durchtrennt und mit den Wundrändern der Haut gespreizt. Die tiefe Faszie wird über dem Os metatarsale II zur Darstellung des Os metatarsale II und/oder III sowie über dem Os metatarsale V zur Darstellung des Os metatarsale IV und/oder V durchtrennt (Abb. 15.162).

Bei der Inzision über dem Os metatarsale II werden die Sehnen des M. extensor digitalis longus und das Gefäßbündel mobilisiert und nach lateral gezogen.

Bei Inzision der tiefen Faszie über dem Os metatarsale V sind die Sehnen des M. extensor digitalis longus zu mobilisieren und nach medial zu spreizen.

Nach Entfernen von Koagula und Gewebsresten werden die Fragmente reponiert und mit einer Platte fixiert, wenn in beide Hauptfragmente zwei Schrauben gesetzt werden können (Abb. 15.163), auf einen Bohrdraht gestülpt, wenn ein Fragment kurz und das andere lang ist, oder mit einem intramedullärem Kraftträger (Abb. 15.163) stabilisiert.

Hierzu wird der Bohrdraht etwa 5 mm oberhalb der Basis in die Markhöhle gedrillt oder nach Anbohren der Markhöhle im Winkel von ca. 20° zur Knochenlängsachse eingeführt und in das proximale Fragment vorgetrieben. Der Bohrdraht wird

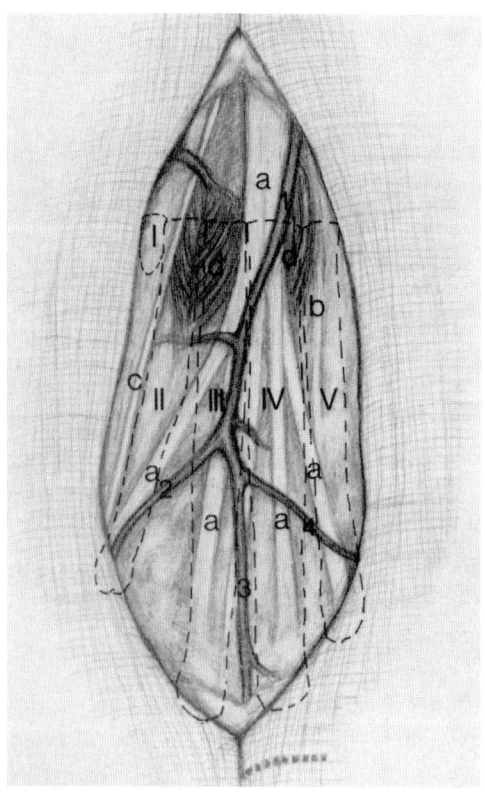

Abbildung 15.162 Haut und Faszie durchtrennt und gespreizt
I, II, III, IV, V Ossa metatarsalia I, II, III, IV, V
a M. extensor digitalis longus; **b** M. extensor digitalis lateralis; **c** M. extensor hallucis longus; **d, d'** M. extensor digitalis brevis medialis bzw. lateralis
1 Ramus cranialis der V. saphena lateralis; **2, 3, 4** Vv. digitales dorsales communes II, III und IV

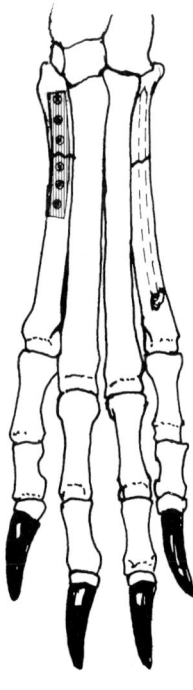

Abbildung 15.163 Fraktur des Os metatarsale II und des Os metatarsale V: Osteosynthese mit Platte (Os metatarsale II) und intramedullärem Kraftträger (Os metatarsale V); Schema

am Knochen aufgebogen und mit dem Seitenschneider gekürzt, das hakenförmige Ende durch Drehen dem Knochen angelegt.

Wundverschluß ❏ Adaptation der Wundränder der tiefen Faszie mit Knopfheften (atraumatisches, langsam resorbierbares Nahtmaterial) soweit möglich. Adaptation der Wundränder der oberflächlichen Faszie mit Knopfheften (resorbierbares Material). Hautnaht.

Nachbehandlung ❏ Ruhigstellender Verband für die Dauer von ca. 4 Wochen. Erster Verbandwechsel am Tage post operationem. Weitere Verbandwechsel abhängig von der Situation.

Amputation der Beckengliedmaße

Indikation ❏ Gangrän; inoperabler bzw. maligner Tumor ohne nachweisbare Metastasierung; nicht beherrschbare (anaerobe) Infektion; irreparable traumatische Zerstörung und angeborene oder erworbene Defekte im Unterschenkel-, Sprunggelenk- und Mittelfußbereich.

Instrumente ❏ Oszillierende Säge.

Vorbereitung ❏ Der Patient ist in Halbrücken-Halbseitenlage auszubinden. Die zu amputierende Gliedmaße wird eingangs an einem Bügel fixiert und distal des Kniegelenks steril umwickelt, damit das Bein ohne Kontaminationsgefahr während der Operation bewegt werden kann (Abb. 15.164).

Vorgehen ❏ Die Durchtrennung der Haut erfolgt mit zwei kniewärts geschwungenen Bogenschnitten, die sich kranial an der Kniefalte und kaudal unterhalb des Sitzbeinhöckers treffen. Die mediale Inzision zieht nach distal bis zur Schaftmitte des Os femoris, die laterale bis in Höhe der Basis patellae (Abb. 15.164). Nach Durchtrennen der subkutanen Faszie mit entsprechender Schnittführung wird der proximale Wundrand mit Gaze abgedeckt. Das Absetzen der Muskulatur beginnt auf der medialen Seite (Abb. 15.165). Zunächst wird der M. gracilis (a), dann die kaudale (b) sowie kraniale (b') Portion des M. sartorius stumpf unterfahren und in Höhe der Oberschenkelschaftmitte durchtrennt (Abb. 15.166). Hieran schließen sich die Isolierung und doppelte Unterbindung (langsam resorbierbares Nahtmaterial)

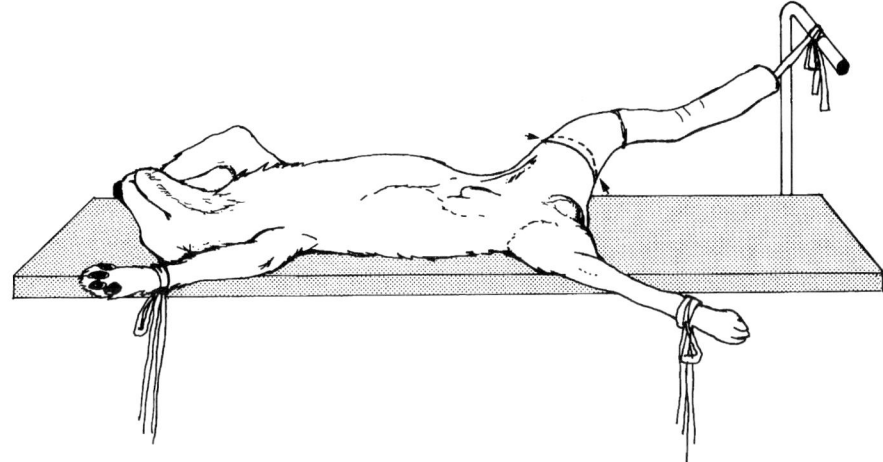

Abbildung 15.164 Lagerung und Schnittführung durch die Haut

der unter dem Hinterrand der kaudalen Sartoriusportion verlaufenden A. und V. femoralis (1) an. Die Gefäße werden gemeinsam mit dem sie begleitenden N. saphenus zwischen Ligatur und der weiter distal verlaufenden Muskelvene (2) durchtrennt. Anschließend setzt man den M. pectineus (c) am Übergang in seine Endsehne und mit einem weiteren, dicht oberhalb der Patella (B) ge-

legten Schnitt die Quadrizepsmuskulatur (e) ab (Abb. 15.166). Dieser Schnitt wird nach Umlagern der Gliedmaße (Abb. 15.167) auf der lateralen Seite im Bogen nach kaudoproximal durch

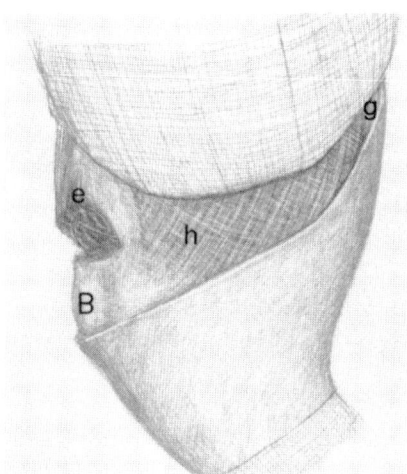

Abbildung 15.167 Laterale Fläche

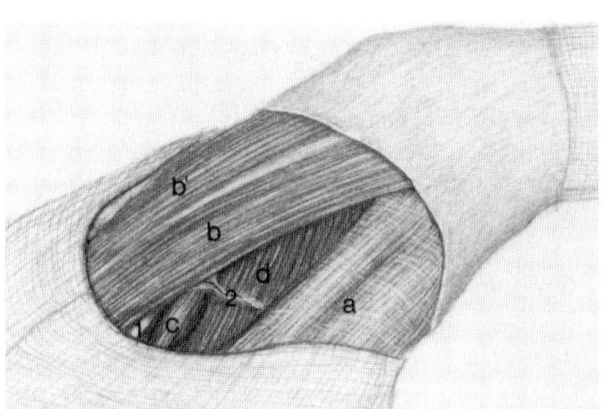

Abbildung 15.165 Mediale Fläche nach Durchtrennen von Haut und oberflächlicher Faszie

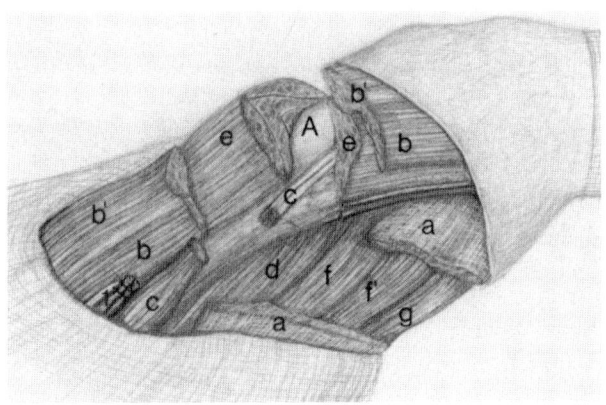

Abbildung 15.166 Situation nach Durchtrennen der Muskeln auf der medialen Seite

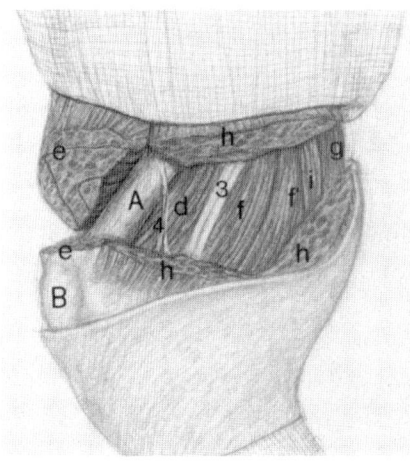

Abbildung 15.168 Situation nach Durchtrennen des M. biceps femoris und Darstellen des N. ischiadicus (Legende für Abb. 15.165–15.169 bei Abb. 15.169)

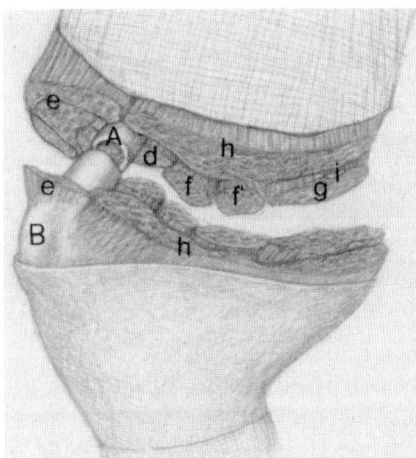

Abbildung 15.169 N. ischiadicus, kaudale Oberschenkelmuskulatur und Os femoris abgesetzt
A Os femoris; **B** Patella
a M. gracilis; **b** M. sartorius, kaudale Portion, **b'** kraniale Portion; **c** M. pectineus; **d** M. adductor magnus; **e** M. quadriceps femoris; **f** M. semimembranosus, kranialer Bauch, **f'** kaudaler Bauch; **g** M. semitendinosus; **h** M. biceps femoris; **i** M. abductor cruris caudalis
1 A. und V femoralis, N saphenus; **2** Muskelvene (medial); **3** N. ischiadicus (N. tibialis und N. fibularis); **4** Muskelvene (lateral)

den M. biceps femoris fortgeführt. Jetzt kann der N. ischiadicus (3) dargestellt werden (Abb. 15.168), dessen Durchtrennung möglichst weit proximal erfolgt. Schließlich werden die verbliebenen Mm. adductor magnus (d), semimembranosus (f, f'), semitendinosus (g) und abductor cruris cranialis (i) auf halber Höhe der Femurdiaphyse und das Os femoris (A) am Übergang vom proximalen zum mittleren Schaftdrittel abgesetzt (Abb. 15.169).

Wundverschluß ❏ Nach sorgfältiger Blutstillung ist der M. quadriceps femoris (e) spannungsfrei über den Knochenstumpf nach kaudal zu ziehen und mit Knopf- bzw. rückläufigen Heften an den M. adductor magnus (d) zu adaptieren. Des weiteren werden die Faszie lateral des M. biceps femoris (h) an die medial der Mm. gracilis (a) und semitendinosus (g) gelegene Faszie und die Fascia lata über dem M. quadriceps femoris (e) an die medial dem M. sartorius (b, b') anliegende Faszie mit Knopfheften (resorbierbares Material) adaptiert. Naht der subkutanen Faszie, sofern erforderlich bzw. möglich, mit Knopfheften (resorbierbares Material). Hautnaht.
Nachbehandlung: Die Wunde sollte für einige Tage durch aufgeklebte Gaze geschützt werden.

Weiterführende Literatur

Becken
Böhmer E (1985): Beckenfrakturen und -luxationen bei der Katze in den Jahren 1975–1982. Vet Med Diss München.
Böhmer H (1987): Zur Luxatio ossis femoris traumatica bei der Katze. Vet Med Diss München.
Hohn RB, Olmstead ML, Turner TM, Matis U (1986): Der Hüftgelenkersatz beim Hund. Tierärztl Prax 14:377.
Köhnlein H (1986): Zur Luxatio ossis femoris traumatica des Hundes. Behandlung und Ergebnisse in den Jahren 1975–1983. Vet Med Diss München.
Kosfeld H-U (1996): Der totale Hüftgelenkersatz beim Hund. Klinische, röntgenologische und ganganalytische Erhebungen in den Jahren 1983 bis 1993. Vet Med Diss München.
Matis U (1995): Operationsverfahren bei Hüftgelenksdysplasie. Tierärztl Prax 23:426.
Nakasala-Situma J (1979): Beckenfrakturen beim Hund in den Jahren 1970–1977. Vet Med Diss München.
Off W (1992): Klinische und ganganalytische Erhebungen zur Resektionsarthroplastik des Hüftgelenkes bei Hund und Katze in den Jahren 1978 bis 1990. Vet Med Diss München.
Off M, Matis U (1997): Resektionsarthroplastik des Hüftgelenkes bei Hund und Katze. Tierärztl Prax 25: 379.
Rezende CMF (1985): Luxatio femoris beim Hund. Vergleich unterschiedlicher Behandlungsverfahren. Vet Med Diss Hannover.
Vogel A (1986): Osteosynthese am Becken des Hundes. Behandlung und Ergebnisse in den Jahren 1978–1982. Vet Med Diss München.

Femur
Matis U, Waibl H (1985): Proximale Femurfrakturen bei Hund und Katze. Tierärztl Prax Suppl 1, 159.
Daly WR (1978): Femoral head and neck fractures in the dog and cat: A review of 115 cases. Vet Surg 7: 29.

Kniegelenk
Arbesser E (1974): Osteochondrosis dissecans der Femurkondylen beim Hund. Wien Tierärztl Mschr 61:303.
Aron D (1988): Traumatic dislocations of the stifle joint: Treatment of 12 dogs and one cat. J Am Anim Hosp Assoc 24:333.
Bennett D, Campvell JR (1979): Unusual soft tissue orthopaedic problems in the dog. J small Anim Pract 20:27.
Bennett D, May C (1991): Meniscal damage associated with cruciate disease in the dog. J Small Anim Pract 32, 111.
Boone EG, Hohn RB, Weisbrode SR (1983): Trochlea recession wedge technique for patellar luxation: An experimental study. J Am Anim Hosp Assoc 19:735.
Denny HR, Gibbs C (1980): Osteochondritis of the canine stifle joint. J Small Anim Pract 21:317.
DeYoung D, Flo GL, Tvedten H (1980): Experimental medial meniscectomy in dogs undergoing cranial cru-

ciate ligament repair. J Am Anim Hosp Assoc 16:639.

Dupuis J, Blackketter D, Harari J (1992): Biomechanical properties of the stifle joint collateral ligament in dogs. Vet Com Orthop Traumat 5:158.

Dupius J, Harari J (1993): Cruciate ligament and meniscal injuries in dogs. Com Cont Educ 15:215.

Duois J, Harari J, et al (1994): Evaluation of fibular transposition for repair of experimental cranial cruciate ligament injury in dogs. Vet Surg 23:1.

Dupuis J, Harari J, et al (1994): Evaluation of the lateral collateral ligament after fibular head transposition in dogs. Vet Surg 23:456.

Endres B (1977): Luxatio patellae congenita des Hundes – Behandlung und Ergebnisse in den Jahren 1966–1975. Vet Med Diss München.

Fernandes Neto JP (1983): Erfolgsbeurteilung der Operation des Kreuzbandrisses beim Hund unter Berücksichtigung von Exostosen und Immobilisation. Vet Med Diss Hannover.

Flo GL (1993): Meniscal injuries. Vet Clin North Am 23:832.

Flo GL, DeYoung D (1978): Meniscal injuries and medial meniscectomy in the canine stifle. J Am Anim Hosp Assoc 14:683.

Fritz RM (1989): Zur Luxatio patellae des Hundes. Klinisches und röntgenologisches Spätergebnis nach Transposition der Tuberositas tibiae und/oder Vertiefung der Trochlea ossis femoris . Vet Med Diss, München.

Heer R (1986): Eignung der Arthroskopie in der Kleintierpraxis, im besonderen zur Untersuchung des Kniegelenkes. Vet Med Diss Zürich.

Hoffmann G (1983): Ergebnisse der chirurgischen Therapie bei der Luxatio patellae congenita des Hundes. Vet Med Diss Hannover.

Jevens DJ, DeCamp CE, Hauptman J et al (1996): Use of force plate analysis of gait to compare two surgical techniques for treatment of cranial cruciate ligament rupture in dogs. Am J Vet Res 57:389.

Kopf N (1978): Fraktur des Condylus lateralis des Femur bei einem Hund. Berl Münch Tierärztl Wschr 91: 456.

Köstlin RG (1987): Zur Verriegelungsarthrodese des Kniegelenkes bei Hund und Katze. Berl Münch Tierärztl Wschr 100:253.

Krauser K (1981): Pathologisch-anatomische und histologische Untersuchungen über Pathogenese und Vorkommen von Meniskopathien bei Hunden großwüchsiger Rassen. Vet Med Diss Berlin.

Matis U (1977): Zur Drahtzuggurtung distaler Epiphysiolysen bzw. suprakondylärer Frakturen des Femur bei Katze und Hund. Berl Münch Tierärztl Wschr 90: 240.

Metalman LA, Schwartz PD, et al (1995): An evaluation of three different cranial cruciate ligament surgical stabilisation procedures as they relate to postoperative meniscal injuries. Vet Comp Orthop Traumat 8:118.

Montgomery RD, Milton JL, Henderson RA, Hathcock JT (1989): Osteochondritis dissecans of the canine stifle. Comp Cont Educ 11:1199.

Pomplun U (1989): Das biomechanische Verhalten verschiedener vorderer Kreuzbandplastiken. Experimentelle in vitro Untersuchungen am Hundekniegelenk. Vet Med Diss Gießen.

Pond MJ (1973): Avulsion of the extensor digitorum longus muscle in the dog: A report of four cases. J Small Anim Pract 14:785.

Reese (1995): Untersuchungen am intakten und rupturierten Ligamentum cruciatum craniale des Hundes. Vet Med Diss FU Berlin.

Slocum B, Slocum DB, Devine T, et al (1982): Wedge recession for treatment of recurrent luxation of the patella. Clin Orthop Rel Res 164:48.

Smith GK, Torg JS (1985): Fibular head transposition for repair of cruciate-deficient stifle in the dog. J Am Vet Med Assoc 187:375.

Schäfer G (1981): Die Luxatio patellae congenita des Hundes und ihre Behandlung mit einer neuartigen Operationsmethode. Vet Med Diss Gießen.

Schäfer H-J (1991): Vergleichende Untersuchung zur chirurgischen Behandlung des vorderen Kreuzbandrisses beim Hund mit der „modifizierten Over-the-Top-" und der „Fibulakopfversetzungstechnik". Vet Med Diss Hannover.

Schnell EM (1986): Drei Jahre Erfahrung mit einer modifizierten Kreuzbandplastik beim Hund. Ersatz mit Fascia lata und lateralem Drittel des Ligamentum patellae. Vet Med Diss München.

Schwabe G (1995): Traumatisch bedingte Kapselbandläsionen des Kniegelenkes bei Hund und Katze – Eine retrospektive Studie über die Jahre 1987 bis 1993 – und experimentelle Untersuchungen zur Bedeutung des Kapselbandapparates des Kniegelenkes. Vet Med Diss Hannover.

Timmermann CBJ (1995): Vergleichende Untersuchung zur Versorgung des vorderen Kreuzbandrisses des Hundes mit einer intraartikulären („Over-the-top"-) und einer extraartikulären („Fasziendopplungs"-) Methode. Vet Med Diss Hannover.

Vasseur PB, Arnockzky SP (1981): Collateral ligaments of the canine stifle joint in the dog. J Am Anim Hosp Assoc 22:105.

Yücel R (1971): Spätergebnisse der Kreuzbandplastik mit Faszie beim Hund. Vet Med Diss München.

Weber UT (1992): Morphologische Studie am Becken von Papillon-Hunden unter Berücksichtigung von Faktoren zur Ätiologie der nichttraumatischen Patelluxation nach medial. Vet Med Diss Zürich.

Unterschenkel

Aron DN, Dewey CW (1992): Application and postoperative management of external skeletal fixators. Vet Clin North Am/Small Anim Pract 22:69.

Brinker WO, Flo GL (1975): Principles and application of external skeletal fixation. Vet Clin North Am/Small Anim Pract 5:197.

Forterre FDS (1993): „L'ostéosynthèse biologique" Etude rétrospective de 126 fractures traitées par une „ostéosynthèse biologique". Vet Med Diss Toulouse.

Goldsmid S, Johnson KA (1991): Complications of canine tibial tuberosity avulsion fractures. Vet Com Orthop & Traumatol 4:54.

Land B (1981): Unterschenkelfrakturen bei der Katze. Behandlung und Ergebnisse in den Jahren 1970–1980. Vet Med Diss München.

Pardo AD (1994): Relationship of tibial intramedullary pins to canine stifle joint structures: A comparison of normograde and retrograde insertion. J Am Anim Hosp Assoc 30:369.

Pfeiffer C (1977): Unterschenkelfrakturen beim Hund. Behandlung und Ergebnisse in den Jahren 1970–1974. Vet Med Diss München.

Sieme geb. Hanke M (1990): Dokumentationsanalyse von Unterschenkelfrakturen bei Hund und Katze in den Jahren von 1985–1989. Vet Med Diss Hannover.

Unger M, Montavon PM, Heim UFA (1990): Clasification of fractures of the long bones in the dog and cat: Introduction and clinical application. Vet Comp Orthop & Traumatol 3:41.

Tarsalgelenk

Aron DN (1987): Prosthetic ligament replacement for severe tarsocrural joint instability. J Am Anim Hosp Assoc 23:41.

Beardsley SL, Schrader SC (1995): Treatment of dogs with wounds of the limbs caused by shearing forces: 98 cases (1975–1993). J Am Vet Med Assoc 207:1071.

Boudrieau RJ, Dee JF, Dee LG (1984): Central tarsal bone fractures in racing greyhounds: A review of 114 cases. J Am Vet Med Assoc 184:1486.

Boudrieau RJ, Dee JF, Dee LG (1984): Treatment of central tarsal bone fractures in racing greyhounds. J Am Vet Med Assoc 184:1492.

Breur GJ, Spaulding KA, Braden TD (1989): Osteochondritis dissecans of the medial trochlear ridge of the talus in the dog. Vet Comp Orthop & Traumatol 4:168.

DeCamp CE, Matinez SA, Johnston SA (1993): Pantarsal arthrodesis in dogs and a cats: 11 cases (1983–1991). J Am Vet Med Assoc 203:1705.

Dee JF, Dee J, Piermattei DL (1976): Classification, management, and repair of central tarsal fractures in the racing greyhound. J Am Anim Hosp Assoc 12: 398.

Eulenburg Gräfin zu K (1997): Der Einsatz des Fixateur externe bei Sprunggelenksverletzungen von Hund und Katze. Behandlung und Ergebnisse in den Jahren 1985–1995. Vet Med Diss München.

Fischer H (1986): Verletzungen des Sprunggelenks der Katze. Behandlung und Ergebnisse in den Jahren 1976–1984. Vet Med Diss München.

Gorse MJ, Earley TD, Aron DN (1991): Tarsocrural arthrodesis: Long-term functional results. J Am Anim Hosp Assoc 27:231.

Gößmann M (1984): Verletzungen der Articulatio tarsocruralis beim Hund. Vet Med Diss München.

Klause SE, Piermattei DL, Schwarz PD (1989): Tarsocrural arthrodesis: Complications and recomendations. Vet Comp Orthop & Traumatol 12:119.

Meutstege FJ (1993): The classification of canine achilles tendon lesions. Vet Comp Orthop Traumat 6: 53.

Montgomery RD, Hathcock JT et al (1994): Osteochondritis dissecans of the canine tarsal joint. Comp Cont Educ 16:835.

Müller-Rohrmoser M (1997): Arthrodese des Karpal- und Tarsalgelenkes bei Hund und Katze. Behandlungen und Ergebnisse in den Jahren 1985–1996. Vet Med Diss München.

Sumner–Smith G, Kuzma A (1989): A technique for arthrodesis of the canine tarsocrural joint. J Small Anim Pract 30:65.

Weisner RE, Berry CR et al (1990): Osteochondrosis of the lateral throchlear ridge of the talus in seven rottweilers dogs. Vet Surg 19:435.

Metatarsus

Lösslein LK (1982): Metakarpal- und Metatarsalfrakturen bei Hund und Katze. Behandlung und Ergebnisse in den Jahren 1975–1981. Vet Med Diss München.

Arthroskopie und minimalinvasive Eingriffe

Arthroskopie des Schultergelenks

Indikationen ❑ Die Arthroskopie erlaubt die Inspektion der Bizepssehne, des medialen Teils der Gelenkkapsel, des Caput humeri, der Cavitas glenoidalis der Scapula und des kaudalen Rezessus der Gelenkkapsel.

Wesentliche Indikation für die diagnostische und chirurgische Arthroskopie des Schultergelenks ist die Osteochondrosis dissecans (Abb. 16.1). Wenn auch die positive Kontrastarthrographie für die Untersuchung des Gelenkknorpels beim Hund bedeutungsvoll ist, so stellt doch bei negativem Ergebnis die Arthroskopie ein wertvolles ergänzendes Untersuchungsverfahren dar. Die Arthrographie bleibt allerdings die Methode der Wahl zum Nachweis eines Corpus liberum in der Bizepssehnenscheide.

Vorbereitung ❑ Seitenlage. Die zu untersuchende Gliedmaße liegt oben. Das Gelenk wird in neu-

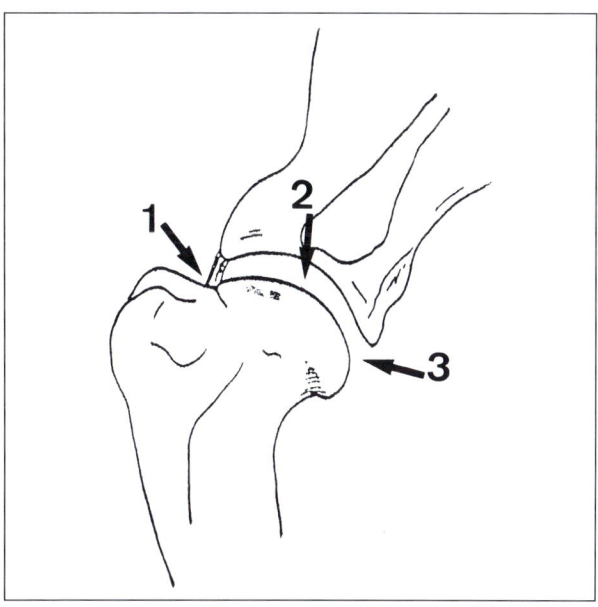

Abbildung 16.2 Punktionsstellen am Schultergelenk – lateral
1 Injektionsnadel; **2** Arthroskop; **3** chirurgische Instrumente

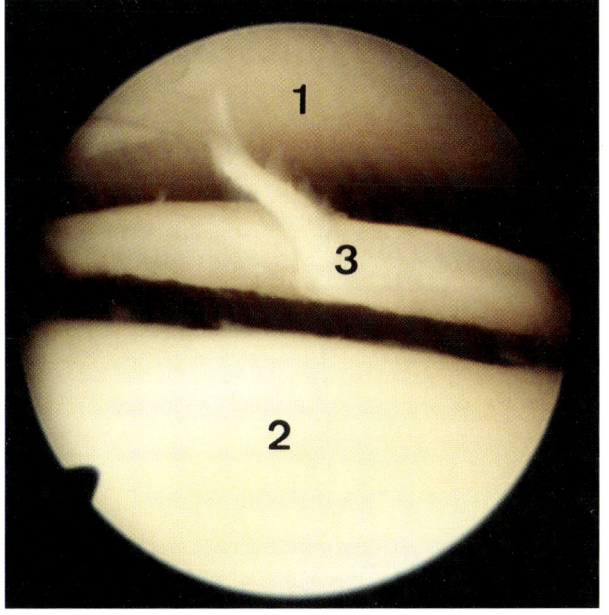

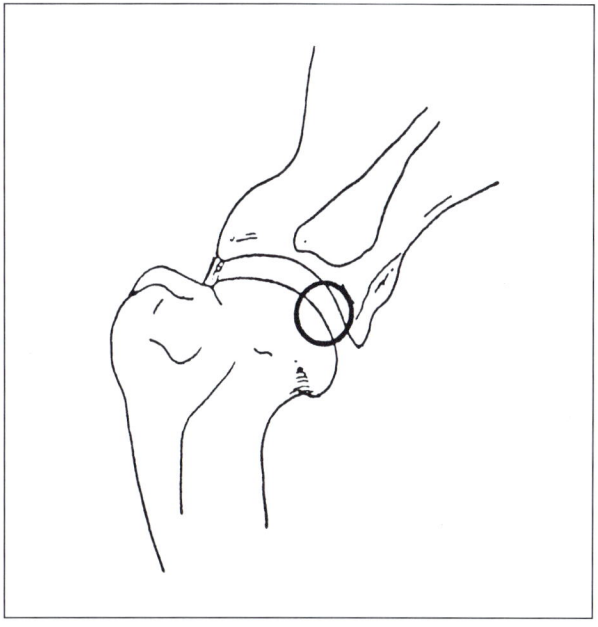

Abbildung 16.1 Arthroskopie eines linken Schultergelenks mit Osteochondrosis dissecans
1 Gelenkfläche der Scapula; **2** Humeruskopf; **3** Osteochondrosis-Schuppe

traler Position gehalten, Scapula und Humerus bilden einen Winkel von etwa 160°.

Vorgehen ❑ (Abb. 16.2) Das Gelenk wird kraniolateral zwischen dem Akromion und dem kaudalen Abschnitt des Tuberculum majus humeri in kaudomedialer Richtung punktiert. Palpierbare Merkmale zur Lokalisierung des Gelenkspaltes sind das Akromion, das Tuberculum majus humeri und die Ansatzsehne des M. infraspinatus. Nach Stichinzision 1 cm distal des Akromions wird das Arthroskop in das Gelenk eingeführt. Der Zugang für die Instrumente liegt 2–4 cm kaudal und 1 cm distal des Arthroskops. Die richtige Lokalisation wird zuvor durch eine 5 cm lange Injektionsnadel ermittelt.

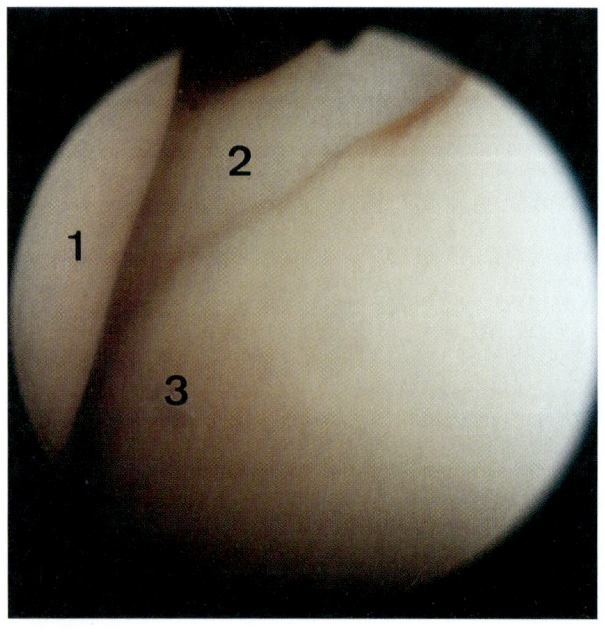 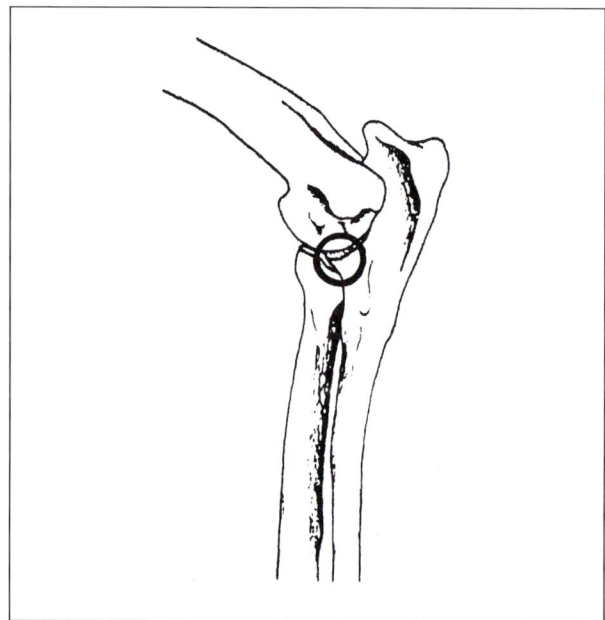

Abbildung 16.3 Arthroskopie eines normalen rechten Ellbogengelenks
1 Medialer Humeruskondylus; **2** Radiuskopf; **3** Proc. coronoideus medialis

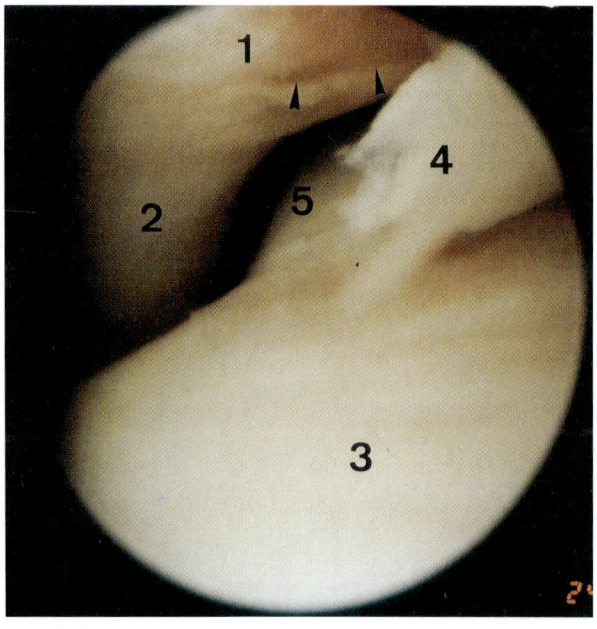 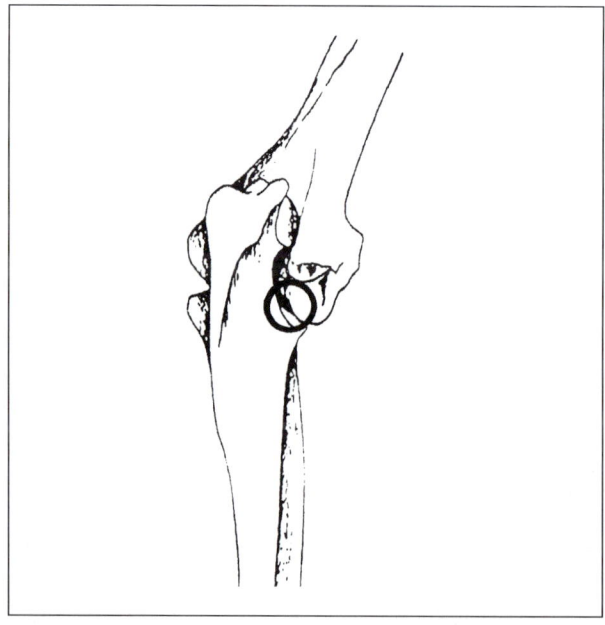

Abbildung 16.4 Arthroskopie eines linken Ellbogengelenks mit Osteochondrosis dissecans des medialen Humeruskondylus
1 Medialer Humeruskondylus; **2** Lateraler Humeruskondylus; **3** Proc. coronoideus medialis; **4** Osteochondrosis-Schuppe; ↑↑ Knorpeldefekt

Arthroskopie des Ellbogengelenks

Indikation ❑ Die Arthroskopie erlaubt die Inspektion eines erheblichen Gelenkanteils: des Proc. coronoideus medialis (Abb. 16.3), des medialen Kondylus des Humerus, des Radiuskopfes, des Proc. coronoideus lateralis, des proximalen Teils der Ulna mit dem Proc. anconaeus und eines Anteils des lateralen Humeruskondylus.

Die Indikation ist besonders bei jungen Hunden gegeben, bei denen durch die klinische Untersuchung die Ursache einer Lahmheit im Ellbogengelenk lokalisiert wurde. Selbst bei negativem röntgenologischen Befund können bei unter sechs Monate alten Hunden Läsionen erkannt werden, bevor osteoarthrotische Veränderungen darzustellen sind. Beim Vorliegen einer Osteochondrosis dissecans (Abb. 16.4) und eines fragmentierten Proc. coronoideus (Abb. 16.5) kann die diagnostische mit der operativen Arthroskopie kombiniert werden.

Vorbereitung ❑ Seitenlage. Die Gliedmaße des zu untersuchenden Gelenks liegt unten. Die oben liegende Gliedmaße wird nach kaudal ausgebunden. Das Ellbogengelenk wird an der medialen Seite zum aseptischen Eingriff vorbereitet. Es wird auf die Tischkante gelagert, damit während des weiteren Vorgehens eine Abduktion möglich ist.

Vorgehen ❑ Die Punktionsstelle liegt zwischen dem medialen Epikondylus des Humerus und der proximalen Begrenzung des Olekranon. 8–10 ml

Spülflüssigkeit werden instilliert, um durch Dehnung der Gelenkkapsel und Rückfluß durch die Punktionskanüle ihren exakten Sitz zu bestätigen. Zur Erweiterung des Gelenkspaltes wird die Gließmaße nach innen gedreht (Endorotation) und abduziert. Die Arthroskophülse wird mit scharfem Trokar 1 cm distal und 0,5 cm kaudal des medialen Epikondylus des Humerus in das Gelenk eingeführt (Abb. 16.6). Der Instrumentenzugang befindet sich 1 cm kranial des Arthroskops,

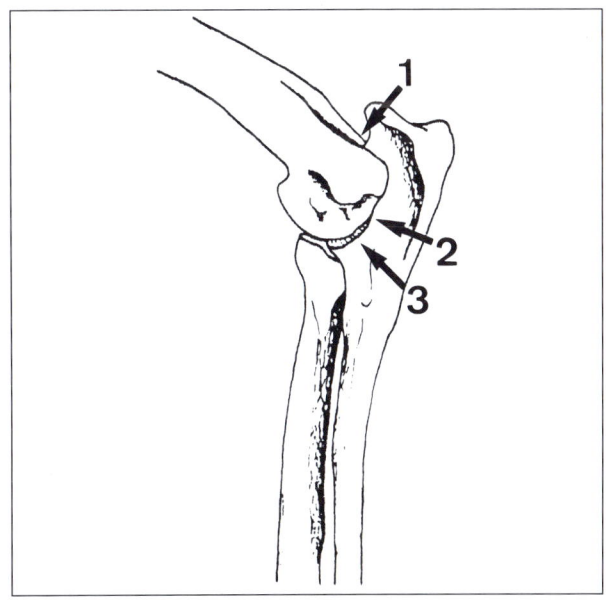

Abbildung 16.6 Punktionsstellen am Ellbogengelenk – lateral
1 Injektionsnadel; **2** Arthroskop; **3** Chirurgische Instrumente

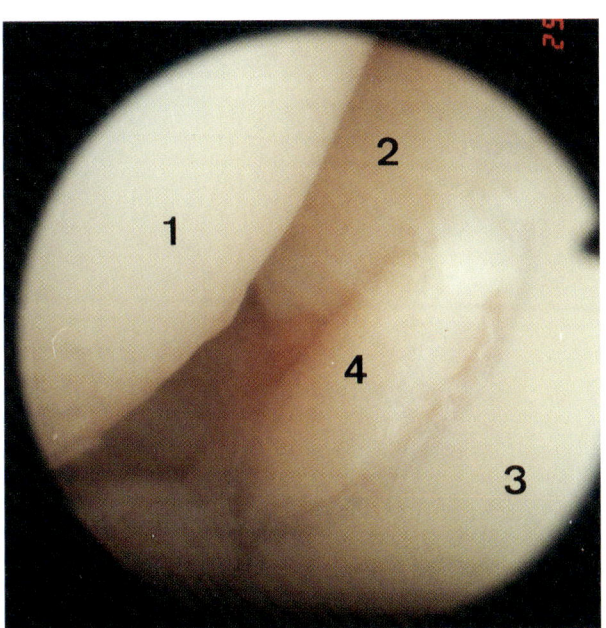

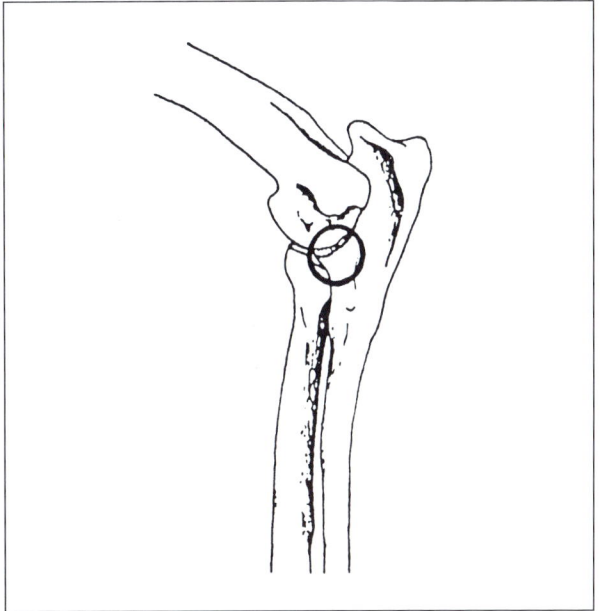

Abbildung 16.5 Arthroskopie eines rechten Ellbogengelenks mit fragmentiertem Proc. coronoideus medialis
1 Medialer Humeruskondylus; **2** Radisukopf; **3** Proc. coronoideus medialis; **4** Fragment

direkt hinter dem Lig. collaterale mediale. Die Lokalisation der verschiedenen Punktionsstellen muß mit besonderer Sorgfalt erfolgen, um Schädigungen der medial des Gelenks befindlichen neurovaskulären Strukturen zu vermeiden.

Arthroskopie des Kniegelenks

Indikation ❏ Die Arthroskopie ist angezeigt bei Lahmheiten junger Hunde, deren Ursache durch klinische Untersuchung im röntgenologisch unauffälligen Kniegelenk lokalisiert wurde, bei traumatischen Läsionen und bei Erkrankungen der Synovialis. Die Osteochondrosis dissecans (Abb. 16.7) kann relativ einfach unter Arthroskopiekontrolle behandelt werden.

Vorbereitung ❏ Ausbinden in Rückenlage. Das zu untersuchende Gelenk wird kranial zum aseptischen Eingriff vorbereitet. Die Verwendung eines Haltebügels für die Gließmaße erlaubt begrenzte Valgus- und Varusbewegungen und eine bessere Inspektion der Menisken.

Vorgehen ❏ Das Gelenk wird lateral oder medial des geraden Kniescheibenbandes punktiert (Abb. 16.8). Die Arthroskophülse wird lateral oder medial des Lig. patellae etwa auf halber Strecke zwischen Tuberositas tibiae und distalem Rand der Patella in den Gelenkspalt eingeführt.

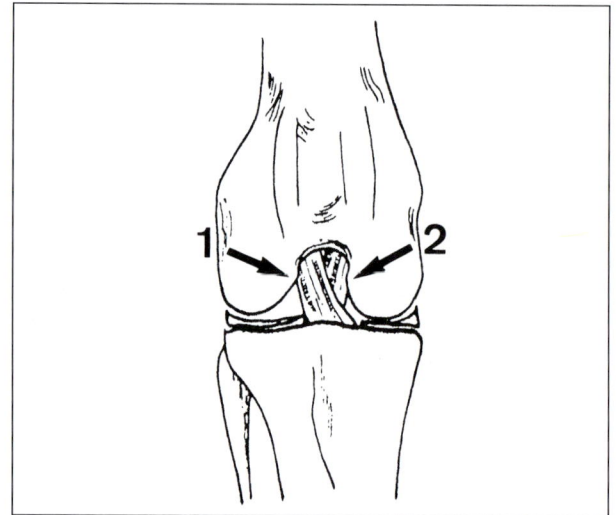

Abbildung 16.8 Punktionsstellen am Kniegelenk – kranial
1 Injektionsnadel – Arthroskop – Chirurgische Instrumente
2 Injektionsnadel – Arthroskop – Chirurgische Instrumente

Chirurgische Instrumente werden nach Stichinzision entweder unter Verwendung einer Trokarhülse oder auch ohne eine solche plaziert.

Trotz relativ einfacher Arthroskopietechnik kann die Interpretation der Sichtbefunde recht schwierig sein. Sichtbehinderung durch ein gerissenes vorderes Kreuzband und/oder starke Zottenbildung der Synovialis (Abb. 16.9) sind die größten Probleme bei chronischen Fällen und können die Beurteilung der Menisken erschweren oder sogar unmöglich machen.

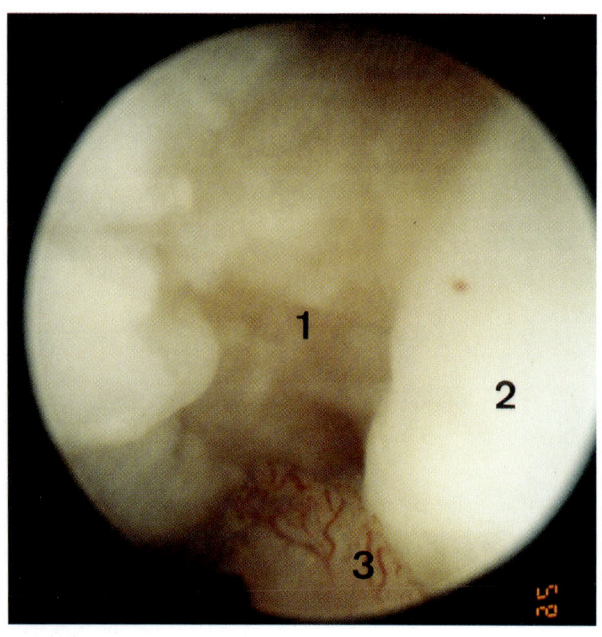

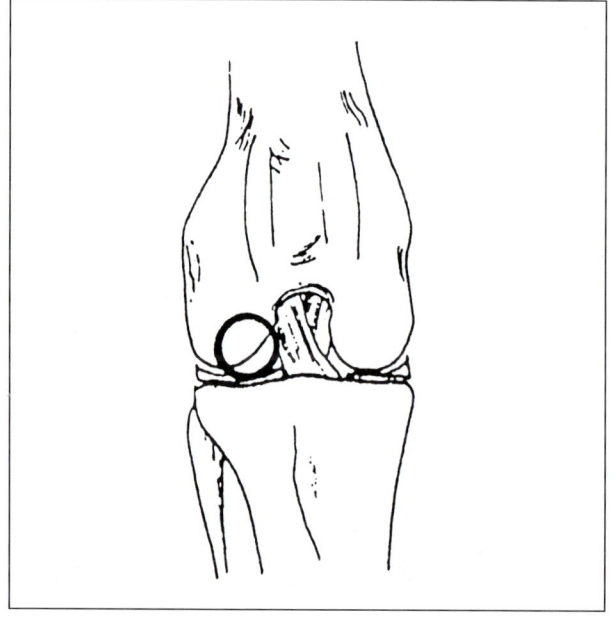

Abbildung 16.7 Arthroskopie eines rechten Kniegelenks mit Osteochondrosis dissecans
1 Subchondraler Knochen; **2** Osteochondrosis-Schuppe; **3** Entzündlich veränderte Synovialiszotten (Hypertrophie)

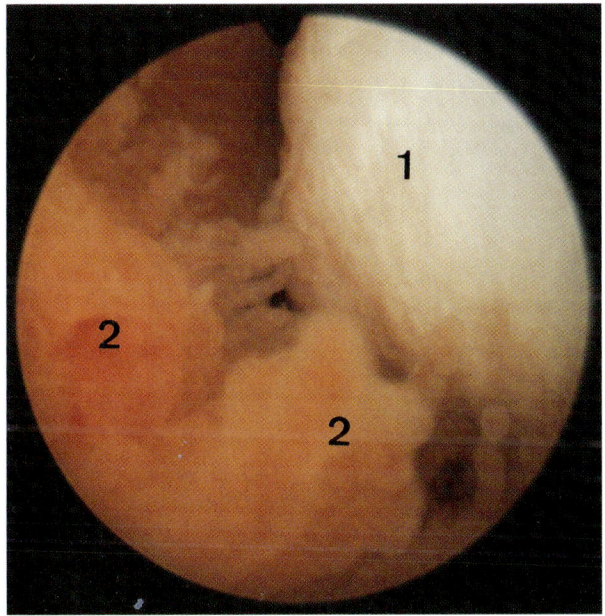
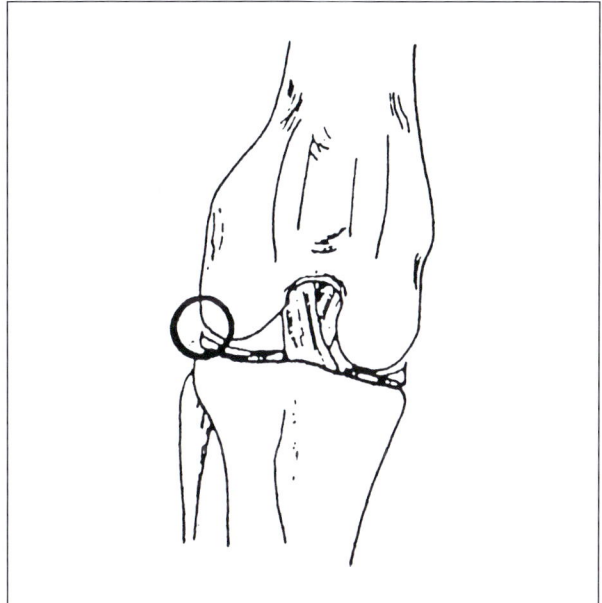

Abbildung 16.9 Arthroskopie eines rechten Kniegelenks mit Synovialitis und Arthrosis
1 Medialer Femurkondylus; **2** Entzündlich veränderte Synovialiszotten

Arthroskopie des Tarsalgelenks

Indikation ❑ Die Arthroskopie ist angezeigt bei jungen Hunden, deren Lahmheitsursache durch die klinische Untersuchung im Tarsalgelenk vermutet wird, insbesondere auch dann, wenn keine röntgenologischen Veränderungen nachweisbar sind. Analog zum Ellbogengelenk können osteochondrosebedingte Knorpelschäden durch Arthro-

skopie früher als durch röntgenologische Untersuchung nachgewiesen werden. Osteochondrosen (Abb. 16.10) können unter Arthroskopiekontrolle chirurgisch behandelt werden.

Für die optimale Sichtkontrolle der verschiedenen Gelenkstrukturen kommen drei Zugänge in Frage: dorsolateral, dorsomedial und plantarolateral.

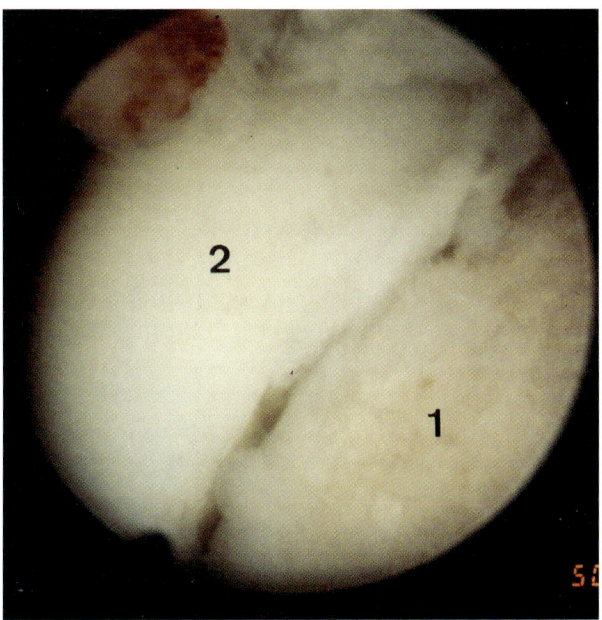
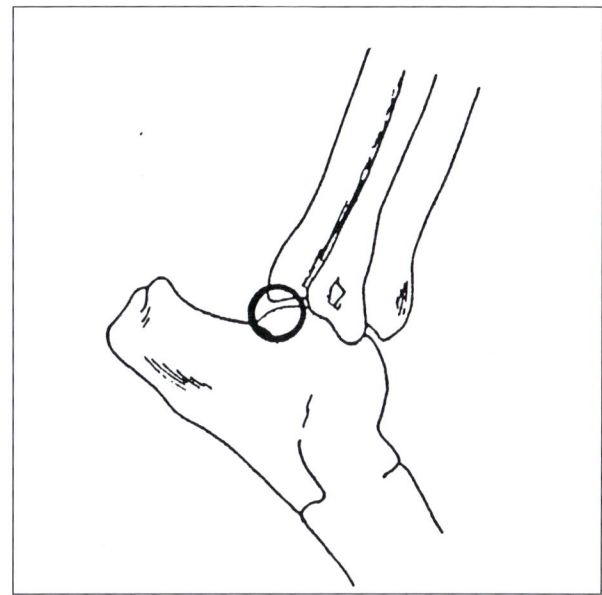

Abbildung 16.10 Arthroskopie eines rechten Tarsalgelenks mit Osteochondrosis dissecans des plantaren Anteils des medialen Trochleakamms
1 Subchondraler Knochen; **2** Osteochondrosis-Fragment

● **Dorsomedialer Zugang**

Vorbereitung ❏ Rückenlage mit nach hinten ausgebundenen Beckengliedmaßen. Das Gelenk wird dorsal zum Eingriff unter asptischen Kautelen vorbereitet.

Vorgehen ❏ Das Gelenk wird lateral der Sehne des M. extensor digitalis longus punktiert (Abb. 16.11). Durch Injektion von Spülflüssigkeit kann eine beträchtliche Dehnung der Gelenkkapsel erreicht werden. Die Arthroskopiehülse wird medial der Strecksehne dort eingeführt, wo die Kapseldehnung am stärksten ist. Die Trokarhülse für die Passage von Instrumenten wird lateral der Strecksehne plaziert, nachdem die Punktionsnadel entfernt wurde.

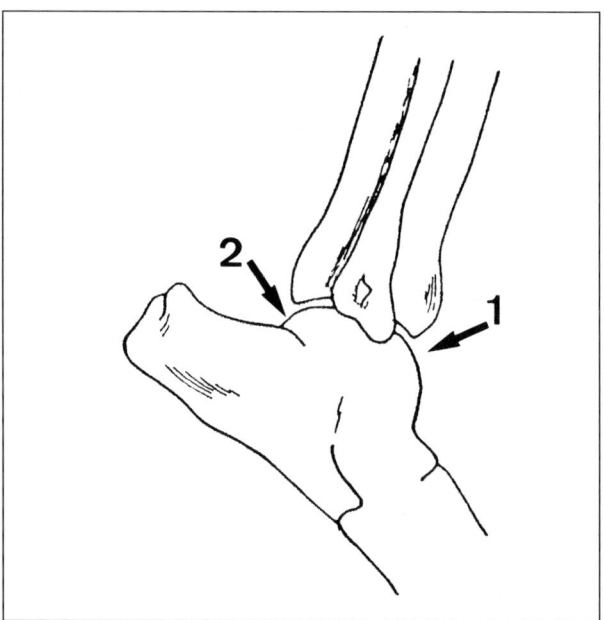

Abbildung 16.12 Punktionsstellen am Tarsokruralgelenk – plantar
1 Injektionsnadel; **2** Arthroskop

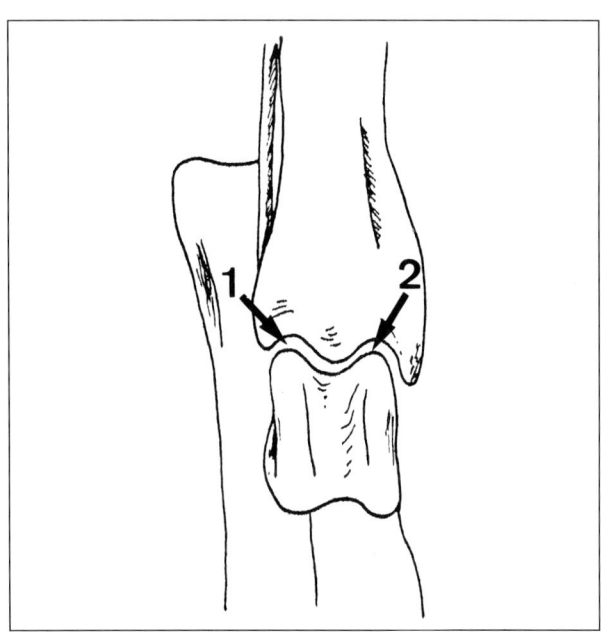

Abbildung 16.11 Punktionsstellen am Tarsokruralgelenk – kranial
1 Injektionsnadel – Arthroskop – Chirurgische Instrumente
2 Injektionsnadel – Arthroskop – Chirurgische Instrumente

● **Dorsolateraler Zugang**

Vorgehen ❏ Das Verfahren entspricht dem für den dorsomedialen Zugang. Das Arthroskop wird lateral und die Instrumentenhülse medial der Strecksehne eingeführt.

● **Plantarolateraler Zugang**

Vorbereitung ❏ Seitenlage. Die zu untersuchende Gliedmaße liegt oben. Die Vorbereitung

zum Eingriff unter aseptischen Kauteln erfolgt lateral.

Vorgehen ❏ Das Gelenk wird dorsolateral punktiert (Abb. 16.12). Plantarolateral wird knapp hinter dem Malleolus lateralis eine kleine Inzision mit Eröffnung der Gelenkkapsel vorgenommen. Die Trokarhülse wird unter Benutzung eines scharfen Trokars oder eines stumpfen Obturators eingeführt. Die Trokarhülse zum Einführen der Instrumente kann kaudal neben das Arthroskop plaziert werden.

Laparoskopische Ovariektomie

Indikation ❏ Ovariektomie bei Hunden mit Neigung zu Hernienbildung, Ovariektomie bei Zootieren (z.B. Affen, Großkatzen).

Ziel ❏ Vermeiden größerer Inzisionen der Bauchdecken, Vermeiden einer Nahtdehiszenz, damit Alternative zur herkömmlichen, einen größeren Schnitt erfordernden Laparotomie.

Geräte und Instrumente ❏ Starre Optik 10 mm, 30° Blickrichtung, Monitor, Endo-Videokamera, Kaltlichtquelle, (zur Dokumentation ein Videorecorder, Fotokamera), CO_2-Insufflator, Hochfrequenz-Elektrochirurgiegerät mit monopolarem Thermokauter, Saugspülrohr, VERESS-Nadel 100 mm, drei Trokarhülsen mit Trokaren 10 mm, 2 Reduktionshülsen, Greifzange 10 mm, Greifzange 5 mm mit Sperre, Clip-Applikator (z.B. Endo Clip®, Fa. Autosuture), gebogene Laparoskopieschere, Endoligatur (ROEDER-Schlinge, z.B. Ethibinder®, bzw. Ethi-Endo-Ligatur Catgut 2®, 80 cm, Fa. Ethicon).

Vorbereitung ❏ Nach 12stündiger Nahrungskarenz ist präoperativ die Harnblase zu entleeren. Die Hündin wird zuerst in Rückenlage ausgebunden, die Regio abdominis cranialis, media und caudalis geschoren und desinfiziert. Nach Anlegen des Pneumoperitoneums wird der Patient zur Entfernung des linken Ovars in die schräge rechte, des rechten Ovars in die schräge linke Seitenlage umgelagert. Operateur und Personal müssen jeweils auf die kontralaterale Seite des Operationstisches wechseln (Abb. 16.13).

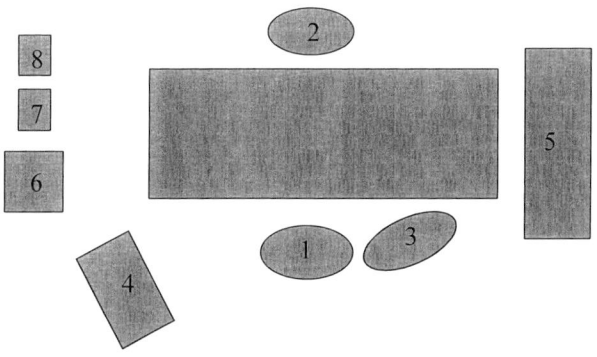

Abbildung 16.13 Position von Operateur, Personal und Einrichtung zur Laparoskopie des Hundes
1 Operateur; **2** Assistent; **3** Kameraführung; **4** Instrumententisch; **5** Narkoseeinheit; **6, 7, 8** Turm mit Monitor, Lichtquelle, Insufflationsgerät, Saug-/Spülvorrichtung, HF-Gerät

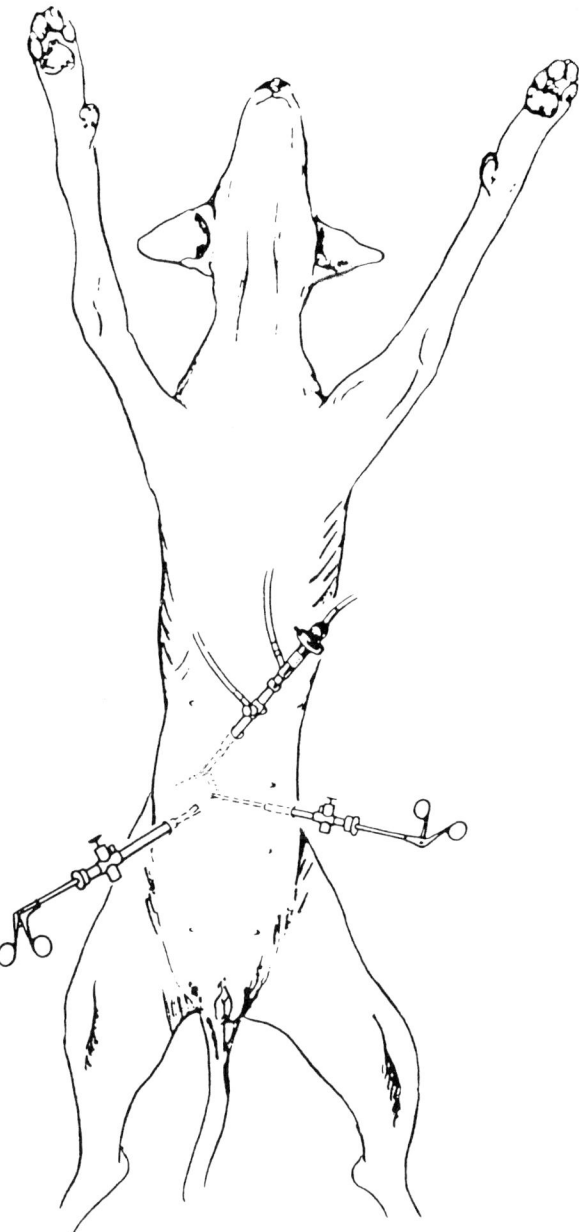

Abbildung 16.14 Zugänge zur laparoskopischen Ovariektomie des Hundes: kaudal des Nabels im Bereich der Linea alba Zugang für das Laparoskop, rechts und links im Flankenbereich auf Höhe der Ovarien etwa 3 cm nach kaudal versetzt je ein Zugang für die Arbeitstrokare

Vorgehen ❏ Nach Stichinzision von Haut und Unterhaut mit einem Skalpell (spitz, 11) in der Linea alba auf Höhe des kaudalen Mesogastriums wird die Bauchhöhle mit einer VERESS-Nadel punktiert. An die VERESS-Nadel wird ein Insufflator angeschlossen und damit ein CO_2-Pneumoperitoneum mit einem Druck von etwa 10 mm Hg erzeugt. Etwa 8–10 mm lange Inzisionen werden kaudal des Nabels sowie rechts und links im Flankenbereich auf Höhe der Ovarien, etwa 3 cm nach kaudal versetzt, plaziert und die Trokarhülsen eingeführt (Abb. 16.14). Durch genügenden

Abstand zum Ovar und genügende Distanz zwischen den „Arbeitstrokarhülsen" wird vermieden, daß sich die Instrumente gegenseitig behindern. Zwei temporäre, jeweils neben den Inzisionen angebrachte Haltezügel oder alternativ zwei dort in Haut und Muskulatur plazierte Tuchklemmen nach BACKHAUS erleichtern das Anheben der Bauchdecken und das Eindrehen von 10-mm-Trokaren. Durch die subumbilikale Trokarhülse wird dann nach Anschließen des Lichtleitkabels ein starres Endoskop in die Bauchhöhle eingeführt. Eine auf der starren Optik angebrachte Videokamera erlaubt die Operation unter Monitorsicht. Damit können zunächst alle abdominal vorhandenen Organe und das Bauchfell beurteilt werden, bevor unter laparoskopischer Kontrolle die beiden „Arbeitstrokare" jeweils rechts und links im Flankenbereich eingebracht werden. Mit einer Greifzange wird dann das kaudale Keimdrüsenband fixiert, nach kaudal und gegen die Bauchdecke gehalten und damit das kraniale Keimdrüsenband gespannt. Auf die nahe des kranialen Keimdrüsenbandes, kaudal des Lig. ovarii proprium bzw. im Mesovar verlaufenden Äste der A. und V. ovarica werden Endoclips gesetzt. Nach Durchtrennen des Keimdrüsenbandes wird ein weiterer, das Mesovar und die Uterushornspitze komprimierender Endoclip plaziert (Abb. 16.15). Alternativ können durch ein stumpf, mittels Greifzange im Mesovar angebrachtes Loch jeweils nach kranial um das kra-

niale Keimdrüsenband und nach kaudal um die Uterushornspitze geführte Endoligaturen plaziert und mittels ROEDER-Knoten fixiert werden (Abb. 16.16). Die Bursa ovarica mit dem Ovar wird mit einer Hakenschere abgesetzt und durch die Trokarhülse, falls zu groß auch direkt über den Trokarport, die Stichinzision für den Trokar, aus der Bauchhöhle entfernt. Schließlich erfolgt die laparoskopische Kontrolle der Ovariektomiewunden und nach Entfernen der Arbeitstrokare deren Wundbereiche.

Wundverschluß und Nachbehandlung ❏ Die Operation endet mit einer Naht der Muskulatur-, Unterhaut- und Hautwunden mit ein bis zwei Vicryl® 3,5 metric Fäden (Fa. Ethicon). Diese werden nach 10 Tagen gezogen.

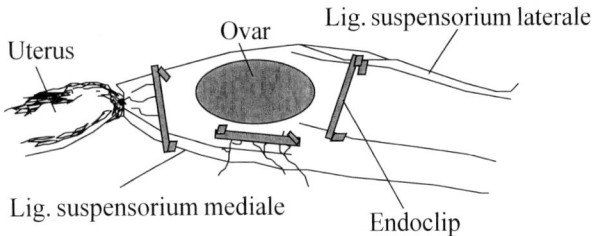

Abbildung 16.15 Laparoskopische Ovariektomie beim Hund
Methode 1: Endoclips nahe des kranialen Keimdrüsenbandes, kaudal des Lig. ovarii proprium bzw. im Mesovar verlaufenden Äste der A. und V. ovarica und ein weiterer, das Mesovar und die Uterushornspitze komprimierender Endoclip

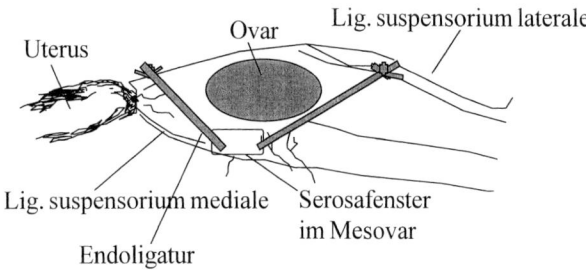

Abbildung 16.16 Laparoskopische Ovariektomie beim Hund
Methode 2: Durch ein stumpf, mittels Greifzange im Mesovar angebrachtes Loch werden jeweils nach kranial um das kraniale Keimdrüsenband und nach kaudal um die Uterushornspitze geführte Endoligaturen plaziert und mittels ROEDER-Knoten fixiert.

Literatur

Arthroskopie
Behrends I (1996): Arthroskopische Untersuchung des Knie-, Schulter- und Ellbogengelenkes des Hundes. Vet Med Diss Hannover.
Goring RL, Price C (1987): Arthroscopical examination of the canine scapulohumeral joint. J Am Anim Hosp Assoc 23:551.
Kieser CH (1992): A review of the complications of arthroscopic knee surgery. J Arthrosc Rel Surg 8:79–83.
Kivumbi CW, Bennett D (1981): Arthroscopy of the canine stifle joint. Vet Rec 109:241–249.
Knezeviès PF, Wruhs O (1977): Arthroscopy in the horse, ox, pig and dog. Vet Med Rev 1:53–63.
Lewis DD, Goring RL, Parker RB et al. (1987): A comparison of diagnostic methods used in the evaluation of early degenerative joint disease in the dog. J Am Anim Hosp Assoc 23:305–315.
McLaughin RM, Hurting RM, Fries CL (1989): Operative arthroscopy in the treatment of bilateral stifle osteochondritis dissecans in a dog. Vet Compar Orthop Traum 4:158.
Miller CW, Presnell KR (1985): Examination of the canine stifle: arthroscopy versus arthrotomy. J Am Anim Hosp Assoc 21:623–629
Ogilivie-Harris DJ, Wiley AM (1986): Arthroscopic surgery of the shoulder. J Bone and Joint Surg 68-B: 201.
Patel D, Fahmy N, Sakayan A (1992): Isokinetic and functional evaluation of the knee following arthroscopy surgery. Clin Orthop Rel Res 167:84–91.
Person MW (1985): A procedure for arthroscopic examination of the canine stifle joint. J Am Anim Hosp Assoc 21:179–186
Person MW (1986): Arthroscopy of the canine shoulder joint. Comp Cont Educ 8, 537.
Person MW (1987): Prosthetic replacement of the cranial cruciate ligament unter arthroscopic guidance. A pilot project. Vet Surg 16:37–43.

Person MW (1989): Arthroscopic treatment of osteochondritis dissecans in the canine shoulder. Vet Surg 18:175.

Puymann K (1996): Vergleichende arthroskopische und röntgenologische Untersuchungen des kaninen Ellbogen- und Kniegelenkes. Vet Med Diss Wien.

Rockwood CA (1988): Editorial: Shoulder Arthroscopy. J Bone and Joint Surg 70-A:639–640.

Siemening GB (1978): Arthroscopy of dogs. J Am Vet Med Assoc 172:575–577.

Siemening GB, Eilert RE (1986): Arthroscopic study of cranial cruciate ligament and medial meniscal lesions in the dog. Vet Surg 15:265–269.

Van Bree H, Van Ryssen B, Desmidt M (1992): Osteochondrosis lesions of the canine shoulder: Correlation of positive contrast arthrography and arthroscopy. Vet Radiol & Ultrasound 33:342.

Van Bree H, Van Ryssen B, Simoens P (1992): Correlation between Radiographic and Arthroscopic Findings in Dogs with Elbow Arthrosis. Procced 1st Annual Conf EVRA, p 1.

Van Gestel MA (1985): Diagnostic accuracy of stifle arthroscopy in the dog. J Am Anim Hosp Assoc 21:757–763.

Van Ryssen B, Van Bree H, Missine S (1993): Successful arthroscopic treatment of shoulder osteochondrosis in the dog. J Small Anim Pract 34:521.

Van Ryssen B, Van Bree H, Simoens P (1993): Elbow arthroscopy in the clinically normal dog. Am J Vet Res 54:191–198.

Van Ryssen B, Van Bree H, Veyt PH (1993): Arthroscopy of the shoulder joint in the dog. J Am Anim Hosp Assoc 29:101–105.

Van Bree H (1993): Comparison of diagnostic accuracy of positive-contrast arthrography and arthrotomy in evaluation of osteochondrosis lesions in scapulohumeral joints in dogs. J Am Vet Med Assoc 203:84.

Laparoskopische Ovariektomie
Thiele A, G Kelch und KGerlach (1993): Kastration der Hündin durch laparoskopische Ovarektomie. Kleintierpraxis 38:463–466

Wildt DE und DF Lawler (1985): Laparoscopic sterilisation of the bitch and queen by uterine horn occlusion. Am J Vet Res 46:864–869

Zarins B, Boyle J, Harris BA (1985): Knee rehabilitation following arthroscopy meniscectomy. Clin Orthop Rel Res 198:36–42.

Lehr- und Handbücher

Bojrab MJ, Ellison GW, Slocum B. Current techniques in small animal surgery. 4th Edition, Williams & Wilkins, Baltimore, 1997.

Brinker WO, Hohn RB, Prieur WD. Manual of internal fixation in small animals. Springer Verlag, Berlin-Heildelberg, 1984.

Brinker WO, Piermattei DL, FLO GL. Orthopädie und Frakturbehandlung beim Kleintier. Schattauer, Stuttgart-New York, 1993.

Brinker WO, Olmstead ML, Sumner-Smith G, Prieur WD. Manual of internal fixation in small animals, 2nd Edition. Springer-Verlag, Berlin-Heidelberg-New York, 1997.

Fenner WR. Kleintierkrankheiten. Differentialdiagnostik und Therapie in der Praxis. Gustav Fischer, Stuttgart, 1994.

Fossum TW. Small animal surgery. Mosby, St. Louis, 1997.

Frewein J, Vollmerhaus B. Anatomie von Hund und Katze. Blackwell Wissenschafts-Verlag, Berlin, 1994.

Gelatt KN. Veterinary ophthalmology. 2nd Edition. Lea & Febiger, Philadelphia, 1991.

Lipowitz AJ, Caywood DD, Newton Cd, Schwartz A. Complications in small animal surgery. Williams & Wilkins, Baltimore, 1996.

Oliver Jr. JE, Lorenz MD, Kornegay JN. Handbook of veterinary neurology. WB Saunders Company, Philadelphia, 1997.

Olmstead ML. Small animal orthopedics. Mosby, St. Louis-Baltimore, 1995.

Orton EC, McCracken TO. Small animal thoracic surgery. Williams & Wilkins, Baltimore, 1995.

Osborne CA, Finco DR. Canine and feline nephrology and urology. Williams & Wilkins, Baltimore, 1995.

Piermattei DL. An atlas of surgical approaches to the bone and joints of the dog and cat. 3rd Edition, WB Saunders Company, Philadelphia, 1993.

Piermattei DL, Flo GL. Handbook of small animal orthopedics and fracture repair. 3rd Edition. WB Saunders Company, Philadelphia, 1997.

Schebitz H, Brass W, Wintzer H-J. Allgemeine Chirurgie für Tierärzte und Studierende. 2. Aufl., Blackwell Wissenschafts-Verlag, Berlin, 1993.

Slatter D. WB. Fundamentals of veterinary ophthalmology. 2nd Edition. Saunders Company. Philadelphia, 1990.

Slatter D. Textbook of small animal surgery. 2nd Edition, WB Saunders Company, Philadelphia, 1993.

Smith MM, Waldron DR. Approaches for general surgery of the dog and the cat. WB Saunders Company, Philadelphia, 1993.

Vandevelde M, Fankhauser R. Einführung in die veterinärmedizinische Neurologie. Verlag Paul Parey, Berlin-Hamburg, 1987.

Walde I, Schäffer E, Köstlin RG. Atlas der Augenerkrankungen bei Hund und Katze. 2. Auflage. Schattauer Verlag, Stuttgart-New York, 1997.

Withrow SJ, MacEwen EG. Small animal clinical oncology. 2nd Edition. WB Saunders Company, Philadelphia, 1996

Whittick WG. Canine Orthopedics. 2nd Edition. Lea & Febiger, Philadelphia-London, 1990.

Sachwortverzeichnis

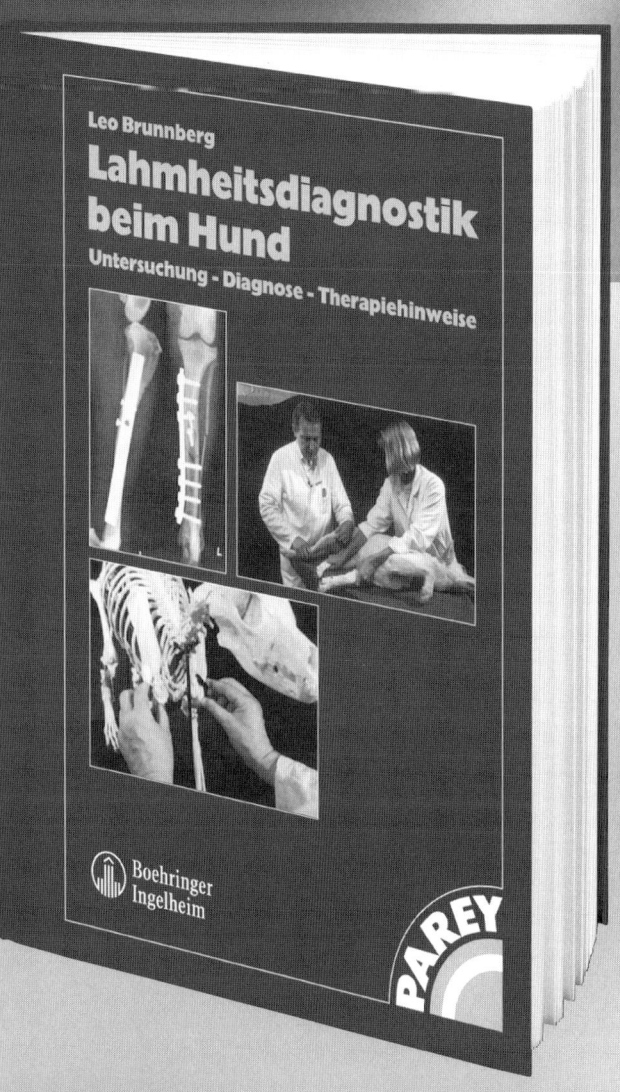
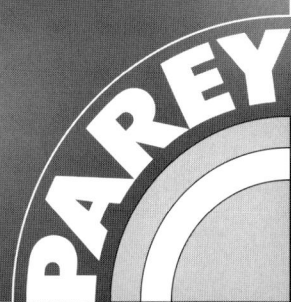

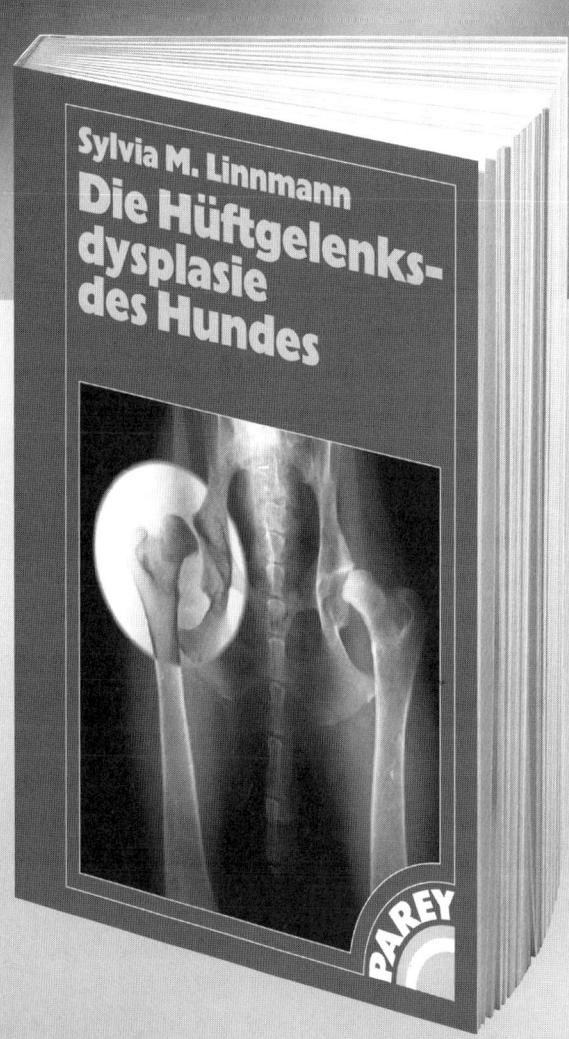
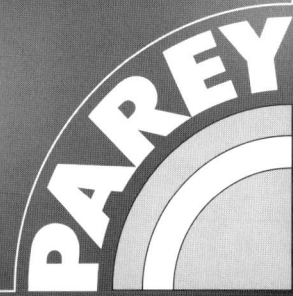